Doenças de Alta Prevalência na Prática Ambulatorial

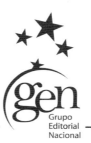

O GEN | Grupo Editorial Nacional – maior plataforma editorial brasileira no segmento científico, técnico e profissional – publica conteúdos nas áreas de ciências da saúde, exatas, humanas, jurídicas e sociais aplicadas, além de prover serviços direcionados à educação continuada e à preparação para concursos.

As editoras que integram o GEN, das mais respeitadas no mercado editorial, construíram catálogos inigualáveis, com obras decisivas para a formação acadêmica e o aperfeiçoamento de várias gerações de profissionais e estudantes, tendo se tornado sinônimo de qualidade e seriedade.

A missão do GEN e dos núcleos de conteúdo que o compõem é prover a melhor informação científica e distribuí-la de maneira flexível e conveniente, a preços justos, gerando benefícios e servindo a autores, docentes, livreiros, funcionários, colaboradores e acionistas.

Nosso comportamento ético incondicional e nossa responsabilidade social e ambiental são reforçados pela natureza educacional de nossa atividade e dão sustentabilidade ao crescimento contínuo e à rentabilidade do grupo.

Doenças de Alta Prevalência na Prática Ambulatorial

Francisco de Assis Carvalho do Vale

Neurologista. Professor Associado do Departamento de Medicina da Universidade Federal de São Carlos (UFSCar). Coordenador dos Ambulatórios de Neurologia Geral e de Neurologia Cognitivo-comportamental da UFSCar. Membro Titular da Academia Brasileira de Neurologia.

Meliza Goi Roscani

Cardiologista e Ecocardiografista. Doutora pela Faculdade de Medicina de Botucatu, da Universidade Estadual Paulista "Júlio de Mesquita Filho" (FMB-UNESP). Professora Adjunta do Departamento de Medicina da Universidade Federal de São Carlos (UFSCar). Coordenadora do Ambulatório de Insuficiência Cardíaca e do Serviço de Ecocardiografia Fetal do Hospital Universitário da UFSCar.

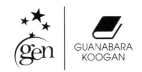

- Os autores deste livro e a editora empenharam seus melhores esforços para assegurar que as informações e os procedimentos apresentados no texto estejam em acordo com os padrões aceitos à época da publicação, *e todos os dados foram atualizados pelos autores até a data do fechamento do livro.* Entretanto, tendo em conta a evolução das ciências, as atualizações legislativas, as mudanças regulamentares governamentais e o constante fluxo de novas informações sobre os temas que constam do livro, recomendamos enfaticamente que os leitores consultem sempre outras fontes fidedignas, de modo a se certificarem de que as informações contidas no texto estão corretas e de que não houve alterações nas recomendações ou na legislação regulamentadora.

- Data do fechamento do livro: 31/03/2021

- Os autores e a editora se empenharam para citar adequadamente e dar o devido crédito a todos os detentores de direitos autorais de qualquer material utilizado neste livro, dispondo-se a possíveis acertos posteriores caso, inadvertida e involuntariamente, a identificação de algum deles tenha sido omitida.

- **Atendimento ao cliente: (11) 5080-0751 | faleconosco@grupogen.com.br**

- Direitos exclusivos para a língua portuguesa
  Copyright © 2021 by
  GEN | GRUPO EDITORIAL NACIONAL S/A
  Publicado pelo selo Editora Guanabara Koogan
  Travessa do Ouvidor, 11
  Rio de Janeiro – RJ – CEP 20040-040
  www.grupogen.com.br

- Reservados todos os direitos. É proibida a duplicação ou reprodução deste volume, no todo ou em parte, em quaisquer formas ou por quaisquer meios (eletrônico, mecânico, gravação, fotocópia, distribuição pela Internet ou outros), sem permissão, por escrito, do GEN | Grupo Editorial Nacional Participações S/A.

- Capa: Bruno Sales

- Imagens da capa: NanoStockk, Inside Creative House e fizkes.

- Editoração eletrônica: Estúdio Castellani

- Ficha catalográfica

CIP-BRASIL. CATALOGAÇÃO NA PUBLICAÇÃO
SINDICATO NACIONAL DOS EDITORES DE LIVROS, RJ

V243D

    Vale, Francisco de Assis
    Doenças de alta prevalência na prática ambulatorial / Francisco de Assis Vale, Meliza Roscani. – 1. ed. – Rio de Janeiro : GEN | Grupo Editorial Nacional S/A. Publicado pelo selo Editora Guanabara Koogan.
    408 p. : il. ; 28 cm.

    Inclui bibliografia e índice
    ISBN 9788595157071

    1. Enfermagem – Prática. 2. Medicina – Prática. 3. Clínica médica. 4. Diagnóstico. 5. Cuidados médicos ambulatoriais. I. Roscani, Meliza. II. Título.

21-69485   CDD: 610.73
                                    CDU: 616-083

Camila Donis Hartmann – Bibliotecária – CRB-7/647222/02/2021

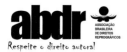

Colaboradores

Alan Luiz Eckeli
Neurologista. Professor de Neurologia e Medicina do Sono do Departamento de Neurociências e Ciências do Comportamento da Faculdade de Medicina de Ribeirão Preto, Universidade de São Paulo (FMRP-USP).

Aline Marques Franco
Mestre em Ciências Médicas pela Faculdade de Medicina de Ribeirão Preto, Universidade de São Paulo (FMRP-USP). Doutoranda no Departamento de Neurociências e Ciências do Comportamento da FMRP-USP.

Amélia Arcângela Teixeira Trindade
Professora Adjunta do Departamento de Medicina da Universidade Federal de São Carlos (UFSCar). Doutora em Cirurgia e Mestre em Pediatria pela Universidade Estadual Paulista "Júlio de Mesquita Filho" (UNESP). Coordenadora do Ambulatório de Nefrologia Pediátrica da UFSCar.

Ana Candida Verzola de Castro
Cardiologista e Ecocardiografista. Médica Assistente em Cardiologia da Santa Casa de Misericórdia de São Carlos. Médica Assistente pela Prefeitura Municipal de São Carlos. Preceptora no Ambulatório de Cardiologia do Curso de Medicina da Universidade Federal de São Carlos (UFSCar).

Ana Cláudia Oliveira
Gastrenterologista. Professora Adjunta do Departamento de Medicina da Universidade Federal de São Carlos (UFSCar). Pesquisadora/Colaboradora na Disciplina de Gastrenterologia da Universidade Federal de São Paulo (UNIFESP).

Ana Izabel Nasser
Acadêmica do 5º ano da Escola Paulista de Medicina da Universidade Federal de São Paulo (EPM-UNIFESP).

André Luiz Giusti
Mestrando pela Faculdade de Medicina de Ribeirão Preto, Universidade de São Paulo (FMRP-USP). Professor Substituto do Curso de Medicina da Universidade Federal de São Carlos (UFSCar). Supervisor do Programa de Residência Médica em Pediatria da Santa Casa de São Carlos. Diretor do Banco de Leite Humano da Maternidade Dona Francisca, da Santa Casa de São Carlos.

Andreia Andreozi Alcântara Moura de Luca
Mestre em Hematologia pela Universidade Federal de São Paulo (UNIFESP). Professora-Assistente do Departamento de Medicina da Universidade Federal de São Carlos (UFSCar).

Andrew Carlos de Arruda Serrão
Residente do terceiro ano do Programa de Residência em Ortopedia e Traumatologia da Santa Casa de São Carlos.

Ângela Merice Oliveira Leal
Doutora em Medicina pela Faculdade de Medicina de Ribeirão Preto, Universidade de São Paulo (FMRP-USP). Especialista em Endocrinologia e Metabologia e Endocrinologia Infantil pela Sociedade Brasileira de Endocrinologia e Metabologia (SBEM). Pós-Doutorado pelo Salk Institute for Biological Studies, La Jolla-CA, EUA. Professora-associada do Departamento de Medicina da Universidade Federal de São Carlos (UFSCar).

Armando Polido Júnior
Urologista. Mestre em Bases Gerais da Cirurgia, na Área de Cirurgia Urológica, pela Faculdade de Medicina de Botucatu, da Universidade Estadual Paulista "Júlio de Mesquita Filho" (FMB-UNESP). Professor-assistente do Departamento de Medicina da Universidade Federal de São Carlos (UFSCar). Coordenador de Atividade Cirúrgica em Urologia do Curso de Medicina da UFSCar.

Bernardino Geraldo Alves Souto
Especialista em Medicina Intensiva, em Clínica Médica/Medicina Interna e em Epidemiologia em Serviços de Saúde. Mestre e Doutor em Infectologia e Medicina Tropical. Professor-associado do Departamento de Medicina da Universidade Federal de São Carlos (UFSCar).

Carla Betina Andreucci Polido
Ginecologista e Obstetra. Mestre e Doutora em Tocoginecologia pela Faculdade de Ciências Médicas da Universidade Estadual de Campinas (Unicamp). Professora Adjunta de Medicina da Universidade Federal de São Carlos (UFSCar). Coordenadora do Internato em Obstetrícia do Curso de Medicina da UFSCar.

Carla Maria Ramos Germano
Endocrinologista Pediátrica. Mestre e Doutora pela Faculdade de Medicina de Ribeirão Preto, Universidade de São Paulo (FMRP-USP). Professora-associada do Departamento de Medicina da Universidade Federal de São Carlos (UFSCar). Orientadora do Programa de Pós-Graduação em Ciências da Saúde (PPGEnf) da UFSCar.

Claudio Ricardo de Oliveira
Cirurgião do Aparelho Digestivo. Professor Adjunto do Departamento de Medicina da Universidade Federal de São Carlos (UFSCar). Membro Titular do Colégio Brasileiro de Cirurgia Digestiva (CBCD).

Daniel Massari Maricondi
Residente do segundo ano do Programa de Residência em Ortopedia e Traumatologia da Santa Casa de São Carlos.

Daniele Cristine Lima Kenes
Médica graduada pela Universidade Federal de São Carlos (UFSCar).

Débora Gusmão Melo
Médica Geneticista. Mestre e Doutora em Genética pela Faculdade de Medicina de Ribeirão Preto, Universidade de São Paulo (FMRP-USP). Professora-Associada do Departamento de Medicina da Universidade Federal de São Carlos (UFSCar). Coordenadora do Ambulatório de Genética Médica da UFSCar.

Edison Roberto Parise
Professor-Associado da Escola Paulista de Medicina da Universidade Federal de São Paulo (EPM-UNIFESP).

Elisa Sebba Tosta de Souza
Doutora em Medicina pelo Departamento de Clínica Médica da Faculdade de Medicina de Ribeirão Preto, Universidade de São Paulo (FMRP-USP). Professora Titular da Disciplina de Pneumologia do Centro Universitário Barão de Mauá (Ribeirão Preto, SP).

Esther Angélica Luiz Ferreira
Pediatra e Reumatologista Pediátrica. Professora do Departamento de Medicinada Universidade Federal de São Carlos (UFSCar). Doutoranda em Dor pelo Programa de Pós-Graduação em Anestesiologia da Faculdade de Medicina de Botucatu, da Universidade Estadual Paulista "Júlio de Mesquita Filho" (FMB-UNESP). Especialista em Pediatria pela Sociedade Brasileira de Pediatria/Associação Médica Brasileira (SBP/AMB).

Fabio Fernandes Neves
Especialista em Doenças Infecciosas e Parasitárias. Mestre e Doutor pela Faculdade de Medicina de Ribeirão Preto, Universidade de São Paulo (FMRP-USP). Professor Adjunto do Departamento de Medicina da Universidade Federal de São Carlos (UFSCar).

Fabíola Dach
Professora Doutora da Faculdade de Medicina de Ribeirão Preto, Universidade de São Paulo (FMRP-USP). Docente Responsável pelos Ambulatórios de Cefaleia do Adulto e Cefaleia da Infância do Hospital das Clínicas da FMRP-USP.

Fabíola Paula Galhardo Rizzatti
Pneumologista. Doutora em Ciências Médicas pela Faculdade de Medicina de Ribeirão Preto, Universidade de São Paulo (FMRP-USP). Pós-Doutoranda da Disciplina de Medicina e Biologia do Sono do Departamento de Psicobiologia da Universidade Federal de São Paulo (UNIFESP). Professora Adjunta do Departamento de Medicina da Universidade Federal de São Carlos (UFSCar).

Flávia Gomes Pileggi Gonçalves
Pediatra. Professora Adjunta do Departamento de Medicina da Universidade Federal de São Carlos (UFSCar). Gerente de Ensino e Pesquisa do Hospital Universitário da UFSCar.

Geovani Gurgel Aciole
Médico Homeopata e Sanitarista. Mestre e Doutor em Saúde Coletiva pela Faculdade de Ciências Médicas da Universidade Estadual de Campinas (FCM-Unicamp). Professor-Associado III do Departamento de Medicina da Universidade Federal de São Carlos (UFSCar). Orientador do Programa de Pós-Graduação em Gestão da Clínica (PPGGC) da UFSCar.

Ho Yeh Li
Doutora e Infectologista pela Faculdade de Medicina da Universidade de São Paulo (FM-USP). Médica do Hospital das Clínicas da FM-USP. Coordenadora da Unidade de Terapia Intensiva da Divisão de Moléstias Infecciosas e Parasitárias.

Humberto Sadanabu Hirakawa
Ginecologista e Obstetra. Docente do Departamento de Medicina da Universidade Federal de São Carlos (UFSCar).

Ieda Regina Lopes Del Ciampo
Docente do Departamento de Medicina da Universidade Federal de São Carlos (UFCar). Doutora e Mestre em Saúde da Criança e do Adolescente pela Faculdade de Medicina de Ribeirão Preto, Universidade de São Paulo (FMRP-USP). Médica Assistente do Serviço de Gastrenterologia, Hepatologia Pediátrica e Nutrição do Hospital das Clínicas da FMRP-USP. Membro do Comitê de Gastrenterologia Pediátrica da Sociedade de Pediatria de São Paulo (SPSP).

Isabeth da Fonseca Estevão
Hematologista. Mestre e Doutora pela Universidade Estadual Paulista de São José do Rio Preto. Professora Assistente do Departamento de Medicina da Universidade Federal de São Carlos (UFSCar). Coordenadora do Ambulatório de Hematologia da UFSCar.

Jair Borges Barbosa Neto
Psiquiatra. Mestre e Doutor pela Universidade Federal de São Paulo (UNIFESP). Professor Adjunto do Departamento de Medicina da Universidade Federal de São Carlos (UFSCar). Coordenador do Ambulatório Interdisciplinar da UFSCar.

José César Briganti
Cardiologista. Preceptor do Curso de Medicina da Universidade Federal de São Carlos (UFSCar).

José Geraldo Speziali
Professor Sênior da Faculdade de Medicina de Ribeirão Preto, Universidade de São Paulo (FMRP-USP). Docente Fundador dos Ambulatórios de Cefaleia do Adulto e Cefaleia da Infância do Hospital das Clínicas da FMRP-USP.

José Tadeu Nunes Tamanini
Urologista. Mestre e Doutor pela Faculdade de Medicina da Universidade Estadual de Campinas (Unicamp). Professor Adjunto IV do Departamento de Medicina da Universidade Federal de São Carlos (UFSCar). Coordenador do Ambulatório de Urologia Geral da UFSCar.

Lucimar Retto Silva de Avó
Patologista. Mestre e Doutora pela Escola Paulista de Medicina da Universidade Federal de São Paulo (EPM-UNIFESP). Professora Adjunta do Departamento de Medicina da Universidade Federal de São Carlos (UFSCar).

Luís Antonio Gorla Marcomini
Oftalmologista. Professor Adjunto do Departamento de Medicina da Universidade Federal de São Carlos (UFSCar).

Luiz Agenor Poletto Gazzi
Oncologista. Preceptor do Departamento de Medicina da Universidade Federal de São Carlos (UFSCar).

Marcela Calixto Brandão Miguel
Dermatologista pela Universidade Estadual Paulista "Júlio de Mesquita Filho" (UNESP). Especialista em Dermatologia pela Sociedade Brasileira de Dermatologia. Doutoranda na Faculdade de Medicina de Ribeirão Preto, Universidade de São Paulo (FMRP-USP).

Marcos Leal
Neurologista e Neurofisiologista. Pós-Graduação em Otoneurologia pela Faculdade de Medicina de Ribeirão Preto, Universidade de São Paulo (FMRP-USP). Membro Associado da Academia Europeia de Otologia e Neurotologia. Aprimoramento Médico pelo Course of Vertigo, do Institute Brain & Beharviour, Maastricht University, Holanda.

Marcos Masaru Okido
Ginecologista e Obstetra. Mestre e Doutor pela Faculdade de Medicina de Ribeirão Preto, Universidade de São Paulo (FMRP-USP). Professor Adjunto do Departamento de Medicina da Universidade Federal de São Carlos (UFSCar). Médico Assistente do Departamento de Ginecologia e Obstetrícia do Hospital das Clínicas da FMPR-USP.

Maria Cristina Elias
Doutora em Nutrição pela Universidade Federal de São Paulo (UNIFESP).

Maria Paula Barbieri D'Elia
Dermatologista pela Faculdade de Medicina de Botucatu, da Universidade Estadual Paulista "Júlio de Mesquita Filho" (FMB-UNESP). Mestre pela Faculdade de Medicina de Botucatu (FMB-UNESP). Professora-assistente do Departamento de Medicina da Universidade Federal de São Carlos (UFSCar).

Mariana de Almeida Prado Fagá
Médica de Família e Comunidade pelo Hospital Nossa Senhora da Conceição (Porto Alegre, RS). Mestre em Gestão da Clínica pela Universidade Federal de São Carlos (UFSCar). Professora do Departamento de Medicina da UFSCar. Especialista em Terapia Interpessoal.

Maristela Carbol
Especialista em Ginecologia e Obstetrícia. Mestre e Doutora pela Faculdade de Medicina de Ribeirão Preto, Universidade de São Paulo (FMRP-USP). Pós-Doutorado pelo National Primate Research Center Reproductive, Oregon Health & Science University (OHSU), Oregon, EUA. Professora-Associada do Departamento de Medicina da Universidade Federal de São Carlos (UFSCar).

Matheus Ferreira Gröner
Residente em Urologia pela Escola Paulista de Medicina da Universidade Federal de São Paulo (EPM-UNIFESP). Médico-cirurgião Geral pela EPM-UNIFESP. Graduado em Medicina pela Universidade Federal de São Carlos (UFSCar).

Michel Nasser
Especialista em Cirurgia Vascular, com área de atuação em Angiorradiologia e Cirurgia Endovascular e Ecografia Vascular com Doppler. Doutor em Ciências, na área de Concentração Clínico-cirúrgica, pela Faculdade de Medicina de São Paulo. Professor Adjunto do Departamento de Medicina da Universidade Federal de São Carlos (UFSCar).

Milena Carvalho Libardi
Neurologista. Médica Assistente em Neurologia no Hospital das Clínicas da Faculdade de Medicina de Ribeirão Preto, Universidade de São Paulo (FMRP-USP). Médica Assistente em Neurologia no Hospital Universitário da Universidade Federal de São Carlos (UFSCar).

Mirhelen Mendes de Abreu
Reumatologista. Professora Adjunta de Reumatologia na Universidade Federal do Rio de Janeiro (UFRJ). Ex-professora da Universidade Federal de São Carlos (UFSCar).

Mirian Skaf Cardillo
Responsável pelo Setor de Glaucoma do Hospital de Olhos de Araraquara (CRESEP).

Patrícia Polles de Oliveira Jorge
Pediatra. Doutora em Ciências Médicas pelo Departamento de Pediatria da Faculdade de Medicina de Ribeirão Preto, Universidade de São Paulo (FMRP-USP). Pós-Doutorado em Alergia pela University of Virginia, USA. Professora Adjunta do Departamento de Medicina da Universidade Federal de São Carlos (UFSCar).

Rafael Luís Luporini
Coloproctologista. Especialista pela Sociedade Brasileira de Coloproctologia. Coordenador da Residência Médica em Cirurgia Geral da Santa Casa de São Carlos. Professor Auxiliar do Departamento de Medicina da Universidade Federal de São Carlos (UFSCar).

Raphael Del Roio Liberatore Junior
Professor-Associado do Departamento de Puericultura e Pediatria, Divisão de Endocrinologia, da Faculdade de Medicina de Ribeirão Preto, Universidade de São Paulo (FMRP-USP).

Renato Augusto Zorzo
Especialista em Pediatria e Nutrologia, com atuação na área de Nutrologia Pediátrica. Professor do Departamento de Medicina da Universidade Federal de São Carlos (UFSCar). Mestre e Doutor pela Faculdade de Medicina de Ribeirão Preto, Universidade de São Paulo (FMRP-USP). Pós-Graduação em Nutrologia Pediátrica pela Boston University School of Medicine.

Roberta Ferracuti
Médica. Especialista em Pediatria pela Universidade Federal da Bahia e pela Sociedade Brasileira de Pediatria/Associação Médica Brasileira (SBP/AMB). Especialista em Medicina Social com ênfase em Saúde da Família pela UFBA.

Rodrigo Alves Ferreira
Ginecologista e Obstetra. Professor Adjunto do Departamento de Medicina da Universidade Federal de São Carlos (UFSCar). Coordenador do Ambulatório de Ginecologia Endócrina da UFSCar. Diretor Técnico do Hospital Universitário da UFSCar.

Rodrigo Bezerra de Menezes Reiff
Ortopedista. Mestre e Doutor pelo Instituto de Ortopedia e Traumatologia da Universidade de São Paulo. Professor Adjunto do Departamento de Medicina da Universidade Federal de São

Carlos (UFSCar). Coordenador do Programa de Residência em Ortopedia e Traumatologia da Santa Casa de São Carlos.

Rui Fernando Pilotto
Médico Geneticista e Biólogo. Mestre em Genética pela Universidade Federal do Paraná (UFPR). Doutor em Genética pela Universidade Estadual de Campinas (Unicamp). Professor-Associado do Departamento de Genética da UFPR.

Sidney Júlio de Faria e Sousa
Professor-Associado do Departamento de Oftalmologia, Otorrinolaringologia e Cirurgia de Cabeça e Pescoço da Faculdade de Medicina de Ribeirão Preto, Universidade de São Paulo (FMRP-USP).

Sigrid de Sousa dos Santos
Infectologista pela Faculdade de Medicina da Universidade de São Paulo (FM-USP). Doutora pela FM-USP. Professora Adjunta IV do Departamento de Medicina da Universidade Federal de São Carlos (UFSCar). Coordenadora do Ambulatório de Infectologia da UFSCar.

Silvana Gama Florencio Chachá
Gastrenterologista pelo Hospital das Clínicas da Faculdade de Medicina de Ribeirão Preto, Universidade de São Paulo (FMRP-USP). Mestre e Doutora pela FMRP-USP. Professora Adjunta do Departamento de Medicina da Universidade Federal de São Carlos (UFSCar).

Silvio Alencar Marques
Dermatologista. Livre-docente pela Faculdade de Medicina de Botucatu da Universidade Estadual Paulista "Júlio de Mesquita Filho" (FMB-UNESP). Professor Titular e Chefe do Departamento de Dermatologia e Radioterapia da FMB-UNESP. Coordenador dos Ambulatórios de Micoses Profundas, de Paciente Imunossuprimidos, de Psoríase, de Oncologia Clínico-ermatológica e de Linfomas Cutâneos do Hospital das Clínicas da FMB-UNESP.

Soraia Ramos Cabette Fabio
Neurologista. Médica Assistente em Neurologia do Hospital das Clínicas da Faculdade de Medicina de Ribeirão Preto, Universidade de São Paulo (FMRP-USP).

Thaís Potter Cardeira Pedro
Médica graduada pela Universidade Federal de São Carlos (UFSCar).

Thiago Santos Hirose
Pediatra e Endocrinologista Pediátrico. Educador em Diabetes pela ADJ Diabetes Brasil/Sociedade Brasileira de Diabetes (SBD)/Federação Internacional de Diabetes (IDF), região das Américas do Sul e Central e Caribe (SACA). Pós-Graduação em Nutrologia Pediátrica pela Boston University School of Medicine. Membro do Departamento de Endocrinologia da Sociedade de Pediatria de São Paulo (SPSP).

Víctor Manuel García Nieto
Seção de Nefrologia Pediátrica do Hospital Universitário Nuestra Señora de Candelaria, Santa Cruz de Tenerife, Espanha. Ex-presidente da Associação Espanhola de Nefrologia Pediátrica. Diretor da Revista Canarias Pediátrica. Coordenador do Grupo de História da Pediatria da Associação Espanhola de Pediatria.

Vivian Marques Miguel Suen
Professora do Departamento de Clínica Médica, Divisão de Nutrologia, da Faculdade de Medicina de Ribeirão Preto, Universidade de São Paulo (FMRP-USP). Professora no Programa de Pós-Graduação em Clínica Médica da FMRP-USP. Membro efetivo da Associação Brasileira de Nutrologia (ABRAN).

Washington Luiz Abreu de Jesus
Professor Adjunto do Departamento de Medicina da Universidade Federal de São Carlos (UFSCar). Doutor em Saúde Pública pelo Instituto de Ciências da Saúde da Universidade Federal da Bahia (ISC/UFBA). Clínico Geral. Especialista em Medicina de Família e Comunidade/Associação Médica Brasileira (SBMFC/AMB) e em Nutrologia pela Associação Brasileira de Nutrologia/Associação Médica Brasileira (ABRAN/AMB). Docente do Programa de Pós-Graduação em Gestão da Clínica da UFSCar.

Willian Jackson Abreu de Jesus
Farmacêutico. Mestre em Saúde Comunitária e Especialista em Assistência Farmacêutica pela Universidade Federal da Bahia (UFBA).

Prefácio

Doenças de Alta Prevalência na Prática Ambulatorial é uma obra de clínica médica que aborda a medicina com base em evidências científicas. A maioria dos capítulos foi escrita por professores do Departamento de Medicina da Universidade Federal de São Carlos (UFSCar), com a colaboração de docentes de outras universidades.

Esta é a primeira produção didática da equipe de docentes do curso de Medicina da UFSCar, e considero que ela terá grande utilidade para toda a área da Saúde no Brasil, inclusive para jovens estudantes das escolas de Medicina, das mais novas às mais tradicionais.

Tendo acompanhado a história da UFSCar desde o início, como primeiro Reitor *Pro Tempore*, sinto grande orgulho e honra por prefaciar esta obra. Ao hesitar em aceitar o convite, acabei considerando que, por ter atuado na área de pesquisa e inovação na saúde em universidades internacionais de grande tradição, como a de Harvard e a de Cambridge, poderia, embora com limitação, dar alguma contribuição, por mínima que fosse.

É o que faço nestas últimas linhas. Medicina e saúde em geral são de fundamental importância para o desenvolvimento de todos os outros setores da sociedade, da base ao topo da mesma; portanto, a formação básica nas escolas de Medicina, além de essencial, é de valor estratégico indispensável. Lembro-me da lição histórica do grande A. Flexner, que fechou cerca de 100 escolas de Medicina nos EUA e no Canadá em função do baixo padrão, as quais, em vez de colaborar, destruíam a saúde.

Esta obra, sobretudo por se dirigir exatamente à "porta de entrada" dos serviços ambulatoriais e a jovens médicas e médicos, contribuirá para fazer dos cursos de Medicina do país excelentes exemplos de boa formação. Portanto, cumprimento efusivamente os dedicados organizadores, professores Francisco Vale e Meliza Roscani, assim como todos os colaboradores desta obra!

Professor Sérgio Mascarenhas Oliveira
Academia Brasileira de Ciências. Presidente de Honra da Sociedade Brasileira para o Progresso da Ciência (SBPC). Professor Visitante na Harvard Medical School. Diretor dos Colleges Medical Physics e Biophysics, ICTP-Trieste. Diretor Científico de Projetos da Organização Pan-Americana de Saúde/Organização Mundial da Saúde (OPAS/OMS).

Apresentação

Este livro é uma produção coletiva, que envolve vários autores e professores de diversas universidades. Eles colaboram com experiências e conhecimentos adquiridos em seus estudos, nas pesquisas científicas, no ensino e, sobretudo, na prática clínica ambulatorial. O objetivo de *Doenças de Alta Prevalência na Prática Ambulatorial* é transmitir, de maneira clara, detalhada e objetiva, conhecimentos sobre doenças e transtornos clínicos de ocorrência comum na prática clínica do ambulatório e do consultório, de modo a auxiliar no diagnóstico e no cuidado do paciente.

A obra destina-se a estudantes, médicos residentes, clínicos em geral e até mesmo especialistas nas práticas de saúde públicas e privadas. Apresenta 50 capítulos, cuja maioria trata de doenças de gravidade variada que se destacam pela alta prevalência. Alguns, no entanto, não abordam doenças, mas assuntos relevantes relacionados com a prática clínica.

São apresentados aspectos de epidemiologia, diagnóstico, fisiopatologia, terapêutica e prevenção. O conteúdo é orientado pelos princípios da medicina com base em evidências científicas. Além disso, os capítulos são organizados em partes, segundo as áreas de competência: Saúde do Adulto e do Idoso, Saúde da Criança e do Adolescente, Saúde da Mulher, Saúde Mental, Saúde da Família e da Comunidade e Saúde Coletiva.

Somos muito gratos aos colaboradores pelo esforço no sentido de produzir textos de qualidade técnica elevada. A obra tem o prestígio de ser prefaciada pelo Professor Sérgio Mascarenhas Oliveira, um dos mais proeminentes cientistas brasileiros. Renomado internacionalmente, é o criador do método de monitoramento não invasivo da pressão intracraniana, e o tema das evidências médicas quantitativas tem sido parte de suas pesquisas. Além disso, é Doutor *Honoris Causa* pela Universidade Federal de São Carlos (UFSCar), da qual foi um dos fundadores.

Francisco de Assis Carvalho do Vale
Meliza Goi Roscani

Sumário

PARTE 1
Saúde do Adulto e do Idoso, 1

1 Acidente Vascular Cerebral, 2
Soraia Ramos Cabette Fabio e Milena Carvalho Libardi

2 Anemias, 10
Isabeth da Fonseca Estevão e Andréia A. A. Moura de Luca

3 Apneia Obstrutiva do Sono, 19
Fabíola Paula Galhardo Rizzatti, Alan Luiz Eckeli e
Aline Marques Franco

4 Arboviroses, 25
Sigrid De Sousa dos Santos, Fabio Fernandes Neves
e Ho Yeh Li

5 Arritmia Supraventricular: Fibrilação Atrial, 36
Ana Candida Verzola de Castro

6 Asma, 41
Fabíola Paula Galhardo Rizzatti e Patrícia Polles de
Oliveira Jorge

7 Câncer Colorretal, 50
Rafael Luís Luporini, Luiz Agenor Poletto Gazzi e
Lucimar Retto da Silva de Avó

8 Cefaleias, 60
Fabíola Dach e José Geraldo Speziali

9 Cirrose Hepática, 65
Ana Cláudia Oliveira, Edison Roberto Parise e
Maria Cristina Elias

10 Conjuntivites, 71
Luís Antonio Gorla Marcomini e Sidney Júlio
de Faria e Sousa

11 Diabetes Melito Tipo 2, 74
Angela Merice Oliveira Leal

12 Doença Arterial Coronária Estável, 81
Meliza Goi Roscani

13 Doença Arterial Obstrutiva Periférica, 87
Michel Nasser e Ana Izabel Nasser

14 Doenças da Próstata, 95
José Tadeu Nunes Tamanini e Matheus Ferreira Gröner

15 Doença de Alzheimer, 105
Francisco de Assis Carvalho do Vale e Marcos Leal

16 Doença Hepática Gordurosa Não Alcoólica: Esteatose Hepática, 115
Ana Cláudia de Oliveira

17 Doença do Refluxo Gastresofágico, 120
Claudio Ricardo de Oliveira

18 Doença Pulmonar Obstrutiva Crônica, 124
Fabíola Paula Galhardo Rizzatti e
Elisa Sebba Tosta de Souza

19 Fraturas do Fêmur Proximal em Idosos, 135
Rodrigo Bezerra de Menezes Reiff, Andrew Serrão e
Daniel Maricondi Massari

20 Glaucoma, 139
Luís Antonio Gorla Marcomini e Mirian Skaf Cardillo

21 Hepatites Virais, 141
Silvana Gama Florencio Chachá, Daniele Cristine
de Lima Kenes e Thaís Potter Cardeira Pedro

22 Hipertensão Arterial Sistêmica, 148
Meliza Goi Roscani e Jose Cesar Briganti

23 Infecção do Trato Urinário, 155
Amélia Arcângela Teixeira Trindade e
Victor ManuelGarcia Nieto

24 Infecção pelo Vírus da Imunodeficiência Humana e Síndrome da Imunodeficiência Adquirida, 162
Sigrid de Sousa dos Santos e Fabio Fernandes Neves

25 Insuficiência Cardíaca, 171
Meliza Goi Roscani

26 Litíase Urinária, 178
Armando Polido Júnior

27 Lombalgia, 186
Rodrigo Bezerra de Menezes Reiff, Andrew Serrão e
Daniel Massari Maricondi

28 Meningites, 191
Sigrid de Sousa dos Santos e Fábio Fernandes Neves

29 Manifestações Cutâneas no Paciente com HIV, 198
Maria Paula Barbieri D'Elia, Sílvio Alencar Marques e
Marcela Calixto Brandão Miguel

30 Reumatologia: Principais Síndromes Clínicas, 208
Mirhelen Mendes de Abreu

Doenças de Alta Prevalência na Prática Ambulatorial

31 Sepse: Manejo Clínico Inicial, 212
Fábio Fernandes Neves e Sigrid de Sousa dos Santos

32 Tuberculose: Diagnóstico e Tratamento Ambulatorial em Adultos, 218
Fábio Fernandes Neves e Sigrid de Sousa dos Santos

33 Vestibulopatias, 228
Marcos Leal e Francisco de Assis Carvalho do Vale

34 Vícios de Refração, 246
Luís Antonio Gorla Marcomini e
Sidney Júlio de Faria e Sousa

PARTE 2
Saúde da Criança e do Adolescente, 249

35 Baixa Estatura, 250
Carla Maria Ramos Germano e Ieda Regina Lopes
Del Ciampo

36 Deficiência Intelectual ou Atraso Global do Desenvolvimento, 254
Débora Gusmão Melo e Rui Fernando Pilotto

37 Diarreia Aguda, 264
Ieda Regina Lopes Del Ciampo

38 Dislipidemia na População Pediátrica, 267
Renato Augusto Zorzo, Raphael Del Roio Liberatore
Junior e Vivian Marques Miguel Suen

39 Infecções Agudas das Vias Respiratórias Superiores, 272
Esther Angélica Luiz Ferreira

40 Obesidade Infantil, 274
Ieda Del Ciampo, Renato Augusto Zorzo e
Thiago Santos Hirose

41 Pneumonia Comunitária na População Pediátrica, 279
André Luiz Giusti

42 Síndrome do Bebê Chiador: Abordagem da Sibilância Recorrente do Lactente e do Pré-Escolar, 283
Flávia Gomes Pileggi Gonçalves

PARTE 3
Saúde da Mulher, 297

43 Anticoncepção na Adolescência: Métodos Contraceptivos Reversíveis de Curta Duração, 298
Maristela Carbol

44 Diabetes na Gestação, 305
Carla Betina Andreucci Polido, Marcos Masaru Okido
e Humberto Sadanabu Hirakawa

45 Hipertensão Arterial na Gestação, 309
Marcos Masaru Okido, Carla B. Andreucci Polido e
Humberto Sadanabu Hirakawa

46 Vulvovaginites, 313
Rodrigo Alves Ferreira

PARTE 4
Saúde Mental, 317

47 Transtornos Mentais Comuns, 318
Jair Borges Barbosa Neto e Mariana de Almeida Prado Fagá

PARTE 5
Saúde da Família e da Comunidade, 325

48 Abordagem Clínico-Nutrológica na Atenção Primária à Saúde, 326
Washington Luiz Abreu de Jesus, Vivian Marques Miguel
Suen, Roberta Ferracuti e Willian Jackson Abreu de Jesus

49 Cuidado Centrado na Pessoa e Projeto Terapêutico Singular, 334
Bernardino Geraldo Alves Souto

PARTE 6
Saúde Coletiva, 341

50 Atenção às Doenças Crônico-Degenerativas: SUS e Saúde Suplementar, 342
Geovani Gurgel Aciole

Índice Alfabético, 347

Doenças de Alta Prevalência na Prática Ambulatorial

Encarte

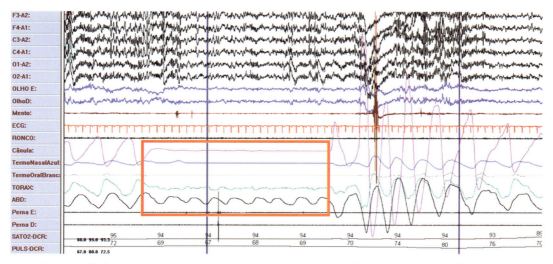

Figura 3.1 Trecho de um exame de polissonografia ilustrando a apneia obstrutiva do sono (período de 60 segundos).

- Aferir a pressão arterial
- Calcular média da PA = (PAS+PAD)/2
- Insuflar o manguito no valor calculado
- Manter o manguito insuflado por 5 minutos em adultos e 3 minutos em crianças
- Desenhar quadrado de 2,5 cm de lado no antebraço
- Contar as petéquias dentro do quadrado
- Prova positiva se houver 20 ou mais petéquias em adultos e 10 ou mais em crianças

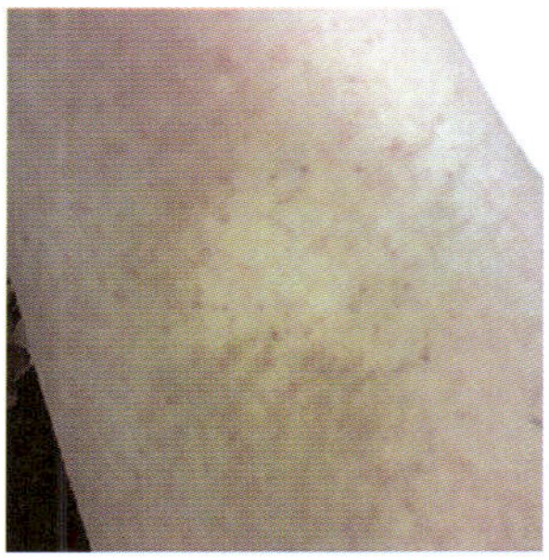

Prova do laço positiva

Figura 4.4 Prova do laço. PA: pressão arterial; PAD: pressão arterial diastólica; PAS: pressão arterial sistólica. (Fonte: Arquivo pessoal do autor.)

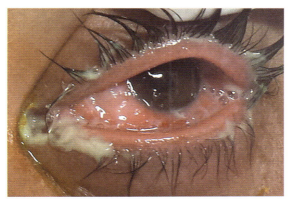

Figura 10.1 Manifestações da conjuntivite: enorme edema palpebral e conjuntival, com copiosa secreção purulenta.

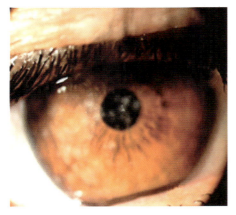

Figura 10.2 Infiltrados corneanos subepiteliais, de configuração arredondada, que não só dificultam a visão como causam intensa fotofobia.

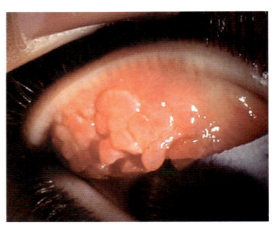

Figura 10.3 Hipertrofia papilar gigante.

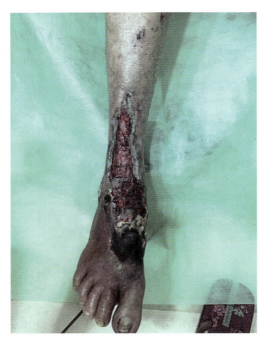

Figura 13.1 Lesão com impossibilidade de tratamento (estágio clínico 5).

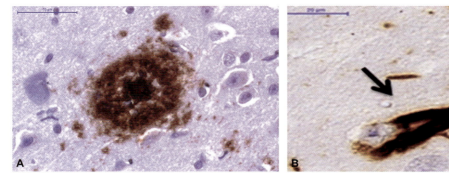

Figura 15.1 A. Placa neurítica no córtex temporal. **B.** Emaranhado neurofibrilar no hipocampo. (Imagens gentilmente cedidas pela Dra. Roberta Diehl Rodriguez, do Banco de Encéfalos Humanos do Grupo de Estudos em Envelhecimento Cerebral da Faculdade de Medicina da Universidade de São Paulo.)

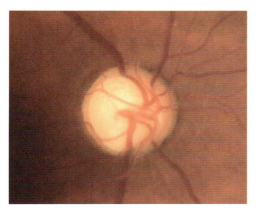

Figura 20.1 Nervo óptico do glaucoma.

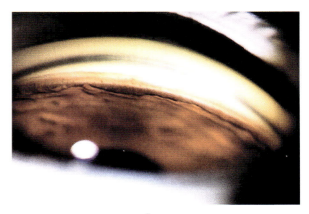

Figura 20.2 Ângulo camerular.

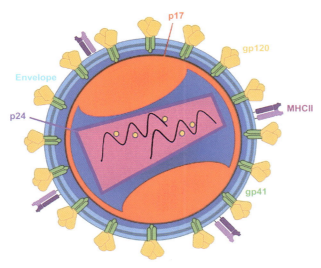

Figura 24.2 Estrutura do vírus da imunodeficiência humana tipo 1 (HIV-1).

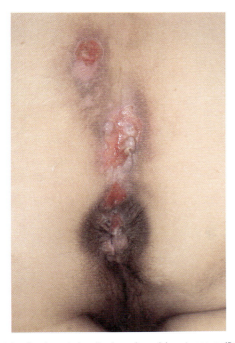

Figura 29.1 Lesão ulcerada, localizada preferencialmente nas regiões oral, perianal e genital, característica do herpes mucocutâneo crônico.

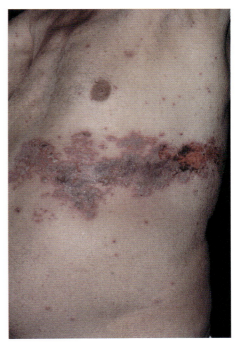

Figura 29.2 Vesículas com base eritematosa restritas a um dermátomo sensorial.

Tabela 29.4 HPV: apresentação clínica *versus* genótipo viral.

Nome	Genótipo viral (mais comum)	Clínica
Verruga vulgar	1 e 2	
Verruga plantar	1 e 2	
Condiloma acuminado	6 e 11	
Eritroplasia de Queyrat	16 e 18	

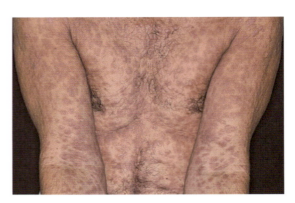

Figura 29.4 Roséola.

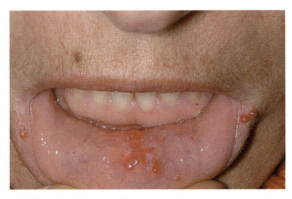

Figura 29.5 Lesões únicas ou múltiplas que se iniciam como máculas que evoluem para pápulas, placas, nódulos e tumores violáceos na peliose (angiomatose bacilar visceral disseminada).

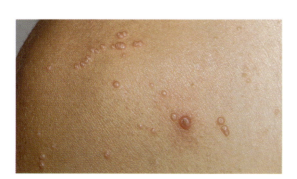

Figura 29.3 Lesão elementar: pápula de superfície lisa, normocrômica, com umbilicação central.

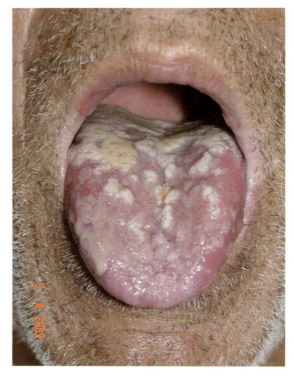

Figura 29.6 Manifestação oral da infecção por *Candida*: placas esbranquiçadas na cavidade oral (pseudomembranosa).

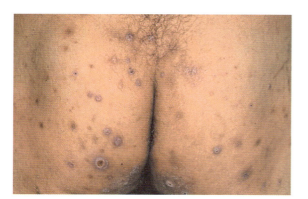

Figura 29.7 Acometimento cutâneo secundário na criptococose. As lesões, localizadas preferencialmente na face, na região cervical e no couro cabeludo, são bastante variáveis e podem se apresentar como pápulas molusco-símiles, nódulos, com ou sem ulceração e necrose central, lesões purpúricas, pústulas, celulite, abscesso e úlceras mucosas.

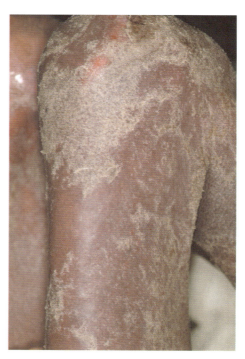

Figura 29.10 Escabiose. Indivíduos imunossuprimidos podem apresentar a escabiose clássica ou a sarna crostosa (sarna norueguesa). Esta última se apresenta com lesões papulares atípicas, lesões hiperqueratósicas e eritematodescamativas (psoriasiformes).

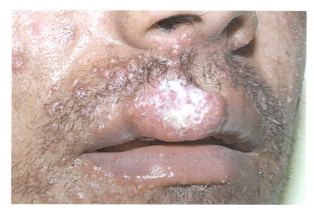

Figura 29.8 Histoplasmose. Na doença disseminada, a forma crônica caracteriza-se por lesões cutâneas difusas, papulonecróticas, pustulosas, ulceradas, nodulares ou molusco-símiles.

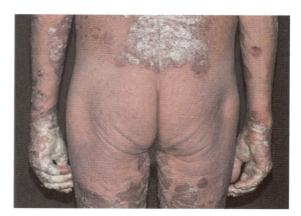

Figura 29.11 Psoríase. Indivíduos identificados com formas atípicas, como a eritrocérmica ou a rupioide (lesões recobertas por escamocrostas), devem ser investigados para infecção pelo HIV.

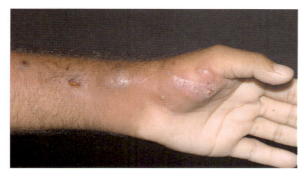

Figura 29.9 Esporotricose. Em pacientes imunocompetentes a forma de apresentação mais comum é a cutaneolinfática, caracterizada por placas infiltradas, nódulos ou lesões vegetantes com ascensão seguindo o trajeto linfático.

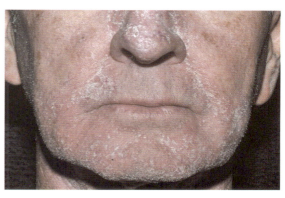

Figura 29.12 Dermatite seborreica. Clinicamente, evidencia-se por meio de placas eritematodescamativas assintomáticas ou com prurido leve.

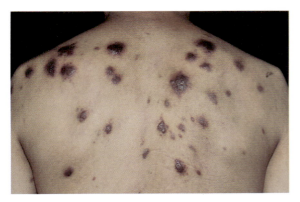

Figura 29.13 Sarcoma de Kaposi. Lesões cutâneas características: máculas, nódulos ou placas violáceas generalizadas, muitas vezes acompanhando as linhas de força da pele.

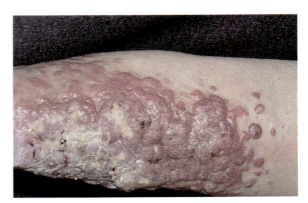

Figura 29.14 Linfomas. Do ponto de vista clínico, os linfomas cutâneos podem se manifestar como nódulos, tumorações, placas infiltradas e úlceras de bordas infiltradas, como lesões únicas ou múltiplas.

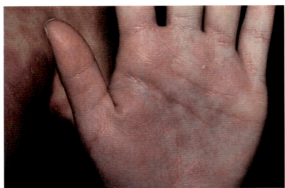
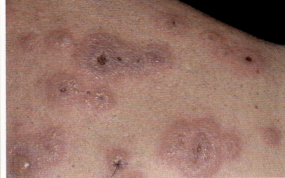

Figura 29.15 Eritema multiforme.

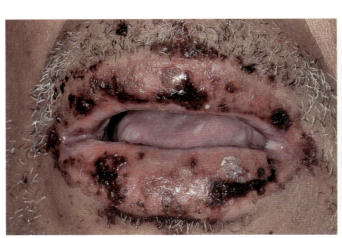
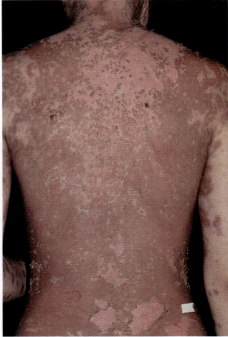

Figura 29.16 Síndrome de Stevens-Johnson e necrólise epidérmica tóxica.

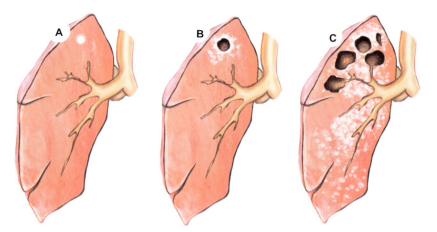

Figura 32.1 Desfechos clínicos possíveis após a infecção pelo *Mycobacterium tuberculosis*. Mais de 90% dos pacientes erradicam os bacilos inalados, não gerando qualquer achado clínico ou radiológico. Entretanto, pode ocorrer a formação de nódulos pulmonares (granulomas) e as células infectadas migram por via linfática, produzindo linfangite e aumento de linfonodos hilares, constituindo o complexo primário ou de Rank (**A**). Pacientes com resposta imune insuficiente desenvolvem tuberculose ativa, seja doença cavitária com disseminação brônquica para áreas justapostas (**B**) ou quadro de disseminação hematogênica para o próprio pulmão ou para outros órgãos, podendo ocorrer o padrão miliar (**C**).

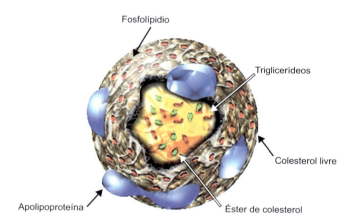

Figura 38.1 Estrutura de uma lipoproteína.

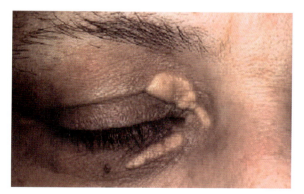

Figura 38.4 Xantelasma.

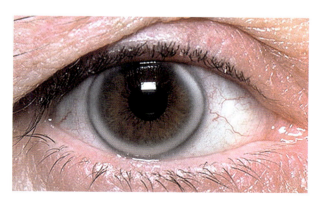

Figura 38.5 Arco corneano.

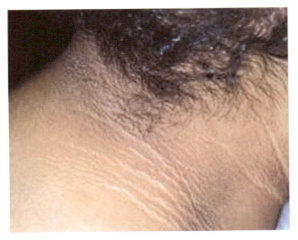

Figura 38.6 Acantose *nigricans* cervical.

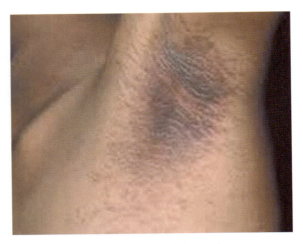

Figura 38.7 Acantose *nigricans* axilar.

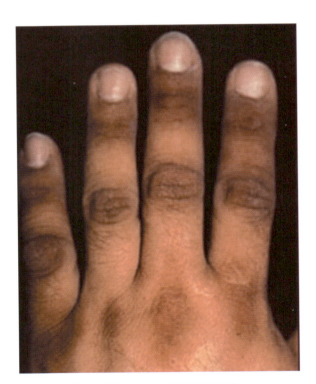

Figura 38.8 Acantose *nigricans* em dedos.

PARTE 1

Saúde do Adulto e do Idoso

Capítulo 1   Acidente Vascular Cerebral, 2

Capítulo 2   Anemias, 10

Capítulo 3   Apneia Obstrutiva do Sono, 19

Capítulo 4   Arboviroses, 25

Capítulo 5   Arritmia Supraventricular: Fibrilação Atrial, 36

Capítulo 6   Asma, 41

Capítulo 7   Câncer Colorretal, 50

Capítulo 8   Cefaleias, 60

Capítulo 9   Cirrose Hepática, 65

Capítulo 10   Conjuntivites, 71

Capítulo 11   Diabetes Melito Tipo 2, 74

Capítulo 12   Doença Arterial Coronária Estável, 81

Capítulo 13   Doença Arterial Obstrutiva Periférica, 87

Capítulo 14   Doenças da Próstata, 95

Capítulo 15   Doença de Alzheimer, 105

Capítulo 16   Doença Hepática Gordurosa Não Alcoólica: Esteatose Hepática, 115

Capítulo 17   Doença do Refluxo Gastresofágico, 120

Capítulo 18   Doença Pulmonar Obstrutiva Crônica, 124

Capítulo 19   Fraturas do Fêmur Proximal em Idosos, 135

Capítulo 20   Glaucoma, 139

Capítulo 21   Hepatites Virais, 141

Capítulo 22   Hipertensão Arterial Sistêmica, 148

Capítulo 23   Infecção do Trato Urinário, 155

Capítulo 24   Infecção pelo Vírus da Imunodeficiência Humana e Síndrome da Imunodeficiência Adquirida, 162

Capítulo 25   Insuficiência Cardíaca, 171

Capítulo 26   Litíase Urinária, 178

Capítulo 27   Lombalgia, 186

Capítulo 28   Meningites, 191

Capítulo 29   Manifestações Cutâneas no Paciente com HIV, 198

Capítulo 30   Reumatologia: Principais Síndromes Clínicas, 208

Capítulo 31   Sepse: Manejo Clínico Inicial, 212

Capítulo 32   Tuberculose: Diagnóstico e Tratamento Ambulatorial em Adultos, 218

Capítulo 33   Vestibulopatias, 228

Capítulo 34   Vícios de Refração, 246

1 Acidente Vascular Cerebral

Soraia Ramos Cabette Fabio e *Milena Carvalho Libardi*

INTRODUÇÃO

O acidente vascular cerebral (AVC) é a segunda maior causa de óbito no mundo e no Brasil, ultrapassado apenas pelas doenças cardiovasculares. Até 2012, era a primeira causa de morte no Brasil.[1] Assim, constitui uma epidemia global que merece atenção, visto que a Organização Mundial da Saúde (OMS) tem divulgado uma projeção de aumento na mortalidade em 8 milhões para o ano de 2030.[2]

Existe uma grande variação regional da mortalidade relacionada ao AVC no mundo.[3] Cerca de 85% ocorrem em países não desenvolvidos ou em desenvolvimento, e um terço desses eventos afeta pessoas economicamente ativas.[4]

Apesar das evidências que apontam o AVC como um dos maiores problemas de saúde pública nacional e mundial, ainda são escassos os fundos de pesquisa direcionados para esta área, quando comparados com as doenças cardíacas ou neoplásicas.[5] O conceito de AVC como uma emergência médica ainda é muito precário no Brasil. Em um estudo transversal realizado em quatro cidades brasileiras no ano de 2008, com 814 indivíduos, foram verificados 29 diferentes nomes para AVC; somente 35% reconheciam 192 como o número nacional de emergência médica; e 22% não reconheciam *nenhum* sintoma de AVC.[6]

Por tratar-se de uma doença incapacitante e crônica, os custos de tratamento dos pacientes com sequela de AVC são elevados: foram estimados em 20 bilhões de dólares com os custos diretos e 46 bilhões de dólares com os custos indiretos em 1994 nos EUA. Entretanto, passou a ser observada uma redução desses custos após a introdução de novas estratégias terapêuticas para o AVC durante a sua fase aguda.[7]

Pela relevância epidemiológica e gravidade, a American Heart Association, desde 1993, considera o AVC uma condição especial de suporte básico e avançado de vida, de forma similar ao infarto agudo do miocárdio e ao traumatismo.

DIAGNÓSTICO E ETIOLOGIA

A definição de doenças cerebrovasculares (DCV) pelo National Institute of Neurological Disorders and Stroke (NINDS), segundo a III Classificação de Doenças Cerebrovasculares, engloba todos os distúrbios em que existe uma área do cérebro transitória ou permanentemente afetada por isquemia ou sangramento, e/ou onde um ou mais vasos do cérebro são primariamente afetados por um processo patológico. Os termos *cerebrovascular* e *cérebro* são usados como no latim, para designar todo o encéfalo, e não apenas os hemisférios do telencéfalo.[8]

Segundo essa classificação, as quatro principais categorias de DCV são:

1. Assintomática.
2. Disfunção cerebral focal:
   - Ataque isquêmico transitório (AIT)
   - AVC
     - Hemorragia cerebral ou AVC hemorrágico (AVCH)
     - Hemorragia subaracnóidea (HSA)
     - Hemorragia intracraniana por malformação arteriovenosa (MAV)
     - Infarto cerebral ou AVC isquêmico (AVCI)
3. Demência vascular.
4. Encefalopatia hipertensiva.

De especial interesse e motivo de abordagem neste capítulo são as disfunções cerebrais focais, mais especificamente AVCI, AIT e AVCH.

ATAQUE ISQUÊMICO TRANSITÓRIO

O conceito atual de AIT caracteriza-se por um déficit neurológico focal, encefálico ou retiniano, súbito e reversível, secundário a uma doença vascular isquêmica, com duração menor que 24 horas e sem evidência de lesão isquêmica nos exames de imagem. Portanto, AIT e AVCI são espectros da mesma doença vascular isquêmica encefálica e a sua definição dependerá dos métodos de imagem utilizados.[9] Assim, a persistência dos sinais clínicos ou a presença de alterações nos exames de imagem é que definem o AVCI.

A aplicação deste conceito tem grande impacto na prática clínica atual, pela possibilidade do uso de trombolítico no AVCI agudo, e pelo fato de os resultados deste tratamento estarem diretamente implicados na melhora clínica do paciente, de acordo com a precocidade de administração do trombolítico.[9]

A principal causa de AIT é a oclusão do vaso por material embólico proveniente de placa de ateroma proximal ao vaso ocluído ou de origem cardíaca. Deve ser conduzido como emergência médica, pois 10 a 20% dos pacientes com AIT poderão evoluir com um AVCI em 90 dias, 50% deles nas primeiras 48 horas.[9]

ACIDENTE VASCULAR CEREBRAL ISQUÊMICO

Caracteriza-se tipicamente como um episódio de disfunção neurológica decorrente de isquemia focal cerebral ou retiniana, com sintomas típicos que duram mais de 24 horas e com a presença de lesão em exames de imagem (tomografia computadorizada [TC] ou ressonância magnética [RM] do crânio).

O AVCI pode ser classificado de acordo com a sua apresentação clínica ou etiologia. A classificação clínica mais utilizada é a de Bamford[10,11] (Tabela 1.1), e a etiológica é a do Trial of Org 10172 in Acute Stroke Treatment (TOAST)[12] (Tabela 1.2), que subdivide o AVCI em cinco grupos causais:

- Aterosclerose de grandes artérias (aterotrombótico): nos infartos por aterosclerose de grandes artérias os exames dos vasos, através de Doppler de carótidas, Doppler transcraniano, angiorressonância ou angiotomografia, demonstram estenose maior que 50% ou oclusão de grandes ramos arteriais. A TC ou a RM do crânio, em geral, demonstram lesões cerebrais com mais de 1,5 cm de diâmetro. Outros exames devem excluir fontes potenciais de cardioembolia
- Cardioembolismo (cardioembólico): os infartos cardioembólicos são decorrentes de oclusão de vaso cerebral por êmbolos provenientes do coração. As principais doenças cardíacas potencialmente emboligênicas podem ser classificadas em de alto e médio risco de embolização (Tabela 1.3). No Brasil, a cardiopatia chagásica é uma das mais frequentes causas de AVCI cardioembólico
- Oclusão de pequenas artérias (lacunar): nos infartos por oclusão de pequenas artérias cerebrais, também chamados

Tabela 1.1 Classificação clínica de Bamford.

Síndromes lacunares (LACS)	Síndrome motora pura
	Síndrome sensitiva pura
	Síndrome sensorimotora
	Disartria – *clumsy hand*
	Hemiparesia atáxica
	Sem afasia, distúrbio visuoespacial, distúrbio de campo visual
	Déficits proporcionados
Síndromes da circulação anterior total (TACS)	Hemiplegia
	Hemianopsia
	Disfunção cortical superior (linguagem, função visuoespacial, nível de consciência)
	25% secundária a hematoma intraparenquimatoso
Síndromes da circulação anterior parcial (PACS)	Déficit sensorimotor + hemianopsia
	Déficit sensorimotor + disfunção cortical
	Disfunção cortical + hemianopsia
	Disfunção cortical + motor puro (monoparesia)
	Disfunção cortical isolada
Síndromes da circulação posterior (POCS)	Paralisia de nervo craniano (única ou múltipla) ipsilateral + déficit sensorimotor contralateral
	Déficit sensorimotor bilateral
	Alt. movimentos conjugados dos olhos
	Disfunção cerebelar sem déficit de trato longo ipsilateral
	Hemianopsia isolada ou cegueira cortical

infartos lacunares, em geral a TC ou a RM demonstram lesões pequenas (lacunas) no território de artérias perfurantes, ou seja, núcleos da base, tálamo, tronco cerebral, coroa radiada e cápsulas interna e externa com menos de 1,5 cm de diâmetro. Ocorrem por degeneração dos pequenos vasos e arteríolas perfurantes, por ação direta da hipertensão arterial crônica, associado ou não ao diabetes melito

- Infartos por outras etiologias: infartos com outras etiologias englobam todas as causas que diferem das três primeiras, como: vasculopatias não ateroscleróticas (*moya-moya*, dissecção arterial), distúrbios hematológicos (anemia falciforme), coagulopatias (deficiência de fatores fibrinolíticos), vasculites (varicela, lúpus, meningite) etc.
- Infartos de origem indeterminada: os infartos de causa indeterminada são aqueles que não se enquadram nas categorias anteriores, apesar de investigação completa.

Para quantificar o déficit neurológico do paciente com AVC, é recomendada a utilização da National Institutes of Health Stroke Scale (NIHSS) (Figura 1.1). Essa escala possibilita uma padronização do exame físico, embora não substitua o exame neurológico. Quanto mais alta a pontuação, mais grave é a apresentação da doença, e tem a função de auxiliar no monitoramento do paciente em relação a piora ou melhora do déficit durante a evolução.[9]

Tabela 1.2 Classificação etiológica do acidente vascular cerebral isquêmico (Trial of Org 10172 in Acute Stroke Treatment [TOAST]).

1a. Nível de consciência

O investigador deve escolher uma resposta mesmo se a avaliação completa for prejudicada por obstáculos como um tubo orotraqueal, barreiras de linguagem, traumatismo ou curativo orotraqueal. Resposta 3 é dada apenas se o paciente não fizer nenhum movimento (outro além de postura reflexa) em resposta à estimulação dolorosa

0 = Alerta; responde com entusiasmo
1 = Não alerta; porém, ao ser acordado por mínima estimulação, obedece, responde ou reage
2 = Não alerta; requer repetida estimulação ou estímulos dolorosos para movimentar-se (não estereotipados)
3 = Responde somente com reflexo motor ou reações autonômicas, ou é totalmente irresponsivo, flácido e arreflexo

1b. Perguntas de nível de consciência

O paciente é questionado sobre o mês e a idade. A resposta deve ser correta – não há nota parcial por chegar perto. Pacientes com afasia ou estupor que não compreendem as perguntas devem receber nota 2. Pacientes incapacitados de falar devido a intubação orotraqueal, traumatismo orotraqueal, disartria grave de qualquer causa, barreiras de linguagem ou qualquer outro problema não secundário à afasia receberão nota 1. É importante que somente a resposta inicial seja considerada e que o examinador não "ajude" o paciente com dicas verbais ou não verbais

0 = Responde a ambas as questões corretamente
1 = Responde a uma questão corretamente
2 = Não responde a nenhuma questão corretamente

1c. Comandos de nível de consciência

O paciente é solicitado a abrir e fechar os olhos e, então, abrir e fechar a mão parética. Substitua por um único comando de um único passo se as mãos não puderem ser utilizadas. É dado crédito se uma tentativa inequívoca for feita, mas não completada devido à fraqueza. Se o paciente não responder ao comando, a tarefa deverá ser demonstrada a ele (pantomima) e o resultado registrado (*i. e.*, segue um ou nenhum ou ambos os comandos). Aos pacientes com traumatismo, amputação ou outro impedimento físico devem ser dados comandos únicos compatíveis. Somente a primeira tentativa é registrada

0 = Realiza ambas as tarefas corretamente
1 = Realiza uma tarefa corretamente
2 = Não responde a nenhuma questão corretamente

2. Melhor olhar conjugado

Somente os movimentos oculares horizontais são testados. Movimentos oculares voluntários ou reflexos (oculocefálicos) recebem nota, mas a prova calórica não é usada. Se o paciente tem um desvio conjugado do olhar, que possa ser sobreposto por atividade voluntária ou reflexa, o escore será 1. Se o paciente tiver uma paresia de nervo periférica isolada (NC III, IV ou VI), deve-se marcar 1. O olhar é testado em todos os pacientes afásicos. Os pacientes com traumatismo ocular, curativos, cegueira preexistente ou outro distúrbio de acuidade ou campo visual devem ser testados com movimentos reflexos e a escolha feita pelo investigador. Estabelecer contato visual e, então, mover-se perto do paciente de um lado para outro pode esclarecer a presença de paralisia do olhar

0 = Normal
1 = Paralisia parcial de olhar. Este escore é dado quando o olhar é anormal em um ou ambos os olhos, mas não há desvio forçado ou paresia total do olhar
2 = Desvio forçado ou paresia total do olhar que não podem ser vencidos pela manobra oculocefálica

3. Visual

Os campos visuais (quadrantes superiores e inferiores) são testados por confrontação, utilizando contagem de dedos ou ameaça visual, conforme apropriado. O paciente deve ser encorajado, mas se olha para o lado do movimento dos dedos, deve ser considerado como normal. Se houver cegueira unilateral ou enucleação, os campos visuais no olho restante são avaliados. Marque 1 somente se uma clara assimetria, incluindo quadrantanopsia, for encontrada. Se o paciente for cego por qualquer causa, marque 3. Estimulação dupla simultânea é realizada neste momento. Se houver uma extinção, o paciente recebe 1 e os resultados são usados para responder à questão 11

0 = Sem perda visual
1 = Hemianopsia parcial
2 = Hemianopsia completa
3 = Hemianopsia bilateral (cego, incluindo cegueira cortical)

Continua

4 **PARTE 1** Saúde do Adulto e do Idoso

Tabela 1.2 Classificação etiológica do acidente vascular cerebral isquêmico (Trial of Org 10172 in Acute Stroke Treatment [TOAST]). (*Continuação*)

4. Paralisia parcial

Pergunte ou use pantomima para encorajar o paciente a mostrar os dentes ou sorrir e fechar os olhos. Considere a simetria de contração facial em resposta a estímulo doloroso em paciente pouco responsivo ou incapaz de compreender. Na presença de traumatismo/curativo facial, tubo orotraqueal, esparadrapo ou outra barreira física que obscureça a face, eles devem ser removidos, tanto quanto possível

0 = Movimentos normais simétricos
1 = Paralisia facial leve (apagamento de prega nasolabial, assimetria no sorriso)
2 = Paralisia facial central evidente (paralisia facial total ou quase total da região inferior da face)
3 = Paralisia facial completa (ausência de movimentos faciais das regiões superior e inferior na face)

5. Motor para braços

O braço é colocado na posição apropriada: extensão dos braços (palmas para baixo) a 90° (se sentado) ou a 45° (se deitado). É valorizada a queda do braço se ela ocorrer antes de 10 s. O paciente afásico é encorajado por intermédio de firmeza na voz e de pantomima, mas não com estimulação dolorosa. Cada membro é testado isoladamente, iniciando pelo braço não parético. Somente no caso de amputação ou de fusão de articulação no ombro, o item deve ser considerado não testável (NT) e uma explicação deve ser escrita para esta escolha

0 = Sem queda; mantém o braço a 90° (ou 45°) por 10 s completos
1 = Queda; mantém o braço a 90° (ou 45°), porém ele apresenta queda antes dos 10 s completos; não toca a cama ou suporte
2 = Algum esforço contra gravidade; o braço não atinge ou não mantém 90° (ou 45°), cai na cama, mas tem alguma força contra a gravidade
3 = Nenhum esforço contra a gravidade; o braço despenca
4 = Nenhum movimento
NT = Amputação ou fusão articular

6. Motor para pernas

A perna é colocada na posição apropriada: extensão a 30° (sempre na posição supina). É valorizada queda do braço se ela ocorrer antes de 5 s. O paciente afásico é encorajado por intermédio de firmeza na voz e de pantomima, mas não com estimulação dolorosa. Cada membro é testado isoladamente, iniciando pela perna não parética. Somente em caso de amputação ou de fusão da articulação no quadril, o item deve ser considerado não testável (NT) e uma explicação deve ser escrita para esta escolha

0 = Sem queda; mantém a perna a 30° por 5 s completos
1 = Queda; mantém a perna a 30°, mas ela apresenta queda antes dos 5 s completos; não toca a cama ou suporte
2 = Algum esforço contra a gravidade; a perna não atinge ou não mantém 30°, cai na cama, mas tem alguma força contra a gravidade
3 = Nenhum esforço contra a gravidade; a perna despenca
4 = Nenhum movimento
NT = Amputação ou fusão articular

7. Ataxia de membros

Este item avalia se existe evidência de uma lesão cerebelar unilateral. Teste com os olhos abertos. Em caso de defeito visual, assegure-se de que o teste seja feito no campo visual intacto. Os testes índex–nariz e calcanhar–joelho são realizados em ambos os lados, e a ataxia é valorizada somente se for desproporcional à fraqueza. A ataxia é considerada ausente no paciente que não pode entender ou está hemiplégico. Somente em caso de amputação ou de fusão de articulações, o item deve ser considerado não testável (NT) e uma explicação deve ser escrita para esta escolha. Em caso de cegueira, teste tocando o nariz, a partir de uma posição com os braços estendidos

0 = Ausente
1 = Presente em 1 membro
2 = Presente em dois membros
NT = Amputação ou fusão articular

8. Sensibilidade

Avalie sensibilidade ou mímica facial ao beliscar ou retirada do estímulo doloroso em paciente torporoso ou afásico. Somente se a perda de sensibilidade atribuí-da ao AVC for registrada como anormal, o examinador deverá testar tantas áreas do corpo (braços [exceto mãos]) pernas, tronco e face) quantas forem necessárias para checar acuradamente uma perda hemissensitiva. Um escore de 2, "grave ou total", deve ser dado somente quando uma perda grave ou total da sensibilidade puder ser claramente demonstrada. Portanto, pacientes em estupor e afásicos irão receber provavelmente 1 ou 0. O paciente com AVC de tronco que tem perda de sensibilidade bilateral recebe 2. Se o paciente não responder e estiver quadriplégico, marque 2. Pacientes em coma (item 1a = 3) recebem arbitrariamente 2 neste item

0 = Normal; nenhuma perda
1 = Perda sensitiva leve a moderada; a sensibilidade ao beliscar é menos aguda ou diminuída do lado afetado, ou há uma perda da dor superficial ao beliscar, mas o paciente está ciente de que está sendo tocado
2 = Perda da sensibilidade grave ou total; o paciente não sente que está sendo tocado

9. Melhor linguagem

Uma grande quantidade de informações acerca da compreensão pode ser obtida durante a aplicação dos itens precedentes do exame. O paciente é solicitado a descrever o que está acontecendo no quadro anexo, a nomear os itens na lista de identificação anexa e a ler da lista de sentença anexa. A compreensão é julgada a partir dessas respostas, assim como das de todos os comandos no exame neurológico geral precedente. Se a perda visual interferir nos testes, peça ao paciente que identifique objetos colocados em sua mão, repita e produza falas. O paciente intubado deve ser incentivado a escrever. O paciente em coma (item 1a = 3) receberá automaticamente 3 neste item. O examinador deve escolher um escore para pacientes em estupor ou pouco cooperativos, mas a pontuação 3 deve ser reservada ao paciente que esteja mudo e que não siga nenhum comando simples

0 = Sem afasia; normal
1 = Afasia leve a moderada; alguma perda óbvia da fluência ou dificuldade de compreensão, sem limitação significativa das ideias, expressão ou forma de expressão. A redução do discurso e/ou compreensão, entretanto, dificulta ou impossibilita a conversação sobre o material fornecido. Por exemplo, na conversa sobre o material fornecido o examinador pode identificar figuras ou itens da lista de nomeação a partir da resposta do paciente
2 = Afasia grave; toda a comunicação é feita por intermédio de expressões fragmentadas; grande necessidade de interferência, questionamento e adivinhação por parte do ouvinte. A quantidade de informação que pode ser trocada é limitada; o ouvinte carrega o fardo da comunicação. O examinador não consegue identificar itens do material fornecido a partir da resposta do paciente
3 = Mudo, afasia global; nenhuma fala útil ou compreensão auditiva

10. Disartria

Se acredita que o paciente é normal, uma avaliação mais adequada é obtida, pedindo-se ao paciente que leia ou repita palavras da lista anexa. Se o paciente tiver afasia grave, a clareza da articulação da fala espontânea poderá ser graduada. Somente se o paciente estiver intubado ou tiver outras barreiras físicas à produção da fala, este item deverá ser considerado não testável (NT). Não diga ao paciente por que ele está sendo testado

0 = Normal
1 = Disartria leve a moderada; o paciente arrasta pelo menos algumas palavras, e na pior das hipóteses pode ser entendido com alguma dificuldade
2 = Disartria grave; a fala do paciente é tão empastada que chega a ser ininteligível, na ausência de disfasia ou com disfasia desproporcional, ou é mudo/anártrico
NT = Intubado ou outra barreira física

Continua

Tabela 1.2 Classificação etiológica do acidente vascular cerebral isquêmico (Trial of Org 10172 in Acute Stroke Treatment [TOAST]). (*Continuação*)

11. Extinção ou desatenção (antiga negligência)	
Informação suficiente para a identificação de negligência pode ter sido obtida durante os testes anteriores. Se o paciente tem perda visual grave, que impede o teste da estimulação visual dupla simultânea, e os estímulos cutâneos são normais, o escore é normal. Se o paciente tem afasia, mas parece atentar para ambos os lados, o escore é normal. A presença de negligência espacial visual ou anosagnosia pode também ser considerada como evidência de negligência. Como a anormalidade só é pontuada se presente, o item nunca é considerado não testável	0 = Nenhuma anormalidade 1 = Desatenção visual, tátil, auditiva, espacial ou pessoal, ou extinção à estimulação simultânea em uma das modalidades sensoriais 2 = Profunda hemidesatenção ou hemidesatenção para mais de uma modalidade; não reconhece a própria mão e se orienta somente para um lado do espaço

NC: nervo craniano; AVC: acidente vascular cerebral.

Tabela 1.3 Fontes potenciais de grande e médio risco para cardioembolia segundo a classificação de Trial of Org 10172 in Acute Stroke Treatment (TOAST).

Fontes de alto risco	Fontes de médio risco
Prótese valvar sintética	Prolapso de valva mitral
Estenose mitral com fibrilação atrial	Calcificação do anel mitral
Fibrilação atrial não isolada	Estenose mitral sem fibrilação atrial
Trombo atrial esquerdo séssil	Turbulência atrial esquerda
Doença do nó sinusal	Aneurisma de septo atrial
Infarto agudo do miocárdio (IAM) (menos de 4 semanas)	Forame oval patente
Flutter atrial	Fibrilação atrial isolada
Trombo ventricular esquerdo	Prótese valvar biológica
Cardiomiopatia dilatada	Endocardite asséptica
Segmento acinético do ventrículo esquerdo	Insuficiência cardíaca congestiva
	Segmento hipocinético do VE
Mixoma atrial	IAM com mais de 4 semanas e menos de 6 meses
Endocardite infecciosa	

VE: ventrículo esquerdo; IAM: infarto agudo do miocárdio.

Tabela 1.4 Escala de Rankin.

Grau	Descrição
0	Sem sintomas
1	*Nenhuma incapacidade significativa*, a despeito dos sintomas; capaz de conduzir todos os deveres e as atividades habituais
2	*Leve incapacidade*; incapaz de realizar todas as atividades prévias, porém é independente para os cuidados pessoais
3	*Incapacidade moderada*; requer alguma ajuda, mas é capaz de caminhar sem assistência (pode usar bengala ou andador)
4	*Incapacidade moderadamente grave*; incapaz de caminhar sem assistência e incapaz de atender às próprias necessidades fisiológicas sem assistência
5	*Deficiência grave*; condenado à cama, incontinente, requerendo cuidados e atenção constante de enfermagem
6	Óbito

A escala de Rankin (Tabela 1.4) é utilizada para avaliar parâmetros funcionais antes e depois do tratamento do AVC a curto, médio e longo prazos.[13]

Para a avaliação tomográfica dos sinais precoces de isquemia cerebral, como apagamento de sulcos e giros e perda da diferenciação corticossubcortical, utiliza-se a escala Alberta Score Program (ASPECTS) (Figura 1.2), que tem boa aplicabilidade e baixa variabilidade interexaminadores, tornando possível avaliar a indicação da terapia trombolítica e predizer a área futura de isquemia.[14]

O escore ASPECTS subdivide o território da ACM em 10 regiões padronizadas avaliadas em dois cortes da TC de crânio: na altura do tálamo e núcleos da base e logo acima dos núcleos da base. Cada área de hipodensidade precoce na TC sem contraste diminui 1 ponto no escore. Uma TC normal tem escore ASPECTS de 10. Um escore zero indica isquemia difusa em todo o território da artéria cerebral média. Pacientes com escore ASPECTS ≤ 7 têm risco maior de transformação hemorrágica e pior evolução neurológica.

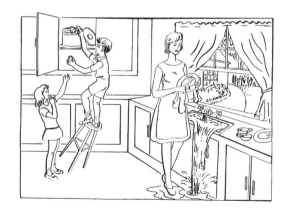

Você sabe como fazer

De volta pra casa

Eu cheguei em casa do trabalho

Próximo da mesa, na sala de jantar

Eles ouviram o Pelé falar no rádio

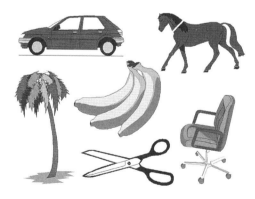

Mamãe

Tic-tac

Paralelo

Obrigado

Estrada de ferro

Jogador de futebol

Figura 1.1 Escala NIHSS (National Institute of Health Stroke Scale).

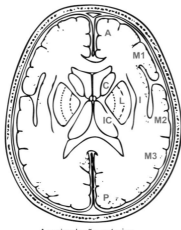 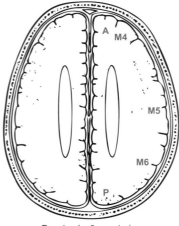

A = circulação anterior   P = circulação posterior

Figura 1.2 Territórios do escore ASPECTS. C: núcleo caudado; L: núcleo lentiforme; IC: cápsula interna; I: ínsula; M1: córtex anterior da artéria cerebral média (ACM); M2: córtex da ACM lateral à ínsula; M3: córtex posterior da ACM; M4, M5 e M6 são, respectivamente, territórios da ACM anterior, lateral e posterior imediatamente superiores a M1, M2 e M3, rostrais aos núcleos da base.

ACIDENTE VASCULAR CEREBRAL HEMORRÁGICO

Caracteriza-se pela ocorrência de hemorragia intraparenquimatosa e decorre predominantemente do rompimento de arteríolas penetrantes, secundário à degeneração da parede vascular ocasionada pela hipertensão arterial crônica. As lesões cerebrais se caracterizam à TC ou RM do crânio por hematomas localizados geralmente nas mesmas regiões em que ocorrem os infartos lacunares. Em jovens, a segunda maior causa de AVCH é a ruptura de malformações arteriovenosas e, em idosos, a angiopatia amiloide.[15] Na maioria dos estudos epidemiológicos e bancos de dados de AVC, 75 a 85% dos casos são isquêmicos e 15 a 25% são hemorrágicos (incluindo AVCH e HSA).[16,17]

SINAIS E SINTOMAS, DIAGNÓSTICO DIFERENCIAL E EXAMES COMPLEMENTARES DO ACIDENTE VASCULAR CEREBRAL

O médico deve suspeitar de que o paciente esteja apresentando um AVC quando ocorrer déficit neurológico focal de instalação súbita, com ou sem sinais de depressão no nível de consciência. O AVCI que envolve o território carotídeo pode se manifestar com isquemia retiniana e encefálica (com síndromes neurológicas que associam déficit de funções corticais, como afasia, e déficit motor e/ou sensitivo). Já o AVCI do sistema vertebrobasilar pode apresentar sintomas vestibulocerebelares (vertigem, ataxia), anormalidades na movimentação ocular (diplopia) e déficit motor e/ou sensitivo unilateral ou bilateral, além das alterações visuais, como hemianopsia.[18]

É preciso que a população de forma geral e equipes médicas e interdisciplinares de atendimento pré-hospitalar ou emergencial sejam educadas e treinadas no reconhecimento desses sintomas como indicadores de possível AVC, para pronto encaminhamento dos pacientes a serviços de referência.

O quadro clínico observado na fase aguda do AVC pode ser semelhante ao de outras condições neurológicas, que devem ser lembradas e excluídas. As principais condições que mimetizam AVC na fase aguda são: epilepsia, com ou sem paresia de Todd; hipo ou hiperglicemia; estado confusional agudo; lesão expansiva intracraniana e outras, tais como intoxicação exógena, distúrbios metabólicos, doenças desmielinizantes, síncope, encefalopatia hipertensiva e paralisia de nervo periférico.

Para diagnóstico acurado, confirmação diagnóstica e exclusão de outras patologias, deve-se proceder, logo que houver suspeita de AVC, aos seguintes passos e exames básicos e imprescindíveis:

- Anamnese dirigida: deve questionar a forma de instalação e evolução dos sintomas, atividade realizada no momento da instalação; horário do início; sintomas relacionados, histórico de fatores de risco; histórico de doença cardiovascular e/ou cerebrovascular
- Exame clínico acurado: deve incluir, além do convencional, exame vascular periférico e ausculta dos vasos do pescoço
- Exame neurológico e uso de escalas: escala de coma de Glasgow, de Hunt & Hess e de Fisher (Tabela 1.5), bem como escala NIHSS (ver Figura 1.1)
- Exames de sangue: glicemia sérica, hemograma completo com plaquetas, eletrólitos, creatinina, tempo de protrombina, tempo de tromboplastina parcial ativado
- Exame de imagem do cérebro: em geral *TC do crânio* sem contraste, descartando sangramento.

Esses procedimentos e exames visam confirmar o diagnóstico de AVC, fazer o diagnóstico diferencial entre AVCI e AVCH e excluir outras patologias que possam mimetizar AVC. Devem ser realizados rápida e precisamente, para garantir a viabilidade do tratamento emergencial do AVC e a possibilidade de trombólise em caso de AVCI.

Metas e aspectos gerais do tratamento agudo do acidente vascular cerebral isquêmico

No caso da isquemia cerebral focal, como ocorre no AVC por obstrução de um vaso sanguíneo, a isquemia dificilmente é total, diferentemente do que ocorre em caso de parada circulatória global. Existe perfusão residual na área de isquemia, dependente do fluxo sanguíneo cerebral proveniente de circulação colateral, desde que haja pressão de perfusão adequada.

Estudos neurofisiológicos realizados em pacientes submetidos à endarterectomia de carótida evidenciaram que o fluxo sanguíneo limítrofe para a falência de atividade elétrica neuronal (silêncio elétrico) é de 16 a 17 mℓ/100 g/min, após o clampeamento da carótida, sem ocorrência de falência do metabolismo energético (potássio intracelular normal, sem dano neuronal).[19,20] Estudos com babuínos, por meio de potencial evocado cortical e oclusão de artéria cerebral média, demonstraram que o fluxo sanguíneo limítrofe para falência do metabolismo energético, bomba iônica e morte neuronal é de 10 mℓ/100 g/min.[21,22] A penumbra isquêmica representa a região, sem dano neuronal, em que o fluxo sanguíneo cerebral encontra-se entre o limiar de falência elétrica e o limiar de falência energética e colapso da bomba iônica.

Tabela 1.5 Escala de coma de Glasgow, de Hunt & Hess e de Fisher.

Escala de coma de Glasgow

Abertura ocular	Melhor resposta verbal	Melhor resposta motora
1. Ausente	1. Ausente	1. Ausente
2. Com estímulo doloroso	2. Sons incompreensíveis	2. Descerebração
3. Com estímulo verbal	3. Palavras inapropriadas	3. Decorticação
4. Espontânea	4. Desorientado	4. Retirada
	5. Orientado	5. Localiza estímulo
		6. Segue comandos

Escala de Hunt & Hess
(para pacientes com HSA não traumática, escolher a gradação mais apropriada)

Grau	Descrição
Grau 1	Assintomático; cefaleia fraca; leve rigidez de nuca
Grau 2	Cefaleia moderada a grave; rigidez de nuca; sem déficit neurológico, exceto paresia de nervo craniano
Grau 3	Sonolência, confusão, déficit neurológico focal leve
Grau 4	Torpor, hemiparesia moderada a grave
Grau 5	Coma, postura de descerebração

Escala de Fisher (para HSA)

Grau	Descrição
I	Não detectado
II	Difuso ou espessura < 1 mm
III	Coágulo localizado ou espessura > 1 mm
IV	Hematoma intracerebral ou intraventricular com ou sem sangue no espaço subaracnóideo

HSA = hemorragia subaracnóidea.

O tempo necessário para que a área de penumbra se transforme em área de infarto caso o fluxo normal não seja restabelecido situa-se em torno de 2 a 3 h, conforme demonstrado por meio de estudos com macacos e posteriormente confirmado mediante exames de imagem não invasivos de fluxo sanguíneo regional e metabolismo.[23,24] Assim, salvar a área de penumbra isquêmica é o objetivo principal no tratamento agudo do AVC. Para tanto, devemos aliar a manutenção das condições hemodinâmicas, assegurando uma boa pressão de perfusão cerebral e a busca da rápida recanalização do vaso, visando restabelecer o fluxo sanguíneo cerebral normal em tempo hábil. A possibilidade de trombólise viabiliza esta segunda forma de atuação, representando o maior avanço e eficácia no tratamento do AVC até então obtido. Os pilares do tratamento do AVC hoje, com nível I de evidência, são a possibilidade do uso de trombolíticos, a utilização da alteplase e a internação dos pacientes em unidades de tratamento de AVC (unidades de AVC). Para fluxograma do atendimento do AVC na fase aguda, ver Figura 1.3.

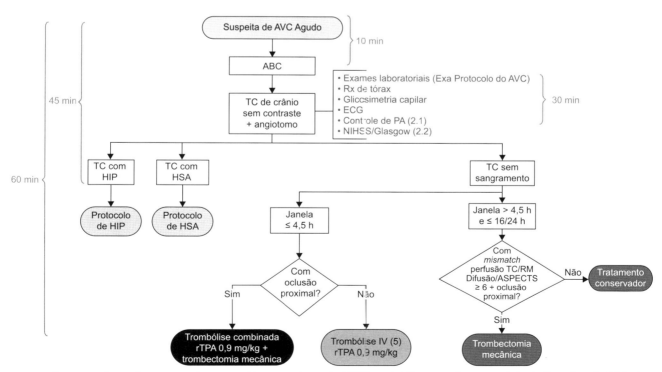

Figura 1.3 Fluxograma de atendimento ao paciente com acidente vascular cerebral (AVC) agudo. TC: tomografia computadorizada; Rx: radiografia; ECG: eletrocardiograma; PA: pressão arterial; NIHSS: National Institutes of Health Stroke Scale; HSA: hemorragia subaracnóidea; RM: ressonância magnética; ASPECTS: Alberta Score Program; HIP: hemorragia intraparenquimatosa; rTPA: ativador de plasminogênio tecidual recombinante; IV: intravenosa.

Metas e aspectos gerais do tratamento agudo do acidente vascular cerebral hemorrágico

Não existe ainda um tratamento específico para hemorragia intracerebral (HIC). A abordagem pré-hospitalar e na sala de emergência de um paciente com AVCH não difere daquela dispensada ao paciente com AVCI e deve ser direcionada para avaliação das vias respiratórias, dos parâmetros respiratórios e hemodinâmicos, temperatura e detecção de sinais neurológicos focais. Deve-se atentar para sinais externos de traumatismo e suas complicações, além da verificação da glicemia capilar. Idealmente, após a realização do exame de neuroimagem, os pacientes com HIC devem ser rapidamente encaminhados para leitos monitorados em uma unidade de AVC ou em leitos de terapia intensiva pela gravidade e instabilidade desta condição, elevada frequência de hipertensão intracraniana, emergências hipertensivas e necessidade de suporte ventilatório invasivo. Um estudo observacional recente sugere que a admissão de pacientes com HIC em unidades de terapia intensiva neurológicas está associada a menor letalidade da doença quando comparada a unidades convencionais.[25] O estado neurológico do paciente deve ser seguido e reavaliado em intervalos curtos utilizando-se escalas neurológicas padronizadas, como a escala de AVC do NIHSS (ver Figura 1.1), a escala de coma de Glasgow (ver Tabela 1.5) e o escore de AVCH (Figura 1.4).[15-17,26]

A despeito da falta de evidências por estudos randomizados, recomenda-se o tratamento profilático com anticonvulsivantes em pacientes torporosos e comatosos, em pacientes com hemorragias lobares e naqueles com sinais de hipertensão intracraniana. Os fármacos mais recomendados para este fim são fenitoína e fenobarbital, que devem ser mantidos em níveis séricos terapêuticos durante 1 mês e, posteriormente, retirados de forma gradual.[26]

PREVENÇÃO SECUNDÁRIA: MEDICAMENTOS, CONTROLE DE FATORES DE RISCO E INTERVENÇÕES

Antiagregação plaquetária. AVCI ou AIT não cardioembólico: ácido acetilsalicílico (AAS), 100 a 300 mg/dia ou clopidogrel 75 mg/dia (se houver intolerância ao AAS ou recorrência do AVC com fatores de risco controlados).

Hipertensão arterial. Iniciar tratamento após a fase aguda. Pressão-alvo a ser alcançada: 120/80 mmHg. A primeira escolha é a combinação de diurético e inibidor da enzima conversora de angiotensina (IECA).[27]

Diabetes. Pacientes com diabetes devem ter um controle rigoroso de pressão arterial (com IECA ou com os bloqueadores do receptor da angiotensina) e lipídios (alvo de lipoproteína de baixa densidade [LDL] < 70 mg/dℓ). A glicemia deve ser normal ou próxima do normal (alvo de hemoglobina glicosilada ≤ 6,8%).[27,28]

Lipídios. Utilizar estatina em pacientes com AVCI ou AIT com hipercolesterolemia (alvo de LDL < 100 mg/dℓ). Em pacientes com alto risco vascular, o alvo é de LDL < 70 mg/dℓ (pacientes com doença cardiovascular estabelecida associada a múltiplos fatores de risco maiores e mal controlados, especialmente diabetes melito; múltiplos fatores de risco de síndrome metabólica, principalmente triglicerídeos > 200 mg/dℓ e lipoproteína de alta densidade [HDL] < 40 mg/dℓ; pacientes com doença coronariana; pacientes com estenose carotídea, AVC aterotrombótico). Pacientes com AVCI ou AIT de origem presumivelmente aterotrombótica devem usar estatina, mesmo que apresentem o colesterol normal. Pacientes com HDL baixa são candidatos a tratamento com niacina ou genfibrozila.

Fibrilação atrial. Pacientes com AVCI ou AIT com fibrilação atrial (FA) persistente ou paroxística devem iniciar profilaxia com anticoagulação oral com ajuste da dose da varfarina (razão normalizada internacional [RNI] entre 2 e 3; alvo 2,5). O aumento da idade isoladamente não é contraindicação para o uso do anticoagulante oral. Apesar de não haver consenso na literatura, depois de AIT ou AVC menor, a anticoagulação pode ser iniciada imediatamente. Casos moderados podem ser iniciados em 5 a 7 dias e, quando a área infartada é extensa, o tempo mínimo para o início da anticoagulação pós-AVC é de 2 semanas, recomendando-se análise individualizada dos casos. Em pacientes com contraindicação social à anticoagulação oral (dificuldade em aderir ao controle da RNI), a profilaxia deve ser feita com AAS 100 mg + clopidogrel 75 mg/dia.

CÁLCULO DO VOLUME DO HEMATOMA

Fórmula (A × B × C) ÷ 2 = volume do hematoma em mℓ

A (cm) = maior diâmetro do hematoma
B (cm) = diâmetro perpendicular a A
  Obs.: Utilizar a escala de cm ao lado da imagem.
C = somar os pontos obtidos com os cortes de 10 mm em que o principal eixo do hematoma tenha:

- 75 a 100% de A – pontuar cada corte com o valor **1,0**
- 25 a 50% de A – pontuar cada corte com **0,5**
- ≤ 25% de A – pontuar cada corte com **0,0**

HEMATOMAS COM MAIS DE 30 mℓ TÊM PIOR PROGNÓSTICO

Escore de AVCH

Componente		Pontos
Glasgow	3 a 4	2
	5 a 12	1
	13 a 15	0
Volume (cm³)	≥ 30	1
	< 30	0
Inundação ventricular	SIM	1
	NÃO	0
Origem infratentorial	SIM	1
	NÃO	0
Idade (anos)	≥ 80	1
	< 80	0
Escore total		**0 a 6**

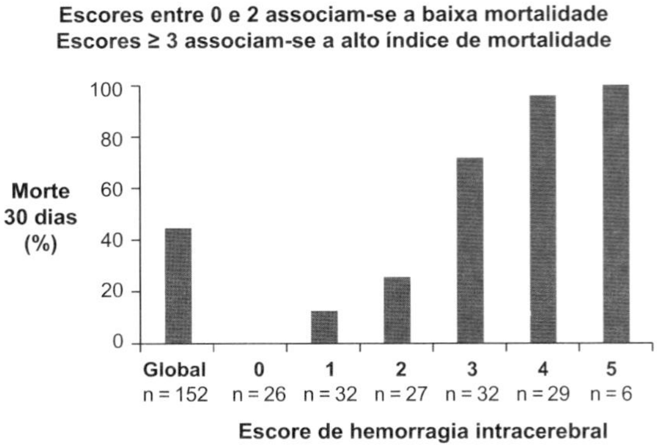

Escores entre 0 e 2 associam-se a baixa mortalidade
Escores ≥ 3 associam-se a alto índice de mortalidade

Morte 30 dias (%) — Escore de hemorragia intracerebral:
Global (n = 152), 0 (n = 26), 1 (n = 32), 2 (n = 27), 3 (n = 32), 4 (n = 29), 5 (n = 6)

Figura 1.4 Preditores prognósticos do acidente vascular cerebral hemorrágico.

Outras opções de anticoagulantes orais são os chamados novos anticoagulantes orais (NOACS): dabigatrana, apixabana ou rivaroxabana, não antagonistas de vitamina K. Estes anticoagulantes são utilizados em doses fixas, não exigem controle de RNI, têm meia-vida mais curta e, portanto, possuem um manejo mais fácil do que a varfarina.[29]

Para os casos de FA não valvar, em pacientes com contraindicação à anticoagulação oral, devido a maior risco de sangramento cerebral, é recomendado AAS (300 mg/dia).[27,28,30]

Outras indicações de anticoagulação

Todas as alterações cardíacas de alto potencial emboligênico e a maioria daquelas com médio potencial emboligênico pela classificação etiológica TOAST (ver Tabela 1.3) necessitarão anticoagulação em caso de exclusão de outras causas para o AVC qualificador, sendo necessária análise caso a caso para tal indicação pelo baixo nível de evidência para a maioria das indicações.

No caso do forame oval patente (FOP), a terapia de anticoagulação pode ser indicada para alguns subgrupos de pacientes quando o FOP for considerado a única causa do evento vascular, notadamente se associado a trombose venosa profunda, aneurisma septal atrial ou estados de hipercoagulabilidade. Não se indica primariamente o fechamento do FOP para todos os casos, podendo ser indicado quando o FOP for a única causa identificada, a despeito de extensiva investigação etiológica, se houver recorrência da doença cerebrovascular ou trombose venosa recorrente.

Estenose carotídea

Para pacientes com AVCI/AIT < 6 meses e estenose carotídea ipsilateral ≥ 70%, está indicada endarterectomia, de preferência dentro de 2 semanas do evento. Para estenose carotídea ipsilateral entre 50 e 69%, a endarterectomia está recomendada preferencialmente para homens com mais de 70 anos de idade e sintomas hemisféricos. Não há indicação de endarterectomia em estenose < 50%. A angioplastia com *stent* pode ser considerada quando realizada por médicos experientes, com morbimortalidade de 4 a 6% e resultados similares aos da endarterectomia.[27-29]

Referências bibliográficas

1. Yach D, Hawkes C, Gould CL et al. The global burden of chronic diseases. JAMA. 2004; 291:2616-22.
2. Strong K, Mathers C, Bonita R. Preventing stroke: saving lives around the world. Lancet Neurology. 2007; 6:182-7.
3. Sarti C, Rastenyte D, Cepaitis Z et al. International trends in mortality from stroke, 1968 to 1994. Stroke. 2000; 31:1588-601.
4. The Who stepwise approach to stroke surveillance. Overview and Manual (version 2.0). Noncommunicable Diseases and Mental Health. World Health Organization. Disponível em: www.who.int/entity/ncd_surveillance/steps/en. Acesso em: 25/04/2017.
5. Saposnik G, Del Brutto OH, Iberoamerican Society of Cerebrovascular Diseases. Stroke in South America: a systematic review of incidence, prevalence, and stroke subtypes. Stroke. 2003; 34:2103-8.
6. Pontes-Neto OM, Silva GS, Feitosa MR et al. Stroke awareness in Brazil: alarming results in a community-based study. Stroke. 2008; 39:292-6.
7. Martinez-Vila E, Irimia P. The cost of stroke. Cerebrovasc Dis. 2004; 17:124-9.
8. Whisnant JP et al. Classification of cerebrovascular diseases III. Stroke. 1990; 21(4):637-76.
9. NINDS. Tissue plasminogen activador tissue for acute ischemic stroke: The National Institute of Neurological Disorders and Stroke rt-PA Stroke Study Group. N Engl J Med. 1995; 333:1581-7.
10. Latchaw RE et al. Recommendations for imaging of acute ischemic stroke: A scientific statement from the American Heart Association. Stroke. 2009; 40:3646-78.
11. Bamford J, Sandercock P, Dennis M et al. Classification and natural history of clinically identifiable subtypes of cerebral infarction. Lancet. 1991; 337(8756):1521-6.
12. Adams HP Jr et al. Classification of subtype of acute ischemic stroke. Definitions for use in a multicenter clinical trial TOAST – Trial of Org 10172 in Acute Stroke Treatment. Stroke. 1993; 24(1):35-41.
13. Cincura C, Pontes-Neto OM, Neville IS et al. Validation of the National Institutes of Health Stroke Scale, modified Rankin Scale and Barthel Index in Brazil: the role of cultural adaptation and structured interviewing. Cerebrovasc Dis. 2009; 27:119-22.
14. Barber PA, Demchuck AM, Zhang J et al. Validity and reability of a quantitative CT score in predcting outcome of hyperacute stroke before thrombolytic therapy. ASPECTS study group. Lancet. 2000; 355:1670-4.
15. Valiente RA, de Miranda-Alves MA, Silva GS et al. Clinical features associated with early hospital arrival after acute intracerebral hemorrhage: challenges for new trials. Cerebrovasc Dis. 2008; 26:404-8.
16. Franke CL, van Swieten JC, Algra A et al. Prognostic factors in patients with intracerebral haematoma. J Neurol Neurosurg Psychiatry. 1992; 55:653-7.
17. Pontes-Neto OM, Oliveira-Filho J, Valiente R et al. Diretrizes para o manejo de pacientes com hemorragia intraparenquimatosa cerebral espontânea. Arq Neuro-Psiquiatr 2009; 67:3b.
18. Michaels AD et al. Medication errors in acute cardiovascular and stroke patients: a scientific statement from the American Heart Association. Circulation. 2010; 121(14):1664-82.
19. Trojeborg W, Boysen G. Relation between EEG, regional cerebral blood flow and internal carotid artery pressure during carotid endarterectomy. Electroenceph Clin Neurophysiol. 1973; 34:61-9.
20. Sundt TM, Sharbrough PW, Anderson RE et al. Cerebral blood flow measurements and electroencephalograms during carotid endarterectomy. J Neurosurg. 1974; 41:310-20.
21. Astrup J, Symon L, Branston NM et al. Cortical evoked potencial and extracellular K and H at critical levels of brain ischemia. Stroke. 1977; 8:51-7.
22. Branston NM, Strong AJ, Symon L. Extracellular potassium activity, evoked potencial and tissue blood flow: Relationship during progressive ischaemia in baboon cerebral cortex. J Neurol Sci. 1977; 32:305-21.
23. Astrup J, Siesjo BK, Symon L. Thresholds in cerebral ischemia – The ischemic penumbra. Stroke. 1981; 12:723-5.
24. Morawetz RB, DeGirolami U, Ojemann RG et al. Cerebral blood for determined by hidrogen clearance during middle cerebral artery occlusion in unasnesthethized monkeys. Stroke. 1978; 9:143-9.
25. Mayer SA, Rincon F. Treatment of intracerebral haemorrhage. Lancet Neurol. 2005; 4:662-72.
26. Diringer MN, Edwards DF. Admission to a neurologic/neurosurgical intensive care unit is associated with reduced mortality rate after intracerebral hemorrhage. Crit Care Med. 2001; 29:635-40.
27. European Stroke Organization (ESO). Guidelines for Management of Ischaemic Stroke and Transient Ischaemic Attack. Cerebrovascular Diseases. 2008; 25(5):457-507.
28. Martins SCO et al. Guidelines for acute ischemic stroke treatment: part II. Arquivos de Neuropsiquiatria. 2012; 70(11):885-93.
29. Heidbuchel H et al. Updated European Heart Rhythm Association Practical Guide on the use of non-vitamin K antagonist anticoagulants in patients with non-valvular atrial fibrillation. Europace. 2015; 17(10):1467-507.
30. Filho J et al. Guidelines for acute ischemic stroke treatment: part II. Arquivos de Neuropsiquiatria. 2012; 70(8):621-9.

2 Anemias

Isabeth da Fonseca Estevão e Andréia A. A. Moura de Luca

SEÇÃO 1 — Diagnóstico Diferencial das Anemias

INTRODUÇÃO

A anemia é uma das entidades nosológicas de descrição mais antiga na medicina e, provavelmente, uma das mais difundidas na humanidade. Segundo a Organização Mundial da Saúde (OMS), metade da população mundial apresenta anemia, e em um terço das pessoas a deficiência de ferro é o fator desencadeante.

É o maior problema de saúde pública global, atingindo países desenvolvidos e em desenvolvimento, afetando tanto a saúde individual quanto o desenvolvimento socioeconômico do país. Além da deficiência de ferro, outras etiologias, como deficiência de outras vitaminas, doenças infecciosas, neoplasias e doenças inflamatórias, podem causar anemia. Portanto, sua detecção e a abordagem adequada são fundamentais para o diagnóstico e tratamento corretos.

DEFINIÇÃO

A anemia é a diminuição da concentração de hemoglobina abaixo dos valores de referência para idade, gênero e altitude, sem alterações da volemia sanguínea. Pode também ser conceituada como a diminuição de mais de 10% da hemoglobina basal do indivíduo. Do ponto de vista de prevenção de doenças e diagnóstico precoce a segunda definição seria mais adequada, porém é muito difícil de ser adotada na prática clínica.

Sua principal consequência é o prejuízo da oxigenação tecidual e, consequentemente, dano celular. É um importante indicador de saúde. As concentrações normais de hemoglobina estão descritas na Tabela 2.1.

QUADRO CLÍNICO

Os sinais e sintomas dos quadros anêmicos dependem do tempo de instalação, das condições cardiorrespiratórias do paciente, da idade, da sua etiologia e dos níveis de hemoglobina. Em pacientes com boas condições clínicas e cuja anemia tenha sido de instalação lenta os sintomas costumam ser menos graves e mais bem tolerados, ao contrário do que ocorre em pacientes com distúrbios cardíacos e respiratórios cuja anemia tenha se instalado rapidamente, pois a sintomatologia é mais intensa e grave. O quadro clínico pode se relacionar com a diminuição da oferta de O_2 como cansaço, dispneia, taquicardia e cefaleia ou com a etiologia da anemia como icterícia e esplenomegalia, presentes nas anemias hemolíticas e úlceras em membros inferiores comuns na anemia falciforme.

ETIOLOGIA

A maioria das doenças encontradas na prática clínica pode cursar com anemia. A Figura 2.1 demonstra as principais causas e sua frequência na prática profissional. A deficiência de ferro e as anemias de doenças inflamatórias são responsáveis por aproximadamente 50% de todos os casos de anemia.

DIAGNÓSTICO ETIOLÓGICO

A investigação da etiologia das anemias é baseada em critérios morfológicos e cinéticos. Morfologicamente, podem ser classificadas em microcíticas (volume corpuscular médio [VCM] < 80 fℓ), macrocíticas (VCM > 100 fℓ) e normocíticas (VCM entre 80 fℓ e 100 fℓ). A produção eritroide (cinética celular) é avaliada pela contagem de reticulócitos, tanto em porcentagem quanto em número absoluto. Todavia, o melhor índice para avaliação da eritropoese eficaz é o índice de produção reticulocitário (IPR), calculado com base no percentual de reticulócitos, na hemoglobina do paciente e na gravidade da anemia, de acordo com a seguinte fórmula:

$$IPR = \% \text{ reticulócitos} \times \text{Htc do paciente/Htc normal/tempo de maturação dos reticulócitos em dias.}$$

Nesse cálculo, o hematócrito (Htc) normal para mulheres é considerado em 40% e para homens, em 45%. O tempo de maturação dos reticulócitos (em dias) depende da concentração de hemoglobina, conforme descrito na Tabela 2.2. A função do cálculo do IPR

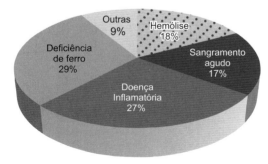

Figura 2.1 Principais etiologias das anemias diagnosticadas na prática médica.

Tabela 2.1 Concentrações normais de hemoglobina de acordo com a idade e o sexo.

População	Concentração de Hb em g/dℓ
Crianças de 6 a 59 meses	≥ 11,0
Crianças de 5 a 11 anos	≥ 11,5
Crianças de 12 a 14 anos	≥ 12,0
Mulheres (≥ 15 anos)	≥ 12,0
Mulheres grávidas	≥ 11,0
Homens (≥ 15 anos)	≥ 13,0

Hb: hemoglobina. (Fonte: WHO, 2011.)

Tabela 2.2 Tempo de maturação dos reticulócitos de acordo com o hematócrito.

Hematócrito (%)	Tempo de maturação dos reticulócitos (dias)
≥ 35 ≤ 24	1,5
≥ 25 ≤ 14	2,0
≤ 15	2,5

Fonte: Oliveira, 2015.

é corrigir o percentual de reticulócitos de acordo com a liberação prematura dessas células que, geralmente, ocorre nas anemias como tentativa da medula óssea de compensar o quadro anêmico.

De acordo com o IPR, as anemias são classificadas em hipoproliferativas, quando o IPR < 2, e hiperproliferativas, quando > 2.

A avaliação conjunta do VCM e do índice de anisocitose (RDW, do inglês *red blood cell distribution width*) também contribui para a avaliação das deficiências de ferro, ácido fólico e/ou B_{12}, pois em todas essas situações geralmente há aumento significativo do RDW.

O RDW também é fundamental na investigação das anemias normocíticas, pois seu aumento sugere a presença de microcitose e macrocitose concomitante, ou seja, anemias de causas mistas.

As anemias, de acordo com esses índices, podem ser classificadas em microcíticas hipo ou hiperproliferativas (Figuras 2.2 e 2.3), macrocíticas hipo ou hiperproliferativas (Figura 2.4) e normocíticas hipo ou hiperproliferativas (Figura 2.5).

Nas anemias microcíticas com IPR baixo os principais diagnósticos diferenciais são a anemia ferropriva, o traço talassêmico, a anemia de doença inflamatória e a anemia sideroblástica. Para o diagnóstico definitivo são importantes a história clínica, o exame físico e outros exames laboratoriais. Na deficiência absoluta de ferro os valores de ferro sérico, da saturação da transferrina (Tf) e da ferritina são baixos e a capacidade de ligação total do ferro ou a Tf estão elevados.

Na doença inflamatória, os níveis de ferro sérico são baixos e a saturação da Tf pode ser baixa ou normal. A ferritina sérica está normal ou aumentada. Em pacientes com doença inflamatória, os valores normais de ferritina devem ser superiores aos habitualmente utilizados. Todavia, não há consenso no valor a ser considerado e alguns autores sugerem que esse exame não seja utilizado na definição de eritropoese deficitária em ferro. Recentemente, a dosagem do receptor solúvel de Tf (sTfR) passou a ser avaliada para esse fim, já que está elevada nas deficiências absolutas de ferro mesmo quando associadas a doença inflamatória.

Nas anemias macrocíticas, o IPR é fundamental no diagnóstico diferencial entre as anemias megalobásticas e as hemolíticas. As anemias megaloblásticas são causadas por uma diminuição da síntese do DNA, o que acarreta um assincronismo de maturação nucleocitoplasmática tendo em vista que, ao contrário do núcleo, que é rico em DNA, o citoplasma possui RNA em grande quantidade. As células precursoras e as maduras são defeituosas e, por isso, sofrem apoptose. Logo, tanto nas anemias megaloblásticas quanto nas anemias hemolíticas observam-se alterações laboratoriais sugestivas de hemólise, como aumento da bilirrubina indireta e da desidrogenase láctica (DHL). Entretanto, nas anemias megalobásticas a eritropoese é ineficaz e o IPR é diminuído, e nas anemias hemolíticas a destruição celular é intravascular ou no sistema reticuloendotelial e o IPR é alto (ver Figura 2.3).

As anemias normocíticas são as de mais difícil investigação, pois tanto as causas de microcitose quanto de macrocitose devem ser consideradas. As etiologias mais frequentes deste tipo de anemia com RDW normal são a insuficiência renal crônica, o hipotireoidismo e as doenças medulares. A suspeita dessas doenças normalmente ocorre durante a anamnese e o exame físico do paciente. Além disso, nas doenças medulares é frequente o comprometimento de mais de uma linhagem celular (ver Figura 2.4).

NOVOS PARÂMETROS PARA O DIAGNÓSTICO ETIOLÓGICO

Com a evolução dos contadores automáticos, novos índices estão sendo validados. Nas anemias microcíticas, a porcentagem de células hipocrômicas avaliam a disponibilidade do ferro (tanto absoluta quanto funcional) nos últimos 3 meses antes da realização do exame. O valor obtido da porcentagem das células microcíticas sobre a porcentagem das células hipocrômicas está diminuído nas deficiências de ferro tanto absolutas quanto funcionais e aumentado no traço talassêmico, o que facilita o diagnóstico diferencial dessas duas patologias. O conteúdo médio de hemoglobina nos reticulócitos (pg) e o volume médio dos reticulócitos (fℓ) também são úteis para o diagnóstico de eritropoese deficiente de ferro, porém a interpretação da hemoglobina média dos reticulócitos é limitada na presença de α ou

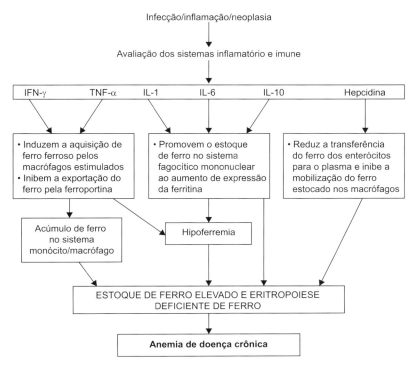

Figura 2.2 Ativação de citocinas e sistema imune na anemia de doença inflamatória. IFN-γ: interferona gama; TNF-α: fator de necrose tumoral alfa; IL: interleucina. (Adaptada de Weiss, 2002.)

12 PARTE 1 Saúde do Adulto e do Idoso

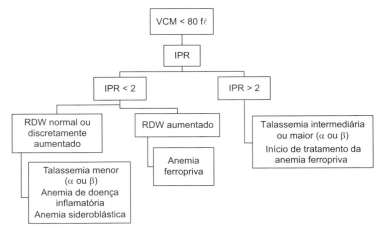

Figura 2.3 Diagnóstico diferencial das anemias microcíticas. VCM: volume corpuscular médio; IPR: índice de produção reticulocitário; RDW: índice de anisocitose. (Adaptada de Buttarello, 2016.)

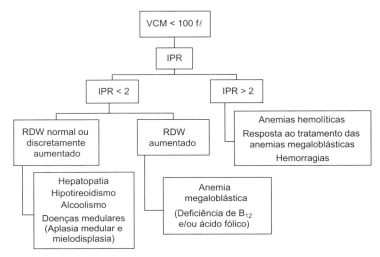

Figura 2.4 Diagnóstico diferencial das anemias macrocíticas. VCM: volume corpuscular médio; IPR: índice de produção reticulocitário; RDW: índice de anisocitose. (Adaptada de Buttarello, 2016.)

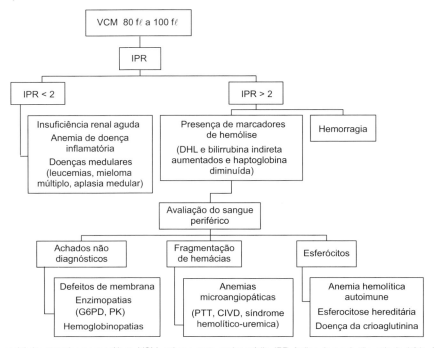

Figura 2.5 Diagnóstico diferencial das anemias normocíticas. VCM: volume corpuscular médio; IPR: índice de produção reticulocitário; DHL: desidrogenase láctica; G6PD: deficiência de glicose-6-fosfato-desidrogenase; PK: piruvatoquinase; PTT: púrpura trombocitopênica trombótica; CIVD: coagulação intravascular disseminada. (Adaptada de Buttarello, 2016.)

β-talassemia. Nas anemias macrocíticas, a fração de reticulócitos imaturos (conteúdo maior de RNA) pode ajudar na diferenciação entre as anemias macrocíticas com índice de produção reticulocitário < 2. Nas mielodisplasias e nas infecções agudas a fração de reticulócitos imaturos (FRI) é alta e nas demais causas de macrocitose, com IPR baixo, a FRI é baixa ou normal.

CONCLUSÕES

A anemia é a alteração laboratorial mais frequente na prática profissional, já que praticamente todas as patologias cursam com anemia de maior ou menor intensidade. Em muitos casos é a primeira manifestação de doença e, portanto, sua investigação etiológica pode ser fundamental para um diagnóstico precoce e preciso. Todavia, é necessária uma abordagem racional utilizando-se dados da história clínica, do exame físico e as informações obtidas no hemograma e na porcentagem de reticulócitos para que essa investigação seja eficaz, feita em pouco tempo e sem gastos desnecessários.

SEÇÃO 2 Anemia Ferropriva

INTRODUÇÃO

A deficiência de ferro continua sendo a causa mais frequente de anemia no mundo. Estima-se que acomete aproximadamente 20% da população mundial, sendo, portanto, um grave problema de saúde pública. Os grupos de risco são as crianças em idade pré-escolar, os adolescentes, as gestantes e as mulheres em idade reprodutiva. Está relacionada à redução do trabalho individual e de populações inteiras, trazendo prejuízos econômicos e dificultando o desenvolvimento do país. Pode ocorrer de duas formas: absoluta ou funcional. A deficiência funcional está relacionada aos processos inflamatórios em que há menor disponibilidade do ferro para a eritropoese, apesar de reservas adequadas. A deficiência absoluta de ferro é definida como diminuição ou ausência de ferro nos estoques.

METABOLISMO DO FERRO

O ferro no organismo humano pode ser agrupado em duas categorias: o que exerce função metabólica ou enzimática (hemoglobina, mioglobina e enzimas) e o associado ao ferro de reserva.

Aproximadamente 67% do ferro total está na hemoglobina, que carrega quatro átomos de ferro associados ao seu grupo heme. Essa molécula se combina com o oxigênio nos pulmões e o libera nos tecidos, sendo, portanto, vital para a manutenção da vida. A mioglobina (células musculares) contém uma única cadeia polipeptídica e um grupo heme idêntico ao da hemoglobina. Durante o exercício, armazena e aumenta a taxa de difusão de oxigênio pela célula e otimiza a contração muscular. É também utilizada na síntese dos citocromos no fígado.

Cerca de 0,2% do ferro total corresponde ao ferro enzimático, que é um cofator importante para enzimas da cadeia respiratória mitocondrial e na fixação do nitrogênio.

A deficiência de ferro acarretará consequências para todo o organismo, sendo a anemia a manifestação mais relevante. Por outro lado, o excesso de ferro é nocivo para os tecidos, danificando proteínas, lipídios e DNA. Então, é essencial que haja um perfeito equilíbrio (homeostase) no seu metabolismo.

A homeostase ocorre por intermédio de mecanismos de excreção (menos desenvolvidos e eficazes), absorção e distribuição.

Absorção de ferro

O ferro é obtido de duas fontes principais: dieta e reciclagem de hemácias (eritrócitos) senescentes. Uma dieta normal contém de 13 a 18 mg de ferro, mas somente 1 a 2 mg são absorvidos pelo epitélio duodenal tanto na forma inorgânica (Fe^{3+}) (fornecida por vegetais e cereais) quanto na forma heme (proveniente da quebra da Hb e mioglobina contidas nas carnes, sendo muito mais facilmente absorvida do que a forma inorgânica). A acidez e a presença de agentes solubilizantes, como açúcares, podem facilitar a absorção intestinal.

A quantidade de ferro absorvida é regulada pela necessidade do organismo, e aumenta na falta do mineral e/ou no aumento de sua demanda (gravidez, puberdade ou hemólise). Para tanto, existe maior expressão da proteína transportadora de metal divalente (DMT-1) e da ferroportina (FPT). A DMT-1 (também transporta Mn^{2+}, Co^{2+}, Cu^{2+} e Zn^{2+}) só utiliza o ferro que tenha sido convertido de Fe^{3+} para Fe^{2+}. Essa conversão é mediada pela redutase citocromo b duodenal (DCYTB).

A importação do ferro heme (formado por protoporfirina III, um composto que contém "pontes" metenilo, unindo quatro anéis pirrólicos e Fe^{2+}) é feita pela proteína transportadora do heme-1 (HCP1), presente na membrana apical das células do duodeno, mais precisamente na borda em escova dos enterócitos duodenais. Uma vez dentro da célula, o ferro se liga à membrana de vesículas citoplasmáticas.

O mecanismo regulador pós-tradução da proteína resume-se em:

- Na deficiência de ferro, a HCP1 vai do citoplasma para a membrana plasmática das células duodenais. No excesso de ferro, na redistribuição a HCP1 vai da borda em escova da célula para o citoplasma. Esse mecanismo aproveita o heme da dieta antes que seja eliminado pelo peristaltismo do intestino, mas também evita a captação desnecessária de ferro e o seu provável acúmulo
- No espaço intracelular, o ferro é liberado da protoporfirina pela heme oxigenase e armazenado na forma de ferritina ou liberado do enterócito para o sangue, assim como o ferro não heme.

Transporte

O principal exportador do ferro da célula para o plasma é a FPT, localizada na extremidade basolateral dos sinciciotrofloblastos placentários, enterócitos duodenais, hepatócitos e macrófagos. A expressão da FPT está aumentada na deficiência de ferro e hipoxia. Como a DMT-1, a FPT também é seletiva para o ferro na forma Fe^{2+}. Como a Tf sérica (transportadora do ferro através do plasma) tem grande afinidade pelo ferro na forma férrica, o Fe^{2+} externalizado pela FPT deve ser oxidado para Fe^{3+}. Essa conversão é feita pela hefaestina-oxidase.

A Tf é sintetizada e secretada pelo fígado e facilita a liberação do ferro para as células. Em condições normais, a Tf plasmática tem a capacidade de transportar até 12 mg de ferro, mas geralmente, apenas, 3,0 mg de ferro circulam ligados à Tf, o que corresponde a 30% da sua saturação. Quando a capacidade de ligação da Tf está totalmente saturada, o ferro pode circular livremente pelo soro na forma não ligada à Tf (NTBI, do inglês *non-transferrin-bound iron*). Essa forma livre é facilmente internalizada pela célula, contribuindo para o dano celular nos casos de sobrecarga de ferro.

Um receptor específico para o complexo ferro/transferrina (TfR) está presente na superfície da maioria das células e permite a sua entrada na célula por endocitose. Esse receptor é um homodímero transmembrana com um domínio C-terminal extracelular (sítio de ligação para a molécula de Tf), um domínio transmembrana e um pequeno domínio N-terminal citoplasmático (ocorre a endocitose do complexo ferro/Tf).

Uma forma solúvel do TfR (sTfR) circula no plasma, sendo um produto da clivagem do TfR tecidual. Há uma correlação direta entre a quantidade de sTfR circulante e o TfR celular. A forma solúvel que circula no plasma reflete a massa de TfR celular (80% dessa massa estão nas células eritroides da medula óssea). Portanto, a hipoplasia da série vermelha (anemia aplásica, insuficiência renal crônica) tem níveis reduzidos de sTfR e a hiperplasia eritroide (anemia falciforme e outras anemias hemolíticas crônicas) tem níveis elevados de sTfR.

Outro fator que altera as concentrações circulantes do sTfR é o estado do ferro intracelular e, portanto, sua dosagem pode ser utilizada no diagnóstico de deficiência de ferro.

A interação Tf-TfR é facilitada pelo pH extracelular de 7,4 e, a partir dessa ligação, inicia-se o mecanismo de captação de ferro pela célula. Dentro do endossoma, a bomba de prótons (dependente de trifosfato de adenosina [ATP]) se encarrega de reduzir o pH, facilitando a liberação do ferro da Tf, que é reciclada de volta à superfície celular. O ferro do endossoma (forma férrica Fe^{3+}) atravessa a membrana da vesícula e alcança o citoplasma. A proteína DMT-1 (proteína transportadora de metal divalente) faz o efluxo do ferro do endossoma para o citoplasma. Uma ferrirredutase denominada Steap 3 reduz o ferro para a forma ferrosa (Fe^{2+}), que é então transferido para o citosol pela DMT-1.

Transporte mitocondrial

A mitocôndria é o único local onde ocorre a síntese do heme e a biossíntese dos *clusters* Fe-S (ferro-enxofre). A entrada do ferro na mitocôndria permanece desconhecida. A frataxina, proteína da membrana interna e da matriz mitocondrial, regula a utilização do ferro mitocondrial, destinando-o à síntese do heme ou à gênese dos *clusters* Fe-S. O complexo ferro/frataxina previne a formação de radicais livres na mitocôndria. Assim, a deficiência de frataxina promove o acúmulo de ferro mitocondrial em detrimento do ferro citosólico. A formação desses *clusters* é crítica para a prevenção do acúmulo do ferro e do estresse oxidativo. A cadeia respiratória mitocondrial, com suas diversas subunidades, converte o ferro férrico em ferroso e ele, por intermédio da ferroquelatase, é incorporado ao anel pirrólico na finalização da síntese do heme. Os transportadores responsáveis pela saída do heme da mitocôndria não estão bem definidos.

Estoque

A apoferritina, a proteína livre de ferro, pode abrigar até 4.500 átomos de ferro na forma de hidroxifosfato férrico. A apoferritina que contém o núcleo férrico constitui a ferritina, que é a forma solúvel de armazenamento. O ferro fica estocado nas células reticuloendoteliais de fígado, baço e medula óssea, nas formas de:

- Ferritina: contém e mantém os átomos de ferro que poderiam formar agregados de precipitados tóxicos
- Hemossiderina: forma degradada da ferritina que permite que o ferro forme agregados. Pode ser visualizada à microscopia óptica após a coloração com azul da Prússia.

Reciclagem pelos macrófagos

A maior parte do nosso ferro encontra-se na molécula de hemoglobina (Hb); portanto, a fagocitose e a degradação de hemácias senescentes garantem cerca de 25 a 30 mg/dia, quantidade suficiente para manter a necessidade diária de ferro para a eritropoese.

Macrófagos do baço e da medula óssea e, em menor grau, células de Küpffer no fígado reconhecem modificações bioquímicas na membrana da hemácia senescente, eliminando-as por fagocitose, seguida da degradação dos componentes da hemácia. O catabolismo intracelular do heme envolve várias enzimas, como a NADPH-citocromo C redutase e a biliverdina redutase, e terá como produtos CO, ferro e bilirrubina. A parte proteica da molécula de Hb, a cadeia globínica, terá seus aminoácidos reciclados e aproveitados na síntese de novas proteínas. O Fe^{2+} pode ser estocado no próprio macrófago na forma de ferritina ou ser exportado pela FPT. Após a exportação pela FPT, o Fe^{2+} será oxidado pela ceruloplasmina, sintetizada no fígado. O Fe^{3+} será transportado pela Tf até os locais onde será reutilizado, predominantemente a medula óssea, na hemoglobinização de novos eritrócitos.

Homeostase do ferro

A homeostase do ferro é regulada por dois mecanismos: o intracelular e o sistêmico. O intracelular é regulado pela quantidade de ferro de que a célula dispõe e o sistêmico, pela hepcidina.

Regulação intracelular

As proteínas reguladoras do ferro (IRP1 e IRP2) controlam a expressão pós-transcricional dos genes moduladores da captação e estoque do ferro, assim evitando o excesso de ferro livre ou sua falta no espaço intracelular. Na deficiência de ferro intracelular, IRP1 e IRP2 se ligam em regiões não codificadoras do mRNA (elementos responsivos ao ferro [IRE, do inglês *iron responsive element*]: sequências de mRNA localizadas nas regiões não codificadoras 3′ ou 5′).

Os IREs da extremidade 3′ ligados à IRP protegem o mRNA da degradação e dão prosseguimento à síntese proteica; os IREs da extremidade 5′ ligados à IRP inibem a tradução do mRNA em proteína, diminuindo sua síntese.

As IRPs são inativas por mecanismos distintos. A IRP1 é uma proteína citosólica bifuncional que contém um *cluster* Fe-S, na ausência de ferro, liga-se avidamente aos IREs. A IRP2 nas células repletas de ferro é inativada e não ocorre a ligação IRP2-IRE.

Os IREs da região não codificadora 3′ não ligados à IRP levam à clivagem do mRNA e a síntese proteica é interrompida; os IREs da região 5′ não ligados à IRP permitem que o complexo de inicialização da tradução seja ativado, induzindo a síntese proteica. Os genes codificadores da ferritina e do ácido δ-aminolevulínico sintetase (participa da síntese do heme) possuem IREs na extremidade 5′ e os genes codificadores da TfR1 e DMT-1, na extremidade 3′.

Regulação sistêmica

Normalmente o ferro é eliminado do organismo por secreções corpóreas, descamação das células intestinais e epidermais ou sangramento menstrual. Não há mecanismo específico para eliminar o excesso de ferro absorvido ou acumulado após a reciclagem do ferro pelos macrófagos. Assim, o controle do equilíbrio do ferro requer uma comunicação entre os locais de absorção, utilização e estoque. Essa comunicação é feita pela hepcidina.

A hepcidina é um hormônio peptídico antimicrobiano mediador da imunidade inata, principalmente nos vertebrados inferiores. Ela coordena o uso e o estoque do ferro, bem como a sua aquisição. Sua atividade antimicrobiana se dá pela capacidade de romper as membranas microbiais e restringir a disponibilidade de ferro ao desenvolvimento microbiano.

Nos vertebrados superiores, a sua atividade está muito mais relacionada à homeostase do ferro, sendo um regulador negativo do seu metabolismo. É sintetizada pelo fígado e sua expressão é regulada pela quantidade do ferro. Sua expressão está aumentada na sobrecarga de ferro e diminuída nos quadros anêmicos, na hipoxemia e em estados inflamatórios (mediados pela interleucina [IL]-6).

A ferroportina é o transportador do Fe^{+2} das células (enterócitos e macrófagos) para a corrente sanguínea. O complexo hepcidina-ferroportina é internalizado nos domínios da membrana basolateral dos macrófagos e enterócitos e a ferroportina é então degradada, bloqueando a liberação do ferro dessas células. A redução da passagem do ferro para o plasma resulta na baixa saturação da Tf e menos ferro para o desenvolvimento do eritroblasto.

A regulação da expressão da hepcidina ocorre em nível transcricional, por citocinas inflamatórias, especialmente a IL-6.

A hepcidina parece induzir menor expressão da DCYTB e DMT-1. Portanto, em situações de anemia e hipoxia haveria uma inibição da expressão da hepcidina visando a maior absorção de ferro pelos enterócitos e maior exportação de ferro do sistema reticuloendotelial e enterócitos, aumentando a disponibilidade de ferro para a eritropoese.

DEFICIÊNCIA DE FERRO FUNCIONAL

A anemia de doença inflamatória, também chamada de anemia de doença crônica (ADC), é definida como uma anemia hipoproliferativa associada a condições infecciosas, inflamatórias ou neoplásicas e caracterizada, laboratorialmente, por hipoferremia na presença de estoques adequados de ferro. Sua fisiopatologia está relacionada à ativação dos sistemas imune e inflamatório, com excessiva liberação de citocinas e proteínas de fase aguda. Como consequência, haverá anormalidades no metabolismo e utilização do ferro; produção inadequada e bloqueio da resposta dos progenitores eritroides à eritropoetina; redução da sobrevida das hemácias e alteração na proliferação e diferenciação dos progenitores eritroides.

As principais citocinas envolvidas na fisiopatogênese da ADC são: interferona gama, fator de necrose tumoral alfa, IL-1, IL-6 e IL-10. Deve-se lembrar que a IL-6 é a principal estimuladora da produção de hepcidina pelos hepatócitos. O aumento dessa proteína levará à inibição da absorção do ferro nos enterócitos e ao bloqueio de sua liberação pelos macrófagos, ocasionando hipoferremia e, portanto, menor disponibilidade de ferro para a eritropoese.

DEFICIÊNCIA DE FERRO COM OU SEM ANEMIA

Epidemiologia

Segundo a OMS, a anemia é um problema de saúde pública que afeta todos os países, desde os subdesenvolvidos até os desenvolvidos. Estima-se que acomete 30% da população mundial e em metade dos casos é causada por deficiência de ferro.

No Brasil não há estudos de prevalência global, mas pesquisas regionais têm demonstrado alta prevalência dessa anemia em todas as idades e níveis socioeconômicos. Em 2006, dados da Pesquisa Nacional de Demografia e Saúde (PNDS) mostraram que a prevalência de deficiência de ferro em crianças menores de 5 anos era de 20,9%; em menores de 2 anos, 24,1%, e em mulheres férteis, 29,4%. Entretanto, outros estudos brasileiros têm demonstrado uma prevalência entre 30 e 69%, dependendo do tipo de comunidade estudada.

Nas mulheres em idade fértil os estudos ainda são mais limitados, mas apontam que aproximadamente 35% das mulheres apresentam anemia ferropriva, cuja prevalência ainda é maior em gestantes.

É importante apontar que as estatísticas são baseadas em portadores de anemia ferropriva e, portanto, se as deficiências de ferro sem anemia também forem contabilizadas essa prevalência aumentará consideravelmente. É importante salientar que a deficiência de ferro sem anemia também é prejudicial à saúde.

Fisiopatologia e etiologia

A deficiência de ferro se instala quando ocorre balanço negativo entre a quantidade de ferro incorporado a partir da dieta e as necessidades de ferro decorrentes de perdas e necessidades fisiológicas. São várias as causas de deficiência de ferro e podem ser classificadas em quatro grupos: aumento das necessidades, diminuição do aporte, diminuição da absorção e aumento das perdas.

As causas mais frequentes do aumento das necessidades são crescimento em crianças e adolescentes, gravidez, lactação, parto, multiparidade e menstruação. A diminuição do aporte de ferro ocorre em dietas vegetarianas, baixo nível socioeconômico, alcoolismo e senilidade. A absorção de ferro pode ser prejudicada por fatores da dieta como tanino, fitatos, cálcio; patologias gástricas como gastrite atrófica, linfoma gástrico, doença celíaca e doença de Crohn; uso de medicamentos que diminuem a acidez gástrica; gastrectomias ou *bypass* intestinal, patologias duodenais.

Uma vez estabelecido o balanço corporal negativo de ferro, a deficiência desenvolve-se em etapas consecutivas com aumento gradativo de sua gravidade. A primeira alteração nesse processo é a diminuição das reservas de ferro demonstrada pelos baixos níveis de ferritina sérica. Nessa etapa, a concentração de hemoglobina se mantém dentro dos limites da normalidade. Com a evolução do processo o ferro sérico e a saturação de Tf diminuem, mas a concentração de hemoglobina continua dentro dos padrões de normalidade. Apenas na fase avançada da deficiência é que há queda da concentração de hemoglobina, caracterizando a anemia ferropriva.

O ferro não é apenas necessário para a produção de hemoglobina, mas também participa da síntese do DNA, do metabolismo de várias enzimas e no transporte de elétrons.

Sinais e sintomas

No adulto, a deficiência de ferro é extremamente sintomática. Vários sinais e sintomas podem estar presentes, como cansaço, queda de cabelo, síndrome das pernas inquietas, adinamia, dispneia, taquicardia, tontura, cefaleia, dores musculares, irritabilidade, depressão, infecções frequentes e alteração do sono, com importante prejuízo na qualidade de vida e na capacidade laborativa desses indivíduos.

A capacidade de trabalho é medida por capacidade aeróbica, resistência e produtividade. Os mecanismos para o pior desempenho no trabalho parecem ser a redução no transporte de oxigênio, associado à anemia, e a diminuição na capacidade oxidativa celular.

A fisiopatologia da alteração da resposta imune na deficiência de ferro continua em discussão. Estudos *in vitro* indicam que a carência de ferro reduz alguns aspectos da imunidade celular, como alterações funcionais em linfócitos, macrófagos e neutrófilos. O número de neutrófilos e a sua capacidade de fagocitar bactérias são normais, mas incapazes de destruir certos tipos de bactérias fagocitadas. A imunidade humoral não parece ser afetada pela deficiência de ferro.

A importância da hipoferremia no crescimento de microrganismos é incerta. Porém, alguns precisam de ferro para seu crescimento, observando-se aumento de sua virulência com a biodisponibilidade de ferro. Organismos que fazem parte do ciclo vital intracelular são beneficiados pela terapia com este mineral, como o protozoário causador da malária (*Plasmodium*), as micobactérias, a *Salmonela* invasiva e a *Yersinia*.

A estrutura e a função dos tecidos epiteliais também são afetadas quando na anemia ferropriva grave. As unhas tornam-se finas, planas e em forma de colher. Na cavidade oral as alterações incluem atrofia das papilas gustativas, ardência e vermelhidão, podendo adquirir uma aparência lisa e brilhante.

Nas gestantes, principalmente adolescentes, com carência de ferro há aumento importante da morbidade e mortalidade materna e fetal e maior incidência de bebês com baixo peso.

Na criança são comuns infecção das vias respiratórias superiores de repetição, cansaço, irritação, transtorno do déficit de atenção com hiperatividade, retardo no crescimento e no desenvolvimento intelectual e cognitivo.

16 PARTE 1 Saúde do Adulto e do Idoso

O ferro é utilizado pelas células cerebrais na função e síntese de neurotransmissores. Sua deficiência pode causar diminuição significativa da neurotransmissão dopaminérgica resultante da redução do número de receptores D2 dopamina. E como principal consequência há uma redução no processo de aprendizagem. O período de tempo chamado de "janela de vulnerabilidade", em humanos, parece ocorrer entre 6 meses e 2 anos de idade, no qual ocorrem o último período de desenvolvimento cerebral e a manifestação das capacidades mentais e motoras fundamentais. Portanto, esse seria o período crítico para diagnóstico e reposição adequada de ferro em crianças. A deficiência de ferro, mesmo sem anemia, também parece estar relacionada à redução no desempenho acadêmico em crianças.

É importante salientar que na deficiência de ferro sem anemia muitos desses sinais e sintomas já podem estar presentes e causar redução na capacidade de trabalho do indivíduo.

Diagnóstico

A deficiência de ferro, como já foi comentado, pode estar ou não associada à anemia. Em pacientes anêmicos (hemoglobina < 12 g/dℓ em mulheres e < 13 g/dℓ em homens) as alterações hematológicas são caracterizadas por microcitose (VCM < 80 fℓ), hipocromia (hemoglobina corpuscular média [HCM] < 27,0 pg) e anisocitose (RDW > 15%). Além disso, o índice de produção reticulocitário é < 2, definindo uma anemia microcítica hipoproliferativa. Na deficiência de ferro sem anemia, geralmente os parâmetros hematológicos são normais.

Pacientes com os achados laboratoriais descritos anteriormente devem ser avaliados quanto ao metabolismo do ferro com dosagem de ferro sérico, capacidade total de ligação do ferro (TIBC, do inglês *total iron binding capacity*) ou Tf, saturação de Tf e ferritina sérica.

A avaliação do ferro medular pela coloração de Perls é considerada padrão-ouro no diagnóstico da anemia ferropriva. Porém, é um exame invasivo e de acurácia e reprodutividade duvidosas, não sendo utilizado na prática médica.

O índice de saturação de Tf (IST), obtido por meio da divisão do ferro pela TIBC, e a ferritina sérica são os exames mais utilizados no diagnóstico da deficiência de ferro com ou sem anemia. Níveis de IST < 16% ou, para alguns autores, < 20%, são indicativos de deficiência de ferro.

Concentrações de ferritina abaixo de 15 ng/mℓ confirmam a deficiência de ferro, de 15 a 50 ng/mℓ a carência de ferro é provável, de 50 a 100 ng/mℓ ainda é possível, e acima de 100 ng/mℓ é improvável.

A dosagem de ferritina é influenciada pelos estados inflamatórios, por doenças hepáticas e na insuficiência renal crônica, o que dificulta a sua interpretação, podendo ser encontrados níveis de ferritina acima de 100 ng/mℓ com ferro sérico e saturação da Tf abaixo do normal mesmo na deficiência de ferro.

A última etapa na síntese da hemoglobina é a inserção do ferro à protoporfirina para a formação do heme. Na deficiência de ferro, o zinco é incorporado à protoporfirina produzindo a zincoprotoporfirina (ZPP). Portanto, o aumento da ZPP é o primeiro marcador da deficiência de ferro.

A dosagem do sTfR e o log do sTfR/log da ferritina têm se mostrado eficientes para o diagnóstico de deficiência de ferro em portadores de doença inflamatória. Ambos estão elevados na deficiência de ferro e não são alterados quando há doença inflamatória associada. Todavia, a utilização da dosagem do sTfR ainda é limitada, pois não há padronização adequada dos valores de referência para esse teste.

Recentemente, por intermédio dos novos contadores celulares automáticos, outros parâmetros laboratoriais têm sido avaliados para auxiliar no diagnóstico e diferenciação das anemias ferroprivas. Entre eles estão a porcentagem das hemácias hipocrômicas e o conteúdo de hemoglobina no reticulócito (CHr).

Na eritropoese deficiente de ferro a maior fração das hemácias é hipocrômica em vez de microcítica e, portanto, a relação entre hemácias microcíticas e hipocrômicas pode auxiliar no diagnóstico diferencial com o traço de betatalassemia menor. O CHr reflete diretamente a síntese de hemoglobina pelos precursores da medula óssea e é, portanto, adequado para avaliar a disponibilidade de ferro.

É importante salientar que os resultados dos testes descritos anteriormente irão depender do estádio da deficiência, conforme mostra a Tabela 2.3.

Diagnóstico diferencial

Os principais diagnósticos diferenciais com anemia ferropriva são traços talassêmicos, anemia de doença inflamatória, anemia sideroblástica e intoxicação pelo chumbo.

No traço talassêmico o portador, geralmente, é assintomático e tem história familiar positiva para talassemia. Os níveis de hemoglobina estão normais ou levemente diminuídos com número normal ou aumentado de eritrócitos e redução acentuada do VCM e da HCM. Além disso, o RDW é normal ou discretamente elevado. A saturação da Tf e a ferritina sérica são normais. No traço de betatalassemia, a concentração da Hb A2 e/ou Hb fetal na eletroforese de hemoglobina está aumentada. No entanto, no traço de alfatalassemia a eletroforese é normal.

Tabela 2.3 Dados laboratoriais nas diferentes etapas da deficiência de ferro.

Parâmetros	Depleção dos estoques de ferro	Eritropoese deficiente de ferro	Anemia ferropriva
Hb	N	N ou D	D
VCM	N	N ou D	D
RDW	N	N ou A	A
IPR	N	< 2	< 2
Ferro	D	D	D
TIBC	N ou A	A	A
IST	N ou A	D	D
Ferritina	N ou D	D	D
sTfR	A	A	A
ZPP	N	N ou A	A
Ferro medular	Ausente	Ausente	Ausente

N: normal; D: diminuído; A: aumentado. Hb: hemoglobina; RDW: índice de anisocitose; IPR: índice de produção reticulocitário; TIBC: capacidade total de ligação do ferro; IST: índice de saturação de transferrina; sTfR: receptor solúvel da transferrina; ZPP: zincoprotoporfirina. (Adaptada de Grotto, 2010.)

Na anemia de doença inflamatória é comum, durante a anamnese e o exame físico, detectar sinais da doença de base. O quadro laboratorial apresenta anemia de leve a moderada com VCM e HCM diminuídos proporcionalmente ao nível de hemoglobina e com RDW normal ou discretamente aumentado. O ferro e a TIBC estão diminuídos e a saturação de Tf é variável.

Nas anemias sideroblásticas congênitas o VCM costuma estar diminuído e nas formas adquiridas, aumentado. O ferro sérico é alto, a TIBC normal e os níveis de ferritina aumentados. O diagnóstico é confirmado pelo encontro de sideroblastos em anel na medula óssea.

A intoxicação pelo chumbo é pouco frequente e relacionada à contaminação ambiental ou, em crianças, ingestão de tintas à base de chumbo. A anemia é hipocrômica e microcítica. Na avaliação do esfregaço de sangue observam-se pontilhados basófilos grosseiros nos eritrócitos. O diagnóstico é feito por intermédio da concentração de chumbo sérico.

Tratamento

O tratamento da anemia ferropriva é a reposição do ferro, que pode ser feita por via oral ou parenteral. Todos os casos devem ser investigados com relação à etiologia e a doença de base, sempre que possível, deve ser tratada para que não ocorra recidiva da deficiência.

Ferro oral

Os principais sais de ferro disponíveis no mercado brasileiro são sulfato ferroso (20% de ferro elementar), hidróxido de ferro III polimaltosado (30% de ferro elementar), ferro quelato glicinato (20% de ferro elementar) e ferrocarbonila (33% de ferro elementar).

A dose para adultos varia de 120 a 240 mg de ferro elementar por dia, dependendo do sal empregado, e dividida em 1 a 2 tomadas diárias. Em crianças, a dose terapêutica é de 3 a 5 mg/dia dividida em 2 a 3 tomadas diárias. O ferro deve ser administrado em jejum ou cerca de 30 minutos antes das refeições e sempre distante do uso de leite ou derivados. A duração do tratamento é de 4 a 6 meses, e a medicação deve ser mantida por aproximadamente 4 meses após a normalização da hemoglobina.

Os efeitos colaterais mais frequentes estão relacionados ao tubo digestivo, como dor abdominal, obstipação intestinal, diarreia, dor epigástrica, náuseas e vômitos. A incidência dos efeitos colaterais varia de acordo com a formulação prescrita, sendo mais frequentes e em torno de 30% com o sulfato ferroso. Doses menores e a administração após as refeições aumentam a tolerabilidade, mas diminuem a eficácia.

A resposta terapêutica pode ser monitorada pelo aumento do número de reticulócitos que ocorre entre o 5º e o 10º dia do início do tratamento. Pacientes que não respondem ao tratamento devem ser avaliados com relação à persistência de sangramento, adesão inadequada e má absorção intestinal. Nesses casos, a reposição parenteral é a opção mais adequada.

Ferro parenteral

As principais recomendações para uso do ferro parenteral são intolerância ou falha de resposta com o ferro oral; má absorção intestinal; doença gastrintestinal que possa ser agravada pelo uso de ferro oral; necessidade de rapidez na resposta terapêutica; cardiopatas; portadores de doenças inflamatórias; gestantes com anemia ferropriva a partir do 2º trimestre da gravidez; cirurgias bariátricas e/ou *bypass* intestinal; sangramentos que excedam a absorção e insuficiência renal crônica em uso de eritropoetina.

No Brasil, dois medicamentos estão disponíveis para uso parenteral nas anemias ferroprivas: sacarato de hidróxido de ferro III e carboximaltose férrica. A primeira formulação está disponível tanto para uso intramuscular quanto intravenoso; todavia, o uso intramuscular, por causa de seus efeitos colaterais e da resposta inconsistente, está praticamente abolido da prática médica.

O ferro intravenoso é bastante eficaz, mas não isento de efeitos colaterais como irritação, dor e queimação no local da punção, gosto metálico na boca, hipotensão e reação anafilactoide. Na maioria das vezes, esses efeitos colaterais podem ser evitados com infusões lentas (> 15 minutos/ampola).

A dose recomendada de sacarato de hidróxido de ferro III é de no máximo 200 mg de ferro elementar por aplicação diluídos em soro fisiológico 100 mℓ por cada 100 mg de ferro. As aplicações podem ser feitas de 1 até 3 vezes/semana. A dose de carboximaltose férrica é de até 1.000 mg por aplicação 1 vez/semana. Evidentemente, o tratamento com carboximaltose férrica é mais rápido e com menos aplicações; entretanto, o custo desse medicamento na anemia de doença crônica ainda é bastante alto em nosso país.

Profilaxia

O Ministério da Saúde sugere a prevenção da deficiência de ferro em crianças de 6 a 24 meses; em gestantes e em mulheres no pós-parto ou pós-aborto. Em crianças, a dose recomendada é de 1 mg/kg/dia de ferro elementar, em gestantes 40 mg/dia de ferro elementar até o fim da gestação e, no pós-parto ou pós-aborto, profilaxia com 40 mg/dia de ferro elementar durante 3 meses.

CONCLUSÕES

A deficiência de ferro afeta mais indivíduos do que qualquer outra condição e é considerada um problema de saúde pública de maior ou menor intensidade em todo o mundo. Além disso, reduz a capacidade de trabalho do adulto e nas crianças acarreta sérios prejuízos no desenvolvimento intelectual e cognitivo.

Confirmando a importância do ferro para o bem-estar do indivíduo, em 2002 a OMS colocou a deficiência de ferro entre os dez principais fatores de risco para adoecer e relacionados a menor expectativa de vida. Assim, as consequências econômicas e sociais dos diferentes níveis de deficiência de ferro justificam os investimentos necessários para corrigir a carência e melhorar o capital humano. Entretanto, essa deficiência tem sido negligenciada pelos poderes públicos e, infelizmente, também pelos profissionais da saúde.

Esforços da comunidade científica e dos órgãos públicos responsáveis pela saúde são necessários para diminuir esses dados alarmantes. Ações continuadas em educação médica podem alertar os profissionais da área para esse grave problema e, com isso, incentivar o diagnóstico precoce, a investigação de suas possíveis etiologias e instituir o melhor tratamento, que deve sempre ser individualizado e monitorado.

Bibliografia

Amarante MK *et al*. Anemia ferropriva: uma visão atualizada. Biosaúde Londrina. 2015; 17(1):34-45.

Baird-Gunning J. Acute and general medicine. Canberra Hospital. In: Bromley J. Correcting iron deficiency. Australian Prescriber. 2016; 39(6):193-9.

Biroulet LP, Williet N, Cacoub P. Guidelines on the diagnosis and treatment of iron deficiency across indications: a systematic review. American Journal of Clinical Nutrition. 2015; 102(6):1585-94.

Brasil. Ministério da Saúde. Protocolo Clínico e Diretrizes Terapêuticas – Anemia por deficiência de ferro. Portaria SAS/MS nº 1.247, de 10 de novembro de 2014. Disponível em: http://portalarquivos.saude.gov.br/images/pdf/2014/dezembro/15/Anemia-por-Defici--ncia-de-Ferro.pdf. Acesso em: 10 mai 2017.

Buttarello M. Laboratory diagnosis of anemia: are the old and new red cell parameters useful in classification and treatment, how? International Journal of Laboratory Hematology. 2016; 38(S1):123-32.

Camaschella C. New insights into iron deficiency and iron deficiency anemia. Blood Reviews. Disponível em: https://www.sciencedirect.com/science/article/pii/S0268960X16300789. Acesso em: 13 fev 2017.

Cançado RD, Lobo C, Friedrich JR. Tratamento da anemia ferropriva com ferro por via parenteral. Revista Brasileira de Hematologia e Hemoterapia. 2010; 32(2). Disponível em: <http://www.scielo.br/scielo.php?script=sci_arttext&pid=S1516-84842010000800022>. Acesso em: 9 fev 2021.

Carvalho MC *et al*. Anemia ferropriva e anemia de doença crônica: distúrbios do metabolismo de ferro. Segurança Alimentar e Nutricional. 2006; 13(2):54-63.

Fleming MD. The regulation of hepcidin and its effects on systemic and cellular iron metabolism. American Society of Hematology Education Program. 2008; 1:151-8.

Grotto HZW. Diagnóstico laboratorial da deficiência de ferro. Revista Brasileira de Hematologia e Hemoterapia. 2010; 32(2). Disponível em: < http://www.scielo.br/pdf/rbhh/v32 s2/aop46010.pdf>. Acesso em: 9 fev 2021.

Grotto HZW. Fisiologia e metabolismo do ferro. Revista Brasileira de Hematologia e Hemoterapia. 2010; 32(2). Disponível em: <http://www.scielo.br/scielo.php?script=sci_arttext&pid=S1516-84842010000800003&lng=en&nrm=iso&tlng=pt>. Acesso em: 9 fev 2021.

Guo EL, Rajani K. Diet and hair loss: effects of nutrient deficiency and supplement use. Dermatology Practical Conceptual. 2017; 7(1):1-10.

Liu K, Kaffes AJ. Iron deficiency anaemia: a review of diagnosis, investigation and management. European Journal Gastroenterology & Hepatology. 2012; 24(22):109-16.

Lopez A *et al*. Iron deficiency anaemia. Lancet. 2016; 387(10021):907-16.

Oliveira RAG. Hemograma – como fazer e interpretar. 2. ed. São Paulo: Red Publicações; 2015.

Pasricha SRS *et al*. Diagnosis and management of iron deficiency anaemia: a clinical update. The Medical Journal of Australia. 2010; 193(9):525-32.

Province of British Columbia. Iron deficiency – investigation and management. B.C. Guidelines. Ca. 2010. Disponível em: http://www2.gov.bc.ca/gov/content/health/practitioner-professional-resources/bc-guidelines/iron-deficiency. Acesso em: 28 mai 2017.

Thomas DW *et al*. Guideline for the laboratory diagnosis of funcional iron deficiency. British Journal of Haematology. 2013; 161(5):639-48.

Umbelino DC *et al*. Deficiência de ferro: consequências biológicas e propostas de prevenção. Revista de Ciências Farmacêuticas Básica e Aplicada. 2006; 27(2):103-12.

Vicari PP, Figueiredo MS. Diagnóstico diferencial da deficiência de ferro. Revista Brasileira de Hematologia e Hemoterapia. 2010; 32(2). Disponível em: <http://www.scielo.br/scielo.php?script=sci_arttext&pid=S1516-84842010000800006>. Acesso em: 9 fev 2021.

Weiss G. Treatment of anaemia of chronic disease. Blood Reviews. 2002; 16(2):87-96.

World Health Organization (WHO). Haemoglobin concentrations for the diagnosis of anaemia and assessment of severity. Vitamin and Mineral Nutrition Information System. Geneva: World Health Organization; 2011. Disponível em: http:www.who.int/vmnis/indicators/haemoglobin.pdf. Acesso em: 1º abr 2017.

3 Apneia Obstrutiva do Sono

Fabíola Paula Galhardo Rizzatti, Alan Luiz Eckeli e Aline Marques Franco

INTRODUÇÃO

A apneia obstrutiva do sono (AOS) é uma condição clínica caracterizada por episódios recorrentes de obstrução total (apneia) ou parcial (hipopneia) das vias aéreas superiores (VAS), com aumento do esforço respiratório, dessaturações e despertares durante o sono. Por definição, no adulto os eventos duram um mínimo de 10 segundos, podendo atingir durações superiores a 60 segundos.

Em relação à epidemiologia da AOS, um estudo recente na Suíça com mais de 2.000 indivíduos de idades entre 40 e 85 anos estimou a prevalência para AOS moderada a grave em 23% nas mulheres e 49% nos homens. No Brasil, uma pesquisa na cidade de São Paulo estimou a prevalência para AOS em adultos em 32,8%. A título de comparação, esse valor é superior aos de outras doenças crônicas, como hipertensão arterial sistêmica (HAS), diabetes melito tipo 2 e doença pulmonar obstrutiva crônica (DPOC).

Hoje podemos fazer alguns cálculos em relação ao impacto epidemiológico da AOS na população brasileira. Assumindo que a estimativa do IBGE para a população brasileira em 2017 foi de 207 milhões de pessoas, e que a prevalência da AOS seja de 32,8% da população adulta, possivelmente temos algo próximo de 68 milhões de indivíduos com AOS. Desse total, talvez metade apresente a doença nos estágios moderado ou grave, ou seja, próximo de 34 milhões de pessoas no Brasil têm AOS em intensidade moderada ou grave e correm um alto risco de morrer. Apesar desse número alarmante, pouca atenção tem sido dada a essa condição.

MANIFESTAÇÕES CLÍNICAS

As manifestações relacionadas à AOS são diversas e estão descritas na Tabela 3.1.

CONSEQUÊNCIAS

As principais consequências relacionadas à AOS estão relacionadas na Tabela 3.2. A AOS está associada ao aumento da sonolência diurna e a um maior risco de acidentes veiculares e de trabalho. É difícil definir um papel causador da AOS nos eventos cardiovasculares, uma vez que as condições são crônicas, levam longo tempo para se estabelecer, apresentam múltiplos fatores de risco, alguns em comum (p. ex., a obesidade e o sexo). A AOS moderada e grave está associada a morbidade cardiovascular e metabólica; mas, nas formas leves, são necessários mais estudos para que se estabeleçam as comorbidades clínicas mais importantes. Entre as doenças cardiovasculares relacionadas com a AOS estão a HAS, a doença arterial coronariana, o acidente vascular cerebral (AVC), a insuficiência cardíaca e a fibrilação atrial.

Atualmente, a AOS é reconhecida como um fator de risco para a HAS. No *Wisconsin Sleep Cohort Study*, a apneia moderada a grave aumentou em três vezes o risco de HAS em 4 anos de seguimento. Estudos epidemiológicos mostraram associação entre AOS e infarto agudo do miocárdio (IAM), insuficiência cardíaca congestiva e AVC. Subanálises desses estudos mostraram que pacientes com maior risco eram os mais jovens.

A apneia do sono é um fator de risco para doença arterial aterosclerótica, podendo promover um processo de aterosclerose precoce e ocorrência de placas ateroscleróticas nas artérias carótidas.

Pacientes com AOS apresentam uma chance 3 a 4 vezes maior de apresentar taquiarritmia complexa, incluindo fibrilação atrial e taquicardia ventricular não sustentada. De fato, a fibrilação atrial é altamente prevalente entre os pacientes com AOS.

A prevalência da AOS em pacientes com AVC é alta, podendo chegar a 70%. Alguns estudos indicam que a AOS também pode ser um fator de risco independente para o AVC, além de poder aumentar o risco para um AVC subsequente. AOS moderada a grave está relacionada com risco 3 vezes maior de AVC em homens.

AOS também é associada à elevação do risco de morte, conforme demonstrado em estudos epidemiológicos como o *Sleep Heart Health Study* e o *Wisconsin Sleep Cohort Study*. Neste último estudo, pacientes com AOS moderada a acentuada não tratada apresentaram risco 3,8 vezes maior de mortalidade.

Estudos sugerem que a AOS relaciona-se com alteração comportamental independente da sonolência excessiva. No entanto, a presença e a extensão das alterações cognitivas associadas com a AOS ainda são aspectos controversos. AOS leve e moderada, de modo geral, não se associa a efeitos neuropsicológicos significativos. A hipoxemia, por sua vez, pode afetar a velocidade psicomotora e de processamento. Nos casos de AOS mais grave, podemos observar prejuízo na função executiva e da atenção.

Quanto às alterações glicêmicas, existem indícios de que a AOS possa ser fator de risco para diabetes, mas os resultados entre os diferentes trabalhos são divergentes. Por outro lado, existem evidências mais consistentes de que a AOS contribua para agravar a síndrome metabólica.

Tabela 3.1 Manifestações da apneia obstrutiva do sono.

Roncos	Apneia presenciada
Sonolência diurna excessiva	Boca seca
Noctúria	Insônia
Cefaleia matinal	Alterações de humor
Alterações cognitivas	Redução de libido
Pirose	Engasgos
Tosse	Sono não reparador
Sudorese	Dispneia
Irritabilidade	Impotência sexual

Tabela 3.2 Consequências da apneia obstrutiva do sono.

Aumento do risco de morte
Aumento do risco de acidentes automobilísticos
Associação a hipertensão arterial sistêmica
Aumento do risco de arritmias cardíacas
Aumento do risco de morte súbita
Aumento do risco de doença coronariana isquêmica
Aumento do risco de acidente vascular cerebral
Aumento dos custos em saúde
Aumento do risco de insuficiência cardíaca
Alterações da função endotelial
Redução da capacidade cognitiva
Redução da qualidade do sono
Redução da qualidade de vida
Associação à síndrome metabólica

FISIOPATOLOGIA

Diversas evidências sugerem uma etiologia multifatorial para a AOS. Os principais fatores de risco para essa condição são: obesidade, idade superior a 65 anos, sexo masculino, menopausa, história familiar positiva para AOS, anormalidades craniofaciais, raça (negros e asiáticos) e doenças genéticas que acometem a ortopedia facial ou o funcionamento muscular. Estima-se que homens tenham maior risco que mulheres para o desenvolvimento de AOS, com uma razão de 2,5:1. Alguns outros fatores podem agravar os episódios de apneia, tais como uso de álcool e/ou sedativos, posição supina ao dormir, privação de sono, disautonomias e polineuropatias que envolvam a inervação faríngea.

O colapso da via aérea durante o sono acontece na altura da faringe, pois essa área possui poucas estruturas ósseas ou rígidas de suporte, e sua patência depende essencialmente da atividade dos músculos que constituem suas paredes. A anormalidade primária da AOS é uma via aérea anatomicamente estreita como resultado da obesidade, das características estruturais ósseas e de tecidos moles faríngeos. Durante a vigília, esses fatores levam a um aumento da resistência ao fluxo aéreo e a maior pressão negativa intrafaríngea na inspiração. Mecanorreceptores localizados primariamente na laringe respondem reflexamente a essa pressão negativa e aumentam a atividade dos músculos dilatadores da faringe, o que mantém sua patência durante a vigília. Durante o sono, entretanto, esse aumento compensatório da atividade muscular reflexa dilatadora da faringe é perdido ou reduzido, levando a um estreitamento faríngeo ou ao colapso completo. Durante uma apneia ou hipopneia, a hipoxia e a hipercapnia resultante estimulam o esforço respiratório e levam ao despertar, o que determina o fim do evento respiratório obstrutivo. Embora essas anormalidades estruturais e neuromusculares do controle da musculatura dilatadora das VAS sejam a causa predominante do colapso faríngeo nos pacientes com AOS, outros mecanismos parecem ter participação na gênese da obstrução. A diminuição do volume pulmonar durante o sono reduz a tração longitudinal sobre a via aérea, aumentando, assim, sua suscetibilidade ao colapso. Uma instabilidade do sistema de controle respiratório também está associada à ativação cíclica da musculatura respiratória e dos músculos dilatadores da VAS. Como resultado, durante o nadir desse ciclo, a via aérea faríngea pode colapsar parcial ou completamente. Adicionalmente, a tensão superficial variável na via aérea faríngea, a alteração no limiar de despertar e a ativação assincrônica entre a musculatura dilatadora da via aérea superior e a musculatura respiratória parecem contribuir para a patogênese da AOS.

Porém, esses fatores não explicam a AOS como um todo. Nesse sentido, alguns pesquisadores sugerem que alterações no desenvolvimento das VAS, em especial do complexo nasomaxilar (CNM), podem ter um papel importante na gênese da AOS. Inicialmente, no processo de formação desse complexo temos a formação da cartilagem hialina, que é constituída por condrócitos inseridos em matriz rica em colágeno e proteoglicanos. Posteriormente, essa matriz orienta o processo de ossificação das estruturas que formarão o CNM. Assim, alterações no desenvolvimento dessa cartilagem podem promover alterações ósseas e neuromusculares, que podem causar o estreitamento das VAS e/ou hipotonia dos músculos responsáveis pela permeabilidade das VAS. Desse modo, alterações na gestação, no período neonatal e no desenvolvimento podem promover direta ou indiretamente consequências no processo de crescimento da VAS, em especial do CNM, podendo promover alterações ósseas ou neuromusculares que aumentem a suscetibilidade para AOS.

DIAGNÓSTICO

O diagnóstico da AOS, segundo a terceira edição da Classificação Internacional dos Transtornos do Sono, consiste na presença dos critérios A+B ou C, conforme a Tabela 3.3.

Assim, observamos que, para o diagnóstico da AOS, é necessário o uso de um exame complementar, seja a polissonografia (PSG) (Figura 3.1) ou o monitoramento domiciliar para apneia do sono (MDAS).

Tabela 3.3 Critérios diagnósticos para apneia obstrutiva do sono.

A	Pelo menos um dos seguintes: • Queixas de sonolência, sono não restaurador, fadiga ou insônia • Paciente acorda com apneia, engasgos ou sufocamento • Parceiro relata ronco, apneia ou ambos durante o sono • Diagnóstico de HAS, depressão, disfunção cognitiva, doença coronariana, AVC, insuficiência cardíaca, fibrilação atrial e DM2
B	PSG ou MDAS: Presença de cinco ou mais eventos respiratórios predominantes obstrutivos (apneias obstrutivas/mistas hipopneias e RERAS) por hora de sono na PSG ou por hora de monitoramento no MDAS
C	PSG ou MDAS: Presença de 15 ou mais eventos respiratórios predominantes obstrutivos (apneias obstrutivas/mistas, hipopneias e RERAS) por hora de sono na PSG ou por hora de monitoramento no MDAS

HAS: hipertensão arterial sistêmica; AVC: acidente vascular cerebral; DM2: diabetes melito tipo 2; RERAS: esforços respiratórios associados ao despertar; PSG: polissonografia; MDAS: monitoramento domiciliar para apneia do sono.

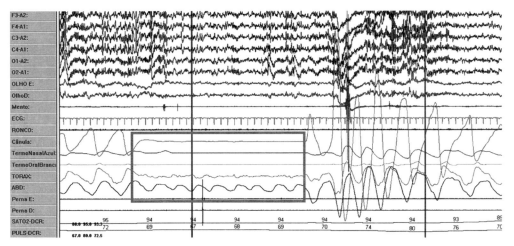

Figura 3.1 Trecho de um exame de polissonografia ilustrando a apneia obstrutiva do sono (período de 60 segundos). (*Esta figura está reproduzida, em cores, no Encarte.*)

ESTRATIFICAÇÃO DE GRAVIDADE

Para a classificação de gravidade para AOS, utilizamos o índice de apneia e hipopneia (IAH) do sono, conforme a seguinte fórmula:

$$IAH = \frac{(número\ de\ apneias + número\ de\ hipopneias)}{número\ de\ horas\ de\ sono}$$

Desse modo, para a estratificação da AOS, é necessário o exame de PSG, e a condição pode ser graduada conforme a Tabela 3.4.

Tabela 3.4 Estratificação de gravidade na apneia obstrutiva do sono.

AOS leve	IAH ≥ 5 e < 15
AOS moderada	IAH ≥ 15 e < 30
AOS grave	IAH ≥ 30

IAH: índice de apneia e hipopneia.

TRATAMENTO

Os objetivos do tratamento da AOS são: reduzir a sonolência excessiva, melhorar a qualidade de vida e reduzir o risco cardiovascular dos pacientes com apneia.

O desafio no momento de tratar os pacientes com AOS é identificar aqueles que apresentam fatores predominantemente anatômicos ou não para a obstrução das VAS. De acordo com fatores fisiopatológicos que predominam na sua doença, seria interessante que cada paciente pudesse ser tratado de modo particular e individualizado.

Medidas gerais com enfoque na promoção da saúde devem ser adotadas. Hábitos de vida que se relacionam com o agravamento ou com a piora dos sintomas da AOS devem ser evitados.

Medidas gerais

A obesidade é, sabidamente, o principal fator de risco para a AOS. A perda de peso (por meio de atividade física e dieta) pode ajudar os pacientes que apresentam AOS e sobrepeso ou obesidade. Vários estudos demonstraram que a perda de peso se associa à redução da gravidade da apneia, mas poucos pacientes conseguem manter a redução do peso por longos períodos. Para ajudar nesse processo, sugere-se a oferta de material de suporte e orientações aos pacientes que os estimulem a manter hábitos de vida mais saudáveis. Um estudo randomizado e controlado mostrou que a perda de 10 quilos promoveria a redução do IAH em até cinco eventos por hora. Nesse estudo, 13% dos pacientes com AOS grave e 63% dos com AOS leve tiveram, respectivamente, remissão da doença com essa abordagem.

Quanto à perda de peso induzida pela cirurgia bariátrica, observa-se que o procedimento resulta em perda de peso eficaz; no entanto, o efeito a longo prazo sobre a apneia é variável. Alguns estudos mostraram que a apneia ressurge ou persiste mesmo após a perda peso (induzida cirurgicamente ou não).

O exercício físico melhora a qualidade do sono, a qualidade de vida e a função pulmonar. Deve ser orientado como terapia adjuvante no processo de perda de peso. Os efeitos isolados da atividade física sobre a redução da gravidade da apneia (independentemente da redução de peso) são controversos. Não existe evidência de que apenas o exercício físico melhore a AOS, mas deve ser indicado pelos benefícios que promove à saúde.

Orientações sobre manter noites de sono por períodos regulares, com duração de 7 a 8 horas por noite, também devem ser feitas aos pacientes com AOS, uma vez que essa medida pode ajudar na redução da sonolência diurna secundária a uma possível privação do sono.

Outras medidas que devem ser orientadas incluem evitar o consumo de bebidas alcoólicas e outras medicações miorrelaxantes (benzodiazepínicos), pois promovem o relaxamento da musculatura de VAS, contribuindo para a sua obstrução.

Tentativas de encontrar um agente farmacológico efetivo no tratamento da AOS não tiveram sucesso definitivo. Foram testados agentes que aumentam o tônus das VAS, que estabilizam o sono e reduzem despertares, que estimulam o centro respiratório e que reduzem a quantidade de sono REM (os eventos respiratórios pioram nessa fase do sono), mas nenhuma dessas opções mostrou, de modo definitivo, a melhora da AOS.

Tratamento com pressão positiva não invasiva em vias aéreas superiores

O tratamento com pressão positiva em VAS (PAP) é a terapia mais eficaz para a AOS.

As modalidades de terapia com pressão positiva não invasiva em VAS para tratamento da AOS incluem a terapia com pressão positiva contínua em VAS (CPAP), a terapia com ajuste automático de pressão em VAS (auto-PAP) e a terapia com dois níveis de pressão em VAS (binível/BPAP), que oferecem pressões inspiratórias e expiratórias independentes.

Os aparelhos de CPAP fornecem uma pressão fixa (contínua) nas VAS durante toda a noite (estabelecida, idealmente, pela polissonografia em laboratório de sono com titulação da pressão que normaliza os parâmetros ventilatórios durante o sono). Os aparelhos automáticos ajustam a oferta de pressão nas VAS ao longo da noite, de acordo com os eventos respiratórios do paciente. Pacientes que não respondem ou não toleram o CPAP (ou que necessitam de pressão de tratamento elevada, > 15 cm H_2O) podem ser tratados com aparelhos de pressão positiva binível. Também pode ser utilizado em pacientes com AOS com comorbidades, como DPOC, na síndrome da hipoventilação alveolar pela obesidade e doenças neuromusculares.

O CPAP é a modalidade de tratamento inicial mais comum para a AOS. O mecanismo de ação do CPAP é debatido, mas sabe-se que o objetivo final do seu uso é manter a faringe aberta, impedindo seu colapso durante o sono. Possivelmente, esse efeito se dá pela elevação da pressão dentro da faringe, que excederia a pressão exercida pelos tecidos ao redor da faringe, resultando em um gradiente de pressão transmural positivo e que manteria a faringe aberta.

O tratamento com PAP está indicado no tratamento de pacientes com AOS moderada a grave (IAH ≥ 15). Ressalta-se que na AOS leve assintomática, a adesão é limitada. Nesses casos, a terapia com CPAP é uma segunda opção.

Vários estudos randomizados avaliaram e confirmaram a eficácia do CPAP no tratamento da AOS, com redução do IAH, melhora da sonolência, da qualidade de vida e da cognição (vigilância e atenção) dos pacientes.

Quanto à melhora das comorbidades frequentes em pacientes com AOS, o tratamento com CPAP reduz a taxa de recorrência da fibrilação atrial após cardioversão elétrica (82% de recorrência nos pacientes com AOS sem tratamento ou com tratamento inadequado e 42% de recorrência nos pacientes tratados adequadamente com CPAP).

A eficácia do CPAP na melhora da HAS em pacientes com AOS ainda é controversa. Alguns estudos mostraram que o tratamento com CPAP resulta em efeitos modestos na redução da pressão arterial sistólica (PAS) ou diastólica (PAD) em portadores de HAS e AOS de diferentes gravidades. Em pacientes com AOS grave (IAH > 30), os efeitos do tratamento com CPAP na redução da pressão arterial parecem ser da ordem de 2 a 3 mmHg na PAS e PAD. Alguns pacientes podem apresentar melhora dos picos noturnos da pressão arterial com o tratamento com CPAP. A atual recomendação é de que na HAS o CPAP deve ser utilizado como terapia coadjuvante e que pode ser benéfico, particularmente em casos mais graves e refratários ao tratamento clínico convencional. Em um estudo de coorte foi demonstrado que o uso de CPAP em pacientes com AOS grave promoveu menor incidência de HAS quando comparada à de pacientes com AOS em tratamento irregular com CPAP, AOS sem tratamento e, até mesmo, o grupo de pacientes sem AOS. Esses achados sugerem um papel protetivo do CPAP quanto ao surgimento da HAS.

O tratamento com CPAP também melhora a aterosclerose inicial associada à AOS. Na doença coronariana, o tratamento eficaz com CPAP reduz o risco cardiovascular (morte cardiovascular, síndrome coronariana aguda, hospitalização por insuficiência cardíaca, ou necessidade de revascularização miocárdica) em doentes com doença arterial coronariana. Na fase aguda pós-AVC, o tratamento com CPAP melhora o prognóstico e a sobrevida dos pacientes.

São necessários mais estudos randomizados que avaliem os efeitos do tratamento com CPAP nos desfechos cardiovasculares.

Ainda existe incerteza quanto aos efeitos do CPAP sobre os parâmetros metabólicos. Alguns estudos demonstraram que o tratamento com CPAP pode reduzir a hemoglobina glicada, o colesterol, a adiposidade abdominal e o índice de massa corporal (IMC). Outros estudos demonstraram que o tratamento com CPAP melhora o controle glicêmico e a resistência à insulina, mas os mesmos efeitos não foram observados por outros pesquisadores.

Objetivamente, o tratamento dos pacientes com AOS com CPAP revolucionou o cuidado desses pacientes. Essa terapia melhora distúrbios respiratórios do sono, sonolência, distúrbios cognitivos, alterações de humor, qualidade de vida, HAS e reduz os acidentes automobilísticos.

O tratamento com aparelhos de pressão positiva é seguro e não oferece nenhum risco maior ao paciente em tratamento. Os principais desconfortos relatados pelos pacientes são relacionados à pressão ajustada de tratamento e às interfaces (máscaras utilizadas). Além disso, o tratamento com CPAP pode estar associado a efeitos metabólicos indesejáveis. Alguns estudos demonstraram que pode ocorrer ganho de peso nos pacientes com AOS após a instituição do tratamento com pressão positiva em VAS, o que reforçaria a necessidade de oferta de orientações sobre dieta e atividade física em conjunto com o tratamento com o CPAP. O estudo *Apnoea Positive Pressure Long-term Efficacy* (APPLES) comparou os efeitos do tratamento com CPAP ou com Sham CPAP sobre o peso em apneicos. Após 6 meses de tratamento, pacientes tratados com CPAP apresentaram elevação de 0,35 kg, enquanto pacientes tratados com Sham CPAP perderam, em média, 0,7 kg. Nesse estudo, a maior adesão ao CPAP também se correlacionou com maior ganho de peso. Metanálise recente confirmou a ocorrência de um ganho de peso modesto entre os usuários de CPAP. Entre os mecanismos que podem explicar esses achados, especula-se que o tratamento com CPAP levaria a redução do gasto energético induzido pelo esforço respiratório, remoção da anorexia induzida pela hipoxemia e a atenuação da lipólise.

Os pacientes em tratamento com CPAP devem ser monitorados periodicamente. Nas visitas de seguimento, os pacientes devem ser avaliados quanto a adesão, efeitos adversos e benefícios clínicos do tratamento (melhora da sonolência, da qualidade de vida, satisfação pessoal e do cônjuge com o tratamento, tempo total de sono e mudanças de peso). Quando os pacientes ganharem mais autonomia e estiverem em uso regular, pode-se realizar o monitoramento a distância. Apesar dos benefícios, a adesão dos pacientes ao tratamento com CPAP ainda é um desafio. A adesão ao tratamento é considerada boa quando o uso é ≥ 4 horas por noite em ≥ 70% das noites. Pacientes com mais probabilidade de serem aderentes ao tratamento com CPAP são os que roncam alto, que apresentam maior sonolência e os com AOS mais grave. A depender da adesão ao tratamento com aparelhos de pressão positiva em VAS para a AOS, outras opções terapêuticas podem ser adotadas como alternativa.

Outras opções de tratamento

Outras opções de tratamento incluem aparelhos intraorais (AIO), aparelhos nasais que fornecem pressão expiratória positiva, tratamento cirúrgico, a estimulação do nervo hipoglosso e a terapia posicional.

Os AIOs podem ser retentores linguais ou dispositivos de avanço mandibular. Existem os dispositivos pré-fabricados e os feitos de modo personalizado por odontólogo especializado. São muitos os modelos, e a confecção dos AIOs pode ser realizada com diversos materiais.

O mecanismo de ação dos AIOs envolve o aumento do calibre das VAS. Retentores linguais movem a língua para a frente, enquanto os AIOs de avanço mandibular movem a língua e a mandíbula para a frente, aumentando o espaço aéreo posterior. A Figura 3.2 exemplifica esses mecanismos de ação.

Os AIOs que promovem avanço mandibular associam-se a menor taxa de falha terapêutica quando comparados aos retentores linguais (31,8 *versus* 54,5% dos casos, respectivamente). A maioria dos pacientes prefere utilizar o AIO de avanço mandibular (aproximadamente 90%) do que o retentor lingual. Exemplos desses AIOs podem ser visualizados na Figura 3.3.

AIOs estão indicados no tratamento do ronco isolado, bem como de pacientes com AOS de grau leve ou de pacientes intolerantes à PAP. Os AIOs de avanço mandibular apresentam benefícios na correção de sonolência excessiva, ronco e IAH. Apesar de o tratamento com PAP ser mais eficaz no tratamento da AOS quando comparado ao tratamento com AIO de avanço mandibular (em todas as gravidades de AOS), há pacientes que optam pelo AIO em vez do tratamento com PAP. A efetividade do tratamento com AIO (redução do IAH para < 10 por hora) é de 57 a 81% na AOS leve a moderada e de 14 a 61% na AOS grave. Algumas variáveis parecem ser associadas com maior efetividade do tratamento com AIO. Essa terapia é mais eficaz nos pacientes mais magros, naqueles que conseguem maior avanço

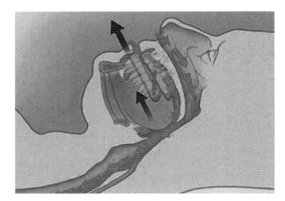

Figura 3.2 Mecanismo de ação do aparelho intraoral. Ocorre a movimentação da língua e da mandíbula anteriormente, com aumento do espaço aéreo faríngeo.

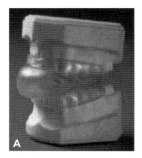 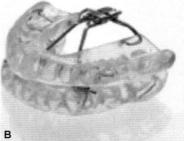

Figura 3.3 A. Retentor lingual. **B.** Exemplo de aparelho intraoral de avanço mandibular.

mandibular, apresentam menor gravidade da AOS (AOS leve a moderada) e na apneia posicional (IAH na posição supina duas vezes maior do que na posição lateral).

O tratamento com esses aparelhos deve ser realizado e acompanhado por um odontólogo especializado. Complicações associadas ao uso de AIO de avanço mandibular incluem dor dental, desconforto em mandíbula, sensibilidade dentária, problemas oclusais e dores na articulação temporomandibular. Esses problemas são frequentes, mas considerados leves. Contraindicações ao uso do AIO incluem doenças periodontais, anodontia, bruxismo grave ou disfunção na articulação temporomandibular.

Entre as opções de tratamento cirúrgico para a AOS estão a cirurgia nasal, a uvulopalatofaringoplastia (UPFP), a palatoplastia ou uvuloplastia a *laser* (LAUP), a adenotonsilectomia, o avanço do genioglosso, o avanço maxilomandibular (AMM), o avanço do osso hioide, a cirurgia de redução da base da língua e a traqueostomia. Outro procedimento cirúrgico que recentemente passou a ser empregado em alguns centros é o implante de um sistema de estimulação do nervo hipoglosso.

A traqueostomia foi o primeiro procedimento cirúrgico utilizado para tratamento da AOS. Esse procedimento cria um *bypass* na região de obstrução na VAS. Após os avanços obtidos nas cirurgias para tratamento da AOS, outros procedimentos mais aceitáveis surgiram como opção terapêutica para o manejo da doença. A traqueostomia é reservada hoje para o tratamento de pacientes com síndrome de obesidade, hipoventilação alveolar associada à AOS grave com insuficiência respiratória hipercápnica e que não se adaptam ao tratamento com PAP. Outra indicação é o uso temporário durante a recuperação dos pacientes submetidos à cirurgia de VAS. A traqueostomia é uma opção somente quando outras opções de tratamento já tiverem sido utilizadas e falhado.

Os implantes palatais são utilizados para enrijecer o palato, melhorando o ronco. É um procedimento ambulatorial, com taxa de sucesso variável. A obstrução nasal pode causar respiração oral, que reposiciona a mandíbula para trás, contribuindo para a obstrução das VAS. Alterações nasais associadas à AOS podem estar presentes na área da válvula nasal (insuficiência de válvula nasal), do septo nasal (desvio septal obstrutivo) ou dos cornetos nasais (hipertrofia).

Na palatoplastia ou na uvuloplastia a *laser*, apenas pequenas porções do palato mole/úvula são ressecadas. Esse procedimento pode ser considerado para tratamento do ronco isolado na presença de indicação anatômica.

A uvulopalatofaringoplastia é um procedimento que faz a retirada das amígdalas, da úvula, de porção do palato mole e de tecidos redundantes da faringe. A complicação mais frequente associada a esse procedimento é a insuficiência velopalatina, que pode levar a algum grau de refluxo nasal quando fluidos são ingeridos. A eficácia da uvulopalatofaringoplastia no tratamento da AOS é limitada. Em geral, 40 a 50% dos pacientes que se submetem a esse procedimento apresentam redução de 50% nos valores basais de IAH para menos de 20 eventos por hora. Existe uma chance de 30% de redução do IAH para valores abaixo de 10 eventos por hora.

Na cirurgia de avanço maxilomandibular, o objetivo é avançar tanto a mandíbula quanto a maxila, aumentando os espaços retrolinguais e retropalatais. O procedimento inclui a osteotomia tipo LeFort I da maxila e osteotomias sagitais da mandíbula, com posterior avanço e fixação delas. Trata-se de uma cirurgia complexa, mas que tem a maior taxa de sucesso no tratamento da AOS (depois da traqueostomia).

A indicação da cirurgia de avanço inclui pacientes com AOS grave e anormalidades craniofaciais (retrognatia, hipoplasia de maxila). Também pode ser utilizada em pacientes cuidadosamente selecionados com AOS grave e que não responderam ou não se adaptaram ao tratamento com PAP ou ao AIO (frequentemente mais apropriado para tratamento de casos leves a moderados)

e que estão propensos a aceitar os riscos associados ao procedimento. A taxa de resposta varia de acordo com os critérios que foram adotados em cada estudo para definir o sucesso cirúrgico. Metánalise que avaliou esse tratamento mostrou que a cirurgia de AMM pode resultar em redução do IAH abaixo de 20 eventos por hora em 80 a 90% dos casos. Outros estudos mostraram possibilidade de cura em 43,2% dos casos.

A estimulação do nervo hipoglosso tem sido realizada em alguns centros internacionais. Nessa técnica, implanta-se um sistema de estimulação do nervo hipoglosso que promoverá a contração muscular da orofaringe e da língua, aliviando a obstrução das VAS nos pacientes com AOS (STAR TRIAL). O sistema que promove a estimulação do hipoglosso foi aprovado pela agência americana Food and Drug Administration (FDA). Pacientes que podem se beneficiar do tratamento com o estímulo do nervo hipoglosso são indivíduos que não se adaptaram ao tratamento com CPAP, que apresentam IAH entre 20 e 50 eventos por hora, IMC menor que 32 kg/m² e colapso não concêntrico de VAS durante o exame de sonoendoscopia. O estudo STAR (*Stimulator Therapy for Apnoea Reduction Trial*) avaliou o sucesso do tratamento da AOS com a estimulação do nervo hipoglosso. Após 12 meses de seguimento, houve redução média do IAH de 29,3 para 9 eventos por hora. Além disso, 66% dos participantes tiveram resposta positiva, considerada como a redução do IAH em, pelo menos, 50% e abaixo de 20 eventos por hora. Esse estudo também demonstrou que houve melhora da qualidade do sono, da hipoxemia noturna e da sonolência diurna excessiva avaliada pela escala de Epworth. Como efeitos adversos do tratamento, podem ser citados a possibilidade de infecção no local da implantação, o mau posicionamento do sistema com necessidade de reposicionamento ou uma sensação desconfortável na língua.

A posição supina piora a apneia do sono na maioria dos pacientes com AOS, e alguns pacientes apresentam apneia posicional, com eventos obstrutivos exclusivamente nessa posição. A terapia posicional é uma possibilidade nesses casos, mas poucos estudos sistematizados avaliaram esse tipo de tratamento. Dispositivos que impedem que o paciente assuma a posição supina ao dormir podem ser tentados, mas o sucesso dessa terapia é de difícil monitoramento em casa, por isso é difícil estabelecer o sucesso desse tratamento quando adotado isoladamente. Esse tratamento posicional é promissor para pacientes com AOS posicional, mas faltam estudos que comprovem qual o melhor método a ser utilizado, bem como sua real eficácia.

Quem tratar e como tratar

A escolha do tratamento de pacientes com AOS deve levar em consideração a gravidade da doença, as comorbidades que o paciente apresenta, a preferência do paciente, sua tolerância ao tratamento proposto, além do custo da terapia.

As sugestões da Academia Americana de Medicina do Sono para tratamento da AOS (de acordo com a gravidade da doença, sintomatologia do paciente e presença de comorbidades) podem ser visualizadas na Tabela 3.5.

Enquanto a maioria dos clínicos não tem dúvidas quanto à necessidade de tratar pacientes com AOS moderada a grave, a necessidade de tratamento na AOS leve pode ser motivo de debate. Vale a pena salientar que mesmo o paciente com AOS leve pode ser sintomático; além disso, o IAH pode variar de uma noite para a outra. Estudos prévios mostraram que a apneia leve pode se associar a sonolência excessiva (28% dos casos no *Sleep Heart and Health Study*) ou ainda a maior risco de incidência de HAS (risco duas vezes maior quando comparado ao de pessoas sem apneia). Até mesmo o ronco isolado, sem apneia, está associado à ocorrência de aterosclerose carotídea, HAS e aumento da incidência de acidentes veiculares. O tratamento de pacientes

24 PARTE 1 Saúde do Adulto e do Idoso

Tabela 3.5 Sugestões da Academia Americana de Medicina do Sono para tratamento da apneia obstrutiva do sono de acordo com gravidade, sintomatologia e comorbidades.

Quem tratar?			
IAH	Sintomático	Assintomático	Assintomático
		Sem comorbidades importantes	Com comorbidades importantes
AOS leve	Tratar	Observação ou tratamento conservador	Tratar?
AOS moderada	Tratar	Tratar	Tratar
AOS grave	Tratar	Tratar	Tratar

Tratamento conservador: perda de peso, posição corporal ao dormir, evitar álcool e relaxantes musculares. IAH: índice de apneia e hipopneia; AOS: apneia obstrutiva do sono.

Tabela 3.6 Opções de tratamento para apneia obstrutiva do sono.

Tratamento	Ronco	AOS leve	AOS moderada	AOS grave
Primeira opção	Tratar a obstrução ou congestão nasal Decúbito lateral	AIO ou cirurgia de VAS	PAP	PAP
Opção alternativa	AIO ou cirurgia de VAS	PAP (se sintomático)	AIO ou cirurgia de VAS	AIO ou cirurgia de VAS
Tratamento adicional	Perda de peso	Perda de peso/decúbito lateral	Perda de peso/decúbito lateral	Perda de peso/decúbito lateral

AOS: apneia obstrutiva do sono; AIO: aparelho intraoral; VAS: vias aéreas superiores; PAP: pressão aérea positiva.

com AOS leve sintomáticos resulta em melhora dos sintomas (p. ex., estudos prévios mostraram melhora da sonolência avaliada objetiva e subjetivamente após o tratamento).

A Tabela 3.6 apresenta sugestões da Academia Americana de Medicina do Sono para escolha do tratamento da AOS de acordo com as diferentes gravidades da doença.

ORIENTAÇÕES PRÁTICAS DOS AUTORES

- A AOS é uma condição clínica prevalente e subdiagnosticada, caracterizada por episódios recorrentes de obstrução total (apneia) ou parcial (hipopneia) das VAS, com aumento do esforço respiratório, dessaturações e despertares durante o sono
- É mais prevalente entre homens e o principal fator de risco é a obesidade
- As principais manifestações clínicas são: ronco, sonolência excessiva e pausas respiratórias presenciadas
- A fisiopatologia primária da AOS é uma via aérea anatomicamente estreita como resultado da obesidade, das características estruturais ósseas e de tecidos moles faríngeos
- Associa-se a aumento do risco de morte, complicações cardiovasculares, metabólicas, transtornos de humor, disfunções neurocognitivas e redução da qualidade de vida
- A confirmação diagnóstica é realizada pela polissonografia ou pelo exame domiciliar para apneia do sono
- A classificação de gravidade é realizada pelo IAH. A doença será leve quando o IAH < 5/hora; moderada quando $15 \leq$ IAH < 30/hora e grave quando IAH $\geq$ 30/hora
- O tratamento será guiado pela gravidade da doença, sintomatologia do paciente e presença (ou não) de comorbidades
- As opções terapêuticas incluem aparelhos de pressão positiva em VAS (PAP), AIOs, procedimentos cirúrgicos, perda de peso e medidas comportamentais
- O prognóstico é bom caso a doença seja tratada, com melhora sintomática e redução dos riscos para as comorbidades associadas.

Bibliografia

Drager LF, Bortolotto LA, Lorenzi MC et al. Early signs of atherosclerosis in obstructive sleep apnea. Am J Respir Crit Care Med. 2005; 172(5):613-8.

Drager LF, Brunoni AR, Jenner R et al. Effects of CPAP on body weight in patients with obstructive sleep apnoea: a meta-analysis of randomized trials. Thorax. 2015; 70:258-64.

Foster GD, Borradaile KE, Sanders MH et al. A randomized study on the effect of weight loss on obstructive sleep apnea among obese patients with type 2 diabetes: the Sleep AHEAD study. Arch Intern Med. 2009; 169: 1619-26.

Gottlieb DJ, Yenokyan G, Newman AB et al. Prospective study of obstructive sleep apnea and incident coronary heart disease and heart failure: the sleep heart health study. Circulation. 2010; 122:352-60.

Haddad F, Bittencourt L. Recomendações para diagnóstico e tratamento da síndrome da apneia obstrutiva do sono no adulto. São Paulo-SP: Estação Brasil; 2013. Disponível em: http://www.absono.com.br/absono/wpcontent/uploads/2015/01/diretrizes_saos_adulto.pdf.

Heinzer R, Vat S et al. Prevalence of sleep-disordered breathing in the general population: the HypnoLaus study. Lancet Respir Med. 2015; 3:310-8.

International Classification of Sleep Disorders. 3. ed. Darien, IL: American Academy of Sleep Medicine; 2014.

Jordan AS, McSharry DG, Malhotra A. Adult obstructive sleep apnoea. Lancet. 2014; 383(9918):736-47.

Jun JC, Chopra S, Schwartz AR. Sleep apnoea. Eur Respir Rev. 2016; 25(139):2-18.

Kushida CA, Nichols DA, Holmes et al. Effects of continuous positive airway pressure on neurocognitive function in obstructive sleep apnea patients. The Apnea Positive Pressure Long-term Efficacy Study (APPLES). Sleep. 2012; 35:1593-602.

Lamberts M et al. Cardiovascular risk in patients with sleep apnoea with or without continuous positive airway pressure therapy: follow-up of 4.5 million Danish adults. Journal of Internal Medicine. 2014; 276(6):659-66.

Marin JM et al. Association between treated and untreated obstructive sleep apnea and risk of hypertension. JAMA: The Journal of the American Medical Association. 2012; 307(20):2169-76.

Marin JM et al. Long-term cardiovascular outcomes in men with obstructive sleep apnoea-hypopnoea with or without treatment with continuous positive airway pressure: an observational study. Lancet. 2005; 365(9464):1046-53.

Mehra R et al. Association of nocturnal arrhythmias with sleep-disordered breathing: The Sleep Heart Health Study. American Journal of Respiratory and Critical Care Medicine. 2006; 173(8):910-6.

Morgan T. Novel approaches to the management of sleep-disordered breathing. Sleep Med Clin. 2016; 11:173-87.

Munoz R, Duran-Cantolla J, Martinez-Vila E. Obstructive sleep apnea-hypopnea and incident stroke: the sleep heart health study. American Journal of Respiratory and Critical Care Medicine. 2010; 182(10):1332; author reply 1332-3.

Peppard PE et al. Prospective study of the association between sleep-disordered breathing and hypertension. The New England Journal of Medicine. 2000; 342(19):1378-84.

Punjabi NM, Shahar E, Redline S et al. Sleep Heart Health Study Investigators. Sleep-disordered breathing, glucose intolerance, and insulin resistance: the Sleep Heart Health Study. Am J Epidemiol. 2004; 160:521-30.

Young T, Finn L, Peppard PE et al. Sleep disordered breathing and mortality: eighteen-year follow up of the Wisconsin Sleep Cohort. Sleep. 2008; 31(8):1071-8.

4 Arboviroses

Sigrid De Sousa dos Santos, Fabio Fernandes Neves e Ho Yeh Li

INTRODUÇÃO

As arboviroses implicam crescente ameaça à saúde pública mundial, dada a complexa interação do homem com o meio ambiente que o circunda. São causas emergentes e reemergentes de doença humana, com epidemias esporádicas, devido a diversos fatores: proliferação de vetores por precariedade de condições sanitárias e ocupação desordenada das cidades; migrações; desmatamentos; alterações climáticas; não disponibilidade de vacinas efetivas e seguras para a maioria dos agentes e ausência de terapêutica específica.

Os arbovírus (*arthropod borne virus*) são vírus transmitidos biologicamente entre hospedeiros vertebrados por vetores artrópodes hematófagos, como mosquitos, algumas moscas e carrapatos. A transmissão biológica ocorre quando o vírus deve se replicar no vetor artrópode para poder ser transmitido. Não se trata apenas de transmissão mecânica no vetor. Em geral são vírus RNA, provavelmente por sua alta plasticidade genética, com altas taxas de mutação.

Os arbovírus que causam doenças em humanos e outros animais de sangue quente são membros de cinco famílias virais: Bunyaviridae (vírus Ouropouche), Togaviridae (vírus Chikungunya, Mayaro), Flaviviridae (vírus da dengue, da febre amarela, da Zika, do oeste do Nilo, do Rocio), Reoviridae e Rhabdoviridae.

A maioria das doenças causadas por arbovírus em seres humanos é composta por antropozoonoses, ou seja, o ciclo de transmissão é mantido entre artrópodes e animais vertebrados (hospedeiros amplificadores), com infecção humana acidental (Figura 4.1A). No entanto, na infecção por vírus da dengue e no ciclo urbano da febre amarela, o homem é, ao mesmo tempo, fonte de infecção e hospedeiro (Figura 4.1B). A transmissão para o hospedeiro vertebrado é realizada pelas fêmeas dos mosquitos vetores, que também podem transmitir verticalmente os arbovírus para a prole. Por sua vez, mosquitos-machos infectados pela mãe podem transmitir sexualmente os vírus para mosquitos-fêmeas.

ARBOVIROSES DE IMPORTÂNCIA EPIDEMIOLÓGICA NO BRASIL

Dengue

A dengue é a arbovirose de maior relevância epidemiológica para a saúde humana no Brasil e no mundo na atualidade, com 50 a 100 milhões de casos ao ano (Figura 4.2). No Brasil, a transmissão vem acontecendo de forma crescente e continuada desde a década de 1990, com a ocorrência de epidemias progressivas até 2016, havendo queda do número de casos e de óbitos registrados a partir do segundo semestre desse ano (Figura 4.3).

Agente

O vírus da dengue (DENV) é um arbovírus do gênero *Flavivirus*, com quatro sorotipos conhecidos: DENV-1, DENV-2, DENV-3 e DENV-4. A transmissão para o homem ocorre por meio da picada do mosquito-fêmea *Aedes aegypti* que foi previamente infectado por vírus adquirido de outro hospedeiro humano em viremia (ver Figura 4.1B). Isso ocorre após o período de disseminação do vírus dentro do mosquito, que dura de 10 a 12 dias (período de incubação extrínseco). Não há evidência de transmissão inter-humana de forma direta.

O vírus possui genoma RNA de cadeia simples com aproximadamente 11.000 nucleotídios e codifica uma única poliproteína, que é subsequentemente clivada em três proteínas estruturais (C, prM/M e E) e sete proteínas não estruturais (NS1, NS2A, NS2b, NS3, NS4A, NS4B e NS5). As proteínas estruturais incluem a proteína do capsídio (C), a proteína da membrana (M) encontrada na partícula viral madura e a proteína do envelope (E), envolvida na adesão, fusão e formação viral. As proteínas não estruturais formam o *complexo de replicação viral*. A proteína NS5 tem atividade de RNA-polimerase RNA-dependente e a proteína NS3 tem ação de protease e de helicase, todas essenciais para a replicação viral.

Fisiopatogenia

A replicação inicial do DENV ocorre nas células de Langerhans, células dendríticas da pele. As células infectadas migram então para os linfonodos, tornando possível a infecção de novas células como macrófagos, linfócitos B e células dendríticas foliculares, com intensa replicação e viremia. Nessa fase geralmente há manifestação clínica febril aguda, de duração de cerca de 3 a 5 dias. Aparentemente os sintomas se devem à liberação de citocinas, em especial do interferon-γ, e à ativação plaquetária.

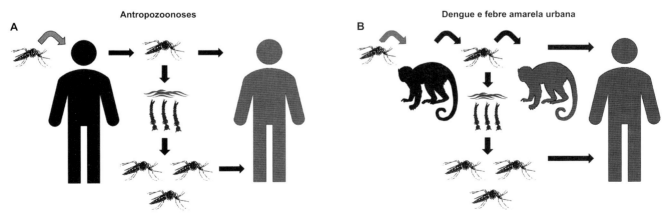

Figura 4.1 Ciclo de vida das arboviroses. **A.** Antropozoonoses. **B.** Dengue e febre amarela urbana.

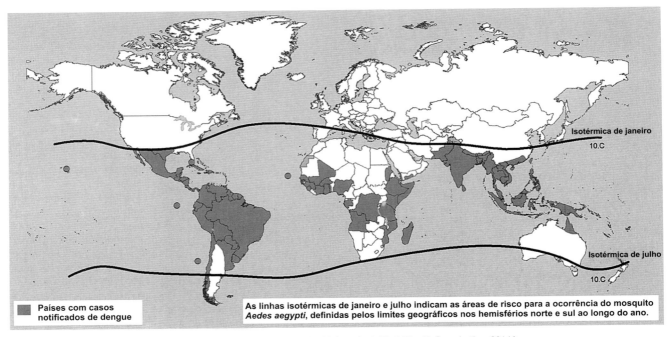

Figura 4.2 Mapa da dengue no mundo. (Adaptada de World Health Organization, 2014.)

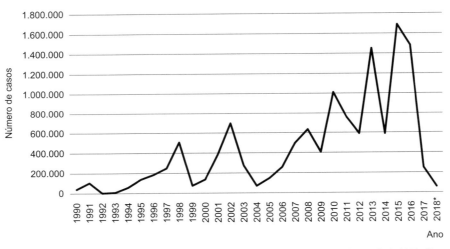

Figura 4.3 Casos de dengue no Brasil entre 1990 e 2018. (Fonte: SES/SINAN [SINAN: a partir de 1999. Obs.: dos dados obtidos pelo SINAN, todos foram tabulados, exceto os descartados.* Atualizado em 19/03/2018. Dados sujeitos a alteração.)

Da corrente sanguínea os vírus são disseminados a órgãos como fígado, baço, nódulos linfáticos e medula óssea, podendo atingir pulmão, coração, sistema nervoso central e trato gastrintestinal. As células do músculo esquelético são lesadas direta e indiretamente durante a fase aguda da infecção. A plaquetopenia da dengue é decorrente tanto de menor produção quanto de maior consumo por coagulação intravascular disseminada, apoptose, lise por sistema do complemento, com o envolvimento de anticorpos antiplaquetários. A patogenia dos casos mais graves de dengue está relacionada ao aumento da permeabilidade vascular com extravasamento de plasma e coagulação intravascular disseminada.

Aparentemente, indivíduos com infecção por um determinado sorotipo de DENV têm mais chance de desenvolver infecção grave no futuro por sorotipo diferente, pois infecção prévia é fator de risco para o desenvolvimento de doença grave por um mecanismo denominado aumento dependente de anticorpos. A presença de vírus opsonizados e não neutralizados pelos anticorpos pré-formados produz imunocomplexos que podem, então, ativar o sistema complemento e induzir citotoxicidade celular dependente de anticorpos.

Quadro clínico

O período de incubação da dengue dura em média 5 a 6 dias, mas pode variar de 3 a 15 dias. Na maioria dos casos a evolução é benigna, com infecção assintomática ou oligossintomática.

A dengue geralmente se caracteriza por febre de início abrupto, acima de 39°C, seguida de cefaleia, mialgia, astenia, prostração, artralgia, dor retro-orbitária, anorexia, náuseas, vômitos, dor abdominal, exantema e prurido cutâneo. Podem ocorrer petéquias e manifestações hemorrágicas como epistaxe e gengivorragia. Geralmente, os sintomas começam a regredir após 5 a 7 dias. A astenia pode ter evolução arrastada.

Alguns pacientes podem evoluir com piora a partir do terceiro ou quarto dia. Pode ocorrer piora da dor abdominal, da astenia, da cefaleia, manifestações do sistema nervoso central, derrames cavitários, hepatite, instabilidade hemodinâmica e manifestações hemorrágicas espontâneas com o aparecimento de petéquias, equimoses, púrpuras, enterorragia, metrorragia, hematúria e/ou hematêmese.

> **CASO SUSPEITO**
> Deve-se suspeitar de dengue em caso de indivíduo proveniente ou residente em região endêmica nos últimos 14 dias que apresente febre de evolução aguda (até 7 dias) associada a pelo menos duas das seguintes manifestações: cefaleia ou dor retro-orbitária, exantema, mialgia ou artralgia, náuseas ou vômitos, petéquias ou prova do laço positiva e leucopenia. Também deve-se suspeitar de dengue em toda criança proveniente ou residente em área com transmissão de dengue, com quadro febril agudo e sem foco de infecção aparente.

Para fins de manejo clínico e de prognóstico, classifica-se a dengue em:

- Grupo A – dengue sem sangramentos ou sinais de alarme
- Grupo B – dengue com sangramentos de pele sem sinais de alarme. Presença de petéquias espontâneas ou prova do laço positiva (Figura 4.4)
- Grupo C – dengue com sinais de alarme. Presença de alguma das seguintes manifestações: dor abdominal intensa e contínua; vômitos persistentes; serosites (ascite, derrame pleural, derrame pericárdico); hipotensão postural e/ou lipotimia; hepatomegalia dolorosa; sangramento de mucosas; letargia e/ou irritabilidade; aumento progressivo do hematócrito; diminuição da diurese; hipotermia
- Grupo D – dengue com choque ou insuficiência orgânica. Manifestações: taquicardia; extremidades frias; pulso fraco e filiforme; enchimento capilar lento (> 2 segundos); pressão arterial convergente (< 20 mmHg); desconforto respiratório ou taquipneia; oligúria mantida (< 1,0 mℓ/kg/hora); hipotensão arterial (pressão arterial sistólica [PAS] < 90 ou pressão arterial média [PAM] < 70 mmHg); cianose.

Diagnóstico

No caso de dengue do grupo A (sem sinais de alarme), em região com casos descritos da doença, permite-se que seja realizado diagnóstico clinicoepidemiológico.

No caso de dengue do grupo B, recomenda-se que seja realizado ao menos hemograma, para estadiamento (plaquetas < 100.000) e para diagnóstico diferencial com outras doenças hemorrágicas graves (p. ex., meningococcemia). No hemograma pode haver elevação de hematócrito e plaquetopenia, mais acentuadas em casos mais graves, além de leucopenia com linfocitose e atipia de linfócitos. Pode haver aumento da creatinofosfoquinase e discreta elevação de transaminases (2 a 3 vezes).

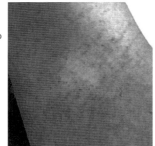

- Aferir a pressão arterial
- Calcular média da PA = (PAS+PAD)/2
- Insuflar o manguito no valor calculado
- Manter o manguito insuflado por 5 minutos em adultos e 3 minutos em crianças
- Desenhar quadrado de 2,5 cm de lado no antebraço
- Contar as petéquias dentro do quadrado
- Prova positiva se houver 20 ou mais petéquias em adultos e 10 ou mais em crianças

Prova do laço positiva

Figura 4.4 Prova do laço. PA: pressão arterial; PAD: pressão arterial diastólica; PAS: pressão arterial sistólica. (Fonte: Arquivo pessoal do autor.) (*Esta figura está reproduzida, em cores, no Encarte.*)

Nas formas graves (grupo B e grupo C) pode haver hipoalbuminemia, aumento de transaminases (aspartato aminotransferase [AST] > alanina aminotransferase [ALT]), aumento de bilirrubinas, alargamento do tempo de protrombina e de todos os tempos de coagulação (em caso de coagulação intravascular disseminada [CIVD]).

O diagnóstico etiológico é obrigatório em gestantes, na presença de sinais de alarme, de choque ou insuficiência orgânica. Do primeiro ao quinto dia pode-se realizar isolamento viral em cultura de células, detecção do RNA viral por meio de técnicas de amplificação molecular (reação da cadeia de polimerase com transcriptase reversa [RT-PCR] em tempo real) ou pela detecção de antígeno viral específico (NS-1). A partir do sexto dia recomenda-se dosagem de IgM para DENV por ELISA ou por MAC-ELISA). Em caso de tecido, pode-se proceder à análise imuno-histoquímica.

> **Notificação**
> A dengue é uma doença de notificação compulsória de todos os casos suspeitos. Considera-se caso confirmado quando há diagnóstico etiológico (isolamento viral, detecção de RNA ou antígeno viral ou provas imunológicas), ou por critério clinicoepidemiológico, quando houver epidemia com etiologia bem estabelecida em casos prévios.

Tratamento

Não existe tratamento antiviral específico. Experimentalmente têm sido testados fármacos antivirais de ação direta, inibidores de proteínas não estruturais, utilizados no tratamento de infecção por outro flavivírus, o vírus da hepatite C.

De acordo com a classificação de gravidade, deve ser realizada hidratação vigorosa oral ou intravenosa, associada a sintomáticos. Não se deve utilizar ácido acetilsalicílico ou outros anti-inflamatórios não hormonais. Evitar o uso de dose de paracetamol acima de 2 g/dia, visto que está associado à complicação hepática da dengue (hepatite), que pode ocorrer em até 2,5% dos casos.

Para os pacientes dos grupos A e B, deve-se proceder à hidratação oral com um terço de solução salina (soro de reidratação oral ou isotônicos) e dois terços de líquidos caseiros (água, suco de frutas, chás, água de coco etc.) no seguinte volume:

- Adultos: 60 a 80 mℓ/kg/dia
- Crianças com menos de 13 anos de idade
  - Até 10 kg: 130 mℓ/kg/dia
  - De 10 a 20 kg: 100 mℓ/kg/dia
  - Com mais de 20 kg: 80 mℓ/kg/dia.

Deve-se investigar disfunções orgânicas e derrames cavitários em todos os pacientes com sinais de alarme ou choque (grupos C e D): hemograma completo, glicemia, ureia, creatinina, sódio, potássio, gasometria arterial, transaminases, bilirrubinas, proteínas totais e frações, coagulograma, radiografia simples de tórax, ultrassonografia de abdome total, e, eventualmente ecocardiograma (suspeita de derrame pericárdico).

Para os pacientes com sinais de alarme (grupo C), deve-se realizar hidratação intravenosa vigorosa, inicialmente com solução salina (soro fisiológico a 0,9% ou lactato de Ringer), no volume de 10 mℓ/kg hora, por 2 a 6 horas, até melhora clínica e laboratorial. Após a estabilização, manter 80 mℓ/kg/dia de soro de manutenção com glicose e eletrólitos por, no mínimo, 48 horas. Em caso de choque, insuficiência orgânica ou não resposta à hidratação intravenosa vigorosa (grupo D), deve-se dar início ao suporte hemodinâmico em unidade de terapia intensiva.

Considerações práticas

O controle do vetor com eliminação dos criadouros ou pelo uso de larvicidas tem sido a única medida efetiva de controle da dengue.

Não há medicações antivirais com ação comprovada contra o vírus e aguarda-se o desenvolvimento de vacina de alta eficácia, uma vez que uma vacina com baixa ou média eficácia poderia conferir proteção incompleta e aumento da gravidade da doença.

Febre amarela

A partir de dezembro de 2016, o Brasil passou a viver os maiores surtos epidêmicos de febre amarela silvestre das últimas décadas, envolvendo principalmente os estados de Minas Gerais, São Paulo, Rio de Janeiro e Espírito Santo. Foram mais de 8.000 casos notificados, sendo mais de 700 casos confirmados de 01/07/2016 a 30/06/2017, e mais de 1.000 casos confirmados de 01/07/2017 a 17/04/2018 (Figuras 4.5 e 4.6).

Até os presentes surtos, a distribuição de casos humanos confirmados de febre amarela silvestre no Brasil apresentava aspecto irregular, com tendência estacionária, marcada por períodos endêmicos, caracterizados por casos isolados em indivíduos não vacinados, geralmente na região amazônica, intercalados por períodos epizoóticos (surtos de infecção documentada em macacos) e/ou epidêmicos (surtos de casos em humanos), em populações de áreas com baixas coberturas vacinais do Centro-Oeste, Sudeste e Sul do país. O último período epidêmico havia sido entre 2008 e 2009, com 96 casos confirmados da doença e 45 óbitos (46,9%).

No Brasil, desde 1942 não há registro de surtos urbanos de febre amarela. A forma silvestre é enzoótica nos estados do Acre, Amazonas, Roraima, Amapá, Pará, Maranhão, Goiás, Tocantins, Mato Grosso, Mato Grosso do Sul, Rondônia e no Distrito Federal. Está presente nas regiões da África e América do Sul, sendo a África responsável pela imensa maioria dos casos notificados à OMS.

A infecção ocorre mais frequentemente em indivíduos jovens, do sexo masculino, em atividades agropecuárias e ecoturísticas. A letalidade global varia de 5 a 10%. Não há registros de segunda infecção no mesmo indivíduo; portanto, aparentemente a infecção inicial confere proteção contra infecções posteriores.

Agente

O vírus da febre amarela (VFA) é um vírus RNA do gênero *Flavivirus* e família Flaviviridae. Possui como reservatório urbano o homem e, silvestre, macacos. A transmissão ocorre por meio da picada do *Aedes aegypti* na forma urbana e, na forma silvestre,

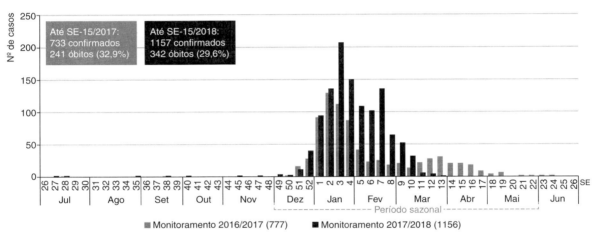

Figura 4.5 Distribuição dos casos confirmados de febre amarela no Brasil, por semana epidemiológica (SE) de ocorrência, de julho de 2016 a junho de 2017, e de julho de 2017 a abril de 2018. (Fonte: CGDT/DEVIT/SVS/MS. Dados preliminares e sujeitos a alterações.)

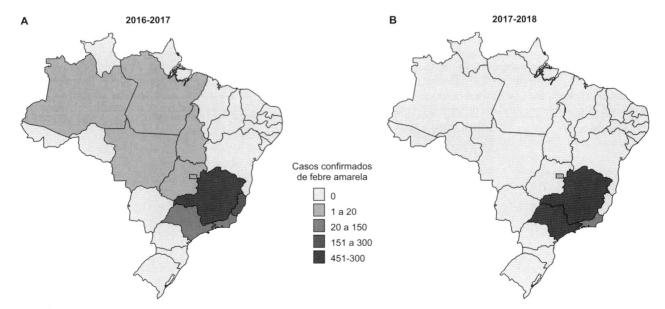

Figura 4.6 Distribuição dos casos confirmados de febre amarela em seres humanos, por estado provável de infecção, no Brasil. **A.** Monitoramento de julho de 2016 a junho de 2017. **B.** Monitoramento de julho de 2017 a abril de 2018. (Fonte: DEVIT/SVS/MS. Dados preliminares e sujeitos a alterações.)

por meio da picada dos mosquitos *Haemagogus* sp. e *Sabethes* sp. Na febre amarela silvestre, a infecção em humanos é considerada acidental (ver Figura 4.1A). Na febre amarela urbana, o homem é tanto fonte de infecção quanto hospedeiro (ver Figura 4.1B).

Fisiopatogenia

O VFA selvagem é viscerotrópico, principalmente para o fígado. No entanto, também parece infectar linfonodos, rins, baço, coração, além de outros tecidos. O espectro da doença varia de infecção assintomática até doença grave, fatal, em uma proporção assintomáticos/sintomáticos que varia de 7:1 a 12:1.

A apoptose é o principal mecanismo de morte celular na febre amarela grave, predominando totalmente sobre as áreas de necrose. O fator de transformação do crescimento beta (TGF-β), potente indutor de apoptose e citocina de ação anti-inflamatória, é provavelmente responsável pela indução de apoptose e pelo controle da inflamação tecidual nos casos graves, a despeito de extensa área de tecido infectado e necrótico. Outras citocinas envolvidas são fator de necrose tumoral alfa (TNF-α) e interferona-γ, embora também haja aumento de interleucina 6. O infiltrado presente é constituído de linfócitos CD4, CD8 e células *natural killer* (NK), sendo mais intenso nos espaços-porta e na região mediozonal.

O prognóstico clínico depende do grau de lesão hepática, e os casos fatais evoluem com altos níveis e transaminases (> 1.200 UI/ℓ de ALT e de 1.500 UI/ℓ de AST), diminuição da produção de fatores de coagulação e insuficiência renal de padrão hepatorrenal. Também há necrose de áreas de células B em linfonodos e baço.

Quadro clínico

O período de incubação da febre amarela dura 3 a 6 dias. O paciente apresenta viremia desde antes do início da febre até os 3 a 4 primeiros dias da doença (período de transmissibilidade para outro mosquito).

A manifestação clínica é variável, podendo ser assintomática, oligossintomática, moderada, grave e maligna. Apresenta início súbito de febre alta, náuseas, vômitos, cefaleia, calafrios, mialgia e prostração. O quadro pode evoluir para a cura ou agravamento, com piora dos sintomas de náuseas e vômitos, bradicardia e comprometimento hepático, renal e pancreático. O paciente pode evoluir com insuficiência hepática aguda, com fenômenos hemorrágicos, oligúria ou anúria; manifestações neurológicas como *delirium*, convulsão e coma, além de pancreatite aguda grave. A icterícia geralmente está ausente na fase inicial da doença, aparecendo apenas no período de convalescença.

Os fenômenos hemorrágicos são discretos na fase inicial, com predomínio de gengivorragia, epistaxe e hemorragia digestiva alta, quando o paciente apresenta náuseas e vômito incoercível.

A letalidade média da doença é de cerca de 43%. Entre os casos graves internados em unidade de terapia intensiva, a letalidade é superior a 50%.

CASO SUSPEITO

Deve-se considerar caso suspeito de febre amarela indivíduo proveniente de área afetada recentemente (em surto) ou de ambientes rurais ou silvestres, que apresente febre de evolução aguda (até 7 dias), associada a pelo menos duas das seguintes manifestações: cefaleia, artralgia, mialgia, lombalgia, mal-estar, calafrios, náuseas, icterícia ou manifestações hemorrágicas. O indivíduo deve ser residente ou procedente de área de risco nos 15 dias anteriores e não ter comprovante de vacinação contra febre amarela em período superior a 30 dias.

Diagnóstico

O diagnóstico laboratorial inespecífico é realizado em casos leves, leucopenia, discreta elevação de transaminases e discreta albuminúria. Nas formas graves, observa-se elevação importante de transaminases (acima de 1.000 UI/ℓ), a contagem de leucócitos pode estar normal ou discretamente diminuída e a plaquetopenia é leve, diferentemente do que ocorre na dengue e na doença de Weil (forma íctero-hemorrágica da leptospirose). Em relação aos exames de hemostasia, observa-se principalmente redução de fator V e fibrinogênio, alargamento de tempo de trombina e pouco alargamento do tempo de protrombina. As bilirrubinas são discretamente aumentadas na fase inicial (à custa da fração direta) e pode-se observar alteração da função renal com aumento de creatinina, mas sem aumento proporcional de ureia.

O diagnóstico etiológico pode ser realizado nos primeiros 3 a 5 dias de sintomas por isolamento viral de sangue ou soro em células VERO ou clone C6/36. Pode-se também detectar RNA viral no soro por RT-PCR, ou antígeno viral por imuno-histoquímica em tecido.

Após o quinto dia de sintomas, o diagnóstico pode ser realizado no soro por MAC-ELISA (ensaio imunoenzimático com captura de IgM); por aumento de mais de quatro vezes nos títulos de anticorpos pelas técnicas de inibição da hemaglutinação (IH), de neutralização ou de fixação de complemento (amostras pareadas de 1 e 15 dias).

Notificação

A febre amarela é uma doença de notificação compulsória e imediata de todos os casos suspeitos. Considera-se caso confirmado todo caso suspeito com diagnóstico etiológico (isolamento viral; detecção do RNA viral; detecção de anticorpos IgM específicos por MAC-ELISA em indivíduos não vacinados; aumento de pelo menos quatro vezes nos títulos de anticorpos por outros métodos sorológicos em amostras pareadas, ou achados histopatológicos de lesão tecidual compatível com febre amarela.

Também será considerado caso confirmado o indivíduo assintomático ou oligossintomático que não tenha sido vacinado e que apresente sorologia ou outra técnica laboratorial positiva para febre amarela.

Deve-se considerar vínculo epidemiológico em todo caso suspeito de febre amarela que evoluir para óbito em menos de 10 dias, sem confirmação laboratorial.

Tratamento

Não existe tratamento antiviral específico para a febre amarela, apenas repouso, suporte clínico e sintomáticos, evitando-se o uso de anti-inflamatórios não esteroides e de paracetamol, assim como de outras medicações hepatotóxicas.

O paciente com suspeita de febre amarela deve ser monitorado clínica e laboratorialmente quanto a manifestações neurológicas, hepáticas, renais, manifestações hemorrágicas do trato gastrintestinal e discrasias sanguíneas (plaquetopenia, distúrbios da coagulação).

Diferentemente do que ocorre nas outras doenças hemorrágicas febris, não é recomendada a hiper-hidratação no manejo das formas moderada e grave da febre amarela. É importante ressaltar que a doença apresenta evolução muito rápida, necessitando de reavaliação clínica e laboratorial a pequenos intervalos.

Os quadros graves exigem internação em unidade de terapia intensiva e eventualmente podem evoluir com falência hepática, indicando transplante. Aparentemente, os pacientes críticos se beneficiam de troca plasmática. Estudos experimentais *in vivo* e *in vitro* demonstraram que o vírus é suscetível ao sofosbuvir, análogo da uridina inibidor da polimerase viral.

No surto de febre amarela de 2018, a Secretaria de Estado da Saúde de São Paulo, em associação com os principais hospitais de referência, elaborou um algoritmo de atendimento de acordo com a gravidade das manifestações clínicas e alterações laboratoriais (Figura 4.7).

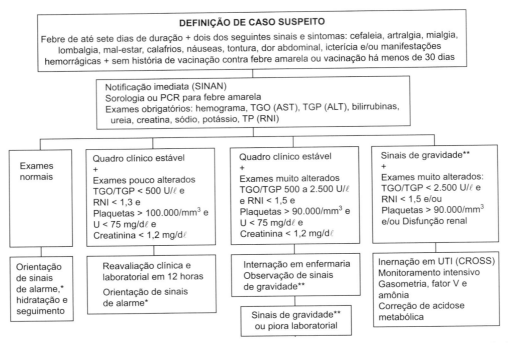

Figura 4.7 Algoritmo de atendimento de pacientes com suspeita de febre amarela. *Sinais de alarme: náuseas, vômitos, dor abdominal, sonolência e sangramentos. **Sinais de gravidade: alteração do nível de consciência, sonolência, convulsão, oligúria, hemorragias (epistaxe, gengivorragia, hemorragia digestiva alta ou baixa). PCR: reação em cadeia da polimerase; TGO: transaminase glutâmico-oxaloacética; TGP: transaminase glutamicopirúvica; AST: aspartato aminotransferase; ALT: alanina aminotransferase; TP: tempo de protrombina; RNI: razão normalizada internacional; UTI: unidade de terapia intensiva. (Adaptada de Secretaria de Estado da Saúde de São Paulo (SES-SP), Centro de Vigilância Epidemiológica (CVE), Coordenadoria de Regiões da Saúde; Coordenadoria de Controle de Doenças (CCD); Hospital das Clínicas-FMUSP, Instituto de Infectologia Emílio Ribas.)

Profilaxia

A vacina contra febre amarela é composta por vírus vivo atenuado da febre amarela. Possui alta eficácia, com duração de proteção por toda a vida. Deve ser aplicada até 10 dias antes da exposição. Está indicada para pessoas a partir de 9 meses de idade que residam ou viajem para áreas endêmicas, mas em casos de surtos ou epidemias pode ser antecipada para os 6 meses de idade. São contraindicações à vacinação idade abaixo de 6 meses, imunossupressão, gestação (avaliar risco/benefício), AIDS (CD4 < 200 células/mm^3) e histórico de reação anafilática após ingestão de ovo.

A vacina contra febre amarela é reconhecidamente segura. Entretanto, podem eventualmente ocorrer efeitos adversos locais e sistêmicos. Dor no local de aplicação ocorre em cerca de 4% dos indivíduos adultos, e em menor proporção em crianças. Costuma ser autolimitada e de intensidade leve ou moderada. Febre, cefaleia e mialgia têm sido relatadas nos 2 primeiros dias após a vacinação em aproximadamente 4% dos primovacinados e em menos de 2% dos indivíduos revacinados.

Eventos adversos graves são raros, tendo sido descritas reações de hipersensibilidade (0,9 a cada 100.000 doses); doença neurológica com meningite, meningoencefalite ou radiculoneurite (0,084 a cada 100.000 doses); e doença viscerotrópica, principalmente com acometimento hepático e renal (0,0026 a cada 100.000 doses). Os eventos adversos graves não parecem estar associados à presença de qualquer imunodeficiência ou falência orgânica, e sim a distúrbios imunológicos específicos e fatores genéticos, como lúpus eritematoso sistêmico e doenças da tireoide.

Em relação às gestantes, não há relato de transmissão maternofetal por via transplacentária; portanto, deve-se avaliar o risco e benefício da vacinação de acordo com o risco de exposição da gestante. Há poucos relatos de transmissão pelo leite materno; assim, mulheres em fase de amamentação só devem ser vacinadas em situação de surto ou quando não há como evitar área de exposição. Nesses casos, o aleitamento materno deve ser interrompido por 10 dias após a vacinação.

Considerações práticas

A recirculação do vírus amarílico pelo recente surto epidêmico associada à falta de controle do vetor *Aedes aegypti* em nosso meio potencializa o risco de restabelecimento do ciclo urbano da febre amarela, o que teria trágicas consequências. Assim, o controle da dengue está de certa forma associado ao controle do risco de febre amarela urbana.

Febre chikungunya

O primeiro surto de febre chikungunya ocorreu entre 1952 e 1953 na Tanzânia. Tratava-se de um surto de doença febril associado a exantema e intensa dor articular. A dor articular incapacitante levou a população local a denominá-la chikungunya, que significa "aquele que se dobra", dadas as posições contorcidas adotadas pelos indivíduos acometidos pela doença. Diferentemente do que ocorre na dengue, os pacientes mantinham dores articulares intermitentes por semanas a meses, e a inoculação do soro desses indivíduos em camundongos era letal.

Inicialmente a doença manteve-se como uma antropozoonose na África, com casos esporádicos de infecção humana, com ciclo silvestre mantido em macacos. Ocasionalmente a infecção humana acidental passou também a funcionar como reservatório, causando surtos urbanos da doença em pequenos vilarejos, veiculados por mosquitos *Aedes aegypti* ou *Aedes albopictus* do peridomicílio. No Sudeste Asiático passaram a ocorrer também surtos em cidades de grande porte. A partir de 2004 houve grande epidemia da doença acometendo países da costa leste da África, ilhas no Oceano Índico, Sudoeste e Sudeste Asiáticos, além de casos na Europa entre 2007 e 2009.

Em 2013 a febre chikungunya atingiu as ilhas do Caribe, disseminando-se então para América Central, Flórida e América do Sul. Em 2014 a doença chegou ao Brasil, inicialmente com casos no Amapá e na Bahia, disseminando-se pelo país ao longo do ano de 2016, particularmente pelos estados do Nordeste (Figura 4.8).

Houve diminuição da incidência da doença na maioria dos estados do Norte, Nordeste e Sudeste a partir de 2017. No entanto, em 2018 houve aumento do número de casos no Mato Grosso, Rio de Janeiro e São Paulo (Figura 4.9).

Agente

O vírus Chikungunya (CHIKV) é um vírus RNA envelopado pertencente ao gênero alfavírus da família Togaviridae. Seu genoma contém duas sequências de leitura, uma que codifica as cinco proteínas estruturais (capsídio, E3, E2, 6K, E1) e outra que codifica quatro proteínas não estruturais (nsP1-P4). As proteínas do envelope (E1 e E2) participam da ligação do vírus à célula hospedeira e induzem anticorpos neutralizantes protetores.

Fisiopatogenia

Os principais alvos da infecção por CHIKV no homem são os fibroblastos na derme, cápsula articular e músculo. Células epiteliais, endoteliais, células-satélites musculares e macrófagos também são suscetíveis à infecção. Aparentemente, os interferons tipo I participam do controle da infecção e da inflamação das articulações.

Quadro clínico

Em sua maioria, os indivíduos infectados por CHIKV são sintomáticos (60 a 97%). O período de incubação intrínseco dura geralmente 3 a 7 dias, podendo variar de 1 a 12 dias. O paciente apresenta viremia desde 2 dias antes do início da febre até o oitavo dia da doença (período de transmissibilidade para outro mosquito).

A doença pode evoluir em três fases: aguda, subaguda e crônica. A doença aguda dura até 10 dias, com regressão espontânea. No entanto, em alguns casos há persistência dos sintomas por até 3 meses, a chamada evolução subaguda. Eventualmente também a doença pode se estender por mais de 3 meses, a evolução crônica, que ocorre principalmente em indivíduos com mais de 45 anos.

A doença aguda se caracteriza por início abrupto de febre alta e poliartralgia simétrica acometendo geralmente tornozelos, punhos e articulações da mão, mas eventualmente joelhos, ombros e coluna. Pode haver edema e tenossinovite. Outros sintomas associados são cefaleia, mialgia, náuseas e vômitos, exantema macular ou maculopapular e conjuntivite não purulenta. As lesões cutâneas podem adquirir aspecto vesicobolhoso e podem ocorrer úlceras orais. Eventualmente pode haver acometimento orgânico grave com manifestações neurológicas como encefalite e síndrome de Guillain-Barré, além de miocardite, pericardite, hepatite e nefrite tubulointersticial, particularmente em indivíduos com mais de 60 anos.

Nos indivíduos com doença arrastada, a febre diminui sua intensidade ou regride, mas os sintomas articulares persistem ou se agravam na forma de poliartrite distal. Os pacientes se queixam de astenia, fadiga e verifica-se tenossinovite hipertrófica, punhos e tornozelos com edema de intensidade variável, e as lesões cutâneas podem se tornar mais purpúricas e bolhosas, com maior queixa de prurido. Alguns pacientes desenvolvem vasculite.

A doença crônica se caracteriza por manutenção e agravamento da dor, podendo associar-se a edema, limitação de movimento e deformidade articular. O acometimento é poliarticular e simétrico e pode evoluir com artropatia destrutiva. Outros sintomas que persistem são astenia, prurido e lesões cutâneas, que podem estar associados a alopecia, cefaleia, parestesias, dor neuropática, alterações cerebelares, distúrbios do sono, alterações da memória, déficit de atenção, alterações do humor, borramento visual e depressão.

Apesar de a febre chikungunya não ser considerada doença grave, eventualmente pode ter evolução atípica e potencialmente

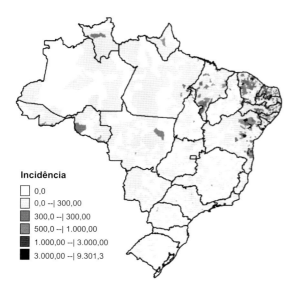

Figura 4.8 Incidência de febre chikungunya por município de residência, até a semana epidemiológica 49, Brasil, 2016. (Fonte: Ministério da Saúde. Boletim Epidemiológico, 2016 – SINAN NET (atualizado em 12/12/2016). Incidência por 100 mil habitantes.)

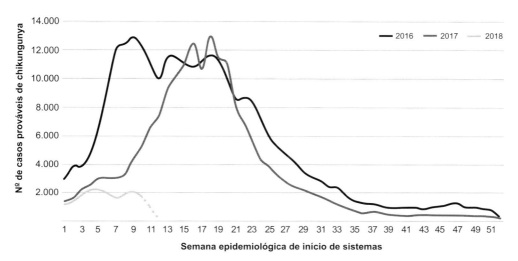

Figura 4.9 Casos prováveis de febre chikungunya, por semana epidemiológica, de início de sintomas, Brasil, 2016, 2017 e 2018. (Adaptada de Ministério da Saúde. Boletim Epidemiológico, 2018 – Sinan NET (atualizado em 24/03/2018).

fatal. São descritas manifestações neurológicas em cerca de 24% dos indivíduos acometidos, com meningoencefalite, encefalite, convulsões, síndrome de Guillain-Barré, síndrome cerebelar, neuropatias. Também são descritas manifestações oculares (neurite óptica, iridociclite, episclerite, retinite e uveíte), cardiovasculares (miocardite, pericardite, arritmias em pacientes cardiopatas), hepáticas (hepatite) e renais (insuficiência renal pré-renal, nefrite). As causas de óbito mais descritas são insuficiência cardíaca, encefalite e hepatite, e a letalidade costuma ser maior em idosos e etilistas crônicos.

> **CASO SUSPEITO**
> Deve-se suspeitar de febre chikungunya em caso de indivíduo com febre alta (acima de 38,5°) acompanhada de artralgia intensa ou artrite de evolução aguda, não explicadas por outras condições, e que seja proveniente ou residente de região endêmica até 14 dias antes do início dos sintomas, ou que tenha vínculo epidemiológico com caso confirmado.

Diagnóstico

No hemograma pode haver leucopenia com linfopenia menor que 1.000 células/mm³. Raramente há plaquetopenia inferior a 100.000 células/mm³. Geralmente há aumento da velocidade de hemossedimentação e da proteína C reativa.

O diagnóstico etiológico pode ser realizado nos primeiros 3 dias de sintomas por isolamento viral de sangue ou soro. Pode-se também detectar RNA viral no sangue ou soro por reação RT-PCR em tempo real ou convencional até o oitavo dia de sintomas. Após o quinto dia de sintomas, o diagnóstico pode ser realizado no soro por MAC-ELISA (ensaio imunoenzimático com captura de IgM) ou por ELISA (IgM ou aumento de quatro vezes nos títulos de IgG em 2 semanas).

> **Notificação**
> A febre chikungunya é uma doença de notificação compulsória de todos os casos suspeitos. Considera-se caso confirmado quando há diagnóstico etiológico (isolamento viral, detecção de RNA viral ou provas imunológicas). Quando há epidemia com etiologia bem estabelecida em casos prévios pode-se utilizar o critério clinicoepidemiológico, reservando a investigação laboratorial para os casos graves ou com manifestações atípicas.

Tratamento

Não existe tratamento antiviral específico aprovado para o tratamento de infecção por CHIKV, embora diversas estratégias terapêuticas estejam sendo testadas (ribavirina, anticorpos monoclonais, antiviral favipiravir, cloroquina). O tratamento é sintomático e de suporte, incluindo hidratação e repouso. Os anti-inflamatórios não esteroides e os corticosteroides não devem ser utilizados na fase aguda. Na fase subaguda o uso de corticosteroides tem sido associado à melhora dos sintomas articulares, nas doses de 5 a 20 mg/dia, com redução gradual em 10 a 20 dias.

Considerações práticas

A febre chikungunya deve ser sempre aventada como diagnóstico diferencial de doenças reumatológicas, particularmente febre reumática, artrite reumatoide e artrite psoriática, além de outras arboviroses. O controle da transmissão vetorial é a única estratégia de prevenção disponível até o momento.

Febre Zika

O vírus Zika (ZIKV) foi inicialmente identificado no macaco *Rhesus* na floresta de Zika, na Uganda, em 1947. Desde então, passou a ser detectado como causa de casos esporádicos de infecção humana acidental, doença febril benigna, por cerca de 60 anos. Os reservatórios são principalmente primatas não humanos e o ciclo silvestre é mantido por mosquitos do gênero *Aedes* spp. Na área urbana, o reservatório é o homem e o principal vetor é o *Aedes aegypti*. Pode haver transmissão sexual, vertical e ocupacional em laboratório de pesquisa.

Em 2007 foi detectado um surto da doença na Micronésia, seguido de novos surtos na Polinésia Francesa entre 2013 e 2014. Em 2015 foram identificados os primeiros casos no Brasil, nos estados da Bahia e do Rio Grande do Norte. Rapidamente os casos se disseminaram por outros estados do Nordeste, tendo sido verificada associação entre o aumento do número de casos de febre Zika e a ocorrência de casos de síndrome de Guillain-Barré e de malformações fetais em sistema nervoso central de recém-nascidos, particularmente da microcefalia, com posterior associação nosológica. O surto de febre Zika continuou a se espalhar e atingiu quase toda a América em agosto de 2016 (exceto Canadá, Chile e Uruguai) (Figura 4.10).

No Brasil houve tendência crescente do número de casos novos de febre Zika em 2016, com pico na sétima semana epidemiológica. Desde então, observa-se progressiva diminuição do número de casos notificados (Figura 4.11).

Agente

O ZIKV é um vírus de RNA de cadeia simples, do gênero *Flavivirus*, família Flaviviridae. Duas linhagens principais, africana e asiática, foram identificadas por meio de análises filogenéticas.

Fisiopatogenia

Desde a década de 1970 há evidências experimentais de que o vírus replica-se e causa alterações citopáticas em células da glia e neurônios. Estudos mais recentes imputam à infecção de células progenitoras neuronais as devastadoras alterações encontradas no encéfalo de fetos infectados.

Quadro clínico

A maioria dos indivíduos infectados por ZIKV é assintomática (80%). O período de incubação intrínseco pode variar de 2 a 14 dias. Na maioria dos casos sintomáticos, a infecção por ZIKV é autolimitada e dura alguns dias. Em adultos, os sintomas geralmente incluem febre baixa (65%), exantema maculopapular pruriginoso (90%), artralgia, principalmente de mãos e pés (65%), e conjuntivite não purulenta (55%). Outros sintomas incluem cefaleia, mialgia, dor retro-orbitária, distúrbios gastrintestinais e linfadenopatia cervical. A doença é autolimitada, com duração de 4 a 7 dias.

Na gestante o ZIKV tem ação teratogênica, sendo a infecção materna associada a vários desfechos fetais desfavoráveis, notadamente microcefalia, restrição do crescimento intrauterino e calcificações intracranianas (Figura 4.12). O vírus também pode causar anormalidades oculares como manchas de pigmento, atrofia coriorretiniana e anormalidades do nervo óptico. Cerca de 35% das crianças com microcefalia e diagnóstico presumido de ZIKV congênita apresentam anormalidades oculares. A infecção em adultos tem sido associada a diversas complicações neurológicas, como síndrome de Guillain-Barré, meningite, encefalite e mielite.

> **CASO SUSPEITO**
> Deve-se suspeitar de febre Zika em caso de indivíduo com exantema maculopapular pruriginoso acompanhado de dois ou mais dos seguintes sintomas: febre, hiperemia conjuntival não purulenta nem pruriginosa, artralgia ou edema periarticular. Toda gestante com exantema deve ser considerada suspeita de febre Zika, mesmo que não preencha critérios de definição de caso suspeito.

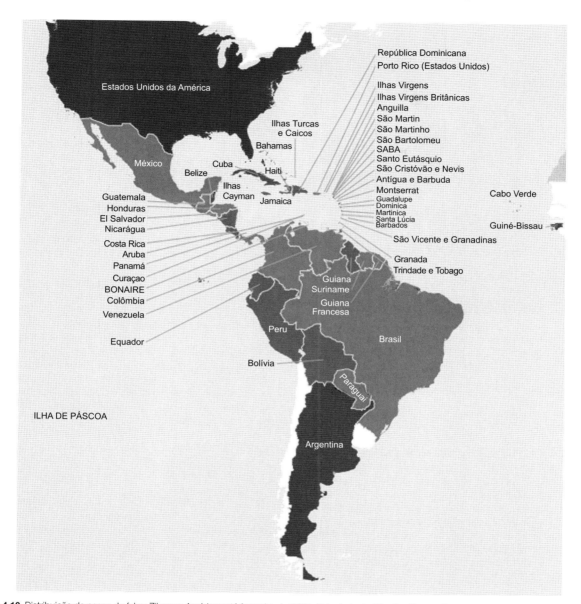

Figura 4.10 Distribuição de casos de febre Zika nas Américas até fevereiro de 2017. (Adaptada de Situation Report, World Health Organization, 20/01/2017.)

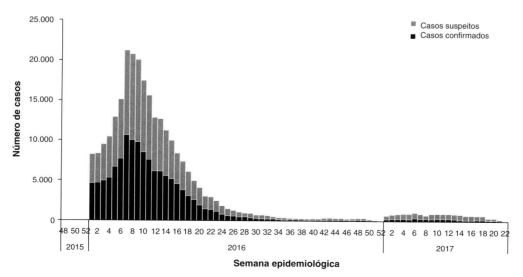

Figura 4.11 Casos prováveis de doença aguda pelo vírus Zika, por semana epidemiológica de início de sintomas, Brasil, 2015-2017. (Adaptada de Pan American Health Organization, World Health Organization. Zika-Epidemiological Report Brazil, 25/09/2017.)

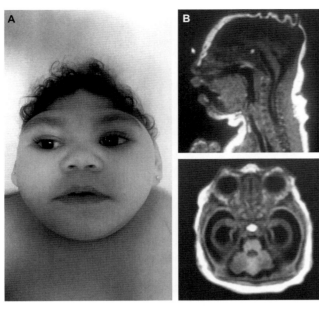

Figura 4.12 A. Criança com microcefalia. **B.** Imagens de ressonância nuclear magnética mostrando desproporção craniofacial, ventriculomegalia, lissencefalia, hipogenesia de corpo caloso e tronco cerebral, hipoplasia de cerebelo e aumento da cisterna magna. (Cortesia de Bento Vidal de Moura Negrini.)

Diagnóstico

O diagnóstico etiológico deve ser realizado nos primeiros 3 a 5 dias de sintomas por detecção de RNA viral no sangue, soro, liquor, urina ou tecidos por RT-PCR para ZIKV. Após o quinto dia de sintomas, o diagnóstico pode ser realizado por detecção de IgM específica por ELISA ou ensaio de neutralização no soro. No entanto, há possibilidade de reação cruzada com outros flavivírus. O vírus Zika também pode ser detectado por provas imuno-histoquímicas em cérebro (natimortos) e placenta. Recém-nascidos expostos ao Zika durante a gestação, apresentando ou não anormalidades congênitas, devem ser submetidos a coleta de sangue umbilical, de fragmentos da placenta, de urina e de liquor, a critério médico, para investigação de síndrome congênita da Zika.

> **Notificação**
> A febre Zika é uma doença de notificação compulsória de todos os casos suspeitos, assim como é de notificação compulsória qualquer anormalidade congênita, incluindo a microcefalia, no Registro de Eventos de Saúde Pública (RESP) por meio do endereço eletrônico www.resp.saude.gov.br. Considera-se caso confirmado de febre Zika quando há diagnóstico etiológico (detecção de RNA viral ou alterações histopatológicas/imuno-histoquímicas).

Tratamento

Não existe tratamento antiviral específico aprovado para a infecção por ZIKV. O tratamento é apenas sintomático e de suporte. No entanto, o sofosbuvir, medicação clinicamente aprovada para tratamento contra o vírus da hepatite C (outro flavivírus), inibe a RNA-polimerase do ZIKV *in vitro*. Assim, espera-se que sejam desenvolvidas novas estratégias terapêuticas de ação viral direta em futuro próximo.

Considerações práticas

Para fins de prevenção, na vigência de risco epidemiológico, além do controle de criadouros de vetores e uso de repelentes, a gestante deve se proteger da transmissão sexual do ZIKV com o uso de preservativos durante toda a gestação.

Outras arboviroses

Além das arboviroses já apresentadas, há pelo menos mais cinco arbovírus que causam doenças em humanos e que têm circulado recentemente no Brasil. Deve-se pensar nessas arboviroses como diagnóstico diferencial em caso de doença febril aguda e de meningoencefalite sem diagnóstico definido.

O *vírus da encefalite de Saint Louis* (SLEV) é um flavivírus transmitido de aves para humanos por mosquitos *Culex* spp. Causa casos esporádicos e surtos de doença febril aguda e meningoencefalite, já descritos em São José do Rio Preto (SP) e no estado do Mato Grosso. Os sintomas mais comuns são febre, cefaleia, mialgia e exantema, sendo muitas vezes confundida com dengue. Há casos fatais descritos em idosos. As provas sorológicas para dengue podem apresentar reatividade cruzada. O diagnóstico é realizado por RT-PCR de amostras de liquor e de sangue.

O *vírus Rocio* (ROCV) é um flavivírus neurotrópico aparentemente transmitido acidentalmente de aves selvagens para humanos por mosquitos *Aedes* spp. e *Psorophora* spp. Causou surto de encefalite no Vale do Ribeira (SP) de 1973 a 1980, com 10% de letalidade. Há indícios de que o vírus mantenha circulação no país, com casos esporádicos de infecção assintomática detectados por inquéritos sorológicos. Pode causar desde infecção assintomática até encefalite aguda. Após um período de incubação de 7 a 14 dias, os indivíduos infectados apresentam febre, cefaleia, anorexia, náuseas, vômitos, mialgia e mal-estar. Posteriormente podem evoluir com encefalite, manifesta por confusão mental, sinais motores focais, síndrome cerebelar, sinais de irritação meníngea e convulsões. Outros sintomas incluem bexiga neurogênica e distensão abdominal. Após a doença aguda o paciente pode manter sequelas neurológicas como deficiências cognitivas, visuais, auditivas, olfatórias, ataxia, disfagia, bexiga neurogênica. Há possibilidade de que ainda cause surtos de encefalite grave. O diagnóstico deve ser feito por método molecular (RT-PCR) ou sorológico.

O *vírus oeste do Nilo* (WNV) é um flavivírus neurotrópico transmitido de aves migratórias para os humanos por mosquitos *Culex* spp. Foi detectado no Brasil na última década, causando inicialmente infecções em cavalos. O primeiro caso humano de meningoencefalite associada ao vírus no Brasil foi relatado no estado do Piauí em 2014. A maioria das infecções evolui de forma assintomática (80%). Após incubação de 2 a 14 dias, pode evoluir com a *febre do Nilo Ocidental*, caracterizada por febre, cefaleia, mialgia e dorsalgia. Pode também estar associada a exantema de tronco e membros (20 a 50%), dor ocular, sintomas gastrintestinais e, ocasionalmente, linfadenopatia generalizada. Em menos de 1% dos casos a infecção pode resultar em meningite, encefalite, paralisia flácida ou quadros neurológicos mistos. Outras complicações são rabdomiólise, miocardite, orquite e hepatite. Laboratorialmente pode-se evidenciar leucopenia e linfopenia, discretas alterações de transaminases, acentuada elevação da ferritina. Ao eletroencefalograma há focos difusos e bilaterais de ondas lentas, diferentes dos focos assimétricos (unilaterais) em lobo temporal da encefalite por herpes simples tipo 1. O diagnóstico pode ser molecular (RT-PCR) no soro ou no liquor, ou sorológico por ELISA (IgM).

O *vírus Mayaro* (MAYV) é um alfavírus transmitido de macacos para humanos por mosquitos *Haemagogus* spp., que tem ciclo de manutenção semelhante ao da febre amarela silvestre. Em estudos experimentais, demonstrou capacidade de infectar o mosquito *Aedes aegypti*. Endêmico na região amazônica, causa casos esporádicos ou surtos de doença febril aguda, com duração de 3 a 7 dias. Os sintomas mais comuns são febre, artralgia, exantema cutâneo, cefaleia, dor retro-orbitária, calafrios, mialgia e manifestações gastrintestinais. O exantema é maculopapular e evolui com descamação. A artralgia é simétrica, intensa e pode ser incapacitante. Acomete principalmente punhos, tornozelos e pequenas articulações das mãos e dos pés. Pode persistir por meses após a infecção. O diagnóstico pode ser molecular (RT-PCR) nos primeiros 7 dias de infecção, ou sorológico principalmente por ELISA e inibição da hemaglutinação (IgM e IgG).

O *vírus Oropouche* é um arbovírus RNA da família Bunyaviridae transmitido acidentalmente de preguiças, marsupiais, primatas e aves para os humanos pelos mosquitos *Aedes serratus* e *Culex quinquefasciatus*. O vírus também se adaptou ao ciclo urbano, com transmissão de homem para homem, utilizando como vetor o mosquito *Culicoides paraenses*. Desde seu isolamento no Brasil na década de 1960, tem causado surtos epidêmicos nos estados do Pará, Acre, Amapá, Amazonas, Maranhão, Tocantins e Rondônia. Após período de incubação de 3 a 12 dias manifesta-se por início súbito de febre alta, dor de cabeça, mialgia, artralgia e vômitos, associados ou não a exantema cutâneo e conjuntivite não purulenta. Em alguns pacientes, pode causar meningite asséptica. O diagnóstico é realizado por técnicas de virologia clássica e molecular (isolamento viral, RT-PCR) e por ensaios sorológicos (inibição da hemaglutinação, ELISA).

Considerações práticas

A suposição de que toda meningoencefalite aguda com pleocitose linfomononuclear no liquor tenha etiologia herpética, a ausência de terapias específicas contra a maioria dos vírus e a falta de métodos diagnósticos etiológicos na maioria dos hospitais fazem com que não sejam reconhecidos os agentes etiológicos envolvidos nas infecções do sistema nervoso central. Isso faz com que casos de encefalites por arbovírus possam ocorrer sem o reconhecimento clínico da doença e, portanto, sem a investigação necessária para o diagnóstico etiológico. A Tabela 4.1 relaciona as características clínicas das arboviroses mais comuns.

Tabela 4.1 Características clínicas das arboviroses mais comuns.

Característica	Dengue	Febre chikungunya	Febre Zika
Febre	++++	++++	+
Cefaleia	+++	++	++
Dor retro-orbitária	++++	+	++
Exantema	+	++	++++
Prurido	+	++	++++
Conjuntivite	+	+	++++
Artralgia	++	++++	+
Mialgia	+++	++	+
Sangramentos	++	–	
Edema de membros inferiores	–	+	+
Linfadenopatia	+	++	+
Leucopenia	+	–	+
Linfopenia	–	+	+
Plaquetopenia	+++	+	–
Arritmias cardíacas	–	+	+
Complicações neurológicas	–	+	++

Bibliografia

Brasil. Ministério da Saúde. Secretaria de Atenção à Saúde. Febre amarela: guia para profissionais de saúde. Brasília: Ministério da Saúde; 2018. 67 p. Disponível em: http://portalarquivos2.saude.gov.br/images/pdf/2018/janeiro/18/Guia-febre-amarela-2018.pdf. Acesso em 10 fev. 2021.

Brasil. Ministério da Saúde. Secretaria de Vigilância em Saúde. Departamento de Vigilância das Doenças Transmissíveis. Dengue: diagnóstico e manejo clínico – adulto e criança. Brasília: Ministério da Saúde; 2016. 60 p.

Brasil. Ministério da Saúde. Secretaria de Vigilância em Saúde. Departamento de Vigilância das Doenças Transmissíveis. Febre Chikungunya: manejo clínico. Brasília: Ministério da Saúde, Secretaria de Vigilância em Saúde, Secretaria de Atenção Básica; 2015. Disponível em: <http://portalarquivos2.saude.gov.br/images/pdf/2015/fevereiro/19/febre-de-chikungunya-manejo-clinico.pdf>. Acesso em 10 fev. 2021.

Brasil. Ministério da Saúde. Secretaria de Vigilância em Saúde. Departamento de Vigilância das Doenças Transmissíveis. Monitoramento do período sazonal da febre amarela Brasil – 2017/2018. Informe nº 23, 2017/2018. CGDT/DEVIT/SVS/MS. Brasília: Ministério da Saúde; 2018. 15 p. Disponível em: <http://portalarquivos2.saude.gov.br/images/pdf/2018/abril/26/Informe-FA-23-25ªbr18.pdf>. Acesso em 10 fev. 2021.

Brasil. Ministério da Saúde. Secretaria de Vigilância em Saúde. Monitoramento dos casos de dengue, febre de Chikungunya e doença aguda pelo vírus Zika até a Semana Epidemiológica 11 de 2018. Boletim Epidemiológico. 2018; 49(7). Disponível em: <http://portalarquivos2.saude.gov.br/images/pdf/2018/abril/19/BE-2018-13-SE-11-Publicacao.pdf>. Acesso em 10 fev. 2021.

Brasil P *et al*. Zika virus infection in pregnant women in Rio de Janeiro – preliminary report. N Engl J Med. 2016; 375(24):2321-34. Disponível em: <http://www.ncbi.nlm.nih.gov/pubmed/26943629>. Acesso em 10 fev. 2021.

Diamond MS. Evasion of innate and adaptive immunity by flaviviruses. Immunol Cell Biol. 2003; 81(3):196-206. Disponível em: <https://www.ncbi.nlm.nih.gov/pubmed/12752684>. Acesso em 10 fev. 2021.

Figueiredo LTM. The recent arbovirus disease epidemic in Brazil. Rev Soc Bras Med Trop. 2015; 48(3):233-4. Disponível em: <https://www.ncbi.nlm.nih.gov/pubmed/26107998>. Acesso em 10 fev. 2021.

Figueiredo MLG, Figueiredo LTM. Review on infections of the central nervous system by St. Louis encephalitis, Rocio and West Nile flaviviruses in Brazil, 2004-2014. Advances in Microbiology. 2014; 4. Disponível em: <http://file.scirp.org/pdf/AiM_2014102111533870.pdf>. Acesso em 10 fev. 2021.

Grupo Técnico Arboviroses, Subgrupo Arboviroses do Grupo Técnico de Vigilância em Saúde, SES-SP. Diretrizes para prevenção e controle das arboviroses urbanas ESP. São Paulo: Secretaria de Estado da Saúde de São Paulo; 2017. Disponível em: <http://www.saude.sp.gov.br/resources/cve-centro-de-vigilancia-epidemiologica/publicacoes/diretrizes2017_arboviroses_esp.pdf>. Acesso em 10 fev. 2021.

Kleinschmidt-Demasters BK, Beckham JD. West Nile virus encephalitis 16 years later. Brain Pathol Sep. 2015; 25(5):625-33. Disponível em: <https://www.ncbi.nlm.nih.gov/pubmed/26276026>. Acesso em 10 fev. 2021.

Lopes N, Nozawa C. Características gerais e epidemiologia dos arbovírus emergentes no Brasil [General features and epidemiology of emerging arboviruses in Brazil]. Rev Pan-Amaz Saúde. 2014; 5(3):55-64. Disponível em: < http://scielo.iec.pa.gov.br/pdf/rpas/v5n3/v5n3a07.pdf>. Acesso em 10 fev. 2021.

Monath TP, Barret AD. Pathogenesis and pathophysiology of yellow fever. Adv Virus Res. 2003; 60:343-95. Disponível em: <https://www.ncbi.nlm.nih.gov/pubmed/14689698>. Acesso em 10 fev. 2021.

Monath TP, Vasconcelos PF. Yellow fever. J Clin Virol. 2015; 64:160-73. Disponível em: <https://www.ncbi.nlm.nih.gov/pubmed/25453327>. Acesso em 10 fev. 2021.

Mondini A *et al*. Saint Louis encephalitis virus, Brazil. Emerg Infect Dis. 2007; 13(1):176-8. Disponível em: <https://www.ncbi.nlm.nih.gov/pubmed/17370543>. Acesso em 10 fev. 2021.

Nayak S *et al*. Pathogenesis and molecular mechanisms of Zika Virus. Semin Reprod Med. 2016; 34(5):266-72. Disponível em: <https://www.ncbi.nlm.nih.gov/pubmed/27612156>. Acesso em 10 fev. 2021.

Rajapakse S, Rodrigo C, Rajapakse A. Atypical manifestations of chikungunya infection. Trans R Soc Trop Med Hyg. 2010; 104(2):89-96. Disponível em: <https://www.ncbi.nlm.nih.gov/pubmed/19716149>. Acesso em 10 fev. 2021.

Travassos da Rosa JF *et al*. Oropouche virus: clinical, epidemiological, and molecular aspects of a neglected Orthobunyavirus. Am J Trop Med Hyg. 2017; 96(5):1019-30. Disponível em: <https://www.ncbi.nlm.nih.gov/pubmed/28167595>. Acesso em 10 fev. 2021.

Vu DM, Jungkind D, Labeaud AD. Chikungunya virus. Clin Lab Med. 2017; 37(2):371-82. Disponível em: <https://www.ncbi.nlm.nih.gov/pubmed/28457355>. Acesso em 10 fev. 2021.

Weaver SC, Reisen WK. Present and future arboviral threats. Antiviral Res. 2010; 85(2):328-45. Disponível em: <https://www.ncbi.nlm.nih.gov/pubmed/19857523>. Acesso em 10 fev. 2021.

5 Arritmia Supraventricular: Fibrilação Atrial

Ana Candida Verzola de Castro

INTRODUÇÃO

A fibrilação atrial (FA) é a taquiarritmia supraventricular sustentada mais frequente na prática clínica e sua prevalência na população geral foi estimada entre 0,5 e 1%. Provavelmente esses números encontram-se subestimados, uma vez que em muitos casos é assintomática (10 a 25%). Sua incidência aumenta com a idade, ao redor de 10% nos indivíduos com 80 anos ou mais.

Apesar da maior predisposição no sexo masculino (1,2:1), as mulheres representam maior massa de pacientes devido à maior sobrevida. Os fenômenos tromboembólicos e a mortalidade na FA são mais suscetíveis no sexo feminino.

ETIOLOGIA

Na atualidade aceita-se a teoria do remodelamento elétrico e histológico dos átrios, caracterizado pela redução da refratariedade celular (aumento do tônus simpático ou parassimpático e/ou condução lenta do impulso elétrico por lesões no tecido atrial ou deficiência de conexinas) e aumento da massa atrial.

Esse remodelamento surge em decorrência de efeitos cardíacos de doenças sistêmicas (diabetes, doença pulmonar obstrutiva crônica [DPOC], apneia do sono, obesidade e idade). As principais causas de FA são apresentadas na Tabela 5.1.

CLASSIFICAÇÃO E DIAGNÓSTICO

A FA classifica-se em:

- Paroxística: aquela que é revertida espontaneamente ou com intervenção médica em até 7 dias do seu início
- Persistente: episódios com duração superior a 7 dias; normalmente ocorre em função do não tratamento da paroxística
- Persistente de longa duração: casos de FA com duração superior a 1 ano
- Permanente (crônica): ocorre nos casos em que a tentativa de reversão ao ritmo sinusal não será mais utilizada.

A FA não valvar define-se por FA na ausência de estenose mitral reumática, valvas mecânica ou biológica ou plastia mitral prévia.

O diagnóstico da FA caracteriza-se por irregularidades no pulso arterial e por variações na intensidade das bulhas com diferentes durações dos ciclos cardíacos.

O eletrocardiograma revela ausência de ondas P, presença de ondulações irregulares da linha de base (ondas f com frequência acima de 400 bpm), intervalos R-R irregulares com complexos QRS estreitos ou alargados e alterações da repolarização ventricular. A Figura 5.1 apresenta eletrocardiograma de um paciente com FA.

COMPLICAÇÕES

A complicação mais temida da FA é o tromboembolismo periférico. A FA é a causa mais comum de acidente vascular cerebral (AVC) isquêmico de origem cardíaca, sendo responsável por 20% dos casos.

Tabela 5.1 Principais causas de fibrilação atrial.

Causas cardíacas	Causas extracardíacas
Valvopatia mitral	Consumo de álcool
Hipertensão arterial	Dispepsias (refluxo gastresofágico)
Disfunção sinusal	Envelhecimento (apoptose)
Cardiopatias congênitas (CIA)	Idiopática
Insuficiência cardíaca	Tireotoxicose
Miocardiopatia	Prática de esportes
Miocardites	Raiva, ódio
Pós-operatório de cirurgia cardíaca	Corticosteroides
Síndrome de Wolff-Parkinson-White	Neoplasias (tratamento)
Indivíduos com marca-passo VVI	Drogas ilícitas
Pericardites	Apneia do sono
	Obesidade
	Diabetes melito
	Infecções sistêmicas

CIA: comunicação interatrial.

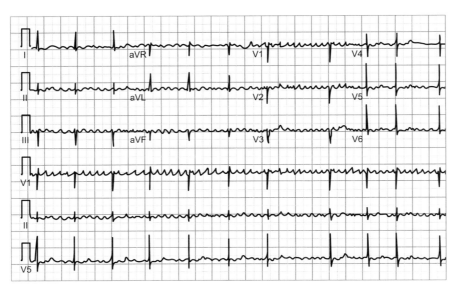

Figura 5.1 Eletrocardiograma de paciente com fibrilação atrial.

A insuficiência cardíaca (IC) é outra complicação. É causada pela rápida frequência cardíaca (FC) (taquicardiomiopatia) e pela ausência de contração atrial.

TRATAMENTO

O tratamento é voltado à prevenção das complicações relacionadas à FA e à melhora dos sintomas. A Tabela 5.2 facilita a escolha da estratégia a ser adotada: controle da FC ou controle do ritmo cardíaco.

Nos últimos anos, foram publicados diversos ensaios clínicos randomizados que compararam as duas estratégias. Entre eles, os estudos AFFIRM (*Atrial Fibrillation Follow-up Investigation of Rhythm Management*), RACE (*Rate Control versus Electrical Cardioversion of Persistent Atrial Fibrillation*) e AF-CHF (*Atrial Fibrillation and Cardiac Heart Failure*).

Conclui-se que a escolha deve ser individualizada, avaliando-se o tempo de permanência da FA, a intensidade dos sintomas e a probabilidade de sucesso na manutenção do ritmo sinusal.

Medicamentos utilizados para controle da frequência cardíaca

O objetivo é manter a FC média em torno de 80 bpm. O controle mais leniente da FC < 110 bpm pode ser adotado em pacientes assintomáticos e com função sistólica ventricular esquerda preservada.

O controle da resposta ventricular pode ser realizado com a administração de bloqueadores do canal de cálcio (BCC) não di-hidropiridínicos (diltiazem ou verapamil), betabloqueadores, digitálicos (especialmente nos casos de IC associada) e alguns antiarrítmicos (amiodarona e sotalol).

Para a escolha deve-se considerar o grau de sintomas, o estado hemodinâmico, a função ventricular e os fatores precipitantes.

Deve-se lembrar que não devemos utilizar, nos casos de FA com pré-excitação ventricular, as medicações que agem apenas no nó atrioventricular (NAV) (betabloqueadores, BCC não di-hidropiridínicos e digitálicos).

Os betabloqueadores têm como ação o bloqueio do tônus adrenérgico pela inibição competitiva da ligação catecolaminas-receptores beta. Reduzem o declive da despolarização espontânea das células do NAV e nó sinoatrial (NSA), e aumentam a refratariedade do sistema His-Purkinje.

Os medicamentos para controle da FC são:

- Betabloqueadores
  - Seletivos β1: atenolol, metropolol, bisoprolol e esmolol
  - Não seletivos β1: propranolol e nadolol
  - Não seletivos com efeito no bloqueio alfa-adrenérgico: carvedilol e labetalol
- Bloqueadores dos canais de cálcio não di-hidropiridínicos (verapamil e diltiazem): bloqueiam os canais de cálcio do tipo L, principalmente no NAV. Não devem ser utilizados na disfunção ventricular

- Digoxina/deslanosídio C: especialmente úteis quando há disfunção ventricular esquerda. Deve-se considerar o risco de toxicidade especialmente nos indivíduos idosos e com doença renal crônica
- Antiarrítmicos classe III: agem no prolongamento da duração do potencial de ação da célula, predominantemente pelo aumento do período refratário. São medicações mais utilizadas na reversão do ritmo e na sua manutenção; são utilizadas somente em pacientes com contraindicações às medicações anteriormente citadas ou quando há necessidade de associações para o controle da FC.

Medicamentos utilizados em reversão e manutenção do ritmo sinusal

Cardioversão farmacológica. No Brasil, estão disponíveis a propafenona por via oral e a amiodarona por via oral (VO) ou intravenosa (IV) (preferida). A propafenona é o agente de escolha na dose de 600 mg (VO) (P > 70 kg) ou 450 mg (P < 70 kg). É segura em pacientes com coração estruturalmente normal, sendo evitada nas cardiopatias estruturais porque tem risco de induzir arritmias ventriculares. A amiodarona é bastante efetiva na reversão e manutenção. Deve-se considerar o risco pró-arrítmico e seus efeitos colaterais, sendo reservada para pacientes com IC. O sotalol não apresenta resultados na reversão aguda da arritmia, mas é útil na prevenção de recorrências. Não deve ser utilizado em pacientes com IC.

Manutenção do ritmo. Estão disponíveis propafenona, amiodarona, sotalol, dofetilida, flecainida, dronedarona. Os três primeiros são mais utilizados pela disponibilidade no Brasil.

Os principais medicamentos e a posologia utilizada em pacientes com FA são apresentados na Tabela 5.3. Os efeitos adversos mais comuns podem ser vistos na Tabela 5.4, e os antiarrítmicos usados no manejo clínico da FA estão na Tabela 5.5.

Tabela 5.3 Principais medicamentos e posologia para pacientes portadores de fibrilação atrial.

Fármaco	Via	Dose de ataque (mg)	Dose de manutenção (mg/dia)	Intervalo entre as doses (h)
Amiodarona	VO	800 a 1.600/dia durante 15 dias	200 a 400	24
	IV	150 a 1.200	100 a 300	24
Propafenona	VO	450 a 600	450 a 900	12
	IV	150	2 mg/min	8
Sotalol	VO	–	160 a 480	12

IV: via intravenosa; VO: via oral.

Tabela 5.4 Efeitos adversos mais comuns.

Medicamento	Efeito adverso
Propafenona	Depressão moderada da contratilidade miocárdica; gosto metálico, visão borrada, náuseas, constipação intestinal, tontura; agranulocitose
Betabloqueadores	Bradicardia, broncospasmo, erupção cutânea, fadiga, depressão mental, pesadelos
Amiodarona	Pneumonite (1 a 23%); neuropatia periférica, tremor, insônia e ataxia; fotossensibilização (90%); hipo e hipertireoidismo (1 a 14%); depósitos na córnea com repercussões visuais (3 a 13%); insuficiência cardíaca, bradicardia; intolerância digestiva, hepatite medicamentosa; coloração azulada da pele; exacerbação de asma brônquica; alterações no metabolismo dos glicídios e triglicerídeos; epididimite; disfunção renal
Sotalol	*Torsade de pointes* (2,4%); bradicardia, fadiga, astenia, dispneia, tontura (2 a 4%)

Tabela 5.2 Fatores facilitadores na escolha da estratégia adotada no tratamento da fibrilação.

A favor do controle da frequência	A favor do controle do ritmo
FA persistente de longa duração	FA paroxística
FA recorrente	FA inicial (1º episódio)
Pouco sintomática	Muito sintomática
65 a 75 anos	< 65 anos
Sem evolução para ICC	Evoluindo com ICC
Insucesso prévio com antiarrítmicos	Sem uso prévio de antiarrítmicos
Preferência do paciente	Preferência do paciente

FA: fibrilação atrial; ICC: insuficiência cardíaca congestiva.

Tabela 5.5 Antiarrítmicos usados no manejo clínico da fibrilação atrial (FA).

Recomendações	Classe	Nível de evidência
Antes do início de antiarrítmicos, as potenciais causas reversíveis devem ser descartadas e medidas não farmacológicas, instituídas	I	B
Propafenona,* sotalol* e amiodarona** são fármacos que podem ser utilizados para evitar a recorrência da FA	I	B
Betabloqueadores e bloqueadores de canais de cálcio (diltiazem e verapamil) são utilizados para o controle da resposta ventricular	I	B
Digoxina pode ser associada a betabloqueadores ou bloqueadores de canais de cálcio para melhor controle da resposta ventricular	IIa	B
Amiodarona pode ser utilizada no controle da resposta ventricular em uso de anticoagulantes	IIb	B
Uso de digoxina, verapamil, diltiazem ou betabloqueadores na presença de pré-excitação ventricular e FA	III	B
Propafenona para controle do ritmo em pacientes com disfunção do ventrículo esquerdo	III	B

*Usados preferencialmente na ausência de cardiopatia estrutural. **Usados preferencialmente na disfunção ventricular. (Adaptada de Magalhães *et al.*, 2016.)

Prevenção de fenômenos tromboembólicos

O escore CHA_2DS_2VASc é o mais frequentemente empregado devido ao seu valor preditivo elevado no risco tromboembólico em relação aos esquemas preexistentes, além de identificar pacientes de baixo risco. Assim, quando esse escore é zero, o risco de AVC é praticamente nulo. A anticoagulação estaria indicada quando o escore for ≥ 1 ponto, de acordo com as diretrizes europeias e brasileiras. A Tabela 5.6 mostra o escore CHA_2DS_2VASc, e a Tabela 5.7, os eventos AVC/ano. A Tabela 5.8 mostra as recomendações para prevenção de fenômenos tromboembólicos da FA não valvar.

Quando o anticoagulante oral for indicado, deve-se também aplicar o escore de risco para hemorragia, e o mais empregado é o HAS-BLED pela simplicidade e porque melhora o valor preditivo (Tabela 5.9). O escore não contraindica o tratamento, mas orienta a necessidade de cuidados. A anticoagulação preventiva é a principal maneira de tratar os pacientes de risco para tromboembolismo. A varfarina, em doses ajustadas, se mostrou altamente eficaz para esse propósito, causando redução de 64% do risco de tromboembolismo nos pacientes adequadamente tratados quando comparados ao grupo placebo. Além da varfarina, surgiu uma nova classe de fármacos anticoagulantes (NACO): dabigatrana (inibidor direto da trombina – doses de 110 ou 150 mg, 2× ao dia), rivaroxabana (15 ou 20 mg/dia), apixabana (2,5 a 5,0 mg, 2× ao dia), sendo os dois últimos bloqueadores do fator Xa.

Com base nos resultados dos estudos RE-LY, ROCKET-AF, ARISTÓTLE e ENGAGE-AF, os NACO são uma realidade, com aprovação em várias diretrizes internacionais.

Os NACO demonstraram redução significativa da taxa de AVC hemorrágico, hemorragia intracraniana e redução, ou no mínimo não inferioridade, nas taxas de AVC isquêmico, comparados às varfarinas (dabigatrana e apixabana) e não inferioridade com a rivaroxabana. A Tabela 5.10 mostra as comparações indiretas entre os NACO.

Tabela 5.6 Escore de CHA_2DS_2VASc utilizado para avaliação de risco para fenômenos tromboembólicos em pacientes portadores de fibrilação atrial não valvar.

CHA_2DS_2VASc	Pontuação
Congestive heart failure/ventricular dysfunction (ICC/disfunção ventricular esquerda ou fração de ejeção < 40%)	1
Hypertension (hipertensão em tratamento ou PA ≥ 140 × 90 mmHg)	1
Age ≥ 75 years (idade ≥ 75 anos)	2
Diabetes melito	1
Stroke/transient ischaemic attack (histórico de AVC)	2
Vascular disease (prior myocardial infarction, peripheral artery disease or aortic plaque) – doença vascular (infarto do miocárdio prévio, doença arterial periférica ou placa aórtica)	1
Age 65 a 74 years (65 a 74 anos de idade)	1
Sex category (female gender) – sexo feminino	1

ICC: insuficiência cardíaca congestiva; PA: pressão arterial; AVC: acidente vascular cerebral.

Tabela 5.7 Taxa ajustada de eventos por ano de acordo com o escore.

Escore	Taxa ajustada de AVC (%/ano)
0	0,0
1	1,3
2	2,2
3	3,2
4	4,0
5	6,7
6	9,8
7	9,6
8	6,7
9	15,2

AVC: acidente vascular cerebral.

Tabela 5.8 Recomendações para prevenção de fenômenos tromboembólicos da fibrilação atrial não valvar.

Recomendações	Classe	Nível de evidência
O escore CHA_2DS_2VASc deve ser empregado em todos os pacientes	I	B
Pacientes de baixo risco, com CHA_2DS_2VASc igual a zero, não têm indicação de terapia antitrombótica	I	B
Em pacientes com escore CHA_2DS_2VASc igual a 1, a terapia antitrombótica pode ser instituída levando-se em consideração o risco de sangramento e as preferências do paciente	IIa	C
Pacientes com escore CHA_2DS_2VASc ≥ 2 têm indicação de terapia antitrombótica	I	A

Tabela 5.9 Variáveis clínicas empregadas para identificação de pacientes com risco de hemorragia pelos anticoagulantes orais incluídos no escore HAS-BLED.

Risco HAS-BLED	Pontuação
Hypertension (hipertensão não controlada PAS > 160 mmHg)	1
Abnormalities of renal or liver function (1 ponto cada): alteração da função renal (cr > 2,3; TX renal ou diálise) ou hepática (TGP > 3× o normal; Br 2× o valor normal; albumina < 3,6 ou cirrose)	1
Stroke (AVC)	1
Bleeding (sangramento prévio ou anemia)	1
Labile INR (labilidade de RNI)	1
Elderly (age > 65 years) (idade avançada)	1
Drugs or alcohol (1 ponto cada) (uso de drogas ilícitas, antiagregantes plaquetários ou AINE, ou álcool > 8 doses/semana)	1 ou 2

AVC: acidente vascular cerebral; RNI: razão normalizada internacional; PAS: pressão arterial sistólica; AINE: anti-inflamatório não esteroide; cr: creatinina sérica; TX: transplante; TGP: transaminase glutamicopirúvica; Br: bilirrubina.

Capítulo 5 Arritmia Supraventricular: Fibrilação Atrial

Tabela 5.10 Novos anticoagulantes orais comparados à varfarina e entre si (comparação direta).

Medicações	Eficácia	AVCI	AVCH	Sangramento	Dispepsia	Dose	TTR médio (%)
Dabigatrana 110 mg	Não inferior	Similar	Redução	Redução	Sim	2 vezes/dia	67
Dabigatrana 150 mg	Superior (ITT)	Redução	Redução	Similar	Sim	2 vezes/dia	67
Rivaroxabana	Não inferior (ITT) Superior (PP)	Similar	Redução	Similar	Não	1 vez/dia	58
Apixabana	Superior AVC e Embolia (ITT)	Similar	Redução	Redução	Não	2 vezes/dia	62,2

AVCI: acidente vascular cerebral isquêmico; AVCH: acidente vascular cerebral hemorrágico; ITT: intenção de tratar; PP: análise pelo protocolo; TTR: tempo na faixa terapêutica.

Orientações aos pacientes em uso dos anticoagulantes

Os pacientes em uso de antagonistas da vitamina K necessitam de controles laboratoriais periódicos, devendo ser realizados reajustes da dose de acordo com o valor da razão normalizada internacional (RNI). O padrão é oscilar entre 2,0 e 3,0 pelo menos mensalmente ou mais precocemente se houver oscilação da RNI ou introdução de medicações.

Os pacientes em uso dos novos anticoagulantes orais devem ter sua função renal avaliada. A dose habitual da rivaroxabana é de 20 mg/dia, dabigatrana 150 mg 2 × dia, apixabana 5 mg 2 × dia. Nos casos de *clearance* de creatinina entre 30 e 50 mℓ/min, a dose de rivaroxabana será de 15 mg 1 × dia e da dabigatrana de 110 mg 2 × dia. Para a redução da dose de apixabana para 2,5 mg 2 × dia, é preciso que haja 2 dos 3 critérios a seguir: idade ≥ 80 anos, peso ≤ 60 kg ou creatinina sérica ≥ 1,5 mg/dℓ.

Não estão indicadas a rivaroxabana e a dabigatrana quando o *clearance* de creatinina for ≤ 30 mℓ/min.

Uso dos novos anticoagulantes em situações especiais

Anticoagulação na cardioversão. Com base nas evidências mais recentes das Sociedades de Cardiologia Europeia, Americana e Brasileira, há condutas que direcionam o melhor tratamento para os pacientes com FA não valvar (Tabelas 5.11 e 5.12).

FA valvar. Portadores de valva protética mecânica ou estenose mitral significativa foram excluídos dos principais estudos com os NACO em FA. Alguns estudos com os NACO incluíram pacientes com FA e próteses biológicas, mas até o momento não há análise publicada desse subgrupo.

TRATAMENTO INTERVENCIONISTA

Oclusão do apêndice atrial esquerdo

Atualmente, as diretrizes da European Society of Cardiology (ESC) consideram como recomendação Classe IIb o implante de dispositivos oclusores do apêndice atrial esquerdo (AAE) em pacientes com FA com alto risco de AVC, os quais apresentam contraindicações para o uso prolongado de anticoagulantes orais (ACG). Essa recomendação é baseada nos consensos de especialistas, uma vez que não há dados de estudos controlados.

Considera-se que os pacientes candidatos à oclusão do AAE são aqueles com isquemia recorrente, AVC em vigência de anticoagulante, AVC hemorrágico com ACG oral, sangramento gastrintestinal recorrente, comorbidades específicas associadas a risco aumentado de sangramento, coagulopatias e intolerância aos NACO.

Ablação da fibrilação atrial

O resumo das principais indicações para a ablação da FA é apresentado na Tabela 5.13.

Tabela 5.11 Recomendações para a prevenção de eventos tromboembólicos em pacientes com FA ou *flutter* atrial para CVQ ou CVE (AHA/ACC/HRS, 2014).

Recomendações	Classe	Nível
FA ou *flutter* atrial com duração > 48 h ou desconhecida, anticoagulação com varfarina por, no mínimo, 3 semanas antes e 4 semanas após cardioversão	I	B
FA ou *flutter* atrial com duração > 48 h ou desconhecida que necessitem de cardioversão imediata. Iniciar anticoagulação o mais brevemente possível e manter por, no mínimo, 4 semanas pós-cardioversão	I	C
FA ou *flutter* atrial com duração < 48 h e alto risco para eventos tromboembólicos. Administrar heparina IV, ou heparina de baixo peso molecular, ou inibidor de fator Xa ou trombina antes ou logo após a cardioversão, seguida de anticoagulação a longo prazo	I	C
Após a cardioversão, o tempo de anticoagulação deverá ser determinado de acordo com o escore de risco	I	C
Para FA ou *flutter* atrial com duração > 48 h ou desconhecida, é indicada a realização de ecocardiograma transesofágico para pesquisa de trombos. A anticoagulação deve ser iniciada antes do ecocardiograma e mantida por, no mínimo, 4 semanas	IIa	B
FA ou *flutter* atrial com duração > 48 h ou desconhecida. A anticoagulação com dabigatrana, rivaroxabana ou apixabana é indicada por ≥ 3 semanas antes e 4 semanas após a cardioversão	IIa	C
No caso de FA ou *flutter* atrial com duração < 48 h, pode-se considerar o uso de heparina IV, heparina de baixo peso molecular ou NACO, ou mesmo não usar anticoagulante para a cardioversão	IIb	C

FA: fibrilação atrial; CVQ: cardioversão química; CVE: cardioversão elétrica; AHA: American Heart Association; ACC: American College of Cardiology; HRS: Heart Rhythm Society; IV: intravenosa; NACO: novos anticoagulantes orais.

Tabela 5.12 Recomendações para a prevenção dos eventos tromboembólicos em pacientes com FA ou *flutter* atrial para CVQ OU CVE (ESC, 2012).

Recomendações	Classe	Nível
Para pacientes com FA ≥ 48 h de duração ou quando a duração da FA for desconhecida, terapia com ACO (varfarina com RNI 2 a 3 ou dabigatrana) é recomendada por ≥ 3 semanas antes e por ≥ 4 semanas após a cardioversão, independentemente do método (elétrica ou química)	I	B
Em pacientes com fatores de risco para AVC ou FA recorrente, terapia com ACO (varfarina com RNI 2 a 3 ou novos ACO) deve ser continuada por toda a vida, independentemente da manutenção aparente do ritmo sinusal após cardioversão)	I	B

FA: fibrilação atrial; ACO: anticoagulante oral; AVC: acidente vascular cerebral; RNI: razão normalizada internacional; CVQ: cardioversão química; CVE: cardioversão elétrica; ESC: European Society of Cardiology.

Tabela 5.13 Recomendações para ablação por cateter da fibrilação atrial para manutenção do ritmo sinusal.

Recomendações	Classe	Nível evidência
Pacientes sintomáticos com FA paroxísticas refratárias ou intolerantes a pelo menos um fármaco AA das classes I ou III, quando a estratégia de controle do ritmo for desejada	I	A
Pacientes sintomáticos selecionados com FA persistente refratária ou intolerantes a pelo menos um fármaco AA das classes I ou III	IIa	A
Pacientes com FA paroxística sintomática recorrente como primeira terapia (antes de medicações AA), sendo esta opção do paciente	IIa	B
Pacientes sintomáticos com FA persistente de longa duração (> 12 meses) quando refratária ou intolerantes a pelo menos um fármaco AA das classes I ou III e quando a estratégia de controle do ritmo for desejada	IIb	B
Como primeira terapia (antes de medicações AA classe I ou III) em pacientes com FA persistente quando a estratégia de controle do ritmo for desejada	IIb	C
Pacientes que não podem ser tratados com anticoagulante durante e após o procedimento	III	C

FA: fibrilação atrial; AA: antiarrítmicos. Adaptada de Magalhães *et al.*, 2016.

Bibliografia

Healey JS, Baranchuk A, Crystal E *et al*. Prevention of atrial fibrillation with angiotensinconverting enzyme inhibitors and angiotensin receptor blockers: a meta-analysis. J Am Coll Cardiol. 2005; 45:1832-9.

January CT, Wann LS, Alpert JS *et al*. 2014 AHA/ACC/HRS Guideline For The Management of Patients with Atrial Fibrillation: A Report of the American College of Cardiology/American Heart Association Task Force on Practice Guidelines and the Heart Rhythm Society. J Am Coll Cardiol. 2014; 64:e1-76.

January CT, Wann LS, Calkins H. 2019 AHA/ACC/HRS Focused Update of the 2014 AHA/ACC/HRS Guideline for the Management of Patients With Atrial Fibrillation: A Report of the American College of Cardiology/American Heart Association Task Force on Clinical Practice Guidelines and the Heart Rhythm Society in Collaboration With the Society of Thoracic Surgeons. Circulation. 2019; 140(2).

Kistler PM, Sanders P, Fynn SP *et al*. Electrophysiologic and electroanatomic changes in the human atrium associated with age. J Am Coll Cardiol. 2004; 44:109-16.

Magalhães LP, Figueiredo MJO, Cintra FD *et al*. II Diretrizes Brasileiras de Fibrilação Atrial. Arq Bras Cardiol. 2016; 106(4Supl.2):1-22.

Olesen JB, Torp-Pedersen C, Hansen ML *et al*. The value of the CHA2DS2-VASc score for refining stroke risk stratification in patients with atrial fibrillation with a CHADS2 score 0-1: a nationwide cohort study. Thromb Haemost. 2012; 107:1172-9.

Zhao D, Wang ZM, Wang LS. Prevention of atrial fibrillation with renin-angiotensin system inhibitors on essential hypertensive patients: a metaanalysis of randomized controlled trials. J Biomed Res. 2015; 29:475-85.

6 Asma

Fabíola Paula Galhardo Rizzatti e *Patrícia Polles de Oliveira Jorge*

O objetivo deste capítulo é apresentar aspectos fisiopatológicos, clínicos e funcionais da asma brônquica, bem como fundamentos relacionados à classificação de gravidade e ao tratamento da doença. Serão tratados aspectos da doença em adultos, mas o manuseio de exacerbações agudas não será abordado neste capítulo, uma vez que o manejo desses pacientes é mais adequado ao ambiente de urgência.

INTRODUÇÃO: DEFINIÇÃO DA DOENÇA E EPIDEMIOLOGIA

A asma é uma doença caracterizada pela inflamação crônica de vias respiratórias associada à limitação variável ao fluxo aéreo. Caracteriza-se por hiper-responsividade das vias respiratórias, resultando em episódios recorrentes de sibilância, dispneia, tosse e aperto no peito, principalmente à noite ou no início da manhã, que podem se resolver espontaneamente ou com tratamento.

Estudos epidemiológicos estimam que cerca de 100 a 150 milhões de pessoas no mundo sofram de asma e que 180.000 pessoas morrem anualmente como consequência da doença. No Brasil, dados obtidos da aplicação do questionário ISAAC (*The International Study of Asthma and Allergies in Childhood*) revelaram uma prevalência de 18,7% entre crianças em idade escolar.

Por ser uma doença heterogênea, recentemente passou-se a trabalhar com o conceito de fenótipos e endótipos relacionados à apresentação clínica da asma. O fenótipo é definido como a integração de múltiplas características observáveis de um organismo e que resultam da interação de influências genéticas e ambientais. O endótipo, por sua vez, identifica uma via biológica específica que explica as propriedades observáveis de um fenótipo.

Os fenótipos comumente observados na apresentação clínica da asma, de acordo com a Global Initiative for Asthma (GINA), são:

- Asma alérgica: frequentemente tem início na infância e está associada a história pessoal e/ou familiar de doença alérgica, como eczema, rinite alérgica, alergia alimentar ou a outras substâncias. A inflamação das vias respiratórias é predominantemente eosinofílica. Além disso, nesse fenótipo, os pacientes apresentam boa resposta da doença ao tratamento com corticosteroide inalatório
- Asma não alérgica: mais comum em adultos, não está associada a alergia. O perfil celular do escarro desses pacientes pode ser neutrofílico, eosinofílico ou conter poucas células inflamatórias (paucigranulocítico). Geralmente, a doença é pouco responsiva ao tratamento com corticosteroide inalatório
- Asma de início tardio: esse fenótipo é mais comum em mulheres, com os primeiros sintomas de asma iniciando-se na vida adulta. Esses pacientes tendem a ser não alérgicos, e com frequência são relativamente refratários ao tratamento com corticosteroides, requerendo altas doses de corticosteroide inalatório para o controle adequado da asma
- Asma com limitação fixa ao fluxo aéreo: alguns pacientes com asma de longa data desenvolvem obstrução fixa das vias respiratórias, possivelmente devido ao remodelamento da parede das vias respiratórias
- Asma com obesidade: os pacientes são obesos e apresentam sintomas respiratórios proeminentes, além de pequena inflamação eosinofílica das vias respiratórias.

A vantagem de se identificarem os fenótipos e endótipos da asma é que o tratamento pode ser individualizado para cada paciente.

Foram descritos dois tipos de endótipo na asma: o que está relacionado com a resposta imune linfocitária tipo T *helper* 2 (Th2 ou tipo 2) e o que não está relacionado à resposta imune linfocitária tipo Th2 (ou não tipo 2). No endótipo de resposta imune tipo 2, a célula inflamatória predominante é o eosinófilo e há um aumento dos níveis de citocinas inflamatórias envolvidas nesse tipo de resposta. Podem existir vários subendótipos dentro do endótipo de tipo 2, tais como os que têm aumento de interleucina 5 (IL-5), aumento de interleucina 13 (IL-13) ou aumento de imunoglobulina E (IgE). Os mecanismos que contribuem para a resposta imune não tipo 2 em pacientes asmáticos são menos claros e ainda não foram identificados tratamentos específicos eficazes.

FISIOPATOLOGIA

Asma relacionada à resposta imune tipo 2

A resposta imune tipo 2 tem início quando um alergênio (antígeno) é endocitado ou fagocitado por uma célula apresentadora de antígeno, em particular as células dendríticas (DC). Após a degradação intracelular do antígeno por proteases celulares, peptídios antigênicos ligados à molécula do complexo principal de histocompatibilidade (MHC; do inglês, *major histocompatibility complex*) classe II migrarão para a membrana celular. O complexo antígeno/MHC II será apresentado a linfócitos T *naive* que, no timo, sofrerão expansão clonal e diferenciação em células T específicas (células T *helper* 2 de memória). Células Th2, por meio da secreção de interleucinas 4 e 13 (IL-4 e IL-13), induzem a diferenciação de linfócitos B em plasmócitos, com consequentes produção e secreção de IgE.

Na reexposição ao alergênio, este será reconhecido por IgE ligadas a mastócitos e basófilos, com degranulação dessas células, resultando em uma reação de hipersensibilidade imediata. A reação de hipersensibilidade imediata compreende uma resposta imediata, que ocorre em minutos, mediada por histamina, prostaglandina D2, leucotrieno D4, cininas e triptase e uma resposta tardia, que ocorre após 4 a 8 horas e envolve citocinas IL-1, fator de necrose tumoral (TNF), IL-4, IL-5, IL-13, fatores estimuladores de colônias de monócitos e granulócitos, além de eosinófilos e neutrófilos.

Os seguintes parâmetros (avaliados em escarro, sangue ou ar exalado) têm sido utilizados de modo consistente como marcadores de resposta tipo 2 em pacientes alérgicos:

- Eosinofilia sanguínea > 300/mm³ ou µℓ (quando associada a exacerbações graves) ou > 400/mm³ ou µℓ
- Eosinofilia no escarro > 2%
- Fração de óxido nítrico no ar exalado (FENO) > 30 partes por bilhão (ppb).

Asma não relacionada à resposta imune tipo 2

Os mecanismos fisiopatológicos da resposta imune não tipo 2 não estão totalmente esclarecidos. Acredita-se que estímulos não alérgicos, como infecções bacterianas e virais, tabagismo, exposição a poluentes ambientais ou ocupacionais causem dano epitelial no tecido pulmonar e estimulem uma resposta imune via linfócitos T *helper* 1/T *helper* 17 (Th1/Th17). Uma vez ativadas, as células Th17 e as células linfoides inatas (ILC3) liberam interleucinas 17 e 22 (IL-17 e IL-22), citocinas que estimulam a síntese e a liberação de citocinas pró-neutrofílicas no epitélio brônquico, como a interleucina 8 (IL-8), induzindo a quimiotaxia de neutrófilos para o tecido pulmonar. Alcançando o pulmão, os neutrófilos liberam mediadores inflamatórios como a mieloperoxidase (MPO) e a elastase, implicadas na indução do dano tecidual, na hiper-reatividade brônquica e no remodelamento das vias respiratórias. As células Th1 também participam da fisiopatologia da asma não alérgica, por meio da liberação de interferona-γ (IFN-γ) e TNF-α. A IFN-γ tem papel no recrutamento de células inflamatórias e na hiper-responsividade das vias respiratórias (HRA). O TNF-α também tem papel no recrutamento de neutrófilos, na indução de resistência aos glicocorticoides, na proliferação de miócitos e na maturação em miofibroblastos, além de estimular o crescimento de fibroblastos, desempenhando um papel central no remodelamento das vias respiratórias.

DIAGNÓSTICO (QUADRO CLÍNICO E EXAMES COMPLEMENTARES)

Pode-se fazer o diagnóstico de asma a partir de características clínicas e funcionais.

Quadro clínico

Sintomas

O diagnóstico de asma baseia-se na identificação de um padrão característico de sintomas respiratórios, com episódios recorrentes de dispneia, sibilos, tosse e sensação de aperto no peito desencadeados por exposição a alergênios ou a irritantes (fumaça, mofo e odores intensos, dentre outros). Os sintomas ocorrem predominantemente à noite ou no início da manhã. É relevante o reconhecimento do padrão dos sintomas, uma vez que podem ser devidos a condições agudas ou crônicas diferentes da asma. Deve-se fazer o diagnóstico diferencial com outras doenças que podem se apresentar de modo semelhante, como a doença pulmonar obstrutiva crônica (DPOC) ou bronquiectasias. Preferencialmente, as evidências que suportam um diagnóstico de asma devem ser documentadas antes que o tratamento seja iniciado, pois muitas vezes é difícil confirmar o diagnóstico após a introdução do tratamento de controle.

Ressalta-se que, para a definição diagnóstica, é necessária uma história clínica detalhada, com informações sobre a idade de início dos sintomas, a presença de história pessoal de atopia ou tabagismo e história familiar de asma.

Segundo a GINA, caso algumas características típicas de asma estejam presentes, a chance de os sintomas respiratórios serem devidos à asma aumenta; ressaltam-se as seguintes condições:

- Presença de mais de um sintoma respiratório (sibilos, dispneia, tosse, aperto no peito), especialmente em adultos
- Piora dos sintomas no período noturno ou mais cedo pela manhã
- Variabilidade da apresentação clínica e da intensidade dos sintomas ao longo do tempo
- Desencadeamento de sintomas por infecções virais, exercício, exposição a alergênios ou irritantes (como gases de escape de automóvel, fumaça ou odores fortes), alterações no clima ou pelo riso.

Por outro lado, os seguintes achados diminuem a probabilidade de que os sintomas respiratórios sejam devidos à asma:

- Tosse isolada sem outros sintomas respiratórios
- Produção crônica de secreção
- Dispneia associada a tonturas ou parestesias
- Dor torácica
- Dispneia induzida pelo exercício com inspiração ruidosa.

Exame físico

Como a doença é episódica e com sintomas reversíveis espontaneamente ou com o tratamento, o exame físico do asmático pode ser normal. O achado de sibilos na ausculta pulmonar confirma a obstrução de vias respiratórias. A gravidade da asma também pode determinar o achado de outras alterações no exame físico, como aumento da frequência respiratória, retração de arcos intercostais, uso de musculatura acessória da ventilação ou agitação psicomotora. Em exacerbações graves da doença, sibilos podem estar ausentes devido à redução acentuada do fluxo aéreo (o chamado "tórax silencioso").

Avaliação funcional

Embora os achados da história clínica e do exame físico sejam bastante sugestivos da doença, a avaliação funcional respiratória com o achado de obstrução de vias respiratórias (habitualmente reversível) ou de hiper-responsividade brônquica confere maior confiança ao diagnóstico de asma.

Muitas vezes, o paciente asmático pode ter uma percepção variável dos seus sintomas. Desse modo, a avaliação funcional é relevante não somente para diagnóstico, mas também para que se obtenha uma medida objetiva da gravidade da obstrução.

O exame mais utilizado na prática clínica para avaliar a função pulmonar do paciente asmático é a espirometria. Os valores obtidos na espirometria devem ser comparados a valores previstos para a população avaliada.

Dos parâmetros obtidos na espirometria, a capacidade vital forçada (CVF), o volume expiratório forçado no primeiro segundo (VEF_1) e a relação entre ambos (VEF_1/CVF) são fundamentais para estabelecer a presença de obstrução de vias respiratórias. De modo geral, aceita-se que uma relação VEF_1/CVF < 90% do previsto indica obstrução. A avaliação espirométrica do VEF_1 é útil para avaliação da gravidade da obstrução ao fluxo aéreo no momento da realização do exame, para testar a reversibilidade da obstrução com o uso de broncodilatadores e também para que se confirme o diagnóstico de asma em algumas situações. Em crianças, uma redução do fluxo expiratório forçado médio na faixa intermediária da CVF, isto é, entre 25 e 75% da curva da CVF (FEF 25 a 75%), pode significar obstrução. A redução do VEF_1 também pode ser encontrada em outras doenças pulmonares obstrutivas ou ainda por realização da manobra utilizando má técnica espirométrica. Uma vez que a obstrução tenha sido confirmada, a variação na limitação do fluxo aéreo deve ser documentada, geralmente a partir da variação no VEF_1. A obstrução de vias respiratórias de asmáticos geralmente é reversível, sendo recomendável a execução de espirometria antes e após o uso de agente broncodilatador (p. ex., 200 a 400 μg de salbutamol). O aumento de 200 mℓ e 12% nos valores de VEF_1 em adultos (ou mais de 12% em crianças) ou o aumento de 200 mℓ e 7% do valor previsto após o uso do broncodilatador sugerem asma. É importante destacar que um resultado normal de espirometria não exclui o diagnóstico de asma. A doença pode se apresentar com sintomas intermitentes ou estar bem controlada, e, nesses casos, o exame pode ser normal. Se a história clínica for característica e a espirometria normal, o paciente deverá ser considerado asmático e tratado adequadamente quando necessário.

A maioria dos pacientes pode ser diagnosticada com base em aspectos clínicos e espirométricos. No entanto, existem outros métodos objetivos para a confirmação da obstrução das vias respiratórias e da hiper-responsividade brônquica. A avaliação do pico de fluxo expiratório (PFE) e de sua variabilidade também pode auxiliar na confirmação diagnóstica da asma. Apesar de ser extremamente esforço-dependente, o PFE é de fácil execução e portabilidade, permitindo avaliações seriadas e a comparação com valores previamente obtidos. Para isso, podem ser realizadas diferentes medidas do PFE ao longo de um dia (variabilidade diurna), de um dia para o outro, de visita a visita, ou sazonalmente. A variação diurna do PFE acima de 20% em adultos (ou 13% em crianças) é considerada positiva e indica obstrução variável do fluxo aéreo.

Em pacientes nos quais a dúvida diagnóstica persiste (espirometria normal ou sem resposta broncodilatadora significativa), a hiper-reatividade brônquica pode ser confirmada pela realização do teste broncoprovocativo. O teste de broncoprovocação demonstra a hiper-responsividade das vias respiratórias e pode ser realizado pela inalação de concentrações crescentes de um agente broncoconstritor, como metacolina, histamina ou manitol, seguido por espirometrias sequenciais. Em asmáticos ocorre uma queda do VEF_1 com a inalação de concentrações bem menores de uma dessas substâncias, quando comparado a um indivíduo não asmático. A hiper-responsividade brônquica também pode ser testada pela realização de exercício físico ou hiperventilação voluntária. O teste de broncoprovocação tem sensibilidade moderada para asma, mas a especificidade é baixa, pois pode ser positivo (queda do VEF_1 maior que 20% para quaisquer dos agentes testados) em pacientes com outras condições clínicas como rinite alérgica, fibrose cística, displasia broncopulmonar e DPOC. Portanto, um teste negativo pode ajudar a excluir asma, mas um teste positivo nem sempre confirma o diagnóstico.

Outra maneira de avaliar a função pulmonar é por meio do sistema de oscilometria de impulso (SOI), que é uma técnica não invasiva que utiliza flutuações de pressão durante a respiração para avaliar as vias respiratórias. Oscilações de pequenas pressões são aplicadas na boca do paciente e transmitidas aos pulmões, permitindo, assim, a mensuração da resistência e reactância do sistema respiratório. É um exame de rápida execução e boa reprodutibilidade que, além de ser um método não invasivo, não utiliza manobras de expiração forçada e requer apenas a cooperação passiva do paciente. Esse método pode ser aplicado a todas as faixas etárias, particularmente na população pediátrica. Os pacientes asmáticos apresentam aumento da resistência pulmonar a 5 Hz (R5), especialmente durante as exacerbações. Esse exame pode ser comparado com os resultados de espirometria, pois se observou associação significativa entre os valores de R5 e de VEF_1, podendo ser um substituto para a espirometria em pacientes que não conseguem realizar manobras expiratórias forçadas. Entretanto, por não ser difundido na prática clínica, os profissionais de saúde com frequência apresentam certa dificuldade em interpretar os resultados.

Exames subsidiários, como a gasometria arterial (normal, se não houver exacerbação grave) e a radiografia de tórax (habitualmente normal ou com sinais sugestivos de hiperinsuflação pulmonar), podem auxiliar no diagnóstico diferencial.

Óxido nítrico exalado

O grau de inflamação das vias respiratórias pode ser avaliado pela medida seriada da fração de óxido nítrico no ar exalado (FENO). A FENO está associada à inflamação eosinofílica das vias respiratórias; portanto, é mais elevada na asma eosinofílica (mas também pode aumentar em outras condições não asmáticas, como na bronquite eosinofílica, atopia, rinite alérgica, eczema). Um valor acima de 50 partes por bilhão (ppb) em asmáticos foi associado a uma boa resposta (sintomas e função pulmonar) ao tratamento com corticosteroide inalatório. Mais estudos são necessários para que se possa identificar as populações que se beneficiariam de um tratamento guiado pela FENO e a melhor frequência de acompanhamento.

Testes de alergia

A determinação da presença de IgE específica aos alergênios pode ajudar no diagnóstico de asma alérgica, e pode ser realizada por meio de testes cutâneos ou pela dosagem de IgE específica no soro. Dois tipos de testes cutâneos são realizados na prática clínica: o *prick* teste ou de puntura e o teste intradérmico. No *prick* teste coloca-se uma gota de extrato de alergênio na parte volar do antebraço. Com uma agulha ou puntor, levantam-se as camadas superiores da pele. O teste intradérmico envolve a injeção de uma pequena quantidade de alergênio (0,01 a 0,02 mℓ) na derme. Em ambos os testes ocorre a liberação de histamina pré-formada de mastócitos, levando a um aumento da permeabilidade vascular (por meio da contração do músculo liso) com o desenvolvimento de uma pápula. Mediadores inflamatórios iniciam um reflexo neural, causando vasodilatação e aparecimento de eritema. O *prick* teste se correlaciona melhor com a sensibilidade clínica, é mais específico, mas menos sensível do que o teste intradérmico. A dosagem de IgE específica no soro está indicada para os pacientes com doença de pele generalizada ou naqueles com risco de anafilaxia. A presença de um teste alérgico positivo indica somente sensibilização ao alergênio testado. Para confirmar o diagnóstico de alergia, é necessário correlacionar os resultados dos testes com a presença de sintomas clínicos. Os testes alérgicos são importantes para a recomendação de quais alergênios devem ser evitados na indicação de imunoterapia. Os aeroalergênios mais comuns em nosso meio são ácaros, fungos, polens e antígenos de cães, gatos e baratas.

Escarro induzido

O escarro induzido é um método não invasivo e que pode ser utilizado para avaliação da inflamação de vias respiratórias. A finalidade é a obtenção de uma amostra da secreção proveniente das vias respiratórias inferiores em indivíduos que não expectoram espontaneamente. A técnica consiste na inalação de soluções hipertônicas (salina a 4,5%) que induzirão a produção de pequenas quantidades de secreção. Na secreção coletada, podem ser analisados indicadores de inflamação de vias respiratórias como proteínas neutrofílicas, eosinofílicas, proteases, inibidores de proteases, histamina, albumina, citocinas, fibrinogênio, leucotrienos, prostaglandinas e receptores solúveis de membrana. A avaliação dessas substâncias pode contribuir para a determinação dos mecanismos de inflamação presentes nas vias respiratórias. Além dessas substâncias, o escarro induzido também torna possível a determinação diferencial dos tipos celulares presentes na amostra (eosinófilos, neutrófilos etc.). Embora a avaliação da inflamação das vias respiratórias tenha papel na previsão e prevenção de exacerbações de pacientes com asma moderada e grave, sua aplicação na prática clínica é restrita.

DIAGNÓSTICO DIFERENCIAL

O diagnóstico diferencial em um paciente com suspeita de asma varia com a idade. Em crianças, os principais diagnósticos diferenciais são infecção viral, doença do refluxo gastresofágico (DRGE), aspiração de corpo estranho, laringotraqueomalacia, tuberculose, cardiopatia congênita, fibrose cística, discinesia ciliar primária, anel vascular, displasia broncopulmonar e imunodeficiência.

Em adultos, o principal diagnóstico diferencial é a DPOC. Algumas vezes, essa diferenciação é difícil; no entanto, algumas características clínicas e funcionais podem ajudar no diagnóstico diferencial. O início dos sintomas na idade adulta, particularmente após os 45 anos de idade, a história de exposição ao tabaco ou a gases nocivos, a progressão dos sintomas aos esforços e a obstrução de vias respiratórias não totalmente reversível levam a maior probabilidade diagnóstica de DPOC. Por outro lado, o início dos sintomas na infância, a história pessoal de atopia, os sintomas episódicos e a obstrução reversível de vias respiratórias favorecem o diagnóstico de asma.

Outros diagnósticos diferenciais incluem bronquiectasias, insuficiência cardíaca, tosse secundária ao uso de medicações (inibidoras da enzima conversora de angiotensina, ácido acetilsalicílico, anti-inflamatórios não esteroidais, betabloqueadores), obstrução de via respiratória central (lesão endobrônquica ou corpo estranho), disfunção de cordas vocais, síndromes hipereosinofílicas, embolia pulmonar, aspergilose broncopulmonar alérgica, síndrome de Churg-Strauss e traqueobroncomalacia adquirida.

A Figura 6.1 apresenta um fluxograma que resume a abordagem para o paciente com suspeita clínica de asma.

CLASSIFICAÇÃO DE GRAVIDADE

A classificação de gravidade da asma vem sendo deixada em segundo plano em detrimento de sua classificação baseada no controle da doença. Recomenda-se que a classificação de gravidade seja feita retrospectivamente, levando em conta as medicações que são utilizadas para se obter o controle adequado da doença e das exacerbações. Esse assunto será novamente abordado na seção sobre acompanhamento clínico.

TRATAMENTO

Os objetivos do tratamento da asma são:

- Controlar os sintomas
- Minimizar o risco de futuras exacerbações
- Prevenir a limitação crônica do fluxo aéreo e os efeitos colaterais das medicações
- Permitir atividades diárias normais
- Manter a função pulmonar o mais próximo possível do normal
- Reduzir a mortalidade.

Os objetivos do paciente em relação ao seu tratamento para a asma também devem ser considerados.

O manejo clínico da asma é baseado no controle da doença (controle dos sintomas com ou sem outros fatores de risco, como função pulmonar e exacerbações). Tratamentos farmacológicos e não farmacológicos são utilizados, e o paciente deve ser continuadamente reavaliado para que ajustes terapêuticos possam ser feitos. As terapias disponíveis para controle da asma serão abordadas a seguir.

Medicações de alívio (ou de resgate)

Medicações de alívio (ou de resgate) dos sintomas promovem broncodilatação agudamente e devem ser prescritas para todos os pacientes asmáticos, independentemente da gravidade da doença. São medicações que devem ser utilizadas conforme a necessidade de cada indivíduo para o alívio de sintomas e tratamento de exacerbações. Também são recomendadas para prevenção do broncospasmo induzido pelo exercício. As medicações disponíveis para esse fim são os β_2-agonistas de ação curta (oral ou inalados), os anticolinérgicos inalados e as xantinas de ação curta. Entre os β_2-agonistas de ação curta estão o salbutamol, o fenoterol e a terbutalina. A preferência deve ser pelo uso de medicações inaladas por atingirem maior concentração nas vias respiratórias e se relacionarem a menos efeitos colaterais.

Medicações de controle

São medicações utilizadas por longos períodos com a finalidade de manter os sintomas sob controle, reduzir o uso de medicações de alívio, o risco futuro de eventos adversos, além de prevenir o declínio da função pulmonar e reduzir a mortalidade relacionada com a asma. Pacientes que apresentam asma persistente devem ser tratados com medicações de controle, e os corticosteroides inalados constituem a principal classe de medicações utilizadas com essa finalidade. Os corticosteroides inalatórios constituem a primeira classe de fármaco de controle a ser utilizada, mesmo que isoladamente. Apresentam ação anti-inflamatória eficaz e mínimos efeitos colaterais quando utilizados em baixas doses. Controlam a inflamação e a hiper-responsividade brônquica, reduzem a frequência dos sintomas, a gravidade e a frequência das exacerbações, melhoram a qualidade de vida e diminuem a mortalidade. Os corticosteroides inalatórios disponíveis para tratamento da asma e suas respectivas doses equivalentes em potência podem ser visualizados na Tabela 6.1.

Outros fármacos utilizados no tratamento de controle da asma são β_2-agonistas de ação prolongada, antileucotrienos, teofilina de liberação lenta, cromonas, anticolinérgicos de ação prolongada, corticosteroides sistêmicos, anticorpos anti-IgE e anti-interleucina 5 (IL-5).

Os β_2-agonistas de ação prolongada são divididos em dois subgrupos: os β_2-agonistas de longa duração (com 12 h de efeito) e os de ultralonga duração (o efeito se estende por 24 h). São medicações formalmente contraindicadas como monoterapia no tratamento de controle da asma e devem sempre ser utilizadas em associação com os corticosteroides inalatórios. Seus efeitos incluem redução da frequência das exacerbações, redução da dose de corticosteroide inalatório necessária para controle da doença e melhora da qualidade de vida. Entre os β_2-agonistas de longa duração disponíveis no Brasil estão o formoterol e o salmeterol, ambos com efeito broncodilatador de, aproximadamente, 12 h.

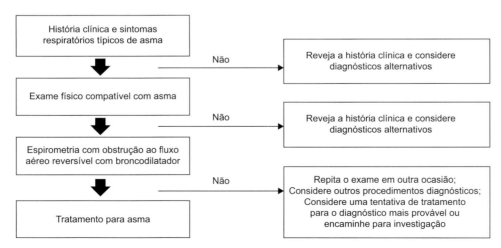

Figura 6.1 Fluxograma para o atendimento do paciente com suspeita clínica de asma. (Adaptada de Global Initiative for Asthma, 2018.)

Tabela 6.1 Doses diárias equipotentes de corticosteroides inalados (em µg) para adultos e adolescentes (≥ 12 anos).

Corticosteroide inalatório	Baixa	Dose diária total (µg)		
		Média	Alta
Dipropionato de beclometasona	100 a 200	> 200 a 400	> 400
Budesonida (IPS)	200 a 400	> 400 a 800	> 800
Ciclesonida (HFA)	80 a 160	> 160 a 320	> 320
Furoato de fluticasona (IPS)	100	N.a.	200
Propionato de fluticasona (IPS)	100 a 250	> 250 a 500	> 500
Propionato de fluticasona (HFA)	100 a 250	> 250 a 500	> 500
Furoato de mometasona	110 a 220	≥ 220 a < 440	≥ 440
Acetonida triancinolona	400 a 1.000	> 1.000 a 2.000	> 2.000

IPS: inalador de pó seco; HFA: propelente hidrofluoroalcano; N.a.: não se aplica. (Adaptada de Global Initiative for Asthma, 2018.)

O início de ação do formoterol é mais rápido que o do salmeterol. Atualmente, o vilanterol é o β_2-agonista de ultralonga ação liberado para uso em pacientes com asma (em associação com corticosteroide inalado).

Os antagonistas de receptores de leucotrienos são fármacos anti-inflamatórios. Eles podem ser administrados por via oral em dose única (montelucaste) ou duas vezes (zafirlucaste, pranlucaste) ao dia, com poucos efeitos colaterais. Embora tenham efeitos anti-inflamatórios menores do que os corticosteroides, demonstram eficácia em alguns pacientes com asma e rinite alérgica. Possuem efeito broncodilatador discreto, reduzem a inflamação brônquica e as exacerbações.

O uso de teofilina de liberação lenta e cromonas (cromoglicato sódico e nedocromila – estabilizadores da membrana de mastócitos) é limitado no tratamento da asma. São medicações com pouco benefício e sobre elas há poucos estudos disponíveis.

O brometo de tiotrópio, um antagonista de receptores muscarínicos de ação prolongada, pode ser utilizado como tratamento adicional para pacientes com história de exacerbações apesar do tratamento com corticosteroides e β_2-agonistas de longa ou ultralonga duração. Esse medicamento melhora a função pulmonar e aumenta o intervalo entre as exacerbações.

Anticorpos anti-IgE (omalizumabe) reduzem sintomas e a frequência de exacerbações em asmáticos, mas são reservados para o tratamento de casos de asma refratários ao tratamento com medicações inaladas e com elevação dos níveis séricos de IgE. Podem ser utilizados em adultos e em crianças com 6 anos ou mais que apresentem asma grave e de fenótipo alérgico, não controlada com as medicações utilizadas no passo 4 do tratamento da asma (descrito adiante).

A interleucina 5 (IL-5) é o mais importante fator de crescimento, recrutamento, diferenciação, ativação e sobrevivência de eosinófilos. Anticorpos anti-IL-5 (mepolizumabe subcutâneo para ≥ 12 anos, reslizumabe intravenoso para ≥ 18 anos) e anticorpos antirreceptores de IL-5 (benralizumabe para ≥ 12 anos) podem ser usados no tratamento de pacientes com asma grave, de fenótipo eosinofílico e refratários ao tratamento com medicações utilizadas no passo 4 do tratamento da asma (descrito adiante). Estudos demonstraram que o uso de anti-IL-5 associou-se a redução da contagem de eosinófilos no sangue e no escarro, melhora da função pulmonar e redução da frequência de exacerbações. O uso de benralizumabe associou-se a menores taxas de exacerbações anuais em asmáticos graves não controlados e a eosinófilos sanguíneos > 300/mm³.

O mepolizumabe, o reslizumabe e o benralizumabe estão aprovados para tratamento da asma grave pela Food and Drug Administration (FDA) nos EUA. Atualmente, o omalizumabe e o mepolizumabe estão licenciados para pacientes com asma grave (alérgica e eosinofílica, respectivamente) pela Agência Nacional de Vigilância Sanitária (Anvisa) em nosso meio.

Corticosteroides sistêmicos apresentam relevantes efeitos colaterais, e seu uso diário por um período maior do que 2 semanas deve ser reservado para pacientes com asma refratária aos demais tratamentos. Doses mínimas que propiciem o controle da doença devem ser utilizadas. Para exacerbações, o uso por curtos períodos é adequado.

Outros tratamentos

Vacinações

A vacinação anual contra a gripe é recomendada para pacientes asmáticos; no entanto, não há evidências de que a vacinação reduza a frequência ou a gravidade das exacerbações.

Os asmáticos, particularmente as crianças e os idosos, correm maior risco de doença pneumocócica, mas também não há evidências suficientes para recomendar a vacinação contra pneumococo de rotina em asmáticos.

Imunoterapia com alergênios

A imunoterapia (IT) específica para alergênios envolve a administração de doses crescentes de extratos alergênicos para induzir tolerância clínica persistente em pacientes com sintomas induzidos por determinados alergênios. Pode ser realizada em pacientes acima de 5 anos de idade. Existem atualmente dois tipos de IT: a imunoterapia subcutânea (ITSC) e a imunoterapia sublingual (ITSL). A imunoterapia subcutânea (ITSC) mostrou-se clinicamente eficaz na asma alérgica, levando a uma redução significativa dos sintomas, da hiper-reatividade das vias respiratórias e da necessidade de uso de medicação. Esses efeitos aumentam quando são utilizados extratos padronizados de alergênios de ácaros da poeira doméstica, epitélio de animais, gramíneas ou pólen. Os efeitos adversos incluem reações anafiláticas, que podem ser fatais. A ITSL mostrou poucos benefícios para o tratamento da asma em adultos e crianças. A imunoterapia só deve ser considerada quando todas as intervenções ambientais e farmacológicas tiverem falhado.

ACOMPANHAMENTO E MONITORAMENTO DO TRATAMENTO

O manejo da asma deve ser baseado na classificação do grau de controle da doença. Para avaliação do controle da asma, dois domínios devem ser avaliados: o controle dos sintomas (anteriormente denominado controle clínico da asma) e a avaliação do risco futuro de desfechos adversos. Os critérios adotados

46 PARTE 1 Saúde do Adulto e do Idoso

para avaliação do nível de controle dos sintomas (em adultos, adolescentes e crianças entre 6 e 11 anos) e os achados associados ao risco futuro de eventos adversos podem ser visualizados nas Tabelas 6.2 e 6.3, respectivamente. Quanto ao controle dos sintomas, a asma poderá ser classificada como bem controlada, parcialmente controlada ou não controlada.

O nível de controle da asma deve ser avaliado em cada consulta e o tratamento deve ser guiado por ele. Ajustes no tratamento farmacológico (medicações e doses) e no não farmacológico poderão ser periodicamente realizados de acordo com os sintomas do paciente, a presença de exacerbações, os efeitos colaterais das medicações, a satisfação do paciente com o tratamento e as alterações na função pulmonar.

O tratamento deve ser individualizado, levando-se em consideração as características do paciente e o fenótipo da doença. As preferências do paciente (técnica do inalador, aderência e custo) devem ser respeitadas e o tratamento revisto e ajustado sempre que houver necessidade, com o objetivo de atingir a compensação completa.

A maioria dos asmáticos consegue atingir bom controle clínico com as medicações disponíveis atualmente. No entanto, sempre que o paciente se encontrar parcialmente controlado ou não controlado, o tratamento deverá ser incrementado.

A Tabela 6.4 mostra os passos para o incremento do regime terapêutico na asma. O passo 1 (uso de broncodilatadores de ação rápida, se necessário) é reservado apenas para aqueles pacientes com sintomas diurnos esporádicos (menos de 2 vezes ao mês) ou de curta duração (poucas horas), mas sem despertares noturnos e com função pulmonar normal. O uso regular de uma medicação de controle estará indicado nos seguintes casos: sintomas mais frequentes, presença de qualquer fator de risco para exacerbação (p. ex., $VEF_1 < 80\%$ do previsto) ou a ocorrência de uma exacerbação nos últimos 12 meses.

No passo 2, utiliza-se uma medicação de controle em baixas doses e medicação de alívio conforme a necessidade. No passo 3, utilizam-se uma ou duas medicações de controle, associadas a medicação de alívio se for necessário. No passo 4, por sua vez, duas ou mais medicações de controle são utilizadas, acrescidas da medicação de alívio se necessário. O passo 5 consiste em alto nível de cuidado. Antes de iniciar o passo 5, deve-se sempre considerar a relação risco/benefício. Nesse passo, considerar encaminhamento para especialistas/centros especializados e uso de medicações específicas (anti-IgE, terapia anti-IL-5 ou antirreceptor de IL-5).

Quanto à retirada das medicações, caso o paciente permaneça totalmente controlado por um período de 3 meses ou mais, com

---

Tabela 6.2 Nível de controle da asma baseado em sintomas. Os critérios podem ser utilizados para adultos, adolescentes e crianças entre 6 e 11 anos.

Sintomas nas últimas 4 semanas	Nível do controle dos sintomas		
	Bem controlada	Parcialmente controlada	Não controlada
Sintomas diurnos > 2 vezes/semana	Nenhum desses sintomas	1 a 2 desses sintomas	3 ou 4 desses sintomas
Despertar noturno/sintomas noturnos			
Uso de medicação de alívio > 2 vezes/semana			
Limitação de atividade pela asma			

Adaptada de Global Initiative for Asthma, 2018.

Tabela 6.3 Fatores de risco para desfechos negativos em pacientes asmáticos.

Fatores de risco independentes para exacerbações		Fatores de risco para desenvolvimento de obstrução fixa	Fatores de risco para efeitos colaterais das medicações
Sintomas de asma não controlada	Ter qualquer um dos fatores de risco da primeira coluna aumenta o risco de exacerbações, mesmo se os sintomas de asma forem poucos	Não uso de corticosteroide inalado	Sistêmico: uso frequente de corticosteroide oral; uso de corticosteroide inalado em altas doses e/ou por tempo prolongado; uso concomitante de inibidores da P450
Uso de medicação de alívio em altas doses (mais do que um frasco com 200 doses/mês)		Tabagismo; exposição a alergênio ocupacional ou a agentes químicos	Local: uso de altas doses ou de corticosteroide inalado de alta potência; técnica inadequada de uso de dispositivo inalatório
Uso inadequado de corticosteroide inalado		Baixo VEF_1 inicial; hipersecreção crônica; eosinofilia no sangue ou escarro	
VEF_1 baixo, especialmente se < 60% do predito		Baixo peso ao nascer; prematuridade; alto ganho de peso na criança	
Alta reversibilidade com broncodilatador			
Problemas psicológicos e socioeconômicos			
Tabagismo e exposição a alergênios			
Comorbidades: obesidade, rinossinusite, alergia a alimentos			
Eosinofilia no sangue ou escarro			
Gravidez			
Elevação da FENO (em adultos com asma alérgica em uso de corticosteroide inalado)			
Intubação prévia ou internação em UTI			
≥ 1 exacerbação grave nos últimos 12 meses			

VEF_1: volume expiratório forçado no primeiro segundo; FENO: fração de óxido nítrico no ar exalado; UTI: unidade de terapia intensiva; inibidores da P450: inibidores do citocromo P450. (Adaptada de Global Initiative for Asthma, 2018.)

Tabela 6.4 Passos para o tratamento da asma.

Medicações preferenciais para controle	Passo 1 Escolher uma	Passo 2 Escolher uma	Passo 3 Escolher uma e acrescentar, se necessário	Passo 4 Escolher uma e acrescentar, se necessário	Passo 5 Escolher uma e acrescentar, se necessário
Opção preferencial		CEI em dose baixa	CEI em dose baixa + β_2-agonista de ação prolongada**	CEI em dose moderada/alta + β_2-agonista de ação prolongada**	Considerar referencial para terapia adicional com: tiotrópio* anti-IgE anti-IL-5
Outras opções para controle	Considerar CEI em baixa dose	Antagonista de receptor de leucotrieno	CEI em dose média/alta	Tiotrópio*	Corticosteroide oral em baixa dose
		Teofilina em baixa dose*	CEI em dose baixa + antagonista do receptor de leucotrieno (ou teofilina de liberação lenta)*	CEI em dose média/alta + antagonista do receptor de leucotrieno (ou teofilina de liberação lenta)*	
		β_2-agonista de rápida ação	β_2-agonista de rápida ação ou formoterol + CEI em baixa dose***		

CEI: corticosteroide inalado. *Não indicado para < 12 anos. **Para crianças de 6 a 11 anos na etapa 3 do tratamento, dar preferência à dose média de ICS. ***Corticosteroide inalado em baixa dose/formoterol é a medicação de alívio prescrita para pacientes em uso de baixa dose de budesonida/formoterol ou baixa dose de beclometasona/formoterol como tratamento de manutenção. (Adaptada de Global Initiative for Asthma, 2018.)

função pulmonar estável (atingindo um platô), pode-se mudar o regime terapêutico para um passo menos complexo do que o que vinha sendo utilizado. O objetivo da retirada das medicações é encontrar a mínima dose de medicações que mantenha o paciente com a doença controlada, assim como incentivá-lo a manter o tratamento regular com as medicações de controle.

Por outro lado, caso o controle adequado da asma não seja atingido após 2 a 3 meses de tratamento, recomenda-se avaliar a técnica de inalação, a adesão ao tratamento, a exposição persistente a alergênios ou a irritantes inalados (fumaça de cigarro, poluição), o uso de betabloqueadores, anti-inflamatórios não esteroidais (AINE) ou ácido acetilsalicílico (AAS), a presença de comorbidades (rinite alérgica, rinossinusite, DRGE, apneia obstrutiva do sono, obesidade). Revisar o diagnóstico de asma caso seja necessário.

Conforme salientado previamente, a classificação da gravidade da asma será baseada no controle da doença e deverá ser feita retrospectivamente, levando-se em conta as medicações que são utilizadas para que se obtenha o controle adequado da doença e das exacerbações.

Considera-se asma leve quando o paciente atinge o controle com as etapas 1 ou 2 do tratamento. A gravidade será moderada quando o controle da doença é obtido com a etapa 3; ou grave, quando se atinge o controle somente com as etapas 4 ou 5 do tratamento (consulte a Tabela 6.4 para passos do tratamento).

A escolha dos dispositivos inalatórios disponíveis deve obedecer tanto à preferência pessoal quanto à faixa etária do paciente. Crianças devem ser tratadas, preferencialmente, com inalador pressurizado associado a espaçador com máscara facial (até 4 anos) ou espaçador com bocal (maiores de 4 anos). Dispositivos alternativos são nebulizadores com máscara ou bocal.

TRATAMENTOS DIRECIONADOS AO FENÓTIPO DA ASMA

Pacientes com asma grave ou refratária ao tratamento podem se beneficiar de terapia orientada ao seu fenótipo. A Tabela 6.5 resume os possíveis tratamentos para os tipos específicos de asma, e alguns já estão aprovados para uso em nosso país, mas outros ainda necessitam ser liberados. O acesso dos pacientes aos tratamentos biológicos (anti-IgE e anti-IL-5) continua sendo um desafio.

PREVENÇÃO DE SINTOMAS E EXACERBAÇÕES

Quando necessário, outras terapias devem ser instituídas com o objetivo de melhorar os sintomas e reduzir o risco futuro de eventos adversos.

Deve-se encorajar a cessação do tabagismo e a exposição ambiental à fumaça do cigarro em todas as visitas. Exposições a alergênios e irritantes no trabalho devem ser evitadas para melhor controle dos sintomas, particularmente importante nos casos de asma ocupacional. Alergênios intradomiciliares devem ser reduzidos em função de um benefício teórico potencial, embora a literatura a respeito ainda coloque em dúvida sua efetividade na melhora do controle clínico. O AAS e outros AINE não estão proscritos no tratamento de pacientes asmáticos, a não ser que reações prévias a esses agentes tenham sido documentadas. No entanto, deve-se sempre questionar sobre antecedente de asma antes da prescrição desses agentes e atentar para a exacerbação de sintomas com o seu uso. Sempre que possível deve-se evitar sua utilização, uma vez que cerca de 28% dos asmáticos adultos sofrem com sintomas desencadeados por exposição ao AAS ou outros AINE. O uso de betabloqueadores também deve ser considerado pesando-se risco/benefício, preferindo-se o uso de agentes cardiosseletivos. A associação entre rinite alérgica

Tabela 6.5 Tratamento da asma orientado pelo fenótipo.

Fenótipo	Biomarcadores	Tratamento
Asma alérgica	IgE elevada do soro; atopia; eosinofilia	Anti-IgE (omalizumabe)
Asma eosinofílica	Exacerbações recorrentes; eosinófilos no escarro; asma dependente de corticosteroides	Anti-IL-5 (mepolizumabe e reslizumabe)
Asma neutrofílica	Neutrófilos no escarro	Macrolídios (azitromicina) Anti-IL-17* Anti-TNF-α*
Exacerbações recorrentes	Eosinófilos no escarro; corticosteroide oral	Anti-IL-5 (mepolizumabe, reslizumabe, benralizumabe)

*Potenciais tratamentos. IgE: imunoglobulina E; IL: interleucina; TNF-α: fator de necrose tumoral alfa. (Adaptada de Chung, 2013.)

e asma é bastante comum. A maioria dos pacientes com asma apresenta rinite alérgica, e cerca de 10 a 40% dos pacientes com rinite alérgica apresentam asma. A rinite é fator de risco e também um fator que dificulta o controle da asma por diferentes mecanismos. Deve-se tratar a rinite alérgica de modo adequado, sempre em acompanhamento com o tratamento da asma, uma vez que essa abordagem resulta em melhor controle da asma. A rinossinusite crônica está associada com asma mais grave, particularmente em pacientes com polipose nasal. O tratamento da rinossinusite também se relaciona com a melhora dos sintomas nasais, embora a literatura ainda não tenha confirmado que seu tratamento melhore o controle da asma. Sintomas da DRGE e seu diagnóstico são mais comuns em pacientes com asma. No entanto, a relação entre a DRGE não tratada e o mau controle da asma ainda é um ponto de discussão. A DRGE pode ser a causa de tosse seca em pacientes com asma confirmada. Pacientes sintomáticos para DRGE devem ser investigados e tratados com terapia medicamentosa e não medicamentosa, mas o refluxo não parece ser causa de mau controle da asma em pacientes assintomáticos. Para pacientes obesos deve-se encorajar a perda de peso, uma vez que a asma é mais difícil de ser controlada nesses pacientes. A obesidade também é fator de risco para apneia obstrutiva do sono (AOS), que está associada com piora dos sintomas e do controle da asma. É preciso investigar AOS em asmáticos sempre que houver suspeita clínica.

ASMA EM CRIANÇAS MENORES DE 5 ANOS

O diagnóstico de asma em crianças com menos de 5 anos é difícil, pois nessa faixa etária existem muitas outras enfermidades que podem manifestar-se clinicamente com chiado no peito, tosse e dispneia. Essas outras enfermidades também se associam com alta prevalência de sibilância em nosso meio (cerca de 40 a 50%). Como, então, distinguir entre a asma e as outras causas de chiado?

Para tentar responder a essa questão foram realizados alguns estudos, como o da cidade de Tucson, Arizona, que acompanhou 826 crianças do nascimento até a idade de 6 anos e resultou em um índice preditivo de asma. Foram definidos dois critérios maiores (asma em um dos pais e diagnóstico médico de eczema) e três critérios menores (rinite alérgica, chiado sem estar resfriado e eosinofilia [> 4%]). Segundo esses critérios, as crianças são consideradas sob risco de desenvolver asma se apresentarem um histórico de quatro ou mais episódios de sibilância com pelo menos um diagnóstico médico e apresentarem pelo menos um critério maior e dois menores. Mais tarde, foi proposta uma modificação desse critério. Crianças com quatro ou mais episódios de chiado, sendo pelo menos um diagnosticado por médico, e pelo menos um critério maior (história de asma em um dos pais, diagnóstico médico de eczema atópico ou sensibilização a um aeroalergênio) e, pelo menos, um critério menor (sensibilização a leite, ovo ou amendoim; chiado sem estar resfriado; eosinofilia [> 4%]), seriam de risco para o desenvolvimento de asma. O estabelecimento de critérios diagnósticos auxilia também no tratamento, pois crianças com fenótipo atópico respondem melhor aos corticosteroides inalatórios e sistêmicos.

O tratamento da asma em crianças tem como objetivo atingir o controle dos sintomas e, assim como nos adultos e nas crianças mais velhas, também obedece a etapas, conforme orientação da GINA. Após a introdução do tratamento, os pacientes devem ser reavaliados a cada 3 meses.

A etapa 1 consiste na prescrição de β_2-agonista de curta ação por via inalatória em vigência de exacerbações. A via oral não é recomendada devido ao seu início de ação mais lento e por induzir a maior efeito colateral. Pode ser considerada a introdução de corticosteroides inalatórios para crianças com sibilância

intermitente induzida por vírus e quando não for possível alcançar o controle dos sintomas apenas com broncodilatadores de curta ação.

A etapa 2 consiste na introdução de medicamento para controle e manutenção. A primeira opção em crianças deve ser sempre o corticosteroide inalado em dose baixa. Uma alternativa é o antagonista do receptor de leucotrieno, cujo efeito é melhor em crianças com sibilância recorrente induzida por vírus.

A etapa 3 consiste em aumentar a dose de corticosteroide inalado (dose moderada) ou manter a dose anterior e associar um antagonista do receptor de leucotrieno.

A etapa 4 consiste em continuar o tratamento de controle e encaminhar o paciente a um especialista, além de rever a técnica de inalação, a aderência e o controle ambiental. Podem ser considerados o aumento da dose de corticosteroide inalado ou associar antagonista do receptor de leucotrieno, teofilina ou dose baixa de corticosteroide oral até que o controle da asma seja atingido. Deve-se adicionar corticosteroide oral intermitente ao corticosteroide inalado diário se as exacerbações forem o principal problema.

O uso de broncodilatadores de curta ação deve ser mantido em todas as etapas, caso seja necessário, ou em caso de exacerbações.

Não há dados suficientes sobre a eficácia e a segurança da combinação de corticosteroide inalado e β_2-agonistas de ação prolongada nessa faixa etária. Portanto, seu uso não é recomendado para essas crianças.

Uma vez que o controle de sintomas tenha sido mantido por pelo menos 3 meses, a dose de corticosteroide inalado deve ser diminuída para a mínima possível. A graduação da dose dos corticosteroides para crianças com menos de 5 anos pode ser vista na Tabela 6.6.

CONSIDERAÇÕES DA PRÁTICA DOS AUTORES

- A asma é uma doença prevalente, definida como uma inflamação crônica de vias respiratórias associada à limitação variável ao fluxo aéreo
- Apresenta diferentes fenótipos (asma alérgica, asma não alérgica, asma de início tardio, asma com limitação fixa ao fluxo aéreo e asma relacionada à obesidade) e endótipos (relacionada à resposta imune tipo 2 e não relacionada à resposta imune tipo 2)
- Os principais sintomas são: episódios recorrentes de dispneia, sibilos, tosse e sensação de aperto no peito desencadeados por exposição a alergênios ou a irritantes
- O diagnóstico é realizado a partir de características clínicas e funcionais, em especial por meio da espirometria, que pode apresentar obstrução ao fluxo aéreo reversível com o uso de broncodilatador
- Outros testes podem auxiliar no diagnóstico tanto da obstrução ao fluxo aéreo quanto da presença de inflamação e alergia

Tabela 6.6 Corticosteroides inalados considerados de baixa dosagem (μg/dia) para crianças ≤ 5 anos.

Corticosteroide inalado	Baixa dose diária (μg)
Budesonida (pMDI + espaçador)	200
Budesonida (nebulizado)	500
Propionato de fluticasona (HFA)	100
Ciclesonida	160
Furoato de mometasona	Nenhum estudo abaixo de 4 anos
Acetonida de triancinolona	Nenhum estudo nessa faixa etária

pMDI: inalador dosimetrado pressurizado; HFA: propelente hidrofluoralcano.
(Adaptada de Global Initiative for Asthma, 2018.)

- O principal diagnóstico diferencial em adultos é a DPOC. Em crianças destacam-se infecção viral, doença do refluxo gastresofágico e aspiração de corpo estranho, dentre outros
- A classificação de gravidade da asma é feita de maneira retrospectiva, de acordo com as medicações utilizadas para se atingir o controle da doença. Pode ser classificada em asma leve, moderada ou grave
- Quanto ao controle da doença, pode ser classificada em bem controlada, parcialmente controlada ou não controlada
- Existem duas categorias de medicações utilizadas no tratamento da asma: medicações de alívio e medicações de controle
- Os corticosteroides inalados constituem a principal classe de medicações no tratamento da asma. Se o controle da doença não for atingido, outros fármacos devem ser introduzidos
- Em crianças com menos de 5 anos, não está indicado o uso de β_2-agonistas de ação prolongada, teofilina de liberação lenta, anticorpos anti-IgE e anti-interleucina 5 (IL-5). Os pacientes com fenótipo de asma alérgica podem beneficiar-se com IT e devem receber orientações para evitar o alergênio envolvido
- Todos os pacientes devem ser esclarecidos que o tabagismo pode contribuir para a dificuldade de controle da doença.

Bibliografia

Batmaz S, Kuyucu S, Arikoglu T *et al*. Impulse oscillometry in acute and stable asthmatic children: a comparison with spirometry. J Asthma. 2015; 14:1-8.

Brigham EP, West NE. Diagnosis of asthma: diagnostic testing. International Forum of Allergy & Rhinology. 2015; 5(S1):S27-S30.

Brightling CE. Clinical applications of induced sputum. Chest. 2006; 129:1344-8.

Brom L, Mendonça TN, Oliveira FR *et al*. New biologicals for asthma: anti interleukin-5 therapy. Braz J Allergy Immunol. 2015; 3(5):197-204.

Busse W, Corren J, Lanier BQ *et al*. Omalizumabe, anti-IgE recombinant humanized monoclonal antibody, for the treatment of severe allergic asthma. J Allergy Clin Immunol. 2001; 108(2):184-90.

Cazzola M, Matera MG. Emerging inhaled bronchodilators: an update. Eur Respir J. 2009; 34(3):757-69.

Chatkin JM, Djupesland P, Qian W *et al*. Óxido nítrico exalado no diagnóstico e acompanhamento das doenças respiratórias. J Pneumol. 2000; 26(1):36-43.

Chung KF. New treatments for severe treatment-resistant asthma: targeting the right patient. Lancet Respir Med. 2013; 1:639-52.

Galli SJ, Tsai M. IgE and mast cells in allergic disease. Nat Med. 2012; 18(5):693-704.

Global Initiative for Asthma. Global Strategy for Asthma Management and Prevention, 2018. Disponível em: http://www.ginasthma.org. Acesso em: mai 2018.

Menezes MB, Rizzatti FPG. Asma. In: Nobre F (ed.). Medicina de consultório: prevenção, diagnóstico, tratamento e gestão. Barueri: Manole; 2010. p. 213-21.

Pereira CAC. Espirometria. J Pneumol. 2002; 28(Supl 3):S2-S82.

Ribeiro JD, Toro AA, Baracat EC. Antileukotrienes in the treatment of asthma and allergic rhinitis. J Pediatr (Rio J). 2006; 82(5 Suppl):S213-21.

Samitas K, Zervas E, Gaga M. T2-low asthma: current approach to diagnosis and therapy. Curr Opin Pulm Med. 2017; 23(1):48-55.

Solé D, Aranda CS, Wandalsen GF. Asthma: epidemiology of disease control in Latin America – short review. Asthma Res Prac. 2017; 3:4.

Suissa S, Ernst P, Benayond S *et al*. Low-dose inhaled corticosteroids and the prevention of death from asthma. NEJM. 2000; 343(5):332-6.

Theresa W, Guilbert TW, Wayne J *et al*. Atopic characteristics of children with recurrent wheezing at high risk for the development of childhood asthma. J Allergy Clin Immunol. 2004; 114:1282-7.

Uzzaman A, Cho SH. Classification of hypersensitivity reaction. Allergy Asthma Proc. 2012; 33:S96-S99.

Wenzel SE. Asthma phenotypes: the evolution from clinical to molecular approaches. Nat Med. 2012; 18(5):716-25.

World Health Organization (WHO). Bronchial asthma. Disponível em: http://www.who.int/mediacentre/factsheets/fs206/en/. Acesso em: 21 mai 2017.

7 Câncer Colorretal

Rafael Luís Luporini, Luiz Agenor Poletto Gazzi e Lucimar Retto da Silva de Avó

INTRODUÇÃO

O câncer colorretal (CCR) é uma neoplasia maligna do intestino grosso, que se desenvolve em diferentes topografias do cólon e reto. Na maioria das vezes, cerca de 90% são casos esporádicos, mas o CCR também pode ser hereditário, como a polipose adenomatosa familiar (FAP) e o câncer colorretal hereditário não polipoide (HNPCC) (Figura 7.1).

Nas estatísticas mundiais o CCR é a neoplasia maligna mais frequente do trato gastrintestinal. A prevalência está em torno de 1,2 milhão de casos que se distribuem de forma heterogênea entre países, cidades e regiões. Ocupa o posto de terceiro câncer mais frequente em homens e o segundo em mulheres, respectivamente, 10 e 9,2%, sendo responsável por mortalidade anual superior a 600.000 óbitos.

Mais de 50% dos casos de CCR incidem em regiões desenvolvidas, com ampla variação geográfica, o que provavelmente reflete a influência dos hábitos de vida no desenvolvimento do CCR. As maiores taxas de incidência são observadas na Oceania, que chega a ser dez vezes maior do que na África ocidental, que detém as menores taxas.

Atualmente, nos EUA o CCR representa o terceiro câncer mais incidente e o terceiro responsável por óbitos decorrentes de câncer. Para o ano de 2016, a incidência foi estimada em 134.490 casos (70.820 homens e 63.670 mulheres), o que representa 8% dos casos novos de câncer nos EUA. A mortalidade, para mesmo período, foi estimada em 49.190 (26.020 homens e 23.170 mulheres).

No Brasil, a estimativa para 2016 de casos novos de CCR apresentada pelo Instituto Nacional de Câncer José Alencar Gomes da Silva (INCa), foi de 16.660 casos para homens e de 17.620 para mulheres. Esses valores correspondem a um risco estimado de 16,84 casos novos a cada 100 mil homens e 17,10 a cada 100 mil mulheres.

Aproximadamente 95% das neoplasias malignas colorretais são adenocarcinomas, dos quais 90% se desenvolvem a partir de lesões polipoides, especialmente adenomas, que sofrem transformação maligna. Considera-se que cerca de 5% dos adenomas sofrem essa transformação. As lesões polipoides apresentam crescimento lento, e levam de 10 a 15 anos para sofrerem transformação maligna, o que permite a prevenção, a detecção precoce do câncer e o tratamento curativo na maioria dos casos. Dos tumores epiteliais, além do adenocarcinoma supracitado, outros subtipos de carcinoma e tumores neuroendócrinos também podem se desenvolver ao longo do cólon e reto. Além desses, linfomas não Hodgkin e tumores mesenquimais como os tumores estromais gastrintestinais (GIST) e alguns tipos de sarcoma também acometem o intestino grosso, embora mais raramente.

A maioria dos carcinomas colorretais (CCR) se desenvolve na região do cólon sigmoide e reto. Entretanto, com o avançar da idade, esses tumores tendem a se desenvolver em localizações mais proximais.

FATORES DE RISCO E PROTETIVOS

Os fatores de risco para o desenvolvimento do CCR são diversos, especialmente aqueles relacionados a dieta, hábitos de vida, exposição a determinados agentes químicos e doenças inflamatórias colorretais.

Dos fatores relacionados a dieta e estilo de vida, observa-se uma incidência significativamente maior de CCR em populações com estilo de vida ocidental, caracterizado por dieta rica em carne e gordura animal, associada a comportamento sedentário. Estudos epidemiológicos indicam que o consumo de carne, a obesidade, o consumo de álcool e o tabagismo são importantes fatores de risco, passíveis de serem controlados. Alguns estudos têm mostrado que a forma de preparo de alimentos, no caso, carne, também representa fator de risco. Técnicas como fritura e churrasqueamento levam à liberação do carcinógeno N-nitroso, provocada pelas altas temperaturas de cocção. Associação inversa (efeito protetor) ao desenvolvimento de CCR é relacionada à dieta rica em fibras; consumo de peixe e óleo de peixe; vitamina D_4 e cálcio; uso prolongado de anti-inflamatórios não esteroides, terapia de reposição hormonal em mulheres e atividade física regular.

Doenças relacionadas ao desenvolvimento do CCR são basicamente as doenças inflamatórias gastrintestinais (doença de Crohn e retocolite ulcerativa), mas diabetes, estados de hiperinsulinemia e obesidade também mostram relação com o CCR.

Mais de 35% dos casos de CCR são descritos como portadores de alguma suscetibilidade hereditária. Síndromes genéticas são responsáveis por 1 a 5% dos CCR. Embora a maioria dessas síndromes tenha caráter autossômico dominante, algumas são recessivas, por herança de gene de reparo/excisão mutado dos pais. Entre 10 e 30% dos casos têm história familiar de CCR não pertencentes a essas síndromes. Os familiares de primeiro grau de pessoas com CCR têm o dobro ou o triplo de risco de desenvolver CCR, em comparação com a população geral. Além disso, o risco aumenta com a quantidade de familiares com CCR, com a proximidade do grau de parentesco e com a precocidade da idade ao diagnóstico do CCR nos membros da família.

Outros fatores bem estabelecidos, associados à promoção do CCR, embora raros, são a terapia de radiação pélvica e a ureterossigmoidostomia.

ACHADOS CLÍNICOS

Inicialmente, as lesões neoplásicas colorretais são paucissintomáticas, sendo eventualmente detectadas durante exames de rastreamento ou em exames solicitados por outros motivos.

Quando presentes, os três sintomas mais prevalentes são dor abdominal, sangramento retal e alteração do hábito intestinal.

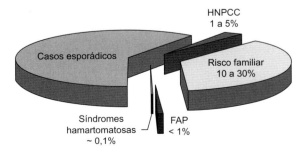

Figura 7.1 Epidemiologia do câncer colorretal. HNPCC: câncer colorretal hereditário não polipoide; FAP: polipose adenomatosa familiar. (esporádico *versus* hereditário). (Adaptada de Winawer *et al.*, 2007.)

A dor abdominal inicialmente é vaga e inespecífica, de difícil localização. Entretanto, com a progressão da doença, pode assumir características de obstrução intestinal e levar ao aparecimento de sintomas como náuseas, vômito, distensão abdominal e cólicas ou perfuração evoluindo com dor abdominal intensa e generalizada. Em casos específicos de câncer retal, pode ocorrer dor do tipo tenesmo. De acordo com a localização e a extensão da lesão, outros padrões de dor podem aparecer, como dor neuropática em lesões que invadem a região sacral.

O sangramento retal também pode assumir diversas características, variando em intensidade e coloração; desde sangue oculto nas fezes até sangue vermelho vivo rutilante.

O sangramento colorretal distal tende a ser vermelho vivo, o que pode ser erroneamente confundido com sangramento por doença hemorroidária. Vale destacar que, mediante um quadro de sangramento retal vivo em pacientes com fatores de risco para CCR, mesmo que detectada doença hemorroidária, está indicada a investigação adicional para o câncer.

A alteração do hábito intestinal é compreendida como a mudança do padrão habitual do funcionamento intestinal do paciente, podendo variar de constipação a diarreia. Lesões de cólon esquerdo, devido à presença de fezes firmes em cólon estreito, podem apresentar alterações do hábito intestinal muito mais precocemente em relação a lesões de cólon direito, que apresentam fezes líquidas em cólon largo.

Outros sintomas que podem aparecer são mucorreia; emagrecimento (em casos mais avançados); fraqueza; anemia e febre esporádica (rara, associada em geral a necrose tumoral). Vale destacar que a anemia ferropriva é uma condição frequente em cânceres do cólon direito, e deve-se realizar investigação adicional na busca desse tipo de neoplasia nos casos suspeitos, principalmente naqueles com fatores de risco para CCR e naqueles em que a terapêutica instituída para a anemia se mostra ineficaz.

O exame físico fornece poucos indícios, sendo a palidez e o aspecto emagrecido os de maior importância. Ocasionalmente pode ser encontrada massa abdominal, decorrente de doença localmente avançada ou metástases hepáticas. Pode-se ainda detectar linfadenopatia inguinal e supraclavicular esquerda, decorrente da disseminação linfática. Ao toque retal, pode-se detectar a presença de câncer de reto.

DETECÇÃO

A detecção do CCR pode ocorrer em três situações distintas: rastreamento, investigação clínica e seguimento. A investigação clínica é feita mediante a apresentação de sinais e sintomas sugestivos de CCR, de forma individualizada, de acordo com o quadro clínico de cada paciente.

Rastreamento

O rastreamento do CCR, também conhecido como triagem ou *screening*, compreende a realização de determinados exames, ou testes, no intuito de detectar lesões neoplásicas pré-malignas ou cânceres precoces em pacientes assintomáticos, oriundos de uma população de risco basal.

O objetivo do rastreamento é detectar tais lesões antes do aparecimento de sinais e sintomas; antes da transformação maligna de lesões potenciais; antes da progressão da doença e enquanto o tratamento for de mais fácil realização, mais barato e com maior potencial de cura.

A United States Preventive Services Task Force comparou diversas estratégias, e indica o início do rastreamento a partir dos 50 anos, com periodicidade de 5 anos, em pacientes com risco basal para CCR. Entre 76 e 85 anos a realização do exame deverá ser individualizada, de acordo com a presença de morbidades, e deverá ser suspensa após os 85 anos de idade.

Em pacientes com risco elevado para CCR, o rastreamento deverá iniciar-se precocemente e com maior frequência:

- Paciente com parente de primeiro grau com CCR antes dos 60 anos: a colonoscopia deverá ser realizada aos 40 anos ou 10 anos antes da idade em que o parente teve o câncer, o que vier primeiro. Feito isso, o exame deverá ser repetido a cada 5 anos
- Paciente com diagnóstico de síndrome de Lynch, ou HNPCC, ou com risco aumentado para HNPCC: a colonoscopia deverá ser realizada anual ou bianualmente, iniciando-se aos 20 a 25 anos, ou 8 a 10 anos antes do diagnóstico do familiar mais jovem
- Paciente com diagnóstico genético de FAP, ou em risco de FAP, que não foi submetido a teste genético: deverá realizar colonoscopia ou retossigmoidoscopia flexível a cada 2 anos, a partir dos 10 a 12 anos, com mudança para colonoscopia anual após o diagnóstico do primeiro pólipo adenomatoso até a realização da cirurgia para tratamento da FAP
- Paciente com antecedente de doença intestinal inflamatória, ou antecedentes de pólipos adenomatosos, ou CCR: são candidatos para vigilância de seguimento, mais do que para rastreamento.

As estratégias para rastreamento de CCR são diversas, sendo as principais os testes fecais e os exames endoscópicos. Estudos demonstraram redução de 32% na mortalidade por CCR com a estratégia de rastreamento por pesquisa anual de sangue oculto nas fezes (método de guáiaco) e realização de colonoscopia quando a pesquisa de sangue oculto tiver sido positiva.

Os testes fecais empregam diferentes métodos, com sensibilidade e especificidade distintas. O método químico, guáiaco e o imunoquímico são os mais aplicados na pesquisa de sangue oculto nas fezes.

O teste imunoquímico detecta frações específicas da globina do sangue humano, com especificidade elevada, e por isso não requer restrição dietética para ser realizado. A sensibilidade do teste é de 79% e a especificidade de 94%, na detecção de sangramentos de origem colorretal. Por sua vez, o método químico, guáiaco, detecta a fração heme da hemoglobina e pode dar resultado falso-positivo na presença de sangue de carne vermelha, brócolis, rabanete e nabo, e falso-negativo na presença de vitamina C, exigindo restrições dietéticas para ser realizado. Tem sensibilidade menor do que o método imunoquímico, entre 50 e 60%.

Pacientes com pesquisa de sangue oculto nas fezes positivo têm chance de 5,1% de ter um câncer invasivo e 24% de chance de ter pólipo.

Outro exame fecal, menos usado, é o teste de DNA para a pesquisa de células epiteliais malignas (contendo mutações genéticas) esfoliadas do CCR ou de pólipos adenomatosos nas fezes.

Os exames endoscópicos têm grande utilidade no rastreamento, sendo a retossigmoidoscopia flexível e a colonoscopia os principais.

Com a realização de exame endoscópico de retossigmoidoscopia, estudos evidenciam redução de 26 a 31% na mortalidade por CCR, quando realizado a cada 5 anos, em pacientes acima de 50 anos.

A colonoscopia é considerada o padrão-ouro para rastreamento de pólipos e CCR. Apresenta especificidade e sensibilidade elevadas para a detecção de pólipos grandes, com mais de 1 cm (95%). Diversos estudos apontam redução na mortalidade por CCR, entre 68 e 88%, com a realização da colonoscopia a cada 10 anos, em pacientes acima dos 50 anos.

Outro método avaliado, ainda em número reduzido de estudos para rastreamento, é a colonografia por tomografia computadorizada, com sensibilidade e especificidade semelhantes às da colonoscopia, para pólipos com menos de 1 cm, mas com menor sensibilidade para a detecção de pólipos menores. É recomendada de modo complementar, quando a realização da colonoscopia não for possível ou tiver sido incompleta.

O enema baritado com duplo contraste não é normalmente indicado no rastreamento, exceto quando a colonoscopia for incompleta. Apresenta sensibilidade menor do que a colonografia.

Existe ainda teste para a detecção de DNA SEPT9 metilado circulante como método de rastreio do CCR. Entretanto, os estudos ainda são escassos e mostram sensibilidade de 48,2%, especificidade de 91,5%, valor preditivo positivo de 5,2% e valor preditivo negativo de 99,5%.

Investigação clínica

Endoscopia

Quanto aos exames endoscópicos, sigmoidoscopia e colonoscopia são essenciais ao diagnóstico do CCR, tanto por permitirem a visualização direta das lesões quanto por permitirem a coleta de material para avaliação histopatológica e estudos moleculares.

Os tumores avançados apresentam-se como lesões vegetantes, muitas vezes ulceradas, tendendo a ocupar o lúmen do cólon de forma circunferencial (Figura 7.2). A sigmoidoscopia rígida tem a vantagem de fornecer a distância exata da lesão retal em relação à borda anal, mas limita-se à extensão da área que permite visualizar. A retossigmoidoscopia flexível limita-se à investigação de câncer em cólon distal: reto, sigmoide e cólon descendente. A colonoscopia, por sua vez, tem a vantagem de acessar o reto e o cólon em toda a sua extensão, permitindo a detecção de lesão isolada ou lesões sincrônicas ao longo de todo o trajeto do intestino grosso.

A colonoscopia é exame útil, não só para o diagnóstico, mas também para rastreamento, estadiamento, seguimento e tratamento do CCR. As alterações que devem servir de alertas durante o exame são: alteração da coloração da mucosa, friabilidade, deformidade da parede colônica e desaparecimento da trama vascular da submucosa. Técnicas especiais (principalmente corantes e magnificação de imagem) podem facilitar a identificação e a classificação das lesões.

Imagem

Técnicas de imagem permitem a detecção e o estadiamento clínico não invasivo do câncer de cólon.

O exame de raios X contrastado, enema baritado, tem sido substituído pela tomografia computadorizada assistida (colonografia por tomografia computadorizada), que pode ser útil na triagem da doença.

Exames como a tomografia computadorizada, a ressonância magnética e o ultrassom endorretal podem ser aplicados na avaliação da extensão local do tumor, profundidade da invasão e também na investigação de metástases regionais ou a distância. A cintigrafia e a tomografia por emissão de pósitron (PET) também são aplicadas na avaliação da extensão da doença. Frequentemente a PET é feita em associação com a tomografia computadorizada, o que permite comparar áreas de alta radioatividade com imagens mais detalhadas da área, na tomografia.

A angiografia é importante nos casos de metástase hepática, permitindo ao cirurgião avaliar se é possível ou não retirar as metástases hepáticas e, ainda, a possibilidade de tratamento dessas metástases por embolização.

O ultrassom intraoperatório também pode ser útil na detecção de metástases hepáticas em casos suspeitos, além de permitir a retirada guiada dessas lesões para exame histopatológico.

O antígeno carcinoembrionário (CEA) é uma glicoproteína que pode estar elevada em sua dosagem sanguínea em casos de CCR. Entretanto, não é marcador específico para CCR. Sua dosagem não tem indicação diagnóstica, mas tem valor prognóstico e é útil para seguimento do paciente (em pós-operatório o seu aumento pode sugerir recidiva ou disseminação da doença, indicando investigação adicional).

Seguimento dos pólipos

Pólipos são frequentes no cólon e reto. A grande maioria são pólipos hiperplásicos, tipicamente benignos; entretanto, alguns pólipos adenomatosos (adenomas) podem sofrer transformação maligna para adenocarcinoma. Os adenomas são os precursores de mais de 90% dos adenocarcinomas colorretais. Morfologicamente, são distintos à microscopia e devem ser removidos para avaliação.

O potencial de transformação maligna dos pólipos é variável, mas para fins de seguimento pode-se dividir os pólipos basicamente em dois grandes grupos: baixo risco e alto risco. As diretrizes europeias ainda consideram um terceiro grupo, de risco intermediário. Levam-se em conta nessa classificação o número e o tamanho endoscópico dos pólipos e o tipo histológico e o grau de displasia. A Tabela 7.1 mostra a classificação adotada na diretriz americana.

Os pólipos adenomatosos podem ser classificados, de acordo com o aspecto histológico, nos seguintes tipos: adenoma tubular; adenoma tubuloviloso; adenoma viloso; adenoma séssil serrilhado; adenoma serrilhado; ou pólipo adenomatoso. Os padrões morfológicos mais frequentes dos adenomas são o tubular e o viloso, ou uma combinação dos dois, adenoma tubuloviloso. Os adenomas

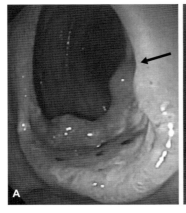 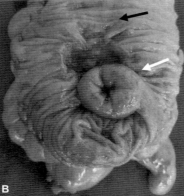 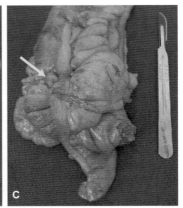

Figura 7.2 Aspectos endoscópico **(A)** e macroscópicos interno **(B)** e externo **(C)** do câncer colorretal. Em **A** e **B**, observa-se lesão ulcerovegetante (*setas pretas*) adjacente à válvula ileocecal (*seta branca*). Em **C**, observa-se retração em parede do cólon externamente à lesão (*seta cinza*). (Fonte: Arquivo pessoal do autor.)

menores, com até 1 cm, são geralmente tubulares. Adenomas maiores podem apresentar padrão viloso e transformam-se em adenocarcinomas com maior frequência.

Além dos adenomas, outras lesões precursoras de carcinoma colorretal são focos de criptas aberrantes (ACF); pólipo juvenil e pólipo de Peutz-Jeghers.

Lesões precursoras de adenocarcinoma invasivo são representadas por displasia de alto grau, carcinoma intramucoso, carcinoma *in situ*, ou carcinoma restrito à lâmina própria.

Lesões neoplásicas sincrônicas ocorrem em 3 a 5% dos casos. Se a colonoscopia inicial pré-operatória foi incompleta, recomenda-se realização de uma nova colonoscopia completa para seguimento em 3 a 6 meses pós-cirurgia.

Lesões metacrônicas apresentam frequência de 1,8% em 5 anos e 3,4% em 10 anos. Existem diferentes propostas de seguimento, sendo a mais recomendada a colonoscopia após 1 ano da cirurgia, 3 anos após a cirurgia e, após isso, uma colonoscopia a cada 5 anos.

ESTADIAMENTO

As neoplasias de cólon e reto apresentam estadiamento semelhante pelo American Joint Committee on Cancer (AJCC), que foi revisado em sua última edição de 2010 para contemplar dados de sobrevida e recorrência, especialmente nos pacientes em estádio III. Classificações mais antigas, como a de Dukes, hoje guardam significado histórico e não são mais utilizadas na prática clínica.

O estadiamento é baseado no grau de invasão (T), no número de linfonodos regionais acometidos por células metastáticas (N) e na presença ou ausência de metástases a distância (M).

Linfonodos regionais são, por definição, localizados: (1) ao longo dos principais vasos que suprem o cólon e o reto; (2) ao longo das arcadas da artéria marginal; e (3) localizados na borda mesocólica do cólon. O número de linfonodos examinados no espécime cirúrgico guarda correlação com o estadiamento e o prognóstico, recomendando-se um mínimo de 10 a 14 linfonodos em pacientes que não receberam tratamento neoadjuvante. A classificação pN0 é dada sempre que o exame dos linfonodos é negativo, mesmo com número inferior ao recomendado de linfonodos examinados.

O fígado e os pulmões são os sítios de metástase mais frequentes para as neoplasias colorretais, embora a extensão para outros locais no próprio intestino ou peritônio também seja possível.

Estadiamento clínico (cTNM)

No cólon, o estadiamento clínico é realizado com base em história, exame físico e colonoscopia com biopsia; a avaliação de sítios de metástase deverá ser feita preferencialmente com tomografias computadorizadas (TC) do abdome e da pelve com contraste oral e intravenoso e TC de tórax com contraste. Para pacientes com contraindicação ao uso de contraste iodado, pode-se lançar mão da ressonância magnética (RM) de abdome/pelve, acompanhada de TC de tórax sem contraste. Na impossibilidade de realização desses exames, ultrassonografia de abdome e raios X de tórax podem ser utilizados como alternativa no estadiamento dos pacientes.

As imagens de tomografia em fusão com emissão de pósitrons (PET-CT) não estão indicadas na rotina para estadiamento de pacientes com neoplasia de cólon, mas são importantes quando houver achados suspeitos na TC contrastada que não puderam ser esclarecidos por outros meios.

No reto, a RM de pelve suplanta os benefícios da TC, especialmente na avaliação linfonodal, importante na definição de tratamento pré-operatório (categorias TN). Quando disponível, o ultrassom retal endoscópico com biopsia é um grande auxiliar na avaliação desses pacientes. Para a pesquisa de metástases a distância (M) são válidas as mesmas recomendações do cólon.

Estadiamento patológico (pTNM)

Grande parte dos tumores de cólon e alguns de reto são estadiados após a exploração abdominal do tumor, muitas vezes com ressecção e exame patológico subsequente. Para os pacientes que receberam alguma modalidade de tratamento pré-cirurgia, ao estadiamento patológico deve ser aposta a letra y (ypTNM) (Tabela 7.2).

Situações especiais na classificação

Pequenos focos de tumor localizados na gordura pericólica, ou perirretal, ou no mesentério adjacente (gordura mesocólica), distante da margem principal do tumor, e que não contêm traços de tecido linfonodo residual, mas se encontram dentro da área de drenagem do tumor primário, são considerados depósitos tumorais ou nódulos satélites e devem ser anotados como depósitos tumorais (TD). Tais depósitos podem ser consequência de extravasamento não contínuo, invasão venosa com extravasamento

---

Tabela 7.1 Recomendações para o seguimento dos pólipos colorretais.

Diretrizes americanas

Adenomas	Baixo risco	Alto risco
Tamanho	< 10 mm	≥ 10 mm
Número	1 a 2	3 a 10
Tipo e/ou presença de displasia de alto grau (DAG)	–	DAG/viloso
Recomendação: seguimento (colonoscopia)	5 a 10 anos	3 anos

Diretrizes europeias

Adenomas	Baixo risco	Risco intermediário	Alto risco
Tamanho	< 10 mm	≥ 10 e < 20 mm	≥ 20 mm
Número	1 a 2	3 a 4	≥ 5
Tipo e/ou presença de displasia de alto grau (DAG)	–	DAG/viloso	–
Recomendação: seguimento (colonoscopia)	10 anos	3 anos	1 a 3 anos

Situações especiais:
- O pólipo serrilhado é considerado de alto risco se ≥ 10 mm ou se apresentar displasia ou for um adenoma serrilhado tradicional
- Pólipos ressecados em *peace-meal* (aos pedaços) devem receber atenção especial, com repetição de exame precocemente

PARTE 1 Saúde do Adulto e do Idoso

Tabela 7.2 Definições do sistema TNM, utilizadas tanto para o estadiamento clínico quanto o patológico.

T	Tumor primário
TX	Tumor primário não pode ser acessado
T0	Sem evidência de tumor primário
Tis	Carcinoma *in situ*: tumor intraepitelial, ou invade lâmina própria
T1	Tumor invade a submucosa
T2	Tumor invade a túnica muscular própria
T3	Tumor invade subserosa, ou tecido pericólico, ou perirretal, sem invadir peritônio
T4	Tumor perfura o peritônio visceral, e/ou invade diretamente outros órgãos ou estruturas
T4a	Tumor perfura peritônio visceral
T4b	Tumor invade diretamente outros órgãos ou estruturas
N	Linfonodos regionais
NX	Linfonodos não podem ser acessados
N0	Não há metástase para linfonodos
N1	Metástase em um a três linfonodos
N1a	Metástase em um linfonodo
N1b	Metástase em dois a três linfonodos
N1 c	Depósitos tumorais sem metástase para linfonodos (satélites, subserosos, partes moles pericólicas ou perirretais, não peritoneais)
N2	Metástase em quatro ou mais linfonodos
N2a	Metástase em quatro a seis linfonodos
N2b	Metástase em sete ou mais linfonodos
M	Metástases a distância
M0	Sem metástases
M1	Com metástases
M1a	Metástase confinada a um único órgão
M1b	Metástase em mais de um órgão, ou peritônio

Grupo de estadiamento

Estádio 0	Tis	N0	M0
Estádio I	T1, T2	N0	M0
Estádio II	T3, T4	N0	M0
Estádio II A	T3	N0	M0
Estádio II B	T4a	N0	M0
Estádio II C	T4b	N0	M0
Estádio III	Qualquer T	N1, N2	M0
Estádio III A	T1, T2	N1	M0
	T1	N2a	M0
Estádio III B	T3, T4a	N1	M0
	T2, T3	N2a	M0
	T1, T2	N2b	M0
Estádio III C	T4a	N2a	M0
	T3, T4a	N2b	M0
	T4b	N1, N2	M0
Estádio IV A	Qualquer T	Qualquer N	M1a
Estádio IV B	Qualquer T	Qualquer N	M1b

vascular ou substituição total de linfonodo comprometido. Como os nódulos são observados como lesões que seriam consideradas T1-2, a classificação do tumor não se modificará, mas devem ser anotados como TD no laudo e o *status* linfonodal (N) será classificado como N1c.

Fatores prognósticos

Nenhum fator prognóstico associado aos tumores colorretais é obrigatório no estadiamento TNM, mas, pela importância deles na história natural da doença e no manejo dos pacientes, devem ser anotados para referências futuras. Ao todo, o AJCC reconhece atualmente sete fatores: CEA, TD, grau de regressão tumoral (que permite a graduação da taxa de resposta ao tratamento neoadjuvante), margem de ressecção tumoral (medida em milímetros entre o tumor e a margem mais próxima de ressecção cirúrgica), instabilidade de microssatélite (MSI, que será abordada adiante no tratamento), invasão perineural (PN) e a análise do *status* mutacional do homólogo do oncogene viral RAS de neuroblastoma (*N-RAS*) entre as células tumorais, visto que tratamentos com anticorpos monoclonais dirigidos para o receptor do fator de crescimento epidérmico (EGFR; do inglês, *epidermal growth factor receptor*) não se mostraram efetivos em pacientes com *status* mutado.

O grau histológico, que representa o grau de diferenciação dos carcinomas colorretais, só se aplica aos adenocarcinomas colorretais sem outra especificação (adenocarcinomas SOE). Atualmente, os termos alto risco e baixo risco são mais utilizados na clínica, uma vez que tanto os tumores bem diferenciados quanto os moderadamente diferenciados se comportam como neoplasias de baixo grau de malignidade. Muitas vezes, os carcinomas são heterogêneos e o grau histológico é definido com base no componente menos diferenciado. As variantes histológicas dos adenocarcinomas colorretais têm significado prognóstico próprio, especialmente quando avaliadas em associação com aspectos moleculares.

Dos fatores prognósticos não incluídos no estadiamento TNM, vale a pena ainda ressaltar aqueles que representam resposta favorável do paciente ao tratamento, que inclui inflamação intra e/ou peritumoral, desmoplasia e linfonodos com hiperplasia reativa.

Em relação à técnica cirúrgica, margem curta de ressecção de tumor e excisão incompleta, com tumor residual, são aspectos adversos ao prognóstico.

TRATAMENTO

Cirurgia do câncer colorretal

A cirurgia é a única forma de terapêutica potencialmente curativa para portadores de neoplasia colorretal. Lesões precoces podem ser tratadas por meio de ressecções locais (reto) ou ressecções endoscópicas (cólon e reto), indicadas em casos de baixo risco de disseminação linfática.

A cirurgia do CCR deve respeitar diversos preceitos da cirurgia oncológica para que sejam atingidos os melhores resultados, com redução do risco de recidiva locorregional.

São aspectos relevantes na cirurgia radical do CCR: (1) via de acesso: aberta e laparoscópica (de acordo com a experiência do cirurgião e a disponibilidade de materiais); (2) estadiamento intraoperatório: rigoroso inventário da cavidade abdominal, procurando por alterações que possam ter passado despercebidas pelos exames de imagem. Avaliam-se tumor primário, linfonodomegalia, tumores sincrônicos, aderência do tumor a órgãos e estruturas adjacentes, implantes peritoneais, metástases hepáticas e outras lesões suspeitas; (3) extensão da ressecção: baseia-se no padrão de disseminação do CCR. Preconizam-se margens de no mínimo 5 cm (exceto para margem distal em lesões de reto) e a ressecção dos linfonodos de drenagem do tumor (geralmente

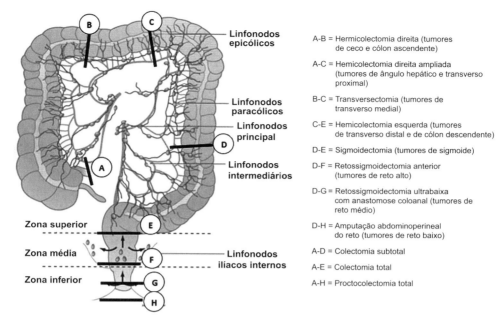

Figura 7.3 Cadeias linfonodais colorretais e extensão da ressecção.

correspondentes às artérias que irrigam do órgão) (Figura 7.3); (4) ressecção em monobloco: ressecção em peça única do tumor e as estruturas e órgãos adjacentes aderidos a ele; (5) técnica *"no touch"*: evitar ao máximo a manipulação do tumor durante a cirurgia; (6) anastomoses: podem ser realizadas manualmente ou por meio de grampeadores.

Situações especiais

- Lesões sincrônicas: colectomia total com ileorretoanastomose
- HNPCC ou síndrome de Lynch: colectomia total com ileorretoanastomose
- FAP e CCR: colectomia total com ileorretoanastomose ou proctocolectomia total com anastomose ileoanal e bolsa ileal
- Retocolite ulcerativa inespecífica e CCR: proctocolectomia total com anastomose ileoanal e bolsa ileal; eventualmente ileostomia terminal.

Ressecções de urgência

Cerca de 10 a 20% das cirurgias de CCR são realizadas em caráter de urgência, representando um aumento de três vezes na morbidade e mortalidade em relação às cirurgias eletivas. São as urgências mais frequentes: obstrução e perfuração.

Em caso de urgência obstrutiva em lesões de cólon direito a transverso proximal, as cirurgias são realizadas da mesma forma que as cirurgias eletivas. A diferença na abordagem se dá em relação a lesões de cólon transverso distal em diante, de acordo com a situação clínica do paciente, da experiência do cirurgião e das condições do local de atendimento:

- Colostomia derivativa (método que visa exclusivamente resolver o quadro obstrutivo, postergando a ressecção do CCR para uma condição mais adequada)
- Cirurgia de Hartmann (ressecção do cólon esquerdo e sigmoide, com sepultamento do coto retal e colostomia terminal)
- Ressecção com anastomose colorretal primária
- Colectomia total com anastomose ileorretal
- Prótese autoexpansível (introduzida por meio de colonoscopia sob radioscopia), com a intenção de desobstruir o paciente e tornar possível a realização de cirurgia de ressecção posteriormente, em melhores condições.

Em caso de urgência perfurativa, a ressecção clássica é realizada. A dúvida está em relação à reconstrução do trânsito intestinal, sendo contraindicada nos casos de peritonite, optando-se, neste caso, por sepultamento do coto distal e exteriorização de ostomia proximal.

Tratamento cirúrgico específico do câncer de reto

As duas principais modalidades cirúrgicas para o câncer retal são a ressecção abdominoperineal (AAP) e a ressecção anterior do reto (RA). Lesões precoces de reto podem ser tratadas por meio de excisão total transanal, microcirurgia endoscópica transanal, além de radioterapia de contato, eletrocoagulação e coagulação a *laser*.

A ressecção anterior do reto é realizada com a ligadura da artéria mesentérica inferior, com liberação do sigmoide, secção do cólon no nível da área em que a irrigação esteja preservada, dissecção pélvica seguindo os princípios da excisão total do mesorreto, com preservação de órgãos ao redor caso não aderidos, secção do reto distalmente respeitando as margens distais de 2 cm (eventualmente 1 cm) e a preservação do esfíncter anal; realização de anastomose conforme preferência (suturada, grampeada, com ou sem reservatório) e definir se irá ou não realizar derivação protetora (ostomia), com o intuito de evitar a gravidade das complicações advindas das fístulas anastomóticas, principalmente em casos adversos, como anastomoses baixas (até 5 cm da borda anal), sexo masculino, obesidade, tabagismo, etilismo e radioterapia prévia.

A amputação abdominoperineal do reto, também conhecida como cirurgia de Miles, está indicada nos casos de câncer de reto distal e médio, nos casos em que não seja possível preservar o esfíncter anal ou não seja possível manter margem distal adequada. Sua indicação vem decaindo, conforme o desenvolvimento técnico vem permitindo cada vez mais a preservação do esfíncter anal com margens adequadas. Essa cirurgia é realizada em duas etapas, sendo a primeira por via abdominal, muito semelhante à ressecção anterior do reto, e a segunda, por via perineal, com incisão ao redor do ânus, envolvendo os esfíncteres anais e completando a dissecção do reto. Após a ressecção de todo o espécime, deve-se proceder ao fechamento da pelve e à exteriorização de maturação da colostomia terminal.

Tratamento clínico

Pacientes com tumor de cólon estádio I

Pacientes com pólipos e lesões ressecados classificados como estádio I têm sobrevida em 5 anos superior a 95% e não demandam tratamento adjuvante adicional. Quando há recorrências, em geral constata-se erro na classificação da lesão primária. O tratamento cirúrgico deve compreender a correta ressecção das lesões pedunculadas (abrangendo até a mucosa), e nas lesões sésseis que demonstram tumores invasivos deve-se proceder à ressecção segmentar.

Tratamento adjuvante nos tumores de cólon

Tratamentos adjuvantes para tumores de cólon têm sido testados desde 1950, sempre em trabalhos pequenos (se comparados com nossas referências atuais), com benefícios modestos, para não dizer insignificantes na maioria das vezes. Principalmente a partir dos anos 1990, grandes estudos clínicos controlados comparando 5-fluoruracila (5-FU) + ácido folínico (leucovorina [LV]) com cirurgia exclusiva demonstraram benefício em ganho de sobrevida livre de doença (DFS; do inglês, *disease free survival*) para pacientes em estádio III que receberam quimioterapia. Esses trabalhos ainda demonstraram a ineficácia do levamiso como agente antitumoral e demonstraram que esquemas de administração em alta dose de LV e administração em esquema diário de 5-FU eram mais tóxicos, porém tão efetivos quanto esquemas que utilizaram LV em baixa dosagem e regimes de aplicação semanal.

Com dados obtidos na combinação de fármacos para o tratamento da doença metastática, desenvolveram-se estudos para testar a adição de outros fármacos ao bem-sucedido esquema de 5-FU/LV. Apenas a oxaliplatina (OX) trouxe benefício no cenário adjuvante.

Pacientes com tumor de cólon estádio II

O tratamento dos pacientes com neoplasia de cólon estádio II ainda permanece motivo de intenso debate. Dados dos estudos clínicos conduzidos até o presente não permitiram uma recomendação de tratamento inequívoca, já que, por ser um grupo com prognóstico favorável, seria necessário um tratamento com ganho substancial ou estudos com um número muito grande de pacientes para que o benefício clínico fosse traduzido em estatísticas confiáveis.

Em relato do grupo QUASAR, que aleatorizou 3.239 pacientes, 91% em estádio II, para receber tratamento com LV/5-FU ou observação, foi observado risco de morte por qualquer causa de 0,82 (intervalo de confiança de 95% [IC95%] 0,70 a 0,95; p = 0,008) e de recorrência de 0,78 (IC95% 0,67 a 0,91; p = 0,001) em favor do grupo de intervenção. Esse ganho no risco de morte traduz-se em um ganho de sobrevida de 3,6%, não considerando aqui qualquer fator de risco adicional.

Dados do estudo MOSAIC corroboram o fato de que pacientes em estádio II com alguns fatores prognósticos se beneficiam de regimes contendo oxaliplatina, enquanto pacientes do mesmo grupo sem tais fatores de risco não se beneficiam (e em alguns casos até são prejudicados) pela adição de um terceiro fármaco ao esquema de tratamento. Pacientes com tumores classificados como T4, com obstrução ou perfuração, invasão linfática ou vascular, histologia indiferenciada e menos de 12 linfonodos amostrados foram os considerados de alto risco pelo estudo.

Pesquisa de instabilidade microssatélite

Dois padrões de mutação são reconhecidos na gênese dos tumores de cólon: a via da instabilidade microssatélite (MSI), presente em 15% dos tumores, e a via das instabilidades cromossômicas, que constitui os outros 85%.

Microssatélites são regiões do DNA com uma sequência repetida de nucleotídios (em geral, dinucleotídios); a MSI surge quando tais regiões acumulam ganhos ou perdas alterando seu comprimento e, assim, causando alterações definitivas na sequência do DNA.

A análise de tumores que expressam MSI demonstrou mutações em genes que codificam proteínas com função de reparo dos erros de pareamento (MMR; do inglês, *mismatch repair*), entre eles MLH1, MSH2, MSH6 ou PMS2. O fenótipo dos tumores que expressam esse defeito é denominado MSI-H (MSI *high*), em oposição aos tumores que contêm em sua maioria instabilidades cromossômicas, denominados microssatélites estáveis (MMS), ou classificados como MSI-L (MSI *low*).

Tumores MSI-H guardam algumas características peculiares: são em geral localizados no lado direito, tendem a ocorrer mais no sexo feminino e são pouco invasivos (N negativo); estão associados ao tipo histológico mucinoso, são de alto grau na apresentação e frequentemente apresentam infiltrado linfocítico peritumoral; carregam, em geral, melhor prognóstico.

Trabalhos demonstraram *in vitro* e *in vivo* que células com defeitos nos genes MMR, em geral, são resistentes à ação do 5-FU, abrindo, assim, espaço para especulação da MSI como preditor de benefício da quimioterapia baseada em fluoruracila. Metanálise que reuniu dados de 570 pacientes em estádios II e III de cinco estudos clínicos demonstrou, entre pacientes com MSI-H, que a quimioterapia não só não melhorou a sobrevida, como foi associada a uma tendência de piora nos desfechos tanto para os estádios II quanto para o estádio III. Assim, sugere o autor que pacientes em estádio clínico II sejam testados quanto à presença de MSI e que se evite quimioterapia naqueles que tiveram a pesquisa positiva.

Pacientes com tumor de cólon estádio III

Pelo exposto anteriormente, parece claro que pacientes em estádio III sem maiores contraindicações à quimioterapia devem receber tratamento adjuvante baseado em regimes que contenham, ao menos, LV/5-FU (isoladamente, sobretudo nos maiores de 70 anos), e idealmente associem a oxaliplatina, sendo os tratamentos em torno de 6 meses os mais estudados nas pesquisas disponíveis até o presente (Tabela 7.3).

Tratamento da doença metastática

Apesar dos avanços obtidos nos últimos anos, tumores colorretais metastáticos ainda são clinicamente incuráveis e toda abordagem de tratamento neste contexto deve levar em conta o benefício global em qualidade de vida e o número de efeitos colaterais produzido pelo tratamento.

No contexto metastático, a combinação de 5-FU e LV foi uma das primeiras a demonstrar benefício; estudos isolados com fármacos como capecitabina, oxaliplatina e irinotecano complementaram posteriormente o arsenal terapêutico neste contexto clínico, abrindo espaço para estudos de combinação de fármacos que obtiveram taxa de resposta e sobrevida livre de progressão maiores em comparação com os fármacos isolados.

Destacaram-se ao longo da década de 1990 estudos com a oxaliplatina (FOLFOX, FLOX) e o irinotecano (FOLFIRI, IFL) em diferentes doses e esquemas terapêuticos. A despeito de resultados de diferentes estudos apresentarem dados levemente divergentes, os regimes FOLFOX e FOLFIRI apresentaram em geral equivalência na eficácia, sendo o FOLFOX ligeiramente superior em taxa de resposta e tempo para progressão, fazendo a escolha recair sobre a preferência pessoal do médico oncologista

Tabela 7.3 Principais esquemas atualmente utilizados no contexto clínico para pacientes nos estádios II e III.

Esquema	Fármacos e administração
FOLFOX-4	Oxaliplatina 85 mg/m² em 2 h, LV 200 mg/m² concomitante (em Y), seguidos de 5-FU 400 mg/m² em bólus e 600 mg/m² em 22 h de infusão contínua. Ciclos a cada 14 dias
FOLFOX-6	Oxaliplatina 100 mg/m² em 2 h, LV 400 mg/m² concomitante (em Y), seguidos de 5-FU 400 mg/m² em bólus e 1.200 mg/m²/dia em 22 h de infusão contínua. Ciclos a cada 14 dias
FOLFOX-6 modificado	Oxaliplatina 85 mg/m² em 2 h, LV 400 mg/m² concomitante (em Y), seguidos de 5-FU 400 mg/m² em bólus e 1.200 mg/m²/dia em 22 h de infusão contínua. Ciclos a cada 14 dias
FLOX modificado	Oxaliplatina 85 mg/m² em 2 h nas semanas 1, 3 e 5, LV 40 mg/m² e 5-FU 500 mg/m² em infusão semanal. Ciclos de 6 semanas a cada 8 semanas
LV5FU semanal em baixa dose	LV 20 mg/m² em 5 a 15 min seguidos por 5-FU 500 mg/m², semanalmente por 6 semanas a cada 8 semanas
Rosswell Park	LV 500 mg/m² em 2 h; 5-FU 500 mg/m² em bólus em 1 h junto com a infusão de 5-FU, semanalmente durante 6 semanas em ciclos a cada 8 semanas

LV: leucovorina (ácido folínico); 5-FU: 5-fluoruracila.

e o perfil de efeitos colaterais aceitável para cada caso. Regimes contendo oxaliplatina frequentemente estão associados à neuropatia periférica (parestesias e disestesias, em geral induzidas pelo frio), por vezes limitante para o paciente. Já o irinotecano tem o potencial de causar diarreia aguda (no momento da aplicação, por efeito colinérgico, controlada com administração de atropina) e crônica, que também podem impor limitações à continuidade do esquema, a depender da sensibilidade individual e da *performance* do paciente.

Anticorpos monoclonais

Bevacizumabe. O bevacizumabe é um anticorpo monoclonal que se liga ao fator de crescimento do endotélio vascular (VEGF) diminuindo sua circulação e, assim, em tese, inibindo o crescimento vascular no tecido tumoral. Um estudo de fase 3 em primeira linha de tratamento, inicialmente desenhado para avaliar o bevacizumabe em combinação com LV/5-FU, teve a terapia do braço controle modificada para irinotecano + 5-FU + LV (IFL) após os trabalhos iniciais mostrarem a superioridade do regime ao 5-FU/LV isoladamente; foram avaliados os braços de LV/5-FU + bevacizumabe, IFL + bevacizumabe e IFL + placebo. A coorte com IFL + bevacizumabe obteve melhores taxas de resposta em relação ao placebo (45 *versus* 35%), sobrevida livre de progressão (10,6 *versus* 6,2 meses) e sobrevida global (20,3 *versus* 15,6 meses). O estudo ECOG 3200 analisou o papel do bevacizumabe em segunda linha, após falha com irinotecano, comparando oxaliplatina + LV + 5-FU (FOLFOX), FOLFOX + bevacizumabe ou bevacizumabe isoladamente. Melhora pequena na sobrevida global foi notada para o braço da combinação (12,5 *versus* 10,7 meses), sem acréscimo significativo na toxicidade. A adição do bevacizumabe em primeira linha com oxaliplatina foi testada no estudo NO16966, em que o anticorpo, combinado com FOLFOX-4 ou capecitabina + oxaliplatina (CapeOx), obteve discreto, não significativo, ganho na sobrevida global (21,3 *versus* 19,9 meses) e um modesto, embora significativo, ganho em DFS (9,4 *versus* 8 meses).

Cetuximabe e panitumumabe. O EGFR, também denominado HER-1, é uma glicoproteína transmembrana que se dimeriza quando associada a ligantes (como o próprio EGF ou fator transformador do crescimento alfa [TGF-α]), estimulando uma cascata intracelular intermediada pelo transdutor de sinal da família RAS (codificada pelos genes *k-RAS*, *h-RAS* e *n-RAS*), cuja ação final intranúcleo é estimular proliferação, migração, adesão e imortalidade celular. O cetuximabe e o panitumumabe são anticorpos monoclonais que têm por alvo o domínio extracelular do EGRF, impedindo a conexão de outros ligantes que levariam à ativação do receptor e ao início da cascata de sinalização intracelular. O conhecimento acumulado a partir da utilização dessas medicações permitiu identificar

que pacientes com genes codificadores da proteína RAS mutados (seja *k-RAS* ou *n-RAS*) não se beneficiam desta medicação, pois a mutação ativa constitucionalmente a via de sinalização dentro do domínio intracelular, tornando o bloqueio inútil como ferramenta terapêutica. Os estudos de fase 2 mostraram resultados numericamente modestos para o uso de ambas as medicações isoladamente, com ganhos de sobrevida em torno de 1,5 mês. Quando utilizada em primeira linha, combinada com FOLFOX ou FOLFIRI, foram observados ganhos pequenos, porém estatisticamente significativos em sobrevida livre de progressão (média de 1 mês), com melhores taxas de resposta, à custa de toxicidades que foram algumas vezes impactantes em qualidade de vida. Tanto o cetuximabe quanto o panitumumabe têm por efeito adverso uma reação acneiforme que atinge 70 a 100% dos pacientes tratados; é importante ressaltar que os dados confirmam uma relação entre a intensidade do efeito adverso e o benefício clínico da medicação. Reações anafilactoides e hipomagnesemia também são observadas em pacientes que utilizaram essas medicações.

Terapia imune no câncer de cólon

Tratamentos que direcionam o sistema imune no combate de células tumorais têm sido cada vez mais frequentes na prática clínica; os inibidores do sistema de controle de resposta imune (*immune checkpoint inhibitors*) mostraram respostas satisfatórias em alguns tumores, como o melanoma, e foram testados inicialmente em tumores de cólon com resultados muito desapontadores. Dados recentes demonstraram que pacientes com deficiência de MMR (MSI-H, conforme previsto antes) usufruem de importante benefício dos tratamentos que envolvem fármacos inibidores do controle de resposta imune, por isso novos estudos foram iniciados para testar tais fármacos neste grupo específico. Tanto o pembrolizumabe quanto o nivolumabe (antiproteína de morte celular programada [PD-1]) foram testados em pacientes previamente tratados, isolados ou em combinação em pacientes MSI-H, com taxas de controle da doença acima de 50%, além de benefícios em DFS, contemplando este grupo de pacientes para o qual nenhum tratamento prévio havia demonstrado benefício até então. No momento, estudos de primeira linha estão sendo conduzidos para melhor avaliar o benefício desses novos tratamentos em outros cenários.

Pacientes com tumor de reto estádios II e III

Diferentemente do estádio I, para os estádios II e III de reto temos hoje dados consistentes que apoiam a estratégia combinada de quimioterapia e radioterapia como modalidade preferencial de tratamento, especialmente por reduzir a taxa de falha local, regional e a distância do tratamento cirúrgico exclusivamente.

A avaliação clínica pré-operatória cuidadosa é mandatória para conseguir os melhores resultados em controle da doença ao mesmo tempo que o órgão tem sua função preservada.

Dados de estudos antigos mostram que a taxa de falha local ao tratamento cirúrgico exclusivo é da ordem de 40%, em pacientes com lesões T3-4 ou N positivo, maiores em tumores dos dois terços inferiores do reto; no entanto, tais trabalhos são carentes de comparações com técnicas cirúrgicas mais completas, como a excisão total do mesorreto; algumas séries com dados de centros com equipes especializadas em cirurgia de reto e com cirurgiões treinados nas técnicas de excisão do mesorreto relatam taxas de recidiva local inferiores a 5% sem terapia adjuvante. O estudo Dutch TME avaliou pacientes com tumores de reto em diferentes estádios para tratamento cirúrgico exclusivo ou associado ao curso de radioterapia pré-operatória. Nesse estudo, observou-se que pacientes T3-4 ou com N positivo, especialmente de terço inferior, têm claro benefício do uso da radioterapia, e lesões T1-2, de tumores mais altos (10 a 15 cm da margem anal), aparentemente não derivam tanto benefício da associação de tratamento.

Inúmeros outros estudos confirmam e corroboram tais dados, alguns combinando a quimioterapia (com LV/5-FU) à radioterapia e, assim, diminuindo ainda mais as taxas de recidiva e justificando o uso do tratamento combinado. Estatísticas de sobrevida, no entanto, não são tão claras neste cenário, embora exibam uma clara tendência a favorecer o tratamento combinado em detrimento do cirúrgico isolado.

Um bom número de evidências hoje favorece o tratamento prévio de radioterapia, em detrimento do tratamento após a cirurgia, em função de diminuída toxicidade, melhores taxas de controle e preservação do esfíncter com esta sequência de tratamento.

Tratamento adjuvante da neoplasia de reto

Com base nos dados de recorrência, praticamente todos os estudos realizados até o presente foram desenhados de modo a contemplar o tratamento combinado pré-operatório e pós-operatório, de modo que faltam dados para uma conclusão definitiva sobre o tratamento exclusivamente adjuvante. Estudos que avaliaram o tratamento pós-operatório com a inclusão de pacientes de alto risco de recorrência (*i. e.*, pT3-4 ou N positivo) mostraram claro benefício para o tratamento destes pacientes de mais alto risco de recorrência, sendo a recomendação atual oferecer tratamento quimioterápico para estes pacientes. Provavelmente, tumores T3N0 ou T1-2N1, de localização mais alta, com cirurgias realizadas em grandes centros ou por cirurgiões com experiência provavelmente não se beneficiam de tratamento adicional. Não existe consenso acerca do valor da taxa de regressão tumoral após quimiorradioterapia neoadjuvante na decisão sobre tratamento adjuvante complementar.

Pacientes com tumores localmente avançados de reto

Tumores de reto T4 em geral têm sua ressecabilidade limitada por motivos técnicos. Embora poucos estudos contemplem este grupo de doentes, os dados disponíveis atualmente recomendam que o manejo inclua tratamento combinado com radioterapia e quimioterapia para tentar viabilizar uma ressecção curativa.

O tratamento adjuvante nessa situação segue o mesmo princípio de benefício para os pacientes com tumores menos avançados, tentando diminuir a taxa de falha local ao tratar uma possível disseminação linfática ou para órgãos próximos, nem sempre completamente excisados no procedimento cirúrgico.

As Figuras 7.4 e 7.5 mostram, respectivamente, um fluxograma de tratamento do câncer de cólon e um de tratamento do câncer de reto.

SEGUIMENTO APÓS TRATAMENTO PARA PACIENTES COM CÂNCER COLORRETAL

Estádio I. Colonoscopia após 1 ano; se forem encontrados adenomas avançados, repetir em 1 ano. Se não identificados, repetir em 3 e 5 anos.

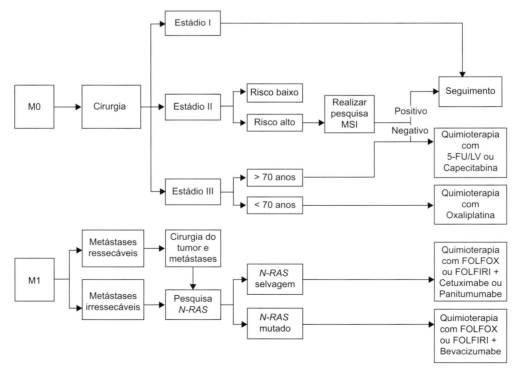

Figura 7.4 Esquema para tratamento do câncer de cólon e reto alto. MSI: instabilidade de microssatélite; 5-FU: 5-fluoruracila; LV: leucovorina (ácido folínico); N-RAS: homólogo do oncogene viral RAS de neuroblastoma; FOLFIRI: irinotecano (180 mg/m2 IV no dia 1), 5-FU (400 mg/m2 IV pulso no dia 1, seguido por 2.400 mg/m2 IV infusão contínua por 46 horas), LV (200 mg/m2 IV no dia 1 em 2 horas [infundir antes do 5-FU] a cada 2 semanas); FOLFOX: oxaliplatina + LV + 5-FU.

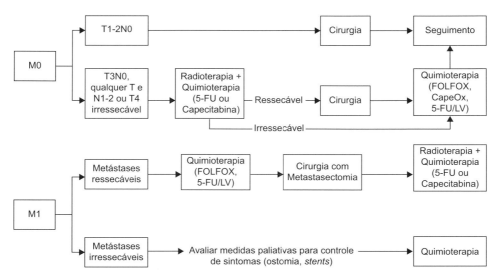

Figura 7.5 Esquema para tratamento do câncer de reto baixo e médio; 5-FU: 5-fluoruracila; LV: leucovorina (ácido folínico); FOLFOX: oxaliplatina + LV + 5-FU; CapeOx: capecitabina + oxaliplatina.

Estádios II e III. Visita clínica com história e exame físico e solicitação do CEA a cada 3 a 6 meses por 2 anos; após, a cada 6 meses por um total de 5 anos. Exames de tórax, abdome e pelve devem ser solicitados a cada 6 meses. Colonoscopia em 1 ano após tratamento (exceto se não solicitada previamente); se houver adenomas avançados, repetir em 1 ano. Se não identificados, repetir em 3 e 5 anos. Para tumores de reto, adicionar proctoscopia (ultrassonografia endoscópica ou RM) a cada 3 a 6 meses para pacientes tratados com excisão transanal. PET-CT não é recomendada de rotina.

Estádio IV. A periodicidade das visitas e dos exames deve ser individualizada de acordo com as necessidades clínicas de cada paciente. Em geral, recomenda-se visita a cada 3 a 6 meses com solicitação de CEA e exames de imagem a cada 3 a 4 meses.

Bibliografia

André T *et al*. Adjuvant fluorouracil, leucovorin, and oxaliplatin in stage II to III colon cancer: updated 10-year survival and outcomes according to BRAF mutation and mismatch repair status of the MOSAIC Study. Journal of Clinical Oncology. 2015; 33(35):4176-87.

Assis RVBF. Rastreamento e vigilância do câncer colorretal: guidelines mundiais. GED – Gastrenterologia Endosc Dig. 2011; 30(2):62-74.

Benedito R *et al*. Câncer do cólon, reto e ânus. São Paulo: TecMedd; 2004.

Biswas S *et al*. Molecular taxonomy and tumourigenesis of colorectal cancer. Clinical Oncology (R Coll Radiol). 2015; 28(2):73-82.

Bosman FT *et al*. WHO Classification of Tumors of the Digestive System. Lyon, France: IARC; 2010.

Campos FGCM. Tratado de coloproctologia. São Paulo: Atheneu; 2012.

De Gramont A *et al*. Bevacizumab plus oxaliplatin-based chemotherapy as adjuvant treatment for colon cancer (AVANT): a phase 3 randomised controlled trial. The Lancet Oncology. 2012; 13(12):1225-33.

Inadomi JM. Screening for colorectal neoplasia. N Engl J Med. 2017; 376(2):149-56.

Mármol I *et al*. Colorectal carcinoma: a general overview and future perspectives in colorectal cancer. International Journal of Molecular Science. 2017; 18(1):197-236.

Okamoto K *et al*. Clinicopathological characteristics of serrated polyps as precursors to colorectal cancer: current status and management. Journal of Gastroenterology Hepatology. 2017; 32(2):358-67.

Quasar Collaborative Group. Adjuvant chemotherapy versus observation in patients with colorectal cancer: a randomised study. Lancet (London, England). 2007; 370(9604):2020-9.

Ryan DP *et al*. Phase I/II study of preoperative oxaliplatin, fluorouracil, and external-beam radiation therapy in patients with locally advanced rectal cancer: cancer and leukemia group B 89901. Journal of Clinical Oncology. 2006; 24(16):2557-62.

Winawer S, Classen M, Lambert R *et al*. World Gastroenterology Organisation/International Digestive Cancer Allience Pratice Guidelines: Triagem do câncer colorretal. WGO Pract Guidel. 2007:1-19.

Wolff BG, Fleshman JW. The ASCRS Textbook of Colon and Rectal Surgery. v. 2. New York: Springer; 2007.

8 Cefaleias

Fabíola Dach e *José Geraldo Speziali*

INTRODUÇÃO

Cefaleia é toda dor que acomete a região da cabeça, que vai desde os olhos até o fim da implantação do cabelo, na região da nuca. A prevalência mundial de cefaleia é estimada em 47% e, de modo geral, aproximadamente 66% das pessoas terão cefaleia alguma vez na vida. É a principal razão de consultas em neurologia, e a procura por auxílio médico se dá não só para alívio do sintoma, mas também porque a dor interfere nas atividades diárias do indivíduo, gerando restrições funcionais, sociais, familiares e emocionais.

Neste capítulo, serão abordados alguns tópicos relacionados a esse sintoma, como epidemiologia, fisiopatologia, diagnóstico e tratamento. Abordaremos também os sinais e sintomas que servem de alerta para a possibilidade de cefaleia secundária.

CLASSIFICAÇÃO DAS CEFALEIAS

Segundo a instalação da dor

As cefaleias podem ser classificadas, segundo a instalação da dor, conforme a seguir:

- Cefaleia aguda emergente: é uma cefaleia nova, nunca experimentada previamente pelo indivíduo. Pode instalar-se em minutos (p. ex., cefaleia atribuída a acidente vascular hemorrágico) ou em horas a dias (p. ex., cefaleia atribuída a rinossinusite)
- Cefaleia aguda recorrente: é uma cefaleia já experimentada previamente pelo indivíduo, que ocorre em crises e que alcança sua intensidade máxima em horas (p. ex., migrânea e cefaleia do tipo tensional)
- Cefaleia crônica não progressiva: é a cefaleia que ocorre em mais de 14 dias por mês, por mais de 3 meses e com pequenas variações na intensidade de dor com o passar do tempo. Em geral, é o padrão das cefaleias primárias que cronificam (p. ex., migrânea crônica e cefaleia do tipo tensional crônica)
- Cefaleia crônica progressiva: é a cefaleia que, com o passar dos dias, semanas ou meses, piora em intensidade e que, na maioria das vezes, ocorre como consequência do aumento gradativo da pressão intracraniana (p. ex., cefaleia atribuída à neoplasia intracraniana, cefaleia atribuída à trombose de seio venoso cerebral, cefaleia atribuída à hipertensão intracraniana idiopática).

Segundo a etiologia

De acordo com a etiologia, as cefaleias classificam-se em:

- Cefaleias primárias: são as que ocorrem sem etiologia demonstrável pelos exames clínicos ou laboratoriais usuais, e cujo fenótipo define o diagnóstico (p. ex., migrânea, cefaleia do tipo tensional e cefaleia em salvas)
- Cefaleias secundárias: são as provocadas por doenças demonstráveis pelos exames clínicos ou laboratoriais. A dor pode ser consequência de uma condição sistêmica ou neurológica (p. ex., cefaleia atribuída à infecção sistêmica, cefaleia atribuída à meningite e cefaleia atribuída à neoplasia intracraniana).

Em 2013, a Sociedade Internacional de Cefaleia (International Headache Society) publicou a versão beta da terceira edição da Classificação Internacional das Cefaleias (*International Classification of Headache Disorders*, 3rd edition beta version [ICHD-III]). Nessa versão encontram-se os critérios diagnósticos dos vários tipos de cefaleias, primárias e secundárias, e das neuralgias craniofaciais. Esses critérios diagnósticos são utilizados tanto na prática clínica quanto no desenvolvimento de pesquisas.

MIGRÂNEA OU ENXAQUECA

Entre as cefaleias primárias, a migrânea (ou enxaqueca) é a principal cefaleia responsável por atendimentos médicos. De acordo com a ICHD-III, a migrânea é subdividida em subtipos (migrânea sem aura, migrânea com aura, síndromes periódicas da infância, migrânea retiniana e complicações da migrânea), que podem ser reclassificadas em subformas (p. ex., migrânea com aura típica com cefaleia migranosa, migrânea com aura típica com cefaleia não migranosa, migrânea hemiplégica, migrânea do tipo basilar).

Epidemiologia

A prevalência mundial da migrânea está em torno de 10%, enquanto a prevalência na vida encontra-se por volta de 14%. Na infância não há diferença em sua incidência entre os sexos; no entanto, após a puberdade as mulheres passam a ser mais acometidas do que os homens na razão de 2:1 a 3:1. O início da doença se dá, na maioria dos casos, entre a 2ª e a 3ª década de vida, e o pico de prevalência ocorre na quarta década. Após essa faixa etária, a prevalência começa a diminuir progressivamente. A incidência anual da migrânea é de 8 casos/1.000 pessoas. Em relação aos fatores de risco associados à presença de migrânea estão o menor tempo de escolaridade, a carga de trabalho elevada e a presença de cefaleia do tipo tensional frequente.

Fisiopatologia

A fisiopatologia conhecida até o momento descreve a migrânea como uma condição herdada (herança poligênica com penetrância incompleta) e influenciada por fatores ambientais. Diz-se que o cérebro de pacientes com migrânea é hiperexcitável, possivelmente como consequência da diminuição do íon magnésio encefálico, do aumento de aminoácidos excitatórios (aspartato e glutamato) e de alterações dos canais de cálcio voltagem-dependentes. Essas alterações bioquímicas tornariam o cérebro suscetível ao desencadeamento de crises de migrânea por situações comuns do dia a dia, como ingesta de alguns alimentos e exposição a claridade intensa.

Clinicamente, dividem-se os sinais e sintomas da migrânea em quatro fases: pródromo, aura, dor e pósdromo.

Os sintomas premonitórios seriam provocados por distúrbios límbico-hipotalâmicos e a aura seria decorrente de uma depressão alastrante da atividade cortical (DAC), que se propagaria como uma onda no córtex cerebral e na glia, com consequente hipoperfusão cerebral.

A fase de dor seria devida à ativação do sistema trigeminovascular, resultando em reação inflamatória estéril no espaço perivascular no nível das meninges. Com o fenômeno da DAC haveria a ativação do núcleo do nervo trigêmeo, que resultaria em estímulos que caminham para a periferia (meninges), onde seriam liberados neurotransmissores como substância P e peptídio relacionado com o gene da calcitonina (CGRP). Essas substâncias, agindo nos vasos, provocariam vasodilatação e aumento da permeabilidade vascular, com consequente extravasamento plasmático e de substâncias endovasculares (bradicinina, peptídios vasoativos, óxido nítrico [NO]) que promoveriam uma inflamação local. Assim, nesse nível haveria a estimulação das aferências trigeminais, gerando estímulos algógenos que seriam levados ao núcleo trigeminal, daí para o tálamo e, finalmente, ao córtex, onde a dor se torna consciente.

Os mecanismos fisiopatológicos dos sintomas associados (náuseas, vômitos, fono e fotofobia) não estão suficientemente elucidados, porém acredita-se que haja ativação dos núcleos vagais e dos sistemas sensoriais.

O pósdromo também ainda não está compreendido e pode ser explicado por mecanismos de exaustão ou de inibição ativa do processo migranoso.

Diagnóstico

A migrânea é caracterizada por crises recorrentes de cefaleia compostas por até quatro fases diferentes. Nem sempre todas as fases estão presentes em todas as crises e/ou em todos os pacientes. São elas: pródromo, aura, cefaleia e pósdromo.

O pródromo caracteriza-se por sinais e sintomas como irritabilidade, alentecimento do raciocínio, desânimo, avidez por doces e transtornos do sono, que podem preceder a cefaleia em até 48 horas e ocorrem em 60% dos casos.

Denomina-se aura os sinais e sintomas neurológicos reversíveis que precedem a cefaleia em até 1 hora, desenvolvem-se em 5 minutos e podem durar até 1 hora. Podem ser sintomas visuais (p. ex., escotomas cintilantes, hemianopsia), sensitivos (p. ex., parestesias, hipoestesia), disfasia ou paresia/plegia (p. ex., migrânea hemiplégica familiar ou esporádica). Quando a aura da migrânea é composta por escotomas nos campos visuais em ambos os lados, disartria, vertigem, zumbido, hipoacusia, diplopia, ataxia, parestesias bilaterais e/ou diminuição do nível de consciência denomina-se aura de tronco cerebral. Ocorre em 20% dos casos.

A cefaleia da migrânea predomina nas regiões anteriores da cabeça (órbita ou região frontotemporal), é de moderada a forte intensidade, latejante/pulsátil, é unilateral em dois terços das crises, piora com as atividades do dia a dia e está associada a náuseas e/ou vômitos, foto e fonofobia. A duração da fase de dor é de 4 a 72 horas (Tabela 8.1). Quando a migrânea cronifica passamos a denominá-la como migrânea crônica, que é definida por cefaleia ocorrendo em 15 dias ou mais por mês, em pelo menos 3 meses, e com ao menos oito crises para preencher os critérios de migrânea.

O pósdromo é a fase de exaustão. Os pacientes ficam horas ou até dias com uma sensação de cansaço, fraqueza, depressão e dificuldade de concentração, e necessitam de um período de repouso para seu completo restabelecimento.

Os fatores desencadeantes das crises de migrânea são o estresse, a menstruação, alguns alimentos, bebidas alcoólicas, luz forte, calor, viagens, odores, fome, alterações do ciclo vigília–sono e mudanças climáticas.

As crises podem ser aliviadas com o repouso em local silencioso e escuro, com o sono e com compressa fria nas têmporas.

As complicações da migrânea são:

- Estado migranoso: quando a cefaleia dura mais de 72 h, sem remissão, e é de forte intensidade
- Infarto migranoso: infarto isquêmico que ocorre durante uma crise de migrânea, que é percebido pelo não desaparecimento dos sinais/sintomas da aura
- Crise epiléptica desencadeada por migrânea: ocorre durante ou até 1 hora da aura migranosa.

Nas crianças, as crises são mais curtas (minutos ou poucas horas) e melhoram com o sono. Além dos aspectos comuns dos adultos, uma série de síndromes associa-se ou precede o aparecimento do quadro álgico da migrânea. São eles: vertigem paroxística benigna da infância, migrânea abdominal (dores abdominais recorrentes), vômitos cíclicos e torcicolo paroxístico benigno.

Tratamento

O tratamento da migrânea consiste em terapêuticas não farmacológicas e farmacológicas. Entre as não farmacológicas estão a orientação ao paciente para que evite exposição aos fatores desencadeantes de crise, quando presentes, técnicas de relaxamento e *biofeedback*.

O tratamento farmacológico divide-se em abortivo e preventivo. Durante as crises estão indicados o uso de analgésicos simples, anti-inflamatórios, antieméticos e triptanas, ou diversas combinações dessas classes. O tratamento preventivo está indicado em algumas condições, como: quando há três ou mais crises por mês, quando as crises são incapacitantes, quando elas são prolongadas (2 a 3 dias de duração) ou quando os medicamentos abortivos são ineficazes ou produzem efeitos colaterais.

Se o paciente tem sintomas premonitórios e/ou aura, o tratamento da crise pode ser feito nessas fases com antieméticos (p. ex., metoclopramida, domperidona, bromoprida) e anti-inflamatórios não esteroidais (p. ex., ibuprofeno, naproxeno), com o intuito de evitar o aparecimento da cefaleia.

Nas Tabelas 8.2 e 8.3 encontram-se os medicamentos utilizados nos tratamentos abortivo e profilático da migrânea, respectivamente.

Tabela 8.1 Critérios diagnósticos de migrânea conforme a ICHD-III beta.

A	Pelo menos cinco crises preenchendo os critérios de B a D
B	Cefaleia durando de 4 a 72 h (quando não tratada adequadamente)
C	A cefaleia preenche ao menos duas das seguintes características: • Unilateral • Pulsátil • Moderada ou forte intensidade • Piora com atividade física de rotina (p. ex., subir escadas)
D	Durante a cefaleia, ocorre pelo menos um dos seguintes sinais: • Náuseas e/ou vômito • Fotofobia e fonofobia
E	A história e/ou o exame físico não sugerem nenhum outro transtorno

Tabela 8.2 Medicamentos utilizados no tratamento abortivo da migrânea.

Medicamentos	Doses
A. Analgésicos e anti-inflamatórios não esteroidais	AAS: 1.000 mg solúvel ou efervescente VO Naproxeno sódico: 550 a 1.100 mg VO Ibuprofeno: 600 a 800 mg VO Dipirona: 1.000 mg VO ou IV Diclofenaco sódico: 50 a 100 mg VO ou 75 mg IM Paracetamol: 1.000 mg VO
B. Antieméticos	Metoclopramida: 10 mg VO ou IM Domperidona: 20 a 30 mg VO
C. Triptanas	Rizatriptana: 5 a 10 mg VO Sumatriptana: 25, 50 e 100 mg VO; 10 e 20 mg IN; ou 6 mg SC Zolmitriptana: 2,5 mg VO Naratriptana: 2,5 mg VO

VO: via oral; IV: intravenoso; IM: intramuscular; IN: *spray* nasal; SC: subcutâneo.

Tabela 8.3 Medicamentos utilizados no tratamento profilático da migrânea.

Medicamentos	Doses
A. β-bloqueadores	Propranolol: 40 a 120 mg/dia (dividido em 2 a 3 doses)
	Metoprolol: 100 a 200 mg/dia (dividido em 2 doses)
B. Bloqueador dos canais de cálcio	Flunarizina: 5 a 10 mg/dia (uma dose noturna)
C. Antidepressivos	Amitriptilina: 10 a 75 mg/dia (uma dose noturna)
	Nortriptilina: 10 a 75 mg/dia (uma dose noturna)
	Venlafaxina: 37,5 a 300 mg (uma dose matinal ou em 2 doses)
	Duloxetina: 30 a 60 mg/dia (manhã)
D. Antiepilépticos	Valproato de sódio: 500 a 1.500 mg/dia (dividido em 2 a 3 doses)
	Topiramato: 50 a 200 mg/dia (dividido em 2 a 3 doses)

CEFALEIA DO TIPO TENSIONAL

De acordo com a ICHD-III, a cefaleia do tipo tensional (CTT) pode ser classificada da seguinte maneira: CTT episódica infrequente (< 1 dia/mês), CTT episódica frequente (de 1 a 14 dias/mês) e CTT crônica (≥ 15 dias/mês). Cada subtipo pode ser subdividido conforme a presença ou não de dolorimento pericraniano (p. ex., CTT episódica frequente associada a dolorimento pericraniano e CTT episódica frequente não associada a dolorimento pericraniano).

Epidemiologia

A CTT episódica é a mais frequente das cefaleias primárias na população geral. Estima-se que a prevalência mundial desta cefaleia seja de 38% e a prevalência na vida em torno de 86%. O subtipo mais comum é o episódico infrequente (< 1 dia/mês). Contudo, 24 a 37% dos pacientes com CTT apresentam vários dias de dor no mês, 10% têm crises semanais e 2 a 6% têm o subtipo crônico (> 14 dias/mês). A incidência anual de CTT episódica frequente é de 14,3 casos/1.000 pessoas. É mais comum em mulheres na razão de 5:4, com idade de início entre os 25 e 30 anos de idade e o pico da prevalência entre os 30 e 39 anos. A incidência e os fatores de risco para CTT são condição de saúde precária, incapacidade para relaxar após o trabalho e dormir durante poucas horas por noite.

Fisiopatologia

A fisiopatologia é complexa e pouco compreendida, mas há fatores periféricos e centrais envolvidos. Acredita-se que, nas CTT episódicas, a dor tenha origem na musculatura pericraniana, em pontos musculares denominados pontos de gatilho (*trigger points*). Sendo assim, a CTT seria resultado de um problema muscular com dor referida para a cabeça. Por outro lado, acredita-se que, com o aumento da frequência das crises, haja a sensibilização de neurônios de segunda ordem, localizados no tronco cerebral e na porção rostral da medula espinal, que levariam a maior facilidade de desencadeamento de outras crises.

Diagnóstico

A cefaleia é caracterizada por ser de fraca ou moderada intensidade, do tipo pressão ou aperto e bilateral. A dor pode melhorar com atividades físicas e, diferentemente do que ocorre na migrânea, não está associada a náuseas, vômitos, fotofobia e fonofobia. Pode ser desencadeada pelo estresse físico (cansaço, exagero de atividade física, posicionamento do pescoço no sono ou no trabalho) ou emocional. Por vezes, por meio da palpação muscular, observam-se dor e hipertonia da musculatura pericraniana.

Tratamento

Raramente o paciente procura o médico por causa de uma cefaleia do tipo tensional episódica devido ao baixo impacto nas atividades laborais e de lazer. Medidas apropriadas são conhecidas: banho, relaxamento e atividade física. O paciente procura por atendimento médico quando a cefaleia aumenta de frequência, em geral, quando passa a ocorrer diariamente ou quase diariamente. Na Tabela 8.4 encontram-se os tratamentos para a CTT.

CEFALEIA EM SALVAS E OUTRAS CEFALEIAS TRIGEMINOAUTONÔMICAS

As cefaleias trigeminoautonômicas compartilham a presença de cefaleia e dos sinais e sintomas autonômicos cranianos. A cefaleia é unilateral e raramente muda de lado. Os sintomas autonômicos ocorrem do lado da dor. São eles: lacrimejamento, congestão conjuntival, obstrução nasal, rinorreia, hiperidrose da metade da face, miose, enoftalmia e ptose palpebral.

A hipótese fisiopatológica baseia-se em estudos com imagem funcional em humanos e estudos experimentais. Estes sugerem que em tais síndromes haja a ativação do reflexo trigeminoparassimpático e que a disfunção simpática craniana seja secundária.

De acordo com a ICHD-III, as cefaleias trigeminoautonômicas são: cefaleia em salvas (CS) (episódica e crônica), hemicrania paroxística (episódica e crônica), cefaleia de curta duração, unilateral, neuralgiforme, com injeção conjuntival e lacrimejamento – episódica e crônica (SUNCT; do inglês, *short-lasting, unilateral neuralgiform headache with conjunctival injection and tearing*) – e hemicrania contínua.

Cefaleia em salvas

É uma condição cuja prevalência está entre 0,01 e 0,09%, acomete mais homens que mulheres em uma proporção de 4:1 e sua incidência anual é de 2,5 casos/100.000 pessoas. Há dois picos de incidência, um entre os 20 e 30 anos de idade e outro entre os 40 e 49 anos.

A moléstia evolui em surtos de 1 a 3 meses de duração (salvas), quando o paciente experimenta de 1 crise a cada 2 dias a 8 crises por dia. Muitas vezes o horário das crises é bastante regular e, frequentemente, o indivíduo é despertado à noite pela crise. A dor é estritamente unilateral (> 85% dos casos), periorbital, supraorbital e/ou temporal, sempre do mesmo lado, forte ou

Tabela 8.4 Tratamentos farmacológico e não farmacológico (abortivo e profilático) para cefaleia do tipo tensional.

A. Tratamento não farmacológico	Técnicas de relaxamento
	Biofeedback
	Fisioterapia
B. Tratamento farmacológico abortivo	Aspirina: 500 a 1.000 mg VO
	Paracetamol: 750 a 1.000 mg VO
	Dipirona: 500 a 1.000 mg VO ou 1.000 mg IV
	Ibuprofeno: 400 a 800 mg VO
	Naproxeno sódico: 375 a 825 mg VO
	Diclofenaco potássico: 12,5 a 50 mg VO
C. Tratamento farmacológico profilático	Amitriptilina: 10 a 75 mg/dia (uma dose noturna)
	Nortriptilina: 10 a 75 mg/dia (uma dose noturna)
	Clomipramina: 75 a 150 mg/dia (uma dose noturna)
	Fluoxetina: 20 mg/dia (uma dose matutina)
	Paroxetina: 20 a 40 mg/dia (uma dose matutina)
	Venlafaxina: 37,5 a 300 mg/dia (uma dose matinal ou duas doses)
	Mirtazapina: 15 a 45 mg/dia (uma dose noturna)

VO: via oral; IV: intravenoso.

muito forte e com duração de 15 a 180 minutos. Durante a cefaleia ocorre, ipsilateralmente, pelo menos um dos seguintes sinais: injeção conjuntival, lacrimejamento, congestão nasal, rinorreia, sudorese na fronte ou na face, miose, ptose, edema palpebral e sudorese frontal e facial. Além disso, durante a cefaleia os indivíduos costumam ficar agitados, agridem-se e ameaçam suicídio devido à intensidade da dor. As salvas duram de um mínimo de 7 dias até 1 ano, com períodos de remissão acima de 1 mês. Esta é a forma episódica da moléstia. Em cerca de 10% dos casos (subforma crônica), a salva dura mais de 1 ano e o período de remissão é menor que 1 mês.

A fisiopatologia da CS ainda é incerta; contudo, estudos com ressonância magnética nuclear funcional mostram, no momento da crise, hipermetabolismo na região hipotalâmica supraquiasmática ipsilateral à dor.

O tratamento da CS pode ser dividido em tratamento medicamentoso abortivo e profilático e em tratamento cirúrgico. Além disso, o paciente deve ser orientado a evitar fatores desencadeantes de crises no período das salvas, como a ingestão de bebidas alcoólicas e a exposição a odores fortes (p. ex., produtos de limpeza, perfumes). Na CS episódica, o tratamento profilático é mantido até 2 semanas depois de cessadas todas as crises, mesmo as mais fracas. Após esse período, as medicações podem ser retiradas lentamente em 2 a 3 semanas. Na subforma crônica o paciente permanece continuamente sob profilaxia, bem como em uso de fármacos para abortar as crises quando elas ocorrem. Para os casos refratários aos tratamentos medicamentosos, estariam indicados os tratamentos cirúrgicos. No Tabela 8.5 encontram-se os tratamentos para a CS.

Os tratamentos cirúrgicos, principalmente a estimulação hipotalâmica, estão indicados na CS crônica em caso de refratariedade, contraindicações ou efeitos colaterais não toleráveis com os tratamentos medicamentosos.

Hemicrania paroxística

Tem maior prevalência no sexo feminino (2:1) e, geralmente, inicia-se na segunda década de vida. Caracteriza-se por cefaleia unilateral, em geral nas regiões orbitária, supraorbitária ou temporal de forte intensidade. Tem duração entre 2 e 30 min e ocorre em uma frequência acima de 5 crises/dia. Assim como a CS, é dividida nas subformas episódica e crônica. Além disso, como critério diagnóstico tem-se a resposta ao uso de indometacina por via oral, com o desaparecimento das crises em 48 a 72 horas. A fim de evitar resposta incompleta à indometacina, ela deve ser usada em dose igual ou maior do que 150 mg/dia. O tratamento com indometacina deve ser mantido por longos períodos, tentando-se redução de dose e retirada a cada 3 a 6 meses.

SUNCT

É um tipo raro de cefaleia, que predomina no sexo masculino. Caracteriza-se por cefaleia unilateral, sem alternância de lado, de moderada a forte intensidade, localizada nas regiões orbital, periorbital e/ou temporal, em pontadas ou pulsátil. As crises são de moderada a forte intensidade, duram de segundos a minutos (1 a 600 segundos), ocorrem pelo menos 1 vez/dia (uma a centenas) e estão associadas a injeção conjuntival e lacrimejamento ipsilaterais proeminentes. Além disso, é frequente a presença de pontos de gatilho da dor na fronte e face sem que haja o período refratário. É uma condição pouco responsiva ao tratamento medicamentoso, mas sempre deve-se tentar o uso de lamotrigina (100 a 200 mg/dia), gabapentina (900 a 3.600 mg/dia) e topiramato (100 a 200 mg/dia). É reconhecida com uma subforma de SUNA (*short-lasting unilateral neuralgiform headache attacks with cranial autonomic symptoms*), descrita posteriormente, como uma cefaleia unilateral, semelhante à SUNCT, porém com outros sinais e sintomas autonômicos além de hiperemia ocular e lacrimejamento, como ptose palpebral, rinorreia, obstrução nasal e miose.

Hemicrania contínua

É uma cefaleia persistente, estritamente unilateral, associada a lacrimejamento e hiperemia conjuntival, rinorreia, congestão nasal, sudorese facial e frontal, miose, ptose, edema palpebral e agitação. A cefaleia é de moderada a forte intensidade e responsiva à indometacina, que deve ser usada na dose de pelo menos 150 mg/dia. Durante as crises de dor, os pacientes podem relatar a presença de sintomas como foto e fonofobia. Há um tipo de hemicrania em que não há qualquer período de remissão da dor; contudo, há aquele tipo em que ocorre remissão da dor por pelo menos um tipo.

CEFALEIAS SECUNDÁRIAS

Para que uma cefaleia possa ser considerada secundária a alguma outra condição, é necessário que: (1) tal condição seja capaz de causar cefaleia; (2) a cefaleia tenha surgido em estreita relação temporal com essa condição ou que haja outra evidência de relação causal; e (3) haja acentuada redução ou remissão da dor em até 3 meses após tratamento efetivo ou remissão espontânea do distúrbio causador.

Por meio da anamnese e do exame físico (geral e neurológico) o médico deve pesquisar as características da dor, bem como a presença de sinais e sintomas associados, que podem sugerir que a cefaleia seja secundária a outra condição (Figura 8.1). A Tabela 8.6 apresenta os sinais de alerta para cefaleia secundária.

Assim como nas cefaleias primárias, cada tipo de cefaleia secundária é subdividido em subtipos. Além disso, cada um dos subtipos tem uma peculiaridade em relação ao quadro clínico e/ou tratamento que o distingue das demais.

Tabela 8.5 Tratamentos farmacológicos (abortivo, de transição e profilático) e cirúrgicos para cefaleia em salvas.

A. Tratamento abortivo	Oxigênio 100%: 12 ℓ/min, por máscara facial com reservatório, por 20 min, paciente sentado com o tronco inclinado para a frente
	Sumatriptana: 6 mg SC (máximo de 3 injeções/dia) ou 20 mg IN
	Lidocaína a 4%: 1 mℓ IN, ipsilateralmente
B. Tratamento de transição	Prednisona: 60 a 80 mg/manhã (redução progressiva em 2 a 3 semanas
	Dexametasona: 8 mg/dia (redução progressiva em 2 a 3 semanas)
	Naratriptana: 2,5 mg 2 vezes/dia por 7 dias
	Ergotamina: 1 a 2 mg 3 vezes/dia por 7 dias
	Bloqueio do nervo occipital maior com anestésico (lidocaína) e corticosteroide (dexametasona)
C. Tratamento profilático	Verapamil: 240 a 720 mg/dia (três doses)
	Lítio: 300 a 1.200 mg/dia (uma a duas doses)
	Topiramato: 50 a 200 mg/dia (duas a três doses)
	Ácido valproico: 1.000 a 2.500 mg/dia (duas a três doses)
	Melatonina: 3 a 9 mg/dia (antes de dormir)
D. Tratamento cirúrgico	Estimulação periférica do nervo occipital maior
	Estimulação profunda do hipotálamo posteroinferior

SC: subcutâneo; IN: *spray* intranasal; VO: via oral.

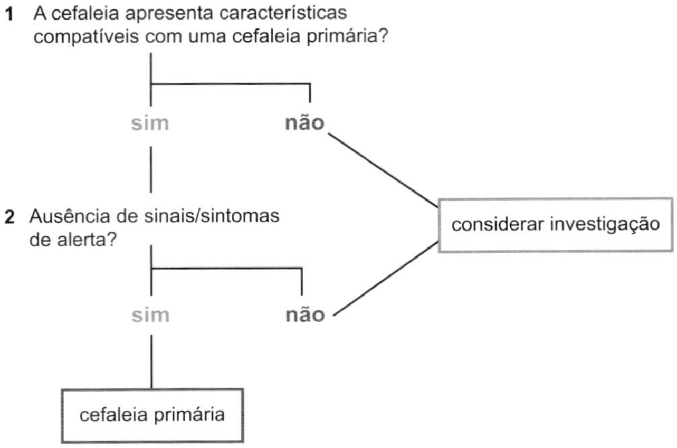

1 A cefaleia apresenta características compatíveis com uma cefaleia primária?

sim — não → considerar investigação

2 Ausência de sinais/sintomas de alerta?

sim — não → considerar investigação

cefaleia primária

Figura 8.1 A anamnese e o exame físico (geral e neurológico) possibilitam que o médico pesquise as características da dor, verificando se a presença de sinais e sintomas associados sugere que a cefaleia seja secundária a outra condição.

Tabela 8.6 Sinais de alerta para cefaleia secundária.

- Alteração no exame neurológico (p. ex., papiledema, rigidez de nuca, paresia)
- Cefaleia nova em paciente imunodeprimido (p. ex., AIDS, neoplasia, tratamento quimioterápico, diabetes melito)
- Cefaleia desencadeada por esforço físico, espirros, tosse, Valsalva, atividade sexual, evacuação
- Cefaleia associada a alterações sistêmicas (p. ex., febre, hipertensão, hipotensão)
- Pior cefaleia experimentada
- Cefaleia que acorda o paciente à noite
- Mudança no padrão da cefaleia
- Cefaleia após traumatismo craniano
- Cefaleia nova em paciente ≤ 5 anos ou ≥ 50 anos

Cefaleia por uso excessivo de medicação

Devido à grande facilidade de automedicação em nosso meio e à sua alta prevalência no caso específico da cefaleia, acreditamos ser importante lembrar, mesmo brevemente, que o uso excessivo de analgésicos pode aumentar a frequência da migrânea ou da cefaleia do tipo tensional. Assim, considera-se que a cefaleia por uso excessivo de medicação (CEM) é o resultado da interação de um agente terapêutico usado de maneira excessiva com um paciente suscetível. De modo geral, o uso excessivo é definido em termos de dias de tratamento por mês, sendo fundamental que o tratamento ocorra frequente e regularmente, isto é, em vários dias a cada semana. O diagnóstico de CEM é de extrema importância clínica, uma vez que a resposta desses pacientes às medicações preventivas é ruim enquanto durar o uso excessivo de medicações para o tratamento agudo. A CEM é caracterizada por cefaleia em ≥ 15 dias por mês, associada ao uso abusivo de analgésicos há pelo menos 3 meses. Caracteriza-se por uso abusivo de analgésicos:

- Uso de analgésicos simples isolado ou combinação de analgésicos (cada dia uso de um analgésico diferente) em ≥ 15 dias por mês

- Uso de analgésicos combinados (no mesmo comprimido há mais de um analgésico), ergotamina, triptanos e opioides em ≥ 10 dias por mês.

Bibliografia

Annequin D, Tourniaire B, Massiou H. Migraine and headache in childhood and adolescence. Pediatr Clin North Am. 2000; 47(3):617-31.

Ashkenazi A, Schwedt T. Cluster headache--acute and prophylactic therapy. Headache. 2011; 51(2):272-86.

Broner SW, Cohen JM. Epidemiology of cluster headache. Curr Pain Headache Rep. 2009; 13(2):141-6.

Crystal SC, Robbins MS. Epidemiology of tension-type headache. Curr Pain Headache Rep. 2010; 14(6):449-54.

Fukui PT, Goncalves TR, Strabelli CG et al. Trigger factors in migraine patients. Arq Neuropsiquiatr. 2008; 66(3A):494-9.

Giffin NJ, Ruggiero L, Lipton RB et al. Premonitory symptoms in migraine: an electronic diary study. Neurology. 2003; 60(6):935-40.

Goadsby PJ. Pathophysiology of migraine. Neurol Clin. 2009; 27(2):335-60.

Goadsby PJ, Cittadini E, Cohen AS. Trigeminal autonomic cephalalgias: paroxysmal hemicrania, SUNCT/SUNA, and hemicrania continua. Semin Neurol. 2010; 30(2):186-91.

Goncalves DA, Camparis CM, Speciali JG et al. Temporomandibular disorders are differentially associated with headache diagnoses: a controlled study. Clin J Pain. 2011; 27(7):611-5.

Guidelines for the treatment of migraine crisis. Consensus of the Sociedade Brasileira de Cefaleia. Ad Hoc Committee. Arq Neuropsiquiatr. 2000; 58(2A):371-89.

Hauge AW, Kirchmann M, Olesen J. Trigger factors in migraine with aura. Cephalalgia. 2010; 30(3):346-53.

Holland PR, Goadsby PJ. Cluster headache, hypothalamus, and orexin. Curr Pain Headache Rep. 2009; 13(2):147-54.

Jensen R, Stovner LJ. Epidemiology and comorbidity of headache. Lancet Neurol. 2008;7(4):354-61.

Kelman L. The postdrome of the acute migraine attack. Cephalalgia. 2006; 26(2):214-20.

Lauritzen M. Pathophysiology of the migraine aura. The spreading depression theory. Brain. 1994; 117(1):199-210.

Magis D, Schoenen J. Neurostimulation in chronic cluster headache. Curr Pain Headache Rep. 2008; 12(2):145-53.

Newton RW. Childhood headache. Arch Dis Child Educ Pract Ed. 2008; 93(4):105-11.

Olesen J, Bousser MG, Diener HC et al. New appendix criteria open for a broader concept of chronic migraine. Cephalalgia. 2006; 26(6):742-6.

Panconesi A. Alcohol and migraine: trigger factor, consumption, mechanisms. A review. J Headache Pain. 2008; 9(1):19-27.

Pareja JA, Cuadrado ML. SUNCT syndrome: an update. Expert Opin Pharmacother. 2005; 6(4):591-9.

Quintela E, Castillo J, Munoz P et al. Premonitory and resolution symptoms in migraine: a prospective study in 100 unselected patients. Cephalalgia. 2006; 26(9):1051-60.

Recommendations for prophylactic treatment of migraine: Consensus of the Sociedade Brasileira de Cefaleia. Arq Neuropsiquiatr. 2002; 60(1):159-69.

Sempere AP, Porta-Etessam J, Medrano V et al. Neuroimaging in the evaluation of patients with non-acute headache. Cephalalgia. 2005; 25(1):30-5.

Silberstein SD. Preventive migraine treatment. Neurol Clin. 2009; 27(2):429-43.

Speciali JG, Eckeli AL, Dach F. Tension-type headache. Expert Rev Neurother. 2008; 8(5):839-53.

Tepper SJ, Spears RC. Acute treatment of migraine. Neurol Clin. 2009; 27(2):417-27.

Tfelt-Hansen P. Acute pharmacotherapy of migraine, tension-type headache, and cluster headache. J Headache Pain. 2007; 8(2):127-34.

The International Classification of Headache Disorders: 3rd edition (beta version). Cephalalgia. 2013; 33(9):629-808.

Valenca MM, Valenca LP, Menezes TL. Computed tomography scan of the head in patients with migraine or tension-type headache. Arq Neuropsiquiatr. 2002; 60(3-A):542-7.

9 Cirrose Hepática

Ana Cláudia Oliveira, Edison Roberto Parise e *Maria Cristina Elias*

INTRODUÇÃO

A cirrose representa a via final comum de uma lesão hepática crônica e persistente em indivíduo geneticamente predisposto e que, independentemente da etiologia, acarretará fibrose e formação nodular difusas, com consequente desorganização da arquitetura lobular e vascular do órgão. Dessa forma, a composição da matriz extracelular e a estrutura do fígado cirrótico é a mesma, quer a lesão tenha sido causada por álcool, vírus, doença genética ou metabólica.

A doença apresenta distribuição global, independentemente de raça, idade e gênero. Levando em conta estudos de necropsia, estima-se que a prevalência de cirrose fique entre 4,5 e 9,5%, o que poderia corresponder a cerca de 100 milhões de acometidos em todo o mundo. No entanto, existem acentuadas variações geográficas na incidência e prevalência, dependendo largamente da predominância dos fatores causais.

O impacto da doença hepática crônica e da cirrose na saúde pública tem sido mensurado a partir de registros de obituários. Em 2001, estimou-se que 771.000 pessoas morreram por cirrose no mundo todo, ocupando a 14ª principal causa de morte no mundo. Todavia, existe uma expectativa de progressão do número de casos ao longo dos anos, projetando-se que a cirrose poderia alcançar a 12ª posição até o ano de 2020. No entanto, um grande estudo que analisou diferentes regiões do mundo demonstrou uma redução real dos casos de óbito por cirrose hepática, o que foi atribuído, em linhas gerais, a melhorias na abordagem das complicações, principalmente aquelas relacionadas à hipertensão portal (medicamentos mais potentes, tratamento endoscópico, colocação de derivação portossistêmica intra-hepática transjugular [TIPS] pré-transplante), além de melhor controle das condições causais, tais como redução global na prevalência e tratamentos mais efetivos das hepatites virais e modificações no hábito de consumir bebida alcoólica.

ETIOLOGIA E CLASSIFICAÇÃO

Em decorrência dos avanços sorológicos e imuno-histoquímicos, a cirrose tem sido classificada de acordo com sua etiologia. A antiga classificação morfológica em micronodular e macronodular (de acordo com o tamanho dos nódulos de regeneração e com a distribuição do tecido fibroso), embora ainda usada por alguns, não nos auxilia na compreensão etiopatogênica da doença. Os principais agentes etiológicos causadores da cirrose podem ser classificados como:

- Metabólicos: decorrentes de erros congênitos ou adquiridos do metabolismo e que acometem crianças ou adultos jovens, como na galactosemia, tirosinemia, doença de Wilson, ou pacientes de idade mais avançada, como na hemocromatose, deficiência de alfa-1-antitripsina e esteato-hepatite não alcoólica, entre outras
- Virais: ocasionadas pelos vírus B (associado ou não ao vírus D ou delta) ou C da hepatite
- Alcoólico: principal agente etiológico entre pacientes adultos. Em geral, ocorre após período médio de 5 a 10 anos de ingestão de quantidade diária superior a 30 g de etanol para os homens e 20 g para as mulheres
- Induzida por fármacos: como metotrexato, isoniazida, oxifenisatina e alfametildopa, entre outras

- Autoimune: consequente à evolução da hepatite ou da colangiopatia autoimune, caracteristicamente afetando mulheres em idade jovem ou na pós-menopausa, com fenômenos autoimunes concomitantes. Atualmente existem, pelo menos, três tipos de hepatite autoimune (HAI) bem caracterizados que podem levar à cirrose
- Biliares: enquanto a cirrose biliar primária representa entidade clínica definida, a cirrose biliar secundária é o processo final de doenças crônicas que acometem a árvore biliar com colangites de repetição, como na colangite esclerosante e na obstrução das vias biliares
- Obstrução do fluxo venoso hepático: leva à anoxia congestiva do fígado, como ocorre na síndrome de Budd-Chiari, na doença veno-oclusiva, na pericardite constritiva
- Criptogênicas: a despeito de todo o progresso na identificação etiológica das cirroses, cerca de 5 a 10% delas permanecem com etiologia indeterminada em todo o mundo.

FISIOPATOGENIA

Os achados morfológicos principais da cirrose hepática incluem fibrose difusa, nódulos regenerativos, arquitetura lobular alterada e o estabelecimento de derivações vasculares intra-hepáticas. Outras características relevantes são a capilarização dos sinusoides e fibrose perissinusoidal, trombose vascular e lesões obliterativas no trato portal e veias hepáticas. Juntas, essas alterações são responsáveis pelo desenvolvimento de hipertensão portal e suas complicações.

Fibrose hepática e fibrogênese

A fibrose representa o acúmulo relativo e absoluto dos componentes da matriz extracelular em detrimento do componente celular. Esse acúmulo de tecido conjuntivo no fígado decorre de maior síntese e/ou menor degradação desses componentes. Os mecanismos que determinam a reparação do tecido ou sua progressão para a fibrose são mediados pelas citocinas decorrentes de necrose e inflamação local, liberadas pelos linfócitos e monócitos/macrófagos, que podem efetivamente estimular ou inibir a proliferação, a síntese proteica e a movimentação das células responsáveis pela síntese do tecido fibroso (fibrogênese) e de sua degradação (fibrólise). Entre os fatores citados encontram-se o fator transformador do crescimento-beta 1 (TGF-beta 1), o fator de necrose tumoral (TNF), as interleucinas, a fibronectina e o fator de crescimento plaquetário; destes, o TGF-beta 1 parece ser o principal mediador da fibrogênese. As células efetoras do processo são os miofibroblastos, que regulam tanto a fibrogênese quanto a fibrólise. Esses miofibroblastos são originados primariamente pela ativação das células estreladas ou células de Ito. Ao lado de sua participação no metabolismo da vitamina A, essas células têm sido encaradas como fibroblastos em repouso que, com o estímulo fibrogênico, perdem suas reservas de vitamina A e se transformam em células transicionais e posteriormente em miofibroblastos, capazes de sintetizar dez vezes mais colágeno do que os hepatócitos. Embora as células estreladas representem as principais células efetoras do processo fibrogênico, nos últimos anos outras diferentes populações fibrogênicas têm sido identificadas, como os fibroblastos portais, as células derivadas da medula óssea e também da transição epitelial mesenquimal.

Além de sintetizar as proteínas da matriz extracelular, as células estreladas também estão diretamente associadas à degradação da matriz, ou seja, à fibrólise. A degradação do tecido fibroso depende da ativação das enzimas metaloproteases, como as colagenases. A atividade dessas enzimas é regulada por um sistema em que a ação das substâncias ativadoras das prometaloproteases (como o inibidor da C1-esterase e o PAI-1 – inibidor da ativação do plasminogênio) é contrabalanceada pela ação de substâncias que poderiam inibir sua liberação ou bloquear diretamente sua atividade, como o inibidor tecidual das metaloproteases (TIMP) e a alfa-2-macroglobulina. Metaloproteases e TIMPs seriam produzidos pelas células estreladas sob a regulação de citocinas inflamatórias. Neste contexto, tem ganhado destaque também a participação dos macrófagos hepáticos, ou seja, das células de Kupffer, que além de participarem da fibrogênese hepática, por meio da ativação direta das células estreladas, têm demonstrado sua capacidade de ativar a liberação de metaloproteases da matriz (MMP-9 e MMP-13) e de citocinas anti-inflamatórias, principalmente a interleucina (IL)-10, que tem potente ação antifibrogênica.

Dessa forma, em caso de uma lesão hepática crônica, a progressão para a fibrose hepática ou para a reparação do tecido dependerá do tipo de estímulo desencadeado pela lesão e da genética do indivíduo.

Outros mecanismos fibrogênicos, além do mediado pelas citocinas, também podem ocorrer. Vários estudos têm concordado sobre o papel do sistema de estresse oxidativo (EOx) hepático e da reduzida produção do óxido nítrico (NO), potente agente vasodilatador, na circulação portoesplênica. Ambos teriam participação direta no processo fibrogênico, bem como na disfunção endotelial hepática que acompanha a progressão da doença até o estabelecimento da cirrose e da hipertensão portal (HP). A ativação do sistema de EOx leva, em última instância, à produção de espécies reativas de oxigênio, que culminam com destruição e necrose celular por meio da peroxidação lipídica. Os produtos dessa lipoperoxidação (especialmente malonaldeído, 4-hidroxinoneal e superóxido dismutase [SOD]) apresentam elevado potencial fibrogênico por meio da estimulação direta das células estreladas. A lipoperoxidação só ocorrerá na dependência de uma "falha" no sistema antioxidante hepático, representado principalmente pelo sistema da glutationa, além de licopenos, betacarotenos e vitaminas E e C, que atuariam como aceptores dos radicais livres, impedindo a lipoperoxidação. A redução na biodisponibilidade do NO está diretamente relacionada com a atividade aumentada desse sistema pró-oxidativo, uma vez que o NO que se liga à SOD é capaz de modular a produção do peroxinitrito ($ONOO^-$), um potente agente oxidante com fundamental papel na lesão oxidativa hepática. A participação dos radicais livres e da lipoperoxidação tem sido amplamente documentada na lesão hepática alcoólica, hepatite crônica C, na doença hepática gordurosa não alcoólica e na hemocromatose primária, entre outras.

Por outro lado, as alterações da matriz extracelular determinadas pela fibrose auxiliam a perpetuar o processo fibrótico. Os componentes da matriz extracelular, colágenos, proteoglicanos e as glicoproteínas encontram-se em concentração elevada no tecido hepático, seja nos septos fibrosos, seja na fibrose intersticial, e podem interferir no processo fibrogênico atuando como mediadores desse processo.

Outras áreas maiores do desenvolvimento no processo fibrogênico hepático incluem o papel da microbiota intestinal e da hipoxia tecidual, com o estabelecimento de um microambiente anaeróbico pró-inflamatório, além da influência das modificações epigenéticas na progressão da fibrose. Estudos nessas áreas estão em desenvolvimento e podem contribuir com o melhor conhecimento da fisiopatogenia envolvida na progressão da doença crônica para cirrose hepática, podendo refletir futuramente no tratamento específico dela.

MANIFESTAÇÕES CLÍNICAS E CLASSIFICAÇÃO

O diagnóstico da cirrose pode ser feito a partir das manifestações clínicas da doença, como icterícia, hemorragia digestiva e encefalopatia. Em alguns casos, ele é obtido em consequência do acompanhamento da doença de base (hepatite crônica viral, doença metabólica, alcoolismo etc.), mas na maioria dos casos (cerca de 45%, em casuística levantada no ambulatório de doenças hepáticas crônicas da Universidade Federal de São Paulo/Escola Paulista de Medicina [Unifesp/EPM]) o diagnóstico acaba sendo feito por exame clínico ou complementar solicitado em decorrência de algum sintoma não relacionado à hepatopatia. É o caso da elevação das aminotransferases séricas ou plaquetopenia, em exames rotineiros, ou do encontro de varizes esofágicas em endoscopia realizada para investigação dispéptica, ou ainda, o achado de sinais de hepatopatia em exame de ecografia ou tomografia solicitados para a investigação de outras lesões abdominais ou na propedêutica de dor abdominal. A julgar por alguns estudos de necropsia, é possível que um contingente desconhecido desses pacientes possa ir a óbito sem que o diagnóstico tenha sido feito em vida.

De acordo com as formas clínicas de apresentação, os pacientes cirróticos podem ser classificados em compensados ou descompensados (presença de ascite, encefalopatia e/ou icterícia), ou ainda por meio de critérios clínicos e laboratoriais. A Tabela 9.1 apresenta a classificação de Child-Turcotte, modificada por Pugh, que demonstra importante valor prognóstico em termos de mortalidade dos portadores de cirrose.

A classificação denominada Modelo para Doença Hepática em Estágio Terminal (MELD do inglês *Model End-Stage Liver Disease*) tem sido considerada superior à de Child-Pugh e envolve os parâmetros bilirrubinas, creatinina e razão normalizada internacional (RNI) do tempo de protrombina: MELD = 0,957 + log (creatinina mg/dℓ) + 0,378 × log (bilirrubinas mg/dℓ) + 1,120 × log (RNI) + 0,643. O MELD isolado ou associado à concentração sérica de sódio plasmático é considerado o melhor preditor de sobrevida nesses pacientes e tem sido adotado mundialmente como critério de alocação de órgãos para transplante hepático.

As complicações da doença hepática, especialmente o aparecimento de varizes esofágicas, ascite e hemorragia digestiva pelas varizes, apresentam importante impacto na sobrevida desses pacientes, como pode ser observado na Tabela 9.2.

DIAGNÓSTICO

O diagnóstico da cirrose é, antes de tudo, anatomopatológico; por esse motivo, a forma mais correta de fazê-lo seria por meio

Tabela 9.1 Classificação funcional de Child-Turcotte modificada por Pugh.

Pontos	1	2	3
Bilirrubina (mg/dℓ)	< 2	–3	> 3
Albumina (mg/ℓ)	> 3,5	2,8 a 3,5	< 2,8
RNI	< 1,7	1,71 a 2,20	> 2,20
Ascite	Ausente	Controlada com medicação	Refratária
Encefalopatia	Ausente	Graus I e II	Graus III e IV

Child-Pugh A = escore 5 a 6; Child-Pugh B = escore 7 a 9; Child-Pugh C = escore > 9; RNI: razão normalizada internacional.

Tabela 9.2 Sobrevida dos pacientes cirróticos de acordo com quatro estágios clínicos consecutivos.

Estado clínico	Definição	Probabilidade cumulativa de sobrevida em 1 ano
Cirrose compensada		
Estágio 1	Sem varizes ou ascite	99%
Estágio 2	Varizes sem ascite	96,6%
Cirrose descompensada		
Estágio 3	Ascite ± varizes	80%
Estágio 4	Hemorragia varizes ± ascite	43%

da biopsia do fígado com agulha. Entretanto, em decorrência das alterações da coagulação que esses pacientes apresentam e pelas alterações vasculares hepáticas e peri-hepáticas, há elevado risco de complicações nesse procedimento. Em vários pacientes, por outro lado, as alterações encontradas ao exame físico (como hepatoesplenomegalia com fígado nodular e sinais periféricos de insuficiência hepática) e/ou no exame de imagem (alteração da ecogenicidade e retração do parênquima com superfície nodular e sinais de hipertensão portal) e exame endoscópico (varizes esofagogástricas) tornam a biopsia desnecessária e eticamente questionável. Nesses casos, apenas uma dúvida etiológica poderia justificar o emprego de uma biopsia por via laparoscópica ou transjugular.

Em função dos riscos da biopsia, vários marcadores não invasivos têm sido empregados no estudo dos pacientes hepatopatas e é exatamente nos cirróticos que eles têm encontrado sua melhor aplicação.

Marcadores indiretos de fibrose

Existem dois tipos básicos de marcadores de fibrose: os biomarcadores diretos, que são envolvidos com a síntese e a degradação da matriz extracelular, como ácido hialurônico, pró-colágeno tipo III, metaloproteases etc.; e os biomarcadores indiretos, compostos por parâmetros não diretamente relacionados à matriz, mas que refletem as alterações bioquímicas da fibrose, como os níveis de aspartato aminotransferase (AST), alanina aminotransferase (ALT), bilirrubinas, proteínas e contagem de plaquetas.

Usando vários modelos estatísticos e algoritmos matemáticos, esses parâmetros são selecionados, a partir de sua atuação na identificação, no estadiamento e na capacidade de graduação da fibrose hepática, podendo ser agrupados na forma de índices.

Entre os marcadores diretos, os mais utilizados no estudo da fibrose hepática são:

- Colágenos: propeptídio N-terminal do procolágeno tipo III (PIIINP) e colágeno tipo IV
- Glicoproteínas: laminina e fibronectina
- Glicosaminoglicano
- Ácido hialurônico (AH)
- Proteínas envolvidas na degradação da matriz (TIMP e metaloproteases).

Esses marcadores, quando utilizados isoladamente, apresentam sensibilidade e especificidade intermediárias (em torno de 70%) para o diagnóstico de fibrose hepática, sendo os melhores resultados obtidos com a determinação sérica do ácido hialurônico. Trata-se de um glicosaminoglicano sintetizado principalmente pela célula estrelada e degradado pelas células endoteliais dos sinusoides hepáticos. A maior especificidade hepática de seu metabolismo provavelmente explica os resultados obtidos. Com a lesão cirrótica e a colagenização dos sinusoides, a depuração do AH pelas células endoteliais fica comprometida. Em indivíduos

com infecção crônica pelo vírus e sem estigmas de hepatopatia crônica, seguidos em serviço especializado, foi observada área sob a curva (AUROC) de 0,879, sensibilidade (S) = 85% e especificidade (E) = 71% na identificação de fibrose significativa (F2F4) e AUROC de 0,908, S = 91% e E = 81,5% na identificação de cirrose (F4), mostrando-se como excelente marcador de fibrose avançada. Esse estudo, conjuntamente com outros que avaliaram o AH, reforçam a utilidade desse glicosaminoglicano na identificação da fibrose. Além disso, ele tem sido incorporado a vários índices e escores que mesclam marcadores diretos e indiretos, como o Fiibrometer® e o Hepascore®.

A relação AST/ALT é um dos biomarcadores indiretos mais conhecidos na prática clínica, mostrando-se útil na identificação não invasiva de cirrose hepática, particularmente quando essa relação apresenta valores > 1. Entretanto, além de sofrer influência da ingestão de álcool, essa determinação, apesar da alta especificidade, apresenta baixa sensibilidade. Em avaliação de pacientes hepatopatas crônicos, em ambulatório de referência, menos de 40% dos cirróticos por vírus apresentavam essa alteração.

Mais recentemente, a relação AST/ALT tem sido substituída pelo índice APRI, que associa AST e contagem de plaquetas [APRI = AST (limite superior da normalidade) × 100/contagem de plaquetas]. Esse teste tem a vantagem de incluir somente dois testes laboratoriais, ser de fácil acesso e poder ser facilmente incorporado à prática médica "à beira do leito". Tem sido estudado principalmente na hepatite crônica C, na qual, no estudo original, o APRI ≤ 0,5 demonstrou um valor preditivo negativo (VPN) de 86%, e valores > 1,5 apresentaram um valor preditivo positivo (VPP) de 88% na identificação de fibrose significativa. Entretanto, em revisão sistemática da literatura, Shaheen e Myers (2007) observaram que um APRI ≥ 1,5 tem VPP subótimo, a menos que se utilize o teste em área de alta prevalência de fibrose avançada (≥ 50%).

O Fibrotest® é um biomarcador não invasivo que combina parâmetros séricos: haptoglobina, bilirrubinas, gamaglutamil transferase (GGT), alfa-2-macroglobulina e apolipoproteína A1. Tem sido amplamente usado e validado, inicialmente, para hepatites B e C e, mais recentemente, para outras doenças hepáticas. O cálculo desses parâmetros, no entanto, somente pode ser obtido com licença do grupo francês que detém sua patente, o que dificulta seu emprego rotineiro. Segundo os idealizadores do Fibrotest®, ele apresenta elevadas sensibilidade e especificidade para o diagnóstico de cirrose.

Os testes respiratórios que utilizam carbono marcado (^{13}C ou ^{14}C) são medidas quantitativas que permitem uma avaliação dinâmica da massa hepática funcional, por meio da mensuração da capacidade de metabolização e de eliminação de determinada substância exógena, quase exclusivamente metabolizada pelo fígado (citocromo P450). A metacetina tem sido empregada com esse fim e preferida às outras substâncias por causa da sua rápida metabolização hepática e falta de toxicidade conhecida nas doses habitualmente utilizadas. Sua especificidade hepática foi bem demonstrada em pacientes submetidos a transplante de fígado, nos quais praticamente não se observou metabolização da metacetina na fase do explante do órgão (fase anempática do transplante). O teste respiratório da metacetina (TRM), nas doenças hepáticas crônicas, tem se correlacionado com a fibrose do órgão, o que pode ser demonstrado em nosso estudo (rS = –0,471; p < 0,001). Nessa casuística, o TRM apresentou AUROC = 0,853, E = 77% e S = 81% na identificação de cirrose (F4).

A elastografia hepática (EH) é um método não invasivo físico de avaliação de fibrose hepática que mede indiretamente a elasticidade do tecido por meio da capacidade de deformação do tecido a partir de um estímulo mecânico ou acústico, dependendo do aparelho utilizado (Tabela 9.3). A elastografia transitória (ET) por meio do Fibroscan® (Echosens, Paris, França) foi

Tabela 9.3 Classificação do estado nutricional dos 300 pacientes cirróticos de acordo com a variável função hepática, avaliada pela classificação de Child-Pugh.

Estado nutricional	Classificação Child-Pugh		
	A (%) (N = 52)	B (%) (N = 170)	C (%) (N = 78)
Eutrófico	53,8	15,9	5,1
DPC leve	25,0	31,8	37,2
DPC moderada	19,2	44,7	47,4
DPC grave	2,0	7,6	10,3

DPC: desnutrição proteico-calórica.

pioneira nessa modalidade e encontra-se mais bem validada na literatura. Consiste na aplicação de um transdutor de ultrassonografia acoplado a uma sonda de 5 MHz, que emite ondas de baixa frequência (50 Hz) e alta amplitude (2 mm), que atravessam o parênquima hepático a depender da elasticidade do tecido. Quanto menor a elasticidade, ou seja, quanto mais firme o tecido, maior a velocidade de propagação da onda, expressa em quilopascal (kPa). Portanto, essa velocidade de propagação da onda produzida está diretamente relacionada à elasticidade hepática. Esse exame tem se mostrado bastante promissor na detecção precoce da cirrose hepática, com AUROC ao redor de 0,90 na fibrose 2/3 e 0,97 para F4. Um valor de corte de 12,5 kPa apresentou VPP = 77% e VPN = 95% na identificação de cirrose hepática. Quando comparado com testes padrão e escores não invasivos, a ET teve a melhor *performance* no diagnóstico precoce de cirrose em pacientes com hepatite crônica C, evitando a biopsia hepática em 90% dos casos, contra 80% com o Fibrotest® e 70% com APRI. Em metanálise, o Fibroscan® apresentou elevada acurácia diagnóstica para o reconhecimento de cirrose com S = 87% (intervalo de confiança de 95% [IC95%], 84 a 90%), E = 91% (IC95%, 89 a 92%). Posteriormente, outros estudos confirmaram esses achados, demonstrando a utilidade do marcador mecânico na identificação de cirrose hepática. O uso do Acoustic Radiation Force Impulse (ARFI) Siemens Acuson S2000® (Siemens AG, Erlangen, Alemanha) tem sido proposto como uma alternativa à ET. Trata-se de modalidade de avaliação de fibrose hepática que utiliza o mesmo princípio de média da velocidade de propagação da onda através do tecido hepático, sendo utilizado um impulso acústico (e não mecânico, como na ET) para a deformação do tecido. Como essa modalidade torna possível uma avaliação do órgão como um todo, por meio do modo-B, pode-se escolher o ponto e a profundidade de avaliação, evitando artefatos pelo caminho, tais como vasos, nódulos ou outras estruturas. Nesse dispositivo, a velocidade de propagação da onda é expressa em metros por segundo (m/s) nos aparelhos originais. Equipamentos mais recentes já disponibilizam a velocidade tanto em m/s quanto em kPa. O ARFI apresentou AUROC > 90 com S = 0,88 (IC95%, 0,79 a 0,91) e E = 0,91 (IC95%, 0,86 a 0,94) na identificação de cirrose pelo vírus C, em metanálise recente. Além disso, o ARFI demonstrou-se superior à ET, particularmente nas limitações deste último, ou seja, em pacientes obesos, com espaço intercostal estreito e na presença de ascite. Outros métodos que utilizam o mesmo princípio de propagação de onda através do parênquima hepático, tais como o Real Time/2D Shear Wave (Aixplorer®, Aix du Provence, Paris), vêm sendo desenvolvidos com resultados, no mínimo, semelhantes aos demais, porém ainda necessitam de validação e comprovação de sua utilidade com esse fim.

Na atualidade, observamos uma tendência na utilização combinada e/ou escalonada dos marcadores não invasivos na avaliação da fibrose hepática, e não de forma isolada. As combinações da elastografia hepática com Fibrotest® ou APRI, ou ainda do Fibrotest® com APRI mostraram-se melhores opções para avaliar esses pacientes. Usados em algoritmo, a biopsia hepática pôde ser evitada em 67 a 77% dos pacientes, tendo sido indicada somente nos pacientes em que os testes eram discordantes para fibrose avançada ou ausência de fibrose significativa. Houve discordância em apenas 10% dos casos em que se indicou acompanhamento pela combinação dos testes e a biopsia apontou tratamento.

Novos métodos de imagem acoplados à ressonância magnética (RM) estão em desenvolvimento no estudo da fibrose hepática, como a elastografia por RM e a RM por difusão. A elastografia por RM teria a vantagem de avaliar a elasticidade de todo o parênquima hepático e não de apenas uma área do fígado, como ocorre com os demais métodos físicos, e mostrou-se capaz de estadiar a fibrose hepática, detectando inclusive lesões menos avançadas.

TRATAMENTO GERAL DA CIRROSE

Sempre que possível, o tratamento deve ter como objetivo a erradicação do agente causal da cirrose. Nos últimos anos, temos assistido a vários relatos de regressão da cirrose após tratamento da doença de base, especialmente nas hepatites virais e autoimunes, o que tem desmistificado a ideia de irreversibilidade da cirrose hepática. Há muito tempo sabe-se do potencial de reversibilidade da deposição do tecido fibroso no fígado, mas tinha-se como certo que, uma vez atingido o estágio de cirrose, essa fibrose seria irreversível. No início, esses achados foram atribuídos a erros de amostra da biopsia e eram reforçados pelo fato de vários outros pacientes persistirem cirróticos anos após a erradicação viral ou remissão da hepatite autoimune. Hoje, entretanto, dado o volume de casos e relatos, não há mais dúvidas de que isso é real. Resta, no entanto, compreender até em que momento da cirrose a fibrose pode ser reversível. Não resta dúvida de que os casos em que a cirrose é mais histológica do que clínica representam o grande contingente dos pacientes em que a fibrose regride; em contrapartida, quando a cirrose já apresenta grande retração do órgão e hipertensão portal bem estabelecida, a possibilidade de regressão é bem menor, se existir. Esses dados sugerem que a desorganização estrutural do fígado e/ou a maturidade do colágeno depositado no órgão podem estar relacionadas à irreversibilidade da lesão.

A despeito do grande número de medicamentos utilizados em estudos clínicos e experimentais, ainda não dispomos de nenhum fármaco antifibrogênico. Embora alguns estudos clínicos tenham demonstrado melhora dos parâmetros bioquímicos e, talvez, da sobrevida de pacientes com cirrose em uso de colchicina, estudos de metanálise não conseguiram identificar qualquer efeito do fármaco sobre os parâmetros de sobrevida e melhora bioquímica.

Em decorrência da possível participação da lipoperoxidação na gênese da doença hepática, vários trabalhos têm procurado restabelecer o sistema antioxidante hepático. Embora ainda não tenha sido demonstrada uma prova definitiva de que o aumento dos níveis de antioxidantes tenha uma ação indubitável sobre a evolução da cirrose, alguns estudos sugerem que eles possam ter algum papel sobre a fibrose nesse processo. Estudos com suplementação com tocoferol (vitamina E) em portadores de hepatite C, esteato-hepatite não alcoólica e hemocromatose primária foram realizados, com resultados distintos. Enquanto na hepatite C e na esteato-hepatite os dados sugerem uma redução dos mediadores da fibrogênese, na hemocromatose seu emprego foi seguido de melhora dos marcadores de lipoperoxidação, mas não da fibrose hepática clínica e experimental. Mais recentemente, um estudo com suplementação de vitamina E durante 2 anos indicou melhora significativa da biopsia hepática em portadores estritos de esteato-hepatite não alcoólica.

A administração de metionina sulfatada, um importante estimulador da síntese de glutationa, na doença hepática alcoólica por 2 anos, em estudo multicêntrico, foi acompanhada de menores mortalidade e indicação de transplante em portadores de cirrose hepática Child A e B quando comparados a um grupo semelhante que fez uso de placebo. Entretanto, estudos clínicos com a lecitina poli-insaturada em pacientes com doença hepática alcoólica apresentaram resultados desapontadores, a despeito de todos os bons resultados observados em estudos experimentais com babuínos.

Os chamados "hepatoprotetores" não se mostraram capazes de alterar o curso da doença, nem de deter a necrose hepatocelular, não estando, portanto, indicados.

Recentes estudos têm procurado estabelecer a participação dos bloqueadores de receptores tipo 1 da angiotensina II (ATI) em atenuar a fibrose hepática, particularmente em modelos animais. Estudos clínicos, ainda com casuísticas pequenas, observaram redução dos biomarcadores séricos de fibrose hepática com o uso regular de bloqueadores ATI, e da expressão hepática de genes envolvidos na cascata fibrogênica em pacientes portadores de hepatite crônica C. Estudos com amostragens maiores são esperados para que se acumulem evidências sobre a participação dessa classe de medicamentos na redução da fibrose hepática.

NUTRIÇÃO NA DOENÇA HEPÁTICA CRÔNICA

A destacada participação do fígado no metabolismo de hidratos de carbono, lipídios, proteínas, vitaminas e minerais pode afetar significativamente o estado nutricional e o equilíbrio orgânico quando da vigência de anormalidades na função hepática. Alterações no metabolismo energético e proteico em pacientes cirróticos, independentemente da etiologia, podem contribuir para a piora do estado nutricional. Intolerância à glicose, aumento da oxidação de lipídios e aminoácidos, levam a perdas energéticas e, consequentemente, depleção nos depósitos de gordura e de proteínas. Tanto o álcool quanto o vírus podem levar ao hipermetabolismo, e pacientes hipermetabólicos apresentam-se mais frequentemente desnutridos quando comparados aos normometabólicos em terapias convencionais ou transplante hepático. A patogênese da desnutrição nos portadores de doença hepática crônica (DHC) é multifatorial, incluindo ingestão dietética inadequada, devido a anorexia e restrição alimentar, alteração na biossíntese de nutrientes, absorção intestinal comprometida, utilização inadequada de substratos, anormalidades no metabolismo de proteínas, carboidratos e lipídios e aumento no nível de citocinas pró-inflamatórias, resultando em estado hipercatabólico. Todos esses fatores ocasionam alterações dos indicadores antropométricos, bioquímicos e clínicos, evidenciando importante comprometimento nutricional. A desnutrição está presente em 20% dos pacientes com doença hepática compensada e acima de 80% naqueles com cirrose descompensada. Em serviço especializado no atendimento da DHC observou-se que mais de 70% dos pacientes atendidos pela primeira vez apresentam algum grau de desnutrição proteico-calórica (DPC), especialmente os pacientes com doença mais avançada (ver Tabela 9.3). A terapêutica nutricional é imprescindível para esses pacientes, contribuindo para melhor qualidade de vida e redução da taxa de complicações e mortalidade. A DPC associa-se geralmente à deficiência de vitaminas e minerais, sendo uma complicação comum da cirrose hepática, com impacto na morbidade e mortalidade dos pacientes.

A acurácia do *status* nutricional se torna muito difícil na doença hepática crônica em função da retenção hídrica presente e dos efeitos da função hepática comprometida sobre a síntese de proteínas plasmáticas. Esses fatores, além de dificultarem o diagnóstico nutricional, interferem na eficácia e na necessidade da intervenção nutricional.

Medidas antropométricas, tais como a porcentagem de peso corporal ideal e índice de massa corpórea (IMC), não são medidas precisas devido a retenção hídrica, edema e ascite, por subestimarem a gravidade da desnutrição e sua prevalência. Deve-se mensurar a gordura subcutânea por meio das dobras cutâneas (tricipital [DCT], bicipital [DCB] e subescapular) e massa magra, por serem os indicadores que menos sofrem interferência da retenção hídrica. O uso do dinamômetro ou da força do aperto de mão não dominante (FAM), empregados na avaliação nutricional, embora com algumas contraindicações, mostra ser efetivo como medida da força muscular, marcador do *status* nutricional e preditor da descompensação hepática.

A avaliação multicompartimental baseia-se na observação das alterações presentes nos compartimentos corporais. Em hepatopatas, utilizam-se a bioimpedância elétrica (BIA) e o método absortímetro de dupla energia de raios X (DEXA). A BIA é um método seguro, barato, não invasivo e rápido para a determinação do compartimento de água corporal total. Em pacientes cirróticos com ascite ou retenção hídrica seu uso é limitado, já que, por apresentarem alterações na distribuição da água intracelular e extracelular, os valores da BIA não são confiáveis. O DEXA é utilizado para avaliar a gordura corporal e o conteúdo mineral do osso, por meio da emissão de raios X em duas frequências diferentes, e é considerado um bom método de avaliação. Sua limitação está, como na BIA, na não distinção entre água intracelular e extracelular, bem como no alto custo dos equipamentos, falta de disponibilidade e exposição à radiação que seu uso proporciona.

Na tentativa de minimizar as alterações encontradas nos parâmetros antropométricos e bioquímicos de hepatopatas crônicos, a utilização de escores de DPC tem sido proposta em diversos estudos. Nesses escores, cada parâmetro analisado (peso, DCT, circunferência do braço [CB], circunferência muscular do braço [CMB], albumina, contagem de linfócitos e índice creatinina-altura [ICA]) é valorizado igualmente, possibilitando a classificação do paciente em diferentes graus de desnutrição. Esses estudos têm considerado a análise dos parâmetros antropométricos um método confiável e seguro para a avaliação do estado nutricional em hepatopatas.

As recomendações de energia e proteína dos pacientes com doença hepática variam em função do estado nutricional e do tipo de doença. De acordo com um consenso elaborado pela Sociedade Internacional de Encefalopatia Hepática e Metabolismo de Nitrogênio em 2013, a necessidade energética deve ser de 30 a 40 kcal/kg de peso ideal, proteínas de 1,2 a 1,5 g/kg de peso ideal e pequenas refeições distribuídas durante o dia, com atenção ao lanche noturno com carboidratos complexos para minimizar a perda proteica. Estimular dieta com alto teor de proteínas vegetais e lácteas é outra recomendação, pois pesquisas evidenciam que essas fontes proteicas são mais toleradas do que outras fontes, como a proteína da carne. A suplementação de aminoácidos essenciais de cadeia ramificada (AACR), que auxilia na retenção de nitrogênio nesses pacientes, também é sugerida no tratamento de pacientes cirróticos e com encefalopatia hepática.

É importante ressaltar que a restrição proteica não é recomendada, exceto por curto período de tempo na ocorrência de hemorragia gastrintestinal. Mesmo pacientes com encefalopatia graus I e II respondem bem à administração de uma dieta com proteína animal (10 a 30 g/dia) e o restante em proteína vegetal (rica em AACR), até atingir as necessidades proteicas. Na encefalopatia graus III ou IV é mais indicado o uso de nutrição enteral exclusiva com solução rica em AACR na proporção de 3:1 (aa ramificados/aa aromáticos). O emprego de solução intravenosa de aminoácidos ramificados está indicado apenas para pacientes nos quais a nutrição enteral esteja contraindicada.

Deve-se utilizar suplementos orais com soluções ricas em AACR ou com leite de soja em pacientes com encefalopatia crônica ou nos quais o déficit nutricional a ser corrigido seja mais intenso.

Por outro lado, também é injustificável a restrição de gorduras na dieta. Além de não ter qualquer base científica, a exclusão da gordura da dieta tende a agravar ainda mais o déficit nutricional.

Em relação ao sódio, a restrição não deve ser inferior a 2 g/dia, pois os alimentos são menos palatáveis, resultando em déficit calórico, agravando a desnutrição frequentemente presente nesse grupo de pacientes. Além disso, a restrição excessiva de sódio não adiciona eficácia ao tratamento com diuréticos, podendo levar a maior incidência de insuficiência renal induzida pelo diurético e hiponatremia. Restrição hídrica não deve ser implementada, exceto nos pacientes nos quais a concentração sérica de sódio for inferior a 120 mEq/ℓ.

A deficiência de vitaminas hidrossolúveis, em especial a tiamina, se associa aos sintomas neuropsiquiátricos. Observa-se também deficiência de vitaminas lipossolúveis, como as vitaminas A, D e E (portadores de doença hepática alcoólica) e K, sendo a deficiência de vitamina K frequente em indivíduos com cirrose hepática descompensada.

A suplementação multivitamínica não é onerosa e geralmente não tem efeitos colaterais, podendo ser interessante no tratamento desses pacientes, porém com atenção às recomendações diárias. O uso de suplementos vitamínicos pode ser justificável em pacientes com cirrose descompensada.

A suplementação com probiótico (*Enterococcus faecium*) em cirróticos com encefalopatia mínima graus I e II foi tão efetiva quanto a lactose na redução do nível de amônia e melhora no *status* mental. Dos probióticos em estudo, os que têm se mostrado mais efetivos são os lactobacilos e as bifidobactérias. De acordo com o Projeto Diretrizes, a suplementação de probióticos, pré-bióticos e simbióticos está indicada na prevenção e no tratamento da encefalopatia hepática.

Em relação aos minerais, o zinco e o manganês parecem ser importantes no tratamento. No caso do zinco, relatou-se sua deficiência em cirróticos, e parece que a suplementação reduziu o nível sérico de amônia. Em relação ao manganês, seu depósito no sistema nervoso central tem sido detectado em muitos pacientes cirróticos por meio da ressonância magnética. Em vista disso, recomendam-se quelantes de manganês para aliviar os sintomas da encefalopatia hepática. Em ambos os casos, há necessidade de estudos adicionais para se adotarem tais condutas. Entre essas novas perspectivas de tratamento, destaca-se a suplementação oral de L-ornitina-L-aspartato na redução dos níveis de amônia no sangue.

Observa-se também que alterações nos níveis de cálcio, ferro e magnésio podem acarretar distúrbios neuropsiquiátricos, como alterações na personalidade, comportamento e redução da cognição na encefalopatia hepática, sendo importante monitorar o nível desses nutrientes.

Estudos atuais em humanos e ratos têm reforçado os benefícios de alimentos com propriedades antioxidantes como vitamina C, E, ácido fólico, polifenóis do chá-verde, chocolate amargo e uvas pretas na atenuação da inflamação, estresse oxidativo e na promoção da biossíntese de óxido nítrico em cirróticos. Pesquisas recentes têm mostrado benefícios no consumo regular de café (cafeína) em portadores de doença hepática crônica, diminuindo a progressão da fibrose hepática e prevenindo cirrose e carcinoma hepatocelular.

Até o momento não há estudos que comprovem a importância da mudança de estilo de vida (MEV), incluindo a atividade física, assim como a suplementação de alimentos com propriedades antioxidantes no tratamento e na prevenção da cirrose hepática, mas pelos dados apresentados já se pode perceber que elas serão importantes na qualidade de vida dessa população.

Bibliografia

Amodio P, Bemeur C, Butterworth R *et al.* The nutritional management of hepatic encephalopathy in patients with cirrhosis: international society for hepatic encephalopathy and nitrogen metabolism consensus. Hepatology. 2012; 58:325-36.

Bémeur C, Butterworth RF. Reprint of: nutrition in the management of cirrhosis and its neurological complications. J Clin Exp Hepatol. 2015; 5: S131-S140.

Bosetti C, Levi F, Lucchini F *et al.* Worldwide mortality from cirrhosis: an update to 2002. J Hepatol. 2007; 46:827-39.

Bota S, Herkner H, Sporea I *et al.* Meta-analysis: ARFI elastography versus transiente elastography *versus* transient elastography for the evaluation of liver fibrosis. Liver Int. 2013; 33:1138-47.

D'Amico G, Garcia-Tsao G, Pagliaro L. Natural history and prognostic indicators of survival in cirrhosis: a systematic review of 118 studies. J Hepatol. 2006; 44:217-31.

Feld JJ, Lavoie ÉG, Michel F *et al.* I drink for my liver, doc: emerging evidence that coffee prevents cirrhosis. F 1000 Research. 2015; 4:95.

Friedman SL. Mechanisms of hepatic fibrogenesis. Gastroenteerology. 2008; 134:1655-69.

Friedman SL. Reversibility of hepatic fibrosis and cirrhosis. Is it all type? Nat Clin Pract Gastroenterol Hepatol 2007; 4:236-7.

Friedrich-Rust M, Ong MF, Martens S, Sarrazin C, Bojunga J, Zeuzem S *et al.* Performance of transient elastography for the staging of liver fibrosis: a meta-analysis. Gastroenterology 2008; 134:960-74.

Jesus RP, Nunes AL, Magalhaes LP. Projeto diretrizes: terapia nutricional nas doenças hepáticas crônicas e insuficiência hepática. 2011.

Kim MY, Cho MY, Barck SK *et al.* Beneficial effects of candesartan, an angiotensin blocking agent, an compensated alcoholic liver fibrosis-a randomized open-label controlled study. Liver Int. 2012; 32:977-87.

Londono MC, Cardenas A, Guevara M *et al.* MELD score and serum sodium in the prediction of survival of patients with cirrhosis awaiting liver transplantation. Gut. 2007; 56:1283-90.

Morgan TR, Weiss DG, Nemchausky B *et al.* Colchicine treatment of alcoholic cirrhosis: a randomized, placebo-controlled clinical trial of patient survival. Gastroenterology. 2005; 128:882-90.

Nusrat S, Khan M, Cirreo FJ *et al.* Cirrhosis and its complications: evidence based treatment. World J Gastroenterol. 2014; 20(18):5442-60.

Oliveira AC, Parise ER, Figueredo-Mendes C *et al.* Noninvasive serum markers in the diagnosis of structural liver damage in chronic hepatitis C virus infection. Liver International. 2006; 26:1095-9.

Oliveira AC, Reber M, Lanzoni V *et al.* Teste respiratório da 13C-metacetina na doença hepática crônica pelo vírus C. Arq Gastroenterol. 2006; 43:41-4.

Pellicoro A, Ramachandran P, Iredale JP *et al.* Liver fibrosis and repair; imune regulation of wound healing in a solid organ. Nat Rev Immunol. 2014; 14:181-94.

Poynard T, Morra R, Halfon P *et al.* Meta-analyses of fibrotest diagnostic value in chronic liver disease. BMC Gastroenterology. 2007; 7(40):1-11.

Schalm SW. The diagnosis of cirrhosis: clinical relevance and methodology. J Hepatol. 1997; 27:1118-9.

Schnabl B, Brenner DA. Interactions between the intestinal microbiome and liver diseases. Gastroenterology. 2014; 146:1513-24.

Sebastiani G. Non-invasive assessment of liver fibrosis in chronic liver diseases: implementation in clinical practice and decisional algorithms. World J Gastroenterol. 2009; 15:2190-203.

Shaheen AA, Myers RP. Diagnostic accuracy of the aspartate aminotransferase-to-platelet ratio index for the prediction of hepatitis C-related fibrosis: a systematic review. Hepatology. 2007; 46:912-21.

Toshikuni N, Arisawa T, Tsutsumi M. Nutrition and exercice in the management of liver cirrhosis. World J Gastroenterol. 2014; 20(23):7286-97.

Wells RG. Cellular sources of extracellular matrix in hepatic fibrosis. Clin Liver Dis. 2008; 12:759-68.

10 Conjuntivites

Luís Antonio Gorla Marcomini e Sidney Júlio de Faria e Sousa

INTRODUÇÃO

A conjuntiva é uma membrana semitransparente que recobre a porção anterior da esclera e as faces internas das pálpebras superior e inferior, formando uma estrutura sacular que retém a lágrima. Em condições normais, a conjuntiva não cobre a córnea.

Qualquer inflamação persistente da conjuntiva pode ser considerada como uma conjuntivite. Elas são classificadas como crônicas quando duram mais de 20 dias e agudas quando duram menos que isso. O quadro típico é de hiperemia conjuntival difusa com secreção que pode ser serosa, purulenta ou mucosa. As queixas típicas são de sensação de areia nos olhos e de visão borrada, que melhora com o piscar. A dor e a queda da visão não ocorrem na conjuntivite isolada. O aparecimento desses sintomas na vigência de conjuntivite indica que a córnea está sendo envolvida, o que caracteriza um problema mais grave denominado ceratoconjuntivite.

Em função do agente etiológico as conjuntivites podem ser classificadas como tóxicas, metabólicas, imunológicas ou infecciosas. As causas mais frequentes de conjuntivites infecciosas são as bactérias e os vírus.

CONJUNTIVITES BACTERIANAS

Em geral, as conjuntivites bacterianas surgem insidiosamente. O sinal mais típico é o da secreção purulenta. A quantidade de secreção varia com a intensidade da inflamação, que, por sua vez, depende do agente etiológico e da resposta do hospedeiro. Ela pode ser copiosa, como nas conjuntivites gonocócicas, ou mínima a ponto de só ser percebida quando o paciente acorda com as pálpebras grudadas. Com exceção das gonocócicas, as conjuntivites bacterianas tendem a ser benignas: são autolimitadas e não representam ameaça à visão.

Os dois agentes clássicos de conjuntivite bacteriana aguda são o *Diploccocus pneumoniae* e o *Haemophilus aegyptius*. Ambos produzem conjuntivite mucopurulenta bilateral aguda, por vezes acompanhadas de hemorragias subconjuntivais e petéquias, particularmente na conjuntiva bulbar superior. Ambos tendem a gerar epidemias, o *Pneumococcus* nos climas frios e o *Haemophilus* nos quentes.

A conjuntivite só tende a ser preocupante quando afeta os neonatos. Nessa faixa etária podem ser causadas por toxicidade medicamentosa, bactérias ou vírus. De todas as causas, a mais frequente é a toxicidade pelo colírio de nitrato de prata a 0,1%. Este é utilizado em dose única, no pós-parto, para a prevenção da ceratoconjuntivite gonocócica do neonato.[1] Na concentração correta, não causa problemas. Entretanto, com a evaporação do solvente, a concentração do nitrato de prata no interior do frasco pode aumentar várias vezes; e, nesse caso, a preparação torna-se tóxica. Por esse motivo, recomenda-se que o colírio seja trocado a cada 2 dias. A conjuntivite tóxica é discretamente purulenta e dura em média 36 h. Não exige testes laboratoriais ou tratamento.

A grande preocupação é com a conjuntivite causada pela *Neisseria gonorrhoeae*, que habitualmente é transmitida ao bebê na passagem pelo canal do parto. Essa bactéria penetra na córnea com epitélio íntegro, levando a ulceração e, por vezes, a perfuração do olho em 24 horas. Na ausência de medidas profiláticas, cerca de 30 a 40% dos bebês de mães infectadas contraem a infecção.[2]

A conjuntivite se manifesta entre o segundo e o quinto dia do nascimento, com enorme edema palpebral e conjuntival, copiosa secreção purulenta e hipertrofia dos gânglios pré-auriculares (Figura 10.1). O diagnóstico diferencial mais importante é feito com a *Chlamydia trachomatis*, igualmente transmitida no canal do parto e causadora da conjuntivite de inclusão do recém-nascido. Essa doença surge entre o 5º e o 14º dia após o nascimento e varia de uma discreta hiperemia conjuntival a uma intensa conjuntivite, indistinguível da gonocócica. Tem prognóstico benigno, uma vez que não ameaça seriamente a visão. Quando não tratada, cura espontaneamente entre 6 e 18 meses. Crianças nascidas de parto normal, oriundas de mães com cervicite por *Chlamydia*, têm 50 a 75% de chance de contrair a bactéria em nasofaringe, vagina, reto e conjuntiva.[3] A maior preocupação, nesses casos, é com a infecção dos pulmões e da orelha média.

Todas as bactérias causadoras de conjuntivite podem afetar o neonato, mas a evolução e o tratamento não diferem das conjuntivites comuns. Os herpes-vírus simples e os adenovírus também podem causar infecção da superfície ocular nessa faixa etária.

Diagnóstico laboratorial

Na prática, a maioria das conjuntivites bacterianas é tratada sem assistência laboratorial. Não é o ideal, mas é justificável por motivos econômicos, considerando-se que a maioria delas é de prognóstico benigno. Uma forma rápida de diferenciação da conjuntivite gonocócica da de inclusão é feita pela análise dos raspados conjuntivais, com as colorações Gram e Giemsa.

Tratamento

O tratamento das conjuntivites presumivelmente bacterianas segue os seguintes princípios:

1. Dar preferência aos antibióticos de amplo espectro: cloranfenicol ou fluoroquinolonas (ofloxacino, ciprofloxacino, gatifloxacino e moxifloxacino).
2. Os aminoglicosídeos (neomicina, gentamicina e tobramicina) são de segunda escolha, devido à toxicidade.
3. A frequência de instilação deve ser no mínimo de 3/3 horas no período de vigília.

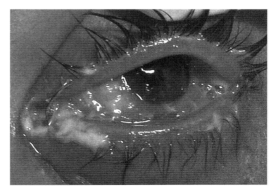

Figura 10.1 Manifestações da conjuntivite: enorme edema palpebral e conjuntival, com copiosa secreção purulenta. (*Esta figura está reproduzida, em cores, no Encarte.*)

4. Se não houver cura em 10 dias, deve-se pensar em toxicidade e, se for o caso, suspender toda a medicação.
5. Colocar compressas de água fria sobre os olhos. Elas proporcionam conforto e induzem vasoconstrição conjuntival.
7. Evitar colírios com corticosteroides. A única indicação formal deles é nas conjuntivites membranosas.
8. Nunca ocluir o olho com conjuntivite. Isso tende a facilitar a proliferação dos microrganismos.

As crianças com oftalmia neonatal de etiologia gonocócica devem ser hospitalizadas e tratadas com uma única dose de ceftriaxona intramuscular, 50 mg/kg, não ultrapassando 125 mg.[4-6] Os pais devem ser tratados com 250 mg de ceftriaxona intramuscular em dose única. A secreção ocular deve ser lavada com soro fisiológico, mediante irrigação abundante do saco conjuntival. O tratamento tópico é desnecessário, embora as *Neisseriae* respondam bem aos colírios de fluoroquinolonas.

As infecções por *Chlamydia* devem ser tratadas sistemicamente com eritromicina 50 mg/kg/dia dividida em quatro doses, por 14 dias.[7] Embora respondam bem às fluoroquinolonas tópicas, o tratamento sistêmico previne a infecção pulmonar e a da orelha média.

As demais conjuntivites bacterianas neonatais, muitas delas decorrentes da contaminação fecal dos olhos, são tratadas como as conjuntivites convencionais. Atualmente, não mais se contraindica o uso de colírios de fluoroquinolonas em crianças com menos de 2 anos de idade.[8,9]

CONJUNTIVITES VIRAIS

Os vírus mais frequentemente envolvidos nas conjuntivites virais são os adenovírus, picornavírus, herpes simples e o vírus do *Molluscum contagiosum*. Destes, os mais frequentemente associados às conjuntivites convencionais são os adenovírus. O quadro típico é o de hiperemia conjuntival, de aparecimento súbito, com secreção serosa, hipertrofia dos gânglios pré-auriculares e sensação de areia nos olhos. A conjuntivite pode vir acompanhada de febre, faringite e ocasionalmente de sintomas gastrintestinais. Em geral, desaparece entre 7 e 15 dias. Nesse período o vírus pode ser encontrado em conjuntiva, trato respiratório superior e fezes e ser transmitido por banhos de piscina, apertos de mão e pelo tonômetro de aplanação (usado na medida da pressão intraocular).[10,11]

De modo geral, essas conjuntivites se apresentam em surtos epidêmicos sazonais e só esporadicamente como fato isolado. Conforme a cepa do vírus, a conjuntiva pode vir a ser sede de uma inflamação membranosa intensa cujos produtos tóxicos agridem a córnea, gerando dor e desconforto. Outras cepas geram infiltrados corneanos subepiteliais, de configuração arredondada, que não só dificultam a visão como causam intensa fotofobia (Figura 10.2).

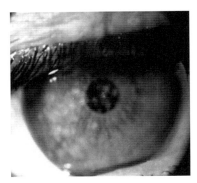

Figura 10.2 Infiltrados corneanos subepiteliais, de configuração arredondada, que não só dificultam a visão como causam intensa fotofobia. (*Esta figura está reproduzida, em cores, no Encarte.*)

Tratamento

A terapia é principalmente de suporte, uma vez que os colírios antivirais só são efetivos para o herpes-vírus. Compressas de água fria aplicadas sobre os olhos e colírios lubrificantes gelados costumam causar grande alívio pelo fato de promoverem vasoconstrição. As pálpebras e os cílios devem ser mantidos limpos de muco. Os corticosteroides tópicos não são recomendados, uma vez que não aceleram a cura da enfermidade. A única indicação formal de uso deles é nas conjuntivites membranosas, ocasião em que devem ser instilados com alta frequência, de 3/3 horas. Sempre que possível, as membranas devem ser retiradas com pinça sob anestesia tópica.

É importante informar os pacientes sobre o curso natural da doença. Eles devem entender que os sintomas podem piorar por vários dias, mas que irão desaparecer espontaneamente em 2 ou 3 semanas. Também têm de ser alertados sobre a natureza contagiosa da infecção e sobre as precauções necessárias, como lavar as mãos com frequência, usar toalhas individuais e lenços de papel, evitar apertos de mão ou qualquer outro tipo de contato físico interpessoal.

CONJUNTIVITES ALÉRGICAS

O quadro típico de uma conjuntivite alérgica é hiperemia associada a abundante secreção mucosa e forte prurido.[12] Quando o estímulo inflamatório é intenso e agudo, ele é agravado por edema seroso das pálpebras e conjuntiva e hipertrofia papilar gigante (Figura 10.3). Existem várias formas de conjuntivite alérgica cuja diferenciação e tratamento requerem a intervenção de um oftalmologista. Este profissional tem à sua disposição colírios com agentes vasoconstritores, anti-inflamatórios, anti-histamínicos e corticosteroides. O médico geral não deve medicar o paciente com corticosteroides porque não tem à sua disposição o instrumental necessário para detectar os efeitos colaterais dele, incluindo o glaucoma e a catarata.

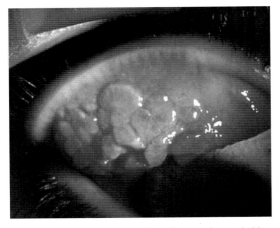

Figura 10.3 Hipertrofia papilar gigante. (*Esta figura está reproduzida, em cores, no Encarte.*)

Referências bibliográficas

1. Canadian Paediatric Society Infectious Diseases and Immunization Committee. Recommendations for prevention of neonatal ophthalmia. Paediatr Child Health. 2002; 7(7):480-8.
2. Zuppa AA, D'Andrea V, Catenazzi P *et al*. Ophthalmia neonatorum: what kind of prophylaxis? J Matern Fetal Neonatal Med. 2011; 42(6):769-73.
3. Rours IG, Hammerschlag MR, Ott A *et al*. Chlamydia trachomatis as a cause of neonatal conjunctivitis in Dutch infants. Pediatrics. 2008; 121(2):321-6.
4. Teoh DL, Reynolds S. Diagnosis and management of pediatric conjunctivitis. Pediatr Emerg Care. 2003; 19(1):48-55.

5. Wagner RS, Aquino M. Pediatric ocular inflammation. Immunol Allergy Clin North Am. 2008; 28(1):169-88.
6. Thanathanee O, O'Brien TP. Conjunctivitis: systematic approach to diagnosis and therapy. Curr Infect Dis Rep. 2011; 13(2):141-8.
7. American Academy of Pediatrics. Chlamydia trachomatis. In: Pickering LK (ed.). Red book: 2012. Report of the Committee on Infectious Diseases. Elk Grove Village, IL: American Academy of Pediatrics; 2012. p. 276-81.
8. Chysky V, Kapila K, Hullmann R et al. Safety of ciprofloxacin in children: woldwide clinical experience based on compassionate use Emphasis on joint evaluation. Infection. 1991; 19(4)289-96.
9. Ahmed AS, Khan NZ, Saha SK et al. Ciprofloxacin treatment in preterm neonates in Bangladesh: lack of effects on growth and development. Pediatr Infect Dis J. 2006; 25(12):1137-41.
10. D'Angelo LJ, Hierholzer JC, Keenlyside RA et al. Pharyngoconjunctival fever caused by adenovirus type 4 report of swimming pool-related outbreak with recovery of virus from the pool water. J Infec Dis. 1979; 140:42-7.
11. Mahl MC, Sadler C. Virus survival on inanimate surfaces. Can J Microbial. 1975; 21(6):819-23.
12. Rice NSC, Jones BR. Vernal keratoconjunctivitis: an allergic disease of the eyes of children. Clin Allergy. 1961; 3:215.

11 Diabetes Melito Tipo 2

Angela Merice Oliveira Leal

INTRODUÇÃO: DEFINIÇÃO E EPIDEMIOLOGIA DO DIABETES MELITO

Diabetes melito (DM) é um termo que designa um grupo de doenças metabólicas que afetam os principais nutrientes, carboidratos, lipídios e proteínas, e que têm em comum o aumento da glicose plasmática.

O DM é considerado uma das epidemias do século XXI e um importante problema de saúde pública. Em termos mundiais, estima-se que 387 milhões de pessoas sejam diabéticas, sendo aproximadamente dois terços habitantes de países em desenvolvimento.[1] No Brasil, em um estudo multicêntrico que avaliou a população urbana de 30 a 69 anos ao fim dos anos 1980, a prevalência de DM era de 7,6%, incidindo igualmente nos dois sexos, mas aumentando com a idade e a adiposidade corporal. As maiores taxas foram observadas em cidades como São Paulo (SP) e Porto Alegre (RS), sugerindo a influência da urbanização e industrialização.[2] Na região nordeste do estado de São Paulo, na cidade de Ribeirão Preto, a prevalência de DM relatada em 2003 foi de 12%.[3] Em 2008, a prevalência de DM no interior de São Paulo, na cidade de São Carlos, foi de 13,5%, considerando-se a população urbana de 30 a 79 anos de idade, havendo associação com a idade, a escolaridade, o índice de massa corporal e a circunferência abdominal.[4]

CLASSIFICAÇÃO

Os principais tipos de DM são os tipos 1 (DM1) e 2 (DM2), embora existam outros tipos menos frequentes. A classificação está listada a seguir:[5,6]

- DM1: autoimune ou idiopático
- DM2
- Outros tipos de DM:
  - Defeitos genéticos na função da célula β: diabetes monogênico, *maturity onset diabetes of the youth* (MODY), diabetes neonatal, mitocondrial e outros
  - Defeitos genéticos na ação da insulina
  - Doenças do pâncreas exócrino: pancreatite, fibrose cística, hemocromatose e outros
  - Endocrinopatias: acromegalia, síndrome de Cushing, feocromocitoma, hipertireoidismo e outros
  - Induzido por fármacos ou infecções
  - Associado a síndromes genéticas: síndrome de Down, síndrome de Turner, síndrome de Klinefelter, síndrome de Prader-Willi e outras
  - Pós-transplante
- DM gestacional.

Neste texto, o foco será na abordagem do DM2, que é uma das doenças mais frequentes no Brasil e no mundo.

FISIOPATOLOGIA DO DIABETES MELITO TIPO 2

O DM2 é a forma mais prevalente do DM, correspondendo a aproximadamente 90% dos casos, e está basicamente associado a dois mecanismos: disfunção/redução de células β e resistência insulínica. Estes, por sua vez, estão intimamente relacionados a inflamação, estresse metabólico e fatores genéticos.

Trata-se de uma doença crônica, inflamatória, complexa e progressiva. A etiopatogênese e a fisiopatologia do DM2 são complexas e envolvem componentes genéticos e ambientais que se inter-relacionam de maneira ainda pouco conhecida. O DM2 é poligênico e, embora potenciais *loci* para a suscetibilidade ao DM2 tenham sido identificados em diferentes populações, pouco ainda é conhecido.[7]

Entre os fatores ambientais determinantes do DM2, destaca-se a obesidade, particularmente o acúmulo de gordura visceral, cujo comportamento metabólico difere daquele da gordura subcutânea. O tecido adiposo modula o metabolismo pela liberação de ácidos graxos livres (AGL), glicerol, citocinas pró-inflamatórias, quimiocinas e hormônios, incluindo a leptina e a adiponectina. O aumento da maioria desses fatores compromete a ação da insulina nos órgãos-alvo, atuando principalmente na sua cascata de sinalização e levando à resistência insulínica.[8]

Entretanto, a maioria dos obesos e resistentes à insulina não desenvolve hiperglicemia, pois, normalmente, a célula β pancreática apresenta plasticidade e adapta-se à redução da sensibilidade à insulina, aumentando tanto a secreção de insulina quanto a massa de células β. Os mecanismos adaptativos das células β à resistência insulínica parecem envolver o aumento do metabolismo da glicose, a sinalização por ácidos graxos não esterificados, o aumento da sinalização pela insulina/fator de crescimento semelhante à insulina tipo 1 (IGF-1; do inglês, *insulin growth factor*) e a ação secretagoga e mitógena da incretina peptídio; semelhante ao glucagon tipo 1 (GLP-1; do inglês, *glucagon like peptide-1*).[9]

Nos pacientes com DM2, a resistência insulínica associa-se à disfunção das células β pancreáticas que não apresentam essa resposta adaptativa. Portanto, as anormalidades adaptativas das células β à resistência insulínica são críticas para o desenvolvimento do DM2. As alterações das células β pancreáticas no DM2 são tanto funcionais quanto quantitativas. Assim, a massa de células β reduz-se a aproximadamente 50% do normal por aumento da apoptose, e as células β perdem 75% da sua capacidade funcional.[10]

Os fatores envolvidos na disfunção das células β não estão totalmente estabelecidos, mas elas deixam de responder aos estímulos secretagogos. Muitas vias de sinalização podem afetar o crescimento e a sobrevivência das células β. Alguns dos muitos mecanismos que podem estar envolvidos nessa disfunção são o estresse oxidativo, a disfunção mitocondrial, o estresse do retículo endoplasmático rugoso, a inflamação local e a deposição de material amiloide, associados à predisposição genética. A hiperglicemia, decorrente desse processo, e o aumento da concentração dos AGL, acarretando glicolipotoxicidade, são fatores agravantes que aceleram o declínio das células β no DM2.[11-13]

Há inúmeras evidências experimentais, clínicas e epidemiológicas da participação do sistema imune e de mediadores inflamatórios nos dois mecanismos básicos do DM2, resistência insulínica e falência da célula pancreática β, tendo como resultado final o desenvolvimento de DM2.[14-17]

O aumento da liberação de fator de necrose tumoral alfa (TNF-α; do inglês, *tumor necrosis factor*), interleucina 6, proteína quimiotática de monócitos (MCP-1; do inglês, *monocyte chemoattractant protein-1*) e de outros fatores solúveis secretados por macrófagos e por outras células residentes no tecido adiposo tem papel fundamental no desenvolvimento da resistência insulínica. O TNF-α e a IL-6 estimulam as vias da quinase aminoterminal c-Jun (JNK) e da quinase β de IκB (IKK-β)/fator nuclear κB (NF-κB), que resultam em aumento da produção de mediadores inflamatórios e resistência insulínica.[18]

As vias que envolvem a indução da supressão de proteínas sinalizadoras de citocinas (SOCS; do inglês, *suppressor of cytokine signaling*) e a indução da sintase do óxido nítrico (iNOS) podem estar envolvidas no mecanismo de resistência insulínica mediada por citocinas. A secreção dessas proteínas pró-inflamatórias, em especial a MCP-1 pelos adipócitos, células endoteliais e monócitos, aumenta o recrutamento de macrófagos que realimentam o processo.[19-22] Embora por diferentes mecanismos, a maioria dos fatores inflamatórios age negativamente nas vias de sinalização da insulina, modificando os seus substratos intracelulares, principalmente a fosforilação da família proteica do substrato do receptor de insulina (IRS), com a ajuda de diferentes fatores de transcrição, entre eles a família do receptor ativado por proliferador de peroxissomo (PPAR; do inglês, *peroxisome proliferator-activated receptor*).

O estresse do retículo endoplasmático e a disfunção mitocondrial, causados, entre outros, por aumento de demanda metabólica, têm sido considerados importantes elos entre as vias metabólicas e inflamatórias envolvidas na resistência insulínica associada à obesidade e ao DM2.[23]

Dados clínicos e experimentais, *in vivo* e *in vitro*, também indicam que no DM2, assim como no DM1, a inflamação na ilhota de Langerhans (insulite) é uma característica predominante.[24] Entre as citocinas envolvidas nesse processo vale ressaltar a IL-1β, que, estimulada pelo estresse metabólico (hiperglicemia, dislipidemia e adipocinas), levaria à produção de IL-1β pelas ilhotas, a qual controlaria a sua própria produção e a de outros mediadores inflamatórios e atrairia macrófagos, perpetuando o processo inflamatório. Esse processo culminaria em falência secretória e morte das células β.[25]

Os fatores de risco para o desenvolvimento de DM2 são:

- Idade > 40 anos
- Excesso de peso
- Sedentarismo
- Casos de DM na família
- Mulheres com recém-nascidos de peso $\geq$ 4 kg
- Pré-diabetes.

DIAGNÓSTICO

O quadro clínico clássico do DM é composto basicamente por poliúria, polidipsia, polifagia, perda de peso e fadiga sem causa aparente (Tabela 11.1). A abordagem multidisciplinar é a ideal para o paciente diabético, e a equipe deve incluir diferentes profissionais: nutricionista, educador físico, enfermeiro, dentista e psicólogo. Já foi demonstrado que a abordagem multidisciplinar tem melhores resultados a um custo menor (Tabela 11.2).

Tabela 11.1 Critérios diagnósticos de diabetes melito.*

- Glicemia de jejum (mínimo de 8 h de jejum) $\geq$ 126 mg/dℓ *ou*
- Glicemia de 2 h pós-sobrecarga de glicose** (75 g de glicose anidra dissolvidos em água) $\geq$ 200 mg/dℓ *ou*
- Hemoglobina glicada*** (HbA1c) $\geq$ 6,5% *ou*
- Sintomas clássicos (poliúria, polidipsia e perda de peso inexplicada) associados à glicemia aleatória (independentemente do horário de ingestão calórica) $\geq$ 200 mg/dℓ

*Os resultados devem ser confirmados se não houver hiperglicemia inequívoca.[5,6] **O teste de sobrecarga oral de glicose requer ingestão de carboidratos mínima de 150 g 3 dias antes do teste e atividade física habitual. ***A interpretação dos valores de hemoglobina glicada requer avaliar o método utilizado e situações como hemoglobinopatias, anemia hemolítica, anemia ferropriva e transfusão sanguínea recente.

Tabela 11.2 Critérios diagnósticos de pré-diabetes.

Glicemia de jejum	100 a 125 mg/dℓ
Teste de tolerância à glicose	Glicemia de 2 h pós-sobrecarga de glicose = 140 a 199 mg/dℓ
Hemoglobina glicada	5,7 a 6,4%

AVALIAÇÃO INICIAL

A avaliação inicial do paciente diabético tem por objetivo avaliar atual estado metabólico, comorbidades, complicações crônicas micro e macrovasculares, hábitos alimentares e estilo de vida.[26] Essa avaliação permitirá estabelecer um plano terapêutico individualizado para cada paciente.

Esta avaliação inclui os pontos a seguir.

História clínica

- Descrição do início do quadro e complicações agudas
- Sintomas de hiperglicemia
- Evolução do peso
- Hábito alimentar
- Atividade física
- Medicamentos atuais e prévios
- Aderência e suas barreiras, incluindo escolaridade e problemas psicossociais
- Hipoglicemia (se já estiver em tratamento) e suas características
- Resultados de automonitoramento (se já estiver em tratamento)
- Avaliação do estado mental e psicológica
- Padrão do sono
- Uso de álcool, tabaco e outras substâncias
- Presença de hipertensão, dislipidemia
- Avaliação de complicações microvasculares (neuropatia, retinopatia e nefropatia)
- Avaliação de complicações macrovasculares (doença coronária isquêmica, doença cerebrovascular e doença arterial periférica)
- Sintomas ginecológicos e história obstétrica
- História familiar.

Exame físico

- Peso, estatura, índice de massa corporal (IMC), circunferência abdominal (CA)
- Pressão arterial (medidas repetidas e em diferentes posições)
- Palpação tireoidiana
- Exame da pele
- Exame da boca
- Exame cardiovascular
- Exame abdominal com hepatimetria
- Exame dos pés: inspeção, palpação dos pulsos, reflexos profundos, sensibilidade vibratória (com diapasão 128 Hz) e teste de sensibilidade (com monofilamento de 10 g).

Exames laboratoriais iniciais

- Glicemia de jejum, pós-prandial e hemoglobina glicada
- Lipidograma
- Creatinina e taxa de filtração glomerular (TFG)
- Testes de função hepática
- Relação albumina/creatinina urinária
- Tiroxina (T4) livre/hormônio tireoestimulante (TSH)

Outras avaliações

- Fundo de olho
- Exame dentário

76 **PARTE 1** Saúde do Adulto e do Idoso

- Exame ginecológico
- Avaliação e orientação nutricional
- Avaliação psicológica/psiquiátrica, se necessário.

TRATAMENTO

O tratamento do DM2 tem os seguintes pilares: educação, terapia nutricional, exercício, antidiabéticos orais e injetáveis e insulinoterapia.

Educação

É um aspecto fundamental do cuidado ao paciente diabético, principalmente na nossa população, em sua maioria iletrada. Deve ser exercida por todos os integrantes da equipe multiprofissional e centrada no paciente, respeitando as suas experiências e as suas necessidades. Os educadores devem trabalhar para que o paciente entenda o seu processo saúde-doença e assuma o autocuidado.

Terapia nutricional

De todos os componentes da terapêutica, a terapia nutricional talvez seja a mais desafiadora. Os objetivos são promover a alimentação saudável, o controle do peso, da glicemia, da lipemia e da pressão arterial, por intermédio de um plano alimentar individualizado que respeite as preferências, a cultura e as barreiras de cada indivíduo.

Em indivíduos obesos ou com sobrepeso, a perda mantida de 5% ou, idealmente, ≥ 7% do peso inicial traz benefícios em todos os parâmetros metabólicos.

Para pacientes em uso de insulina, pode-se implementar a contagem de carboidratos e deve-se enfatizar o manejo da dieta, principalmente carboidratos, para evitar hipoglicemia. As recomendações dietéticas estão resumidas na Tabela 11.3.

Exercício

Os benefícios do exercício extrapolam em muito os putativos efeitos sobre o peso corporal. O exercício promove a captação de glicose independentemente de insulina, contribuindo para a diminuição

Tabela 11.3 Recomendações dietéticas.

Item nutricional	Recomendação
Carboidrato	Em geral, representa 45 a 60% da ingestão calórica total diária. O carboidrato ingerido deve ter preferencialmente origem de grãos, vegetais, frutas e legumes e aqueles ricos em fibras e com baixo índice glicêmico. O consumo de açúcar refinado em alimentos e bebidas deve ser evitado
Proteína	Em geral, representa 10 a 20% da ingestão total diária
Gordura	Em geral, representa 25 a 35% da ingestão total diária. A origem da gordura é o mais importante. As gorduras saturadas e *trans* devem ser evitadas. Os ácidos graxos monoinsaturados são derivados principalmente de fontes vegetais. A adição de ácidos graxos ômega-3 é sempre controversa. A ingestão de colesterol deve ser ≤ 300 mg/dia
Micronutrientes	Não há evidências de que suplementos vitamínicos tragam benefícios em pacientes sem deficiência
Álcool	Até 1 drinque/dia para mulheres e 2 drinques/dia para homens. O consumo de álcool aumenta o risco de hipoglicemia
Sódio	< 2,3 g/dia e restrição maior caso haja hipertensão arterial
Adoçantes	Os adoçantes não nutritivos devem ser usados, pois diminuem a ingestão calórica

Adaptada de American Diabetes Association, 2017.[27]

da glicemia e melhora do perfil lipêmico no DM. Adicionalmente, diminui o risco cardiovascular e melhora o bem-estar.

Segundo as atuais diretrizes da autoridade americana de saúde, indivíduos > 18 anos devem praticar 150 minutos/semana de atividade de moderada intensidade ou 75 minutos/semana de atividade física aeróbica vigorosa ou, ainda, uma combinação das duas. Sugere ainda que adultos pratiquem atividades de fortalecimento muscular 2 vezes/semana ou mais.[27]

Embora a avaliação cardiológica de rotina pré-exercício não seja recomendada, os fatores de risco cardiovascular devem ser avaliados e a presença de hipertensão arterial descompensada, retinopatia proliferativa e neuropatia autonômica e periférica devem ser consideradas no planejamento individualizado.

Em indivíduos em uso de insulina ou hipoglicemiante oral, a atividade física pode provocar hipoglicemia. Em geral, orienta-se a ingestão extra de carboidrato se a glicemia pré-exercício estiver < 100 mg/dℓ. Entretanto, a hipoglicemia pode ocorrer até horas após o exercício. Por outro lado, em indivíduos com glicemia pré-exercício elevada a glicemia pode se elevar ainda mais após exercício vigoroso.

Antidiabéticos orais e injetáveis

Os antidiabéticos orais e injetáveis disponíveis hoje no mercado podem ser distribuídos nas cinco categorias a seguir, de acordo com os seus mecanismos de ação[28-30] (Tabela 11.4).

1. Secretagogos de insulina: aumentam a secreção de insulina. Eles se ligam ao canal de potássio, despolarizando a célula, o que leva ao influxo de cálcio e exocitose de insulina da célula beta. Seus principais componentes são as sulfonilureias e as glinidas; estas últimas caracterizam-se pelo rápido início de ação e, portanto, devem ser utilizadas no período pós-prandial imediato.

    O principal efeito colateral desta classe medicamentosa é a hipoglicemia, principalmente em idosos e em vigência de insuficiência renal.

2. Anti-hiperglicemiante/sensibilizador da insulina: agem potencializando a ação da insulina em órgãos-alvo específicos. São exemplos a metformina, que é uma biguanida, ativa a AMPK (*5′-AMP-activated protein kinase*) e diminui a produção hepática de glicose; e a pioglitazona, que ativa o PPAR-gama e aumenta a sensibilidade à insulina em músculo, fígado e tecido adiposo.

    Com o uso dessas substâncias, a ocorrência de hipoglicemia é improvável. O principal efeito colateral da metformina é a intolerância gastrintestinal, e o da pioglitazona é a retenção hídrica.

    A metformina deve ser indicada ao diagnóstico do DM2 e seu uso é seguro até a TFG ≥ 30 mg/min/1,73 m².

    O uso prolongado de metformina está associado à deficiência de vitamina B_{12}, por isso recomenda-se a sua avaliação a cada ano, principalmente em casos de anemia e neuropatia periférica.

3. Inibidor da absorção de glicose: a acarbose retarda a digestão e a absorção de carboidrato, inibindo competitivamente enzimas e alfaglicosidases, que hidrolisam os sacarídeos no intestino delgado.

    Os principais efeitos colaterais da acarbose são flatulência e diarreia.

4. Incretínicos: efeito incretínico é o acréscimo de insulinemia que se observa após a administração oral de glicose quando comparada à administração venosa. Esse efeito resulta da ação de hormônios que são secretados no intestino, GLP-1, e agem basicamente aumentando a secreção de insulina, diminuindo a secreção de glucagon, aumentando a saciedade e diminuindo o esvaziamento gástrico, embora muitas outras ações sejam atribuídas a esses hormônios, principalmente no sistema nervoso central.

Esta classe medicamentosa tem dois principais componentes, análogos/miméticos de GLP-1 e inibidores de dipeptidil peptidase 4 (DPP-4), que degrada o GLP-1 endógeno.

Os análogos/miméticos de GLP-1 são administrados por via subcutânea e seus principais efeitos colaterais são gastrintestinais.

Desde o início a perda de peso provocada por essas substâncias chamou a atenção, e a liraglutida é hoje uma opção terapêutica para a obesidade. Os inibidores de DPP-4 são neutros em relação ao peso.

5. Glicosúricos: impedem a reabsorção de glicose por inibição do cotransportador de sódio-glicose 2 (SGLT2) no túbulo proximal renal. Esses agentes possuem ação natriurética e diurética e, portanto, são também hipotensores. Os principais efeitos colaterais são infecções genitais e urinárias. Deve-se ficar alerta para o risco de cetoacidose.

Dados o caráter progressivo do DM2 e os diferentes componentes fisiopatológicos envolvidos, é frequente a associação de diferentes fármacos, com distintos mecanismos de ação para o controle glicêmico, partindo desde a monoterapia com a metformina até a terapia tripla e as combinações injetáveis com insulina. As escolhas devem se pautar por eficácia, risco de hipoglicemia, impacto sobre o peso, efeitos colaterais, custos e até preferências do paciente.[28-30]

Outros medicamentos menos utilizados com menor impacto na glicemia: sequestradores de ácidos biliares (colesevelam), agonistas de dopamina (bromocriptina), miméticos de amilina (pranlintida) (ver Tabela 11.4).

Insulinoterapia

Com a evolução da perda de função/massa de células β, a reposição de insulina associada à metformina ou a outras substâncias torna-se necessária.[31] Inicialmente, pode-se indicar a insulina noturna (10 U) e, caso necessário, progredir com esquemas de insulinização basal ou basal/bólus, cujas doses de insulina de ação intermediária/prolongada e rápida/ultrarrápida devem ser individualizadas. As variações de dosagem de insulina dependerão do controle glicêmico e da ocorrência de hipoglicemia e são geralmente de 10 a 20% da dose em uso. Embora geralmente haja resistência do paciente, não se deve retardar o início da introdução de insulina, caso necessário. Neste momento, em especial, os cuidados devem ser enfatizados quanto aos riscos de hipoglicemia e à educação do paciente.

METAS TERAPÊUTICAS

A análise dos dados do United Kingdom Prospective Diabetes Study (UKPDS)[32] e do Diabetes Control and Complications Trial (DCCT)[33] demonstrou a relação direta entre os valores glicêmicos e a incidência de complicações microvasculares, daí resultando o limite adotado de 7% como meta terapêutica para a hemoglobina glicada. A relação com doença cardiovascular (DCV) já não é tão clara.

Embora as recomendações gerais de metas terapêuticas para a maioria dos indivíduos adultos (mulheres não grávidas) estejam resumidas na Tabela 11.5, as metas devem ser individualizadas e a decisão clínica de ser mais ou menos estrito quanto ao limite

Tabela 11.4 Opções terapêuticas farmacológicas no diabetes melito tipo 2.

Classe	Ação	Mecanismo	Prós	Contras
Biguanida (metformina)	Diminuição da produção hepática de glicose	Ativa AMPK	Hipoglicemia rara Diminuição do risco cardiovascular Baixo custo	Efeitos gastrintestinais Acidose lática Deficiência de vitamina B_{12}
Sulfonilureias (glibenclamida, gliclazida, glimepirida, glipizida)	Aumento da secreção de insulina	Fecha canal K_{ATP} na célula β	Diminuição do risco microvascular Baixo custo	Hipoglicemia Aumento de peso
Glinidas (repaglinida, nateglinida)	Aumento da secreção de insulina	Fecha canal K_{ATP} na célula β	Diminuição da glicemia pós-prandial	Hipoglicemia Aumento de peso Múltiplas doses Custo moderado
Tiazolidinediona (pioglitazona)	Aumento da sensibilidade insulínica	Ativa $PPAR_\gamma$	Hipoglicemia rara Diminuição dos triglicerídios	Aumento de peso Edema/ICC Fraturas Custo moderado
Inibidores da alfaglicosidase (acarbose)	Diminuição da digestão/absorção intestinal de glicose	Inibe a glicosidase intestinal	Hipoglicemia rara Diminuição da glicemia pós-prandial Efeito local	Efeito discreto Efeitos gastrintestinais Múltiplas doses Custo moderado
Inibidores de DPP-4 (sitagliptina, vildagliptina, saxagliptina, alogliptina, linagliptina)	Aumento da secreção de insulina/diminuição da secreção de glucagon	Aumento de GLP-1 e GIP (inibe DPP-4)	Hipoglicemia rara	Alergia ? Pancreatite Risco de ICC (saxagliptina) Custo elevado
Agonistas do receptor de GLP-1 (exenatida, liraglutida, albiglutida, lixisenatida, dulaglutida)	Aumento da secreção de insulina/diminuição da secreção de glucagon Diminuição do esvaziamento gástrico Aumento da saciedade	Ativa o receptor de GLP-1	Hipoglicemia rara Diminuição do peso Diminuição do risco cardiovascular e da mortalidade (liraglutida)	Efeitos gastrintestinais ? Pancreatite Custo elevado Uso injetável
Inibidores de SGLT2 (canagliflozina, dapaglilozina, empagliflozina)	Diminuição da reabsorção de glicose	Inibe SGLT2 no néfron proximal	Hipoglicemia rara Diminuição do peso Diminuição do risco cardiovascular e da mortalidade (empagliflozina)	Infecção geniturinária Hipotensão Cetoacidose Custo elevado

AMPK: proteinoquinase ativada por AMP; AMP: monofosfato de adenosina; PPAR: receptor ativado por proliferador de peroxissomo; ICC: insuficiência cardíaca congestiva; GLP-1: peptídio semelhante ao glucagon tipo 1; DPP-4: dipeptidil peptidase 4; GIP: peptídio inibitório gástrico; SGLT2: cotransportador de sódio-glicose 2; ICC: insuficiência cardíaca congestiva.

Tabela 11.5 Metas terapêuticas para a maioria dos adultos não gestantes e não idosos.

Hemoglobina glicada	< 7%
Glicemia pré-prandial	80 a 130 mg/dℓ
Glicemia pós-prandial (1 a 2 h)	< 180 mg/dℓ

de hemoglobina glicada dependerá de fatores tais como duração da doença, expectativa de vida, comorbidades, complicações vasculares, motivação e aderência do paciente.[28]

A falta de aderência terapêutica é um importante problema a ser combatido e pode atingir até 70% dos pacientes.[34]

COMPLICAÇÕES DIABÉTICAS

As complicações diabéticas têm como principal fator fisiopatológico a hiperglicemia.

Complicações diabéticas crônicas

A fisiopatologia das complicações diabéticas crônicas é complexa e não está totalmente esclarecida. A sua abordagem foge ao escopo deste texto e, portanto, sugerimos uma excelente revisão do tema.[35] Os dados estatísticos sobre a prevalência das complicações diabéticas no Brasil padecem da má qualidade dos sistemas de informação.[34] As complicações diabéticas crônicas podem ser classificadas como micro e macrovasculares.

Microvasculares

Doença renal crônica

A doença renal diabética[36-38] é a maior causa de insuficiência renal no Ocidente e acomete 20 a 40% dos diabéticos, tendo como característica a albuminúria. Está associada ao aumento da mortalidade cardiovascular.

Deve ser avaliada pela TFG e excreção urinária de albumina. No DM2, o rastreamento da doença deve ser feito logo ao diagnóstico e, a partir daí, anualmente.

A albuminúria atualmente é classificada como normal ou aumentada (≥ 30 mg/24 h) e pode ser avaliada em amostra urinária casual ou pelo índice albumina/creatinina urinária (normal = < 30 mg/g creatinina). O teste de albuminúria deve sempre ser repetido, já que vários fatores podem alterá-lo (p. ex., exercício ou hiperglicemia).

A TFG deve ser calculada por equações que utilizam a creatinina sérica, idade e gênero. Há várias fórmulas disponíveis e uma das mais utilizadas é a de Cockcroft-Gault [(140 – idade) × peso/(72 × creatinina) × 0,85 (mulheres)], embora não seja a mais precisa. O estadiamento da doença renal diabética está descrito na Tabela 11.6. Em casos de albuminúria em diabetes de início recente, presença de hematúria e ausência de retinopatia, outras causas de nefropatia devem ser consideradas.

O tratamento inclui controle glicêmico, controle pressórico, inibidores da enzima conversora de angiotensina/bloqueadores do receptor de angiotensina (IECA/BRA) (independentemente da pressão arterial), controle da dislipidemia e reposição de vitamina D. Uma TFG < 30 mℓ/min/1,73 m² requer encaminhamento ao nefrologista. Cálcio e paratormônio devem ser monitorados. É importante frisar que TFG < 60 mℓ/min/1,73 m² requer ajuste de dose das medicações utilizadas pelo diabético.[39]

Retinopatia diabética

A retinopatia diabética (RD)[40,41] é a principal causa de cegueira na faixa etária de 20 a 74 anos e a sua frequência está associada a hiperglicemia, duração do DM, hipertensão arterial, dislipidemia e nefropatia diabética. Outras alterações oculares além da retinopatia incluem o glaucoma e a catarata. O edema macular é a principal causa de perda da visão. Os pacientes com DM2 devem ter os olhos examinados ao diagnóstico e, a partir daí, a cada 1 a 2 anos.

A gravidez em mulheres diabéticas aumenta o risco de progressão rápida da retinopatia. As diabéticas que pretendem engravidar devem ser previamente examinadas, aconselhadas e acompanhadas trimestralmente. No diabetes melito gestacional, esse risco não ocorre.

As duas principais modalidades terapêuticas são a fotocoagulação e a injeção intravítrea do inibidor do fator de crescimento vascular endotelial (anti-VEGF), isoladas ou combinadas. Em alguns casos, apenas a vitrectomia é eficaz. O uso de ácido acetilsalicílico (AAS) não aumenta o risco de hemorragia retiniana (Tabela 11.7).

Neuropatia

Na verdade, dever-se-ia dizer "neuropatias" diabéticas, já que se trata de um conjunto de alterações heterogêneas, com manifestações clínicas múltiplas. O diagnóstico da neuropatia diabética é um diagnóstico de exclusão, dada a multiplicidade dos quadros de apresentação.[42] É a complicação crônica mais frequente,[43] devendo ser avaliada já no diagnóstico do DM2 e, a partir daí, anualmente.

As neuropatias diabéticas classificam-se em:[44]

- Neuropatia rapidamente reversível: neuropatia hiperglicêmica
- Polineuropatias simétricas generalizadas: autonômica (cardiovascular, respiratória, digestiva e geniturinária), sensitiva aguda e sensitiva motora
- Neuropatias focais e multifocais: cranial, radiculoneuropatia toracolombar, focal de um membro e motora proximal (amiotrofia)
- Neuropatia inflamatória crônica desmielinizante.

Tabela 11.6 Estadiamento da doença renal diabética.

Estágios	Descrição	TFG (mℓ/min/1,73 m²)
1	Dano renal* com TFG normal ou elevada	≥ 90
2	Dano renal* com TFG levemente reduzida	60 a 89
3	Redução moderada da TFG	30 a 59
4	Redução grave da TFG	15 a 29
5	Insuficiência renal	< 15

*Albuminúria elevada. TGF: taxa de filtração glomerular. (Adaptada de Levey et al., 2009[38])

Tabela 11.7 Classificação clínica da retinopatia diabética.

Estágios	Achados oftalmoscópicos
Ausência de RD	Fundo de olho sem alterações
RD não proliferativa leve	Somente microaneurismas
RD não proliferativa moderada	Microaneurismas, exsudatos duros e micro-hemorragias
RD não proliferativa grave	Mais de 20 micro-hemorragias em cada um dos 4 quadrantes ou "ensalsichamento" venoso em pelo menos 2 quadrantes ou microanormalidades vasculares intrarretinianas em 1 quadrante
RD proliferativa	Neovasos e/ou hemorragia vítrea ou pré-retiniana

RD: retinopatia diabética.

Até 50% dos pacientes com neuropatia diabética periférica são assintomáticos e a sintomatologia, quando presente, depende do tipo de fibra acometida: pequenas fibras (dor e disestesias) ou grandes fibras (dormência e perda da sensibilidade protetora). A forma de apresentação mais frequente é a parestesia distal "em luvas e botas".

Quanto à neuropatia autonômica, as principais manifestações são hipoglicemia não percebida, taquicardia de repouso, hipotensão ortostática, dispepsia, diarreia, constipação intestinal, disfunção erétil, ejaculação retrógrada (causa de infertilidade masculina), incontinência urinária e disfunção sexual na mulher.

O tratamento da dor neuropática é principalmente farmacológico e consiste basicamente no uso de antidepressivos (tricíclicos, duloxetina, venlafaxina) e anticonvulsivantes (gabapentina, pregabalina, carbamazepina).

Pé diabético

O DM é a principal causa de amputação não traumática de membros inferiores e importante fator de morbidade, trazendo elevados custos para o paciente, sua família e o sistema público de saúde.[45]

O quadro refletido no pé do diabético resulta da conjunção da neuropatia e da doença arterial periférica, que pode levar a úlceras e amputações. Portanto, os pés e calçados do paciente devem ser examinados a cada consulta e uma vez ao ano deve-se realizar um exame detalhado dos pés com avaliação da sensibilidade protetiva e do risco de úlceras e amputação. Além disso, os pacientes devem ser orientados a realizar o autoexame.

O exame clínico dos pés deve incluir as avaliações:

- Tegumentar (condições da pele e unhas, fissuras, calosidades, bolhas, infecções, úlceras)
- Circulatória (pulsos pediosos, tibiais posteriores, índice tornozelo-braço)
- Neurológica (sensibilidade protetiva com monofilamento de 10 g, sensibilidade vibratória com diapasão de 128 Hz, reflexo aquileu)
- Estrutural (deformidades osteoarticulares, incluindo a artropatia de Charcot).

Os pacientes com história prévia de úlcera e/ou amputação, deformidades, perda da sensibilidade protetiva e doença arterial periférica são considerados de alto risco e devem receber abordagem multidisciplinar (cirurgião vascular, ortopedista, fisioterapeuta, fisiatra, enfermeiro).

A educação do paciente é fundamental para o sucesso no cuidado e prevenção das complicações.

Macrovasculares

As complicações diabéticas crônicas macrovasculares são: acidente vascular cerebral, cardiopatia isquêmica e doença arterial obstrutiva periférica. A doença macrovascular do diabético tem origem aterosclerótica e é a principal causa de morte.[46,47] O risco de desenvolvimento de DCV no DM é semelhante ao de um indivíduo não diabético que já tenha apresentado um evento cardíaco. A sua abordagem será feita no Capítulo 12, *Doença Arterial Coronária Estável*.

Dois aspectos são particularmente controversos na prevenção da DCV do diabético: uso de estatinas e de AAS.[48] Segundo as recentes recomendações da ADA,[49] as orientações para diabéticos de acordo com a idade são:

- Menos de 40 anos: devem usar estatina de moderada/elevada intensidade se possuírem DCV aterosclerótica ou fatores de risco (colesterol de lipoproteínas de baixa densidade [LDL] $\geq$ 100 mg/dℓ, hipertensão arterial, tabagismo, doença renal crônica, albuminúria, antecedentes familiares de DCV aterosclerótica prematura)

- Mais de 40 anos: devem usar estatina de moderada/elevada intensidade.

Em indivíduos com mais de 75 anos, o risco-benefício deve ser avaliado. O uso de AAS em baixas doses (75 a 162 mg/dia) deve ser considerado como prevenção primária e secundária na ausência de contraindicações.

Complicações diabéticas agudas

Resumem-se em cetoacidose diabética, estado hiperglicêmico hiperosmolar e hipoglicemia.

A hipoglicemia, definida como glicemia $\leq$ 70 mg/dℓ, é a complicação aguda mais frequente no DM e os pacientes devem ser sempre questionados quanto à sua ocorrência. Os sintomas sugestivos de hipoglicemia variam de indivíduo para indivíduo e podem não ser reconhecidos pelo paciente, principalmente jovens e idosos. A hipoglicemia é sempre um sinal de alerta para o paciente e para o médico e exige ações imediatas para que seja evitada. A classificação pode ser vista na Tabela 11.8.[50]

Os sintomas sugestivos de hipoglicemia devem ser pesquisados em toda consulta e incluem: irritabilidade, tremor, taquicardia, fome, confusão mental, convulsão, coma e morte. Entretanto, mais graves são os casos em que a hipoglicemia não é percebida pelo paciente.

Todo paciente diabético deve ser orientado a reconhecer a hipoglicemia em suas diferentes formas de apresentação clínica e a tratá-la prontamente. Se o paciente estiver consciente, o tratamento poderá se dar pela ingestão de 15 a 20 g de glicose, de preferência em líquido. Se após 15 minutos a glicemia não estiver normalizada, o tratamento deverá ser repetido. Outra forma é a administração de glucagon, 1 mg intramuscular, que pode ser feita por pessoa não treinada, para pacientes com risco de hipoglicemia significativa (nível 2).

Devido ao reduzido espaço para abordar uma doença com tal complexidade como o DM tipo 2, diversos aspectos importantes não foram mencionados/detalhados aqui. Sugerimos, portanto, ao leitor a consulta aos diversos textos que recomendamos neste capítulo.

Referências bibliográficas

1. International Diabetes Federation. IDF Diabetes Atlas [Internet]. 6th ed. Brussels: International Diabetes Federation; 2014. Disponível em: <http://www.idf.org/diabetesatlas>. Acesso em 11 fev. 2021.
2. Malerbi D, Franco LJ, the Brazilian Cooperative Group on the Study of Diabetes Prevalence. Multicenter study of the prevalence of diabetes mellitus and impaired glucose tolerance in the urban Brazilian population aged 30 to 69 years. Diabetes Care. 1992; 15(11):1509-16.
3. Torquato MT, Montenegro Jr RM, Viana LA *et al*. Prevalence of diabetes mellitus and impaired glucose tolerance in the urban population aged 30 to 69 years in Ribeirão Preto (São Paulo), Brazil. São Paulo Med J. 2003; 121(6):224-30.
4. Bosi PL, Carvalho AM, Contrera D *et al*. Prevalência de diabetes melito e tolerância à glicose diminuída na população urbana de 30 a 79 anos da cidade de São Carlos, São Paulo. Arq Bras Endocrinol Metabol. 2009; 53(6):726-32.
5. Alberti KGMM, Zimmet PZ, World Health Organization Consultation. Definition, diagnosis and classification of diabetes mellitus and its complications. Part 1: diagnosis and classification of diabetes mellitus. Report of a WHO Consultation. Geneva: WHO; 1999.

Tabela 11.8 Classificação da hipoglicemia.

Nível	Glicemia	Descrição
Alerta	$\leq$ 70 mg/dℓ	Exige tratamento com carboidrato de ação rápida e ajuste da terapêutica
Clinicamente significativa	< 54 mg/dℓ	Clinicamente importante
Grave	Não especificada	Associada a alteração cognitiva grave, que requer assistência de outra pessoa

6. American Diabetes Association. Diagnosis and classification of diabetes mellitus. Diabetes Care. 2014; 37(Suppl 1):S81-9.
7. Almind K, Doria A, Khan CR. Putting the genes for type II diabetes on the map. Nat Med. 2001; 7:277-9.
8. Kahn SE, Hull RL, Utzschneider KM. Mechanisms linking obesity to insulin resistance and type 2 diabetes. Nature. 2006; 444:840-6.
9. Bernal-Mizrachi E, Wen W, Stahlhut S et al. Islet β cell expression of constitutively active Akt/PKBα induces striking hypertrophy, hyperplasia and hyperinsulinemia. J Clin Invest. 2001; 108:1631-8.
10. Butler AE, Janson J, Bonner-Weir S et al. β cell deficit and increased β cell apoptosis in humans with type 2 diabetes. Diabetes. 2003; 52:102-10.
11. Donath MY, Schumann DM, Faulenbach M et al. Islet inflammation in type 2 diabetes. Diabetes Care. 2008; 31(Suppl 2):S161-S164.
12. Cnop M, Welsh N, Jonas J et al. Mechanisms of pancreatic β-cell death in type 1 and type 2 diabetes. Diabetes. 2008; 54(Suppl 2):S97-S107.
13. Poitout V, Robertson RP. Glucolipotoxicity: fuel excess and β-cell dysfunction. Endoc Rev. 2008; 29:351-66.
14. Hotamisligil GS. Inflammation and metabolic disorders. Nature. 2006; 444:860-86.
15. Donath MY, Storling J, Berchtold LA et al. Cytokines and β cell biology: from concept to clinical translation. Endoc Ver. 2008; 29:334-50.
16. Herder C, Haastert B, Müller-Scholze S et al. Association of systemic chemokine concentrations with impaired glucose tolerance and type 2 diabetes. Diabetes. 2005; 54 (Suppl l2): S11-S17.
17. Pickup JC. Inflammation and activated innate immunity in the pathogenesis of type 2 diabetes. Diabetes Care. 2004; 27:813-23.
18. Guilherme A, Virbasius JV, Puri V et al. Adipocyte dysfunctions linking obesity to insulin resistance and type 2 diabetes. Mol Cell Biol. 2008; 9:367-77.
19. Wellen KE, Hotamisligil GS. Inflammation, stress, and diabetes. J Clin Invest. 2005; 115:1111-9.
20. Mooney RA, Senn J, Camerons S et al. Suppressors of cytokine signaling-1 and 6 associate with and inhibit the insulin receptor. A potential mechanism for cytokine-mediated insulin resistance. J Biol Chem. 2001; 276:25889-93.
21. Perreault M, Marette A. Targeted disruption of inducible nitric oxide synthase protects against obesity-linked insulin resistance in muscle. Nature Med. 2001; 7:1138-43.
22. Arkan MC, Hevener AL, Greten FR et al. IKK- β links inflammation to obesity-induced insulin resistance. Nature Med. 2005; 11:191-8.
23. Schenk S, Saberi M, Olefsky. Insulin sensitivity: modulation by nutrients and inflammation. J Clin Invest. 2008; 118:2992-3002.
24. Ehses JA, Perren A, Eppler E et al. Increased number of islet-associated macrophages in type 2 diabetes. Diabetes. 2007; 56:2356-70.
25. Ehses JA, Boni-Schnetzler M, Faulenbach M et al. Macrophages, cytokines and β-cell death in type 2 diabetes. Biochem Soc Trans. 2008; 36:340-2.
26. American Diabetes Association. Comprehensive medical evaluation and assessment of comorbidities. Diabetes Care. 2017; 40(Suppl 1):S64-S74.
27. American Diabetes Association. Lifestyle management. Diabetes Care. 2017; 40(Suppl 1):S33-S43.
28. Inzucchi SE, Bergenstal RM, Buse JB et al. Management of hyperglycemia in type 2 diabetes, 2015: a patient-centered approach: update to a position statement of the American Diabetes Association and the European Association for the Study of Diabetes. Diabetes Care. 2015; 38:140-9.
29. Nathan DM, Buse JB, Davidson MR et al. Medical management of hyperglycemia in type 2 diabetes: a consensus algorithm for the initiation and adjustment of therapy. Diabetes Care. 2009; 32(1):193-203.
30. American Diabetes Association. Pharmacologic approaches to glycemic treatment. Diabetes Care. 2017; 40(Suppl 1):S25-S32.
31. Segal AR, Vootla T, Beasr RS. Insulin Making sense of current options. Endocrinol Metab Clin N Am. 2016; 45:845-74.
32. United Kingdom Prospective Diabetes Study Group. Intensive blood-glucose control with sulphonylureas or insulin compared with conventional treatment and risk of complications in patients with type 2 diabetes. UKPDS 33. Lancet. 1998; 352:837-53.
33. Diabetes Control and Complications Trial Research Group. The effect of intensive treatment of diabetes on the development and progression of long-term complications in insulin-dependent diabetes mellitus. N Engl J Med. 1993; 329:977-86.
34. Jardim ADI, Leal AMO. Qualidade da informação sobre diabéticos e hipertensos registrada no Sistema HIPERDIA, na Cidade de São Carlos, São Paulo, 2002-2005. Physis: Revista de Saúde Coletiva. 2009; 19:405-17.
35. Forbes JM, Cooper ME. Mechanisms of diabetic complications. Physiol Rev. 2013; 93:137-88.
36. American Diabetes Association. Microvascular complications and foot care. Diabetes Care. 2017; 40(Suppl 1):S88-S98.
37. American Diabetes Association. Nephropathy in diabetes (Position Statement). Diabetes Care. 2004; 27(Suppl. 1):S79-S83.
38. Levey AS, Stevens LA, Schmid CH et al. A new equation to estimate glomerular filtration rate. Ann Intern Med. 2009; 150:604-2.
39. National Kidney Foundation. KDOQI Clinical Practice Guideline for Diabetes and CKD: 2012 update. Am J Kidney Disease. 2012; 60(5):850-86.
40. Wilkinson CP, Ferris FL, Klein RE et al. Proposed international clinical diabetic retinopathy and diabetic macular edema disease severity scales. Ophthalmology. 2003; 110:1677-82.
41. American Diabetes Association. Retinopathy in diabetes (Position Statement). Diabetes Care 2004; 27(Suppl. 1):S84-S87.
42. Diabetic Neuropathy: a position statement by the American Diabetes Association. Diabetes Care. 2017; 40:136-54.
43. Tesfaye S, Stevens LK, Stephenson JM et al. Prevalence of diabetic peripheral neuropathy and its relation to glycaemic control and potential risk factors: the EURODIAB IDDM complications Study. Diabetologia. 1996; 39:1377-84.
44. Thomas PK. Classification, differential diagnosis, and staging of diabetic peripheral neuropathy. Diabetes. 1997; 46(Suppl 2):S54-57.
45. Boulton AJM, Vileikyte L, Ragnarson-Tennvall G et al. The global burden of diabetic foot disease. Lancet. 2005; 366:1719-24.
46. Grundy SM, Benjamin IJ, Burke GL et al. Diabetes and cardiovascular disease. A Statement for healthcare professionals from the American Heart Association. Circulation. 1999; 100:1134-46.
47. Haffner SM. Coronary heart disease in patients with diabetes. N Engl J Med. 2000; 342:1040-2.
48. Update on prevention of cardiovascular disease in adults with type 2 diabetes mellitus in light of recent evidence: a scientific statement form the American Heart Association e American Diabetes Association. Diabetes Care. 2015; 38:1777-803.
49. American Diabetes Association: Cardiovascular disease and risk management. Diabetes Care. 2017; 40(Suppl. 1):S75-S87.
50. International Hypoglycaemia Study Group. Glucose concentrations of less than 3.0 mmol/ℓ (54 mg/gℓ) should be reported in clinical trials: a joint position statement of the American Diabetes association and the European Association for the study of Diabetes. Diabetes Care. 2017; 40:155-7.

12 Doença Arterial Coronária Estável

Meliza Goi Roscani

INTRODUÇÃO

A doença arterial coronária (DAC) estável engloba todas as patologias que envolvem doença isquêmica cardíaca crônica conhecida ou suspeita, pacientes com diagnóstico de angina estável ou instável de baixo risco e pacientes com sintomas do tipo equivalente isquêmico, como dispneia e dor nos braços desencadeada por exercício. Pode ser sintomática ou silenciosa.

Trata-se de uma síndrome clínica complexa e que se origina principalmente de episódios reversíveis de desequilíbrio entre a oferta de sangue e a demanda metabólica miocárdica, desencadeada principalmente por exercício ou estresse.

A prevalência aumenta ao longo da idade em ambos os sexos, variando de 12 a 14% após os 65 anos. Quando reconhecida e tratada, o prognóstico é favorável e a mortalidade anual por causa cardíaca varia de 0,6 a 1,4%.

Os principais fatores de risco para DAC são: hipertensão arterial sistêmica (HAS), diabetes melito (DM), sedentarismo, obesidade, tabagismo, dislipidemia e história familiar de DAC precoce (homens < 55 anos e mulheres < 65 anos). O principal foco da terapia da DAC é o controle agressivo dos fatores de risco.

A angina estável é considerada típica de DAC quando duas ou mais das seguintes características estiverem presentes:

- Dor ou desconforto restroesternal característico (em aperto ou queimação, irradiado ou não para braços, mandíbula ou epigástrio, acompanhada ou não de mal-estar, sudorese, náuseas ou vômitos), geralmente inferior a 5 a 10 min
- Desencadeada por esforço ou estresse físico ou emocional
- Aliviada com repouso ou com nitrato.

FISIOPATOLOGIA

Diversos mecanismos patológicos podem favorecer o aparecimento de DAC, e o principal é a obstrução causada por placas de aterosclerose do lúmen das artérias coronárias epicárdicas. Outros fatores que podem desencadear angina são:

- Vasospasmo focal ou difuso das artérias coronárias (comum em usuários de substâncias adrenérgicas, como cocaína e anfetaminas)
- Hipertrofia concêntrica causando isquemia relativa por aumento da massa ventricular (estenose aórtica, HAS, miocardiopatia hipertrófica)
- Ponte miocárdica determinando trajeto intramiocárdico da artéria coronária e compressão dela durante a sístole
- Estenose aórtica importante (devido ao débito cardíaco fixo e hipertrofia concêntrica)
- Origem anômala das artérias coronárias, como por exemplo a artéria descendente anterior originando-se da artéria pulmonar
- Alterações da viscosidade sanguínea presentes nas doenças inflamatórias, trombofilias, anemia falciforme e poliglobulia.

O mecanismo inicial da doença aterosclerótica nas artérias coronárias é a inflamação crônica da parede arterial iniciada por lesão (disfunção) endotelial. Aumento dos níveis pressóricos, estresse oxidativo desencadeado por nicotina ou DM podem favorecer a agressão ao endotélio, desencadeando diminuição de produção de anticoagulantes e vasodilatadores (óxido nítrico, prostaciclinas) e aumento de substâncias vasoativas e pró-coagulantes (tromboxano A2, endotelina, angiotensina II e espécies reativas de oxigênio), com aumento da permeabilidade e aderência de leucócitos e plaquetas. Ocorre também recrutamento de macrófagos que são responsáveis por fagocitar moléculas de lipoproteínas circulantes (lipoproteína de baixa densidade [LDL]) e se transformam em células espumosas com conteúdo lipídico abundante. Concomitantemente, ocorre proliferação das células musculares lisas, que causam espessamento da parede arterial, remodelamento do vaso e liberação de fibroblastos, que depositam tecido conjuntivo denso, originando a capa de fibrose que envolve o conteúdo lipídico. Esse conjunto que obstrui o interior do vaso e se localiza na camada íntima é denominado placa de ateroma. Geralmente, a placa de ateroma mais vulnerável a erosão ou ruptura que favorece a síndrome coronária aguda é a constituída por núcleo lipídico abundante e fina camada de fibrose. Assim, o objetivo do tratamento é transformar essa placa vulnerável em placa estável, com camada espessa de fibrose e menos suscetível a rompimento.

Dependendo do grau de obstrução do ateroma e do menor desenvolvimento de circulação colateral, os sintomas podem ser desencadeados por pequenos esforços. Geralmente, sinais de isquemia não ocorrem ao repouso na DAC devido à capacidade de manter o fluxo sanguíneo para o miocárdio, mesmo durante as variações de pressão, denominada autorregulação. Em caso de baixa perfusão no leito coronariano distal à obstrução, ocorre vasodilatação máxima dos vasos de resistência, mantendo a perfusão ao repouso. No entanto, em situação de estresse poderá ocorrer angina ou equivalente isquêmico, pois os mecanismos compensatórios de manutenção do fluxo já foram esgotados ao repouso.

QUADRO CLÍNICO E DIAGNÓSTICO

Os sintomas sugestivos de doença isquêmica crônica geralmente apresentam as seguintes características:

- Dor torácica ou desconforto retroesternal ou precordial, em aperto ou queimação, irradiados ou não para membros superiores, pescoço, mandíbula e/ou epigástrio, desencadeados por estresse físico ou emocional, com alívio com repouso ou nitrato, acompanhados ou não de sudorese, náuseas, vômitos e/ou mal-estar
- Dispneia, cansaço ou mal-estar desencadeados por estresse físico ou emocional, acompanhados ou não de epigastralgia, sudorese fria e/ou náuseas.

A angina estável, de acordo com a Sociedade Canadense de Doença Cardiovascular, pode ser graduada em:

- Classe I: desencadeada por esforços acentuados e não rotineiros
- Classe II: desencadeada por esforços rotineiros como subir escadas rapidamente, caminhar em aclives, caminhar ou subir escadas após refeições, ou no frio, ou ao vento, ou sob estresse emocional, ou apenas durante poucas horas após o despertar; pode ocorrer após caminhar dois quarteirões planos ou subir mais de um lance de escada em condições normais
- Classe III: limitação para realizar pequenos esforços habituais, como caminhar um quarteirão no plano ou subir um lance de escada

PARTE 1 Saúde do Adulto e do Idoso

- Classe IV: incapacidade de realizar qualquer atividade habitual sem desconforto, como tomar banho e se vestir. Os sintomas podem estar presentes no repouso.

Os principais diagnósticos diferenciais da dor torácica de origem isquêmica são:

- Cardiovasculares: pericardite (dor ventilatório-dependente que piora ao deitar e melhora ao fletir o corpo para a frente), dissecção de aorta (dor torácica de forte intensidade irradiada para o dorso que geralmente ocorre no repouso), como dispneia, ortopneia, palpitações, síncope e dor torácica
- Pulmonar: embolia pulmonar (dor ventilatório-dependente repentina, acompanhada de dispneia, taquicardia com ou sem hipoxemia), pneumotórax (dor ventilatório-dependente acompanhada de sinais de hiperinsuflação pulmonar), pneumonia (dor ventilatório-dependente acompanhada de sinais de tosse, secreção, febre e síndrome de condensação), pleurite (dor ventilatório-dependente que pode se associar a atrito pleural, geralmente com derrame pleural associado)
- Gastrintestinal: esofagite de refluxo (acompanhada ou não de espasmo, geralmente piora ao deitar e melhora ao levantar, acompanhada ou não de pirose, sensação de gosto amargo na boca, guarda relação com alimentação), colecistite (localizada no hipocôndrio direito, pode piorar com a inspiração, palpação geralmente dolorosa e desencadeada geralmente após refeições copiosas)
- Parede torácica: costocondrite e fraturas de costelas (dor reproduzível à palpação das costelas)
- Psiquiátrica: síndrome do pânico ou transtorno de ansiedade (geralmente estresse emocional desencadeante, sensação de angústia, vontade de chorar, melhora com a expiração lenta).

A Tabela 12.1 resume os principais exames complementares que podem guiar a abordagem, bem como as suas indicações.

Tabela 12.1 Recomendações para exames complementares na investigação e abordagem da doença arterial coronária (DAC).

Eletrocardiograma de 12 derivações	Indicado para pacientes com história clínica sugestiva de isquemia miocárdica, preferencialmente no momento do sintoma
Radiografia de tórax posteroanterior e de perfil	Indicado para pacientes com sintomas de DAC acompanhados de sinais e/ou sintomas de insuficiência cardíaca ou doença pulmonar
Teste ergométrico convencional	Indicado para pacientes com probabilidade de DAC devido aos sintomas, fatores de risco, idade, incluindo aqueles com bloqueio do ramo direito ou depressão < 1 mm do segmento ST no ECG; pacientes com suspeita de angina vasospática; pacientes após realização de coronariografia para tomada de decisão em lesões intermediárias. Também pode ser usado para estratificação de risco em pacientes com DAC conhecida Critérios de maior gravidade da DAC: incapacidade de ultrapassar o terceiro estágio do protocolo de Bruce, depressão do segmento ST em múltiplas derivações; depressão persistente do segmento ST na recuperação > 5 min Contraindicação: Pacientes com anormalidades no eletrocardiograma basal: síndrome de pré-excitação ou de Wolff-Parkinson-White (WPW), ritmo de marca-passo, depressão do segmento ST > 1 mm no repouso e bloqueio completo de ramo esquerdo
Cintigrafia de perfusão miocárdica	Indicada para pacientes com probabilidade intermediária ou alta de DAC pela história clínica e idade e que tenham eletrocardiograma não interpretável ou incapacidade de praticar exercício físico; pode ser útil em pacientes com probabilidade intermediária ou alta de DAC e que tenham eletrocardiograma interpretável e capacidade de praticar exercício físico Não está indicada como teste inicial para pacientes com probabilidade baixa de DAC e que tenham eletrocardiograma interpretável e capacidade de exercício físico
Ecocardiograma transtorácico	Indicado em avaliação inicial em pacientes com DAC da função do ventrículo esquerdo; presença ou aparecimento de sinais e/ou sintomas sugestivos de insuficiência cardíaca; suspeita de complicações como pseudoaneurisma ou insuficiência mitral Não deve ser indicado para pacientes de baixo risco de DAC e assintomáticos ou para avaliação rotineira na ausência de mudança de sinais ou sintomas
Ecocardiograma de estresse farmacológico com dobutamina	Indicado para estratificação de risco de pacientes com DAC; avaliação de isquemia miocárdica em indivíduos com dor precordial típica estável que não podem realizar teste ergométrico máximo ou quando o teste ergométrico não é diagnóstico; avaliação de isquemia miocárdica em indivíduos assintomáticos com teste ergométrico positivo ou duvidoso; avaliação pré-operatória de cirurgia não cardíaca de pacientes com três ou mais fatores de risco para DAC que não podem se exercitar; avaliação do significado funcional de lesões coronárias no planejamento de angioplastia transluminal percutânea ou cirurgia de revascularização; avaliação de isquemia miocárdica na presença de bloqueio de ramo esquerdo ou alterações que impeçam a adequada análise eletrocardiográfica de isquemia; avaliação de viabilidade miocárdica (miocárdio hibernado) para planejamento de revascularização. Pode ser útil na avaliação de reestenose após revascularização em pacientes com recorrência de sintomas típicos Não deve ser indicado como substituição rotineira do teste ergométrico em pacientes nos quais a análise eletrocardiográfica é adequada e como avaliação de rotina em pacientes assintomáticos após revascularização
Estudo hemodinâmico de coronárias	Indicado para angina estável (III ou IV) a despeito do tratamento clínico; alto risco em testes não invasivos, independentemente do grau de angina; angina e sobreviventes de parada cardíaca ou arritmia ventricular grave; angina e sintomas/sinais de insuficiência cardíaca congestiva; diagnóstico incerto após testes não invasivos, nos quais o benefício de um diagnóstico preciso supera os riscos e custos da cinecoronariografia; impossibilidade de se submeter a testes não invasivos por incapacidade física, doença ou obesidade; profissões de risco, que requerem um diagnóstico preciso; pacientes com informações prognósticas inadequadas após testes não invasivos Não deve ser indicado em comorbidades significativas, em que o risco da angiografia supera os benefícios do procedimento; angina estável (I ou II) que responde ao tratamento medicamentoso e sem evidências de isquemia em testes não invasivos; preferência por evitar a revascularização
Angiotomografia de coronárias	Poderá ser útil para pacientes com suspeita de DAC crônica com testes de isquemia prévios conflitantes ou inconclusivos; sintomas contínuos e testes de isquemia prévios normais ou inconclusivos; discordância entre a clínica e os resultados de testes de isquemia prévios; avaliação da patência de enxertos de revascularização miocárdica em indivíduos sintomáticos com probabilidade intermediária de DAC; opção à angiografia invasiva na diferenciação entre cardiopatias isquêmicas e não isquêmicas Não está indicada para pacientes sintomáticos com probabilidade alta de DAC; avaliação inicial de DAC em indivíduos assintomáticos com capacidade de realizar exercício físico e com ECG interpretável; seguimento de lesões ateroscleróticas coronárias em indivíduos assintomáticos
Ressonância nuclear magnética (RNM)	Indicada para avaliação da função ventricular global, volumes e massa (esquerda e direita); avaliação da perfusão miocárdica sob estresse com vasodilatadores; avaliação da contratilidade ventricular sob estresse com dobutamina; detecção e quantificação de fibrose miocárdica e massa infartada em pacientes pós-infarto; avaliação da viabilidade miocárdica; diferenciação de cardiopatias isquêmicas e não isquêmicas A ângio-RMC de artérias coronárias está indicada na avaliação de anomalias congênitas

Os principais resultados de testes não invasivos que elevam o risco anual de morte de acordo com as Diretrizes Brasileiras de Cardiologia Atuais (ver Bibliografia) são:

- Alto risco (> 3% morte/ano)
  - Disfunção do ventrículo esquerdo em repouso, grave fração de ejeção (FE) < 0,35
  - Escore de risco elevado ao teste ergométrico (TE) (escore de Duke ≤ 11)
  - Disfunção ventricular esquerda grave ao teste de imagem com estresse (FE < 0,35)
  - Grandes defeitos de perfusão durante teste de imagem com estresse
  - Múltiplos defeitos de perfusão de tamanho moderado durante teste de imagem com estresse
  - Grandes defeitos fixos de perfusão com dilatação do ventrículo esquerdo ou aumento na captação pulmonar usando a angiografia com radionuclídeos com tálio
  - Moderados defeitos com dilatação do ventrículo esquerdo ou aumento na captação pulmonar durante teste de imagem com estresse utilizando o tálio
  - Defeitos em mais de dois segmentos com baixa frequência cardíaca (< 120 bpm) ou com baixa dose de dobutamina (= 10 μg/kg/min) durante teste do ecocardiograma com estresse
  - Evidência de isquemia extensa durante ecocardiograma com estresse
- Moderado risco (1 a 3% morte/ano)
  - Leve a moderada disfunção ventricular esquerda em repouso (FE 0,49 a 0,35)
  - Risco intermediário no TE (escore de Duke entre 4 e −10)
  - Moderados defeitos de perfusão sem dilatação ventricular esquerda ou captação pulmonar durante teste de imagem com estresse
  - Defeitos de perfusão limitados envolvendo dois segmentos e com doses de dobutamina > 10 μg/kg/min durante teste de ecocardiograma com estresse
- Baixo risco (< 1% morte/ano)
  - Escore baixo ao TE (escore de Duke > 5)
  - Teste normal ou pequenos defeitos de perfusão em repouso ou em teste de imagem com estresse
  - Contração miocárdica normal ou nenhuma mudança em limitada porção do miocárdio durante teste do ecocardiograma com estresse.

A Figura 12.1 (adaptada das Diretrizes Brasileiras de Cardiologia de Doença Arterial Coronária Estável) apresenta um fluxograma sobre a abordagem diagnóstica e estratificação de risco na suspeita de DAC.

ABORDAGEM TERAPÊUTICA

O tratamento da DAC tem como principais metas o controle agressivo dos fatores de risco, considerando-se as diretrizes atuais, bem como medidas específicas no controle da isquemia, estabilização de placa de aterosclerose e antiagregação plaquetária. Em relação aos fatores de risco:

- Hipertensão arterial sistêmica: deve-se considerar como alvo da pressão < 140/90 mmHg, preferencialmente em torno de 130/80 mmHg em casos de aneurisma de aorta associado, infarto prévio, disfunção ventricular, doença aterosclerótica carotídea ou história de acidente vascular isquêmico prévio. Em pacientes com DAC com evidência de isquemia e pressão arterial muito elevada, a pressão arterial deve ser reduzida gradativamente. Deve-se evitar pressão de pulso elevada, com níveis de pressão diastólica inferiores a 60 mmHg, principalmente em idosos e diabéticos, porque podem induzir aumento da área isquêmica em risco. O tratamento nesses casos deve incluir betabloqueadores para pacientes com história prévia de infarto, inibidores de enzima conversora de angiotensina (IECA) ou bloqueadores dos receptores de angiotensina II (BRA) para pacientes com história de infarto prévio, diabetes melito, disfunção ventricular sistólica e/ou doença renal crônica associada. Podem ser usados como associação, por exemplo, com um diurético tiazídico
- Diabetes melito: deve-se controlar também os níveis de glicemia, mantendo a hemoglobina glicada < 7,0 mg/dℓ; porém, ainda não há diretriz para as medicações antidiabéticas recomendadas na coexistência de DM e DAC
- Cessar tabagismo: são recomendadas medidas efetivas na terapia psicocognitivo-comportamental e o uso de medicações antitabágicas específicas.

TRATAMENTO FARMACOLÓGICO ESPECÍFICO

As principais medidas para o tratamento farmacológico estão resumidas na Tabela 12.2, e a Figura 12.2 contém um resumo para o tratamento da angina estável em pacientes isquêmicos para melhora dos sintomas e da qualidade de vida.

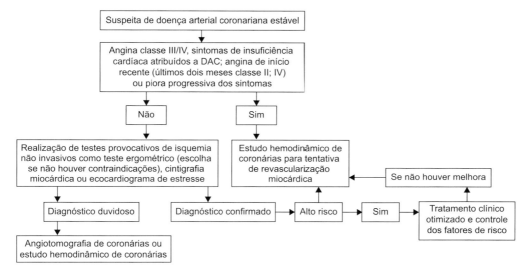

Figura 12.1 Fluxograma sobre a abordagem diagnóstica e estratificação de risco na suspeita de doença arterial coronária (DAC). (Adaptada das Diretrizes Brasileiras de Cardiologia de Doença Arterial Coronária Estável.)

Tabela 12.2 Tratamento farmacológico da doença arterial coronária.

Classe	Medicações (exemplos)	Dose inicial	Dose-alvo	Mecanismo de ação	Indicações	Principais efeitos colaterais	Contraindicações
Antiagregantes plaquetários (inibidor do tromboxano A2)	Ácido Acetilsalicílico	100 mg	100 mg	Inibidores irreversíveis da ciclo-oxigenase I com consequente inibição do tromboxano A2 e redução da agregação plaquetária. Benefícios tanto na prevenção primária quanto na prevenção secundária de DAC	Suspeita e diagnóstico de DAC. Prevenção primária e secundária	Gastrite e úlcera péptica Alergia ao uso Sangramento	Alergia ao uso, sangramento ativo, úlcera péptica ativa e em pacientes com suspeita ou diagnóstico de dengue, hemofilia
Derivados tienopiridínicos	Clopidogrel	300 mg de ataque	75 mg/dia	Antagonistas de ativação plaquetária mediada pela adenosina difosfato (ADP). Reduzem o nível de fibrinogênio circulante e bloqueiam parcialmente os receptores de glicoproteína IIb/IIIa, impedindo sua ligação ao fibrinogênio e ao fator von Willebrand	Clopidogrel está indicado como alternativa ao ácido acetilsalicílico em pacientes com alergia ao uso ou em associação com ácido acetilsalicílico em pacientes submetidos à angioplastia percutânea com uso de *stent*. Em pacientes com *stent* de metal deve ser mantido por pelo menos 1 mês e em farmacológico por pelo menos 6 meses	Gastrite e úlcera péptica Alergia ao uso Sangramento Pode induzir neutropenia	Alergia ao uso, sangramento ativo, úlcera péptica ativa e em pacientes com suspeita ou diagnóstico de dengue, hemofilia. Pacientes com neutropenia com o uso
Anticoagulantes	Varfarina	1,25 a 5 mg/dia	Até alcançar RNI entre 2,0 e 3,0	Varfarina inibe a vitamina K e reduz a coagulabilidade	Não deve ser usada de rotina, apenas se o paciente tiver indicação de anticoagulação por alto risco trombótico (fibrilação atrial, infarto com discinesia ou acinesia de extensa área etc.). Em caso de alergia a todos os antiagregantes plaquetários, pode ser usada como alternativa em pacientes com DAC diagnosticada e/ou portadores de *stent*	Pode induzir sangramento ativo, plaquetopenia e dermatopatia	Alergia ao uso, sangramento ativo, úlcera péptica ativa, plaquetopenia importante ou alto risco de sangramento
Betabloqueadores	Carvedilol	3,125 a 12,5 mg 12/12 h	50 mg 12/12 h	Bloqueadores do sistema beta-adrenérgico por inibição do receptor beta 1 (ativação simpática cardíaca), redução de fibrose. Redução do consumo de oxigênio, da frequência cardíaca, do tempo diastólico, melhora da perfusão coronariana. São excelentes anti-isquêmicos	Devem ser usados em todos os pacientes com suspeita ou diagnóstico de DAC. Apesar de não terem mudança de prognóstico na DAC estável (apenas pós-infarto e na disfunção sistólica) são excelentes sintomáticos com impacto favorável na capacidade funcional e qualidade de vida sem dor	Inibição do receptor beta 2, podendo levar a broncospasmo. Bradicardia (sinusal ou bloqueios atrioventriculares) piora da isquemia em pacientes com obstrução arterial periférica significativa	Bloqueio atrioventricular de graus II e III ou bradicardia importante e/ou sintomática, pacientes com sintomas e sinais de congestão pulmonar e sistêmica. Não devem ser usados na angina vasospática
	Bisoprolol	1,25 a 5,0 mg 24/24 h	10 mg 24/24 h				
	Succinato de metoprolol	12,5 a 50 mg 24/24 h	200 mg 24/24 h				
Bloqueadores dos canais de cálcio	Cloridrato de diltiazem	30 a 60 mg 8/8 ou *retard* 1 vez/dia	120 a 240 mg/dia	Bloqueio dos canais de cálcio tipo L levando a relaxamento da musculatura lisa, redução da pós-carga, efeito inotrópico negativo e redução do consumo de oxigênio. Também são vasodilatadores coronarianos, reduzem frequência cardíaca por aumentar o retardo do estímulo no nó atrioventricular e aumentam tempo de diástole ventricular. Não mudam prognóstico e são eficazes na redução da isquemia miocárdica, tanto a angina do peito, quanto a isquemia silenciosa e na angina vasoespástica. Pioram mortalidade na Insuficiência cardíaca sistólica devido ao efeito inotrópico negativo e proarrítmico	Devem ser usados como alternativa aos betabloqueadores no tratamento da isquemia da DAC. Não devem ser usados em caso de disfunção ventricular associada. Indicados como primeira linha no tratamento da angina vasospática. Obs.: em pacientes com angina sintomática em uso de betabloqueador pode-se considerar associar um bloqueador de canal de cálcio dihidropiridínico como nifedipino e anlodipino	Bradicardia, efeito inotrópico negativo	Bloqueio atrioventricular de graus II e III ou bradicardia importante e/ou sintomática, pacientes com sintomas e sinais de congestão. Não devem ser usados na presença de disfunção ventricular sistólica. Não devem ser associados ao betabloqueador devido ao risco de bradicardia
	Verapamil	80 a 120 mg 8/8 h	80 a 120 mg 6/6 h				

Continua

Tabela 12.2 Tratamento farmacológico da doença arterial coronária. (*Continuação*)

Inibidores da enzima conversora de angiotensina (IECA) – Efeito de classe	Captopril	6,25 a 25 mg 8/8 h	50 mg 8/8 h	Inibidores do sistema renina-angiotensina-aldosterona (inibição da conversão da angiotensina I em II pela enzima conversora de angiotensina (ECA). Aumentam bradicinina e reduzem pressão de filtração glomerular. Diminuem retenção de sódio e água. Também levam à melhora do perfil hemodinâmico e da perfusão subendocárdica. Por reduzirem os níveis de angiotensina II também são importantes estabilizadores de placa de ateroma		Tosse, angioedema, hiperpotassemia, aumento dos níveis de ureia e creatina	
	Enalapril	2,5 mg a 5 12/12 h	10 a 20 mg 12/12 h				
	Lisinopril	2,5 a 10 mg 24/24 h	20 a 40 mg 24/24 h				
	Ramipril	1,5 a 5,0 mg 24/24 h	10 mg 24/24 h				
Bloqueadores dos receptores de angiotensina II (BRA) – Efeito de classe	Losartana	25 a 50 mg 12/12 h	50 mg 12/12 h	Bloqueadores dos receptores da angiotensina II (inibição do sistema renina-angiotensina-aldosterona dependentes ou não da ECA. Diminuem retenção de sódio e água. Não há estudos dos BRA na DAC estável; porém, considera-se que apresentem benefícios semelhantes aos IECA de acordo com o mecanismo de ação e redução da angiotensina II	Podem ser considerados como alternativa ao IECA em todos os pacientes com DAC e diabetes melito e/ou com disfunção ventricular esquerda. Podem ser benéficos para uso em todos os pacientes com DAC conhecida	Angioedema, hiperpotassemia, aumento dos níveis de ureia e creatina	Alergia ao uso, potássio sérico no limite superior da normalidade ou aumentado, insuficiência renal aguda ou crônica agudizada, estenose de artéria renal bilateral superior a 50%
	Valsartana	40 a 80 mg 12/12 h	160 mg 12/12 h				
	Candesartana	4 a 16 mg 24/24 h	32 mg 24/24 h				
Nitratos	Dinitrato de isossorbida sublingual (ação rápida)	5 mg dose única	5 mg dose única	Vasodilatação arterial e venosa com diminuição da pré-carga e da pós-carga. Vasodilatação coronariana melhorando a perfusão miocárdica	Ação rápida: controle das crises anginosas. São considerados a primeira escolha para o alívio da dor e aumento da tolerância ao exercício. Não têm impacto sobre o prognóstico. Ação longa: devem ser usados com cautela pois podem induzir tolerância. Sua indicação está restrita à angina não controlada com outros agentes antianginosos como betabloqueadores ou bloqueadores dos canais de cálcio. Na angina vasospástica podem ser usados em associação com os bloqueadores de canais de cálcio	Hipotensão, cefaleia, síncope	Pressão arterial < 100/600 mmHg, uso de inibidor de fosfodiesterase concomitante
	Dinitrato ou mononitrato de isossorbida VO (longa duração)	10 a 20 mg/dia	10 a 40 mg/dia				
Inibidores da corrente If do nó sinoatrial	Ivabradina	5 mg 12/12 h	7,5 mg 12/12 h	Inibidora seletiva da corrente If do nó sinoatrial levando a redução da frequência cardíaca e diminuição do consumo de oxigênio	Pode ser útil em pacientes com terapia optimizada com betabloqueador e frequência cardíaca > 60 bpm	Bradicardia	Bradicardia, bloqueio atrioventricular
Trimetazidina	Trimetazidina	35 a 70 mg/dia	35 a 70 mg/dia	Preserva os níveis intracelulares de adenosina trifosfato (ATP) e da fosfocreatina, com o mesmo oxigênio residual, reduz a acidose e a sobrecarga de cálcio, além de reduzir o acúmulo de radicais livres induzidos pela isquemia. Não modifica frequência cardíaca e pressão arterial. Pode ser usado como monoterapia ou associado a betabloqueadores	Deve ser usada em pacientes com angina estável sintomática apesar da terapia com betabloqueador ou em pacientes com angina estável e disfunção ventricular esquerda associado à terapia clínica otimizada		
Estatinas	Sinvastatina	20 a 40 mg 24/24 h	20 a 40 mg 24/24 h	Estabilizadores de placa de colesterol e redução do LDL	Para todos os pacientes com alta probabilidade ou DAC confirmada, em dose moderada a alta. Estão indicadas na prevenção primária e secundária	Aumento das transaminases hepáticas, hepatite medicamentosa, rabdomiólise e insuficiência renal	Elevação da enzima creatinofosfoquinase > 10 vezes o limite da normalidade, elevação das transaminases hepáticas > 3 vezes o limite superior da normalidade, presença de dor muscular após administração da medicação

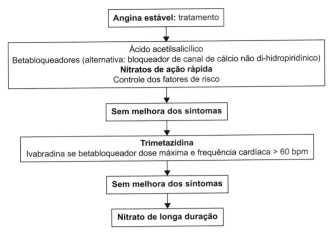

Figura 12.2 Resumo para o tratamento da angina estável em pacientes isquêmicos para melhora dos sintomas e da qualidade de vida.

Em relação ao tratamento intervencionista, as principais indicações de revascularização miocárdica cirúrgica direta são:

- Cirurgia de revascularização miocárdica, que está indicada para reduzir a mortalidade em pacientes diabéticos multiarteriais (três vasos principais ou dois vasos envolvendo a artéria descendente anterior [DA]), particularmente se for possível anastomosar a artéria mamária interna esquerda na descendente anterior
- Estenose superior a 50% em tronco da coronária esquerda ou lesão de tronco equivalente (maior que 50% em óstio ou porção proximal da DA e artéria circunflexa [CX])
- Estenoses proximais (> 70%) nos três vasos principais, com ou sem envolvimento de DA proximal, principalmente nos pacientes com FE < 50% ou com prova funcional mostrando isquemia moderada a importante
- Estenose em dois vasos principais, com lesão proximal de DA, em pacientes com FE < 50% ou com prova funcional com isquemia de grau moderado a importante
- Estenose em uma ou duas artérias principais, sem envolvimento da DA, mas com prova funcional com isquemia de grau importante
- Angina incapacitante, com qualquer número de artérias envolvidas esgotadas todas as opções terapêuticas não invasivas, mesmo sendo artéria secundária, e na impossibilidade técnica de tratamento por cateter
- Estenose em uma ou duas artérias, sem comprometimento da DA, após evento de morte súbita reanimada ou taquicardia ventricular sustentada
- Poderá ser útil cirurgia de revascularização miocárdica nas seguintes situações, dependendo da avaliação de uma equipe especializada em cardiologia, composta por cardiologista clínico, cirurgião cardíaco e hemodinamicista
- Estenose de artérias e enxertos em pacientes já operados, com isquemia ao menos moderada em testes funcionais ou angina incapacitante, com comprometimento do enxerto para a DA e na impossibilidade técnica de tratamento com cateter
- Utilização de enxerto arterial de mamária esquerda para pacientes com estenose significativa (> 70%) em DA proximal e evidência de isquemia em território extenso visando à melhora da sobrevida.

A angioplastia coronária percutânea com *stent* (PTCA) é benéfica para a melhora da sobrevida na seguinte situação: sobreviventes de morte súbita cardíaca com suspeita de taquicardia ventricular isquêmica presumidamente causada por estenose significativa (≥ 70%) em artéria coronária principal.

Para alívio da sintomatologia, PTCA está indicada nas seguintes situações:

- Pacientes com estenose significativa (≥ 70%) em artéria coronária passível de revascularização e angina inaceitável, apesar de terapia médica otimizada
- É razoável em pacientes com estenose significativa (≥ 70%) em artéria coronária passível de revascularização e angina inaceitável, para os quais o tratamento não possa ser otimizado por causa de contraindicações/efeitos adversos de medicamentos ou preferências do paciente
- É razoável em pacientes com cirurgia de revascularização prévia, estenose significativa (≥ 70%) de artéria coronária associada a isquemia e angina inaceitável, apesar do tratamento clínico otimizado.

PERSPECTIVAS

Há vários avanços no tratamento da angina estável, principalmente na angioplastia percutânea e com o surgimento da cirurgia de revascularização miocárdica minimamente invasiva. No entanto, deve-se realçar que o diagnóstico da angina estável é clínico e o maior impacto no seu tratamento é a estabilização da placa e o controle dos fatores de risco.

Bibliografia

Braunwald E, Zipes DP, Bonow RO. Tratado de doenças cardiovasculares. 9. ed. Rio de Janeiro: Elsevier; 2013.

Carvalho AC, Oliveira LSAF, Melo DP et al. Desenvolvimento de placas de ateroma em pacientes diabéticos e hipertensos. R Ci Méd Biol. 2010; 9(Supl.1):73-7.

Cesar LA, Ferreira JF, Armaganijan D et al. Diretriz de doença coronária estável. Arq Bras Cardiol. 2014; 103(2Supl.2):1-59.

Favarato ME, Hueb W, Boden WE et al. Quality of life in patients with symptomatic multivessel coronary artery disease: a comparative post hoc analyses of medical, angioplasty or surgical strategies-MASS II trial. Int J Cardiol. 2007; 116(3):364-70.

Fihn SD, Blankenship JC, Alexander KP et al. 2014 ACC/AHA/AATS/PCNA/SCAI/STS focused update of the guideline for the diagnosis and management of patients with stable ischemic heart disease: a report of the American College of Cardiology/American Heart Association Task Force on Practice Cardiovascul. Circulation. 2014; 130:1749-67.

Kulik A, Ruel M, Jneid H et al. Secondary prevention after coronary artery bypass graft surgery: a scientific statement from the American Heart Association. Circulation. 2015; 131:927-64.

Levine GN, Bates ER, Bittl JA et al. 2016 ACC/AHA guideline focused update on duration of dual antiplatelet therapy in patients with coronary artery disease: a report of the American College of Cardiology/American Heart Association Task Force on Clinical Practice Guidelines. Circulation. 2016; 134:123-55.

Rosendorff C, Lackland DT, Allison M et al. Treatment of hypertension in patients with coronary artery disease: a scientific statement from the American Heart Association, American College of Cardiology, and American Society of Hypertension. 2015; 65:1372-407.

Weintraub WS, Grau-Sepulveda MV, Weiss JM et al. Comparative effectiveness of revascularization strategies. N Engl J Med. 2012; 366(16):1467-76.

13 Doença Arterial Obstrutiva Periférica

Michel Nasser e Ana Izabel Nasser

INTRODUÇÃO

A doença arterial obstrutiva periférica (DAOP) é uma manifestação comum da aterosclerose, cuja prevalência aumenta globalmente e cujas doenças associadas são as principais causas de morte nos EUA, tanto em homens quanto em mulheres.

A aterosclerose é um processo patológico caracterizado pelo acúmulo de gordura, colesterol, cálcio e outras substâncias que levam à formação de placas intra-arteriais, as quais resultam no endurecimento e estreitamento das artérias.

Pode afetar diferentes locais no organismo, apresentando diversas manifestações clínicas. Quando ocorre no coração, é responsável pelo aparecimento de angina *pectoris* e/ou infarto agudo do miocárdio. Quando atinge os vasos cerebrais e cervicais que irrigam o cérebro, ocasiona o acidente vascular cerebral (AVC; popularmente conhecido como derrame).

Enfim, quando se manifesta nos membros inferiores determina a DAOP, que pode se apresentar clinicamente como claudicação intermitente ou como isquemia crítica do membro. Sua progressão pode levar à amputação dos membros inferiores e até mesmo à morte, sendo, portanto, fundamental seu reconhecimento precoce.

CONSIDERAÇÕES ANATÔMICAS

Aorta abdominal

A aorta abdominal se inicia no hiato aórtico do diafragma no plano da vértebra T12 e desce anterior e ligeiramente à esquerda da coluna vertebral. Seu diâmetro diminui durante seu trajeto descendente (passando de 18 mm para 15 mm, em média) e atinge um diâmetro máximo em torno de 20 a 25 mm, que pode ser considerado normal, e até 30 mm como resultado do envelhecimento, sendo um achado relativamente normal.

Seus principais ramos proximais são:

- Ramos viscerais pareados: artérias renais, gonadais e suprarrenais
- Ramos viscerais não pareados: tronco celíaco, artérias mesentérica superior e mesentérica inferior. São responsáveis pelo suprimento sanguíneo das alças intestinais e se originam da parede anterior da aorta, apresentando padrão de alimentação complexo e com inúmeras variantes
- Ramos parietais: artérias frênicas inferiores, lombares e sacral mediana (caudal).

Do ponto de vista anatomocirúrgico vascular, os ramos aórticos mais importantes são as duas artérias renais. Elas emergem lateralmente à aorta, em ângulos retos, no nível da vértebra L2 e cerca de 1 a 2 cm abaixo da artéria mesentérica superior. A artéria renal direita surge um pouco acima da artéria renal esquerda, passando por baixo da veia cava inferior, sendo mais proximal e anterior do que a esquerda e apresentando uma porção retroperitoneal. Já a artéria renal esquerda tem um trajeto quase horizontal para o hilo renal, paralela e logo abaixo da veia renal esquerda. Duas ou mais artérias renais estão presentes em cerca de 25% da população.

A aorta abdominal em seu segmento distal se divide em duas artérias ilíacas comuns no plano das vértebras L4-L5, geralmente coincidindo com a projeção da cicatriz umbilical, que subsequentemente se bifurcam em artérias ilíacas internas (hipogástricas) e artérias ilíacas externas, ambas bilateralmente.

A artéria femoral é a continuação da ilíaca externa. Do ponto de vista cirúrgico, é dividida em femoral comum, profunda e superficial. A artéria femoral superficial apresenta uma disposição medial e oblíqua. Ao passar pelo hiato tendíneo através do canal do adutor no músculo adutor magno (canal de Hunter), torna-se a artéria poplítea.

A artéria poplítea passa pela fossa poplítea na face posterior do fêmur e joelho, sendo lateral à veia poplítea e ao nervo tibial. Emite ramos terminais denominados tronco tibioperoneiro e artéria tibial anterior.

O tronco tibioperoneiro tem aproximadamente 2,5 cm e dá origem às artérias tibial posterior e fibular. A artéria tibial posterior, no pé, divide-se em plantar medial e lateral e forma o arco plantar, que origina as metatársicas plantares e digitais plantares. A artéria fibular, por sua vez, termina no terço inferior da perna, originando os ramos perfurante e maleolar lateral. O primeiro faz anastomose com ramos da artéria dorsal do pé e o segundo com a artéria plantar lateral.

A artéria tibial anterior é a menor dos ramos terminais poplíteos. A artéria dorsal do pé origina a artéria társica lateral e, mais adiante, a artéria arqueada, que se anastomosam formando o arco dorsal do pé, de onde saem as metatársicas dorsais e continuam como digitais.

EPIDEMIOLOGIA

Estudos recentes sugerem que mais de 200 milhões de indivíduos no mundo sejam afetados pela aterosclerose, representando aumento 24% maior do que na última década. Nos EUA, aproximadamente 8 a 12 milhões de pessoas nos EUA são afetadas. No Brasil, a doença aterosclerótica promove aproximadamente 400.000 mortes por ano.

Na década de 1990, nos estudos de Framingham, a incidência da DAOP era de 225/100.000 habitantes para claudicação intermitente. A isquemia crítica, que representa o estágio final da DAOP, era de 500 a 1.000/1 milhão de indivíduos. A associação entre a prevalência da DAOP e o aumento da idade já está bem estabelecida. A prevalência geral na população americana é de 4,4%, mas em indivíduos entre 40 e 49 anos ela é de 0,9%; entre 50 e 59 anos, 2,5%; entre 60 e 69 anos, 4,9%; e em indivíduos com mais de 69 anos a prevalência chega a 14,9%. Os fatores de risco para a DAOP são idade, tabagismo, obesidade, diabetes e hipertensão.

A claudicação intermitente tem evolução mais benigna, com risco de amputação de membro de 1% ao ano, enquanto a isquemia crítica oferece risco mais elevado, alcançando 10 a 40% das amputações. Além disso, os portadores de isquemia crítica possuem três vezes mais chances de apresentar infarto agudo do miocárdio (IAM), AVC e óbito quando comparados a indivíduos com claudicação intermitente. Dessa forma, a claudicação intermitente e a isquemia de membros inferiores apresentam peculiaridades fisiopatológicas incomparáveis.

FISIOPATOLOGIA

A aterosclerose se desenvolve progressivamente, gerando oclusão do lúmen das artérias de médio e grande calibre das extremidades, e tem como lesão fundamental a placa de ateroma. O surgimento dessa placa origina-se no endotélio vascular, sendo resultado de um processo degenerativo complexo que envolve alterações celulares e moleculares em sua formação.

O endotélio vascular é o local mais importante para ser avaliado na formação da placa aterosclerótica, pois tem capacidade de produzir uma superfície antitrombótica, não adesiva, ao fluxo sanguíneo. Para isso sintetiza moléculas que regulam o tônus e o diâmetro do vaso, como o óxido nítrico (NO). Além disso, o endotélio permite a entrada e a saída dos elementos do sangue à musculatura lisa adjacente (função de permeabilidade), e mantém a membrana basal sobre a qual está apoiado.

Os componentes do sangue interagem, continuamente, com as células endoteliais, mantendo o seu remodelamento. Quando ocorre uma agressão ao endotélio por agentes químicos ou físicos a homeostase se quebra, promovendo disfunção endotelial que resulta em modificações estruturais na parede do vaso, que, por sua vez, levam à formação da placa de ateroma.

A disfunção endotelial promove o acúmulo de várias células inflamatórias locais, provocando adesão de leucócitos circulantes no endotélio lesado. A maior parte desse processo ocorre por meio da infiltração de células sanguíneas da circulação em locais específicos do endotélio. Para ocorrer a penetração de elementos circulantes para o interior do endotélio vascular, é necessário um carregador específico, as chamadas moléculas de adesão.

Essas moléculas são divididas em três classes:

- Integrinas (moléculas de adesão vascular): B1, VLA-4, B2 lfa-1, MAC-1, B3 entre outras
- Selectinas (moléculas de adesão leucocitária): E-selectinas, P-selectinas, L-selectinas
- Imunoglobulinas (moléculas de adesão intercelular): ICAM-1, ICAM-2, VCAM-1.

O endotélio libera essas substâncias para evitar a ruptura da integridade vascular durante o processo inflamatório, que ocorre na superfície do vaso. As moléculas de adesão participam ativamente dos processos de sinalização, aderência e migração celular para o interior do endotélio e são moduladas pelo óxido nítrico (NO).

Atualmente, está demonstrado de forma ampla que a patogenia da aterosclerose envolve diversos processos altamente inter-relacionados, sendo considerada multifatorial. A teoria de Russell Ross apresenta a formação da placa de aterosclerose como resultado de um processo inflamatório, mediado por fenômenos celulares e humorais, em resposta à agressão sofrida pelo endotélio.

Na gênese das lesões ateroscleróticas observam-se, inicialmente, alterações da capacidade seletiva do endotélio, com acúmulo de gorduras no subendotélio e posterior formação de estrias lipoides ou gordurosas. A placa de ateroma impede a célula endotelial de participar adequadamente do sistema de coagulação e fibrinólise, predispondo à trombose arterial. A formação do trombo arterial depende da ativação do sistema de coagulação e fibrinólise, mediada por células de adesão, que fazem a interação do endotélio com as células sanguíneas circulantes.

A formação da placa aterosclerótica se inicia com a penetração da lipoproteína de baixa densidade (LDL) circulante para o interior da célula endotelial, o que induz a infiltração de leucócitos circulantes (linfócitos T e monócitos), carregados para a região subendotelial pelas moléculas de adesão. Após a penetração da LDL, ela é oxidada pelos macrófagos (evento mediado por proteínas quimiotáticas dos monócitos, que promovem o acúmulo de macrófagos inflamatórios e células T dentro da parede arterial). A oxidação da LDL e das proteínas do fenômeno inflamatório promoverá a quebra da lâmina basal, na qual o endotélio repousa, com a migração das células musculares lisas (CMLV) para o espaço subendotelial.

Com isso, teremos a formação de células espumosas. Elas são formadas como resultado do acúmulo de macrófagos que oxidaram a LDL por meio de proteínas do processo inflamatório com síntese de matriz extracelular, os leucócitos, que ativam enzimas proteolíticas em grande variedade de fatores de crescimento e citocinas, que degradam a matriz proteica e estimulam as células musculares lisas e os macrófagos. Finalmente, temos deposição de plaquetas e fibrina, com a formação de trombos.

Enquanto existirem fatores agressivos ao endotélio, o processo inflamatório persistirá, levando ao agravamento da doença aterosclerótica, obstruindo as artérias de médio e de grande calibre.

QUADRO CLÍNICO

A apresentação clínica mais comum da aterosclerose é a DAOP; contudo, é ainda a apresentação clínica menos diagnosticada. A DAOP se manifesta de três formas clínicas, a saber: a claudicação intermitente, a isquemia crítica e a isquemia crônica.

Claudicação intermitente

O estreitamento do lúmen arterial gera redução da capacidade de aumento de fluxo do sangue para grupos musculares dos membros inferiores durante exercícios, e, com isso, o indivíduo passa a apresentar dor característica, denominada claudicação intermitente. A claudicação intermitente é definida como a dor muscular de membro inferior que aparece após determinada distância de marcha (exercício físico) e que cessa com o repouso. A dor do paciente ocorre somente quando o indivíduo anda e tem intensidade crescente, diretamente proporcional ao tempo de marcha, obrigando o paciente a suspender temporariamente tal atividade assim que atinge a intensidade máxima. Com o repouso, o déficit metabólico causado pela isquemia é progressivamente compensado e a dor diminui até desaparecer completamente. Nesse momento o indivíduo volta a andar, e, ao retomar a marcha, reinicia-se o ciclo de dor da mesma forma, caracterizando a intermitência.

A claudicação intermitente nunca ocorre com o paciente em repouso, ou em determinadas posições. Aparece apenas com o exercício contínuo e desaparece no repouso.

Embora a musculatura da panturrilha seja a mais frequentemente afetada, alguns grupos musculares da perna, tais como coxa e nádegas, podem ser afetados. Essa sensação de dor resulta de neuropatia isquêmica que envolve pequenas fibras sensoriais não mielinizadas A delta e C e acidose intramuscular local a partir do metabolismo anaeróbio, reforçada pela liberação de substância P (*pain*).

Nos casos de claudicação intermitente em adultos jovens, com poucos fatores de risco para aterosclerose, devem-se incluir os seguintes diagnósticos diferenciais: síndrome do aprisionamento da artéria poplítea e a doença cística advencial, a doença fibromuscular, a endofibrose da ilíaca externa encontrada em ciclistas, arterites, embolias arteriais e lesões arteriais oclusivas vistas no pseudoxantoma elástico.

A claudicação intermitente, quando acomete indivíduos jovens, frequentemente atletas, é típica de portadores de aprisionamento da artéria poplítea. A forma congênita caracteriza-se por distúrbio no desenvolvimento embrionário, adquirido ou funcional, e é causada pela hipertrofia dos músculos gastrocnêmios. Seu diagnóstico é sustentado com as manobras de ausência de pulso distal no pé, durante a dorsiflexão passiva ou flexão plantar ativa, e a doença cística da artéria poplítea tem etiologia desconhecida.

A DAOP pode também causar impotência erétil. A impossibilidade de manter a ereção peniana pode ser um dos sintomas precoces dos doentes com arteriopatia obstrutiva dos membros inferiores, ou tardio nos pacientes com neuropatia diabética.

Os dados da anamnese são importantes para diagnosticar as razões da impotência erétil, pois são eles que poderão, de antemão, discernir se a disfunção decorre de razões orgânicas ou psicogênicas. Quando temos a oclusão arterial crônica do segmento aortoilíaco, motivada por arteriosclerose, temos a síndrome de Leriche, que se caracteriza por claudicação na coxa e nos glúteos, impotência e ausência de pulsos femorais.

De maneira geral, a claudicação intermitente é considerada isquemia de grau leve ou funcional para a qual o membro com deficiência circulatória não apresenta iminência de lesão trófica, e, por isso, não há risco imediato ou a curto prazo de instalação de gangrena.

Isquemia crítica

A isquemia crítica de membros inferiores é a forma menos frequente do aparecimento da DAOP. É considerada o estágio final da progressão da aterosclerose no membro.

A isquemia crítica promove a dor isquêmica de repouso, que é uma dor tipicamente noturna e envolve, normalmente, os ossos tarsais do pé ou as úlceras e gangrenas dos dedos. A dor pode ser tão grave que não existe alívio nem com o uso de analgésicos potentes, impelindo o paciente a dormir em posição horizontal e com o membro pendente na cama.

O comprometimento aterosclerótico da DAOP ocorre mais frequentemente na artéria femoral superficial, seguida pela artéria poplítea, aorta distal e suas bifurcações e artérias ilíacas.

Isquemia crônica dos membros

Com o aumento da prevalência de diabetes e DAOP, tem sido usada a expressão isquemia crônica dos membros. Sabe-se que o risco de amputação de membro de pacientes com diabetes e DAOP é maior do que o dos pacientes com DAOP sem diabetes.

Devido à diversidade dos pacientes, a Sociedade de Cirurgia Vascular (SVS) criou um sistema de classificação para as lesões ulceradas de membros inferiores. Ele foi desenvolvido com a fusão de pacientes diabéticos com claudicação intermitente e úlceras de pé e leva em conta diversos fatores, como idade, sexo, hipertensão, doença coronariana, paciente em diálise, insuficiência cardíaca, tabagismo ou doença pulmonar obstrutiva crônica. Esse sistema de classificação de feridas também leva em conta o grau de isquemia do membro e o grau de infecção da lesão, e com isso calcula o risco estimado para amputação do membro em 1 ano. O método de estratificação dos riscos é conhecido como SVS – WIfI (W – ferida [do inglês, *wound*]; I – isquemia; Fi – infecção em pé [do inglês, *foot infection*]).

A proposição de seu uso é para prever o risco de amputação do membro afetado e o benefício diante de uma revascularização do membro. Ele é dividido em cinco estágios: quando o risco é muito baixo (estágio clínico 1), baixo (estágio clínico 2), moderado (estágio clínico 3), alto (estágio clínico 4) e lesão com impossibilidade de tratamento (estágio clínico 5) (Figura 13.1).

As pontuações WIfI combinadas predizem o risco de amputação maior e a mortalidade de forma mais consistente do que qualquer outro sistema de pontuação atual. O escore médio de WIfI permite a inclusão de todos os membros, e ambos os sistemas de pontuação são de mais fácil conceituação, dando igual peso a cada componente WIfI e proporcionando aos clínicos comparações mais efetivas nos resultados entre os pacientes.

DIAGNÓSTICO

Exame físico

O médico generalista deverá realizar a anamnese pormenorizada dos pacientes e, depois, um exame minucioso das artérias. Para a

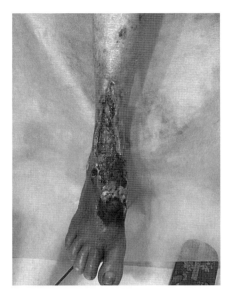

Figura 13.1 Lesão com impossibilidade de tratamento (estágio clínico 5). (*Esta figura está reproduzida, em cores, no Encarte.*)

avaliação dos pulsos arteriais ele deve usar a polpa dos dedos indicador, médio e anular para palpar com delicadeza os batimentos arteriais. Entre os critérios de avaliação dos pulsos arteriais está o critério de cruzes, em que o pulso arterial é graduado de zero a quatro cruzes, podendo estar normal (4+), diminuído (1 a 3+) ou abolido (0). A intensidade da palpação deve ser sempre seguida da comparação com a artéria contralateral ou com uma artéria de semelhante calibre, e elas devem ser avaliadas dos dois lados, simultaneamente, palpando-se as artérias periféricas homólogas.

A seguir, serão descritas as localizações dos principais pulsos a serem avaliados.

Pulso temporal superficial. Para a palpação da artéria temporal superficial, utilize o dedo indicador e médio entre o trágus e a articulação temporomandibular. É possível também palpar o ramo frontal, localizado acima da arcada supraorbitária.

Pulso carotídeo. A palpação da artéria carótida deve ser muito cuidadosa, pois nessa região localiza-se o bulbo carotídeo, que, quando estimulado, pode levar a quadros de bradicardia ou mesmo síncopes. Adjacentemente, essa região é local frequente da presença de placas ateromatosas, principalmente em pacientes senis, que podem muito raramente, durante uma palpação mais vigorosa, liberar pequenos êmbolos e causar isquemia cerebral. Portanto, deve-se ter bastante cuidado ao palpá-la. Sugerimos que antes, inclusive, se faça a ausculta dela para verificar a presença de sopros. Para identificá-la, deve-se afastar a borda anterior do músculo esternocleidomastóideo procurando as pulsações mais profundas. O mesmo processo deve ser realizado bilateralmente, mas não ao mesmo tempo.

Pulso subclávio. Utilizar os dedos indicador, médio e anular na fossa supraclavicular. Em indivíduos obesos pode haver certa dificuldade em detectar esse pulso.

Pulso axilar. Colocar o braço ou antebraço do paciente em leve abdução, enquanto os dedos indicador, médio e anular do médico procuram comprimir a artéria axilar contra o colo do úmero no oco axilar.

Pulso braquial. Com a mão homolateral se segura o antebraço do paciente, fazendo leve flexão sobre o braço, enquanto os dedos indicador, médio e anular da mão contralateral sentem as pulsações da artéria acima e internamente ao cotovelo, entre os músculos bíceps e tríceps, abarcando o braço do paciente e utilizando o polegar como ponto de fixação na face lateral do braço.

Pulso ulnar. A palpação deverá ser realizada entre os músculos flexor superficial dos dedos e o flexor ulnar do carpo, na superfície flexora do punho.

Pulso radial. Por ser o pulso mais palpado em toda a medicina e ser muito importante na análise da função elétrica e mecânica do coração, esse pulso deverá ser avaliado muito cuidadosamente. A artéria radial é superficial na parte distal do antebraço, e situa-se lateralmente ao tendão do músculo flexor radial do carpo.

Pulso da aorta abdominal. O paciente deverá estar em decúbito dorsal e a área a ser analisada é a região entre o apêndice xifoide e a cicatriz umbilical. Algumas vezes, o exame fica mais fácil se o paciente flexionar as coxas sobre a bacia a fim de relaxar os músculos abdominais. Realizando a manobra de palpação bimanual, deve-se comprimir a aorta contra a coluna vertebral.

Pulso ilíaco. Com uma palpação bimanual, estende-se o exame entre a linha da cicatriz umbilical e o ponto médio superior do ligamento inguinal.

Pulso femoral. Deve-se comprimir profundamente abaixo do ligamento inguinal, no ponto médio entre a espinha ilíaca anterossuperior e a sínfise pubiana, em continuação à palpação dos vasos ilíacos. Em pacientes obesos é indicado o uso das duas mãos, uma por cima da outra, como na palpação abdominal profunda. Nos pacientes magros será preciso sentir as pulsações da artéria femoral com os dedos indicador, médio e anular da mão contralateral ao membro analisado.

Pulso poplíteo. O paciente deve estar sentado ou com a perna fletida a 90°, então pressiona-se a polpa digital dos dedos indicador, médio e anular de ambas as mãos na fossa poplítea, ligeiramente para fora da linha média e estando os polegares apoiados sobre o platô tibial para dar segurança à manobra.

Pulso tibial posterior. Deve-se palpá-lo no ponto médio entre o maléolo medial e o tendão aquileu na região retromaleolar interna (Figura 13.2). Sustentando o calcanhar com uma das mãos, utilizam-se os dedos indicador, médio e anular da outra mão para sentir as pulsações da artéria, enquanto o polegar palpa a região maleolar externa.

Pulso tibial anterior. Deve-se palpá-lo lateralmente ao extensor longo dos dedos, na face anterior e distal da perna. Com uma das mãos, utilizam-se os dedos indicador, médio e anular da outra mão para sentir as pulsações da artéria.

Pulso pedioso. É palpado no ponto médio entre os maléolos medial e lateral do tornozelo, imediatamente lateral ao extensor do grande artelho com uma das mãos. Utilizam-se os dedos indicador, médio e anular da outra mão para sentir as pulsações da artéria. Esse pulso pode, em até 20% dos pacientes, estar ausente congenitamente.

Existem várias manobras especiais para avaliação da insuficiência arterial, algumas muito semelhantes na execução, com pequenas diferenças de tempo e modo e, por isso, recebem diferentes epônimos. Entretanto, todas elas possuem o mesmo objetivo: avaliam se há sinais de isquemia do membro. Serão citadas aqui algumas dessas manobras de uso específico para o diagnóstico das doenças arteriais. É importante compreender o que cada teste significa e como realizá-lo, já que contribuem para o diagnóstico e são rapidamente executáveis.

Manobra da isquemia provocada ou teste de Buerguer

O paciente deve posicionar-se inicialmente em decúbito dorsal. O médico observará a coloração das áreas das pernas e plantas de pés, elevando e mantendo o membro elevado progressivamente em ângulos de 15° até 90°. Durante o exame, deve-se notar as alterações da coloração da pele da região. Em condições normais, não haverá mudança significativa na cor do membro, ficando no tom avermelhado normal e mantendo-se assim com a coloração em qualquer ângulo de elevação. Quando são isquêmicos, os membros podem tornar-se pálidos, com a elevação na proporção da deficiência da irrigação arterial, sendo esse o chamado teste de Buerguer positivo. A seguir, para complementar o teste, o médico solicita que o paciente retorne os membros inferiores à posição horizontal para avaliar o tempo de retorno à coloração habitual, que é de 5 a 10 segundos em condições normais. Em casos mais graves, além de o membro continuar pálido, pode ser observada hiperemia reativa.

Manobra do enchimento venoso

Nessa manobra, o cirurgião vascular pede ao paciente que se sente com as pernas pendentes enquanto observa o enchimento das veias do dorso dos pés dele. Na segunda fase, elevando e mantendo o membro elevado por 3 minutos e esvaziando assim as veias superficiais, o cirurgião vascular deverá notar as alterações da coloração da pele da região e, finalmente, o paciente volta rapidamente a se sentar, deixando novamente os pés pendentes. Por meio do exame verifica-se o tempo decorrido no enchimento das veias, que é de 10 a 30 segundos em condições normais, sendo maior conforme a gravidade da isquemia.

Manobra da hiperemia reativa

Com a intenção de melhorar a avaliação da isquemia provocada, pode-se elevar o membro a aproximadamente 90°, mantendo-o assim por cerca de 3 minutos, até que as veias superficiais da perna se apresentem vazias. Logo depois, é colocado no membro um manguito pneumático de largura adequada na coxa do paciente. Por fim, os membros devem voltar à posição normal e deve-se desinsuflar o manguito após 3 min do retorno à posição horizontal, a fim de que as alterações distais de coloração sejam observadas. Se a condição do indivíduo for normal, seguirá a retirada do manguito, o surgimento de uma coloração de tom avermelhado, progredindo uniformemente até os pododáctilos, no tempo de 10 a 15 segundos, e que permanecerá por 30 a 40 segundos, e em até 2 minutos a coloração do membro voltará ao normal. Em caso de isquemia do membro em doença avançada, o tempo de hiperemia reativa poderá durar até 30 minutos.

Manobra da marcha

Esta manobra é indicada, restritivamente, a pacientes com claudicação intermitente. A manobra da marcha, como o próprio nome sugere, consiste em solicitar ao paciente que caminhe

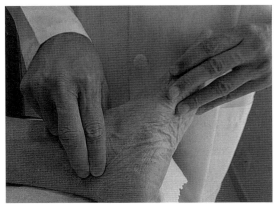

Figura 13.2 Palpação do pulso tibial posterior. Observe que deve ser palpado no ponto médio entre o maléolo medial e o tendão aquileu na região retromaleolar interna.

cadenciadamente enquanto seu examinador mede os parâmetros de tempo e distância necessários, até que surja a dor ou a incapacidade funcional do músculo ou grupos musculares dos membros inferiores. O cirurgião vascular poderá melhorar a avaliação desse paciente utilizando uma esteira rolante, que seria o ideal para diagnóstico e acompanhamento da doença.

Exames complementares

Índice tornozelo-braquial

A medida do índice tornozelo-braquial (ITB) é o melhor método primário de baixo custo não invasivo usado para estabelecer o diagnóstico da DAOP.

Para determinar o índice tornozelo-braquial (ITB), é realizada a medida da pressão sistólica das artérias da perna e o seu resultado é comparado com a medida obtida no membro superior.

As duas aferições são obtidas utilizando-se um detector ultrassônico portátil de 8 MHz, com onda contínua de fluxo e um manguito de pressão (Figura 13.3).

No membro superior, as artérias aferidas são as radiais, direita e esquerda. Nos membros inferiores, as medidas obtidas são das artérias dorsais do pé e tibiais posteriores.

O maior valor sistólico de cada membro inferior deve ser dividido pelo maior valor sistólico do membro superior, obtendo-se como resultado o ITB.

Em pacientes claudicantes, esse índice fica entre 0,5 e 0,9; em casos de isquemia crítica, ele é inferior a 0,5. Em pacientes diabéticos, pela ocorrência de calcificação da camada média, que impede ou dificulta a compressão da artéria pelo manguito, a determinação da pressão arterial nas artérias do tornozelo pode revelar valores anormalmente elevados, prejudicando o cálculo do ITB.

Um ITB menor ou igual a 0,9 demonstrou ter maiores sensibilidade e especificidade para a identificação de DAOP quando comparado com o padrão-ouro de exame invasivo de angiografia.

Teste de esforço em esteira

O teste de esforço em esteira com carga progressiva poderá ser realizado nos pacientes com claudicação intermitente, identificados por um questionário, em esteira rolante com velocidade inicial de 3,2 km/h e no plano (0 grau de inclinação). A dificuldade será aumentada paulatinamente, havendo um acréscimo progressivo de 2% na inclinação a cada 2 minutos. O paciente andará até apresentar a dor máxima, característica da claudicação, definida como aquela que não permite que o paciente ande. Finalizada a prova, será medida a distância máxima de marcha.

Ultrassonografia dúplex

A ultrassonografia dúplex (ou ecodoppler) é uma avaliação não invasiva do fluxo sanguíneo através das artérias e veias. É a melhor ferramenta disponível para a DAOP, podendo ser utilizada para o rastreamento e confirmação diagnóstica, auxílio intraoperatório para visualização do procedimento (ultrassonografia intraoperatória) e no seguimento ambulatorial no pós-operatório.

Esse teste fornece informações cruciais que auxiliam o cirurgião vascular a fazer o diagnóstico e descrever um bom plano de tratamento. Outro importante uso do ecodoppler é na avaliação do substituto venoso antes da realização da cirurgia. O mapeamento venoso com visualização e marcação na pele do trajeto da veia safena, além de observar a integridade da parede, é uma recomendação obrigatória antes da correção cirúrgica.

A acurácia do exame é médico-dependente; portanto, podem ocorrer distorções entre exames feitos por diferentes observadores. É imprescindível que esse exame seja sempre feito por uma pessoa experiente.

Esse exame é indolor, reprodutível quantas vezes forem necessárias, isento de complicações para o paciente e geralmente leva cerca de 30 minutos para ser realizado.

Angiotomografia e angiorressonância magnética

A angiotomografia (ângio-TC) e a angiorressonância (ângio-RM) são exames não invasivos e sofisticados que fornecem informações detalhadas sobre os vasos sanguíneos e suas relações anatômicas com estruturas/órgãos vizinhos. Utilizam modernas técnicas de processamento de imagens computadorizadas, possibilitando que o cirurgião vascular compreenda a doença vascular em três dimensões – o que é fundamental para avaliar a extensão da doença e estabelecer a melhor terapêutica.

Tanto na ângio-TC quanto na ângio-RM o paciente é colocado em uma cama monitorada rodeada em um pórtico, em que os detectores do varredor estão distribuídos em forma circular.

Entretanto, enquanto na ângio-RM o uso de agente contrastante intravenoso é indispensável, na ângio-RM nem sempre o é. Além disso, a ângio-TC requer poucos minutos para ser realizada, já a ângio-RM requer 20 a 30 minutos para ser concluída. Outra diferença importante é que a ângio-TC envolve exposição à radiação ionizante e a ângio-RM, não.

Angiografia

A angiografia é considerada o padrão-ouro para a avaliação de oclusões no sistema arterial, a despeito dos avanços na qualidade e confiabilidade de métodos de imagem menos invasivos. É um procedimento que emite e capta raios X cuja finalidade pode ser tanto diagnóstica quanto terapêutica, ajudando o cirurgião vascular a determinar as melhores opções de tratamento para o doente. Pode durar 15 a 20 minutos ou até mesmo horas, dependendo da dificuldade técnica ou da extensão do tratamento.

Comumente, é realizada sob sedação com o uso de anestesia local. Uma agulha é inserida na região da virilha, de forma a acessar a artéria femoral. Tubos finos denominados cateteres e fios são passados, então, pelo sistema arterial de forma a atingir uma artéria de interesse ou em todo o corpo.

Utiliza um agente de contraste, o corante de iodo, o qual é injetado através dos cateteres e permite a formação das imagens de

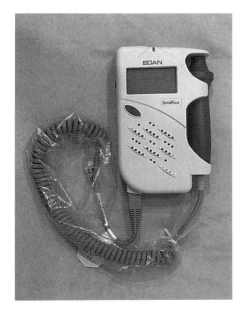

Figura 13.3 Detector ultrassônico portátil de 8 MHz, com onda contínua de fluxo e um manguito de pressão.

raios X, que evidenciam o fluxo do contraste e possíveis falhas de preenchimento, isto é, bloqueios do fluxo sanguíneo. Dependendo da gravidade da doença ou dos sintomas apresentados e das características das oclusões arteriais, o tratamento já poderá ser realizado durante a angiografia ou ser agendado eletivamente, dependendo do caso.

Frequentemente, após uma angiografia a cirurgia endovascular poderá não ser a melhor opção para o tratamento, e a cirurgia convencional passa a ser a melhor opção terapêutica; durante o exame, o cirurgião vascular pode obter imagens adicionais de raios X necessárias para o planejamento de uma revascularização cirúrgica convencional do vaso obstruído.

Diagnóstico diferencial

Muitas doenças podem simular ou fazer diagnóstico diferencial com a claudicação intermitente, como defeitos estruturais ósseos, lesões ligamentares, síndromes compressivas crônicas, claudicação venosa, neurites, artrites de joelhos, tornozelos e pés, osteoporose, cisto de Baker sintomático, síndrome compartimental crônica, compressão de ramos nervosos periféricos, artrite de quadril, compressão medular, hérnia de disco, entre outras etiologias que possam cursar com dores nas extremidades.

TRATAMENTO

Tratamento clínico

O tratamento inicial de todos os pacientes com claudicação intermitente deve ser clínico, com base no controle dos fatores de risco da aterosclerose, na implementação de treinamento físico e complementado pelo tratamento medicamentoso (Figura 13.4).

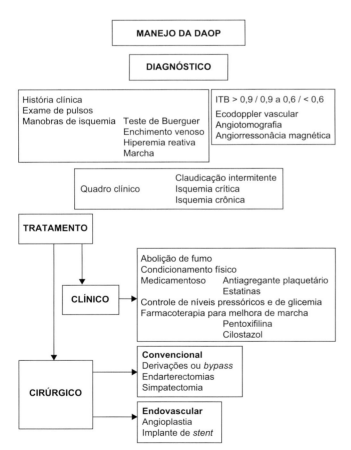

Figura 13.4 Manejo da doença arterial obstrutiva periférica (DAOP). ITB: índice tornozelo-braquial.

Deixar de ser fumante

Principal causa indireta de mortes no mundo, o tabagismo afeta cerca de 1,4 milhão de indivíduos e leva a uma redução da expectativa de vida de cerca de 25% quando comparada à expectativa de vida de um não fumante. No Brasil, a produção de tabaco é de 108 bilhões de unidades/ano e no estado de São Paulo a taxa de tabagismo chega a 20,3%. Atualmente, o Brasil é líder mundial em exportações de tabaco, tendo embarcado 483 mil toneladas em 2016, o que rendeu divisas de US$ 2,12 bilhões. O tabaco é o sexto produto do agronegócio brasileiro.

Os componentes do tabaco, como já amplamente demonstrado, apresentam efeitos deletérios ao endotélio, plaquetas, lipídios e coagulação sanguínea, potencialmente reversíveis a longo prazo. No caso da claudicação intermitente, por exemplo, há grau 1, nível A de evidência de que indivíduos que cessaram o tabagismo tiveram distância de marcha útil significativamente aumentada, chegando a dobrar quando comparada à distância de marcha inicial.

Dessa maneira, o paciente deve ser estimulado a cessar o tabagismo, que deve ser encarado como uma doença concomitante que o paciente apresenta. É indispensável que seja, dessa maneira, orientado quanto aos possíveis métodos de tratamento da dependência, como o uso de adesivos ou chicletes de nicotina, vareniclina ou bupropiona.

Exercício físico

Constitui a base do tratamento clínico do paciente claudicante, havendo divergências quanto ao tipo de exercício, duração e frequência do tratamento, duração e intensidade de cada sessão com a finalidade de se obter melhores resultados. Programas com exercícios supervisionados têm se mostrado mais efetivos do que os realizados em casa, provavelmente porque os pacientes cessam a prática de exercícios precocemente ao começarem a sentir dor, o que não acontece sob supervisão. No entanto, exercícios domésticos são uma boa alternativa aos realizados em hospital, desde que se consiga a adesão do paciente por meio de instrução e informação minuciosas e controle dos resultados.

Caminhadas diárias de 1 hora de duração, em terreno plano, durante 26 meses, mostraram-se efetivas em aumentar a distância útil de marcha percorrida por pacientes claudicantes portadores de obstrução no segmento aortoilíaco. A American Heart Association considera essas caminhadas de grau 1, nível A de recomendação.

Tratamento medicamentoso

O tratamento farmacológico do paciente com claudicação intermitente tem como objetivos reduzir a mortalidade cardiovascular (sendo o infarto agudo do miocárdio a principal causa de óbito nos claudicantes) e melhorar a *performance* de marcha.

Antiagregantes plaquetários

Responsáveis por reduzir a incidência de eventos trombóticos nos territórios cardíaco, cerebral e periférico, os antiagregantes plaquetários mais comumente utilizados na prática clínica são o ácido acetilsalicílico e o clopidogrel.

O ácido acetilsalicílico promove a redução dos agregados plaquetários circulantes e impede a formação do trombo. Seu mecanismo de ação está associado à inibição da produção de tromboxano A2 (TXA2), um potente agregante plaquetário e vasoconstritor.

O clopidogrel, por sua vez, é um fármaco que inibe a agregação plaquetária induzida pelo ADP com receptores das glicoproteínas IIb/IIIa. É rapidamente absorvido e extensamente metabolizado, com meia-vida aproximada de 8 h e ação plena ocorrendo após 1 semana de uso.

Em nível celular, há argumentos que sustentam o uso da dupla antiagregação, havendo evidências de que esses fármacos apresentam efeito sinergético, sendo associados a maior sobrevida após revascularização de extremidades inferiores. A maioria das diretrizes para DAOP sugere o uso de monoterapia antiplaquetária, mas as evidências tanto para a mono quanto para a dupla antiagregação são poucas.

Estatinas

O uso de estatinas também apresenta grau 1 e nível A de evidência na redução da DAOP, tendo efeito na redução de mortes por eventos cardiovasculares em pacientes portadores de DAOP. As diretrizes recomendam baixar o LDL-colesterol para menos de 100 mg/dℓ nos pacientes com DAOP e menos de 70 mg/dℓ naqueles com DAOP e evidência de doença coronariana.

O principal fármaco dessa classe é a estatina, um inibidor competitivo, específico e reversível da 3-hidroxi-3-metilglutaril-coenzima A (HMG-CoA) redutase, que atua na diminuição da síntese hepática de colesterol e tem como efeito o aumento da remoção do LDL do plasma para os hepatócitos. É um fármaco bem absorvido por via oral, ingerido na forma de profármaco e convertido no metabólito ativo sulfidril pelas enzimas CYP no fígado.

Controle dos níveis pressórico e glicêmico

A prevalência do diabetes e da hipertensão aumenta com a idade, afeta tanto homens quanto mulheres, está associada ao nível educacional do indivíduo e tem como principais consequências eventos cardiovasculares. Assim, o controle pressórico e glicêmico é fundamental na sua prevenção.

Nos indivíduos com diabetes melito o controle glicêmico deve ser rigoroso, devendo-se manter os níveis de hemoglobina glicada (HbA1C ou A1C) abaixo de 7,0%. Esse exame é uma importante ferramenta que permite uma avaliação da glicemia do paciente nos últimos 60 a 90 dias, sendo resultado da ligação da glicose à hemoglobina contida na hemácia.

Quanto aos níveis pressóricos, devem ficar abaixo de 130/85 mmHg ou abaixo de 125/75 mmHg se houver proteinúria > 1 g/24 horas.

Farmacoterapia para melhorar a distância de marcha

Alguns fármacos comprovadamente diminuem a progressão dos sintomas da DAOP, aliviando a dor e aumentando a distância de marcha. Até o momento, apenas dois medicamentos foram aprovados para uso nos EUA: o cilostazol e a pentoxifilina.

A pentoxifilina foi o primeiro fármaco aprovado para uso em pacientes com claudicação intermitente, em 1984. Ela reduz a viscosidade do sangue e retarda a agregação plaquetária. Isso resulta em um fluxo sanguíneo melhorado e em oxigenação tecidual aumentada em áreas afetadas pela doença. A pentoxifilina alivia a dor ao caminhar e aumenta a distância máxima de marcha quando comparada ao placebo. A dose habitual é de um comprimido de 400 mg 2 a 3 vezes/dia. Efeitos colaterais podem surgir, como cefaleia, náuseas e sonolência, e a hipertensão pode ser exacerbada.

O cilostazol é um inibidor da fosfodiesterase tipo III, que suprime a agregação plaquetária e também tem função vasodilatadora arterial. Os pacientes apresentam alívio da dor ao caminhar e aumento da distância máxima de marcha em 4 semanas. A administração de cilostazol está associada também a significante diminuição das reestenoses dos *stents* recobertos por fármaco na região femoropoplítea após 1 ano. A dose habitual varia de 50 a 200 mg dia, conforme a necessidade. Ele é um medicamento contraindicado para pacientes com insuficiência cardíaca, e pode causar cefaleia e palpitações.

Medicações anti-hipertensivas inibidoras da enzima de conversão da angiotensina (IECA), como ramipril, também apresentam efeito benéfico em pacientes com DAOP, aliviando a dor da claudicação e aumentando a distância de marcha. No tratamento dos pacientes com hipertensão arterial e DAOP associadas, o uso de anti-hipertensivos como o ramipril deve ser a primeira escolha, porém devemos ter cautela nos portadores de estenose de artéria renal.

Tratamento cirúrgico

- Claudicação limitante: paciente com dificuldades em suas atividades profissionais ou sociais e que não teve resposta favorável ao tratamento clínico
- Não deve apresentar limitações clínicas importantes, principalmente em termos de doença cardíaca isquêmica (o infarto do miocárdio é a principal causa de óbito no período pós-operatório, tanto imediato quanto tardio)
- Angiografia: mostra presença de lesões que possam ser restauradas, ou seja, deve haver um leito distal adequado que permita bom fluxo de sangue para os membros inferiores
- Isquemia crítica: para pacientes com dor isquêmica de repouso com ou sem lesões tróficas, o tratamento cirúrgico (cirurgia convencional ou endovascular) se impõe.

Convencional

Várias técnicas têm sido utilizadas no tratamento da DAOP, dependendo da localização, da extensão das lesões e também da experiência do cirurgião.

Derivações ou pontes (*bypass*)

Realizadas tanto no segmento aortoilíaco quanto no femoropoplíteo distal. As derivações ou pontes estão indicadas nas lesões obstrutivas arteriais extensas, quando a utilização de substitutos arteriais fornece resultados mais duradouros.

No segmento aortoilíaco, o substituto arterial mais utilizado é a prótese de dácron, colocada em posição aortoilíaca ou aortofemoral ou, ainda, iliacofemoral. Alternativamente, há ainda as derivações extra-anatômicas, como a femorofemoral cruzada, quando a artéria ilíaca contralateral está pérvia, e a axilofemoral, quando há obstrução de ambas as artérias ilíacas e as condições gerais do paciente não são adequadas para se abordar a aorta abdominal.

No segmento femoropoplíteo distal, o enxerto mais adequado é a veia safena magna autógena, que nem sempre tem calibre adequado ou está disponível. Nessa circunstância, podem ser utilizadas outras veias autógenas (safena parva ou veias do membro superior). Próteses arteriais de dácron ou politetrafluoretileno (PTFE) são úteis e efetivas nas restaurações arteriais realizadas acima do joelho.

Endarterectomia

É uma alternativa à cirurgia de derivação. Atualmente pouco utilizada, tem indicação particular em arterioscleróticos jovens com obstrução no segmento aortoilíaco, no sentido de evitar as complicações tardias da colocação da prótese. Pode ser feita de maneira aberta, por eversão ou com utilização de anel. A endarterectomia aberta apresenta melhores resultados em estenoses ou obstruções localizadas (pouco extensas); a de eversão está indicada nas obstruções do eixo iliacofemoral; a endarterectomia com anel tem sido realizada com sucesso, mesmo em obstruções extensas aortoilíacas.

Simpatectomia lombar

Técnica muito empregada no passado no tratamento das doenças oclusivas das extremidades. Promove-se dilatação nos membros pela retirada cirúrgica da cadeia simpática lombar. Com o sucesso das cirurgias endovasculares e convencionais, seu uso atualmente se restringe ao tratamento de causalgia, de algumas arterites, isquemia digital e da tromboangiite obliterante (doença de Buerguer).

Endovascular

Atualmente é o método de primeira escolha entre os métodos de tratamento das lesões ateroscleróticas da aorta, ilíacas e artérias dos membros inferiores. Pode ser realizada a angioplastia do vaso afetado, associada ou não à colocação de *stents*.

As angioplastias têm sido preferidas porque são de fácil execução, pouco invasivas e de mais rápida recuperação e podem ser repetidas quando necessário. Nos casos de insucesso, pode-se optar pelas reconstruções com cirurgia convencional.

Duas terapias frequentes que podem ser fornecidas durante a angiografia são a angioplastia com balão e o implante de *stent*.

A angioplastia pode ser usada para desobstruir artérias afetadas pela doença aterosclerótica. Guiado por raios X, o cirurgião vascular utiliza-se para tanto de um fio-guia (um tipo de arame) e conduz um dispositivo especial equipado com um balão inflável na ponta.

Após posicionar o dispositivo pela região ocluída da artéria, o balão é insuflado de forma a expandir a artéria e comprimir a placa ateromatosa contra as paredes do vaso, de maneira a desobstruir o lúmen arterial. Em seguida, o balão é desinsuflado e removido, mantendo-se o fio-guia no local, o que possibilita a injeção do agente de contraste e a avaliação do resultado do procedimento. O tratamento é considerado bem-sucedido se o fluxo sanguíneo melhorar e menos de 30% de permanecer. Se, no entanto, o vaso permanecer consideravelmente estreito, a colocação de um *stent* poderá ser o próximo passo.

Stents também são utilizados com a finalidade de desobstruir uma artéria, sendo considerados implantes permanentes, em geral colocados após a angioplastia com balão, quando existe estreitamento residual ou fluxo sanguíneo insuficiente em um recipiente tratado. Não devem ser utilizados no caso de alergia a metal.

Stents utilizados nos membros inferiores são constituídos de uma liga de níquel-titânio (nitinol), um metal com memória. Essa liga tem tamanho e forma predeterminados à temperatura corporal, expandindo-se com determinado tamanho e forma após ser introduzido por meio de um cateter. Esses *stents* resistem a torções e são muito flexíveis; alguns, inclusive, podem ser revestidos por fármacos ou por materiais plásticos para se tornarem mais resistentes e duráveis, prolongando a perviedade da artéria.

PROGNÓSTICO

Deve-se lembrar que, em todas as intervenções em que são manipuladas artérias, existem riscos de trombose, hemorragia, infecção e hiperplasia fibrointimal, cuja etiologia permanece obscura e é responsável por falhas tardias na restauração (2 a 20 meses após a revascularização).

Em pacientes com claudicação intermitente, cirurgia convencional, endovascular e o condicionamento físico são superiores ao tratamento clínico medicamentoso em termos de distância de marcha, dor e claudicação. Os parâmetros de fluxo sanguíneo melhoram mais rápido e melhor com ambas as formas de revascularização quando comparadas com o manejo não cirúrgico com exercício ou manejo médico. Infelizmente, o tratamento cirúrgico convencional e endovascular tem se tornado cada vez mais dispendioso no Brasil; além de possuírem limitação da durabilidade, essas intervenções estão associadas a maiores complicações de morbidade e mortalidade.

Em todas as situações, o cirurgião deve explicar ao paciente as vantagens e as possíveis complicações do procedimento cirúrgico proposto e a necessidade de controlar sempre os fatores de risco, principalmente o fumo, para que o sucesso da correção seja durável.

Bibliografia

Aun R, Puech-Leão P. Fundamentos da cirurgia vascular e angiologia. São Paulo: Lemos Editorial; 2002. p. 35-51.

Conte MS, Pomposelli FB. Society for Vascular Surgery practice guidelines for atherosclerotic occlusive disease of the lower extremities management of asymptomatic disease and claudication. Introduction. J Vasc Surg. 2015; 61(3 Suppl):1S. doi: 10.1016/j.jvs.2014.12.006. Epub 2015 Feb 23.

Cronenwett JK, Wayne Johnston K. Rutherford's vascular surgery. 8. ed. Philadelphia: Elsevier Saunders; 2014. p. 1660-74.

Cull DL, Manos G, Hartley MC et al. An early validation of the Society for Vascular Surgery lower extremity threatened limb classification system. J Vasc Surg. 2014; 60(6):1535-41. doi: 10.1016/j.jvs.2014.08.107. Epub 2014 Oct 3.

Darling JD, McCallum JC, Soden PA et al. Predictive ability of the Society for Vascular Surgery Wound, Ischemia, and foot Infection (WIfI) classification system after first-time lower extremity revascularizations. J Vasc Surg. 2017; 65(3):695-704. doi: 10.1016/j.jvs.2016.09.055. Epub 2017 Jan 7.

Faxon DP, Fuster V, Libby P et al. Atherosclerotic vascular disease conference: writing group III: pathophysiology. American Heart Association. See comment in PubMed Commons below Circulation. 2004; 109(21): 2617-25.

Fowkes FG, Rudan D, Rudan I et al. Comparison of global estimates of prevalence and risk factors for peripheral artery disease in 2000 and 2010: a systematic review and analysis. Lancet. 2013; 382(9901):1329-40. Epub 2013 Aug 1. Review. PMID:23915883.

Nasser M. Valor preditivo da trombomodulina sérica em pacientes com claudicação intermitente e com isquemia crítica de membros inferiores. Tese apresentada à Faculdade de Medicina da Universidade de São Paulo para obtenção do título de Doutor em Ciências, área de concentração: Clínica Cirúrgica; 2006.

Nasser M, Miras DP, Nasser AI et al. Cystic disease of the popliteal artery diagnosis and management. Experimental and Clinical Cardiology. 2014; 20:4631-9.

Piccinato CE, Joviliano EE, Moriya T. Manual prático de angiologia e cirurgia vascular. São Paulo: Atheneu; 2013. p. 47-62.

Portal do tabaco. Disponível em: http://portaldotabaco.com.br/categoria/producao. Acesso em: 27 abr 2017.

Reichert J, Araújo AJ, Gonçalves CMC et al. Diretrizes para cessação do tabagismo – 2008. Smoking cessation guidelines – 2008. Disponível em: bvsms.saude.gov.br/bvs/is_digital/is_0408/pdfs/IS28(4)116.

Rodrigues JJG, Machado MCC, Rasslan S. Clínica cirúrgica. São Paulo: Manole; 2008. p. 1450-3.

Ross R. Atherosclerosis – an inflammatory disease. N Engl J Med. 1999; 340(2):115-26.

Selvin E(1), Erlinger TP. Prevalence of and risk factors for peripheral arterial disease in the United States: results from the National Health and Nutrition Examination Survey, 1999-2000. Circulation. 2004; 110(6):738-43. Epub 2004 Jul 19.

Wolosker N, Fioranelli A, Zerati AE. Cirurgia vascular e endovascular – abordagem prática. Rio de Janeiro: Atheneu; 2016.

Zen K, Takahara M, Iida O et al. Zephyr Investigators. Drug-eluting stenting for femoropopliteal lesions, followed by cilostazol treatment, reduces stent restenosis in patients with symptomatic peripheral artery disease. J Vasc Surg. 2017; 65(3):720-5. doi: 10.1016/j.jvs.2016.10.098. Epub 2017 Jan 7.

14 Doenças da Próstata

José Tadeu Nunes Tamanini e Matheus Ferreira Gröner

INTRODUÇÃO

A próstata é uma glândula do sistema geniturinário masculino relacionada a diferentes afecções. A hiperplasia prostática benigna (HPB) ocorre em até 90% dos homens, e o câncer de próstata é a neoplasia mais frequente no homem, ocorrendo em até 18% deles durante a vida.[1]

ANATOMIA E FISIOLOGIA

A próstata tem um formato piramidal, fibromuscular, que envolve a uretra prostática e é atravessada pelos ductos ejaculatórios. Tem como base a face vesical superior e como ápice a porção distal junto à uretra membranosa. Pesa, em média, 18 a 20 g.[2]

É dividida em três zonas glandulares distintas anatomicamente, mais um estroma fibromuscular anterior (Figura 14.1):

- Zona periférica: 70% do volume, área de maior prevalência do câncer de próstata
- Zona central: 25% do volume, circunda os ductos ejaculatórios
- Zona transicional: 5% do volume, área envolvida na fisiopatologia da HPB.

As funções da próstata podem ser divididas em reprodutivas e miccionais. As reprodutivas são responsáveis por 30% do líquido seminal e têm, em conjunto com as secreções da vesícula seminal:

- Íons alcalinos (pH 7,5), que mantêm o esperma alcalino, melhorando a motilidade dos espermatozoides
- Enzimas pró-coagulantes, que auxiliam na aderência seminal inicial nas regiões profundas da vagina. Posteriormente, a ativação da pró-fibrinolisina prostática dissolve o coágulo formado, melhorando a motilidade dos espermatozoides.[3]

Nas funções miccionais, a cápsula prostática estabelece relação anatomofisiológica íntima com fibras do esfíncter urinário externo, importante para a manutenção da continência urinária.[4,5]

EXAME FÍSICO

A próstata é palpável por meio do exame digital do reto (EDR). O posicionamento do paciente pode ser realizado em genupeitoral, litotomia ou decúbito lateral com membros inferiores fletidos.

É importante avaliar a contração e a sensibilidade do esfíncter anal e da região perineal, assim como o reflexo bulbocavernoso e a contração do esfíncter anal após se pressionar a glande do paciente.

O ápice é identificado a cerca de 4 cm da borda anal, podendo-se palpar até a base da glândula, a depender do seu tamanho. Deve-se avaliar:

- Tamanho prostático: pode ser inferido como 10 g a cada polpa digital. Diferenciam-se os lobos laterais direito e esquerdo devido à presença de um sulco mediano, e seu apagamento está relacionado ao crescimento da glândula
- Consistência da glândula: deve ter um aspecto fibroglandular, similar à ponta do nariz
- Sensibilidade: geralmente os pacientes não relatam dor quando a sensibilidade é normal, porém apenas um leve desconforto durante a compressão digital da glândula.

HIPERPLASIA PROSTÁTICA BENIGNA

Para o melhor entendimento desta afecção, é importante estabelecer conceitos importantes, como:

- HPB: processo histopatológico de proliferação celular epitelial e estromal da próstata
- Sintomas do trato urinário inferior (LUTS, do inglês *lower urinary tract symptoms*): conjunto de sintomas relacionados com o armazenamento e o esvaziamento vesical. Principal manifestação clínica da HPB, porém não patognomônica.

Em estudos de necropsia, a HPB pode ser encontrada em até 50% dos homens aos 50 anos e em até 75% aos 80 anos,[6] enquanto LUTS podem ocorrer em até 25% dos homens aos 55 anos e em até 50% aos 75 anos, tendo, ambos, uma relação direta com a idade.[7]

São considerados fatores de risco bem estabelecidos a idade e a história familiar positiva. É observada uma relação entre a presença de obesidade e de síndrome metabólica e o aumento de HPB/LUTS, porém maiores estudos são necessários para avaliá-los como fatores de risco isolados.[8]

Fisiopatologia

Acredita-se que a patologia ocorra devido à alteração no equilíbrio entre proliferação e morte celular, com diminuição importante da

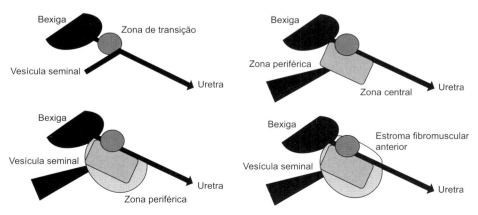

Figura 14.1 Anatomia regional da próstata.

96 PARTE 1 Saúde do Adulto e do Idoso

relação entre tecido glandular e tecido estromal (fibromuscular) na glândula. Em pacientes saudáveis, essa relação é de 1:2 e em pacientes com HPB pode chegar a 1:5.

Os sintomas podem ocorrer devido a duas principais formas de obstrução uretral:

- Estática, devido ao aumento do volume prostático e à compressão extrínseca
- Dinâmica, com aumento da área estromal proporcional, aumentando a sua ação constritora local.

Possui etiologia incerta, mas a presença dos androgênios tem papel fundamental na patologia da doença.

Quadro clínico e diagnóstico

Por meio de minuciosa história clínica e exame físico, é possível diagnosticar a maioria dos casos. Os sintomas na HPB (LUTS) costumam ser flutuantes e podem ser progressivos. São divididos da seguinte forma:[9]

- Armazenamento, associados ao período de armazenamento vesical da urina durante o ciclo de micção
  - Urgência urinária: desejo miccional repentino que não pode ser adiado
  - Polaciúria: aumento da frequência urinária percebido pelo paciente
  - Noctúria: necessidade de acordar uma ou mais vezes durante a noite para urinar. É importante diferenciá-la da poliúria noturna, caracterizada por mais de 33% do volume urinado à noite, frequente em entidades clínicas do idoso como a insuficiência cardíaca, hepática ou renal
- Esvaziamento, ocorrem no período da micção
  - Jato fraco: percepção de jato urinário diminuído quando comparado ao jato próprio prévio ou de outros
  - Intermitência: jato urinário com paradas e inícios durante a micção
  - Hesitação: demora em iniciar a micção
  - Esforço: esforço muscular utilizado para iniciar, manter ou melhorar o jato urinário
  - Gotejamento terminal: prolongamento da fase final da micção associado à diminuição do jato neste período
- Sintomas pós-miccionais que ocorrem imediatamente após a micção
  - Sensação de esvaziamento incompleto: sensação de manter a urina após o término da micção

- Gotejamento pós-miccional (*dribbling*): perda involuntária de urina após terminar a micção.

Alguns instrumentos auxiliam a objetivar os sintomas, sendo importantes para caracterizar sua intensidade, frequência e impacto na qualidade de vida do paciente e também para avaliar o resultado do tratamento instituído. Entre esses instrumentos, o mais utilizado é o Escore Internacional de Sintomas Prostáticos (IPSS, do inglês *International Prostate Symptom Score*)[10,11] (Tabela 14.1). Os sintomas são classificados de acordo com o escore final do IPSS, que varia de 0 a 35 e pode ser dividido em: leves (até 7), moderados (8 a 19) e graves (20 a 35).

No exame físico o EDR fornecerá algumas informações sugestivas de HPB, como o aumento prostático e a perda do sulco mediano. A presença de alteração da sua consistência ou de nodulações pode sugerir câncer de próstata.

Apesar do diagnóstico clínico, podem ser necessários alguns exames complementares para avaliar a repercussão da doença no trato urinário, as características prognósticas da doença e também para excluir outros possíveis diagnósticos etiológicos que causam LUTS. É importante ressaltar que LUTS podem ocorrer devido a uma diversidade de doenças da bexiga, próstata, uretra, SNC, entre outros sistemas, e não apenas pela HPB. Dos exames, pode-se utilizar:

- Urina tipo 1: auxilia no diagnóstico diferencial com infecção do trato urinário (ITU). A presença de hematúria microscópica pode ser devida a HPB e/ou litíase urinária, mas em paciente idosos e com grande carga tabágica deve-se suspeitar de câncer de bexiga
- PSA (antígeno prostático específico): proteína produzida pela próstata, entre outras glândulas (salivares, pancreáticas, uretrais); exerce papel prognóstico na HPB, sendo também utilizada no rastreamento do câncer de próstata
- Ultrassonografia de rins e vias urinárias: informa dimensões da glândula prostática e resíduo pós-miccional (RPM), além de possíveis repercussões da obstrução prostática, como espessamento e pseudodivertículos da parede vesical, bem como dilatações ureteropielocalicinais
- Urofluxometria livre: avaliação objetiva do fluxo urinário, com medida de fluxo máximo ($Q_{máx}$) e padrão de fluxo. Está associada ao prognóstico da doença e também pode ser utilizada como avaliação de resposta ao tratamento
- Diário miccional: aferição objetiva de 3 dias do padrão miccional do paciente; deve ser realizado de maneira tabelada em

Tabela 14.1 Escore Internacional de Sintomas Prostáticos (IPSS).

	Parâmetros	Nenhuma vez	Menos de 1 vez em cada 5	Menos da metade das vezes	Cerca de metade das vezes	Mais da metade das vezes	Quase sempre
1	No último mês, quantas vezes você teve a sensação de não esvaziar completamente a bexiga após terminar de urinar?	0	1	2	3	4	5
2	No último mês, quantas vezes você teve de urinar novamente menos de 2 h após ter urinado?	0	1	2	3	4	5
3	No último mês, quantas vezes você observou que, ao urinar, parou e recomeçou várias vezes?	0	1	2	3	4	5
4	No último mês, quantas vezes você observou que foi difícil conter a urina?	0	1	2	3	4	5
5	No último mês, quantas vezes você observou que o jato urinário estava fraco?	0	1	2	3	4	5
6	No último mês, quantas vezes você teve de fazer força para começar a urinar?	0	1	2	3	4	5
7	No último mês, quantas vezes em média você teve de se levantar à noite para urinar?	0	1	2	3	4	5
8	Qualidade de vida	1 (excelente)	2	3	4	5	6 (péssima)

horários, com anotação de horário e do volume de líquido ingerido, volume urinado e alguns dados associados, como perdas urinárias ou sintomas associados às perdas urinárias. Por meio deste exame é possível objetivar alguns sintomas relatados, como noctúria, poliúria noturna e polaciúria, além de estimar a capacidade vesical (volume regular de micção) e avaliar a distribuição temporal da ingesta hídrica do paciente

- Estudo urodinâmico: simula o ciclo miccional por instilação de soro fisiológico intravesical por meio de sonda uretral de duplo-lúmen, sendo aferidas pressões abdominais (sonda retal) e vesicais para a avaliação objetiva do armazenamento e do esvaziamento vesical. Pacientes com HPB poderão apresentar o diagnóstico urodinâmico de obstrução infravesical (OIV), caracterizado por baixo Q_{max} associado a altas pressões detrusoras. Este exame é importante para avaliar casos de hipocontratilidade detrusora como diagnóstico diferencial e para o planejamento e prognóstico de tratamento cirúrgico. É indicado nas seguintes situações de pacientes com LUTS quando se considera o tratamento cirúrgico:[10]
  - Pacientes com menos de 50 ou com mais de 80 anos
  - Volume urinado abaixo de 150 mℓ ou resíduo pós-miccional (RPM) acima de 300 mℓ
  - Q_{max} acima de 10 mℓ/s
  - Doenças neurológicas ou cirurgias pélvicas prévias
  - Hidronefrose bilateral
  - Falha em tratamento invasivo prévio
- Uretrocistografia retrógrada e miccional: exame contrastado radiográfico, indicado em caso de suspeita de estenose ou lesão traumática de uretra
- Uretrocistoscopia: avaliação endoscópica da uretra e da bexiga, indicada principalmente em caso de suspeita de câncer de bexiga.

A seguir estão descritos importantes achados na história clínica e no exame físico para a suspeita dos principais diagnósticos diferenciais.

Estenose de uretra. Paciente jovem, história de traumatismo pélvico ou uretrite prévia. Ao exame deve-se avaliar o meato uretral e palpar o tecido periuretral. Em caso de suspeita, é preciso solicitar uretrocistografia retrógrada e miccional.

ITU/prostatite. Início subagudo dos sintomas, associado a sintomas como disúria, corrimento uretral purulento e desconforto pélvico durante a micção. Ao exame a próstata pode estar amolecida, quente e dolorosa em casos de prostatite aguda.

Câncer de bexiga. História de tabagismo importante associada a hematúria micro ou macroscópica e sintomas de armazenamento. A citologia urinária pode auxiliar na suspeita diagnóstica, que, se elevada, deve ser investigada por uretrocistoscopia.

Bexiga neurogênica. História prévia de traumatismos, cirurgias de coluna, lombociatalgias ou malformações. Ao exame é possível perceber alterações de sensibilidade e motricidade perineais e de membros inferiores.

Hipocontratilidade detrusora. História semelhante à da HPB, ocorrendo em extremos de idade, sem alterações específicas ao exame físico. Pode haver suspeita em casos refratários ao tratamento inicial, que é confirmada com o uso de estudo urodinâmico.

Bexiga hiperativa. Sintomas de armazenamento mais proeminentes (urgência miccional, polaciúria e noctúria) associados ou não a perdas urinárias, sem alterações específicas de exame físico. É possível que a evolução natural da HPB leve à obstrução progressiva da uretra, podendo cursar com diferentes complicações, que devem ser avaliadas durante o atendimento inicial e o acompanhamento desses pacientes.

Retenção urinária aguda (RUA). Dor vesical associada a impossibilidade de micção, estágio final da evolução da OIV, pode ocorrer em até 10% dos casos.

ITU de repetição. Três ou mais episódios no ano de ITU, que podem estar associados a aumento do RPM ou alterações anatômicas secundárias à HPB (divertículo vesical, litíase vesical, refluxo vesicoureteral).

Litíase vesical. Associada a estase urinária por grande RPM ou mesmo impossibilidade de expelir cálculos ureterais que chegaram até a bexiga e estão associados a piora dos sintomas de armazenamento e aumento dos quadros de ITU.

Hematúria. Pode ocorrer como complicação própria do aumento progressivo da glândula prostática, sendo importante excluir outras causas como o câncer de bexiga e a litíase urinária.

Uremia e hidronefrose. Consideradas também estágio final da OIV, que leva ao quadro de insuficiência renal pós-renal por dificultar a excreção das escórias nitrogenadas pelo rim devido à manutenção de alta pressão nos sistemas coletores.

Tratamento

São objetivos para o tratamento desses pacientes: a melhora dos sintomas e da qualidade de vida e a prevenção de progressão e complicações da doença. Segundo diretrizes das principais sociedades de urologia, o tratamento pode ser dividido em: medidas comportamentais, vigilância ativa, fitoterapia, terapia farmacológica e tratamento cirúrgico.[10,12]

Medidas comportamentais

Devem ser instituídas em *todos* os pacientes. Eles devem ser conscientizados sobre a doença e sua provável gama de evoluções, dessa forma melhorando sua percepção sobre as alterações relacionadas à micção. Deve-se adequar a ingesta hídrica para aliviar sintomas de urgência e noctúria. Evitar fatores desencadeantes de retenção urinária, como libação alcoólica, uso de cafeínas e uso de alfa-agonistas (descongestionantes nasais), anticolinérgicos e anti-histamínicos. Tratamento de constipação intestinal crônica, se houver.

Vigilância ativa

Pacientes pouco incomodados com sintomas ou sintomatologia leve (IPSS < 8) não se beneficiam de tratamentos farmacológicos e invasivos, e devem ser avaliados periodicamente quanto à progressão da doença e às complicações.

Fitoterapia

Não há evidência atual para o uso de agentes fitoterápicos no tratamento da HPB.

Tratamento farmacológico

Pacientes com sintomas moderados e graves ou associados a piora importante da qualidade de vida devem ser tratados ativamente de forma farmacológica ou cirúrgica. Das formas farmacológicas, serão citadas as diferentes classes envolvidas no tratamento, suas indicações e características.

Alfabloqueadores

Agem reduzindo o tônus da musculatura lisa do colo vesical e do estroma fibroglandular da próstata. Podem causar hipotensão ortostática, por isso é necessário cuidado em idosos com o uso concomitante de anti-hipertensivos e diminuição do volume ejaculado. Estão associados à síndrome da íris frouxa, devendo ser descontinuados ou postergados durante a programação de cirurgia de catarata.

Apresentam boa resposta na melhora dos sintomas e da qualidade de vida, sendo considerados primeira linha de tratamento farmacológico. São exemplos: doxazosina 4 mg e tansulosina 0,4 mg.

Inibidores da 5-alfarredutase

Agem inibindo a enzima 5-alfarredutase, que converte a testosterona em dihidrotestosterona, forma ativa do hormônio. Podem causar diminuição de libido, disfunção erétil e ejaculatória e ginecomastia.

Possuem uma resposta melhor a longo prazo, associada à diminuição do volume prostático. Não devem ser utilizados em pacientes com LUTS sem aumento do volume prostático.

Diminuem também o PSA, e esta queda deve ser acompanhada para a manutenção do cuidado preventivo ao câncer de próstata. Após 1 ano de uso o valor do PSA cai em 50%; portanto, deve-se calcular o PSA ajustado (PSA × 2) para continuar o acompanhamento preventivo.

Estão associados à melhora da hematúria de causa prostática.[13] Podem ser utilizados como monoterapia, mas são mais utilizados em pacientes com indicação de terapia combinada. São exemplos: finasterida 5 mg e dutasterida 0,5 mg.

Inibidores da fosfodiesterase 5

Agem inibindo a enzima fosfodiesterase 5 (PDE-5), responsável pela diminuição de óxido nítrico (NO) por aumento da sua degradação pelo monofosfato de guanosina (GMP) cíclico. Ao utilizá-la ocorre um aumento de NO na próstata, com relaxamento da musculatura lisa e melhora da micção. Podem causar rubor facial e não devem ser utilizados em pacientes com insuficiência cardíaca descompensada ou em uso de nitratos.

Devido à sua ação também na melhora de disfunções eréteis, podem ser utilizados em pacientes que apresentem a associação dessas patologias. Para uso diário, está disponível em nosso meio a tadalafila 5 mg.

Antimuscarínicos

Agem bloqueando a transmissão colinérgica na bexiga. Podem desencadear retenção urinária em pacientes com RPM maior que 150 mℓ. Causam também piora de constipação intestinal crônica e boca seca. Contraindicados em casos de glaucoma de ângulo fechado.

São utilizados como monoterapia em pacientes com predomínio de sintomas de armazenamento e em terapia combinada em pacientes que mantiveram sintomas de armazenamento residuais apesar da monoterapia com outro agente. São exemplos: oxibutinina 5 mg, tolterodina 1 ou 2 mg e solifenacina 5 ou 10 mg.

Agonistas beta-3 adrenérgicos

Agem ativando os receptores beta-3 adrenérgicos vesicais, relaxando a musculatura detrusora e melhorando a capacidade vesical. Possuem indicação semelhante à dos antimuscarínicos. Temos como exemplo, no Brasil, a mirabegrona 25 ou 50 mg.

Desmopressina

Análogo sintético do hormônio antidiurético, utilizado para tratamento da poliúria noturna e alguns tipos de enurese noturna. Apresenta como efeitos colaterais cefaleia, náuseas e hiponatremia.

Diversos estudos têm demonstrado o uso de terapia combinada (alfabloqueadores + inibidores da 5-alfarredutase) em grupos específicos de pacientes para a prevenção de progressão de doença.[14-16] Na literatura, são pontuados alguns dados clínico-laboratoriais que aumentam o risco de progressão de doença:

- Idade > 62 anos
- Próstata > 40 gramas
- PSA > 1,6 ng/dℓ
- $Q_{máx}$ < 12 mℓ/s
- IPSS > 11
- RPM > 300 mℓ.

Diretrizes internacionais já consideram a terapia combinada como indicada em pacientes com LUTS moderado ou grave (IPSS > 7) associado a próstata > 40 g e/ou $Q_{máx}$ < 12 mℓ/s. A Figura 14.2 resume as principais recomendações para o tratamento clínico da HPB.

Tratamento cirúrgico

O tratamento cirúrgico está indicado a pacientes com sintomas refratários ao tratamento clínico ou com complicações decorrentes da HPB. O paciente deve ser informado sobre cada uma das possibilidades de tratamento, seus riscos e benefícios, sendo a escolha do tratamento baseada na experiência e habilidade do cirurgião compartilhada com o desejo do paciente. A seguir, será descrita cada uma das opções de tratamento.

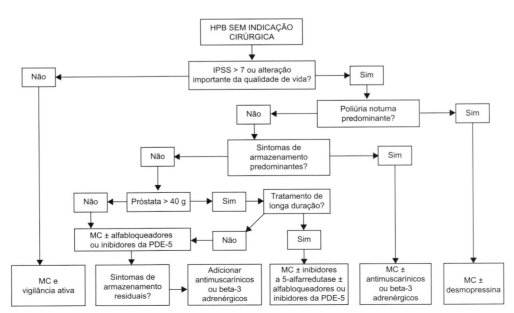

Figura 14.2 Tratamento cirúrgico da hiperplasia prostática benigna (HPB). ITUp: incisão transuretral da próstata; RTUp: ressecção transuretral da próstata; HoLRP: *holmium laser resection of the prostate*; HoLEP: *holmium laser enucleation of the prostate*; HoLAP: *holmium laser ablation of the prostate*; PVP: plasmavaporização da próstata.

Incisão transuretral da próstata

A incisão transuretral da próstata (ITUp) é realizada com ressectoscópio em centro cirúrgico com duas incisões às 5 e 7 h desde o colo vesical até próximo ao verumontano. Indicada para próstatas pequenas (< 30 g) sem lobo mediano proeminente.

Ressecção transuretral da próstata

A ressecção transuretral da próstata (RTUp) é realizada com ressectoscópio em centro cirúrgico com ressecção de adenoma prostático. Considerada padrão-ouro no tratamento de HPB. Indicada para próstatas entre 30 e 80 g. As complicações associadas ao procedimento são sangramento com necessidade de transfusão (2%), perfuração de cápsula (2%) e, a longo prazo, ejaculação retrógrada (50%).

A impossibilidade de realização do procedimento em próstatas maiores é devida ao alto risco de síndrome de intoxicação hídrica em ressecções longas. Para a realização da ressecção, é necessária irrigação contínua com líquido não condutor hipotônico em relação ao plasma do paciente, e dessa forma ocorre risco de hiponatremia de acordo com o tempo de exposição. Os sintomas são alterações neurológicas, náuseas, vômitos, hipertensão arterial e bradicardia durante o procedimento, que deve ser suspenso em caso de suspeita.

Com o advento de alças de ressecção bipolar, em que a energia não é conduzida pelo meio, mas entre os polos da própria alça de ressecção, a realização do procedimento pode ser feita com solução fisiológica, anulando a possibilidade dessa complicação e permitindo a ressecção de próstatas maiores.

Não há diferenças entre resultados funcionais e complicações para pacientes operados com ressecção unipolar ou bipolar.[17]

Eletrovaporização transuretral da próstata

A eletrovaporização transuretral da próstata (VTUp) utiliza alta energia em eletrodo *roller ball*. Apresenta como benefício o menor tempo cirúrgico, porém não dispõe de material para anatomopatológico, possui maiores sintomas irritativos pós-operatórios e maiores taxas de reoperação quando comparada à RTUp.

Prostatectomia aberta

Realizada com incisão mediana infra-abdominal em centro cirúrgico. Forma mais antiga de cirurgia prostática. Obteve melhoras técnicas durante o tempo, mas ainda apresenta morbidade considerável. As taxas de transfusão sanguínea e de incontinência urinária temporária giram em torno de 10%, e esclerose de colo ou estenose de uretra em torno de 6%.[18] Indicada em próstatas com mais de 80 g.

Cirurgias com *laser*

São utilizados três tipos de *laser* nas cirurgias prostáticas: o *holmium*, o *kalium-titanyl-phosphate* (KTP) ou *greenlaser* e o *lithium borate* (LBO). O *holmium* pode ser utilizado para ressecção da próstata (HoLRP, do inglês, *holmium laser resection of the prostate*), com taxas de sucesso e complicação semelhantes às da RTUp, e para enucleação transuretral da próstata (HoLEP, do inglês, *holmium laser enucleation of the prostate*), indicada para próstatas maiores, sendo uma alternativa às cirurgias abertas.

O KTP e o LBO são utilizados para a plasmovaporização da próstata (PVP) e podem ser utilizados para próstatas maiores, porém com o inconveniente de não possibilitarem peça cirúrgica para estudo anatomopatológico. O *holmium* também pode ser utilizado para vaporização, que é denominada *holmium laser ablation of the prostate* (HoLAP).

De maneira geral, as cirurgias a *laser* têm eficiência semelhante à das técnicas anteriores, com menores taxas de complicações a curto prazo (sangramento e tempo de internação hospitalar), maiores sintomas irritativos (disúria, polaciúria) no pós-operatório e eficiência e complicações a longo prazo pouco conhecidas.[19]

O uso desses métodos em pacientes em uso de anticoagulantes e antiagregantes é seguro, sem aumento do risco de sangramento peroperatório. O alto custo dos equipamentos torna a técnica ainda pouco difundida no Brasil.

Métodos minimamente invasivos

São alternativas importantes para pacientes com alto risco cirúrgico que podem ser realizadas em esquema ambulatorial com anestesia local. Possuem eficácia baixa, com altos índices de retratamento quando comparados ao padrão-ouro (RTUp). São eles: terapia com micro-ondas (TUMT), ablação transuretral com agulha (TUNA), embolização das artérias prostáticas (EAP), *urolift* e *stent*.[20] A Figura 14.3 resume as principais recomendações para o tratamento cirúrgico da HPB.

CÂNCER DE PRÓSTATA

Excluindo-se o câncer cutâneo, o câncer de próstata é a neoplasia mais comum e a segunda causa de morte por câncer no homem

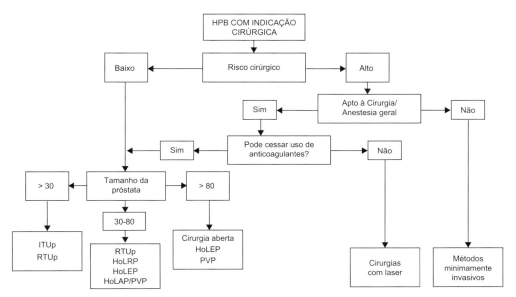

Figura 14.3 Tratamento clínico da hiperplasia prostática benigna (HPB). IPSS: Escore Internacional de Sintomas Prostáticos (*International Prostate Symptom Score*).

no Brasil e no mundo. O Instituto Nacional de Câncer (INCA) estimou, em 2016, 61.200 novos casos no Brasil, totalizando quase 30% dos novos casos de câncer.[21] A alta prevalência também é vista em necropsias de pacientes assintomáticos, podendo chegar a 65% nas 6ª e 7ª décadas de vida.[22]

A neoplasia da glândula prostática (adenocarcinoma) é a principal forma de câncer de próstata, patologia discutida ao longo de todo o capítulo. Outras formas de neoplasia são extremamente raras, podendo ser citadas como exemplos: sarcomas, carcinomas uroteliais e linfomas.

Acomete homens por volta dos 60 a 70 anos de idade e possui dois fatores de risco, além da idade, bem estabelecidos: etnia negra (3 vezes mais prevalente) e história familiar positiva (2 a 10 vezes mais prevalente se houver 1 a 3 parentes de primeiro grau com doença).

Alguns genes, como *HPC1* e *BRCA 1* e *2*, estão relacionados a quadros precoces e familiares da doença.

Não existe até o momento um modo de prevenção da doença. Já foram realizados diversos estudos com o uso de inibidores da 5-alfarredutase que não demonstraram melhora da sobrevida global da doença, apesar de diminuírem a sua prevalência.[23,24]

Quadro clínico e diagnóstico

A maioria dos pacientes com câncer de próstata são assintomáticos; LUTS pode ocorrer em casos já avançados da doença devido à compressão da uretra prostática e/ou invasão de trígono vesical. Dor óssea pode ocorrer em casos metastáticos.

Rastreamento de câncer de próstata

O diagnóstico precoce é uma arma importante para a redução da mortalidade câncer-específica, e, apesar de controverso na literatura, o uso de métodos de rastreamento populacional tem demonstrado uma queda na mortalidade pela doença.[25,26]

Deve-se oferecer o rastreamento ao paciente, explicando sobre os riscos e benefícios, a partir dos 50 anos até os 75 anos, mantendo nestes se a expectativa de vida for maior que 10 anos. Em negros ou pacientes com história familiar positiva, o início deve ocorrer aos 45 anos. Dessa forma, anualmente, devem ser oferecidos o EDR e o PSA.[27]

Apesar de serem claros os benefícios do rastreamento (diagnóstico e tratamento precoce com maior chance de cura), no caso do câncer de próstata há grande preocupação quanto aos riscos devido a alguns motivos:

- A positividade no rastreio leva os pacientes a serem submetidos a métodos diagnósticos invasivos com risco inerente ao procedimento.
- Mesmo em pacientes com diagnóstico precoce confirmado, devido à heterogeneidade da progressão do tumor, alguns deles podem ser tratados sofrendo as morbidades do tratamento e sem ganho substancial de sobrevida.
- Necessidade de alto número de pacientes rastreados para a realização de um diagnóstico e alto número de pacientes tratados para poder diminuir a mortalidade.

Devido a esses riscos, existem diferentes recomendações das sociedades internacionais, desde a idade em que seria oferecido o rastreamento (55 a 69 anos) até o intervalo (2 anos ou mais).[28,29]

O diagnóstico é feito por meio da biopsia de próstata guiada por ultrassom transretal. Por se tratar de um procedimento invasivo, é importante que tenhamos disponíveis diversas ferramentas para estratificar os pacientes e identificar aqueles com alta chance de possuir a doença. Por isso, as alterações no EDR ou no PSA devem ser identificadas e individualizadas para cada paciente e a indicação de biopsia ofertada e discutida com cada um deles.

Exame digital retal

Aproximadamente 70 a 80% dos adenocarcinomas se localizam na zona periférica da próstata, sendo a zona mais bem avaliada pelo exame digital retal (EDR). Possui sensibilidade de 48 a 59% e especificidade de 89 a 92%.[30] O achado mais característico é a nodulação com consistência endurecida, indicando biopsia.

Antígeno prostático específico

O valor total do PSA tem correlação com a presença de adenocarcinoma na biopsia, porém outras patologias podem aumentá-lo, como, por exemplo, HPB, prostatite aguda e traumatismo. Os valores de normalidade também são diferentes de acordo com idade e etnia. A Tabela 14.2 apresenta valores de normalidade de acordo com esses parâmetros.[31,32]

Algumas variantes do PSA auxiliam na indicação da biopsia, como:

- Relação PSA livre/PSA total (PSAl/t): o aumento de PSA associado ao adenocarcinoma está relacionado a uma grande proporção de PSA aderido a proteínas carreadoras, logo, baixa taxa de PSA livre. Utilizada em pacientes com PSA total entre 4,0 e 10,0 ng/mℓ. Estudos demonstraram que, quando submetidos a biopsia, os pacientes que possuíam PSAl/t < 10% tiveram 56% de diagnóstico de adenocarcinoma, enquanto aqueles com PSAl/t > 25%, apenas 8%[33]
- Densidade de PSA (PSAd): o aumento do volume da próstata está associado ao aumento do PSA; portanto, próstatas pequenas com alto valor de PSA são suspeitas para adenocarcinoma. Utilizamos o valor em gramas estimado pelo ultrassom, e valores de PSAd > 0,15 ng/mℓ/g estão associados a maior positividade na biopsia
- Velocidade do PSA (PSAv): a elevação mais rápida dos valores de PSA total também pode estar associada a maior risco de doença, porém até o momento não há evidência que justifique seu uso para indicar biopsia.[34]

São recomendações de indicação de biopsia de próstata:[27]

- EDR alterado
- PSA entre 2,5 e 4,0 ng/dℓ em jovens (< 55 anos) ou pertencentes a grupos de risco (etnia negra e história familiar importante)
- PSA entre 4,0 e 10,0 ng/dℓ: considerar indicação em PSAl/t < 10%
- PSA > 10,0 ng/dℓ na ausência de suspeita de prostatite aguda.

Biopsia de próstata

Realizada com sedação e/ou anestesia local, guiada por ultrassom transretal, adquirindo 12 a 18 fragmentos com agulha da zona periférica prostática adicionados de outras lesões suspeitas por toque ou imagem.

Apresenta como possíveis complicações hematoespermia, hematúria e enterorragia, que, apesar de frequentes, ocorrem em pequena quantidade e são autolimitadas. A prostatite aguda pode ocorrer em até 2% dos casos, podendo levar à sepse. É obrigatório o uso de antibioticoprofilaxia.

Tabela 14.2 Valores de normalidade do antígeno prostático específico (PSA) ajustados para idade e etnia.

Valores ajustados à idade		Valores ajustados à idade nas etnias negra e amarela	
Idade (anos)	PSA (ng/dℓ)	Idade (anos)	PSA (ng/dℓ)
Até 39	2,5	Até 39	2
40 a 49	2,5	40 a 49	2
50 a 59	3,5	50 a 59	3
60 a 69	4,5	60 a 69	4
> 70	6,5	> 70	5

A biopsia é analisada e, em caso de adenocarcinoma de próstata, é graduada de acordo com o escore de Gleason. São dadas duas notas, que vão de 1 a 5, de menos a mais agressivos, de acordo com os dois achados histopatológicos mais prevalentes na análise. Dessa forma, o escore é dado no valor de 2 a 10. O resultado deve ser categorizado entre cinco grupos, conforme proposta da Organização Mundial da Saúde (OMS)[35] (Tabela 14.3).

Alguns achados suspeitos podem aparecer, como a neoplasia prostática intraepitelial (PIN) e a proliferação atípica de células acinares (ASAP).

Os casos de PIN de baixo grau não mudam a conduta; porém, se houver mais de três fragmentos com PIN de alto grau está indicada a rebiopsia devido ao risco aproximado de 30% de adenocarcinoma na próxima biopsia.

A ASAP deve ser investigada na mesma amostra com imuno-histoquímica, e, se mesmo assim mantiver-se negativa para o diagnóstico, deve-se repetir a biopsia devido ao risco estimado em 40% de adenocarcinoma.

Pacientes com biopsia negativa, mas que mantêm grande suspeita clínica, podem ser avaliados com outros exames para verificar a necessidade de rebiopsia, como os seguintes:

- Antígeno prostático 3 (PCA3) urinário: biomarcardor urinário avaliado após massagem prostática
- Ressonância nuclear magnética (RNM) multiparamétrica de próstata: avalia o tecido prostático e possui uma graduação radiológica designada PIRADS, que apresenta correlação com positividade na biopsia de tumores Gleason ≥ 7. PIRADS 4 ou 5 apresentam alta probabilidade de adenocarcinoma na biopsia, e a utilização da imagem no momento da biopsia melhora sua acurácia. Após uma segunda biopsia negativa, os pacientes permanecem com baixa probabilidade de desenvolver doença clinicamente significava.[36] Após realizado o diagnóstico, é necessário estadiar e classificar a doença. Assim, é possível entender o prognóstico do paciente e discutir com ele as propostas de tratamento. O estadiamento segue o padrão TNM (tumor, linfonodos e metástase), da *Union for International Cancer Control* (UICC), e é apresentado na Tabela 14.4.[37] A classificação de risco mais utilizada é a de D'Amico,[38] realizada com o uso do EDR (estádio clínico T), escore Gleason e PSA inicial. Está intimamente relacionada ao prognóstico da doença. A Tabela 14.5 apresenta a classificação modificada pela Associação Americana de Urologia.[39] Pacientes de *muito baixo* e *baixo risco* não necessitam de exames de imagem para estadiamento. Pacientes de *risco intermediário* ou *alto* podem necessitar de exames de imagem para avaliar estadiamento local, linfonodal e a distância
- Estadiamento local: avaliado por RNM multiparamétrica de próstata, indicado para risco intermediário com G 3 ou alto risco
- Estadiamento linfonodal: avaliado por tomografia computadorizada (TC) ou RNM de pelve, indicado para risco intermediário com G 3 ou alto risco. O padrão-ouro para estadiamento é a linfadenectomia pélvica
- Estadiamento a distância: avaliado por cintigrafia óssea (CO), deve ser realizado em pacientes de risco intermediário com G 3,

alto risco ou sintomáticos (dor óssea). A investigação de metástases viscerais (pulmão, fígado, cérebro e linfonodos extrapélvicos) deve ser realizada apenas se houver sintomas específicos e em pacientes com doença avançada resistente à castração.[40]

Tratamento

Os objetivos do tratamento são: controlar a doença, prevenir a progressão e aumentar a sobrevida com melhora/manutenção da qualidade de vida. A progressão da doença e sua agressividade são muito heterogêneas, e com o ganho atual de conhecimento tem-se repensado muito sobre o "supertratamento" realizado previamente, que causava muita morbidade e piora da qualidade de vida, sem ganho substancial de sobrevida.

Muitos estudos têm sido propostos para identificar parâmetros clínicos, histopatológicos ou até moleculares que nos auxiliem a entender melhor a progressão do tumor de cada paciente. Assim, poderemos delinear o melhor tratamento de forma individual. De maneira didática, pode-se dividir as possibilidades de tratamento de acordo com a classificação a seguir, utilizando o estadiamento TNM:

- Doença localizada: até T2 cN0 M0
- Doença localmente avançada: T3, T4 e/ou N1, mantendo M0
- Doença avançada: M1.

A seguir serão descritos os principais pontos do tratamento baseados na literatura atual.[27,29,39,41]

Tabela 14.4 Estadiamento do câncer de próstata segundo o padrão TNM (tumor, linfonodos e metástase), da *Union for International Cancer Control* (UICC).

T – Tumor primário	
Tx – Tumor primário não pode ser avaliado	
T0 – Sem evidência de tumor primário	
T1 – Tumor não palpável	T1a – incidental em < 5% do tecido ressecado T1b – incidental em > 5% do tecido ressecado T1c – identificado por biopsia
T2 – Tumor confinado à próstata	T2a – engloba metade de um dos lobos T2b – engloba mais da metade de um dos lobos T2c – engloba ambos lobos
T3 – Tumor além da cápsula prostática	T3a – extensão extracapsular T3b – acomete vesícula seminal
T4 – Tumor permanece fixo ou invade estruturas adjacentes além das vesículas seminais: colo vesical, reto, parede pélvica	
N – Envolvimento linfonodal regional	Nx – linfonodos regionais não avaliados N0 – sem metástases para linfonodos regionais N1 – metástases linfonodais regionais
M – Metástase a distância	Mx – metástases a distância não avaliadas M0 – ausência de metástase a distância M1a – linfonodos não regionais M1b – osso M1c – outros órgãos

Tabela 14.5 Classificação de risco de câncer de próstata segundo a Associação Americana de Urologia.

Muito baixo	EDR ≤ T2a *e* PSA < 10 ng/m*l* e G 1 (6)* < 34% de fragmentos positivos e < 50% de acometimento por fragmento *e* PSAd < 0,15 ng/m*l*/cm³
Baixo	EDR ≤ T2a *e* PSA < 10 ng/m*l* e G 1 (6)*
Intermediário	EDR T2b ou T2 c *ou* PSA 10 a 20 ng/m*l ou* G 2 (3+4)* ou G 3 (4+3)*
Favorável	G 1 (3+3)* ou G 2 (3+4)* *e* PSA < 10 ng/m*l*
Desfavorável	G 2 (3+4)* *e* PSA > 10 ng/m*l ou* G 3 (4+3)*
Alto	EDR ≥ T3 *ou* PSA > 20 ng/m*l ou* G 4 (8)* ou G 5 (9 ou 10)*

Grade group (Gleason) EDR: exame digital do reto; PSA: antígeno prostático específico; PSAd: densidade de PSA.

Tabela 14.3 Categorização do resultado de biopsia da próstata segundo a Organização Mundial da Saúde (OMS).

Grade group	**Escore Gleason**
1	6
2	7 (3 + 4)
3	7 (4 + 3)
4	8
5	9 ou 10

Doença localizada

Considera-se doença localizada aquela que não acomete tecido extraprostático nem linfonodos e não apresenta metástase. Pode-se dividir o tratamento desses pacientes de acordo com a classificação de risco e com sua expectativa de vida. Em seguida, será descrito cada tipo de tratamento utilizado neste cenário.

Watchful waiting

Modalidade de tratamento que não visa à cura, mas sim ao monitoramento do paciente para verificar a necessidade de provável tratamento paliativo. Indicado para pacientes com baixa expectativa de vida em 5 anos independentemente do fator de risco. Dentro dos tratamentos paliativos, podemos citar:

- Tunelização da próstata: ressecção transuretral do tecido prostático, indicada para pacientes com LUTS moderados/graves com piora da qualidade de vida
- Radioterapia óssea: indicada para tratamento de dor óssea devido a metástase.

Vigilância ativa

Tratamento que visa ao acompanhamento ativo de pacientes para identificar o momento ideal para instituir tratamento invasivo com proposta curativa. Indicado como melhor tratamento para pacientes de muito baixo risco e tratamento preferível para pacientes de baixo risco. Pode ser oferecido a pacientes de risco intermediário favorável, porém com alto risco de desenvolvimento de metástases quando comparado aos tratamentos definitivos.

Deve ser realizada RNM multiparamétrica com biopsia confirmatória para avaliar a região com maior probabilidade de doença a fim de inibir um possível subestadiamento da biopsia randômica inicial.

É feito acompanhamento com PSA, EDR e biopsia, sendo indicado tratamento no momento de progressão da doença ou de acordo com o desejo do paciente.

Aproximadamente 65% dos pacientes mantêm acompanhamento em 10 anos, sem necessidade de tratamento, com mortalidade câncer-específica semelhante à dos pacientes tratados de maneira invasiva.

Prostatectomia radical

Tratamento considerado padrão-ouro para o tratamento de doença localizada, independentemente da sua classificação de risco. É feita a retirada da glândula prostática com anastomose uretrovesical, que pode ser realizada por cirurgia aberta (perineal ou retropúbica), videolaparoscópica ou robô-assistida.

Não há diferença entre os resultados oncológicos de acordo com a via utilizada. Alguns estudos demonstram menores complicações peroperatórias (sangramento) e menor tempo de hospitalização nos métodos minimamente invasivos.

As complicações podem gerar importante perda da qualidade de vida e são mais comuns nos primeiros 3 a 6 meses do pós-operatório, podendo em alguns casos melhorar com tratamento fisioterápico ou medicamentoso. São elas: incontinência urinária (10%), disfunção erétil e estenose de anastomose uretrovesical. A linfadenectomia regional (obturatória, ilíacos internos e pré-sacrais) deve ser realizada em casos de risco intermediário desfavorável ou alto.

O sucesso do tratamento é avaliado com a queda do PSA até ficar indetectável ou < 0,03 ng/dℓ para a maioria dos laboratórios após 4 ou 6 semanas. É considerado recidiva PSA > 0,2 ng/dℓ após prostatectomia radical. O acompanhamento deve ser realizado com PSA e EDR 3, 6 e 12 meses após o tratamento, a cada 6 meses por 3 anos e anualmente após esse período.

Radioterapia

Tratamento com resposta oncológica semelhante à da prostatectomia radical, sendo uma opção para pacientes com doença localizada. A dose total dependerá da classificação de risco do paciente. Possui como contraindicação a presença de LUTS graves, devido à piora deles durante o tratamento. Apresenta como complicações retite, cistite actínica e disfunção erétil. Apesar de mais prevalentes nos primeiros 2 anos de pós-operatório na prostatectomia radical, as complicações mais importantes (incontinência urinária e disfunção erétil) se equivalem a longo prazo.

Em pacientes com risco intermediário ou alto, é indicada hormonoterapia (HT) adjuvante por 6 e 24 meses, respectivamente. É observada neste tratamento uma queda gradual do PSA, que na maioria das vezes não chega ao valor indetectável. O PSA chega ao menor registro, denominado nadir, por volta de 12 a 24 meses pós-tratamento e deve ser acompanhado de maneira similar ao pós-prostatectomia radical. Considera-se recidiva o aumento progressivo de PSA com valor 2,0 ng/dℓ acima do nadir estabelecido para o paciente.

Braquiterapia

É realizada com a inserção de material radioativo *in locu*. É uma opção para pacientes com baixo risco. Contraindicações relativas são próstatas grandes (> 50 g) e pacientes que já tenham realizado procedimento cirúrgico como RTUp. Apresenta complicações semelhantes às da RT externa.

Tratamentos focais

Têm sido estudadas novas modalidades de tratamento com terapias focais, ainda sem resultados oncológicos comparáveis aos tratamentos convencionais. São utilizados em pacientes com alto risco cirúrgico ou como tratamento de resgate após prostatectomia radical ou radioterapia. Não devem ser realizados em pacientes de ALTO RISCO. Exemplos: crioterapia, *high intensity focused ultrasound* (HIFU) e fotodinâmica com podeliporfina.

Doença localmente avançada

Doença que acomete a região extraprostática, incluindo a vesícula seminal, associada ou não a doença linfonodal regional, ou qualquer estadiamento tumoral na presença de acometimento linfonodal. Ainda é possível tratamento curativo em alguns casos, porém com altas taxas de recidiva.

Em pacientes com diagnóstico clínico devido a tumor T3 (invasão extracapsular ou de vesícula seminal), pode-se oferecer a prostatectomia radical com ressecção ampla de tecidos periprostáticos mais linfadenectomia associada a hormonoterapia adjuvante, ou radioterapia associada a hormonoterapia ou apenas esta última. Pacientes com diagnóstico pós-prostatectomia radical de pT3 podem ser submetidos à radioterapia adjuvante ou acompanhados para tratamento após comprovação de recidiva bioquímica. Pacientes com diagnóstico pós-prostatectomia radical de N1 têm indicação de hormonoterapia adjuvante, podendo-se colocar em observação pacientes com < 2 linfonodos positivos, PSA < 0,1 ng/dℓ e ausência de extensão extralinfonodal.

Hormonoterapia

A testosterona estimula a função e a proliferação das células prostáticas, de modo que intervenções que reduzem seus níveis séricos inibem a divisão delas. O uso de privação androgênica visa à prevenção da progressão de doença por meio de controle e melhora de sobrevida. A hormonoterapia é indicada em alguns casos específicos para doença localizada (adjuvante à radioterapia) e localmente avançada (pN1), sendo o tratamento inicial realizado para doença avançada e recidiva sistêmica.

Pode ser realizada de forma cirúrgica com orquiectomia bilateral ou farmacológica com análogos do hormônio liberador de gonadotrofinas (GnRH), como gosserrelina, busserrelina e leuprolida, ou com antagonistas do GnRH, como o degarrelix.

Em casos de uso de análogos do GnRH, está indicado também o uso de antiandrogênicos periféricos no primeiro mês a fim de inibir a resposta causada pelo efeito *flare-up*, que é a liberação inicial de gonadotrofinas provocada pelo análogo que pode causar piora clínica inicial, principalmente em pacientes já sintomáticos (LUTS, dor óssea, fadiga).

A resposta esperada é de testosterona total abaixo de 50 ng/dℓ, preferencialmente abaixo de 20 ng/dℓ. São efeitos colaterais esperados da privação androgênica: diminuição da libido, disfunção erétil, fadiga, síndrome metabólica, osteopenia, entre outros.

Ainda é incerta na literatura a realização de tratamento intermitente em vez do contínuo, na tentativa de melhorar a qualidade de vida relacionada aos efeitos colaterais, mantendo uma ação satisfatória do controle da doença.

Outros fármacos podem ser utilizados como segunda linha para a privação androgênica. São eles:

- Antiandrogênicos periféricos: ciproterona, flutamida, nilutamida e bicalutamida. Usados em monoterapia, são inferiores às outras classes.[42] Apresentam como efeito colateral comum a hepatotoxicidade
- Estrogenoterapia: o dietilestilbestrol apresenta alta taxa de abandono de tratamento por efeitos colaterais e aumento do risco cardiovascular e de trombose.[42]

Não há evidência científica que revele melhora dos resultados em uso de bloqueio androgênico máximo (orquiectomia/análogo GnRH + bloqueio periférico).[43] Pacientes em hormonoterapia devem ser acompanhados devido ao risco de osteopenia, e se diagnosticada o tratamento deve ser realizado com inibidores da osteólise (ácido zoledrônico ou denosumabe) associados à suplementação de cálcio e vitamina D.[44]

Doença avançada

Caracterizada como doença com acometimento a distância, é considerada incurável e não possui indicação de tratamento local.[45] O tratamento visa melhorar a sobrevida e a qualidade de vida, sendo realizado tratamento sistêmico inicial com hormonoterapia.

Pode ser considerado o uso de quimioterápico (docetaxel) associado à hormonoterapia no tratamento inicial de pacientes com doença avançada com grande volume de metástases, definida como a presença de metástase visceral e/ou quatro ou mais metástases ósseas com pelo menos uma delas fora do anel pélvico ou coluna vertebral.[46] A Associação Europeia de Urologia recomenda tratamento inicial combinado (hormonoterapia + docetaxel) para pacientes com doença avançada ao diagnóstico.[29]

Resistente à castração

Pacientes com tumor resistente à castração são aqueles que, apesar de terem castração confirmada (testosterona total abaixo de 50 ng/mℓ), continuam a ter progressão de doença (aumento de PSA ou aparecimento de novas metástases). Esses pacientes possuem sobrevida média de 13 meses.[47]

Pacientes sem metástases devem continuar com hormonoterapia e observação. Se relutantes, pode-se oferecer antiandrogênicos ou inibidores da síntese de andrógenos.

Está indicado o uso de quimioterápicos (docetaxel) ou hormonoterapia de nova geração (abiraterona ou enzalutamida) em pacientes com metástases detectáveis em exames de imagem. A hormonoterapia deve ser preferida em pacientes com *status* de má *performance*. Para esses pacientes está indicado o uso de inibidores da osteólise para prevenção de fratura patológica.

Em pacientes que mantêm progressão após o uso de docetaxel, pode ser oferecida hormonoterapia de nova geração ou cabazitaxel ou novo tratamento com docetaxel. O uso de rádio-233 está indicado para pacientes sintomáticos devido a metástase óssea sem metástase visceral.

Doença recidivada

Dos pacientes com doença localizada ou localmente avançada tratados inicialmente, 27 a 53% desenvolverão uma recorrência bioquímica (RB).[48] Esta é reconhecida após prostatectomia radical se PSA > 0,2 ng/dℓ em dois exames consecutivos ou após radioterapia por elevações do PSA acima de 2,0 ng/dℓ do nadir.

Dos pacientes com RB, apenas 10 a 15% evoluem com metástase e óbito.[49] São fatores importantes para pior prognóstico nesses casos:

- Escore Gleason
- Tempo de duplicação do PSA (TDPSA): calculado a partir de nomogramas disponíveis *on-line* (http://nomograms.mskcc.org/Prostate/PsaDoublingTime.aspx). É de pior prognóstico quanto menor o tempo (< 3 meses).

Nesses casos, é importante a definição de doença recidivada localmente ou sistêmica para a definição de conduta. O uso de métodos de imagem como TC ou RNM de pelve e CO raramente é positivo em valores de PSA < 10 ng/dℓ. Assim, devem ser realizadas apenas se PSA > 10 ng/dℓ, TDSPA menor que 6 meses, PSAv > 0,5 ng/mℓ/mês ou sintomáticos.[50]

Tomografias de tórax ou crânio devem ser solicitadas somente se houver sintomas associados.

O uso de PET-PSMA (*prostate-specific membrane antigen*) tem auxiliado na identificação de recidivas locais ou a distância em pacientes com PSA ≥ 1 ng/dℓ. Também pode ser utilizada a PET-CT com colina.

De maneira geral, pacientes com RB precoces, com alto grau Gleason e TDPSA baixos tendem a ter recidiva a distância.

São possíveis tratamentos para esses pacientes:

- Radioterapia de resgate: indicada em pós-prostatectomia radical, sem evidência de doença metastática, preferencialmente antes de PSA > 0,5 ng/dℓ. Deve-se associar HT em pacientes com expectativa de vida maior de 10 anos
- Linfadenectomia pélvica ou retroperitoneal de resgate: ainda sem evidência de melhora de ganho de sobrevida
- Prostatectomia de resgate: indicada em pós-radioterapia na evidência de doença tumoral local por biopsia prostática e na ausência de metástases. Apesar de maior morbidade quando comparada à prostatectomia radical no tratamento inicial, possibilita um bom controle a longo prazo
- Braquiterapia de resgate ou tratamentos focais: mesma indicação da prostatectomia de resgate com menor taxa de controle e ainda em fase experimental
- Vigilância ativa: opção viável em pacientes com baixo risco (TDPSA > 12 meses, tempo para RB > 3 anos, Gleason < 7 e estádio tumoral < T3a) e/ou com expectativa de vida inferior a 10 anos
- Hormonoterapia: indicada em pacientes de alto risco (TDPSA < 12 meses, tempo para RB < 12 meses e/ou Gleason 8 a 10), sendo a indicação precoce preferida para pacientes com expectativa de vida superior a 10 anos. Pode ser realizada de forma intermitente, sem interferência no controle oncológico.[51]

O tratamento do câncer de próstata, principalmente da doença avançada, tem evoluído muito nos últimos 10 anos. O lançamento do *International Cancer Genome Consortium*, em 2008, preparou o caminho para estudos do genoma em mais de 50 tipos de câncer e melhorou significativamente nossa compreensão dos diferentes tipos de tumores. Muitos ensaios clínicos estão em andamento, e é provável que nos próximos anos ocorram mudanças nos esquemas terapêuticos com a aquisição de novos fármacos.

CONSIDERAÇÕES DA PRÁTICA DOS AUTORES

As doenças da próstata vão acometer grande parte dos homens durante sua vida, e devemos ter a habilidade para realizar o diagnóstico e para orientá-los sobre a história natural dessas doenças e as possibilidades terapêuticas de cada uma delas, pactuando com eles o melhor tratamento de forma individualizada.

Cada vez mais o objetivo a ser alcançado como sucesso de tratamento é a melhora na qualidade de vida. Nesse quesito, há algumas décadas, a ciência médica passou a se preocupar em dar mais "vida aos anos" do que simplesmente "anos à vida". Muitos avanços são esperados nessa área e devemos nos manter atualizados para poder oferecer o melhor tratamento aos nossos pacientes.

Referências bibliográficas

1. Srougi M et al. Doenças da próstata. Rev Med (São Paulo). 2008; 87(3): 166-77.
2. Standring S. Anatomia Gray's. 40. ed. Elsevier; 2010.
3. Guyton AC, Hall JE. Tratado de fisiologia médica. 11. ed. 2006.
4. Light JK, Rapoll E, Wheeler TM. The striated urethral sphincter: muscle fibre types and distribution in the prostatic capsule. Cr J Urol. 1997; 79(4):539-42.
5. Elbadawi A, Mathews R, Light JK et al. Immunohistochemical and ultrastructural study of rhabdosphincter componente od the prostatic capsule. J Urol. 1997; 158(5):1819-28.
6. Randall A. Surgical pathology of prostatic obstruction. Baltimore, MD: Williams Wilkins Co; 1931.
7. Srougi M, Antunes AZ, Dall'Oglio M. Hiperplasia prostática benigna. São Paulo: Atheneu; 2011.
8. Parsons JK, Carter HB, Partin AW et al. Metabolic factors associated with benign prostatic hyperplasia. J Clin Endocrinol Metab. 2006; 91 (7):2562-8.
9. Abrams P, Cardozo L, Fall M et al. The standardisation of terminology of lower urinary tract function. Neurourol. Urodyn. 2002; 21(2):167-78 (Wiley); Urology. 2003; 61:37-49 (Elsevier).
10. Gratzke C, Bachmann A, Descazeaud A et al. EAU guidelines on the assessment of non-neurogenic male lower urinary tract symptoms including benign prostatic obstruction. European urology. 2015; 67(6):1099-109.
11. Averbeck MA et al. Diagnóstico e tratamento da hiperplasia benigna da próstata. Revista da AMRIGS. 2010; 54(4):471-7.
12. McVary KT et al. Update on AUA Guideline on the management of benign prostatic hyperplasia. J Urol. 2011; 185(5):1793-803.
13. Foley SJ, Soloman LZ, Wedderburn AW et al. A prospective study of the natural history of hematuria associated with benign prostatic hyperplasia and the effect of finasteride. J Urol. 2000; 163:496.
14. McConnell DJ et al. The long-term effect of doxazosin, finasteride, and combination therapy on the clinical progression of benign prostatic hyperplasia. N Engl J Med. 2003; 349(25):2387-98.
15. Roehrborn CG et al. The effects of combination therapy with durasteride and tamsulosin on clinical outcomes in men with symptomatic benign prostatic hyperplasia: 4-year results from the CombAT study. Eur Urol. 2010; 57(1):123-31.
16. Roehborn CG et al. Efficacy and safety of a fixed-dose combination of dutasteride and tamsulosin treatment compared with watchful waiting with initiation of tamsulosin therapy if symptoms do not improve, both provided with lifestyle advice, in the management of treatment men with moderately symptomatic benign prostatic hyperplasia: 2-year CONDUCT study results. BJU Int. 2015; 2016(3):450-9.
17. Skolarikos A et al. Safety and efficacy of bipolar versus monopolar transurethral resection of the prostate in patients with large prostates or severe lower urinary tract symptoms: Post Hoc Analysis of a European multicenter randomized controlled trial. J Urol. 2016; 195(3):677-84.
18. Gratzke C et al. Complications and early postoperative outcome after open prostatectomy in patients with benign prostatic enlargement: results of a prospective multicenter study. J Urol. 2007; 177(4):1419-22.
19. Yin L et al. Holmium laser enucleation of the prostate versus transurethral resection of the prostate: a systematic review and meta-analysis of randomized controlled trials. J Endourol. 2013; 27(5):604-11.
20. Sakuramoto PK. Tratamento cirúrgico da HPB: novas tecnologias e update. Revista uro ABC. 2014; 14(4,2):5-11.
21. Instituto Nacional de câncer José Alencar Gomes da Silva. Estimativas 2016: incidência de câncer no Brasil. Rio de Janeiro: INCA; 2015.
22. Billis A, Souza CAF, Piovesan H. Histologic carcinoma of prostate in autopsies: frequency, origin, extension, grading and terminology. BJU. 2002; 28(3):197-206.
23. Toren P, Margel D, Kulkarni G et al. Effect of dutasteride on clinical progression of benign prostatic hyperplasia in asymptomatic men with enlarged prostate: a post hoc analysis of the REDUCE study. BMJ. 2013; 15(346):f2109.
24. Andriole GL, Bostwick DG, Brawley OW et al. Effect of dutasteride on the risk of prostate cancer. N Engl J Med. 2010; 362:1192-202.
25. Schroder FH, Hugosson J, Roobol MJ et al. Prostate-cancer mortality at 11 years of follow-up. N Engl J Med. 2012; 366:981.
26. Andriole GL, Crawford ED, Grubb RL 3rd et al. Prostate cancer screening in the randomized prostate, lung, colorectal, and ovarian cancer screening trial: mortality results after 13 years of follow-up. JNCI. 2012; 104:125.
27. Nardi AG et al. Diretrizes urologia – AMB. Sociedade Brasileira de Urologia; 2014.
28. Zietman AL et al. Early detection of prostate cancer: AUA Guideline. American Urological Association (AUA) Guideline. 2013.
29. Mottet N et al. Guideline of Prostate Cancer 2016. European Association of Urology – EAU. Disponível em: uroweb.org/guideline.
30. Devonec M, Chapelon JY, Cathignol D. Comparison of the diagnostic value of sonography and rectal examination in cancer of the prostate. Eur Urol. 1988; 14:189-95.
31. Oesterling JE, Jacobsen SJ, Chute CG et al. Serum prostate-specific antigen in a community-based population of healthy men. Establishment of age-specific reference ranges. JAMA. 1993; 270:860-4.
32. Morgan TO, Jacobsen SJ, McCarthy WF et al. Age-specific reference ranges for prostate-specific antigen in black men. N Engl J Med. 1996; 335:304-10.
33. Grossklaus DJ, Smith JA Jr, Shappell SB et al. The free/total prostate-specific antigen ratio (%fPSA) is the best predictor of tumor involvement in the radical prostatectomy specimen among men with an elevated PSA. Urol Oncol. 2002; 7:195-8.
34. Vickers AJ, Till C, Tangen CM et al. An empirical evaluation of guidelines on prostate-specific antigen velocity in prostate cancer detection. J Natl Cancer Inst. 2011; 103:462-9.
35. Epstein JI, Zelefsky MJ, Sjoberg DD et al. A contemporary prostate cancer grading system: A validated alternative to the Gleason score. Eur Urol. 2016; 69(3):428-35.
36. Zaytoun OM, Stephenson AJ, Fareed K et al. When serial prostate biopsy is recommended: most cancers detected are clinically insignificant. BJU Int. 2012; 110:987-92.
37. Bierley JD, Gospodarowicz MK, Wittekind C. TNM classification of malignant tumors. 8. ed. Union for International Cancer Control and the American Joint Committee on Cancer. Wiley Blackwell. 2017.
38. D'Amico AV, Whittington R, Malkowicz SB et al. Biochemical outcome after radical prostatectomy, external beam radiation therapy, or interstitial radiation therapy for clinically localized prostate cancer. JAMA. 1998; 280:969.
39. Cadeddu JA et al. Clinically localized prostate cancer: AUA/ASTRO/SUO Guideline. American Urological Association (AUA), American Society for Radiation Oncology (ASTRO) and Society of Urologic Oncology (SUO). 2017.
40. Sartor O, Eisenberger M, Kattan MW et al. Unmet needs in the prediction and detection of metastases in prostate cancer. Oncologist. 2013; 18:549-57.
41. Kibel AS et al. Castration-resistant prostate cancer: AUA Guideline. American Urological Association (AUA). 2015.
42. Seidenfeld J, Samson DJ, Hasselblad V et al. Single-therapy androgen suppression in men with advanced prostate cancer: a systematic review and meta-analysis. Ann Intern Med. 2000; 132:566-77.
43. Prostate Cancer Trialists' Collaborative Group. Maximum androgen blockade in advanced prostate cancer: an overview of the randomised trials. Lancet. 2000; 355:1491-8.
44. Saad F, Gleason DM, Murray R et al. Long-term efficacy of zoledronic acid for the prevention of skeletal complications in patients with metastatic hormone-refractory prostate cancer. J Natl Cancer Inst. 2004; 96:879-82.
45. Nogueira L et al. First Brazilian consensus of advanced prostate cancer: recommendations for clinical practice. Int Braz J Urol. 2017; 43(3):407-15.
46. Sweeney CJ, Chen YH, Carducci M et al. Chemohormonal therapy in metastatic hormone-sensitive prostate cancer. N Engl J Med. 2015; 373:737-46.
47. Halabi S, Small EJ, Kantoff PW et al. Prognostic model for predicting survival in men with hormone-refractory metastatic prostate cancer. J Clin Oncol. 2003; 21:1232-7.
48. Solo K, Mehra M, Dhawan R et al. Prevalence of prostate cancer (PC) clinical states (CS) in the United States: Estimates using a dynamic progression model. J Clin Oncol. 2009 (suppl; abstr 4637).
49. Boorjian SA et al. Long-term risk of clinical progression after biochemical recurrence following radical prostatectomy: the impact of time from surgery to recurrence. Eur Urol. 2011; 59(6):893-9.
50. Beresford MJ et al. A systematic review of the role of imaging before salvage radiotherapy for post-prostatectomy biochemical recurrence. Clin Oncol (R Coll Radiol). 2010; 22(1):46-55.
51. Brungs D, Chen J, Masson P et al. Intermittent androgen deprivation is a rational standard-of-care treatment for all stages of progressive prostate cancer: results from a systematic review and meta-analysis. Prostate Cancer Prostatic Dis. 2014; 17(2):105-11.

15 Doença de Alzheimer

Francisco de Assis Carvalho do Vale e *Marcos Leal*

INTRODUÇÃO

A doença de Alzheimer (DA) é uma patologia neurológica de natureza degenerativa, que provoca morte neuronal e atrofia cerebral, de causa desconhecida; manifesta-se clinicamente por perdas cognitivas progressivas e alterações comportamentais que evoluem inexoravelmente para demência e óbito. É a principal causa de demência no mundo e caracteristicamente acomete idosos, embora possa ocorrer, com uma frequência muito menor, em pessoas com menos de 60 anos de idade. Cerca de 95% dos casos ocorrem em pessoas a partir dos 65 anos de idade.

A doença tem esse nome em homenagem ao psiquiatra alemão Alois Alzheimer, que a descreveu pela primeira vez. Alzheimer acompanhou uma paciente de 51 anos, denominada Auguste D., com um quadro progressivo iniciado quase 5 anos antes, de perda de memória, dificuldade de linguagem, apraxia, alterações comportamentais, delírios e alucinações.

A paciente faleceu aos 56 anos e o próprio Alzheimer examinou o seu cérebro *post mortem*. Constatou, além de uma atrofia cerebral intensa, a presença de emaranhados neurofibrilares e placas senis. Apresentou o caso em uma reunião de psiquiatras na Alemanha em novembro de 1906, e o denominou como "uma peculiar doença do córtex cerebral", e publicou no ano seguinte. Nem o relato na reunião nem a publicação receberam a merecida atenção pela comunidade científica da época.

Após a sua descrição inicial, a DA foi considerada como uma doença demenciante de início precoce, ou "pré-senil". Passaram-se mais de seis décadas até que as pesquisas científicas demonstrassem que a DA era também a principal causa da inespecífica "demência senil" (vulgarmente chamada de "caduquice"). Esta, por sua vez, fora por muitos anos associada à doença arteriosclerótica cerebral, daí o termo "esclerosado" para denominar vulgarmente os doentes.

EPIDEMIOLOGIA

Uma das consequências das alterações demográficas que vêm ocorrendo no mundo, com o aumento da expectativa de vida e o envelhecimento populacional, é o aumento na prevalência de doenças que afetam o idoso, como a DA.

As demências nas fases iniciais, incluindo a causada pela DA, são subdiagnosticadas pelos médicos. Mesmo em países de renda alta, 50 a 80% dos casos não são identificados na atenção básica, podendo chegar a 90% nos países de renda baixa ou média. Isso implica o dado alarmante de que, no mundo, 3 de cada 4 pessoas com demência ainda não receberam diagnóstico e tratamento.

A Internacional de Doença de Alzheimer (ADI, do inglês *Alzheimer's Disease International*), no seu relatório de 2015, estimou em 46,8 milhões o número de pessoas que viviam com demência no mundo naquele ano, número que saltará para 74,7 milhões em 2030 e para 131,5 milhões em 2050, se não ocorrer alguma descoberta científica que possa interferir na história natural da doença. Além disso, o maior aumento ocorrerá nos países subdesenvolvidos ou em desenvolvimento: em 2015, 58% das pessoas com demência viviam em países de renda baixa ou média, aumentando para 63% em 2030 e 68% em 2050. A prevalência de demência no Brasil é de cerca de 8%.

A DA é a principal causa de demência, sendo responsável por cerca de 60% dos casos. Assim, com base nas estimativas da ADI, poderiam ser projetados números aproximados de 28 milhões em 2015, 45 milhões em 2030 e 79 milhões em 2050 de pessoas com essa doença no mundo. No Brasil, é estimado que haja cerca de 1 milhão de pessoas com DA.

Existe, sobretudo em países de renda baixa ou média, uma dificuldade de percepção da doença de Alzheimer como uma condição médica, porque os sintomas iniciais são ainda tomados, por ignorância ou viés cultural, como algo que faz parte do envelhecimento normal. Isso também ocorre em países de renda alta, mas em menor escala.

Há duas formas de DA: (1) a denominada "esporádica", de início na senescência, que resulta de uma predisposição genética associada à ação de fatores não genéticos ou ambientais; e (2) a DA familiar autossômica dominante (FAD), de início precoce, em que a presença da mutação gênica com padrão mendeliano de herança determina a ocorrência da doença. Felizmente, a forma FAD é rara, respondendo por menos de 1% dos casos.

Outra forma de classificar a DA é de acordo com a idade de início, em DA de início tardio (DAIT, início ≥ 65 anos) e DA de início precoce (DAIP, início < 65 anos). A DAIT responde por mais de 95% de todos os casos, e a DAIP por 1 a 5%. Muitos dos casos de DAIP são DA FAD.

Fatores de risco

Os principais fatores de risco para a DA são:

- Idade avançada: diversos estudos epidemiológicos demonstram que tanto a incidência quanto a prevalência da DA aumentam com o avançar da idade, sendo um pouco mais altas no sexo feminino. A incidência de DA é de cerca de 0,5% nas pessoas com 65 a 70 anos, e a partir dessa faixa etária praticamente duplica a cada quinquênio. O mesmo ocorre com a prevalência. A prevalência da DA, que é de cerca de 3% nas pessoas de 65 a 75 anos, salta para cerca de 18% na década etária seguinte e para cerca de 40% nas pessoas com mais de 85 anos
- Genética: o polimorfismo no gene da apolipoproteína E (ApoE), que tem três alelos ($\varepsilon 4$, $\varepsilon 3$ e $\varepsilon 2$), é o principal fator de risco genético para a DA esporádica, mas não consiste em causa. A ocorrência de um alelo $\varepsilon 4$ aumenta em cerca de três vezes o risco de ocorrência da doença no idoso; a ocorrência de dois alelos $\varepsilon 4$ aumenta o risco em aproximadamente 15 vezes. Entretanto, o alelo $\varepsilon 4$ não é encontrado em quase 20% dos casos de DA esporádica. Portanto, a presença desse alelo não confirma o diagnóstico e a sua ausência não exclui, e por essa razão a pesquisa desses alelos não tem utilidade clínica para o diagnóstico da DA.

Uma grande colaboração internacional (*Genome-wide Association Studies* [GWAS]) tem encontrado, principalmente nos últimos anos, diversos outros polimorfismos e mutações genéticas cuja ocorrência aumenta o risco de DA, como é o caso de SORL1, CLU, CLU, PICALM, CR1 e BIN1, além de outros. Entretanto, consistem em aumentos muito pequenos e ainda não apresentam relevância clínica.

Existem mutações gênicas que são causas da DA e não apenas fatores de risco. Mutações nos genes da proteína precursora de amiloide (APP) (situados no cromossomo 21), da pré-senilina 1 (PSEN1) (no cromossomo 14) e da pré-senilina 2 (PSEN2) (no cromossomo 1) determinam a ocorrência da doença com penetrância muito alta, chegando à completa até os 65 anos de idade.

Outros fatores de risco aventados são: doença cerebrovascular, hipertensão arterial na meia-idade, diabetes tipo 2, peso corporal baixo ou alto na meia-idade, dislipidemia na meia-idade, síndrome metabólica, traumatismo cranioencefálico e baixa escolaridade, entre outros. A associação de tabagismo com DA é controversa: alguns estudos demonstram que o tabagismo aumenta o risco, outros que não altera o risco e outros que diminui o risco (muitos destes últimos, patrocinados pela indústria do tabaco).

Fatores de proteção

São aventados como possíveis fatores de proteção, entre outros: dieta rica em antioxidantes e ácidos graxos insaturados, alta escolaridade e ocorrência dos alelos ε2 da ApoE. Um exemplo de dieta protetora é a denominada "dieta do Mediterrâneo", que consiste em vegetais, peixe, azeite de oliva, pouca carne vermelha, pouco frango e consumo moderado de vinho. A proteção pela alta escolaridade está relacionada principalmente à atividade intelectual, que promove sinaptogênese e aumenta consequentemente a "reserva cerebral", protelando o início dos sintomas na ocorrência da patologia.

PATOLOGIA

A DA caracteriza-se macroscopicamente por uma atrofia cerebral progressiva, difusa, denominada desproporcionada porque é mais acentuada nas regiões temporais mediais bilateralmente (onde se situam os hipocampos, que são as estruturas cerebrais mais diretamente relacionadas com a memória para fatos novos, ou anterógrada); há uma relativa preservação das áreas corticais primárias motora, sensitiva e visual.

O neocórtex (principalmente frontal e temporal) e os hipocampos (que são arquicórtex), por serem as áreas cerebrais mais relacionadas às funções cognitivas, são as mais afetadas pela patologia característica da doença de Alzheimer.

Os critérios neuropatológicos são os mesmos tanto para a forma esporádica quanto para a FAD da DA. Os achados microscópicos característicos (Figura 15.1) são: (a) as placas senis (PS), também denominadas placas amiloides, extracelulares, que são depósitos de peptídio beta-amiloide (Aβ) derivado da APP; são comumente circundadas por neuritos distróficos e, neste caso, denominadas placas neuríticas (PN); e (b) os emaranhados neurofibrilares (ENF), intracelulares, originados da hiperfosforilação anormal da proteína tau, constituinte dos microtúbulos. Também são características da patologia a perda de neurônios (principalmente piramidais), de sinapses, de substância branca e microgliose reativa.

As alterações patológicas da DA, principalmente os ENF, guardam correlação com a progressão dos sintomas, mas começam a ocorrer muitos anos antes deles. Estruturas do tronco encefálico, como o núcleo dorsal da rafe e o *locus coeruleus*, são acometidas muito precocemente. Os sintomas se iniciam com o acometimento do hipocampo, córtex entorrinal e *nucleus basalis* de Meynert. Com a progressão, serão acometidos o neocórtex temporal, a parte anterior do giro do cíngulo e a ínsula. Nos estágios mais avançados da patologia encontram-se alterações em praticamente todo o neocórtex, principalmente nas áreas associativas.

FISIOPATOLOGIA

No fim da década de 1960 começaram a ser realizados estudos com o objetivo de elucidar a etiologia e a fisiopatologia da DA. Entretanto, embora se tenha avançado no conhecimento de mecanismos fisiopatológicos, ainda não se consegue saber o que causa e como exatamente a doença se desenvolve e produz os variados sintomas cognitivos e comportamentais. Sabe-se, porém, que os eventos fisiopatológicos começam a ocorrer cerca de 15 anos antes do início dos sintomas.

Hipótese colinérgica

Nas décadas de 1970 e 1980, os estudos demonstraram: déficits substanciais no neocórtex de colina-acetiltransferase (ChAT), a enzima responsável pela síntese de acetilcolina (ACh); redução na captação de colina, necessária para a síntese de ACh; redução na liberação de ACh; e perda de neurônios colinérgicos do *nucleus basalis* de Meynert, situados na base do cérebro. Essas descobertas confirmaram a ocorrência de um déficit colinérgico pré-sináptico substancial no cérebro dos pacientes. Pesquisas subsequentes demonstraram o papel da ACh na aprendizagem e na memória, e a associação da disfunção colinérgica com os transtornos cognitivos e com as placas amiloides.

A partir desse conjunto de conhecimentos surgiu a "hipótese colinérgica" da DA, segundo a qual a degeneração de neurônios colinérgicos da base do cérebro (que se projetam para o neocórtex e os hipocampos) está associada à perda de neurotransmissão colinérgica naquelas áreas, entre outras, o que contribui significativamente para a deterioração das funções cognitivas.

Há também redução de outros neurotransmissores, como a serotonina, está associada à ocorrência de sintomas comportamentais da doença.

Hipótese da cascata amiloide

A hipótese mais aceita é a da denominada "cascata amiloide". Segundo ela, o evento fisiopatológico inicial é o processamento

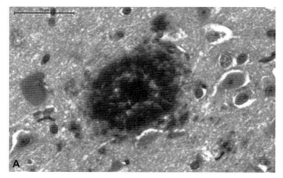 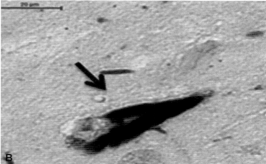

Figura 15.1 A. Placa neurítica no córtex temporal. **B.** Emaranhado neurofibrilar no hipocampo. (Imagens gentilmente cedidas pela Dra. Roberta Diehl Rodriguez, do Banco de Encéfalos Humanos do Grupo de Estudos em Envelhecimento Cerebral da Faculdade de Medicina da Universidade de São Paulo.) (*Esta figura está reproduzida, em cores, no Encarte.*)

anormal da APP, com produção do peptídio Aβ. A partir daí, ocorreriam a hiperfosforilação da proteína tau, a degeneração neuronal e sináptica e o déficit de neurotransmissão colinérgica.

A APP, cuja função normal ainda não é inteiramente conhecida, é uma proteína de localização transmembrana neuronal que tem uma porção curta no meio intracelular e uma longa no extracelular. Seu metabolismo ocorre por uma clivagem dupla que envolve três famílias de enzimas denominadas secretases (α, β e γ). Inicialmente sofre uma quebra pela ação da α-secretase ou da β-secretase e, na sequência, uma outra quebra pela ação da γ-secretase. A via proteolítica normal é a iniciada pela α-secretase, na qual não há formação de Aβ e, portanto, é denominada não amiloidogênica. Na via amiloidogênica, a primeira clivagem é realizada pela β-secretase e há produção do peptídio Aβ; as suas isoformas com 40 e 42 aminoácidos são as mais patogênicas, principalmente esta última.

O peptídio Aβ pode acumular-se no meio extracelular na forma de PS, mas também pode ser encontrado na forma de oligômeros solúveis que têm sido caracterizados como também muito neurotóxicos em estudos recentes. A sua presença provoca disfunção e depois degeneração sináptica.

A maioria dos autores acredita que o peptídio Aβ está envolvido na hiperfosforilação da proteína tau, o que provoca desestabilização e destruição dos microtúbulos intracelulares, produzindo os ENF. Esse evento associa-se à neurotoxicidade do próprio peptídio Aβ.

O conhecimento dos eventos da cascata amiloide tem embasado as principais linhas de pesquisa em relação ao tratamento da DA. Entretanto, deve-se ressaltar que se trata de uma hipótese, que não é suficiente para explicar toda a patologia e a apresentação clínica da doença. Sequer é determinado ainda se a formação amiloide é o iniciador dos eventos fisiopatológicos ou se é uma consequência.

QUADRO CLÍNICO

Os sintomas da DA são divididos em cognitivos e não cognitivos (comumente denominados neuropsiquiátricos). Os principais sintomas cognitivos são perda de memória, distúrbios de linguagem, distúrbios da atenção e funções executivas, desorientação temporal/espacial, apraxia, distúrbios perceptivos e visuoespaciais e anosognosia. Os sintomas neuropsiquiátricos mais comuns são apatia, depressão, agressão, ansiedade e distúrbios do sono. Muitos sintomas podem resultar da interação de mecanismos diversos. Por exemplo, esquecer onde guardou um objeto pode gerar no paciente o delírio persecutório de que alguém o roubou.

O quadro clínico muda com o avançar da doença. Há sintomas que ocorrem já no início, outros nas fases intermediárias e outros somente nas fases avançadas. Há sintomas que persistem e pioram progressivamente ao longo de toda a evolução, como a perda da memória; outros podem ser recorrentes, como os delírios. Há uma considerável variação de pessoa a pessoa decorrente, principalmente, da extraordinária complexidade do cérebro.

O diagnóstico clínico da DA é centrado na caracterização da disfunção cognitivo-comportamental. A investigação laboratorial complementar é indispensável para o diagnóstico diferencial e a identificação etiológica.

A anamnese deve ser abrangente e detalhada, e contar com a participação de um informante que conheça muito bem o paciente, preferencialmente um familiar, e incluir:

- Tempo de início: procure identificar o mais aproximadamente possível quando surgiram os primeiros sintomas. Observe que os familiares tendem a informar um tempo de início ao atribuírem as primeiras manifestações clínicas ao processo do envelhecimento

- Caracterização dos sintomas: descreva detalhadamente as perdas cognitivas e as alterações comportamentais, incluindo tipo, duração, horário, situações desencadeantes, frequência e intensidade
- Modo de instalação e evolução: o aparecimento dos sintomas iniciais se dá de forma lenta e a evolução é inexoravelmente progressiva. Uma instalação aguda ou subaguda dos sintomas aponta para outras causas que não a DA. Não é raro o informante associar o surgimento dos sintomas a algum evento, como o falecimento de um familiar, a aposentadoria ou uma doença sistêmica aguda; mas o que ocorre comumente é que esses eventos acentuam sintomas preexistentes e despertam a atenção dos familiares
- Como foram notados os primeiros sintomas, quem percebeu? Tipicamente, na DA não é o próprio paciente que percebe as perdas cognitivas, mas pessoas próximas, como familiares, amigos e colegas de trabalho
- História familiar. A ocorrência de casos em familiares próximos aumenta a probabilidade do diagnóstico de DA. Deve-se lembrar que, até há poucos anos, muito doentes de Alzheimer eram diagnosticados como simplesmente portadores de "demência senil", ou caracterizados leigamente como "esclerosados" ou "caducos"
- Impacto nas atividades cotidianas e funcionalidade. Os sintomas comprometem as atividades cotidianas? O paciente tem evitado tarefas complexas? Apresentou perda de desempenho no trabalho? Abandonou passatempos? O que tem feito no lazer? Como as perdas cognitivas têm afetado a vida dele?

Como a apresentação clínica da DA é insidiosa, no início as perdas cognitivas passam despercebidas ou são consideradas pelos familiares como decorrentes do envelhecimento apenas. Com o avançar da doença, tornam-se patentes e o paciente é levado ao médico. É comum um paciente chegar ao consultório com mais de 1 ano do início dos sintomas.

Por outro lado, mesmo quando já evidentes para os familiares, os transtornos cognitivos e comportamentais iniciais podem não ser valorizados também pelo clínico, ou ser atribuídos ao envelhecimento ou a outra condição clínica. Não é raro a apatia ser confundida com depressão.

A perda de memória é a principal característica clínica da DA e comumente, mas nem sempre, é o sintoma que leva à consulta inicial. Na maioria das vezes, o paciente não tem percepção das perdas e é levado ao consultório pelo familiar. Perguntado sobre o motivo da consulta, tergiversa ou simplesmente diz que foi à consulta apenas porque o familiar agendou e que ignora o motivo. Outras vezes admite que está tendo esquecimentos, mas como todos da sua idade e que os familiares estão exagerando. É frequente o familiar pedir para conversar com o médico antes da consulta, ou porque sente-se constrangido em relatar os problemas na presença do paciente ou porque este se irritará com o relato. Não é raro, também, durante a entrevista clínica o familiar ficar acenando disfarçadamente, contrariamente às respostas que o paciente dá.

A discrepância entre a percepção da perda de memória pelo paciente e a pelo familiar denota a anosognosia do doente de Alzheimer e pode contribuir para a hipótese diagnóstica da doença nas fases mais iniciais. Pode ser útil a inclusão na entrevista de algum instrumento que demonstre esse aspecto, como a Escala de Queixa de Memória (Tabela 15.1). Caracteristicamente, na DA a pontuação na Forma A é inferior à da Forma B.

O distúrbio mnêmico do paciente com DA ocorre caracteristicamente na memória "recente"; na verdade, o comprometimento ocorre na memória anterógrada, ou seja, para fatos ocorridos após a instalação clínica da doença. A memória "remota", ou seja, a memória para fatos ocorridos há mais tempo, antes da doença

Tabela 15.1 Escala de queixa de memória (EQM).

Forma A – Paciente responde

P1. Você tem problema de memória? (ou "de esquecimento?")
( ) Não = 0 ( ) Não sabe responder/indeciso/dúvida = 1 ( ) Sim = 2
Se responder "não", marque 0 também na P2 e na P3 e pule para a P4

P2. Com que frequência esse problema acontece?
( ) Raramente/nunca = 0 ( ) Pouco/mais ou menos = 1
( ) Muito/frequente = 2

P3. Esse problema de memória tem atrapalhado (ou prejudicado) suas atividades no dia a dia?
( ) Não = 0 ( ) Pouco/mais ou menos = 1 ( ) Muito/frequente = 2

P4. Como está sua memória em comparação com a de outras pessoas de sua idade?
( ) Igual ou melhor = 0 ( ) Um pouco pior = 1 ( ) Muito pior = 2

P5. Como está sua memória em comparação a quando você era mais jovem?
( ) Igual ou melhor = 0 ( ) Um pouco pior = 1 ( ) Bem pior = 2

P6. Acontece de você esquecer o que acabou de ler ou de ouvir (p. ex., em uma conversa)?
( ) Raramente/nunca = 0 ( ) De vez em quando = 1 ( ) Frequentemente = 2

P7. Dê uma nota de 1 a 10 para sua memória, sendo 1 a pior e 10 a melhor.
( ) 9 ou 10 = 0 ( ) 5 a 8 = 1 ( ) 1 a 4 = 2

[ ] Sem QM (0 a 2) [ ] QM leve (3 a 6) [ ] QM moderada (7 a 10)
[ ] QM acentuada (11 a 14)

Forma B – Acompanhante responde sobre paciente, as mesmas questões

[ ] Sem QM (0 a 2) [ ] QM leve (3 a 6) [ ] QM moderada (7 a 10)
[ ] QM acentuada (11 a 14)

Fonte: Vale *et al.*, 2012.

manifesta, é relativamente preservada até estágios intermediários. Assim, no início da doença o paciente consegue lembrar fatos ocorridos na sua vida há muitos anos, mas tem dificuldade para recordar, por exemplo, o que almoçou no dia anterior, um recado ou uma lista de compras. Isso parece contraditório ao leigo e costuma causar estranheza ao familiar, por vezes até lhe provoca desconfiança quando à autenticidade do sintoma. Com a progressão da doença, as dificuldades para reter e evocar novas informações tornam-se mais evidentes e inquestionáveis pelos familiares.

No início há dificuldade para realizar tarefas às quais o paciente está habituado, como cozinhar, dirigir, consertar coisas etc. O paciente pode guardar objetos em locais inapropriados. Ocorre um afastamento progressivo dos passatempos e tarefas mais complexas. Nas fases mais avançadas, o paciente restringe-se a atividades muito simples, como postar-se à frente da televisão, ou ao ócio.

O distúrbio da linguagem é progressivo no curso da doença. Manifesta-se no início com anomia (dificuldade para nomear coisas ou pessoas). O paciente tem dificuldade de encontrar palavras e de compreender e acompanhar conversas. Essa dificuldade na comunicação contribui para seu retraimento social. Nas fases intermediárias há uma significativa redução do vocabulário, da sintaxe e da compreensão, quando o paciente tem dificuldade de responder a perguntas simples e as frases tornam-se mais curtas e muitas vezes agramaticais. Nas fases mais avançadas, o paciente torna-se incapaz de se comunicar, restringindo-se a palavras desconexas, estereotipias verbais, gritos e sons ininteligíveis.

A desorientação espacial é um sintoma frequente. No início, o paciente pode perder-se no bairro conhecido ou ter dificuldade para encontrar o caminho de casa. Com a progressão, passa a ter dificuldade de orientar-se dentro da própria casa. Muitas vezes, o paciente perde urina na roupa porque não consegue encontrar o banheiro a tempo. Mudanças de ambiente costumam agravar a desorientação espacial.

A desorientação temporal também é comum e progressiva. O paciente não acompanha o calendário, tem dificuldade com datas relevantes e com as relações cronológicas.

A apresentação dos sintomas cognitivos muda ao longo do curso da doença, mas os principais progridem de maneira relativamente previsível (Tabela 15.2).

Em quadros instalados, os transtornos cognitivos podem ser evidenciados no exame cognitivo breve pelo próprio médico. Em quadros iniciais, entretanto, pode ser difícil a diferenciação entre as alterações leves associadas ao envelhecimento, transtornos de humor e outras causas e o comprometimento cognitivo leve (CCL), ou entre o CCL e uma demência leve. Nessas situações, é muito útil uma avaliação cognitiva objetiva mais ampla e abrangente, realizada por um neuropsicólogo.

Os distúrbios não cognitivos, comumente denominados sintomas neuropsiquiátricos, podem ser psicológicos (percebidos pelo paciente) e comportamentais (observados por outrem). Esses sintomas compõem como regra o quadro demencial da DA e se agravam com a progressão da doença. Perturbam muito mais a dinâmica familiar do que os sintomas cognitivos e são os que mais causam a internação dos pacientes em instituições de longa permanência (ILP).

Não é raro sintomas neuropsiquiátricos precederem os sintomas cognitivos; por exemplo, sintomas depressivos iniciais na DA são comumente tratados farmacologicamente sem que se levante a hipótese dessa doença.

Os sintomas neuropsiquiátricos mais comuns são (com frequência aproximada): apatia (50%); depressão, agressividade, ansiedade e distúrbios do sono (40% cada); irritabilidade e distúrbios do apetite (35% cada); comportamento motor aberrante e delírio (30% cada); desinibição e alucinação (15% cada); e euforia (5%).

A apatia é comumente confundida com depressão e tratada farmacologicamente como tal, porém sem sucesso. O paciente não realiza coisas por falta de motivação, que não necessariamente está associada a humor depressivo; quando perguntado, responde simplesmente que não tem vontade ou não consegue explicar.

A agressividade pode ser verbal ou mesmo física. Comumente decorre de outros sintomas, como comportamento combativo (p. ex., por não querer tomar banho), delírio ou irritabilidade; pode também ocorrer em situações como frustração por não conseguir realizar determinada tarefa ou irritação com um familiar por ter sido inadequadamente repreendido por um erro decorrente de seus transtornos cognitivos.

A ansiedade pode ser antecipatória, como, por exemplo, com relação às consultas médicas. O paciente também pode ficar

Tabela 15.2 Progressão das perdas cognitivas na doença de Alzheimer típica.

		CCLa	Leve	Moderada	Avançada
Memória	Episódica anterógrada	+	++	+++	+++
	Operante	–	–/+	++	+++
	Semântica	–/+	+	++	+++
	Remota	–/+	–/+	+/++	+++
Atenção e funções executivas		–/+	+	++	+++
Linguagem		–	–/+	+/++	+++
Praxia		–	–/+	+/++	+++
Habilidades visuoespaciais e perceptivas		–	–/+	+/++	+++
Orientação temporal/espacial		–	+	++	+++

CCLa: comprometimento cognitivo leve tipo amnésico. –: ausente; +: presente; –/+: variável. (Fonte: Hodges, 2006.)

ansioso em ambientes fora de casa ou na presença de muitas pessoas, mesmo familiares.

Distúrbios do sono são frequentes e variados. Distúrbios do ritmo circadiano são comuns: o paciente pode acordar no meio da noite e começar a acender as luzes da casa ou ir preparar o café como se fosse manhã; ou inverter, dormindo muito durante o dia e permanecendo acordado durante boa parte da noite. Também são comuns insônia, sono agitado e pesadelos, entre outros. Os distúrbios do sono provocam muitos problemas para o cuidador e familiares e parecem ter um efeito deletério na progressão da DA.

CRITÉRIOS CLÍNICOS DIAGNÓSTICOS

Em 2011, a Academia Brasileira de Neurologia publicou um conjunto de recomendações em relação ao diagnóstico e ao tratamento da DA e da demência vascular, e uma dessas recomendações foi direcionada aos critérios diagnósticos para a DA.

Critérios NINCDS-ADRDA

Os primeiros critérios clínicos para o diagnóstico da DA estabelecidos em 1984, em uma iniciativa do Instituto Nacional de Transtornos Neurológicos e Comunicativos e AVC (NINCDS, do inglês *National Institute of Neurological and Communicative Disorders and Stroke*) e da Associação de Doença de Alzheimer e Transtornos Relacionados (ADRDA, do inglês *Alzheimer's Disease and Related Disorders Association*). Tais critérios foram amplamente utilizados tanto na prática clínica quanto para efeito de pesquisa até recentemente.

Os critérios NINCDS-ADRDA propunham o diagnóstico da DA em três níveis: *possível*, *provável* e *definida*. Todos prestavam-se à aplicação em pesquisa, mas apenas o de DA *provável* prestava-se também à prática clínica (Tabela 15.3).

Quando critérios NINCDS-ADRDA foram propostos, muito pouco se conhecia sobre os processos fisiopatológicos e a patologia da DA, como também de outras doenças neurodegenerativas demenciantes. A investigação diagnóstica era muito limitada, principalmente em relação à neuroimagem. Não se levou em consideração comprometimento cognitivo que não fosse suficiente para o diagnóstico de demência porque se ignorava que a patologia da DA evolui lentamente e se inicia muito antes do que a síndrome demencial seja evidenciada. Os sintomas neuropsiquiátricos também eram subestimados no quadro clínico.

Critérios NIA-AA

Em 2011, uma iniciativa conjunta do Instituto Nacional do Envelhecimento (NIA, do inglês *National Institute on Aging*) e da Associação de Alzheimer (AA, do inglês *Alzheimer's Association*)

americanos resultou na publicação de recomendações de novos critérios diagnósticos para a DA, a partir da revisão dos critérios NINCDS-ADRDA. Foram propostos critérios para o diagnóstico da DA em três fases de um *continuum*: fase pré-clínica, assintomática; fase sintomática pré-demência, denominada comprometimento cognitivo leve (CCL) devido à DA; e fase de demência da DA.

Essa iniciativa apresenta dois importantes avanços em relação aos critérios clínicos anteriores: a incorporação de biomarcadores de estado da doença subjacente e a formalização de diferentes estágios. Os critérios clínicos para o diagnóstico da demência da DA têm finalidade de aplicação na prática clínica.

Demência da doença de Alzheimer

O grupo de trabalho NIA-AA para o diagnóstico da demência da DA objetivou que os critérios revisados fossem flexíveis o suficiente para serem usados tanto por profissionais de saúde sem acesso a avaliação neuropsicológica, neuroimagem avançada ou biomarcadores de fluidos corpóreos, como por pesquisadores de estudos de investigação clínica ou de ensaios clínicos com acesso a essas ferramentas.

Segundo os critérios NIA-AA, a demência da DA pode ser diagnosticada em três níveis: (a) provável, (b) possível e (c) provável ou possível com evidência de processo fisiopatológico de DA (Tabelas 15.4 e 15.5).

CURSO CLÍNICO E PROGNÓSTICO

A DA tem um curso inexoravelmente progressivo. A evolução da doença ocorre com um declínio mental que se acentua lentamente até o estágio de demência avançada, na maioria das vezes em um período de 10 a 15 anos. Presentemente, não há medicação que consiga interromper a progressão da doença. A velocidade de progressão depende de diversos fatores, incluindo idade de início, etiologia genética, início do tratamento, resposta aos fármacos específicos e reserva cerebral, dentre outros. O óbito decorre geralmente de complicações clínicas, principalmente infecções.

As recomendações da iniciativa NIA-AA propõem o diagnóstico da DA em três fases contínuas: pré-clínica, sintomática pré-demência e demência. Como a DA é uma doença progressiva e de curso ininterrupto, a demência da DA pode ser avaliada em estágios diversos, mas contínuos, que se confundem com os propostos pela Organização Mundial da Saúde para as demências de uma maneira geral (Tabela 15.6).

Tabela 15.3 Primeiros critérios clínicos propostos para o diagnóstico de doença de Alzheimer (DA) (Critérios NINCDS-ADRDA de 1984).

DA *provável*	Demência, com perda progressiva da memória e pelo menos mais uma função cognitiva; ausência de distúrbio da consciência na ocasião do diagnóstico; início entre 40 e 90 anos de idade, mais frequentemente após 65 anos; ausência de distúrbios cerebrais ou sistêmicos que possam justificar os transtornos cognitivos
DA *possível*	Demência; concomitância de outros transtornos demenciais, cerebrais ou sistêmicos; variações no início, apresentação ou curso clínico
DA *definida*	Os critérios de DA provável mais evidência histopatológica (biopsia ou necropsia)

Adaptada de McKhann *et al.*, 1984.

Tabela 15.4 Critérios clínicos NIA-AA para o diagnóstico de demência (qualquer etiologia), 2011.

Sintomas cognitivos ou neuropsiquiátricos que:

1. Interferem nas atividades cotidianas e de trabalho
2. Representam um declínio de níveis prévios de funcionamento e desempenho
3. Não são explicados por *delirium* ou algum transtorno psiquiátrico maior
4. O comprometimento cognitivo é detectado e diagnosticado pela combinação de (a) história coletada do paciente e de um informante que o conheça bem, e (b) avaliação cognitiva objetiva, por exame cognitivo pelo médico ou avaliação cognitiva completa pelo neuropsicólogo (avaliação neuropsicológica)
5. O transtorno cognitivo/comportamental envolve ao menos dois dos seguintes domínios:
   a. Comprometimento na capacidade de adquirir e lembrar informações novas
   b. Comprometimento no raciocínio, no julgamento e na realização de tarefas complexas
   c. Comprometimento das habilidades visuoespaciais
   d. Comprometimento da linguagem (fala, leitura, escrita)
   e. Alterações na personalidade, comportamento ou conduta

Tabela 15.5 Critérios clínicos NIA-AA para o diagnóstico de demência da doença de Alzheimer, 2011.

1. *Provável* demência da DA: critérios clínicos essenciais

1.1. O paciente preenche os critérios para demência, com as seguintes características adicionais:
- Início lento, insidioso
- Piora da cognição evidenciada por relato ou exame objetivo
- As perdas cognitivas iniciais e mais proeminentes ocorrem em uma destas categorias:
  - Apresentação amnésica, que é a mais comum: a demência inclui dificuldade para aprender/recordar informações recentes e pelo menos mais uma outra disfunção cognitiva
  - Apresentações não amnésicas:
    - Linguagem: principalmente dificuldade de se expressar; e disfunção também em outros domínios cognitivos
    - Visuoespacial: principalmente prejuízo na cognição espacial, incluindo agnosias; e disfunção também em outros domínios cognitivos
    - Disfunção executiva: principalmente dificuldades de raciocínio, julgamento e resolução de problemas; e disfunção também em outros domínios cognitivos
- O diagnóstico de *provável* demência da DA não deve ser feito quando há evidência de: (a) doença cerebrovascular considerável; (b) demência com corpos de Lewy; (c) demência frontotemporal; (d) afasia progressiva primária; (e) outra doença neurológica/não neurológica ou uso de medicação que possam ter um efeito substancial na cognição

1.2. Reforçam o diagnóstico de *provável* demência da DA
- Declínio cognitivo evidenciado em avaliações subsequentes (relato e exame cognitivo)
- Mutação genética causadora de DA (APP, PSEN1 ou PSEN2)

2. *Possível* demência da DA: critérios clínicos essenciais

2.1. Curso atípico: início súbito, dados da história insuficientes ou declínio cognitivo não suficientemente documentado ou

2.2. Etiologia mista: (a) doença cerebrovascular substancial; (b) demência com corpos de Lewy; (c) comorbidades neurológica/não neurológica ou uso de medicação que possa afetar significativamente a cognição

3. *Provável* demência da DA com evidência do processo fisiopatológico da doença

Critérios clínicos essenciais para *provável* demência da DA mais evidência de biomarcadores: (a) de deposição de peptídio Aβ no cérebro (Aβ$_{42}$ baixo no liquor; PET para amiloide positiva); e (b) de degeneração neuronal e disfunção sináptica (proteína tau total [T-tau] e fosforilada [p-tau] elevadas no liquor; FDG-PET com hipometabolismo no córtex temporoparietal; e RM com atrofia desproporcionada no lobo temporal [medial, basal e lateral] e no córtex parietal medial)

4. Demência da DA *comprovada*

Critérios clínicos para demência da DA e evidência da doença no exame neuropatológico

NIA: *National Institute on Aging* (Instituto Nacional do Envelhecimento); DA: doença de Alzheimer; Aβ: beta-amiloide; PET: *pósitron emission tomography* (tomografia por emissão de pósitron); RM: ressonância magnética; FDG: fluorodesoxiglicose; RM: ressonância magnética. (Adaptada de McKhann, *et al.*, 2011.)

Tabela 15.6 Estágios da demência segundo a Organização Mundial da Saúde (OMS), 2012.

Estágio inicial (demência leve)	Estágio intermediário (demência moderada)	Estágio adiantado (demência avançada ou grave)
Frequentemente negligenciado, familiares atribuem as dificuldades cognitivas à idade, mesmo médicos podem não diagnosticar. Difícil precisar o início; a apresentação dos sintomas é lenta e gradual	As limitações tornam-se mais evidentes e restritivas	Dependência e inatividade parcial ou total. Transtornos cognitivos muito graves e debilidade física evidente
• Esquecimentos, especialmente de coisas recentes • Distúrbio de comunicação, como dificuldade para encontrar palavras • Desorientação em lugares conhecidos • Desorientação temporal (p. ex., datas) • Dificuldade para tomar decisões • Dificuldade para manejar as finanças • Dificuldade para executar tarefas domésticas mais complexas • Alterações de humor e comportamento: menos motivação, atividade e interesse pelas atividades e passatempos; sintomas depressivos ou ansiosos; agressividade inabitual	• Piora do esquecimento para eventos recentes e nomes de pessoas; repetitividade • Dificuldade com datas e relações cronológicas • Desorientação dentro de casa • Piora da dificuldade de comunicação (expressão e compreensão) • Necessita de ajuda para cuidados pessoais (asseio, vestir, sanitário) • Dificuldade para preparar refeições e cuidar da casa • Incapacidade de morar sozinho com segurança; necessidade de um suporte considerável • Alterações de comportamento: vagueação; chamados, gritos; apegamento a um cuidador; comportamento inapropriado (desinibição, agressão) • Distúrbios do sono • Alucinações, principalmente visuais	• Perda de noção de tempo e lugar; incapaz de se orientar dentro de casa • Dificuldade para entender o que ocorre em torno de si • Incapacidade de reconhecer parentes, amigos, objetos familiares e a própria casa ("quero ir embora para casa") • Incapacidade de comer sem ajuda, dificuldade de deglutição • Incapacidade de autocuidados básicos (higiene, sanitário, vestir) • Incontinência urinária e fecal • Alterações comportamentais mais graves: agressão física e verbal ao cuidador (chutar, bater, gritar) • Grave comprometimento da linguagem, gemidos, sons ininteligíveis • Mobilidade difícil, cadeira de rodas ou leito

Fonte: World Health Organization, 2017.

INVESTIGAÇÃO LABORATORIAL

Diretrizes e recomendações de prática clínica têm sido publicadas, com boa concordância entre si. A Academia Brasileira de Neurologia publicou, em 2011, recomendações para a investigação laboratorial da DA em nosso país.

A investigação laboratorial é necessária para a exclusão de outras causas do transtorno cognitivo/comportamental, o diagnóstico diferencial com outras demências e a identificação de comorbidades. É importante que seja realizada o mais cedo e amplamente possível, para proporcionar o pronto início das intervenções terapêuticas. O médico deve levar em consideração a custo-efetividade dos exames, considerando a realidade socioeconômica. São recomendados os seguintes:

- Exames hematológicos: hemograma completo, creatinina, sódio, potássio, alanina aminotransferase (ALT), hormônio tireoestimulante (TSH), vitamina B$_{12}$; sorologia para sífilis; sorologia para HIV, em pacientes com menos de 60 anos com sintomas atípicos
- Neuroimagem estrutural: indispensável na investigação na investigação clínica das demências. A ressonância nuclear

magnética (RNM) de encéfalo é o exame preferencial; se não for possível, então a tomografia computadorizada (TC) de crânio
- Neuroimagem molecular e funcional: preferencialmente, a tomografia por emissão de pósitron (PET, do inglês *positron emission tomography*) cerebral com marcador para metabolismo neuronal; presentemente, o mais utilizado é a fluorodesoxiglicose (^{18}FDG). Se não for possível ^{18}FDG-PET cerebral, então tomografia computadorizada por emissão de fóton único (SPECT, do inglês *photon emission computerized tomography*) cerebral. Presentemente, ambos os exames são muito dispendiosos e disponíveis em poucos centros no país, sobretudo a PET. A PET para avaliar a carga amiloide aumenta a acurácia diagnóstica, mas ainda está fora da nossa realidade nacional. Os marcadores disponíveis atualmente nos grandes centros são o composto Pittsburgh B (^{11}C-PIB) e o florbetapir
- Liquor: indicado em demências com início antes dos 65 anos, com apresentação ou curso atípicos. Dosagens de peptídio beta-amiloide e proteína tau (total e fosforilada) podem aumentar a acurácia diagnóstica. Entretanto, também ainda é um exame disponível em poucos centros no nosso país
- Eletroencefalograma (EEG): útil para o diagnóstico diferencial com encefalopatias tóxico-metabólicas e infecciosas e com doença de Creutzfeldt-Jakob
- Estudo genético: a genotipagem da APOE não é recomendada com propósito clínico. A investigação de mutações em APP, PSEN1 e PSEN2, quando disponível, é recomendada nos casos de DA com história familiar condizente com herança autossômica dominante.

Na DA ocorre caracteristicamente uma atrofia que é dita desproporcionada porque é maior nas regiões temporais mediais do que nas demais regiões do encéfalo. As áreas mediais do lobo temporal correspondem à formação hipocampal (hipocampo, giro para-hipocampal, giro denteado e subículo) e sua atrofia pode ser quantificada. O estabelecimento de escores *MTA* (atrofia medial temporal – *medial temporal atrophy*) pela análise visual, apesar de subjetivo e impreciso, é útil na prática clínica (Figura 15.2).

A Figura 15.3 apresenta um fluxograma que ilustra uma sequência na investigação clínica básica das perdas cognitivas, com o intuito do diagnóstico de DA e o início do tratamento. Outros exames poderão ser utilizados de acordo com a necessidade e a viabilidade, a critério do médico.

TRATAMENTO

A Academia Brasileira de Neurologia publicou recomendações em relação ao tratamento da DA no nosso país.

O tratamento deve envolver necessariamente os familiares e cuidadores, uma vez que, com a progressão para as fases mais avançadas, o paciente com DA não conseguirá administrar os seus próprios cuidados adequadamente. A abordagem terapêutica deve ser multidisciplinar e a equipe liderada pelo médico deve envolver neuropsicólogo, terapeuta ocupacional, fisioterapeuta, fonoaudiólogo e gerontólogo, entre outros profissionais.

Os objetivos do tratamento são: suavizar a progressão das perdas cognitivas; reduzir os sintomas neuropsiquiátricos; melhorar a funcionalidade e reduzir a carga para os familiares e cuidadores; e, como resultado final, melhorar a qualidade de vida dos pacientes, familiares e cuidadores.

A abordagem terapêutica inclui farmacoterapia e intervenções não farmacológicas. O início rápido da terapêutica aumenta a efetividade.

Tratamento farmacológico

Há fármacos voltados para o tratamento dos transtornos cognitivos e outros para o controle dos distúrbios neuropsiquiátricos.

Farmacoterapia dos transtornos cognitivos

Atualmente, há somente dois grupos de fármacos com evidência científica de eficácia: (a) inibidor de acetilcolinesterase (IAChE), representado por donepezila, galantamina e rivastigmina, e (b) modulador de receptores NMDA de glutamato, representado unicamente por memantina. Entretanto, os efeitos desses medicamentos são paliativos; presentemente não há medicamentos que consigam interromper o curso da doença. Esses medicamentos são chamados por alguns autores de "antidemência" ou "anti-Alzheimer".

Inibidores de acetilcolinesterase

A utilização dos IAChE baseia-se na hipótese colinérgica. Embora haja diferenças nas propriedades farmacológicas, basicamente a ação desses fármacos é a inibição da acetilcolinesterase, enzima responsável pela hidrólise da acetilcolina, e com isso aumentam a disponibilidade do neurotransmissor na fenda sináptica. A eficácia, ainda que modesta, é demonstrada em relação a funções cognitivas, comportamento e atividades da vida diária (AVD).

São indicados principalmente para DA leve e moderada, mas podem ser mantidos na DA avançada. Não se deve associar fármacos IAChE, pois têm o mesmo mecanismo básico de ação e isso só aumentaria a ocorrência de efeitos colaterais, sem aumentar a eficácia.

Os perfis de eficácia dos diversos IAChE são muito semelhantes, assim como os de tolerabilidade e segurança. São fármacos

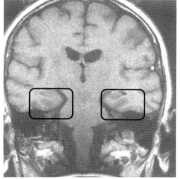
MTA 0 (sem atrofia, normal)

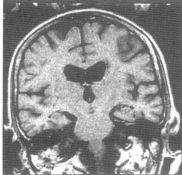
MTA 2 (atrofia moderada, sugere DA)

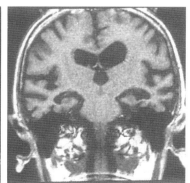
MTA 4 (atrofia acentuada)

Figura 15.2 Escore MTA (atrofia temporal medial – *medial temporal atrophy*) na ressonância magnética de pacientes com doença de Alzheimer (DA). (Adaptada de Scheltens *et al*., 1992.)

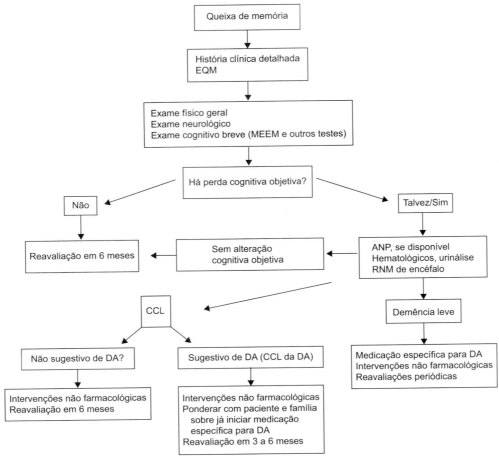

Figura 15.3 Fluxograma de investigação da clínica básica de perdas cognitivas para o diagnóstico de doença de Alzheimer e início do tratamento. EQM: escala de queixa de memória; MEEM: miniexame do estado mental; ANP: avaliação neuropsicológica; RNM: ressonância nuclear magnética; DA: doença de Alzheimer; CCL: comprometimento cognitivo leve.

seguros, pois eventos adversos sérios são muito raros. Entretanto, são relativamente frequentes os efeitos colaterais relacionados ao trato digestório, devido à ação colinérgica resultante da inibição periférica da AChE: desconforto gástrico, náuseas, vômitos, diarreia e perda de apetite e de peso. Também podem ocorrer fadiga, tonturas, insônia, cãibras e agitação.

Pela ação colinomimética podem causar bradicardia e hipotensão arterial; portanto, a sua prescrição é contraindicada em pacientes com defeitos de condução mais graves. Pela mesma razão, deve ser evitado o uso concomitante com fármacos como digitálicos e betabloqueadores.

Deve-se almejar as doses terapêuticas máximas preconizadas, mas o principal determinante é a tolerância individual. Os efeitos colaterais são mais frequentes no início do tratamento ou no aumento de dose, e podem ser minorados com o escalonamento mais lento das doses, em média 4 semanas.

Donepezila. Antagonista reversível, não competitivo e altamente seletivo da AChE. Alimentos não interferem na absorção. A meia-vida de eliminação é de 70 h e, portanto, pode ser administrada 1 vez/dia. A metabolização é hepática pelo sistema do citocromo (CYP) P450, principalmente CYP3A4 e CYP2D6. Cerca de 80% são eliminados por via renal, a maior parte na forma inalterada. A interação com outros fármacos é baixa e não é hepatotóxica. A dose diária inicial é de 5 mg e a de manutenção, de 10 mg.

Galantamina. Promove uma inibição seletiva, competitiva e reversível da AChE. Também faz uma modulação alostérica de receptores nicotínicos da acetilcolina, mas nenhum benefício clínico adicional foi evidenciado. A meia-vida é de 7 a 8 h, mas apresentações comerciais de liberação lenta permitem a administração em dose única diária. Alimentos não diminuem, mas pode alentecer a sua absorção. A metabolização é hepática no sistema citocromo P450, principalmente CYP2D6 e CYP3A4. Cerca de 95% da substância são excretados na urina, com aproximadamente 20% na forma inalterada. A dose inicial diária é de 8 mg, escalonando-se até 24 mg.

Rivastigmina. Inibidor da AChE e da butirilcolinesterase (BuChE). O benefício clínico da inibição da BuChE não foi evidenciado. A meia-vida plasmática é de cerca de 1 h apenas; entretanto, o efeito persiste por quase 12 h devido ao seu mecanismo de inibição "pseudoirreversível": a substância forma uma ligação covalente com a AChE que a inativa temporariamente, mas a atividade enzimática volta aos níveis basais em cerca de 9 h. Praticamente não tem metabolização hepática; sofre hidrólise mediada pela colinesterase e a excreção renal dos metabólitos é a principal via de eliminação (99%). Apesar de alimentos alentecerem a absorção, deve ser tomado após refeições, com intervalos de 12 h, para melhorar a tolerabilidade. A dose inicial diária VO é de 3 mg, escalonando-se até 12 mg. Na apresentação transdérmica é administrado em dose única diária, iniciando-se com 4,6 mg e escalonando-se até 13,3 mg. O adesivo é mais bem tolerado do que a apresentação oral; entretanto, podem ocorrer reações locais na pele no local da aplicação, como irritação, prurido, hiperemia ou edema.

Antiglutamatérgico

A memantina é um antagonista não competitivo de moderada afinidade dos receptores glutamatérgicos voltagem-dependentes do tipo NMDA. A meia-vida de eliminação é de 60 a 100 h, o que lhe permite administração diária em dose única. Não tem metabolização hepática no sistema citocromo P450, e 99% da dose são eliminados por via renal, a maior parte na forma inalterada. É indicada para DA moderada a grave. A dose diária inicial é de 5 mg e a máxima de 20 mg, e o escalonamento pode ser feito a intervalos de 2 semanas. Eventos adversos graves são muito raros. É geralmente bem tolerada e os efeitos colaterais mais comuns são diarreia, insônia, tonturas, cefaleia, alucinações, desorientação e fadiga.

A partir das fases intermediárias da DA, a memantina pode ser associada a IAChE para se obter mais eficácia no tratamento. Não há risco, uma vez que os mecanismos de ação são completamente diferentes e a memantina parece não interferir com o metabolismo de IAChE.

Outros

Não são eficazes como tratamento para DA: extrato de *Ginkgo biloba*, vitamina E, selegilina, ômega 3, redutores de homocisteína, estrogênio, anti-inflamatórios não esteroidais e estatinas.

Perspectivas em tratamento e prevenção de demência

Os fármacos anti-Alzheimer disponíveis presentemente são paliativos; fármacos que possam modificar a doença e impedir a sua progressão, assim como prevenir a instalação dos sintomas, ainda se encontram em fase de pesquisa.

O rápido crescimento do conhecimento sobre a fisiopatologia da DA tem proporcionado ensaios clínicos com fármacos que possam ser modificadores da doença. Os ensaios visam, principalmente, ao estágio pré-demência da DA, quando as perdas cognitivas ainda são pequenas, ou mesmo o estágio pré-clínico, quando não há ainda sintomas, mas já são identificados marcadores biológicos da doença. Os principais alvos dos ensaios clínicos atuais são: redução da produção e agregação de β-amiloide; aumento da degradação e do *clearance* de β-amiloide; redução da formação de tau hiperfosforilada e emaranhados neurofibrilares; neuroproteção e neurodegeneração.

Farmacoterapia dos distúrbios neuropsiquiátricos

Os sintomas neuropsiquiátricos são muito frequentes e diversos na DA, e para seu controle podem ser necessários fármacos de grupos distintos, incluindo antipsicóticos, antidepressivos, ansiolíticos e hipnóticos. É muito importante que os sintomas neuropsiquiátricos sejam diagnosticados rapidamente e, principalmente, que sejam identificados os fatores desencadeantes. Abordagens não farmacológicas muitas vezes são eficazes e devem ser tentadas antes da medicação. O tratamento farmacológico muitas vezes não é necessário se as causas do transtorno comportamental forem identificadas e removidas.

Neurolépticos. Podem ser necessários para tratar sintomas psicóticos, como delírios, alucinações e agitação/agressividade intensa. A prescrição deve incluir uma avaliação judiciosa de riscos/benefícios e uma discussão clara com os familiares e cuidadores. Deve-se preferir os neurolépticos atípicos por causarem menos efeitos colaterais. Utilizar as menores doses suficientes e pelo menor tempo possível. Iniciar com a dose mais baixa e escalonar lentamente.

Benzodiazepínicos. Devem ser evitados em idosos, principalmente com DA, pois podem causar muita sedação e aumento do risco de queda. Podem ser utilizados em situações pontuais, quando o transtorno comportamental estiver claramente associado a ansiedade intensa. Se imprescindíveis, devem ser utilizados os de meia-vida curta e por períodos reduzidos.

Antidepressivos. Sintomas de depressão são muito comuns na DA, e muitas vezes o paciente se beneficia com fármacos antidepressivos. Deve-se preferir os inibidores de recaptação de serotonina com ou sem inibição concomitante de norepinefrina ou outro neurotransmissor. Tricíclicos não devem ser utilizados, pois, devido à sua ação anticolinérgica, podem provocar piora da cognição, confusão mental e sintomas psicóticos. Muitas vezes, o que o paciente apresenta é o sintoma de apatia, que pode ser confundida com depressão e, neste caso, não haverá resposta ao antidepressivo.

Hipnóticos. A insônia é comum na DA, e podem ser necessários fármacos e substâncias hipnóticos, com resposta muito variável de paciente a paciente. Trazodona em doses baixas, zolpidem e zopiclona são os mais utilizados. Melatonina e preparações fitoterápicas também podem ser úteis. Se o paciente apresentar sintomas psicóticos, poderá ser aproveitado o efeito sedativo dos neurolépticos.

Tratamento não farmacológico

Técnicas voltadas para a estimulação cognitiva e o treino de habilidades específicas podem ser eficazes no tratamento cognitivo de pacientes com DA leve a moderada, quando associadas a anticolinesterásico.

Estratégias não farmacológicas podem ser benéficas no tratamento dos sintomas neuropsiquiátricos, incluindo intervenções educacionais, terapia ocupacional, fisioterapia, musicoterapia e atividade física, entre outras.

Entretanto, embora existam indícios de que essas abordagens terapêuticas podem ser benéficas, além de não apresentarem os riscos do tratamento medicamentoso, ainda não há evidências científicas suficientes que permitam conclusões definitivas. Isso deve-se ao fato de que até o presente, na maioria das vezes os estudos não são controlados, incluem poucos sujeitos e utilizam protocolos não bem delineados.

CONSIDERAÇÕES FINAIS

A doença de Alzheimer é uma patologia neurodegenerativa de alta prevalência em idosos, crônica e, até o presente, incurável. A manifestação clínica é devastadora, ocorrendo um declínio progressivo das funções cognitivas que evolui até uma demência grave, com perda completa da identidade pessoal.

Os recursos terapêuticos atualmente disponíveis são paliativos e visam minorar os sintomas, tornar o curso mais estável e melhorar a qualidade de vida do paciente e de seus familiares e cuidadores. Entretanto, é muito grande o volume de pesquisas voltadas para a elucidação etiológica, a descoberta de fármacos modificadores da doença e recursos de prevenção. Por essa razão, é expectável que consigamos intervir na história natural da doença, esperançosamente, em um futuro próximo.

Bibliografia

Alzheimer's Disease International. World Alzheimer Report 2009. Disponível em: http://www.alz.co.uk/research/files/WorldAlzheimerReport.pdf. Acesso em: maio, 2017.

Alzheimer's Disease International. World Alzheimer Report 2011. The benefits of early diagnosis and intervention. Disponível em: http://www.alz.co.uk/research/files/WorldAlzheimerReport.pdf. Acesso em: maio, 2017.

Alzheimer's Disease International. World Alzheimer Report 2015. The global impact of dementia. An analysis of prevalence, incidence, cost and trends. Disponível em: http://www.alz.co.uk/research/files/WorldAlzheimerReport.pdf. Acesso em: março, 2017.

Brucki SMD, Schultz RR (orgs.). Recomendações em Alzheimer. Academia Brasileira de Neurologia. Dementia & Neuropsychologia. 2011;5 (Suppl 1).

Hodges JR. Alzheimer's centennial legacy: origins, landmarks and the current status of knowledge concerning cognitive aspects. Brain. 2006; 129(11):2811-22.

McKhann GM, Drachman D, Folstein M *et al*. Clinical diagnosis of Alzheimer's disease: report of the NINCDS-ADRDA Work Group under the auspices of Department of Health and Human Services Task Force on Alzheimer's Disease. Neurology. 1984; 34:939-44.

McKhann GM, Knopman DS, Chertkow H *et al*. The diagnosis of dementia due to Alzheimer's disease: recommendations from the National Institute on Aging-Alzheimer's Association Work Groups on Diagnostic Guidelines for Alzheimer's Disease. Alzheimers Dement. 2011; 7(3): 263-9.

Scheltens P, Leys D, Barkhof F *et al*. Atrophy of medial temporal lobes on MRI in "probable" Alzheimer's disease and normal ageing: diagnostic value and neuropsychological correlates. J Neurol Neurosurg Psychiatry. 1992; 55(10):967-72.

Vale FAC. Doença de Alzheimer: quadro clínico e investigação complementar. In: Neurologia cognitiva e do envelhecimento: do conhecimento básico à abordagem clínica. 1. ed. São Paulo: Omnifarma; 2016, p. 150-68.

Vale FAC. Drogas antidemência. In: Neuropsiquiatria geriátrica. 2. ed. São Paulo: Atheneu; 2014. p. 457-64.

Vale FAC, Balieiro-Jr AP, Silva-Filho JH. Memory complaint scale (MCS). Proposed tool for active systematic search. Dementia & Neuropsychologia. 2012; 6(4):212-8.

World Health Organization. Dementia. A public health priority. Disponível em: http://www.who.int/mental_health/publications/dementia_report_2012/en/. Acesso em: março, 2016.

Zhao QF, Tan L, Wang HF *et al*. The prevalence of neuropsychiatric symptoms in Alzheimer's disease: Systematic review and meta-analysis. J Affect Disord. 2016; 190:264-71.

16 Doença Hepática Gordurosa Não Alcoólica: Esteatose Hepática

Ana Cláudia de Oliveira

INTRODUÇÃO

Durante muitos anos, o abuso de bebida alcoólica e as hepatites virais foram considerados importantes causas de morbimortalidade por doença hepática, constituindo as principais indicações para o transplante do órgão no mundo todo. Porém, na atualidade, a doença hepática gordurosa não alcoólica (DHGNA) tem ganhado destaque, principalmente nos países industrializados, acompanhando os aumentos significativos das cifras de obesidade e distúrbios metabólicos a ela associados, motivo pelo qual já é considerada um verdadeiro problema de saúde pública. Esse fato reveste-se de importância ainda maior quando se considera que a DHGNA está intimamente associada ao aparecimento de diabetes melito (DM) tipo 2 e de doenças cardiovasculares isquêmicas e hipertensivas, contribuindo para elevar ainda mais sua importância enquanto doença sistêmica.

A DHGNA apresenta um espectro clínico que pode variar de esteatose simples até a esteato-hepatite, que compartilham, em maior ou menor grau, do potencial de evolução para formas hepáticas mais graves com o aparecimento de fibrose progressiva e cirrose, podendo chegar ao carcinoma hepatocelular (CHC). Por outro lado, as enzimas hepáticas, rotineiramente empregadas como marcadores inflamatórios do fígado, são bastante variadas, podendo até ser normais, e os métodos de imagem apresentam apenas moderada a baixa sensibilidade e especificidade no diagnóstico diferencial das formas evolutivas da doença. Dessa forma, o conhecimento dos fenômenos fisiopatológicos, agregados aos métodos propedêuticos disponíveis, muito pode contribuir na abordagem crítica do portador de DHGNA, particularmente nos cenários da atenção primária e secundária em saúde, em que esses pacientes têm seu primeiro contato com o profissional de saúde.

DEFINIÇÃO E CLASSIFICAÇÃO

A DHGNA é caracterizada pelo acúmulo excessivo de gordurosa no fígado, associado a resistência insulínica (RI) e fatores metabólicos de risco, com frequência identificada não intencionalmente por método de imagem. Por definição, a esteatose está presente em mais de 5% dos hepatócitos em análise histológica, ou identifica-se uma fração extraída de gordura > 5,6% por meio da espectroscopia por ressonância magnética. A DHGNA engloba duas condições patológicas e prognósticas distintas, cuja identificação requer uma análise histológica por meio de biopsia hepática: a esteatose hepática e a esteato-hepatite. Enquanto a esteatose hepática geralmente apresenta uma evolução "benigna", a esteato-hepatite, por sua vez, pode apresentar-se em um amplo espectro de gravidade da doença, que inclui a fibrose, podendo chegar à cirrose e ao CHC.

O diagnóstico de DHGNA requer obrigatoriamente a exclusão de outras causas de esteatose hepática (Tabela 16.1) e do consumo de bebida alcoólica > 30 g/dia para homens e > 20 g/dia para mulheres.

PREVALÊNCIA E INCIDÊNCIA

Não restam dúvidas de que, na atualidade, a DHGNA é a doença hepática mais comum nos países ocidentais, acometendo 17 a 46% dos adultos, e a principal causa de elevação inesperada de enzimas hepáticas. No entanto, na análise de prevalência e incidência da DHGNA deve-se levar em consideração não somente a característica da população na região geográfica onde o estudo foi realizado, principalmente no que se refere a fatores de risco metabólicos, mas também o critério utilizado no diagnóstico da condição hepática (aumento das enzimas hepáticas, alteração da ecogenicidade em método de imagem, ou estudo histológico).

Em uma revisão de 22 estudos sobre a prevalência da doença na população geral, empregando-se elevações de enzimas hepáticas ou alteração nos métodos de imagem, a frequência de DHGNA variou de 2,8 a 31%. Em estudo populacional norte-americano *Third National and Nutritional Examination Survey* (NHANES III), foi observada elevação assintomática das aminotransferases sem outra causa identificável em 23% dos participantes. Por outro lado, alguns estudos têm demonstrado elevações expressivas nas cifras da DHGNA que estiveram diretamente relacionadas ao aumento na prevalência da obesidade e síndrome metabólica (SM) e seus componentes, o que, por outro lado, aumenta o risco de doença progressiva e mais grave.

A DHGNA não é exclusiva de indivíduos com risco metabólico e/ou obesidade reconhecidas, mas também está presente em 7% dos indivíduos adultos com peso normal (não obesos), principalmente entre mulheres jovens, cuja fisiopatologia resta ser estabelecida. Em um estudo em que foram analisados os fígados encaminhados para transplante, portanto provenientes de doadores saudáveis, considerados de baixo risco para doença hepática, a prevalência de DHGNA variou de 17,9 a 38,5%, e esteato-hepatite não alcoólica (EHNA) esteve presente em 1,1 a 18,5% dos casos.

Os dados sobre a incidência de DHGNA são extremamente escassos, mas foi demonstrado em 20 a 86/1.000 pessoas/ano com base na elevação de enzimas hepáticas ou alteração ecográfica, e 34/1.000 pessoas/ano por meio de espectroscopia por ressonância nuclear magnética (RNM).

Tabela 16.1 Espectro e classificação da doença hepática gordurosa não alcoólica (DHGNA).

Doença	Classificação (DHGNA primária)	Causas mais comuns (DHGNA secundária)
DHGNA	**ENA**	Álcool
	Esteatose pura	Medicamentos*
	Esteatose e inflamação leve	Hepatite viral (genótipo 3 do VHC)
		Hemocromatose
	EHNA	Doença de Wilson
	EHNA inicial (nenhuma ou leve fibrose F0-F1)	Deficiência de alfa-1-antitripsina
		Doença celíaca
	EHNA-fibrose (fibrose significativa > F2 ou grave > F3)	Hepatite autoimune
		Hipobetalipoproteína
	EHNA-cirrose (F4)	Hipotireoidismo/hipopituitarismo
		Cirurgia de *bypass* intestinal
	Carcinoma hepatocelular (CHC)**	Erro inato do metabolismo (deficiência de lipase ácida lipossomal)

ENA: esteatose não alcoólica; EHNA: esteato-hepatite não alcoólica; VHC: vírus da hepatite C. *Medicamentos: amiodarona, tamoxifeno, metotrexato, α-metildopa, diltiazém, nifedipino, corticosteroides. **O CHC pode ocorrer na ausência de cirrose hepática ou mesmo de EHNA.

FATORES DE RISCO

É indiscutível a associação da DHGNA com a SM e seus componentes, tanto que a esteatose é hoje considerada a manifestação hepática da síndrome. A SM consiste em um agrupamento de anormalidades do metabolismo relacionadas à RI, que se traduzem clinicamente por obesidade central, alterações na homeostase da glicose, dislipidemia (baixa lipoproteína de baixa densidade [HDL] e triglicerídeos [TG] elevados) e hipertensão arterial sistêmica.

Cerca de 90% dos pacientes com DHGNA apresentam uma ou mais características da SM, e aproximadamente 33% têm a síndrome completa. Estudos têm demonstrado que a presença de SM não só aumenta em 4 a 8 vezes o risco de desenvolvimento da DHGNA, como também está associada à menor regressão da doença hepática. Desse modo, como todos os componentes da SM estão relacionados à presença de gordura no fígado, independentemente do índice de massa corporal (IMC), é recomendado que na presença de tais condições seja feita uma investigação para esteatose hepática e vice-versa. Na presença de esteatose deve-se buscar pela presença de SM e seus componentes, mesmo em indivíduos não obesos.

Em indivíduos não diabéticos, o índice HOMA (HOMA-IR), que relaciona o nível sérico da glicose e da insulina), tem sido reconhecido como um marcador indireto da presença de RI, sendo considerado uma alternativa à medida dinâmica do clampe euglicêmico-hiperinsulinêmico, que se mostrou mais custosa e pouco prática para ser empregada "à beira do leito", particularmente em indivíduos que não apresentam as manifestações clássicas da SM.

A obesidade e o aumento da circunferência abdominal têm sido reconhecidos como importantes fatores de risco para o desenvolvimento e a gravidade da DHGNA. Em estudos transversais, a obesidade esteve presente em 25 a 93% dos pacientes com gordura no fígado. Da mesma forma, a presença de DHGNA foi observada em 91, 67 e 24,5% dos indivíduos obesos, com sobrepeso e com peso normal, respectivamente. Por outro lado, comorbidades relacionadas à presença de obesidade, tais como DM2, apneia do sono, ovário policístico e outras anormalidades endócrinas (hipogonadismo), aumentam a prevalência e a gravidade da DHGNA.

Pacientes portadores de DM ou intolerância à glicose são resistentes à insulina, frequentemente estão acima do peso, têm dislipidemia, e, portanto, maior risco de apresentar DHGNA por todos esses fatores associados. Mas, além dessa observação, vários estudos têm demonstrado que a presença de DM, por si só, esteve intimamente associada à presença de doença hepática mais grave, com o desenvolvimento de fibrose progressiva e CHC.

A exposição ambiental a produtos químicos está entre os fatores de risco identificados na DHGNA. Estudos realizados com trabalhadores de um polo petroquímico na Bahia mostraram uma associação entre a exposição ambiental a esses componentes e a presença de gordura no fígado. A forma mais grave e progressiva da doença hepática (EHNA com fibrose) foi o diagnóstico mais frequente nessa população, e a melhora das enzimas e da histologia hepáticas foi observada após o afastamento dos trabalhadores da área de exposição.

FISIOPATOLOGIA

A fisiopatologia da DHGNA primária ainda não está completamente esclarecida. Embora já se reconheçam diversos fatores predisponentes, bem como aqueles associados à pior evolução da doença, a relação causal entre esteatose e EHNA, fibrogênese e cronicidade permanece pouco conhecida. Esse mecanismo está muito bem descrito na leitura recomendada no fim deste capítulo (recomendamos fortemente uma consulta), reproduzidos de forma bastante resumida nesta seção.

Day *et al.*, em 1998, propuseram o modelo *two hits*, no qual o primeiro *hit* seria o acúmulo de ácidos graxos no hepatócito e o segundo *hit* seria o aumento do estresse oxidativo (EOx) e a endotoxemia crônica no desenvolvimento da inflamação e da fibrose.

Atualmente tem ganhado força a teoria *multiple hits*, destacando-se a RI como condição inicial para o acúmulo de ácidos graxos no hepatócito (*first hit*), uma vez que ela favorece a lipogênese e inibe a lipólise mesmo no fígado. Isso aumenta excessivamente o aporte de ácidos graxos a esse órgão, com eventos subsequentes, como o aumento do EOx, estresse do retículo endoplasmático, disfunção mitocondrial e endotoxemia crônica (*second hits/multiple hits*).

Esteatose

A DHGNA está intimamente relacionada à RI, como dito anteriormente, sendo considerada a representação hepática da SM, o que permite deduzir o papel importante da RI na fisiopatologia da DHGNA.

Ao analisar as alterações do metabolismo lipídico associadas à RI, é importante entender que elas resultam de interações dos efeitos da RI localizada primariamente nos músculos com os tecidos adiposos e o impacto do excesso de insulina compensatória nos tecidos que permanecem sensíveis à sua ação.

No tecido adiposo, a RI acentua a lipólise de TG e inibe a esterificação de ácidos graxos livres (AGL), o que resulta em um aumento dos níveis circulantes de AGL e, portanto, no aporte desses elementos para o fígado.

Adicionalmente, nos hepatócitos, o excesso de insulina aumenta a síntese *de novo* de ácidos graxos e inibe a betaoxidação, reduzindo a capacidade de eliminação deles do fígado. A consequência disso é o acúmulo de AGL dentro dos hepatócitos. O excesso de AGL, por sua vez, contribui para a RI por meio da *down-regulation* do receptor de insulina (IRS-1), assim como por meio de mecanismos que envolvem a ativação de *protein kinase* C 3 (PKC-3), c-*Jun kinase* (JNK), IKK-betaquinase (I-kβ quinase) e *nuclear factor kappa-light-chain enhancer of activated* β *cells* (NFKβ), levando ao acúmulo da produção de citocinas pró-inflamatórias (fator de necrose tumoral alfa [TNF-α], interleucina [IL]-6), que podem amplificar a RI hepática e sistêmica.

A RI também bloqueia a secreção de TG dos hepatócitos pelo aumento da degradação intracelular de lipoproteína de muito baixa densidade (VLDL) e apolipoproteína B-100 (apoB-100) levando, em última instância, ao bloqueio da exocitose de vesículas que contêm VLDL. Portanto, a exportação do TG também pode ficar prejudicada pela diminuição da síntese de apoB ou decorrente da ligação reduzida do TG na apoB pela MTP (proteína de transferência do triglicerídeo microssomal). Dessa maneira, é possível observar que a entrada e a síntese *de novo* de AGL no fígado ultrapassam sua oxidação e secreção de TG, resultando em um efeito em cascata de acúmulo hepático de gordura, podendo explicar o papel-chave da RI no desenvolvimento da esteatose hepática e potencialmente na esteato-hepatite.

Por outro lado, na atualidade, reconhece-se o papel do tecido adiposo na DHGNA. O tecido adiposo é entendido como um órgão endócrino ativo que secreta diversas moléculas, descritas como adipocitocinas (adiponectina, leptina, resistina e TNF-α). Sabe-se que essas adipocitocinas estão em níveis alterados com mais frequência na SM e na DHGNA e têm sido relacionadas à RI hepática, contribuindo para o acúmulo da gordura intra-hepática e possivelmente no desenvolvimento de fibrose.

Esteato-hepatite

A progressão da esteatose para a lesão hepatocelular e a fibrose envolve uma complexa cascata de eventos alimentada pelo excesso de AGL e acionada pela peroxidação lipídica, aliada a fatores sistêmicos que ampliam a resposta lesionária.

Não restam dúvidas sobre a participação do EOx na fisiopatologia da progressão da DHGNA para formas mais graves. O EOx é resultado da produção de radicais livres (espécies reativas de oxigênio [ERO]) por parte de várias fontes, entre elas o citocromo p450 (ômega-oxidação), e da oxidação de AG peroxissômicos, mas especialmente por parte do metabolismo mitocondrial de AG e da produção de superóxidos a partir da cadeia transportadora de elétrons. A menos que sejam neutralizados pela glutationa (aceptor de ERO), os radicais hidroxílicos danificam vários componentes celulares, entre eles os ácidos graxos de membrana, proteínas e DNA por meio de ligações diretas, por meio da peroxidação lipídica. A lesão oxidativa dos AG, que compõem a monocamada fosfolipídica que cerca os pequenos glóbulos de gordura e envolve o retículo endoplasmático, pode ser particularmente relevante para a lesão celular.

As mitocôndrias parecem ser tanto um alvo quanto uma fonte de radicais livres pró-oxidantes (superóxidos e radicais hidroxílicos), cujos efeitos dão as características distintivas fundamentais da EHNA. Mudanças morfológicas mitocondriais, entre elas inchaço e cristais intramitocondriais, ficam prontamente aparentes na EHNA. A disfunção mitocondrial também contribui para a ativação de vias apoptóticas por meio da liberação do citocromo c, que ativa as caspases pró-apoptóticas.

A morte celular é um aspecto importante da EHNA em progressão e parece ser mediada tanto pela necrose quanto pela apoptose. A ativação de intermediários na via apoptótica, como a caspase 3, também leva à fragmentação da citoqueratina 18 e provavelmente contribui para a formação dos corpúsculos de Mallory, mais bem visualizados em hepatócitos balonizados e fragmentos de citoqueratina 18. A ativação das vias apoptóticas é, inequivocamente, acionada na EHNA e não na esteatose simples.

Entre os achados patológicos comuns na EHNA, o hepatócito balonizado destaca-se como um achado quase essencial. Morfologicamente, o hepatócito balonizado é identificado pela deficiência de citoqueratina intacta em estudo de imuno-histoquímica. Já que várias vias intracelulares estão passando por falência simultânea, provavelmente desencadeada por ERO derivadas das mitocôndrias, induzidas por AGL e também por lesão oxidativa dos glóbulos de gordura e do retículo endoplasmático, a melhor maneira de descrever esse processo é como uma falência multiorganelas resumida pelo hepatócito balonizado.

MANIFESTAÇÕES CLÍNICAS E HISTÓRIA NATURAL DA DOENÇA

A maioria dos pacientes com DHGNA é assintomática e é encaminhada ao médico devido a alterações da bioquímica hepática (aminotransferase hepática e/ou gamaglutamil transpeptidase) ou devido à presença de fígado hiperecogênico ao exame de ecografia abdominal. Frequentemente a esteatose hepática é suspeitada em pacientes de risco, tais como em indivíduos obesos, diabéticos ou dislipidêmicos (principalmente na situação de hipertrigliceridemia).

A história clínica do paciente deve ser detalhada com o objetivo de identificar fatores de risco. Hábito alimentar, presença de DM e de componentes da SM ou tratamento para tais condições, exposição ambiental a agentes potencialmente tóxicos, o uso de medicamentos, o histórico de DHGNA, obesidade e de DM entre familiares fazem parte da entrevista. Conhecer o comportamento do peso dos pacientes ao longo da vida é de fundamental importância, visto que muitas vezes o paciente chega ao médico portando cirrose hepática, portanto em estado conhecidamente hipercatabólico, e com peso normal, ou com história de emagrecimento recente, mas passou muitos anos de sua vida com peso excessivo. É inquestionável a importância de se pesquisar sobre o histórico de uso de bebida alcoólica. Uma vez identificado esse fator como de risco, deve-se precisar o tipo da bebida alcoólica, quantidade em gramas por dia e o tempo de uso. Esse questionamento sobre a bebida alcoólica deve ser repetido em diferentes ocasiões, visto que os pacientes tendem a negar ou diminuir a frequência real de ingestão da bebida.

Como foi dito anteriormente, a sintomatologia da DHGNA é frustra, porém, fadiga e dor ou sensação de peso no hipocôndrio direito são eventualmente relatados pelos pacientes.

Apesar de silenciosa, a doença hepática tem um potencial evolutivo que deve ser conhecido para a melhor abordagem desses pacientes. Em estudo que avaliou a história natural da DHGNA, foram reconhecidos quatro subtipos histológicos distintos, que apresentaram também diferentes prognósticos evolutivos durante o seguimento de 18 anos (Tabela 16.2):

- Tipo 1: esteatose isolada
- Tipo 2: esteatose e inflamação lobular
- Tipo 3: esteatose e balonização hepatocitária
- Tipo 4: esteatose e balonização hepatocitária mais corpúsculos de Mallory ou fibrose.

Os autores concluem que os desfechos evolutivos de cirrose e morte relacionada à hepatopatia não foram uniformes nos quatro diferentes tipos histológicos da DHGNA. Tais desfechos foram mais frequentes nos pacientes cuja biopsia hepática inicial mostrava balonização hepatocitária ou corpúsculos de Mallory ou fibrose (DHGNA tipos 3 e 4). A partir desses achados a DHGNA é reconhecida, até o presente momento, como esteatose simples ou esteatose não alcoólica (ENA) (tipos 1 e 2) e esteato-hepatite ou EHNA (tipos 3 e 4).

Vários estudos têm demonstrado que, enquanto a EHNA pode seguir um curso potencialmente evolutivo da doença hepática, a ENA não progride ou progride muito lentamente. Por outro lado, a mortalidade global não foi diferente entre os pacientes com EHNA e aqueles com ENA; entretanto, a mortalidade relacionada à doença hepática foi maior no grupo com EHNA (17,5%) em contraste com apenas 2,7% no grupo ENA. Os fatores preditores de mortalidade associada à hepatopatia foram EHNA, DM2, maior idade à época da biopsia hepática, baixos níveis de albumina e níveis elevados de fosfatase alcalina.

A mortalidade geral relacionada à DHGNA tem sido avaliada em estudos de base populacional. Em um seguimento de pacientes com doença gordurosa por período médio de 7,6 anos, observou-se mortalidade por qualquer causa de 13%. No estudo NHANES, que avaliou 12.822 pessoas, a DHGNA esteve presente

Tabela 16.2 Desfechos evolutivos de acordo com a classificação histológica de Matteoni *et al*.

Desfecho	Tipo 1 (n = 49)	Tipo 2 (n = 10)	Tipo 3 (n = 19)	Tipo 4 (n = 54)
Cirrose	4% (2)	0% (0)	21% (4)	26% (14)
Mortes	33% (16)	30% (3)	26% (5)	44% (24)
Mortes por doença hepática	2% (1)	0% (0)	5% (1)	13% (7)

em 817 pacientes. Após um período de 8,7 anos, 80 pacientes com doença hepática e 1.452 sem doença hepática morreram. Os fatores relacionados à mais alta mortalidade global nessa população foram glicemia alterada, presença de cirrose, raça branca não hispânica, baixo nível educacional, baixa renda e presença de fatores de risco para DHGNA.

Estudos recentes têm identificado mais alta incidência de CHC entre indivíduos com DHGNA. Em uma série de casos de 11 pacientes portadores de CHC-DHGNA, 91% eram obesos ou tinham DM2, hipertensão ou dislipidemia, sugerindo que obesidade e DM2 podem estar envolvidos na patogênese do CHC-DHGNA. Surpreendentemente, nesse estudo sete pacientes não tinham fibrose grave ou cirrose hepática. Apesar de provocativa, a conclusão desse estudo é de que pacientes com EHNA deveriam ser rastreados para o aparecimento de CHC.

DIAGNÓSTICO

As recomendações aqui sugeridas refletem as melhores diretrizes internacionais, adequadas para a nossa realidade, por intermédio do documento apresentado no consenso da Sociedade Brasileira de Hepatologia de 2016.

Os pacientes com suspeita de esteatose hepática, seja por achado de imagem ou alteração de enzimas, devem ser avaliados quanto aos fatores de risco para SM e também para fatores conhecidamente determinantes de progressão para a doença hepática crônica (citados anteriormente). Da mesma maneira, pacientes com doença hepática de outra etiologia (hepatite viral B e/ou C, álcool, doenças genéticas e associadas a situações de depósito; ver Tabela 16.1) quando se apresenta com esse achado radiológico.

No diagnóstico de DHGNA a realização de ultrassonografia, tomografia computadorizada, RNM ou espectroscopia por RNM pode auxiliar no acesso ou mesmo quantificação da esteatose, porém não distingue esteatose simples de esteato-hepatite, ou seja, não distingue as formas evolutivas.

Na atualidade, alguns marcadores indiretos de gravidade são reconhecidos e recomendados na avaliação de fibrose hepática e progressão da doença hepática relacionada à DHGNA, e os mais bem estudados e validados para esse fim são o *NAFLD Fibrosis Score* (NFS), a relação da aspartato aminotransferase (AST)/plaquetas (APRI) e o *Fibrosis-4* (FIB-4). Todos esses biomarcadores combinam parâmetros bioquímicos em fórmulas disponíveis em aplicativos que podem ser "baixados" em dispositivos móveis e utilizados à "beira do leito". Mais recentemente, vem ganhando destaque a elastografia hepática com esse fim. A elastografia é um método físico de medida da fibrose hepática, que se utiliza da tecnologia da ultrassonografia, medindo a velocidade de progressão de uma onda produzida (*shear wave*) através de um estímulo mecânico (elastografia transitória) ou acústico (ARFI, do inglês *Acoustic Radiation Force Impulse Imaging*, ou 2D-*shear wave*), promovendo, em última instância, uma avaliação da "rigidez" do tecido (quanto mais rígido o órgão, maior a dificuldade de deformação a partir de um estímulo e, portanto, maior a velocidade de progressão da onda produzida, ou vice-versa). É importante conhecer essas novas modalidades, tanto biológicas quanto físicas, porque são de fácil realização, "à beira do leito" e auxiliam na tomada de decisões.

A realização da biopsia hepática acaba sendo reservada para situações bem específicas, dada sua característica invasiva, não isenta de risco e frequentemente associadas a morbidades (dor, sangramento, desconfortos, entre outras) e mortalidade.

Assim, a biopsia deve ser recomendada nas seguintes situações:

- Paciente com DHGNA de alto risco para esteato-hepatite ou de fibrose hepática avançada (portanto, da forma mais grave da DHGNA), detectada por meio dos métodos não invasivos (biomarcadores e/ou elastografia)

- Elevação mantida e inexplicada das enzimas hepáticas por período maior que 3 meses
- Manutenção da elevação das enzimas hepáticas, apesar da aderência documentada do paciente ao tratamento instituído, avaliado a partir dos dados antropométricos e do perfil bioquímico (como HOMA-IR), em período de acompanhamento de 6 meses
- Para o diagnóstico diferencial com outras doenças hepáticas crônicas.

A biopsia hepática não é incentivada na situação de esteatose hepática assintomática detectada por método de imagem, com enzimas normais (AST e alanina aminotransferase [ALT]), ou mesmo como método de seguimento desses pacientes.

O diagnóstico histológico da DHGNA é um tema em constante discussão na literatura. No Brasil, a Sociedade Brasileira de Patologia e a Sociedade Brasileira de Hepatologia também sugeriram critérios para o diagnóstico histopatológico, como veremos a seguir.

- Da DHGNA
  - Esteatose isolada (ENA)
  - Esteato-hepatite (EHNA)
    - Esteatose (predominantemente macrovacuolar) + balonização hepatocelular
    - Esteatose (predominantemente macrovacuolar) + fibrose perissinusoidal
- Da fibrose
  - Estágio 0: sem fibrose
  - Estágio 1: fibrose limitada às áreas perivenulares (zona 3)
  - Estágio 2: fibrose perivenular e/ou perissinusoidal com septos finos
  - Estágio 3: septos fibrosos com esboços de nódulos
  - Estágio 4: cirrose hepática.

TRATAMENTO

Tratamento não medicamentoso

Evidências epidemiológicas sugerem uma forte relação entre o estilo de vida não saudável (sedentarismo, alta ingesta de carboidratos simples, uso excessivo de refrigerantes etc.) e a presença da DHGNA, o que faz com que a correção desse comportamento seja mandatória nesses pacientes (Tabela 16.3).

Tabela 16.3 Recomendações para a abordagem não medicamentosa dos pacientes com DHGNA.

Área	Recomendação
Restrição energética	A dieta deve ser reduzida na quantidade de carboidratos (CH) e frutose, com o objetivo de se reduzirem calorias. Da mesma forma, deve-se incentivar a troca do CH simples pelo CH complexo, e alimentos de mais baixo índice glicêmico
Atividade física	150 a 200 min/semana divididos em 3 a 5 sessões, combinando exercício aeróbico de moderada intensidade e exercício resistivo (a combinação dos exercícios parece ser melhor que a escolha de apenas uma das modalidades)
Perda de peso	A perda de, pelo menos, 3 a 5% do IMC é necessária para reduzir a esteatose hepática, porém perdas maiores (> 10%) devem ser incentivadas na situação de esteato-hepatite
Café	Não há restrição. Pelo contrário, estudos têm mostrado o benefício da cafeína no processo antioxidativo da lesão na DHGNA
Bebida alcoólica	Manter rigorosamente a quantidade diária abaixo do nível considerado lesivo, que seria < 30 g para homens e < 20 g para mulheres

DHGNA: doença hepática gordurosa não alcoólica; IMC: índice de massa corporal.

Tratamento medicamentoso

O tratamento medicamentoso deve ser indicado na situação de EHNA associada a fatores de risco para progressão (idade > 50 anos, DM2, SM, aumento de ALT) ou EHNA ativa com alta atividade necroinflamatória documentada por meio da biopsia hepática. Segurança e tolerabilidade são pré-requisitos essenciais na indicação do tratamento medicamentoso, uma vez que em geral trata-se de pacientes com várias comorbidades que utilizam outros medicamentos, inclusive com risco de interação e efeitos adversos. Nenhum dos fármacos rotineiramente empregados tem sido testado em estudos de fase III, tampouco estão aprovados fármacoss pelas agências reguladoras especificamente para esse fim. Aqueles citados neste capítulo são embasados nas evidências científicas disponíveis até o presente momento.

Sensibilizadores de insulina

As evidências sobre o efeito da metformina (MTF) na EHNA são escassas e, portanto, sem um forte poder científico para a indicação formal nessa situação. Por outro lado, o efeito antitumorigênico da MTF no câncer do fígado tem sido sugerido em pré-estudos clínicos recentes, mas necessita de estudos com desenho específico para avaliar esse desfecho. Assim, a MTF estaria indicada como um agente que pode reduzir a RI, além de poder auxiliar na perda de peso, mas sem efeito direto na EHNA, modificando a história natural da doença.

As tiozolidinedionas são agonistas dos *peroxisome proliferator-activated receptors* (PPAR) com função de sensibilizador de insulina. Um estudo que comparou baixas doses de pioglitazona por 2 anos mostrou que houve melhora de todos os parâmetros histológicos (exceto fibrose hepática) e resolução da EHNA em uma porcentagem significativa de pacientes quando comparado aos outros medicamentos. Esse resultado foi acompanhado de melhora das dosagens séricas de ALT e dos níveis de RI medidos pelo HOMA-IR. A despeito da tolerabilidade e segurança do fármaco, a pioglitazona está recomendada para pacientes selecionados com EHNA, particularmente aqueles com DM2, e seus efeitos adversos devem ser rigorosamente monitorados (ganho de peso, fratura óssea espontânea nas mulheres e, raramente, insuficiência cardíaca congestiva).

Os estudos com mimetizadores das incretinas (liraglutida) são muito recentes e necessitam de validação para a DHGNA/EHNA. No entanto, estudos preliminares demonstraram melhora nas enzimas hepáticas que foi seguida de melhora histológica, sem piora da fibrose.

Antioxidantes, citoprotetores e agentes redutores dos lipídios

Apesar dos efeitos considerados desfavoráveis dos estudos iniciais, no estudo PIVENS a vitamina E (800 UI/dia) foi capaz de melhorar esteatose, inflamação e balonização histológica, e promoveu resolução da EHNA em 36% dos pacientes (contra 21% do grupo placebo). Entretanto, os efeitos adversos relacionados com o uso prolongado dessa medicação preocupam e merecem ser aqui destacados (acidentes vasculares cerebrais hemorrágicos, câncer de próstata em homens com mais de 50 anos e aumento da mortalidade geral por todas as causas). Não se recomenda seu emprego em pacientes com EHNA associada a cirrose hepática ou DM.

O ácido ursodesoxicólico tem sido amplamente estudado, porém os resultados mostram apenas melhora bioquímica, mas sem efeito na fibrose ou progressão da doença hepática. Portanto, sem força estatística para recomendações.

O ácido obeticólico, um agonista sintético do receptor X farnesoide, tem se mostrado promissor em estudos preliminares. O uso desse medicamento em pacientes com EHNA não cirróticos, em um estudo de fase IIb, pelo período de 72 semanas, mostrou melhora de todos os parâmetros histológicos, inclusive da fibrose hepática, porém outros estudos são esperados antes da indicação formal de tal medicamento na DHGNA.

Os estudos que utilizaram as estatinas mostraram que se trata de um fármaco seguro, sem risco aumentado de hepatotoxicidade, mas desenhos metodológicos inadequados impedem sua indicação na DHGNA. Pode-se esperar algum benefício sistêmico, e na avaliação de risco cardiovascular pode-se esperar a redução dos níveis de colesterol da lipoproteína de alta densidade (LDLc) e, eventualmente, aumento do HDL colesterol (HDLc).

Medicamentos denominados hepatoprotetores, tais como silimarina, betaína, metionina, metadoxina e outros, não apresentam dados científicos fortes que permitam sua prescrição no tratamento da DHGNA. Portanto, não estão indicados. Da mesma forma, pré-bióticos, probióticos e suplementação nutricional não estão igualmente indicados.

Bibliografia

Chalasani N, Younossi Z, Lavine JE et al. The diagnosis and management of non-alcoholic fatty liver disease: practice guideline by the American Association for the Study of Liver Disease, American College of Gastroenterology, and American Gastroenterological Association. Hepatology. 2012; 55:2005-23.

Cotrim HP, Andrade ZA, Parana R et al. Nonalcoholic steatohepatitis: a toxic liver disease in industrial workers. Liver. 1999; 19:299-304.

Cotrim HP, Parise ER, Figueiredo-Mendes C et al. Nonalcoholic fatty liver disease Brazilian Society of Hepatology Consensus. Arq Gastroenterol. 2016; 53:118-22.

Cotrim HP, Parise ER, Oliveira CP et al. Nonalcoholic fatty liver disease in Brazil. Clinical and histological profile. Ann Hepatol. 2011; 10:33-7.

Day CP, James OF. Steatohepatitis: a tale of two "hits"? Gastroenterology. 1998; 114(4):842-5.

European Association for Study of Liver (EASL), European Association for the Study of Diabetes (EASD) and European Association for the Study of Obesity. EASL-EASD_EASO Clinical practice guidelines for the management of non-alcoholic fatty liver disease. J Hepatol. 2016; 64:1388-402.

Freitas LA, Cotrim HP. Atlas NASH: esteato-hepatite não alcoólica. São Paulo: Editora Zambon; 2006. p. 1-80.

Galizzi J, Cotrim HP, Parise ER et al. Doença hepática gordurosa não alcoólica: esteato-hepatite e suas correlações. São Caetano do Sul-SP: Yendis; 2011.

Matteoni CA, Younossi ZM, Gramlich T et al. Nonalcoholic fatty liver disease: a spectrum of clinical and pathological severity. Gastroenterology. 1999; 116:1413-9.

Vernon G, Baranova A, Younossi ZM. Systemic review: the epidemiology and natural history of non-alcoholic fatty liver disease and non-alcoholic steatohepatitis in adults. Aliment Pharmacol Ther. 2011; 34:274-85.

17 Doença do Refluxo Gastresofágico

Claudio Ricardo de Oliveira

INTRODUÇÃO

Atualmente, podemos constatar que a doença do refluxo gastresofágico (DRGE) tornou-se a doença mais comum nos consultórios médicos, e com posterior encaminhamento para a avaliação do gastroenterologista.[1,2]

Contudo, devemos ter o cuidado de diferenciar a DRGE de situações fisiológicas esporádicas e comuns (relaxamento transitório do esfíncter inferior do esôfago [EIE]) que podem ocorrer em todas as faixas etárias (crianças até idosos) e consistem no refluxo de alimentos, muito comum após a amamentação em lactentes e refeições copiosas em crianças e adultos, mas sem persistência ou agravo dos sintomas.[1,2]

DEFINIÇÃO

O Consenso Brasileiro da Doença do Refluxo Gastresofágico (CBDRGE) definiu a DRGE como uma afecção crônica decorrente do fluxo retrógrado do conteúdo gastroduodenal para o esôfago e/ou órgãos adjacentes a ele, acarretando um espectro variável de sintomas e/ou sinais esofágicos e/ou extraesofágicos, associados ou não a lesões teciduais.[3]

EPIDEMIOLOGIA

Estima-se que a prevalência de DRGE seja de 10 a 20% no mundo ocidental, com menor ocorrência na Ásia e no Brasil. Um estudo populacional evidenciou prevalência de pelo menos 12% na população.[2,4]

QUADRO CLÍNICO

Os principais sintomas relatados pelos pacientes são típicos da DRGE: pirose (sensação de queimação retroesternal) e regurgitação, consideradas sintomas esofágicos, porém a ausência de sintomas típicos não exclui a DRGE, uma vez que também os sintomas podem ser de órgãos adjacentes e podem se manifestar como sintomas extraesofágicos (Tabela 17.1).[3,5]

Entre os mecanismos conhecidos como predisponentes ou facilitadores da DRGE, podemos citar: episódios de relaxamento do EIE, que podem ocorrer em caráter transitório ou mesmo por um quadro de hipotonia deste esfíncter; distúrbios motores do esôfago, como distúrbios do peristaltismo; sobrepeso e obesidade, pelo aumento da pressão intra-abdominal, mesmo mecanismo que ocorre durante a gravidez devido ao aumento do volume uterino (esta situação leva ao aumento da pressão intragástrica, aumentando a probabilidade de formação da hérnia hiatal), e a presença desta alteração na transição esofagogástrica pela hérnia de hiato (esofágica ou paraesofágica) ocasionaria o fluxo retrógrado do conteúdo gástrico para o esôfago, acarretando o aparecimento dos sinais e sintomas.[6,7]

Os hábitos de vida e alimentares têm uma relação muito estreita com a DRGE, pois as refeições copiosas, assim como os alimentos gordurosos, ocasionam a redução do tônus do EIE e, consequentemente, aumento do relaxamento transitório e retardo do esvaziamento gástrico, pelo fato de ocasionar a distensão do fundo gástrico, facilitando o refluxo gastresofágico, principalmente no período pós-prandial.[7,8]

Tabela 17.1 Sintomas da doença do refluxo gastresofágico.

Sintomas esofágicos	Sintomas extraesofágicos
Pirose	Tosse crônica
Regurgitação	Laringite crônica
Globus histericus	Rouquidão
Dor torácica não cardíaca	Desgaste do esmalte dentário
	Sinusite crônica
	Halitose, aftas

Os fatores descritos anteriormente contribuem para o aumento do número de refluxos, sem características fisiológicas e, portanto, tornando o refluxo gastresofágico de caráter patológico, com as manifestações típicas e atípicas relatadas pelo paciente.[7]

É importante lembrar também, durante a anamnese, que a DRGE é considerada a causa mais comum de dor torácica não cardíaca (DTNC) e é mais frequente em portadores de DRGE que apresentam pirose pelo menos 1 vez/semana (37%); no entanto, essa correlação entre DTNC e DRGE não tem seus mecanismos muito bem definidos e está sendo estudada. Estudos demonstraram que 60% dos pacientes que apresentam os sintomas de DTNC eram portadores de DRGE e tiveram seu diagnóstico confirmado por endoscopia digestiva alta (EDA) e pH-metria esofágica de 24 horas.[9,10]

Apesar de ter a dor torácica presente na sintomatologia da DRGE, é necessário ter o cuidado de confirmar se ela não é de origem cardíaca para, posteriormente, considerá-la parte do quadro clínico da DRGE.[11]

Há situações em que os portadores de DRGE podem apresentar primeiro um quadro de anemia como sintoma inicial, relacionada às úlceras de Cameron, que podem ocasionar sangramento gastresofágico de diferentes formas: aguda como hemorragia digestiva alta ou crônica ou até mesmo como sangramento oculto, manifestando-se, como dito anteriormente, em quadro de anemia. A úlcera de Cameron consiste em lesões encontradas na transição esofagogástrica, frequentemente encontradas em pacientes com hérnia de hiato volumosas, em geral com mais de 4 cm, porém até o momento não há evidências do mecanismo exato da úlcera de Cameron. A lesão pode estar associada a alguns mecanismos, como lesão ácida pelo refluxo gastresofágico, e pode não ser evidenciada na EDA, e, por este motivo, deve-se observar se durante a realização da EDA há sinais que possam indicar lesão de Cameron, tais como edema, alterações eritematosas e equimose nas dobras da mucosa gástrica na vigência de hérnia de hiato.[12]

DIAGNÓSTICO

Na DRGE a história clínica será indispensável para estabelecer o diagnóstico, contendo os sintomas esofágicos típicos (pirose e regurgitação) e observando-se o tempo de evolução, a intensidade dos sintomas, fatores de piora e melhora dos sintomas e as características de hábitos de vida e alimentares, além do impacto que esse quadro acarreta na qualidade de vida do paciente.[8]

O diagnóstico clínico da DRGE é muito sensível quando verificados os sintomas típicos, porém é importante valorizar os sintomas extraesofágicos relatados pelo paciente durante a história clínica, como rouquidão, pigarro, tosse crônica, halitose, aftas e asma de difícil controle.[7]

É bom lembrar que o diagnóstico nas mulheres em período gestacional poderá ser feito da mesma forma, pelos sintomas típicos relatados, lembrando que a DRGE está relacionada aos mecanismos envolvidos na gravidez relacionados ao trato gastrintestinal.[8]

Endoscopia digestiva alta

Podemos constatar que há um consenso de que a EDA é um exame indispensável na investigação da DRGE, com sensibilidade em torno de 60%, porém deve ser indicada com critério, de acordo com a necessidade de avaliar pacientes com sintomas crônicos da DRGE ou que apresentem sinais de alerta (p. ex., odinofagia, perda ponderal, hemorragias, entre outros) ou para diagnostico diferencial de patologias do aparelho digestivo (p. ex., esofagite eosinofílica), não sendo obrigatória nos pacientes com menos de 40 anos, nos quais os sintomas típicos estão bem definidos para o estabelecimento do diagnóstico da DRGE.[5,6,8]

Por meio da EDA é possível avaliar a mucosa do trato digestório alto, permitindo a constatação de erosões esofágicas, visualizar e medir o tamanho da hérnia hiatal e também o alargamento do anel hiatal, presença de complicações da DRGE (estenose, esôfago de Barrett [EB]) e realização de biopsias se necessário, para estabelecer o diagnóstico das lesões encontradas durante o exame.[7,8]

Os achados endoscópicos da esofagite (intensidade) e os sintomas relatados pelos pacientes não guardam uma relação direta com o diagnóstico da DRGE.[13]

Existem várias classificações endoscópicas para a DRGE, que por vezes dificultam um consenso, ou melhor, uma padronização do diagnóstico, muitas vezes relacionados às dificuldades e divergências de interpretação das alterações da mucosa esofágica. Apesar das várias classificações, observamos que a Classificação de Los Angeles (1994) é a mais utilizada em nosso meio, uma vez que permite a classificação da esofagite, já tendo sido validada em estudos científicos, e cuja reprodução é possível entre diferentes endoscopistas (Tabela 17.2).[4]

A EDA também está indicada na avaliação pré-operatória de pacientes indicados para a cirurgia antirrefluxo ou para a alocação dos cateteres utilizados na realização da manometria e pH esofágica.

Manometria e pH-metria de esôfago

A manometria esofágica não é o exame diagnóstico da DRGE, mas tem importância na avaliação dos esfíncteres esofágicos, constatando alterações na pressão deles, evidenciando a hipotonia (diminuição da pressão do esfíncter esofágico superior [ESE] e do EIE), auxiliando na colocação do cateter utilizado na realização da pH-metria do esôfago para avaliar as características do refluxo gastresofágico no pré-operatório da cirurgia antirrefluxo, como também nas alterações da motilidade do esôfago, traduzindo

distúrbios motores como a acalasia, esclerodermia, espasmos esofágicos, entre outros, condições estas que contraindicariam a realização da cirurgia para correção do refluxo gastresofágico.[14]

A pH-metria do esôfago, assim como a manometria, é realizada ambulatorialmente e permite o monitoramento do refluxo gastresofágico, estando também indicada no pré-operatório. Este exame permite quantificar o número de refluxos ácidos para o esôfago, a frequência desses refluxos, importante nos pacientes com DRGE não erosiva e naqueles que não respondem ao tratamento clínico, como nos casos em que o diagnóstico da DRGE necessita ser confirmado.[14]

Cintilografia

O papel da cintilografia para pesquisa do refluxo gastresofágico está muito associado aos casos de aspiração pulmonar em crianças de todas as idades como causa frequente de pneumonia. O quadro clínico pode variar de condições leves e transitórias até as mais graves, como a broncoaspiração, com prejuízo no desenvolvimento da criança. Em casos especiais em que o paciente adulto não consegue submeter-se a EDA ou pH-metria de esôfago, pode ser indicado este exame. Sua restrição está no custo e disponibilidade.[6]

Radiografia contrastada do esôfago

Avalia a morfologia do esôfago, detectando alterações como estenose e hérnia do hiato esofágico, porém este exame não faz o diagnóstico da DRGE.[6]

pH-metria esofágica prolongada sem cateter (cápsula Bravo™)

A vantagem deste método em relação à pH-metria convencional seria a comodidade na realização do exame para o paciente e a possibilidade de avaliar o refluxo por tempo mais longo, até 96 horas, uma vez que não há introdução e permanência de cateter no esôfago. Sua indicação é restrita em nosso meio devido ao seu alto custo, além de comparativamente não ser superior à pH-metria convencional na definição do diagnóstico da DRGE.[6,15]

DIAGNÓSTICO DIFERENCIAL

Durante a anamnese é importante a constatação dos sinais e sintomas relatados pelo paciente, os quais irão determinar a propedêutica adequada para o esclarecimento do diagnóstico diferencial em relação à DRGE.

Como citado anteriormente, as neoplasias de esôfago, estômago, esofagite eosinofílica, distúrbios motores do esôfago, manifestações de doenças autoimunes e anel de Shatsky estão elencados para o diagnóstico diferencial.

TRATAMENTO

O tratamento clínico pode ser realizado de duas formas, o não farmacológico e o farmacológico, e o objetivo é a melhoria da qualidade de vida do paciente mediante controle dos sinais e sintomas e prevenção das complicações inerentes à DRGE.

Não farmacológico

Este tópico está relacionado principalmente com as mudanças de estilo de vida do paciente, que deverá adaptar-se às novas condições, com restrição de determinados alimentos que aumentam os episódios de refluxo. Entre elas, estão:[6,14]

- Controlar o peso corporal nos pacientes que se encontram em sobrepeso ou obesidade
- Elevar a cabeceira da cama até 15 cm

Tabela 17.2 Classificação endoscópica de Los Angeles (1994).

Grau	Achado endoscópico
A	Uma ou mais erosões com menos de 5 mm
B	Uma ou mais erosões com mais de 5 mm em sua maior extensão, não contígua entre os ápices de suas pregas esofágicas
C	Erosões contínuas (ou convergentes) entre os ápices de pelo menos duas pregas, envolvendo menos de 75% do órgão
D	Erosões ocupando pelo menos 75% da circunferência do órgão

PARTE 1 Saúde do Adulto e do Idoso

- Evitar os alimentos que mais se associam aos sintomas, como chocolate, café, bebidas alcoólicas, tabagismo, condimentos e pimentas, molhos vermelhos
- Deitar-se após 2 ou 3 horas das refeições
- Evitar refeições copiosas
- Evitar a ingesta de bebidas alcoólicas
- Evitar o tabaco
- Evitar alimentos que retardam o esvaziamento gástrico (gorduras e frituras).

Farmacológico

A finalidade do tratamento farmacológico é reduzir a secreção do ácido clorídrico, proporcionando a recuperação da mucosa esofágica, evitando as complicações relacionadas à agressão pela ação do refluxo gastresofágico, desta forma proporcionando o controle dos sinais e sintomas, levando à melhora da qualidade de vida do paciente.[14]

Sintomáticos como os antiácidos (hidróxido de magnésio, hidróxido de alumínio, bicarbonato de sódio e sucralfato) promovem um alívio temporário dos sintomas e não são considerados medicamentos de primeira escolha para o tratamento da DRGE devido ao seu efeito efêmero e também pelas desvantagens: alterações intestinais (diarreia/constipação).

Assim como os antagonistas de receptores de histamina H_2, foram utilizados por muito tempo na terapia de inibição da secreção gástrica e atualmente são considerados como segunda linha no tratamento da DRGE pelo seu mecanismo de ação, e pode-se desenvolver taquifilaxia.[14,15]

Com o advento dos inibidores da bomba de prótons (IBP) o tratamento da DRGE ganhou nova abordagem, pela sua importante ação sobre a redução do pH gástrico, consequentemente proporcionando a recuperação da mucosa esofágica e o controle dos sintomas. Entre os IBP mais utilizados estão:

- Omeprazol
- Lansoprazol
- Rabeprazol
- Pantoprazol
- Esomeprazol.

Em 2009, nos EUA, a Food and Drug Administration (FDA) aprovou e liberou o uso do dexlansoprazol para o tratamento da DRGE. A proposta deste fármaco era a dupla liberação no intestino devido a dois tipos diferentes de revestimento de grânulos, ou seja, teria uma liberação inicial de fármaco no intestino delgado proximal, a um pH de aproximadamente 5,5, e horas depois, outra liberação do fármaco na porção distal do intestino delgado, com pH $\geq$ 6,75, definindo como diferencial deste medicamento estas duas liberações em contrapartida com uma única liberação dos IBP citados anteriormente. Sua apresentação comercial tem duas concentrações, de 30 mg e 60 mg.[16]

Outro fármaco que está sendo testado para o tratamento da DRGE é a vonoprazana (VPZ), definida como um bloqueador competitivo de potássio de primeira classe que atua na inibição da secreção de ácido gástrico mediada por $H^+ K^+$-ATPase de forma reversível. A VPZ teria um efeito inibitório aproximadamente 350 vezes maior do que o lansoprazol (LPZ); nas experiências in vitro, a VPZ permaneceu estável na presença do suco gástrico, com efeito imediato e duradouro, e a perspectiva é de que este fármaco amplie o leque de modalidades de tratamento para a DRGE, principalmente nos pacientes refratários aos IBP convencionais.[17,18]

A proporção de pacientes com resposta inadequada ao tratamento com os IBP convencionais na DRGE está entre 30 e 40% dos pacientes, porcentagem muito relevante e que justifica as pesquisas em busca de tratamentos para este grupo de pacientes.[17]

Apesar de não ser reconhecido pela FDA nos EUA, o baclofeno está sendo estudado como opção de tratamento nos pacientes com DRGE refratários ao tratamento convencional, e sua ação farmacológica estaria na redução do relaxamento transitório do EIE, diminuindo os episódios de eructações e refluxo do ácido pós-prandial, além de outros efeitos, porém ainda não há um seguimento a longo prazo de pacientes submetidos à terapia com baclofeno, o que limita seu uso, e ainda há os efeitos colaterais que pode causar, como tonturas, sonolência e constipação intestinal.[14,19,20]

Os medicamentos ditos procinéticos auxiliam na redução dos episódios de refluxo gastresofágico, uma vez que atuam no esvaziamento gástrico, orientando os pacientes para uso antes das principais refeições do dia. Podemos citar metoclopramida, domperidona e bromoprida, sendo a mais utilizada a domperidona, uma vez que a bromoprida e a metoclopramida podem predispor a sintomas extrapiramidais, que são de baixa incidência com a domperidona.[6]

Devemos ser cautelosos com relação às gestantes nas prescrições para tratamento de DRGE neste período, devido ao potencial teratogênico dos medicamentos, enfatizando a aplicação de medidas comportamentais e o uso de antiácidos, porém em casos refratários aos antiácidos deverá ser analisada a relação risco/benefício do uso de IBP.[6,14]

Cirúrgico

Os pacientes devem ser informados de que há tratamento cirúrgico para a DRGE e que existem critérios que devem ser seguidos para uma boa resposta no pós-operatório para o controle dos sinais e sintomas. O tratamento cirúrgico consiste na realização de uma válvula antirrefluxo, de acordo com técnicas validadas, como por exemplo a de Nissen, Brandalise ou Toupet. A válvula de Nissen é a mais preconizada e realizada, pela confirmação de sua eficácia no controle dos sintomas. Quando há hérnia de hiato e alargamento do anel hiatal, esses defeitos também serão corrigidos no mesmo ato cirúrgico. A cirurgia também poderá ser indicada no tratamento das complicações da DRGE, como estenose e EB.[6,14,21]

Os critérios para indicação de tratamento cirúrgico da DRGE são:[6,14,21,22]

- Opção de tratamento para terapia medicamentosa de longa duração em pacientes com DRGE
- Não está recomendada para pacientes refratários à terapêutica convencional com IBP
- A realização de pH-metria e manometria esofágica no pré-operatório está indicada para pacientes sem evidência de esofagite erosiva e para descartar distúrbios motores do esôfago (acalasia ou esclerodermia)
- O tratamento cirúrgico é tão eficaz quanto a terapia farmacológica em pacientes com DRGE crônica e deverá ser realizado por um cirurgião experiente
- Pacientes com sobrepeso ou obesos, portadores de DRGE, devem ser considerados para cirurgia bariátrica
- A terapia endoscópica ou da fundoplicatura por NOTES (sem incisão) não deve ser recomendada como alternativa à terapia cirúrgica.

Outra modalidade de tratamento cirúrgico da DRGE, em pacientes refratários ao tratamento clínico ou por hipotonia do EIE, seria por um sistema de neuroestimulação, por meio da emissão de sinais elétricos para o EIE, estimulando sua função de fechamento, evitando o refluxo gastresofágico e permitindo a passagem de alimentos e bebidas para o estômago, sendo estes estímulos praticamente imperceptíveis pelos pacientes. Os estímulos elétricos são enviados para os eletrodos implantados no esôfago por um neuroestimulador implantado no subcutâneo da parede abdominal com uma programação predeterminada da frequência dos estímulos.[23-25]

COMPLICAÇÕES DA DOENÇA DO REFLUXO GASTRESOFÁGICO

Deve-se sempre ter em mente o controle da DRGE, o seguimento ambulatorial do paciente e a realização de EDA pelo fato de ser uma doença crônica, para se evitarem complicações, tais como:[26-28]

- EB
- Estenose de esôfago
- Anel de Schatzki
- Úlcera de Cameron
- Adenocarcinoma de esôfago.

CONSIDERAÇÕES FINAIS

Por todo o mundo a DRGE é considerada um problema de saúde pública, pelo impacto que causa na qualidade de vida do paciente, além das complicações que são inerentes a ela, como o EB e o adenocarcinoma. Em razão dessas características, o diagnóstico clínico é fundamental para a orientação do paciente quanto à sua patologia, assim como a conscientização da mudança de hábitos de vida como fator importante no controle dos sinais e sintomas.

O tratamento farmacológico com os IBP deve ser instituído quando do diagnóstico estabelecido para o controle dos sinais e sintomas e para prevenção das complicações, lembrando-se de que, apesar das semelhanças de seus mecanismos de ação, os IBP apresentam diferenças com relação à sua farmacocinética e farmacodinâmica, como por exemplo o dexlansoprazol em relação ao pantoprazol, bem como as novas propostas terapêuticas para os pacientes refratários aos IBP, como a VPZ e o baclofeno.

Quanto à propedêutica, a EDA, a manometria e a pH-metria esofágica são importantes para a confirmação do diagnóstico e constatação das suas complicações e no diagnóstico diferencial da DRGE.

A indicação cirúrgica para o tratamento da DRGE deverá ser baseada em critérios já conhecidos e validados que justifiquem a sua realização para o controle dos sintomas e prevenção das complicações e melhoria da qualidade de vida dos pacientes. Quanto aos novos métodos que estão surgindo, devemos aguardar os resultados para que possam ser avaliados e então validados quanto à sua eficácia no tratamento da DRGE.

Referências bibliográficas

1. National Collaborating Centre for Women's and Children's Health (UK). Gastro-oesophageal reflux disease recognition, diagnosis and management in children and young people. NICE Guideline. 2015; 1.
2. Moraes-Filho JP, Navarro-Rodriguez T, Barbuti R et al. Brazilian Gerd Consensus Group. Guidelines for the diagnosis and management of gastroesophageal reflux disease: an evidence-based consensus. Arq Gastroenterol. 2010; 47(1):99-115.
3. Spiegel B. Corrigendum: diagnostic testing in extraesophageal GERD – another case of "furor medicus"? Am J Gastroenterol. 2013; 108:912-4.
4. Moraes-Filho J, Cecconello I, Gama-Rodrigues J et al. Brazilian Consensus Group. Brazilian Consensus on gastroesophageal reflux disease: proposals for assessment, classification, and management. Am J Gastroenterol. 2002; 97:241-8.

5. Katz PO, Gerson LB, Vela MF. Guidelines for the Diagnosis and Management of Gastroesophageal Reflux Disease. Am J Gastroenterol. 2013; 108:308-28.
6. Paiva IV, Andrade EO. Projeto Diretrizes Associação Médica Brasileira e Conselho Federal de Medicina. Acta Oncol Bras. 2003; 23(2, n. esp):453.
7. Locke GR, Talley NJ, Fett SL et al. Prevalence and clinical spectrum of gastroesophageal reflux: a population-based study in Olmsted Country, Minnesota. Gastroenterology. 1997; 112:1448-56.
8. Fass R, Naliboff B, Higa L et al. Differential effect of long-term esophageal acid exposure on mechanosensitivity and chemosensitivity in humans. Gastroenterology. 1998; 115:1363-73.
9. Projeto Diretrizes Associação Médica Brasileira e Conselho Federal de Medicina, 2003.
10. Henry MA. Diagnosis and management of gastroesophageal reflux disease. Arq Bras Cir Dig. 2014; 27(3):210-5.
11. Fraga PL, Martins FSC. Doença do refluxo gastroesofágico: uma revisão de literatura. Cadernos UNIFOA. 2017; 18(1):93-9.
12. Hunt R, Armstrong D, Katelaris P et al. World Gastroenterology Organisation Global Guidelines GERD – Global Perspective on Gastroesophageal Reflux Disease. J Clin Gastroenterol. 2017; 51(6):467-78.
13. Gupta P, Suryadevara M, Das A et al. Cameron ulcer causing severe anemia in a patient with diaphragmatic hernia. Am J Case Rep. 2015; 16:733-6.
14. Galvão-Alves J. Doença do refuxo gastroesofágico. J Bras Med. 2012; 100(3):67-71.
15. Lundell LR, Dent J, Bennett JR et al. Endoscopic assessment of oesophagitis: clinical and functional correlates and further validation of the Los Angeles classification. Gut. 1999; 45(2):172-80.
16. Ciotola FL, Ditaranto A, Bilder C et al. Electrical stimulation to increase lower esophageal sphincter pressure after POEM. Surg Endosc. 2015; 29(1):230-5. doi: 10.1007/s00464-014-3643-2. Epub 2014 Jul 2.
17. Schey R, Alla SP, Midani D et al. Gastroesophageal reflux disease-related symptom recurrence in patients discontinuing proton pump inhibitors for Bravo esophageal wireless pH monitoring study. Rev Gastroenterol Mex. 2017.
18. Goh KL, Choi MG, Hsu PI et al. Pharmacological and safety profile of dexlansoprazole: a new proton pump inhibitor – implications for treatment of gastroesophageal reflux disease in the Asia Pacific Region. J Neurogastroenterol Motil. 2016; 22:355-66.
19. Savarino E, Martinucci I, Furnari M et al. Vonoprazan for treatment of gastroesophageal reflux: pharmacodynamic and pharmacokinetic considerations. Expert Opin Drug Metab Toxicol. 2016; 8:1-9.
20. Maruyama M, Tanaka N, Kubota D et al. Vonoprazan-based regimen is more useful than PPI-based one as a first-line Helicobacter pylori eradication: A randomized controlled trial. Canadian Journal of Gastroenterology and Hepatology. 2017.
21. Awaiz A, Yunus RM, Khan S et al. Systematic review and meta-analysis of Perioperative Outcomes of Peroral Endoscopic Myotomy (POEM) and Laparoscopic Heller Myotomy (LHM) for achalasia. Surg Laparosc Endosc Percutan Tech. 2017; 27(3):123-31.
22. De Meester TR. Surgical options for the treatment of gastroesophageal reflux disease. Gastroenterology & Hepatology. 2017; 13(2):128-9.
23. Blum LEJ, Malafaia DT, Barbosa-Neto SG et al. Membranas e anéis esofágicos. ABCD, Arq Bras Cir Dig. 2017; 29,20(3):201-4.
24. Gallego-Pérez B, Martínez-Crespo JJ, Marín-Bernabé CM et al. Úlceras de Cameron: dos formas de presentación clínica de una hemorragia digestiva alta infrecuente. Gastroenterol Hepatol. 2014; 37:594-5.
25. Kethman W, Hawn M. New approaches to gastroesophageal reflux disease. J Gastrointest Surg. 2017.
26. Hoppo T1, Rodríguez L, Soffer E et al. Long-term results of electrical stimulation of the lower esophageal sphincter for treatment of proximal GERD. Surg Endosc. 2014; 28(12):3293-301.
27. Curcic J1, Schwizer A, Kaufman E et al. Effects of baclofen on the functional anatomy of the oesophago-gastric junction and proximal stomach in healthy volunteers and patients with GERD assessed by magnetic resonance imaging and high-resolution manometry: a randomised controlled double-blind study. Aliment Pharmacol Ther. 2014; 40(10):1230-40.
28. Li S, Shi S, Chen F et al. The effects of baclofen for the treatment of gastroesophageal reflux disease: a meta-analysis of randomized controlled trials. Gastroenterol Res Pract. 2014; 307-805.

18 Doença Pulmonar Obstrutiva Crônica

Fabíola Paula Galhardo Rizzatti e *Elisa Sebba Tosta de Souza*

INTRODUÇÃO

O objetivo deste capítulo é apresentar aspectos epidemiológicos, fisiopatológicos, clínicos e funcionais da doença pulmonar obstrutiva crônica (DPOC), além dos fundamentos relacionados a classificação de gravidade, tratamento e prognóstico da doença.

A DPOC caracteriza-se por ser uma enfermidade prevalente, prevenível e tratável, caracterizada por uma limitação persistente ao fluxo aéreo e associada a anormalidades nas vias respiratórias e no parênquima pulmonar, devido à inalação de partículas e/ou gases tóxicos.

Essa definição clássica da DPOC, recentemente publicada na diretriz *The Global Initiative for Chronic Obstructive Pulmonary Disease* (*GOLD*) em 2018, tem como ponto-chave da definição a presença da "limitação ao fluxo de ar", que se coloca além da definição clássica de bronquite crônica ou enfisema pulmonar. De fato, em qualquer indivíduo com DPOC pode existir uma ampla sobreposição de características pertencentes a essas duas entidades. A saber, o enfisema ocorre pela destruição do parênquima pulmonar (ou dos ácinos), constituindo um diagnóstico anatomopatológico. Esse termo é frequentemente utilizado de modo errôneo na clínica porque descreve somente uma das inúmeras alterações patológicas encontradas na DPOC. A bronquite crônica, por sua vez, é um diagnóstico clínico, definido por tosse produtiva por, pelo menos, 3 meses em 2 anos consecutivos. O uso do termo bronquite crônica ainda tem importância clínica e epidemiológica, mas quando essa definição é utilizada para defini-la, a entidade se encontrará presente em apenas uma minoria dos pacientes. Ressalta-se que os achados de enfisema e bronquite crônica podem ocorrer sem a concomitância de obstrução ao fluxo aéreo. No entanto, a obstrução ao fluxo aéreo é a condição necessária para que se estabeleça o diagnóstico de DPOC. Os termos enfisema e bronquite crônica não são adotados nas diretrizes GOLD como parte da definição da doença. Neste capítulo, seguiremos a mesma orientação.

Apesar de serem várias as etiologias conhecidas como fatores de risco para o desenvolvimento da DPOC, o tabagismo é a principal delas. O desenvolvimento da doença está intimamente associado à prevalência do tabagismo e ao efeito prolongado da exposição ao longo dos anos. Tabagistas apresentam uma taxa mais rápida de progressão da doença, são mais sintomáticos e apresentam maior mortalidade quando comparados a pacientes que apresentam DPOC, mas não são tabagistas. O desenvolvimento da DPOC também pode se relacionar a exposições a outros fatores de risco como fumaça do cachimbo, charuto, narguilé, maconha ou à exposição passiva à fumaça do tabaco. As exposições ambientais ou ocupacionais (poeira orgânica ou inorgânica, substâncias químicas e outras fumaças/vapores) são fatores de risco menos conhecidos para o desenvolvimento da doença.

Dados sobre a prevalência, mortalidade e morbidade da DPOC são variáveis no mundo, pois se relacionam com a prevalência do tabagismo e da exposição ocupacional e ambiental. Embora a DPOC seja uma doença prevenível e tratável, estima-se que ocorrerá um crescimento de sua prevalência nas próximas décadas, devido ao envelhecimento da população e à exposição continuada aos fatores de risco. A prevalência entre homens e mulheres vem se aproximando, mas a doença ainda é mais frequente no sexo masculino. Essa aproximação nas prevalências entre os gêneros se explica pelo aumento do tabagismo no sexo feminino e pelo uso da biomassa como combustível para cozinhar, particularmente nos países em desenvolvimento. Estima-se que 50% dos lares em todo o mundo utilizem a combustão de biomassa como fonte principal de energia, e pessoas expostas à combustão de biomassa apresentam 2,44 vezes mais chance de desenvolver a DPOC em comparação com não expostos. Observa-se que a limitação ao fluxo aéreo pode ocorrer com mais de 10 anos de exposição aos produtos de combustão da biomassa.

De acordo com a Organização Mundial da Saúde, 65 milhões de pessoas no mundo têm DPOC moderada a grave, sendo responsável por 5% de todas as causas de morte no planeta em 2005. A DPOC é a terceira causa mais frequente de morte no mundo. Diferentes estudos epidemiológicos permitem estimar que a prevalência global da DPOC esteja em torno de 10%. O *Latin American Project for the Investigation of Obstructive Lung Disease* (estudo PLATINO) avaliou a prevalência de DPOC em cinco cidades da América Latina (São Paulo, no Brasil; Santiago, no Chile; Cidade do México, no México; Montevidéu, no Uruguai; e Caracas, na Venezuela) em 2005. No Brasil, a prevalência da DPOC foi de 11,7 a 15,8%, dependendo do critério diagnóstico espirométrico adotado para a definição da doença. Interessantemente, nesse estudo, a taxa de subdiagnóstico da DPOC na cidade de São Paulo (87,5%) chamou a atenção dos investigadores. Após 9 anos de seguimento de uma amostra de pacientes do estudo PLATINO, os autores observaram que a taxa de subdiagnóstico da DPOC na cidade de São Paulo havia caído, mas ainda se encontrava em 70%. Apesar dos avanços, a doença ainda permanece subdiagnosticada em nosso meio.

A DPOC caracteriza-se clinicamente por dispneia aos esforços, tosse e secreção brônquica. Como se trata de uma doença inflamatória, o desencadeamento dessa resposta está também associado a efeitos sistêmicos. De fato, a DPOC é atualmente reconhecida como uma síndrome complexa e heterogênea, com achados pulmonares e extrapulmonares.

Apesar da contribuição do tabagismo para a DPOC, o uso do tabaco, isoladamente, não é capaz de explicar a tamanha variabilidade interindividual que pode ser observada no declínio da função pulmonar em pacientes com a doença. Fatores genéticos, fatores pessoais (como microbioma), frequência de infecções respiratórias, estado nutricional ou mesmo dieta estão sendo estudados como potenciais fatores de risco ou de proteção no desenvolvimento e evolução da doença. Quanto à genética, existem evidências de sua contribuição na DPOC, porém são necessários estudos adicionais para identificar genes capazes de influenciar a doença de maneira significativa. A deficiência de alfa-1-antitripsina (α1-antitripsina) é o fator de risco genético mais bem estabelecido. Essa proteína produzida pelo fígado tem a principal função de inativar a elastase, impedindo a ocorrência de dano tecidual por essa protease. Sua deficiência está relacionada ao enfisema pulmonar de aparecimento precoce.

FISIOPATOLOGIA

As condições caracteristicamente associadas à DPOC são a limitação ao fluxo aéreo não reversível, a destruição de espaços alveolares, o estreitamento das vias respiratórias e a tosse crônica produtiva. Todas essas alterações têm uma base fisiopatológica complexa e que envolve a combinação de múltiplos fatores, ressaltando-se uma reação inflamatória exacerbada, o desbalanço do equilíbrio entre proteases e antiproteases, o estresse oxidativo e um processo inflamatório sistêmico.

O processo inflamatório se inicia com a inalação de irritantes e partículas nocivas. A fumaça do cigarro, por exemplo, tem mais de 2.000 componentes químicos estranhos ao organismo, além de inúmeros radicais livres. A inalação dos compostos irritantes e nocivos lesa diretamente as vias respiratórias e evoca uma resposta imunológica robusta e sustentada que conduz à destruição de células epiteliais, endoteliais e da matriz extracelular. Diferentes tipos celulares, principalmente neutrófilos, macrófagos e linfócitos, estão envolvidos no processo inflamatório crônico que se estabelece no tecido pulmonar e vias respiratórias.

Com a exposição do sistema respiratório aos agentes nocivos inalados, o sistema imune inato é ativado, com recrutamento de neutrófilos e macrófagos para as vias respiratórias terminais, onde liberam proteases, elastases e mieloperoxidases. Ocorre dano à matriz extracelular que suporta as células epiteliais e endoteliais, além de exacerbação do processo oxidativo, resultando em apoptose celular, destruição alveolar e do tecido conjuntivo de sustentação das vias respiratórias de condução. Nesse ambiente desfavorável, macrófagos e neutrófilos liberam um coquetel de citocinas e quimiocinas, recrutando linfócitos, que migram para as vias respiratórias. Entre as citocinas envolvidas, a interleucina (IL)-12 liberada por macrófagos induz a migração de linfócitos para o pulmão. O fator de necrose tumoral alfa (TNF-α) e a IL-8 secretados por macrófagos e neutrófilos também ativam e recrutam linfócitos. Os linfócitos secretam interferona-gama e sustentam o processo inflamatório em curso. Além disso, o fator de transformação de crescimento beta (TGF-β) leva à fibrose e ao estreitamento de vias respiratórias.

Neutrófilos e macrófagos são as principais fontes de proteases no pulmão e no papel que a interação protease-antiprotease exerce no desenvolvimento da DPOC. O excesso de proteases é responsável pela destruição da elastina (com consequente redução da elasticidade pulmonar), pela perda do tecido de sustentação das pequenas vias respiratórias e pela destruição da rede vascular pulmonar.

O estresse oxidativo proveniente da produção de espécies reativas do oxigênio (fumaça do cigarro, neutrófilos e macrófagos) também lesa o epitélio das vias respiratórias, promove edema e modifica a elastina, tornando-a mais suscetível à destruição pelas enzimas proteolíticas. Radicais livres também podem lesar diretamente células epiteliais das vias respiratórias, levando à sua apoptose. A fumaça tóxica altera a atividade adequada dos macrófagos, que deveriam fagocitar essas células epiteliais mortas e promover um ambiente adequado para o reparo tecidual local. A fumaça ainda impede o funcionamento adequado dos cílios das vias respiratórias, predispondo a infecções por agentes virulentos.

Bioprodutos originários de neutrófilos promovem metaplasia das *goblet cells* (células caliciformes) que, em conjunto com a hipertrofia de glândulas submucosas, levam ao aumento da produção de muco que contribui para obstrução e limitação de fluxo em pequenas vias respiratórias.

Como a inflamação na DPOC é um processo ativo e progressivo que se mantém enquanto ocorre a exposição e, interessantemente, não se dissipa com a cessação do tabagismo (sugerindo outros mecanismos regulatórios desse processo ainda não identificados), marcadores desse processo inflamatório podem ser identificados sistemicamente em pacientes com DPOC. A presença de inflamação sistêmica pode ser verificada pela elevação sanguínea de citocinas (IL-8, IL-6, TNF-α), quimiocinas (CXCL-8), proteínas de fase aguda (proteína C reativa [PCR]) e elementos celulares (neutrófilos, linfócitos e monócitos). A presença dessas células e mediadores inflamatórios no sangue pode ser responsável pelos efeitos extrapulmonares e manifestações sistêmicas da DPOC (perda de massa muscular, caquexia). Os mediadores inflamatórios circulantes também podem contribuir para o início ou agravo de diversas comorbidades que os pacientes com DPOC podem enfrentar (doença isquêmica cardíaca, insuficiência cardíaca, osteoporose, anemia normocítica, diabetes e síndrome metabólica).

As consequências fisiopatológicas do processo inflamatório que ocorre no sistema respiratório na DPOC são:

- Aumento da secreção de muco, que também contribui para a obstrução brônquica. O processo inflamatório danifica o epitélio respiratório, expõe e estimula terminações nervosas subepiteliais, com liberação de neurocininas. Ocorrerá aumento do estímulo aferente vagal, com consequente broncoconstrição (principal componente reversível da obstrução brônquica) e hipersecreção brônquica. A hipertrofia de glândulas submucosas e a metaplasia das células caliciformes também contribuem para o aumento da secreção brônquica
- Limitação ao fluxo aéreo expiratório e aprisionamento aéreo. A limitação de fluxo observada na DPOC deve-se, principalmente, às alterações que ocorrem nas vias respiratórias de pequeno calibre (com menos de 2 mm de diâmetro). Com a hiperplasia das células caliciformes ocorre o deslocamento das células claras produtoras de surfactante pulmonar, que resulta em aumento da tensão superficial e colapso de vias respiratórias terminais. Além disso, a extensa inflamação proteolítica leva à destruição de fibras elásticas e à fibrose de pequenas vias respiratórias, com consequente estreitamento e aumento de sua colapsabilidade. A destruição das fibras elásticas pulmonares reduz o recolhimento elástico do pulmão, elevando a resistência ao fluxo aéreo. Essas alterações reduzem o volume expirado, lentificam o esvaziamento aéreo e contribuem para a hiperinsuflação pulmonar observada na DPOC
- Alterações em vias respiratórias mais calibrosas. Essas alterações não contribuem de modo importante para a obstrução ao fluxo aéreo. Por outro lado, a metaplasia de células escamosas aumenta o risco de malignidade. A hipersecreção de muco e a disfunção do epitélio ciliar resultam em diminuição do *clearance* mucociliar
- Alterações nas trocas gasosas. A destruição das vias respiratórias mais distais e dos espaços alveolares promove uma redução da superfície de trocas gasosas, contribuindo para a hipoxemia observada em estágios avançados da DPOC. A retenção de gás carbônico (CO_2) pode ser consequência da diminuição do *drive* respiratório e do aumento do espaço morto em combinação com uma ventilação alveolar reduzida (aumento do esforço ventilatório, hiperinsuflação pulmonar e fraqueza da musculatura ventilatória)
- Hipertensão pulmonar em fases avançadas da doença. Este achado se relaciona à vasoconstrição hipóxica de pequenas artérias, à destruição do leito capilar pulmonar (que ocorre junto com a destruição do parênquima) e à disfunção endotelial secundária ao processo inflamatório da parede vascular.

DIAGNÓSTICO

O diagnóstico de DPOC deve ser considerado em indivíduos com sintomas respiratórios como dispneia, tosse crônica ou produção de escarro, e/ou que apresentem história pessoal de exposição a fatores de risco para a doença. A espirometria é necessária para determinar a presença de limitação persistente ao fluxo respiratório e consequente confirmação da suspeita diagnóstica (Figura 18.1).

A história clínica e o exame físico detalhados são essenciais para levar à suspeita diagnóstica da DPOC. A presença do tabagismo ou a exposição a outros fatores de risco são informações

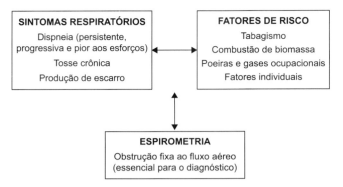

Figura 18.1 Estabelecimento do diagnóstico de DPOC. (Adaptada de Diretrizes Brasileiras para o Manejo de DPOC, 2016.)

Tabela 18.1 Escala de dispneia do Medical Research Council modificada (mMRC).

0	Dispneia a exercícios intensos
1	Dispneia andando rápido no plano ou subindo aclives leves
2	Andar mais lentamente que pessoas da mesma idade devido à dispneia ou parar para respirar andando normalmente no plano
3	Parar para respirar após caminhar uma quadra (90 a 120 m) ou após poucos minutos no plano
4	Não sair de casa devido à dispneia ou dispneico ao vestir-se

Adaptada de The Global Initiative for Chronic Obstructive Pulmonary Disease (GOLD), 2018.

relevantes e precisam ser bem documentados (indivíduos expostos a mais de 20 anos/maço são os que estão em maior risco de desenvolver obstrução do fluxo respiratório). Na maioria dos casos, a intensidade da exposição ao cigarro estará correlacionada com a gravidade do declínio observado na função pulmonar.

O diagnóstico precoce é importante para evitar a exposição continuada aos fatores de risco e instituir o tratamento precocemente com o objetivo de melhorar o prognóstico do paciente.

QUADRO CLÍNICO E EXAME FÍSICO

Os sintomas da DPOC podem se manifestar de diversas formas, de acordo com a evolução da doença. É importante prestar atenção ao padrão de apresentação e de progressão dos sintomas. Um terço dos pacientes com DPOC (30%) são assintomáticos, e a doença habitualmente tem um padrão insidioso de apresentação clínica. Sintomas respiratórios crônicos podem preceder o desenvolvimento da limitação ao fluxo aéreo observada na DPOC. Muitos pacientes relatam, inicialmente, sintomas semelhantes a infecções prolongadas do trato respiratório superior e limitação da atividade física com discreta sensação de dispneia. Outros pacientes restringem suas atividades diárias, adequando seu modo de vida de acordo com a progressão da doença, que permanecerá subdiagnosticada. Além disso, a suspeita diagnóstica também pode ser retardada em pacientes com comorbidades que apresentem sintomas semelhantes ou que contribuam para restringir o padrão de vida de modo parecido com a DPOC.

Os sintomas cardinais da DPOC são dispneia, produção de escarro e tosse. A tosse, habitualmente crônica, frequentemente é o primeiro sintoma a aparecer. No entanto, apesar de frequente, esse sintoma em geral é negligenciado pelos pacientes e atribuído ao hábito de fumar. No início pode ser intermitente, mas pode se tornar diária com a progressão da doença, predominando no período matutino. Tosse associada à produção do escarro pode estar presente em até 30% dos pacientes com DPOC. A expectoração tem volume variável de paciente para paciente, podendo ser secundária à bronquite crônica ou a um sinal precoce da DPOC. Expectoração em maiores volumes deve levantar a suspeita de bronquiectasias.

A dispneia de esforço é o sintoma mais comum, mas sua percepção varia de um indivíduo para outro, justificando o uso de escalas para uma avaliação mais objetiva e padronizada desse sintoma. Uma das escalas mais utilizadas para avaliação da dispneia é a escala modificada do Medical Research Council (mMRC). Essa escala utiliza uma pontuação de 0 a 4 para classificar a dispneia, e, quanto maior a pontuação, pior o sintoma (Tabela 18.1).

A dispneia de esforço (geralmente progressiva com o passar do tempo) e a limitação da atividade física são os sintomas mais incapacitantes e que têm maior impacto negativo na qualidade de vida dos pacientes.

Qualquer um dos sintomas anteriormente descritos em indivíduos acima de 40 anos com história pessoal de exposição a fatores de risco deve levantar a suspeição diagnóstica de DPOC.

Outros sintomas que podem estar presentes da DPOC incluem a sibilância e a sensação de aperto no tórax. A sibilância pode ocorrer várias vezes de um dia para o outro e ao longo do dia. A sensação de aperto no tórax geralmente não é bem localizada, segue-se à atividade física e parece ter origem muscular.

Pacientes com DPOC também podem experimentar fadiga, perda de peso (ou aumento do peso), anorexia, limitação da atividade física e queixas compatíveis com ansiedade ou depressão. O edema de tornozelos deve alertar para a possibilidade de *cor pulmonale* com falência do ventrículo direito. Com a evolução clínica da DPOC, pode-se encontrar aumento do diâmetro anteroposterior do tórax, taquipneia, expiração prolongada, redução da expansibilidade pulmonar, hipersonoridade à percussão e diminuição do frêmito toracovocal e do murmúrio vesicular. A presença de sibilos não é obrigatória. Em casos mais avançados, podem ocorrer cianose de extremidades e baqueteamento digital. Em situações de *cor pulmonale* com sinais de falência do ventrículo direito, podem surgir turgência jugular, hepatomegalia e edema de membros inferiores.

EXAMES COMPLEMENTARES

Para o diagnóstico da DPOC a espirometria é fundamental, uma vez que a redução do fluxo respiratório identificada neste exame faz parte da definição da doença. Outros exames adicionais podem ser úteis para a avaliação da gravidade da doença, de comorbidades associadas, exclusão de diagnósticos alternativos e para considerações prognósticas (Figura 18.2).

Espirometria

O exame mais utilizado na prática clínica para avaliar a função pulmonar do paciente com DPOC é a espirometria. Trata-se de um teste não invasivo, reprodutível e objetivo para determinação da obstrução ao fluxo aéreo. Os valores obtidos na espirometria devem ser comparados a valores previstos para a população avaliada e são baseados em idade, gênero, estatura e raça.

Entre os parâmetros obtidos na espirometria, a capacidade vital forçada (CVF), o volume expiratório forçado no primeiro segundo (VEF_1) e a relação entre ambos (VEF_1/CVF) são fundamentais para que se estabeleça a presença de obstrução de vias respiratórias.

O parâmetro mais utilizado na prática clínica para que se estabeleça o diagnóstico de DPOC é o orientado pelo GOLD. Pacientes com DPOC apresentarão redução dos valores tanto de VEF_1 quanto da CVF. Assume-se que uma relação fixa de $VEF_1/CVF < 0,7$ na avaliação espirométrica após o uso de broncodilatador seja compatível com o achado de limitação ao fluxo aéreo. Esse critério é simples e independe de valores de referência.

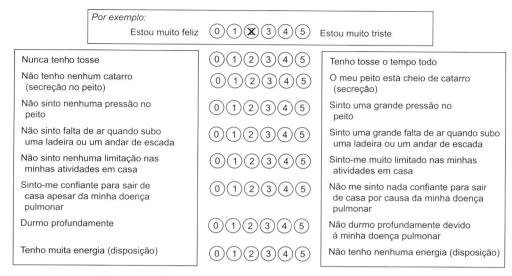

Figura 18.2 Teste CAT – *control assessment test*. (Adaptada de Silva, et al., 2013.)

Uma das críticas existentes em relação ao uso do parâmetro preconizado pelo GOLD para definição da DPOC (relação fixa de $VEF_1/CVF < 0,7$ após broncodilatador) é que pode ocorrer um excesso de diagnósticos da doença entre pessoas mais idosas ou, por outro lado, o subdiagnóstico em indivíduos mais jovens (< 45 anos), especialmente quando portadores de doença leve. Avaliações mais precisas quanto à presença de obstrução ao fluxo aéreo podem ser obtidas com a adoção do limite inferior da normalidade da relação VEF_1/CVF previsto para cada indivíduo. O limite inferior na normalidade para a relação VEF_1/CVF (para cada pessoa) pode ser calculado levando-se em consideração o gênero, a idade, a altura e a raça, comparando-se os valores obtidos com o previsto para a população. Nesse caso, valores da relação VEF_1/CVF inferiores aos do limite inferior da normalidade são interpretados como obstrução ao fluxo aéreo.

A avaliação espirométrica do VEF_1 é útil para a avaliação da gravidade da obstrução ao fluxo aéreo no momento da realização do exame, bem como para testar a reversibilidade da obstrução com o uso de broncodilatadores. Além disso, o VEF_1 também é utilizado para a avaliação do prognóstico da doença.

Volumes pulmonares e difusão do monóxido de carbono (CO)

A avaliação dos volumes pulmonares e da difusão do CO pode ser obtida mediante do exame de pletismografia ou, de modo menos preciso, por meio da medida dos volumes pulmonares pela diluição de gás hélio. Apesar da importância das informações que fornecem, não são exames essenciais na avaliação do paciente com DPOC.

A DPOC está associada ao aprisionamento aéreo, e o aumento do volume residual pode ser observado. Com a progressão da doença, podem ocorrer hiperinsuflação dinâmica e elevação da capacidade pulmonar total (CPT).

A capacidade de difusão pode ser avaliada pela difusão do CO e reflete a destruição dos septos alveolares (ou o impacto funcional do enfisema). Pode ser útil no diagnóstico de pacientes que apresentam dispneia desproporcional à gravidade do comprometimento do fluxo aéreo.

Oximetria e gasometria arterial

A oximetria de pulso é utilizada para mensurar a saturação periférica de oxigênio (Sp_{O_2}) e auxilia no diagnóstico da hipoxemia. Está indicada para pacientes com sinais e sintomas de falência respiratória ou falência cardíaca direita.

A gasometria arterial é o método direto para mensurar a pressão parcial de oxigênio e de gás carbônico no sangue arterial. Deve ser realizada em pacientes com $Sp_{O_2} < 92\%$, na avaliação inicial de pacientes com $VEF_1 < 50\%$ do previsto, além de pacientes que apresentem cianose, *cor pulmonale* ou hipertensão arterial pulmonar.

A demonstração de hipoxemia arterial pela gasometria é necessária para a indicação de oxigenoterapia domiciliar prolongada. Na DPOC avançada, a gasometria arterial pode demonstrar a presença de hipoxemia com hipercapnia.

Radiografia de tórax

Na avaliação inicial de pacientes com DPOC está indicada a realização da radiografia de tórax nas projeções posteroanterior e perfil. É útil para a definição de diagnósticos alternativos à DPOC, além de condições associadas, como neoplasia, doenças ocupacionais ou tuberculose.

Nos pacientes com doenças leves é possível que os achados do exame de radiografia de tórax sejam normais. Por outro lado, na DPOC avançada pode-se encontrar achados sugestivos de hiperinsuflação pulmonar (rebaixamento de cúpulas diafragmáticas, retificação dos arcos e alargamento dos espaços intercostais e pobreza da trama vascular que se acentua do hilo para a periferia). Nesses casos, na incidência em perfil da radiografia de tórax é possível a visualização do aumento do espaço retroesternal.

Tomografia computadorizada do tórax

A tomografia (TC) de tórax não é um exame recomendado como rotina nos pacientes portadores de DPOC; porém, pode ser útil em casos duvidosos por demonstrar a extensão e localização do enfisema pulmonar. O exame também é indicado para a avaliação de pacientes que apresentem critérios de risco para investigação de neoplasia pulmonar, para diagnósticos diferenciais ou no planejamento cirúrgico (p. ex., em cirurgias de redução de volume pulmonar ou cirurgia de transplante de pulmão).

Hemograma

Entre as alterações hematológicas observadas na DPOC, a anemia normocrômica é o achado mais encontrado. Apesar de não ser um achado muito comum, pacientes com hipoxemia arterial crônica podem cursar com policitemia secundária (hematócrito > 55%, hemoglobina > 18,5/dℓ para homens e hematócrito > 50% e hemoglobina > 17 g/dℓ para mulheres).

Recentemente passou a ser discutido o papel dos eosinófilos como marcador para predizer o risco de exacerbações futuras e de resposta ao corticosteroide inalado em pacientes exacerbadores. Análises *post hoc* de ensaios clínicos randomizados evidenciaram que pacientes com DPOC e história de exacerbação que apresentavam maior contagem de eosinófilos no sangue periférico tinham maior risco de exacerbação. Nesse momento, são necessários ensaios clínicos randomizados e controlados para validar o uso de eosinófilos como preditor de resposta ao corticosteroide inalado e para esclarecer o valor de eosinófilos no sangue periférico que poderia funcionar como preditor do risco futuro de exacerbação.

Dosagem de alfa-1-antitripsina

A Organização Mundial da Saúde (OMS) ressalta a importância da realização da dosagem de α1-antitripsina em todos os pacientes com DPOC. Podem sugerir a deficiência de α1-antitripsina na DPOC o achado de enfisema pulmonar em indivíduos com menos de 45 anos, a doença na ausência de fatores de risco, o predomínio do enfisema na região basal do tórax e a história familiar da doença.

Ecocardiograma

Está indicado para avaliação da estimativa da pressão sistólica da artéria pulmonar em casos com suspeita de hipertensão arterial pulmonar. O ecocardiograma também deve ser realizado se o paciente com DPOC apresentar uma doença cardiovascular coexistente.

Teste de caminhada de 6 min

O teste de caminhada de 6 minutos (TC6m) é um procedimento simples no qual o indivíduo caminha o mais rápido possível durante 6 minutos. A distância percorrida em metros demonstra a capacidade funcional dos pacientes. O exame é útil para avaliação da tolerância ao exercício e do prognóstico da doença. Essa avaliação é utilizada em programas de reabilitação pulmonar.

AVALIAÇÃO DA GRAVIDADE

A DPOC é uma enfermidade heterogênea e, classicamente, a avaliação de gravidade e o tratamento foram tradicionalmente guiados pelo comprometimento do VEF_1. No entanto, apenas o VEF_1 não é capaz de espelhar a complexidade da doença e outros fatores precisam ser mais bem avaliados. Com esse objetivo, surgiram diretrizes que traçam estratégias e sugerem a utilização de diferentes variáveis com a finalidade de classificar a gravidade da DPOC e direcionar seu tratamento.

As diretrizes comumente adotadas em nosso país são as "Diretrizes Brasileiras para o Manejo da DPOC, 2016" e a diretriz GOLD, recentemente atualizada.

As "Diretrizes Brasileiras para o Manejo da DPOC, 2016" sugerem uma proposta de estratificação de gravidade da DPOC combinada com a avaliação de comorbidades e o prognóstico. Propõem uma abordagem sequencial em quatro etapas, que serão descritas a seguir.

Etapas 1 e 2 (estratificação da gravidade): avaliam o impacto clínico, funcional e o risco de exacerbações ou de hospitalizações por exacerbações. Para avaliação da gravidade da DPOC são utilizados os parâmetros: (1) avaliação da dispneia; (2) mensuração da obstrução ao fluxo respiratório; e (3) frequência de exacerbações ou de internações por exacerbações no último ano. Esses parâmetros permitem que diferentes dimensões da DPOC sejam analisadas. Para avaliação da dispneia, utiliza-se a escala de dispneia mMRC (ver Tabela 18.1). A gravidade da obstrução ao fluxo aéreo é mensurada pelo VEF_1 pós-broncodilatador (Tabela 18.2). O risco de exacerbações é verificado pela frequência de exacerbações no último ano. De acordo com o estudo *Evaluation of COPD Longitudinally to Identify Predictive Surrogate Endpoints* (estudo ECLIPSE), a história de exacerbações prévias foi o principal preditor do risco de futuras exacerbações e a exacerbação também se correlacionou com o risco de mortalidade. De acordo com a gravidade da dispneia, da obstrução ao fluxo aéreo e a frequência de exacerbações, pacientes com DPOC podem ser estratificados como apresentando DPOC leve, moderada, grave ou muito grave. A Tabela 18.3 mostra as quatro etapas de avaliação sugeridas (as etapas 1 e 2 foram apresentadas anteriormente). Neste momento da leitura, observe as etapas 1 e 2 exemplificadas na Tabela 18.3.

Tabela 18.2 Gravidade da limitação ao fluxo respiratório avaliada pelo VEF_1 pós-broncodilatador.

Gravidade	VEF_1 (% previsto)
Leve	≥ 80
Moderada	50 a 79
Grave	30 a 49
Muito grave	< 30%

VEF_1: volume expiratório forçado no primeiro segundo. (Adaptada de Diretrizes Brasileiras para o Manejo da DPOC, 2016 e *The Global Initiative for Chronic Obstructive Pulmonary Disease* [GOLD], 2018.)

Tabela 18.3 Estratificação combinada da gravidade da DPOC.

Etapas	Avaliação	Variáveis	Avaliação da gravidade			
			Leve	**Moderada**	**Grave**	**Muito grave**
Etapa 1	Impacto clínico e funcional	Escala de dispneia mMRC	0/1	2	3	4
		Grau de obstrução (%VEF_1 pós-broncodilatador)	≥ 80%	50 a 79%	30 a 49%	< 30%
Etapa 2	Exacerbações e hospitalizações	Exacerbações nos últimos 12 meses	Duas exacerbações ou uma hospitalização por internação			
Etapa 3	Comorbidade	Insuficiência cardíaca congestiva, arritmias, isquemia coronariana, diabetes, ansiedade, câncer, úlcera péptica, fibrose pulmonar				
Etapa 4	Prognóstico	Índice BODE	0 a 6		7 a 10	

mMRC: *modified Medical Research Council Dyspnea Scale*; VEF_1: volume expiratório forçado no primeiro segundo; BODE: IMC, obstrução, dispneia, exercício; IMC: índice de massa corporal. (Adaptada de Diretrizes Brasileiras para o Manejo da DPOC, 2016 e *The Global Initiative for Chronic Obstructive Pulmonary Disease* [GOLD], 2018.)

Etapa 3: avaliação de comorbidades. O prognóstico de pacientes com DPOC pode ser agravado pela presença de comorbidades. Doenças como diabetes, doenças cardiovasculares, osteoporose, câncer de pulmão, artrite e transtornos psiquiátricos como ansiedade e depressão são comuns em pacientes com DPOC. Em um estudo de coorte, 12 comorbidades foram identificadas como associadas a maior mortalidade em portadores de DPOC, elaborando-se com essas comorbidades o índice COTE (*COmorbidade TEste*). Pontuações ≥ 4 no índice COTE aumentam em até 2,2 vezes o risco de morte. O índice COTE pode ser visualizado na Tabela 18.4. A inclusão do índice COTE na estratificação combinada da DPOC pode ser visualizada na Tabela 18.3, etapa 3.

Etapa 4: estabelecimento de prognóstico. Apesar de a taxa de declínio do VEF_1 ser um bom marcador para a progressão da doença e mortalidade, este índice não se correlaciona bem com as manifestações sistêmicas da DPOC. Desse modo, diversos índices foram criados para melhor avaliação do prognóstico de pacientes com DPOC. Um desses índices, o BODE (*body mass index* [IMC], *airflow obstruction* [obstrução], *dyspnea* [dispneia] e *exercise capacity* [exercício]), foi descrito por Bartolome Celli em 2004. Avalia, de modo mais adequado (quando comparado à avaliação isolada do VEF_1), o risco de morte do paciente com DPOC. Os parâmetros utilizados para avaliação desse índice são: o índice de massa corporal (IMC), o grau de obstrução ao fluxo respiratório (VEF_1), o grau de dispneia (pontuação na escala mMRC) e a capacidade de exercício avaliada no teste de caminhada de 6 minutos. Atribui-se uma pontuação para cada um dos parâmetros avaliados, e o escore final pode variar entre 0 e 10 pontos; quanto maior o escore obtido, maior o risco de mortalidade pela DPOC (Tabela 18.5). A taxa de risco de morte por qualquer causa para cada ponto aumentado no escore BODE é de 1,34 (intervalo de confiança 95% [IC95%]: 1,26 a 1,42), enquanto a taxa de risco de óbito por causas respiratórias foi de 1,62 (IC95%: 1,48 a 1,77). Pacientes com escores de 7 a 10 no índice BODE apresentam taxa de mortalidade de 80% em 52 meses. O resultado da avaliação conjunta das quatro etapas sugeridas

na determinação da gravidade da DPOC pode ser visualizado na Tabela 18.3. Com o objetivo de valorizar os sintomas e realizar uma avaliação mais global do paciente, com implicações terapêuticas e prognósticas, a diretriz GOLD sugere, assim como a Diretriz da Sociedade Brasileira de Pneumologia e Tisiologia, que se adote o uso de avaliações combinadas. Para isso, devem ser levados em consideração a gravidade de limitação ao fluxo aéreo, o risco de exacerbações e a presença de sintomas. Essa ferramenta de avaliação proposta pelo GOLD, revisada em 2018, pode ser visualizada na Figura 18.2. A gravidade da limitação ao fluxo aéreo será determinada pelo VEF_1 pós-broncodilatador (em indivíduos com a relação $VEF_1/CVF < 0,7$), e o paciente pode ser enquadrado nas seguintes categorias de gravidade:

- GOLD 1 (leve): $VEF_1 \geq 80\%$ do previsto
- GOLD 2 (moderado): $\geq 50\% \ VEF_1 < 80\%$ do previsto
- GOLD 3 (grave): $\geq 30\% \ VEF_1 < 50\%$ do previsto
- GOLD 4 (muito grave): $VEF_1 < 30\%$ do previsto.

As exacerbações associadas aos sintomas comporão um sistema de classificação dos pacientes em quatro grupos: ABCD. As exacerbações são definidas como a piora dos sintomas respiratórios agudos com a necessidade de medicação adicional ao tratamento de manutenção. Para a composição da classificação, deve-se levar em consideração a frequência dessas exacerbações no ano anterior. Na avaliação dos sintomas que impactam negativamente a vida do paciente com DPOC, a escala mMRC (Tabela 18.1) avaliará a dispneia e o teste *COPD Assessment Test* (CAT) auxiliará a quantificar o impacto dos sintomas da DPOC na rotina do paciente (escala simples com oito questões – Figura 18.2). Um escore na escala mMRC ≥ 2 é encarado como sintoma de "maior dispneia". O escore do teste CAT varia de 0 a 40 (quanto maior o escore total, menos saudável). Escores no teste CAT ≥ 10 são muito incomuns em indivíduos saudáveis, enquanto escores < 10 são incomuns em pacientes diagnosticados com DPOC. Com a verificação conjunta de exacerbações e sintomas, os pacientes com DPOC poderão ser enquadrados nas seguintes categorias: GOLD grupo A, grupo B, grupo C ou grupo D. Essa ferramenta de avaliação pode ser visualizada na Figura 18.3.

A classificação final de gravidade da doença pelos escores conjuntos guiará o tratamento mais adequado para cada paciente.

Como exemplo de utilização da classificação refinada (em grupos) no paciente com DPOC, tomemos o caso de um paciente que apresenta mMRC com pontuação igual a 3, que apresentou três exacerbações no último ano e que possui espirometria com VEF_1 pós-broncodilatador < 30%. Esse paciente será classificado como GOLD estádio 4 de gravidade, grupo D.

TRATAMENTO

Medidas gerais

O tratamento da DPOC deve ser guiado para reduzir riscos atuais e riscos futuros associados à doença. Como objetivo do tratamento dos riscos atuais podem ser citados o alívio dos sintomas, a

---

Tabela 18.4 Índice de comorbidades COTE.

Comorbidade	Pontos
Câncer de pulmão, esôfago, pâncreas ou de mama*	6
Ansiedade*	6
Outros tipos de câncer	2
Cirrose hepática	2
Fibrilação atrial/palpitação	2
Diabetes com neuropatia	2
Fibrose pulmonar	2
Insuficiência cardíaca congestiva	1
Úlcera gástrica/duodenal	1
Doença coronariana	1

*Válido apenas para a população feminina. COTE: comorbidade teste. (Adaptada de Diretrizes Brasileiras para o Manejo da DPOC, 2016.)

Tabela 18.5 Índice BODE com as variáveis avaliadas e a respectiva pontuação.

	Variável	0	1	2	3
B	Índice de massa corporal (IMC)	> 21	≤ 21		
O	VEF_1 (%)	≥ 65	50 a 64	36 a 49	≤ 35
D	Dispneia (mMRC)	0 a 1	2	3	4
E	Teste de caminhada de 6 min	≥ 350 m	250 a 349 m	150 a 249 m	≤ 149 m

VEF_1: volume expiratório forçado no primeiro segundo; mMRC: *modified Medical Research Council Dyspnea Scale*. (Adaptada de Diretrizes Brasileiras para o Manejo da DPOC, 2016.)

130 **PARTE 1** Saúde do Adulto e do Idoso

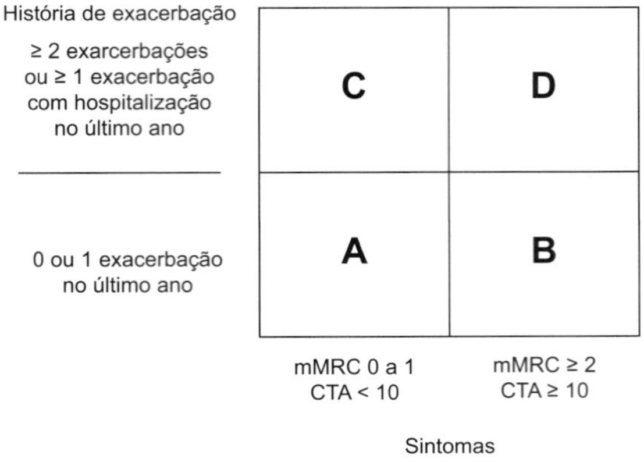

Figura 18.3 Avaliação da DPOC pela ferramenta ABCD refinada. VEF$_1$: volume expiratório forçado no primeiro segundo; mMRC: *modified Medical Research Council Dyspnea Scale*; CAT: *COPD Assessment Test*. (Adaptada de The Global Initiative for Chronic Obstructive Pulmonary Disease [GOLD]), 2018.)

melhora da capacidade física e da qualidade de vida. Para redução do risco futuro, os objetivos serão a prevenção da progressão da doença e das exacerbações e o aumento da sobrevida.

O tratamento deve ser individualizado de acordo com a gravidade da doença e adaptado segundo a resposta do paciente. Abrange medidas gerais e de prevenção, bem como medidas farmacológicas.

Entre as medidas gerais, podem ser citadas:

- Orientações gerais: uso correto das medicações e dos dispositivos inalatórios, orientações para reconhecimento das exacerbações, estratégias para minimizar o estresse e a dispneia
- Afastamento da exposição aos fatores de risco: cessação do tabagismo e da exposição à fumaça da biomassa (utilização de exaustores, cozinhar em ambientes ventilados, cessação da exposição à fumaça de lenha)
- Vacinação: contra influenza e pneumocócica
- Suporte nutricional: adotar abordagens específicas para pacientes com sobrepeso e obesidade e o uso de suplementos nutricionais em pacientes com má nutrição
- Atividade física/reabilitação pulmonar: orientar atividade física regular por, pelo menos, 30 minutos, 3 vezes/semana (associada à menor mortalidade).

Considerando-se as medidas gerais, a que merece destaque é a cessação do tabagismo, que é a intervenção com melhor custo-benefício para prevenção, retardo da progressão, aumento de sobrevida e redução de morbidade associada à DPOC. Para o tratamento do tabagismo, a abordagem pode ser realizada com intervenções mínimas, com materiais de autoajuda e orientações dirigidas, ou com tratamento cognitivo-comportamental associado à farmacoterapia quando indicada.

Quanto às recomendações sobre vacinação, a Sociedade Brasileira de Pneumologia recomenda a vacinação anual contra influenza em todos os pacientes com DPOC, uma vez que essa medida reduz a incidência de infecções do trato respiratório inferior, de infecções graves que necessitem de internação e a mortalidade. A vacinação antipneumocócica com as vacinas polissacarídica 23-valente e 13-valente conjugada também se associa à redução de infecções do trato respiratório inferior. A Sociedade Brasileira de Pneumologia não recomenda a vacinação antipneumocócica generalizada em pacientes com DPOC. Indica fortemente seu uso em pacientes com menos de 65 anos e/ou com obstrução grave ao fluxo aéreo (VEF$_1$ < 40%). A diretriz GOLD (2018), por sua vez, recomenda o uso de vacinação antipneumocócica (polissacarídica 23-valente e 13-valente conjugada) em todos os pacientes ≥ 65 anos de idade. Também indica a vacina polissacarídica 23-valente em pacientes jovens com DPOC e doenças cardiovasculares ou pneumológicas comórbidas. A vacinação anual contra influenza está indicada em todos os pacientes com DPOC.

Tratamento farmacológico da doença pulmonar obstrutiva crônica estável

A indicação de tratamento farmacológico está relacionada à gravidade da doença, à resposta clínica do paciente e à disponibilidade dos medicamentos. Auxilia tanto na redução dos sintomas quanto da frequência e gravidade das exacerbações. Fármacos (e doses associadas) utilizados no tratamento do paciente com DPOC estão exemplificados na Tabela 18.6.

Broncodilatadores

Os broncodilatadores são essenciais na terapia medicamentosa da DPOC. São fármacos que promovem broncodilatação por meio do relaxamento da musculatura lisa das vias respiratórias, aliviando a obstrução ao fluxo aéreo observada nos pacientes com DPOC. A preferência deve ser pelo uso de medicações inaladas por atingirem maior concentração nas vias respiratórias e se relacionarem a menos efeitos colaterais. Quanto ao mecanismo de ação, dividem-se em antimuscarínicos (ou anticolinérgicos) e beta-2-agonistas (β_2-agonistas). De acordo com a duração de ação, dividem-se em broncodilatadores de ação curta e de ação prolongada (longa ou ultralonga duração).

Mecanismos de ação. Há dois tipos de receptores beta-adrenérgicos: β_1, existentes principalmente no coração (quando estimulados, aumentam a frequência cardíaca e a contratilidade miocárdica) e β_2, presentes em brônquios, vasos sanguíneos e útero (quando estimulados, relaxam a musculatura lisa). Os fármacos que se ligam aos receptores β_2 aumentam a atividade da adenilciclase e o monofosfato de adenosina cíclico (cAMP) intracelular, relaxando diretamente a musculatura da via respiratória. A estimulação desses receptores pode levar à taquicardia sinusal e predispor à geração de arritmias em pacientes suscetíveis. Podem ocorrer também tremor e hipopotassemia, principalmente com a administração concomitante com diuréticos tiazídicos. Quanto aos antimuscarínicos, são broncodilatadores que auxiliam na broncodilatação por bloqueio dos receptores muscarínicos localizados nas vias respiratórias, evitando a broncoconstrição mediada pela acetilcolina. No sistema parassimpático que regula o tônus broncomotor, a estimulação dos receptores M1 e M3 do músculo liso das vias respiratórias medeia o aumento do tônus broncomotor, enquanto a estimulação dos receptores inibidores neuronais M2 antagoniza esse efeito, inibindo a liberação de acetilcolina. Os antimuscarínicos também podem colaborar para a menor produção de secreção na via respiratória. O brometo de ipatrópio (antimuscarínico de ação rápida) age sobre receptores M3 e M2 e o tiotrópio (antimuscarínico de ação prolongada) tem afinidade prolongada sobre receptores M1 e M3.

Tabela 18.6 Broncodilatadores e corticosteroides inalatórios utilizados no tratamento da DPOC.

Tipo		Apresentação (µg por inalação)	Dose média por hora (µg/h)	Duração (h)
Broncodilatador de curta ação	Salbutamol	100	200	4 a 6
	Ipratrópio	20 a 40	40 a 80	6 a 8
Broncodilatador de longa ação	Formoterol	IPS, 6 a 12	6 a 12	12
	Salmeterol	IPS, 25 a 50	50	12
	Indacaterol	IPS, 150 a 300	150 a 300	24
	Vilanterol	IPS, 25	25	24
	Olodaterol	INS, 2,5	5	24
	Tiotrópio	INS, 2,5	5	24
	Glicopirrônio	IPS, 50	50	24
Broncodilatadores de longa ação + corticosteroide inalado	Formoterol + budesonida	IPS, 6 + 200	IPS, 6 + 200	12
		IPS, 12 + 400	IPS, 12 + 400	12
		ID, 6 + 200	ID, 6 + 20	12
		ID, 12 + 400	ID, 12 + 400	12
	Salmeterol + fluticasona	IPS, 50 + 100	50 + 250 a 500	12
		IPS, 50 + 250		
		IPS, 50 + 500		
		ID, 25 + 50		
		ID, 25 + 125		
		ID, 25 + 250		
	Formoterol + beclometasona	ID e IPS, 6 + 100	6 + 100	12
	Fluticasona + vilanterol	IPS, 25 + 100	25 + 100	24
Broncodilatadores de longa ação + anticolinérgico	Vilanterol + umeclidínio	IPS, 62,5 + 25	IPS, 62,5	24
	Indacaterol + glicopirrônio	IPS, 110 + 50	110 + 50	12

IPS: inalador de pó seco; ID: inalador dosimetrado; INS: inalador de névoa suave. (Adaptada de Diretrizes Brasileiras para o manejo de DPOC, 2016 e *The Global Initiative for Chronic Obstructive Pulmonary Disease* [GOLD]), 2018.)

Duração da ação. Entre os β_2-agonistas de ação curta estão o salbutamol, o fenoterol e a terbutalina. Têm rápido início de ação, em poucos minutos, e seus efeitos duram de 4 a 6 horas. Como antimuscarínico de ação rápida pode ser citado o ipratrópio, que tem duração de ação de 3 a 6 horas após a inalação. Como os broncodilatadores de rápida ação têm rápido início de ação e duração curta dos efeitos, podem ser utilizados para alívio imediato dos sintomas. Os broncodilatadores de ação prolongada são os β_2-agonistas de ação prolongada e os antimuscarínicos de ação prolongada. São medicações utilizadas por longos períodos com a finalidade de manter os sintomas sob controle, melhorar a qualidade de vida, reduzir o uso de medicações de alívio e o risco futuro de exacerbações, além de reduzirem o declínio da função pulmonar. Os β_2-agonistas de ação prolongada são subdivididos em dois subgrupos: os β-agonistas de longa duração (com 12 horas de efeito) e os de ultralonga duração (cujo efeito se estende por 24 horas). Entre os β_2-agonistas de longa duração há o formoterol e o salmeterol, e o efeito broncodilatador de ambos é de aproximadamente 12 horas. Entre os β_2-agonistas que apresentam efeito broncodilatador por 24 horas citam-se o vilanterol, o indacaterol e o olodaterol. Os antimuscarínicos de ação prolongada são o tiotrópio, o glicopirrônio e o umeclidínio, que apresentam duração de efeito de 24 horas. Podem cursar com boca seca, e aconselha-se maior precaução de seu uso em pacientes com queixas de prostatismo.

Corticosteroides inalatórios

Apresentam ação anti-inflamatória, mas existem questionamentos sobre o efeito destas medicações sobre a inflamação pulmonar e sistêmica em pacientes com DPOC. Não são utilizados isoladamente na DPOC, uma vez que essa prática, principalmente em pacientes com doença grave, aumenta o risco de pneumonia. Por outro lado, o uso de corticosteroides inalados em associação a β_2-agonistas de longa ação é mais eficaz do que o uso isolado dessas medicações na melhora da função pulmonar, da qualidade de vida, na tolerância ao exercício e na redução da gravidade e frequência das exacerbações quando utilizados em pacientes com DPOC moderada a muito grave com histórico de exacerbações.

O uso prolongado de corticosteroides inalatórios não mostrou redução de mortalidade ou na taxa de declínio do VEF_1. Efeitos colaterais do seu uso prolongado incluem o aumento do risco de pneumonias, osteopenia, hiperglicemia e catarata.

Metilxantinas

As fosfodiesterases (PDE) são enzimas com a função de hidrolisar o cAMP. A inibição dessas enzimas está relacionada a um efeito anti-inflamatório.

As metilxantinas agem como um inibidor não seletivo da fosfodiesterase, aumentando o cAMP intracelular, relaxando o músculo liso da via respiratória e promovendo broncodilatação. Não são considerados fármacos de primeira linha no tratamento da DPOC. Apresentam uso limitado, pois os níveis terapêuticos e tóxicos desses fármacos são muito próximos. São metabolizadas pelo fígado, apresentam interação com múltiplas substâncias e são pouco toleradas na população geriátrica. Entre seus efeitos colaterais observam-se náuseas, vômitos, tremores, palpitações e arritmias. Quando utilizadas, deve-se dar preferências para as metilxantinas de liberação prolongada, como teofilina e bamifilina.

Inibidor da fosfodiesterase-4

O roflumilaste é um inibidor específico da fosfodiesterase-4 (uma das isoformas da fosfodiesterase). Trata-se de uma medicação oral que reduz a inflamação na árvore traqueobrônquica e que não apresenta efeito broncodilatador. O fármaco melhora a função pulmonar e reduz a probabilidade de exacerbação no paciente com DPOC, mas apresenta poucos efeitos nos sintomas ou na qualidade de vida desses pacientes. Efeitos adversos, como diarreia e náuseas, são comuns. Está aprovado para uso em pacientes com VEF_1 < 50% e com exacerbações frequentes, não controladas com broncodilatadores de longa ação.

O tratamento da DPOC deve ser realizado gradativamente, de forma escalonada, de acordo com a gravidade da doença. A terapia será guiada tomando-se por base os sintomas, as exacerbações e a espirometria. No Boxe 18.1 e na Figura 18.4 podem ser visualizadas as terapias farmacológicas utilizadas no tratamento da DPOC estável.

Ressalta-se que broncodilatadores de ação curta podem ser utilizados em associação ao tratamento de manutenção na DPOC estável sempre que for necessário para alívio sintomático.

Oxigenoterapia

A avaliação da necessidade de oxigenoterapia domiciliar prolongada deve ser realizada em todo paciente grave. A indicação deve ser realizada a partir da gasometria arterial, coletada após 30 min de repouso com o paciente respirando ar ambiente. O tratamento com oxigenoterapia prolongada, média de 15 horas/dia, reduz a mortalidade em pacientes com DPOC e hipoxemia (Pa_{O_2} ≤ 50 mmHg).

As recomendações para oxigenoterapia domiciliar são:

- Pa_{O_2} ≤ 55 mmHg ou Sp_{O_2} ≤ 88% com ou sem hipercapnia
- Pa_{O_2} entre 56 e 59 mmHg ou Sp_{O_2} ≤ 89% associada a hipertensão arterial pulmonar e/ou edema periférico, sugestivo de insuficiência cardíaca congestiva direita (*cor pulmonale*) ou policitemia.

Boxe 18.1 Tratamento farmacológico da doença pulmonar obstrutiva crônica estável

- O tratamento com broncodilatadores inalados é central no tratamento da DPOC e deve ser utilizado para prevenção ou redução de sintomas
- A monoterapia com β_2-agonistas ou anticolinérgicos de ação prolongada é equivalente e pode ser usada indistintamente para o tratamento da dispneia e a melhora da qualidade de vida e da função pulmonar de pacientes com DPOC
- O uso de tiotrópio (anticolinérgico de ação prolongada) está indicado em pacientes com exacerbações frequentes
- β_2-agonistas e anticolinérgicos de ação prolongada melhoram a função pulmonar, a dispneia e a qualidade de vida, além de reduzirem as exacerbações
- A broncodilatação dupla (β_2-agonistas + anticolinérgicos de ação prolongada) é superior ao seu uso isolado na melhora dos sintomas e do VEF_1. Ela é recomendada para pacientes com DPOC moderada a muito grave que permanecem sintomáticos e com a qualidade de vida muito comprometida apesar de monoterapia com broncodilatadores
- Recomenda-se a terapia tripla (β_2-agonistas + anticolinérgicos de ação prolongada + corticosteroide inalado) em pacientes com a doença moderada a muito grave que continuem com a qualidade de vida comprometida apesar de broncodilatação dupla ou terapia combinada (β_2-agonistas + corticosteroide inalado)
- Recomenda-se em pacientes com DPOC:
  - Leve a moderada (mMRC 0 a 2 ou VEF_1 > 50% do previsto após broncodilatador): iniciar o tratamento com monoterapia broncodilatadora, usando β_2-agonista ou anticolinérgico de ação prolongada
  - Grave (mMRC 3 a 4 ou VEF_1 < 50% do previsto após broncodilatador) ou em pacientes que permaneçam sintomáticos ou com a qualidade de vida afetada apesar de monoterapia: recomenda-se broncodilatação dupla
  - Grave a muito grave (mMRC 3 a 4 ou VEF_1 < 50% do previsto após broncodilatador) que permaneçam com a qualidade de vida prejudicada apesar de broncodilatação dupla: recomenda-se terapia tripla.

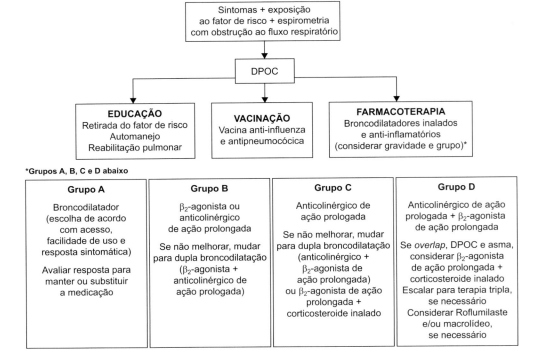

Figura 18.4 Diagnóstico e manejo da doença pulmonar obstrutiva crônica estável. β_2-agonista: beta-2-agonista. (Adaptada de Diretrizes Brasileiras para o manejo de DPOC, 2016 e The Global Initiative for Chronic Obstructive Pulmonary Disease [GOLD], 2018.)

Tratamento farmacológico da exacerbação da doença pulmonar obstrutiva crônica

Define-se exacerbação da DPOC como a presença de episódios agudos de aumento de sintomas respiratórios, como dispneia, tosse com aumento de secreção e aumento da purulência do escarro, com necessidade de medicação adicional para controle dos sintomas. A importância desses eventos está relacionada às suas consequências, como piora da qualidade de vida, aumento da mortalidade e piora na função pulmonar.

Pacientes com DPOC exacerbam por diferentes motivos, sendo os mais comuns as infecções virais e bacterianas do trato respiratório (50 a 70%). Em vigência de descompensação sintomática, deve-se prestar atenção em diagnósticos diferenciais, como síndrome coronariana aguda, descompensação da insuficiência cardíaca congestiva, embolia pulmonar e pneumonia.

Os eventos de exacerbação da DPOC são classificados de acordo com a gravidade e o tratamento necessários para controle do quadro:

- Leve: exacerbação tratada apenas com broncodilatador de curta duração
- Moderada: exacerbação tratada com broncodilatador de curta duração, antibióticos e/ou corticosteroide oral
- Grave: os pacientes necessitam de hospitalização e/ou visitas ao pronto-socorro para manejo do quadro. Episódios graves também podem estar associados à insuficiência respiratória aguda.

Observa-se, assim, que o tratamento medicamentoso que pode ser ofertado aos pacientes durante os episódios de exacerbação são os broncodilatadores, os corticosteroides sistêmicos e os antibióticos. Pacientes graves com falência respiratória aguda (sem contraindicações) devem ser tratados com ventilação não invasiva, uma vez que essa forma de tratamento demonstrou ter resultados positivos na melhora da troca gasosa, na redução do trabalho respiratório e da necessidade de intubação orotraqueal, bem como na redução da duração da hospitalização e melhora da sobrevida.

DIAGNÓSTICO DIFERENCIAL

As manifestações da DPOC, como dispneia e tosse crônica, podem ser comuns a outras doenças. A asma é o diagnóstico diferencial mais comum. Bronquiectasias, tuberculose e insuficiência cardíaca congestiva também devem ser levadas em consideração.

PROGNÓSTICO

Além do VEF_1, outras variáveis isoladas têm sido utilizadas na avaliação do paciente com DPOC, como a gravidade da dispneia, as exacerbações, o IMC, a capacidade de exercício e a idade. Como a doença é bastante heterogênea, sugere-se uma avaliação multidimensional com diferentes marcadores para prever o prognóstico dos pacientes. Os escores combinados que resultam da avaliação multidimensional apresentam melhor capacidade para prever a mortalidade na DPOC do que o VEF_1 isoladamente. Sugere-se utilizar o índice BODE, desenvolvido para ser um índice de previsão de mortalidade na DPOC. Conforme descrito anteriormente, sua pontuação varia de 0 (melhor prognóstico) a 10 (pior prognóstico). O aumento de um ponto eleva a mortalidade por qualquer causa em 34% e por causas respiratórias em 64%.

O IMC baixo, < 20 kg/m², está associado a maior mortalidade, enquanto o sobrepeso e a obesidade parecem ter efeito protetor. De acordo com a Sociedade Respiratória Europeia, valores de IMC < 25 kg/m² associam-se a pior prognóstico.

A presença de comorbidades também piora o prognóstico de pacientes com DPOC. O teste COTE prevê o impacto da comorbidade na DPOC e pode prever o risco de morte, complementando o índice BODE. Uma pontuação no teste COTE ≥ 4 aumenta em 2,2 vezes o risco de morte em todos os quartis do índice BODE.

CONSIDERAÇÕES PRÁTICAS DOS AUTORES

- A DPOC é prevalente, mas subdiagnosticada
- Caracteriza-se pela limitação persistente ao fluxo aéreo e por anormalidades nas vias respiratórias e parênquima pulmonar, devido à inalação de partículas e/ou gases tóxicos
- O principal fator de risco é o tabagismo
- Principais sintomas: tosse, dispneia e produção de escarro
- A espirometria é necessária para o diagnóstico da DPOC. A limitação ao fluxo aéreo não reversível após broncodilatador em pacientes sintomáticos e/ou com exposição aos fatores de risco confirma o diagnóstico
- Estadiamento da DPOC: usar a gravidade da limitação ao fluxo aéreo associada a sintomas (dispneia), história de exacerbações, limitação física e comorbidades
- Tratamento: será guiado pelo estadiamento. Broncodilatadores de ação prolongada são a principal terapia medicamentosa. Melhoram a função pulmonar, os sintomas, a qualidade de vida e reduzem as exacerbações. Principal medida não farmacológica: cessação do tabagismo
- Prognóstico: utilizar por escores combinados (avaliações multidimensionais) como o BODE

Bibliografia

Barnes PJ, Celli BR. Systemic manifestations and comorbidities of COPD. Eur Respir J. 2009; 33(5):1165-85.

Bartolome RC, Cote CG, Marin JM *et al*. The body-mass index, airflow obstruction, dyspnea, and exercise capacity index in chronic obstructive pulmonary disease. The N Engl J Med. 2004; 350:1005-12.

Campos SH, Camargos PAM. Broncodilatadores. Pulmão RJ. 2012; 21:6-64.

Casanova C, Cote C, Marin JM *et al*. Distance and oxygen desaturation during the 6-min walk test as predictors of long-term mortality in patients with COPD. Chest. 2008; 134(4):746-52.

Fernandes FLA, Cukier A, Camelier AA *et al*. Recomendações para o tratamento farmacológico da DPOC: perguntas e respostas. J Bras Pneumol. 2017; 43(4):290-301.

Fischer BM, Pavlisko E, Voynow JA. Pathogenic triad in COPD: oxidative stress, protease – antiprotease imbalance, and inflammation. Int J Chron Obstruct Pulmon Dis. 2011; 6:413-21.

GOLD. Global strategy for the diagnosis, management and prevention of chronic obstructive pulmonary disease, 2018. Disponível em: http://www.goldcopd.org. Acesso em 14 fev. 2021.

Hong-Lei Yin, Shi-Qi Yin, Qing-Yan Lin *et al*. Prevalence of comorbidities in chronic obstructive pulmonary disease patients: a meta-analysis. Medicine (Baltimore). 2017; 96(19):1-6.

Horita N, Goto A, Ota E *et al*. Long-acting muscarinic antagonist plus long-acting beta agonist versus long-acting beta agonist plus inhaled corticosteroid for stable chronic obstructive pulmonary disease (Protocol). Cochrane Database of Systematic Reviews. 2016, Issue 2. Art. n.: CD012066. doi: 10.1002/14651858.CD012066.

Lange P, Halpin DM, O'Donnell DE *et al*. Pathogenic triad in COPD: oxidative stress, protease – antiprotease imbalance, and inflammation. Int J Chron Obstruct Pulmon Dis. 2016; 11:3-12.

Martinez JB, Dantas M, Volatarelli JC (eds.). Semiologia geral e especializada. Rio de Janeiro: Guanabara Koogan; 2013. p. 102-22.

Menezes AMB, Perez-Padilla R, Jardim JRB *et al*. Chronic obstructive pulmonary disease in five latin american cities (the PLATINO study): a prevalence study. Lancet. 2005; 366(9500):1875-81.

Mehta GR, Mohammed R, Sarfraz S *et al*. Chronic obstructive pulmonary disease: a guide for the primary care physician. Dis Mon. 2016; 62(6):164-87.

Moreira GL, Manzano BM, Gazzotti MR *et al*. PLATINO, a nine-year follow-up study of COPD in the city of São Paulo, Brazil: the problem of underdiagnosis. J Bras Pneumol. 2014; 40(1):30-7.

Pereira CAC. Espirometria. J Pneumol. 2002; 28(Supl 3):S2-S82.

Postma DS, Anzueto AR, Jenkins C *et al*. Factor analysis in predominantly severe COPD: identification of disease heterogeneity by easily measurable characteristics. Respir Med. 2013; 107(12):1939-47.

Rabahi MF, Stirbulov R, Tannus Silva DGS. Doença pulmonar obstrutiva crônica. In: Maciel R, Abidon M (eds.). Prática pneumológica. 2. ed. Rio de Janeiro: Guanabara Koogan; 2017. p. 361.

Silva GPF, Morano MT, Viana CM *et al*. Portuguese-language version of the COPD Assessment Test: validation for use in Brazil. J Bras Pneumol. 2013; 39(4):402-8.

Stirbulov R, Jardim JR *et al*. Diretrizes Brasileiras Para o Manejo da DPOC (adaptação para o Brasil do Consenso Latino-Americano de DPOC). Documento oficial da Sociedade Brasileira de Pneumologia e Tisiologia. Disponível em: https://pt.scribd.com/document/341879197/DPOC-Diretrizes-DPOC-2016-completa-FINAL-pdf. Acesso em 14 fev. 2021.

Vestbo J, Anderson W, Coxson HO *et al*. Evaluation of COPD longitudinally to identify predictive surrogate end-points (ECLIPSE). Eur Respir Journal. 2008; 31:869-73.

Wedzicha JA, Miravitlles M, Hurst JR *et al*. Management of COPD exacerbations: a European Respiratory Society/American Thoracic Society Guideline. Eur Respir J. 2017; 49:1-16.

World Health Organization. World Health Organization Website. Disponível em: hhttp://www.who.int. Acesso em: junho de 2017.

19 Fraturas do Fêmur Proximal em Idosos

Rodrigo Bezerra de Menezes Reiff, Andrew Serrão e Daniel Maricondi Massari

INTRODUÇÃO

As fraturas do fêmur proximal nos idosos são, caracteristicamente, aquelas que ocorrem desde a cabeça femoral até a margem de 5 cm abaixo do pequeno trocanter. Elas ainda podem ser divididas em intracapsulares (colo do fêmur) ou extracapsulares (transtrocanterianas e subtrocanterianas), o que pode determinar uma importante diferença na apresentação clínica do paciente à admissão no serviço de urgência, conforme será discutido mais adiante neste capítulo. Existem, ainda, fatores de risco associados a essas lesões que devem ser observados e interrogados, como sexo feminino, etnia branca, idade avançada, uso de ansiolíticos e psicotrópicos, uso de álcool ou tabaco e fatores ambientais.

As fraturas do fêmur proximal ocorrem de forma prevalente em pacientes idosos em consequência de dois fatores característicos dessa faixa etária, a fragilidade óssea e o elevado risco de quedas. Por essa razão, neste capítulo serão abordados os temas osteoporose e prevenção de quedas no idoso.

EPIDEMIOLOGIA

A população brasileira tem passado por um processo de transição demográfica em sua pirâmide etária, progredindo em direção ao padrão de países mais desenvolvidos. Isto é, um alargamento do ápice da pirâmide, o que implica um aumento da população de idosos.

No início do século XXI, segundo o IBGE, esta faixa etária representava 8,6% da população. No entanto, as projeções para o ano de 2020 são de que esta porcentagem chegue a 14%. Segundo os dados mais recentes desse instituto, em 2012 a população brasileira totalizou o número de 23,5 milhões de pessoas com 60 anos ou mais. Esses resultados estão diretamente ligados à melhora da assistência à saúde, qualidade de vida e renda *per capita*.

As fraturas transtrocanterianas correspondem a aproximadamente 50% das fraturas do fêmur proximal, com incidência de 150.000 casos por ano nos EUA e prevalência entre homens e mulheres variando entre 34 e 63 por 100.000 habitantes, respectivamente, o que gera uma proporção maior entre as mulheres.

As fraturas de colo do fêmur têm incidência semelhante às transtrocanterianas, perfazendo índices de aproximadamente 40% de todas as fraturas do quadril. No entanto, o perfil clínico dos pacientes tem algumas particularidades. A incidência entre homens e mulheres é de 27 e 63 por 100.000 habitantes, respectivamente.

Já as fraturas subtrocanterianas são mais raras, correspondendo a subtrocanterianas 10% dos casos, não observada variação importante entre os sexos. Esse fato ocorre porque esse subtipo de fratura está em uma região de transição matáfise-diafisária, caracterizada por um grau aumentado de resistência.

ANATOMIA

O quadril humano é uma articulação do tipo esferoide formada entre o fêmur proximal e o acetábulo. É uma região rica em particularidades devido às inserções ligamentares e tendíneas, vascularização e inervação local.

O fêmur proximal é composto por cabeça femoral, área intertrocantérica e subtrocantérica, a qual situa-se até 5 cm abaixo do pequeno trocanter. A cápsula articular é uma estrutura fibrosa que está inserida anteriormente na linha intertrocantérica e posteriormente de 1 a 1,5 cm proximal a esta linha.

Na região intertrocanteriana há muitas inserções musculares que são responsáveis pelo arco de movimento do quadril e também por padrões específicos de desvio das fraturas.

Os músculos abdutores do quadril atuam no grande trocanter, desviando-o para superior e lateral. O iliopsoas, principal músculo flexor do quadril, atua deslocando o pequeno trocanter para proximal e medialmente. Já a musculatura extensora do quadril associada aos adutores atua desviando o fragmento distal em direção proximal e medial. As inserções concentram-se na região metafisária. No colo femoral não há inserções musculares.

O principal aporte sanguíneo à cabeça femoral é proveniente das artérias circunflexas femoral medial e lateral, ramos da artéria femoral profunda. Forma-se um anel vascular extracapsular na região da base do colo femoral, ascendendo através do colo pelos ramos cervicais, que adentram a cápsula articular e penetram no osso logo abaixo da cartilagem articular. A artéria do ligamento redondo, que é ramo da artéria obturatória, contribui muito pouco com a vascularização da cabeça femoral do adulto.

Quanto à inervação da musculatura do quadril, o assunto terá um entendimento mais fácil se sistematizarmos os grupos musculares, a saber:

- Flexores do quadril: iliopsoas, sartório, reto femoral – nervo femoral
- Adutores do quadril: pectíneo, adutor longo, adutor curto, adutor magno e grácil – nervo obturatório
- Abdução do quadril: tensor da fáscia lata, glúteo médio e glúteo mínimo – nervo glúteo superior
- Extensão do quadril: glúteo máximo e isquiotibiais – nervos glúteo inferior e isquiático, respectivamente.

Do ponto de vista sensitivo, a cápsula articular é inervada por um ramo sensitivo do nervo obturatório, que em um nível inferior é responsável pela sensibilidade da parte anteromedial distal da coxa. Esta particularidade anatômica é responsável por um fenômeno denominado *coxitis knee*, o qual consiste em dor referida nesta área devido a patologias intra e periarticulares do quadril.

DIAGNÓSTICO

Anamnese e exame físico

Pacientes com fraturas de fêmur proximal queixam-se de dor e incapacidade funcional após o traumatismo, que é tipicamente de baixa energia. A dor está localizada na região lateral do quadril e é exacerbada por movimentos de flexão e rotação, tanto ativos quanto passivos.

O interrogatório clínico do paciente admitido na urgência com suspeita de fratura de fêmur deve ser amplo e tangenciar todas as esferas do suporte avançado ao traumatismo (ATLS, do inglês *Advanced Trauma Life Support*) básico. Interroga-se a causa da queda com o intuito de excluir patologias potencialmente fatais associadas à queda, como, por exemplo, acidente isquêmico transitório (AIT), acidente vascular cerebral (AVC), isquemias ou arritmias cardíacas.

Alguns pacientes podem ter experimentado um atraso no tempo que compreende o traumatismo até a apresentação no hospital, devido à dificuldade de se locomover ou chamar ajuda. Por isso, o examinador deve estar atento a uma potencial desidratação, depleção nutricional, doença tromboembólica venosa e lesões por pressão, que podem ser deflagradas caso o paciente permaneça por mais de 2 h em uma superfície rígida.

Pacientes com fraturas intertrocanterianas e subtrocanterianas apresentam-se, caracteristicamente, com o membro afetado encurtado e em postura de rotação externa. O joelho apresenta-se em posição de semiflexão. Já nos casos de fraturas do colo, esta apresentação clínica não é tão evidente, justamente pelo fato de as fraturas serem intracapsulares e estarem menos sujeitas às forças deformantes.

Estudos comparativos entre pacientes que apresentam fratura de colo do fêmur e fraturas transtrocanterianas evidenciaram que aqueles que compreendem o segundo grupo são mais idosos, menos ativos e têm maiores dificuldades de deambulação, com consequente piora do prognóstico e do potencial de recuperação das lesões.

Exames de imagem

Devem ser obtidas radiografias simples do quadril acometido, nas incidências em anteroposterior (AP) e perfil, em busca de confirmação diagnóstica. No entanto, frequentemente o membro afetado encontra-se em rotação externa, o que pode ocasionar sobreposição de imagens, principalmente do grande trocanter sobre o colo femoral. Para eliminar este viés, pode-se realizar uma radiografia em AP do quadril afetado em gentil rotação interna e tração. Este procedimento, além de eliminar as sobreposições, auxilia no correto diagnóstico e escolha do implante adequado.

Além das imagens do membro afetado, deve-se realizar uma radiografia em AP da bacia, para descartar lesões contralaterais e do anel pélvico.

Para o correto diagnóstico, principalmente das fraturas do colo femoral, é preciso ter em mente que o fêmur proximal apresenta dois importantes ângulos que devem ser observados nas radiografias, a saber:

- Ângulo cervicodiafisário: medido em AP, tendo como parâmetros uma linha que passa pelo centro da diáfise femoral, paralela ao maior eixo dela, e outra linha que passa pelo centro do colo femoral, paralela ao maior eixo. Na intersecção dessas duas linhas forma-se um ângulo que no adulto é de aproximadamente 135°
- Ângulo de anteversão femoral: medido em perfil, tendo como parâmetros uma linha horizontal e outra linha que passa pelo centro do colo femoral, paralela ao maior eixo. Na intersecção dessas duas linhas forma-se um ângulo que no adulto é de aproximadamente 15°.

Tomografias computadorizadas podem ser úteis para a análise de casos de fratura sem desvio, nos raros casos em que o paciente apresenta queda da própria altura com dor e limitação do quadril, nos quais a série para traumatismo de radiografias não tenha sido elucidativa.

TRATAMENTO

O tratamento cirúrgico é a melhor estratégia para o manejo desse tipo de fratura. Apesar dos riscos que ele pode trazer, os benefícios os suplantam. São raras as indicações para o tratamento conservador, sendo as principais:

- Pacientes não deambuladores que não apresentam dor
- Pacientes em cuidados paliativos
- Más condições de partes moles sobre o quadril a ser abordado ou em vigência de graves complicações clínicas que acarretem instabilidade ao paciente.

A partir do momento em que o tratamento cirúrgico é indicado, deve ser realizado o mais rápido possível na tentativa de abreviar o tempo de internação hospitalar, conforme permitam as condições clínicas. O tratamento cirúrgico prevê uma redução estável dos fragmentos por meio de um implante bem fixado, fornecendo ao paciente mobilidade precoce e alívio da dor, com consequente diminuição dos riscos de infecções, úlceras e fenômenos tromboembólicos.

Há um arsenal de implantes disponíveis para a fixação de fraturas transtrocanterianas, que devem ser escolhidos conforme o tipo de fratura, sua estabilidade e o nível de experiência do cirurgião. Muitas fraturas representam um grande desafio técnico ao ortopedista. A ciência tem contribuído para o desenvolvimento de implantes que proporcionem adequada estabilidade biomecânica. Os materiais atualmente disponíveis para o tratamento dessas fraturas serão descritos a seguir.

O *dynamic hip screw* (DHS) é o tipo de síntese mais utilizado pelos cirurgiões. Funciona com um mecanismo do tipo placa-parafuso deslizante, com um ângulo entre o pino e a placa que pode ser de 135 ou 155°, que será selecionado conforme o grau de valgização do colo femoral. É indicado para fraturas transtrocanterianas consideradas estáveis. O princípio desta síntese é proporcionar um contato dinâmico entre as superfícies da fratura, estimulando, assim, sua consolidação.

Já o *dynamic condylar screw* (DCS) caracteriza-se por uma síntese do tipo placa-parafuso deslizante, com ângulo pino-placa de 95°. Utilizado para síntese de fraturas de fêmur proximal com traço reverso ou na região subtrocanteriana.

Mais recentemente desenvolveram-se os dispositivos intramedulares do tipo *proximal femoral nail* (PFN) e o *trochanteric femoral nail* (TFN). São hastes intramedulares com parafusos proximais direcionados à cabeça femoral. Proporcionam uma síntese biomecanicamente mais adequada para certos padrões de fraturas. Uma vez que o dispositivo se encontre no centro do osso e não em sua cortical lateral, observa-se menor braço de alavanca em comparação ao sistema DHS e DCS. Além disso, distribuem melhor a carga por toda a estrutura óssea. Podem ser aplicadas a todos os tipos de fraturas, preferencialmente as subtrocanterianas, transtrocanterianas instáveis e de traço reverso.

Algumas fraturas estáveis do colo femoral podem ser tratadas por meio de osteossíntese com os dispositivos citados anteriormente ou pelo uso de parafusos canulados direcionados à região de osso subcondral da cabeça femoral. Nas fraturas instáveis associadas a uma alta expectativa de sofrimento vascular da cabeça do fêmur, o cirurgião poderá realizar a substituição da cabeça do fêmur por um implante artificial (artroplastia). As artropatias podem ser do tipo hemiartroplastia (substituição apenas do componente femoral) ou artroplastia total (substituição do componente femoral e acetabular), cuja indicação será determinada por protocolos bem definidos.

As complicações sistêmicas mais prevalentes estão relacionadas aos fenômenos tromboembólicos, que exigem profilaxia estendida até o momento em que o paciente recuperar a capacidade de mobilização. Atualmente, o método de tromboprofilaxia mais difundido é constituído pela heparina de baixo peso molecular (enoxaparina), que exige do paciente boa função renal. Caso o paciente apresente deterioração da função renal, é indicado o uso de heparina não fracionada. A complicação local mais frequente do tratamento cirúrgico é a perda da síntese favorecida pela fragilidade óssea característica dessa população. Já em relação à ferida operatória, pode-se ter infecção e, menos frequentemente, deiscência de sutura.

OSTEOPOROSE
Definição e fatores de risco

É uma doença na qual ocorre perda gradual de massa óssea por desmineralização da matriz, alteração da microestrutura do osso e consequente fragilidade estrutural.

Pode ser classificada como primária ou secundária. O tipo primário, idiopático, pode ser subdividido em senil ou pós-menopausa. O tipo secundário ocorre como consequência de distúrbios que interfiram no metabolismo ósseo (endócrinos, reumáticos, neoplásicos, entre outros).

Os fatores de risco genéticos e biológicos são: etnia caucasiana, menopausa precoce, osteogênese imperfeita e história familiar.

Os fatores de risco comportamentais e ambientais são: alcoolismo, tabagismo, sedentarismo, baixa ingesta de cálcio, pouca exposição solar, má nutrição e excesso de ingesta de proteínas, fibras e fosfatos.

Epidemiologia

Levantamentos estatísticos nos EUA determinam que aproximadamente 1,3 milhão de fraturas por ano são atribuídas à osteoporose, a um custo anual de 20 bilhões de dólares. O risco de ocorrência de fraturas patológicas relacionadas a essa doença varia conforme idade, sexo e etnia.

Sinais e sintomas

É uma doença insidiosa e assintomática, geralmente descoberta na vigência de episódio de fratura patológica. Os sítios mais acometidos são o punho, o fêmur proximal, os arcos costais, o anel pélvico e a fratura por compressão vertebral. Em todos os casos, o quadro clínico é evidente e representa uma condição aguda que requer pronto tratamento ortopédico. Algumas fraturas vertebrais, no entanto, poderão apresentar-se assintomáticas, tendo apenas como queixa a diminuição progressiva de estatura com deformidades angulares da coluna.

Imagem e diagnóstico

O diagnóstico da osteoporose por meio de radiografias é difícil, sobretudo na ausência de fraturas. Nos casos mais avançados da doença, a radiografia pode evidenciar diminuição do trabeculado ósseo e afilamento da cortical.

A densitometria óssea representa o padrão-ouro para o diagnóstico da osteoporose. Segundo a Sociedade Internacional de Densitometria Clínica (ISCD), as indicações para a sua realização são:

- Mulheres com idade igual ou superior a 65 anos
- Mulheres na pós-menopausa abaixo dos 65 anos e com fatores de risco para fratura
- Mulheres na transição menopausal com fatores de risco clínicos para fratura (baixo peso, fratura prévia ou uso de medicação de alto risco)
- Homens com idade igual ou superior a 70 anos
- Homens abaixo dos 70 anos com fatores de risco clínicos para fratura
- Adultos com fratura por fragilidade
- Adultos com doença ou condição associada a baixa massa ou perda óssea
- Adultos que usam medicações associadas a baixa massa ou perda óssea
- Todo indivíduo candidato à terapia farmacológica
- Todo indivíduo em tratamento, para monitorar efeito do mesmo
- Todo indivíduo que não esteja recebendo terapia, desde que haja evidência de perda óssea que possa levar ao tratamento.

Os resultados devem ser interpretados por intermédio de um sistema de desvios padrão em relação a uma curva populacional normal. A osteoporose é definida quando a perda óssea está acima de 2,5 desvios padrões em relação a um adulto jovem (20 a 40 anos) dos mesmos sexo e etnia.

Tratamento

O melhor tratamento para a osteoporose é a prevenção, devendo ser realizada previamente ao aparecimento da desmineralização. Pode ter início já na segunda e terceira décadas de vida no intuito de garantir a manutenção de um bom estoque ósseo. O enfoque é baseado em uma boa nutrição, na realização de prática esportiva e na ingestão adequada de cálcio e vitamina D.

A atividade física regular é a base de todo tratamento, tanto curativo quanto preventivo, por meio do estímulo da formação de massa óssea. Ao mesmo tempo, promove desenvolvimento da massa muscular e consequente diminuição do risco de quedas.

O cálcio é o substrato para a formação da hidroxiapatita, cristal essencial da matriz óssea (aproximadamente 65%), conferindo resistência ao osso. Também atua como cofator de reações imunoenzimáticas, ativação da cascata de coagulação e ação de neurotransmissores. As maiores fontes são obtidas do leite e seus derivados, dos peixes e frutos do mar e dos vegetais de folhas escuras. Mesmo com uma dieta rica em cálcio, sua absorção pode ser prejudicada pelo déficit de vitamina D, uso de antiácidos e dietas baseadas em fibras não solúveis que atuem como quelantes de cálcio.

A vitamina D atua na absorção intestinal do cálcio alimentar e na reabsorção tubular renal do cálcio urinário. Reduz os níveis de PTH e estimula a osteogênese pelos osteoblastos. É produzida naturalmente por ação dos raios UVB sobre o 7-di-hidrocolesterol circulante sob a pele, transformando-o em colecalciferol. Este é então metabolizado pelo fígado, produzindo o 25-hidrocolecalciferol, encaminhado ao rim para a hidroxilação final e formação do 1-25-di-hidrocolecalciferol, molécula biologicamente ativa. O colecalciferol ou vitamina D_3 pode ser encontrado no fígado de peixes de águas frias, em ovos e em leites enriquecidos.

As terapias de reposição hormonal e estrogênica (TRH e TRE) são eficientes na prevenção de osteoporose pós-menopausa. Seu uso deve ser rigorosamente avaliado devido aos seus potenciais efeitos adversos, como, por exemplo, a associação com os cânceres ginecológicos.

Bisfosfonatos são moléculas que têm um alto poder de adsorção às moléculas de hidroxiapatita. Este fenômeno é importante porque o osteoclasto, ao reabsorver o tecido ósseo, absorve também o bisfosfonato. A diminuição da função osteoclástica ocorre pela inibição de uma cadeia enzimática no nível citoplasmático. Os fármacos dessa classe disponíveis no Brasil são o alendronato de sódio, o pamidronato de sódio, o risedronato de sódio, o ibandronato de sódio e o ácido zoledrônico.

O ranelato de estrôncio atua como fármaco pró-formador e antirreabsortivo. Estimula a replicação do pré-osteoblasto, aumentando o número de osteoblastos e, portanto, a formação óssea. Ao mesmo tempo, diminui a diferenciação dos osteoclastos, reduzindo a sua atividade.

PREVENÇÃO DE QUEDAS DO IDOSO

Queda é definida por "um evento não intencional que tem como resultado a mudança de posição do indivíduo para um nível mais baixo em relação à sua posição inicial". Caracteriza-se como grave problema de saúde pública, uma vez que tem havido um envelhecimento da pirâmide populacional e o risco de quedas aumenta com o avanço da idade.

Estudos comprovam que as quedas não ocorrem em áreas públicas, e sim no ambiente domiciliar. Dados da literatura demonstram que as fraturas decorrentes de quedas são responsáveis por aproximadamente 70% das mortes acidentais em pessoas com mais de 75 anos. Idosos apresentam dez vezes mais hospitalizações e oito vezes mais mortes consequentes de quedas quando comparados a adultos jovens.

Uma vez que esse fenômeno se faz tão presente na rotina do médico, com consequências tão relevantes, cabe aos promotores de saúde identificar e atuar sobre as variáveis que possam alterar o curso de evolução dessa ocorrência. O principal foco de atuação é na prevenção das quedas por meio da adequação do ambiente domiciliar e do controle das comorbidades eventualmente presentes. Outra ação efetiva contempla a realização de um programa sistemático de reabilitação muscular, incluindo propriocepção e fortalecimento, sobretudo da musculatura do quadril e tronco, responsáveis pelo equilíbrio do corpo.

Controle de comorbidades

- Distúrbios da força muscular e equilíbrio
- Osteoporose
- Distúrbios da marcha
- Arritmias cardíacas e distúrbios da pressão arterial
- Depressão e outras doenças psiquiátricas
- Disfunções do sistema geniturinário
- Diminuição da acuidade visual e auditiva
- Deformidades dolorosas dos pés.

Controle do ambiente no quarto

- Não deixar objetos espalhados pelo chão
- A cama deve ter uma altura adequada ao tamanho do idoso
- Armários e gavetas devem ser facilmente acessíveis
- Instalar sistema de iluminação junto ao solo para a noite.

Nas áreas comuns

- Manter móveis fora das áreas de tráfego
- Interruptores de luz devem estar em locais acessíveis
- A iluminação ambiente deve ser eficaz
- Evitar cadeiras e poltronas baixas e de assento estreito
- Evitar fios e degraus em áreas de trânsito
- Manter o chão sempre seco.

No banheiro

- O revestimento do chão deve ser do tipo antiderrapante
- Barras de apoio devem ser instaladas no boxe e ao lado do vaso sanitário
- Duchas higiênicas são preferíveis a bidês
- Manter iluminado durante a noite.

Bibliografia

American College of Surgeons. Advanced Trauma Life Support. 9. ed. Chicago: ACS; 2012.

Andrade TA, Santos TS, Barbosa WS et al. Prevalência, causas e consequências de quedas de idosos em instituições asilares. Revista Brasileira de Medicina. Disponível em: http://www.moreirajr.com.br/revistas.asp?fase=r003&id_materia=3401.

Anjos LS, Pereira AC, Oliveira LG et al. Fraturas do fêmur proximal em idosos. Revista Brasileira de Medicina. Disponível em: http://www.moreirajr.com.br/revistas.asp?fase=r003&id_materia=431.

Barros Filho TEP, Xavier R, Pardini Jr AG. Ortopedia e traumatologia – princípios e prática. 2. ed. São Paulo: Artmed; 2009.

Dani WS, Azevedo E. Fraturas do colo femoral. Revista Brasileira de Medicina. Disponível em: http://www.moreirajr.com.br/revistas.asp?fase=r003&id_materia=3259.

Dani WS, Azevedo E. Fraturas transtrocanterianas. Revista Brasileira de Medicina. Disponível em: http://www.moreirajr.com.br/revistas.asp?fase=r003&id_materia=3245.

Egol KA, Koval KJ, Zuckerman JD. Handbook of fractures. 5. ed. New York: Wolters Kluwer; 2015.

Fabrício SCC, Rodrigues RAP, Costa Jr ML. Causas e consequências de quedas de idosos atendidos em hospital público. Rev de Saúde Pública. 2004; 38(1):93-9.

Ferretti F, Lunardi D, Bruschi L. Causas e consequências de quedas de idosos em domicílio. Fisioter Mov. Disponível em: http://www.scielo.br/pdf/fm/v26n4/a05v26n4.pdf.

Guerra MIP, Fuchs R. Manual básico de ortopedia. São Paulo: CEC-SBOT; 2010.

Szejnfeld VL. Osteoporose. Revista Brasileira de Medicina. Disponível em: http://www.moreirajr.com.br/revistas.asp?fase=r003&id_materia=2725.

Konrad HR, Girardi M, Helfert R. Balance and aging. Laryngoscope. 1999; 109(9):454-60.

Kulak CAM, Ramos CS, Borba VZC et al. Osteoporose. Revista Brasileira de Medicina. Disponível em: http://www.moreirajr.com.br/revistas.asp?fase=r003&id_materia=4945.

Longo DL et al. Medicina interna de Harrison. 18. ed. Porto Alegre: AMGH; 2013.

Rockwood CA, Green DP, Bucholz RW. Fraturas em adultos. São Paulo: Manole; 2017.

Pozzi I, Reginaldo S, Almeida MV et al. Manual de trauma ortopédico. São Paulo: CEC-SBOT; 2011.

20 Glaucoma

Luís Antonio Gorla Marcomini e Mirian Skaf Cardillo

INTRODUÇÃO

O glaucoma é uma neuropatia óptica crônica na qual ocorrem atrofia progressiva do nervo óptico e perda das células ganglionares da retina e seus axônios. Representa um espectro de doenças em que existe uma suscetibilidade do nervo óptico à lesão, que varia de paciente para paciente. Embora muitos pacientes com glaucoma apresentem níveis elevados de pressão ocular, ou seja, maior que 21 mmHg, aproximadamente 40% dos pacientes com glaucoma podem não apresentar medidas aumentadas da pressão intraocular (PIO) por ocasião do seu diagnóstico.[1] A maioria dos pacientes apresenta ao exame oftalmológico inicialmente um aumento da escavação e alterações típicas da neuropatia óptica glaucomatosa, e com a progressão da doença surgem as alterações do campo visual. A maioria dos casos é assintomática até os estágios mais avançados da doença (Figura 20.1).

A lesão progressiva do nervo óptico vai ocasionando a perda de toda a rima neural, e com a evolução há perda completa da percepção luminosa do olho e cegueira. A condição é quase sempre bilateral, mas geralmente assimétrica.

Inúmeros estudos populacionais demonstraram que a prevalência de glaucoma primário de ângulo aberto aumenta com a elevação dos níveis da pressão ocular,[2-4] o que demonstra que a PIO desempenha um papel importante na neuropatia glaucomatosa, sendo considerada o principal fator de risco para a doença. Além disso, outros estudos demonstram que a redução da pressão ocular diminui o risco de perda progressiva de campo visual.[5,6] Entretanto, existe uma grande variação de suscetibilidade do nervo à pressão ocular, e existem casos de lesão glaucomatosa mesmo em níveis pressóricos considerados normais. Essa condição recebe o nome de glaucoma de pressão normal. Esse diagnóstico, no entanto, é de exclusão, e outras causas para a lesão do nervo óptico devem ser afastadas, como doenças neurológicas e vasculares.

Da mesma forma, classificamos como hipertensão intraocular aqueles casos em que não há alterações glaucomatosas no disco óptico e nem no campo visual, embora os níveis pressóricos do olho estejam acima de 21 mmHg.[7] Esses casos devem ser acompanhados para detectar uma possível progressão, o que converteria o diagnóstico de hipertensão ocular para glaucoma.

Outros fatores de risco para glaucoma, além da PIO, são história familiar positiva, escavações grandes do nervo óptico, afrodescendência, idade, baixa pressão arterial sistólica e diastólica e alta miopia.

EPIDEMIOLOGIA

O glaucoma primário de ângulo aberto é um sério problema de saúde pública. Estima-se que haja no mundo entre 11 e 67 milhões de pessoas com glaucoma. Nos EUA, essa doença acomete aproximadamente 2 milhões de indivíduos. É mais comum em idosos, sendo a segunda causa mais comum de cegueira (perde apenas para a catarata) e a primeira causa de cegueira irreversível.[8]

FISIOLOGIA DA PRODUÇÃO E DA DRENAGEM DO HUMOR AQUOSO

O humor aquoso é secretado ativamente (bomba Na^+/K^+-ATPase) pelo epitélio não pigmentado do corpo ciliar. A anidrase carbônica também participa da produção do humor aquoso, mas este mecanismo ainda não está totalmente elucidado. É importante assinalar que a produção do humor aquoso não é afetada pelos níveis pressóricos do olho; assim, níveis elevados de PIO não inibem sua produção.[9]

O humor aquoso é produzido na câmara posterior do olho (espaço entre a porção posterior da íris e a membrana hialoide/cristalino) e flui através da pupila, chegando à câmara anterior (espaço entre a face anterior da íris e a córnea) (Figura 20.2).

No ângulo formado entre a íris e a córnea, existe uma estrutura especializada na drenagem do humor aquoso: o trabeculado. Trata-se de uma estrutura semelhante a uma peneira. Passando pelo trabeculado, o humor aquoso chega ao canal de Schlemm e daí segue por canais episclerais até as veias episclerais, e depois à circulação venosa do segmento cefálico.

Normalmente, os níveis pressóricos na população variam entre 11 e 21 mmHg. São mais altos no período da manhã. Em pessoas normais são comuns variações de até 5 mmHg durante o correr do dia; glaucomatosos e hipertensos oculares podem apresentar variações maiores nas medidas de PIO.

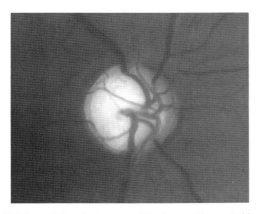

Figura 20.1 Nervo óptico do glaucoma. (*Esta figura está reproduzida, em cores, no Encarte.*)

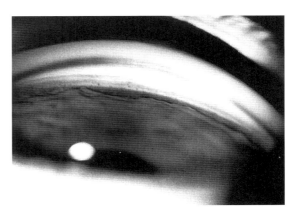

Figura 20.2 Ângulo camerular. (*Esta figura está reproduzida, em cores, no Encarte.*)

As principais causas de aumento da PIO estão relacionadas à dificuldade de drenagem do humor aquoso. As causas podem estar localizadas no globo ocular, e estas são a maioria; mas há casos descritos de obstrução venosa no segmento cefálico causando aumento da PIO.

CLASSIFICAÇÃO

Os glaucomas podem ser classificados de várias maneiras:

- A – segundo a época de instalação da doença (congênito, juvenil ou do adulto)
- B – segundo o mecanismo de redução da drenagem do humor aquoso (ângulo aberto ou ângulo fechado)
- C – segundo a velocidade de instalação da doença (agudo ou crônico)
- D – sem causa conhecida ou primários: glaucoma primário de ângulo aberto, glaucoma primário de ângulo fechado e glaucoma congênito primário
- E – glaucomas secundários: pelo uso de corticosteroides (glaucoma cortisônico), pela neovascularização secundária à hipoxia retiniana que ocorre em transtornos vasculares como diabetes e oclusão de veia central da retina (glaucoma neovascular), glaucoma pós-traumático (recesso do ângulo) e glaucoma inflamatório (uveíte hipertensiva).

Cada tipo de glaucoma tem suas peculiaridades clínicas, sinais e sintomas específicos e velocidade de instalação. Podem evoluir durante décadas silenciosamente, tendo como manifestação clínica apenas sinais de alteração do disco óptico e/ou do campo visual, como é o caso do glaucoma primário de ângulo aberto. Ou podem apresentar-se com um quadro clínico exuberante e de instalação em poucas horas, como no caso do glaucoma agudo de ângulo fechado.

A crise aguda por fechamento de ângulo é uma entidade que todo médico deve conhecer, em especial aqueles que pretendem atuar em serviços de urgência e emergência. Por isso dedicamos o próximo tópico a esse tipo de glaucoma.

GLAUCOMA PRIMÁRIO DE ÂNGULO FECHADO

O glaucoma primário de ângulo fechado pode ser aposicional, quando as estruturas do ângulo da câmara anterior (raiz da íris e malha trabecular) se tocam por uma proximidade anatômica, ou devido à formação de aderências, chamadas "sinequias", entre as mesmas estruturas, bloqueando a drenagem do humor aquoso. Costuma acometer indivíduos acima de 50 anos de idade, geralmente hipermetropes.

Se o ângulo da câmara anterior for obstruído subitamente, a PIO se eleva com rapidez e em níveis muito altos. O quadro clínico é geralmente unilateral, acompanhado de dor intensa, podendo apresentar até náuseas e vômitos, baixa de acuidade visual, edema de córnea, midríase média paralítica e hiperemia ocular perilímbica. A dor pode irradiar-se para a cabeça.

A importância desta entidade nosológica reside no caráter agudo do quadro, que leva o paciente a procurar um serviço de urgência, onde na maioria das vezes o primeiro atendimento dificilmente será prestado por um oftalmologista. O médico plantonista deve estar preparado para reconhecer o caso como uma urgência oftalmológica e imediatamente fazer o encaminhamento para o especialista, uma vez que, quanto mais tempo o paciente ficar em crise aguda de glaucoma, mais intensas serão as sequelas.

A permanência em locais de baixa luminosidade (como cinemas), o uso de certos medicamentos sistêmicos e a dilatação das pupilas para exames oftalmológicos podem desencadear crises de glaucoma agudo.

Este quadro exige tratamento específico que deve ser instituído por oftalmologista, e por este motivo não será abordado neste texto. Portanto, ao suspeitar de um quadro de glaucoma agudo o médico generalista deve solicitar imediatamente uma avaliação oftalmológica e certificar-se de que o paciente de fato conseguiu o atendimento especializado.

TRATAMENTO

O tratamento do glaucoma deve ser sempre instituído e acompanhado por um oftalmologista. O tratamento será adequado para cada paciente e para cada tipo de glaucoma. Em geral o tratamento é clinico, mas existem casos que exigem intervenções cirúrgicas. Em linhas gerais, os tratamentos clínicos visam diminuir a produção do humor aquoso ou promover um incremento na drenagem dele.

Tratamento clínico

- Tópico (colírios): mióticos (pilocarpina), betabloqueadores (maleato de timolol, betaxolol), alfa-agonistas (brimonidina), análogos de prostaglandinas (latanoprosta, travoprosta, bimatoprosta), inibidores da anidrase carbônica (dorzolamida)
- Sistêmico: acetazolamida por via oral e manitol intravenoso para o tratamento de crises de glaucoma agudo.

Tratamento cirúrgico

Variam conforme o tipo de glaucoma. Podemos citar: iridectomia periférica, trabeculotomia, trabeculoplastia, trabeculectomia, implantes subconjuntivais (Molteno e Ahmed).

Referências bibliográficas

1. Dielemans I, Vingerling JR, Wolfs RC et al. The prevalence of primary open angle glaucoma in a population-based study in the Netherlands: The Rotterdam Study. Ophthalmology. 1994; 101:1851-5.
2. Leske MC, Connell AM, Schachat AP et al. The Barbados Eye Study: prevalence of open angle glaucoma. Arch Ophthalmol. 1994; 112:821-9.
3. Quigley HA, West SK, Rodriguez J et al. The prevalence of glaucoma in a population-based study of hispanic subjects: Proyecto VER. Arch Ophthalmol. 2001; 119:1819-26.
4. Mitchell P, Smith W, Attebo K et al. Prevalence of open-angle glaucoma in Australia: the Blue Mountains Eye Study. Ophthalmology. 1996; 103:1661-9.
5. Gordon MO, Beiser JA, Brandt JD et al. The Ocular Hypertension Treatment Study: baseline factors that predict the onset of primary open-angle glaucoma. Arch Ophthalmol. 2002; 120:714-20; discussion 829-30.
6. Collaborative Normal-Tension Glaucoma Study Group. Comparison of glaucomatous progression between untreated patients with normal-tension glaucoma and patients with therapeutically reduced intraocular pressures. Am J Ophthalmol. 1998; 126:487-97.
7. Mantravadi AV, Vadhar N. Glaucoma. Primary care. Saunders (Elsevier). 2015; 42(3):437-49.
8. Global Burden of Disease Study 2013, Collaborators. Global, regional, and national incidence, prevalence, and years lived with disability for 301 acute and chronic diseases and injuries in 188 countries, 1990-2013: a systematic analysis for the Global Burden of Disease Study 2013. Lancet (London, England). 2015; 386(9995):743-800.
9. Kanski JJ. Oftalmologia clínica, uma abordagem sistêmica. Tradução da 5. ed. 2003.

21 Hepatites Virais

Silvana Gama Florencio Chachá, Daniele Cristine de Lima Kenes e Thaís Potter Cardeira Pedro

INTRODUÇÃO

Avanços recentes nos campos da virologia e imunologia têm propiciado grandes progressos em prevenção, condução clínica e tratamento das hepatites virais. Tais mudanças se refletem na prática clínica diária de profissionais da saúde atuantes nos diversos setores. Este capítulo procura sistematizar os novos conhecimentos com foco na atuação médica do profissional clínico.

HEPATITE A

Epidemiologia e transmissão

A infecção pelo vírus da hepatite A (HAV) ocorre em todo o mundo, porém a epidemiologia segue padrões diferentes de acordo com a região geográfica considerada, particularmente no que diz respeito a características socioeconômicas e culturais das populações. Nas regiões onde os padrões de higiene, saneamento básico e tratamento de água são precários a infecção se dá na infância, em idades precoces, de forma assintomática, com circulação constante e persistente do HAV, de forma que, em determinadas populações, até 100% dos indivíduos em idade pré-escolar apresentam anticorpo anti-HAV-IgG no soro. Em populações com acesso a melhores condições de higiene a prevalência da infecção pelo HAV tende a ser menor, com maior número de indivíduos suscetíveis na adolescência e na idade adulta. Nessas regiões a infecção tende a ser cíclica, sintomática, surgindo de forma epidêmica.

No Brasil, a hepatite A sintomática é mais comum nos estados da região Norte e entre indivíduos com menos de 10 anos de idade. De acordo com dados do Boletim Epidemiológico das Hepatites Virais, a taxa de incidência vem diminuindo em todas as regiões desde 2005. Em 2010 foi publicado o primeiro Estudo de Prevalência das Infecções pelos Vírus das Hepatites A, B e C nas Capitais do Brasil. A prevalência global da hepatite A nas capitais brasileiras, definida pela presença do anti-HAV-IgG no soro, foi de 39,5%.

A forma primordial de transmissão do HAV é a via fecal-oral, por meio do contato direto com indivíduos infectados ou água e alimentos contaminados. Embora rara, é bem documentada a transmissão parenteral por meio de transfusão de sangue e derivados. Surtos epidêmicos cíclicos são relatados entre usuários de drogas intravenosas e homens que fazem sexo com homens (HSH). Recentemente, a Organização Mundial da Saúde (OMS) alertou para novo surto entre a população HSH de vários países ocidentais, entre eles os EUA e o Chile.

Patogenia

O HAV está classificado entre os *Picornavirus*, tendo os primatas como hospedeiro natural exclusivo. Trata-se de um RNA-vírus cujo genoma é composto por cerca de 7.400 nucleotídios e codifica um único código inicial de leitura, responsável pela síntese da poliproteína que dará início à produção de novas partículas virais. O HAV é hepatotrópico, mas não parece induzir lesão citopática direta ao hepatócito. A resposta imune do hospedeiro, mediada por linfócitos T CD4+ e CD8+, é a principal responsável pela lesão necroinflamatória aguda no tecido hepático. Na fase aguda da infecção, há detecção de imunoglobulina M (IgM) e imunoglobulina G (IgG) contra uma das proteínas estruturais do HAV (VP1) no soro do hospedeiro. Com a recuperação, após a fase de infecção aguda, detecta-se IgG anti-HAV apenas, o que confere imunidade contra o vírus ao longo da vida.

Quadro clínico e diagnóstico

Após a infecção segue-se o período de incubação, que pode durar até 50 dias, mas na maioria dos casos gira em torno de 14 a 28 dias. Quando a infecção ocorre na infância, particularmente entre crianças com menos de 6 anos, é comum que seja assintomática. Nesta fase, menos de 10% dos indivíduos evoluem com hepatite aguda ictérica. Quando o primeiro contato com o HAV acontece em crianças com mais de 6 anos e adultos jovens a doença aguda tende a ser sintomática, embora ainda nesta fase seja possível encontrar quadros assintomáticos seguidos da soroconversão do anti-HAV-IgG.

Os sintomas incluem febre, anorexia, mal-estar geral, mialgia difusa, náuseas, vômitos e diarreia. Icterícia, colúria e hipocolia fecal podem estar presentes desde o início do quadro ou surgir ao longo da evolução poucos dias após o início dos sintomas constitucionais. No exame clínico pode haver dor abdominal leve em quadrante superior direito, hepatomegalia e esplenomegalia. Em geral, o período sintomático tem duração de 4 a 8 semanas até a resolução do quadro ictérico. É interessante notar que, em alguns casos, a doença pode ter recorrência após a resolução inicial, com novo quadro ictérico e elevação renovada dos níveis séricos de aminotransferases. Nesses casos, a recaída pode durar até 6 meses. Em casos raros, a doença se manifesta na forma de hepatite colestática, também com duração mais prolongada. Na maioria dos casos a evolução da infecção aguda pelo HAV é benigna, porém em uma parcela de até 1% dos casos a evolução para insuficiência hepática aguda pode acontecer, sendo este quadro mais comum entre os adultos e pacientes com doença hepática crônica prévia. Em indivíduos com mais de 49 anos, a ocorrência de hepatite fulminante pelo HAV já foi relatada em até 1,8% dos casos.

A comprovação do diagnóstico da hepatite A aguda requer a detecção do anticorpo anti-HAV-IgM no soro. O anti-HAV-IgM pode ser encontrado desde o início dos sintomas por até 4 meses. O anti-HAV-IgG também está presente no soro desde o início dos sintomas e permanece detectável por toda a vida. Por meio de técnicas de biologia molecular, é possível detectar o RNA HAV; no entanto, não é um método realizado comumente na prática clínica. É interessante lembrar que alguns estudos demonstraram que indivíduos com infecção aguda grave pelo HAV, com anti-HAV-IgM positivo e níveis baixos ou indetectáveis do RNA HAV, evoluem para insuficiência hepática aguda com maior frequência.

Tratamento

Não há tratamento específico. O tratamento deve ser direcionado ao alívio dos sintomas e à manutenção do estado de hidratação. Não há necessidade de restrições dietéticas, repouso absoluto, uso de vitaminas ou transfusões sanguíneas. Anti-inflamatórios não esteroidais (AINE) devem ser evitados, bem como outras medicações com potencial hepatotóxico. Anticoncepcionais hormonais devem ser interrompidos durante o curso da doença aguda. O consumo de álcool deve ser veementemente desaconselhado.

142 **PARTE 1** Saúde do Adulto e do Idoso

Não há necessidade de internação hospitalar, porém é necessária atenção especial à população com maior risco de evolução para insuficiência hepática aguda, particularmente os indivíduos com mais de 40 anos e aqueles com doença hepática crônica, especialmente os cirróticos.

Os pacientes devem ser orientados quanto às medidas de higiene necessárias para evitar a transmissão no ambiente doméstico, salientando a importância da lavagem das mãos após as evacuações. Não é necessário isolamento completo do doente na forma de "quarentena".

Prevenção

A vacina contra o vírus da hepatite A é composta por um *pool* de vírus inativados, adaptados à cultura celular. Mais de 95% das crianças e adultos vacinados obtêm a soroconversão após uma dose única da vacina, sendo a eficácia elevada a quase 100% quando um reforço é ministrado 6 meses após a dose inicial. A proteção é duradoura, comprovando-se imunidade até 20 anos após a vacinação. Doses adicionais de reforço após a vacinação primária não são recomendadas. A vacinação recente pode confundir a interpretação diagnóstica para a hepatite A, pois o anti-HAV-IgM pode ser detectado logo após a vacinação. A partir de 1 mês da vacinação, somente 1% dos indivíduos vacinados terão anti-HAV-IgM circulante. O Programa Nacional de Vacinação do Ministério da Saúde orienta uma dose da vacina em crianças até 4 anos de idade. A OMS recomenda, ainda, a vacinação para grupos de indivíduos sob maior risco: viajantes para áreas de alta endemicidade da infecção, homens que fazem sexo com homens, usuários de drogas intravenosas e indivíduos portadores de doença hepática crônica.

HEPATITE B
Epidemiologia e transmissão

O vírus da hepatite B (HBV) está distribuído por todo o mundo. Embora a hepatite B continue a ser uma das doenças infecciosas mais comuns, medidas de prevenção instituídas nas últimas décadas vêm modificando o panorama mundial, com redução progressiva no número de casos novos, particularmente nas regiões de maior endemicidade. No Brasil, trabalhos realizados em capitais e grandes centros metropolitanos mostraram dados compatíveis com níveis baixos de endemicidade (0,37% portadores crônicos e 7,4% com marcadores de contato prévio com o HBV) havendo, no entanto, regiões geográficas circunscritas de prevalência intermediária e alta, principalmente na Amazônia.

O HBV é um vírus estável e resistente, que permanece infectante por até 1 semana em superfícies fora do corpo humano. O vírus é facilmente transmitido de forma vertical e perinatal, por via sexual, por compartilhamento de seringas por usuários de drogas injetáveis, ferimentos cutâneos com material infectado como barbeadores, navalhas, tesouras e alicates de unha. O contágio também acontece por transfusão de sangue e derivados, acidentes com material biológico e exposições percutâneas como tatuagens e *piercings*. Assim, recomenda-se o rastreamento de indivíduos que foram expostos ao risco de transmissão em algum momento de suas vidas (Boxe 21.1).

Patogenia

O HBV é um membro da família Hepadnaviridae, relacionado à hepatite B pela primeira vez em 1960. Seu genoma é composto por uma molécula de DNA de fita dupla parcial e circular (rcDNA) que possui 3.200 nucleotídios. A partícula viral completa, de 42 nm de diâmetro, é composta por um envelope glicoproteico que contém um nucleocapsídio, o qual, por sua vez, engloba o DNA viral e a polimerase. Durante o ciclo de replicação viral,

---

> **Boxe 21.1** Indicações para rastreamento da infecção pelo vírus da hepatite B.
>
> - Indivíduos nascidos ou que passaram mais de 6 meses em regiões de alta prevalência da hepatite B
> - Usuários de drogas ilícitas inalatórias ou intravenosas
> - Homens que fazem sexo com homens
> - Contactantes sexuais e/ou domésticos de indivíduos portadores de hepatite B
> - Pacientes em hemodiálise
> - Indivíduos que receberam transfusão de hemoderivados, particularmente antes de 1990
> - Indivíduos nascidos de mães portadoras de hepatite B
> - Indivíduos em regime de encarceramento
> - Indivíduos que já tiveram ou têm outras infecções sexualmente transmissíveis
> - Profissionais do sexo ou indivíduos com múltiplos parceiros e práticas sexuais desprotegidas.

o HBV é internalizado no hepatócito por meio do transportador *Na+ taurocholate cotransporting polypeptid* (NCTP), perde o envoltório superficial e é transportado até o núcleo. Seguem-se a remoção do nucleocapsídio e o transporte nuclear do rcDNA. No núcleo do hepatócito, o rcDNA é convertido em *covalently closed circular DNA* (cccDNA), forma estável, que serve como molde para a transcrição dos RNA mensageiros (mRNA) e do RNA pré-genômico (pgRNA). Esses RNA são exportados para o citoplasma para tradução das proteínas virais e para o empacotamento do pgRNA em novos capsídios, nos quais ocorrem a transcrição reversa e a degradação do pgRNA. O novo nucleocapsídio contendo rcDNA e a polimerase é envelopado e a partícula viral é liberada. De forma alternativa, as partículas maduras são transportadas novamente para o núcleo para gerar mais cccDNA ou, na forma de um DNA linear de cadeia dupla, vai ao núcleo e se integra ao DNA cromossômico do hospedeiro.

Com base na sequência de nucleotídios, foram identificados dez genótipos do HBV, nomeados de A a J e distribuídos pelo mundo com prevalências variadas de acordo com a região geográfica considerada.

O HBV não apresenta efeito citopático direto. A lesão hepática que ocorre na infecção pelo HBV é imunomediada. Sabe-se que, após a infecção aguda, a presença das respostas imunológica celular e humoral coordenadas compostas por linfócitos T CD4+ e CD8+ e por células B resulta na depuração do HBV e na produção de anticorpos como marcadores sorológicos a longo prazo. Nesse processo, no entanto, permanecem ainda inseridos no núcleo do hepatócito o cccDNA e o DNA viral integrado ao DNA cromossômico. Falhas na estruturação da resposta imune adequada levam à evolução da infecção para a cronicidade. Provavelmente em decorrência da maturação do sistema imune como um todo, quando a infecção aguda ocorre no período perinatal e em crianças com menos de 1 ano, a evolução para cronicidade acontece em 80 a 90% dos casos; em crianças entre 1 e 5 anos esta possibilidade é de 30 a 50%; na idade adulta, apenas 5% irão evoluir para a infecção crônica.

Manifestações clínicas e diagnóstico

Na infecção aguda, o período de incubação é prolongado (4 a 24 semanas). Com maior frequência, a infecção se desenvolve de forma assintomática. No entanto, após o período de incubação pode haver sintomas inespecíficos como febre baixa, náuseas, anorexia e icterícia. Aproximadamente 70% dos pacientes com hepatite aguda apresentam doença subclínica, sem manifestação de sintomas, e outros 30% manifestam a doença ictérica. Pode haver elevação nos níveis das transaminases, com predomínio da alanina aminotransferase (ALT) sobre a aspartato aminotransferase (AST). A maioria dos pacientes com hepatite B crônica é assintomática, enquanto outros apresentam sintomas inespecíficos como fadiga.

O diagnóstico da hepatite B é feito com base em achados clínicos e sorológicos. Antígenos virais e anticorpos contra o vírus podem ser encontrados no soro do paciente infectado, e a interpretação correta desses resultados é essencial para o diagnóstico da fase da doença. Várias técnicas sorológicas são empregadas, porém atualmente as mais utilizadas são o ELISA e a quimioluminescência. O uso de técnicas de biologia molecular na prática clínica proporcionou grandes avanços no diagnóstico e no seguimento dos pacientes portadores do HBV.

No início da infecção, o DNA do HBV (HBV DNA) é encontrado no soro do paciente, seguido pelo antígeno de superfície (HBsAg) e pelo antígeno e (HBeAg). O HBsAg pode ser encontrado em 1 a 2 semanas ou em até 11 a 12 semanas depois da incubação, e sua persistência por tempo acima de 6 meses é marcador de cronicidade. O HBeAg está relacionado a altos níveis de replicação do HBV e infectividade, e tem sido relacionado a efeitos imunomoduladores. Algumas semanas depois do aparecimento dos marcadores virais inicia-se a lesão hepatocelular marcada pela elevação nos níveis das aminotransferases, particularmente da ALT, e pode surgir icterícia. Na evolução para a cura, o HBeAg desaparece do soro no ápice da doença clínica enquanto o HBsAg e o HBV DNA continuam a ser encontrados até a fase de recuperação. Os anticorpos surgem em momentos diferentes da doença, sendo o anti-HBcAg o primeiro a surgir. O anti-HBcAg-IgM é o marcador de infecção aguda, enquanto o anti-HBcAg-IgG é marcador de contato prévio. O anti-HBeAg emerge logo depois da negativação do HBeAg (indicando início da recuperação) e o anti-HBsAg surge mais tardiamente e persiste depois da recuperação, sendo o anticorpo relacionado com a imunidade contra o HBV. Pacientes que desenvolvem hepatite B crônica continuam com replicação viral, HBsAg, HBeAg e HBV DNA detectável no soro. A Tabela 21.1 expõe os marcadores sorológicos utilizados na prática clínica para o diagnóstico da infecção pelo HBV e exibe ainda o *status* sorológico pós-vacinação.

O achado do anti-HBcAg-IgG isolado não é incomum quando se faz o rastreamento da infecção pelo HBV. Pode corresponder à infecção crônica (hepatite B oculta), com o diagnóstico feito pela presença do HBV DNA no soro ou, mais frequentemente, esta situação corresponde a indivíduos com infecção pregressa e com baixos títulos de anti-HBsAg. Nesses casos, o HBV DNA será negativo e a vacinação contra a hepatite B irá produzir estímulo para a elevação nos títulos do anti-HBsAg.

O curso natural da infecção crônica pelo HBV pode ser dividido em quatro fases, que geralmente se sucedem: imunotolerância, imune ativa (*imunoclearance*), controle imune (portador inativo), reativação (escape imune) (Tabela 21.2). A fase imunotolerante é caracterizada pela ausência de reação inflamatória no tecido hepático, a despeito da alta replicação viral. Essa fase pode durar 10 a 30 anos quando a infecção ocorre em recém-nascidos, mas em geral é mais curta ou ausente quando acontece na idade adulta ou em adolescentes. Após um período de tempo variável, a imunotolerância ao HBV se perde e o sistema imune passa a agredir os hepatócitos infectados. A segunda fase (imunoeliminação) é caracterizada por atividade necroinflamatória intensa no tecido hepático, com fibrose progressiva, podendo evoluir para cirrose hepática e carcinoma hepatocelular (CHC). O desfecho da fase de imunoeliminação pode ser a soroconversão de HBeAg para anti-HBeAg com redução da replicação viral e remissão bioquímica, pouca ou nenhuma atividade necroinflamatória na histologia hepática e, por conseguinte, risco diminuído de progressão para cirrose hepática e complicações. Nesta terceira fase da infecção crônica pelo HBV, o indivíduo infectado pode ser denominado "portador crônico inativo". Os fatores preditivos de maiores taxas de soroconversão espontânea do HBeAg são os títulos mais elevados de ALT, infecção pelos genótipos A e B do HBV (*versus* genótipos D e C), idade mais avançada na infecção e etnia não asiática. Durante o período de portador inativo do HBV, por pressão do sistema imune, mutações na região pré-*core* e do *core* do genoma do HBV (região codificadora dos antígenos HBcAg e HBeAg) podem ocorrer, resultando no desenvolvimento e seleção de cepas mutantes defectivas para a produção do HBeAg, porém com capacidade de replicação viral e indução de resposta inflamatória, com escape ao controle imune. Com a seleção das cepas mutantes pré-*core* do HBV, a doença hepática progride. Esta é a quarta fase da infecção crônica. A mutação predominante na região pré-*core* é uma alteração no nucleotídio 1896, provocando um códon de terminação, com consequente parada na produção do HBeAg. Contudo, a replicação do HBV e a expressão do HBcAg no fígado não são afetadas.

Indivíduos imunossuprimidos, mesmo aqueles com infecção pregressa e evolução para "cura" (HBsAg negativo e anti-HBsAg positivo), podem reativar a infecção e evoluir com lesão hepatocelular, particularmente quando da recuperação da imunidade. Isso se deve à persistência do cccDNA no hepatócito.

Seguimento clínico e tratamento

O tratamento da hepatite B crônica é realizado primordialmente durante as fases imune ativa e de reativação, a fim de controlar a replicação viral, a inflamação hepática e a progressão da fibrose, prevenindo a evolução para a cirrose hepática e para o carcinoma hepatocelular.

Tabela 21.1 Interpretação diagnóstica dos marcadores sorológicos para a hepatite B.

Marcadores	Infecção aguda	Infecção crônica	Infecção pregressa (cicatriz sorológica)	Imunidade vacinal
HBsAg	+	+	–	–
Anti-HBcAg IgM	+	–	–	–
Anti-HBcAg IgG	+	+	+	–
Anti-HBsAg	–	–	+	+

Tabela 21.2 Fases da infecção crônica pelo vírus da hepatite B.

Marcador	Tolerância imune	Imune ativa*	Controle imune (portador inativo)	Reativação ou escape imune*
HBsAg	+	+	+	+
HBeAg	+	+	–	–
Anti-HBeAg	–	–	+	+
HBV DNA	++++	+++	–/+ (< 2.000 UI/mℓ)	++ (> 2.000 UI/mℓ)
ALT	Normal	Elevada	Normal	Elevada ou flutuante
Atividade necroinflamatória	Ausente	Presente	Ausente	Presente

ALT: alanina aminotransferase. *Fases com atividade necroinflamatória no tecido hepático, durante as quais se recomenda o tratamento antiviral.

A principal característica do desfecho favorável é a perda sustentada do HBsAg com ou sem a soroconversão para anti-HBsAg, além da supressão sustentada do HBV DNA, com a manutenção do controle imune sobre as células infectadas residuais (nas quais há persistência do cccDNA). Essa situação é denominada "cura funcional" e está associada à redução no risco de desenvolvimento do CHC, especialmente quando ocorre em indivíduos com menor tempo de infecção. No entanto, esse alvo ideal somente é atingido em cerca de 10% dos pacientes tratados nos dias de hoje.

Atualmente estão disponíveis para o tratamento da hepatite B a interferona peguilada, um imunomodulador com atividade antiviral e os análogos nucleosídios (lamivudina, telbivudina e entecavir) e nucleotídios (adefovir e tenofovir), os quais interferem diretamente no ciclo de replicação viral. O uso da interferona peguilada prevê tratamento por tempo definido, porém com efeitos colaterais frequentes e potencialmente graves, sendo necessário monitoramento intensivo durante todo o tratamento. Com o uso dos análogos nucleosídios orais, a ocorrência de efeitos colaterais é menos frequente, porém o tratamento é feito, em geral, por períodos longos, sem tempo definido, e a preocupação passa a ser a emergência de cepas virais resistentes.

A escolha do tratamento deve levar em consideração características individuais, incluindo níveis de ALT, carga viral, presença do HBeAg, idade, presença de comorbidades, o grau de lesão hepática ao exame histopatológico e também o genótipo do HBV, quando disponível. De forma alternativa ao exame histopatológico, mais recentemente têm sido usados métodos não invasivos para avaliação do grau de fibrose hepática, com boa acurácia na identificação de fibrose hepática avançada e minimização dos riscos inerentes à biopsia hepática. Os métodos não invasivos de avaliação da fibrose hepática mais utilizados na prática atualmente compreendem a medida da elastografia hepática por FibroScan® ou ARFI (*Acoustic Radiation Force Impulse Imaging*) e e a elastometria por *shear wave* (métodos físicos), além de escalas que utilizam parâmetros biológicos, como APRI (*AST to Platelet Ratio Index*). A associação dos métodos físicos e biológicos garante maior acurácia na avaliação da fibrose, porém, quando houver dúvidas, a realização da avaliação histopatológica por biopsia hepática está indicada.

Outras situações indicativas para tratamento antiviral incluem: história familiar de CHC; manifestações extra-hepáticas da infecção pelo HBV com acometimento motor incapacitante, artrite, vasculites, glomerulonefrite e poliarterite nodosa; coinfecções com o vírus HIV e/ou HCV; hepatite aguda grave (com icterícia por mais de 14 dias e/ou coagulopatia); prevenção da reativação viral em pacientes que irão receber terapia imunossupressora ou quimioterapia. A Figura 21.1 mostra o algoritmo de seguimento e tratamento da hepatite B crônica.

Os conhecimentos acerca do ciclo de replicação viral do HBV e dos mecanismos imunes envolvidos na persistência do HBV no organismo e na doença hepática associada proporcionaram avanços nas pesquisas com novos medicamentos de ação antiviral e imunomoduladores, atualmente em desenvolvimento em estudos pré-clínicos e estudos clínicos, alguns em fases avançadas. O intuito atual é o aumento nas taxas de "cura funcional", com medicamentos de baixo custo e alta tolerabilidade. De forma ideal, almeja-se a "cura definitiva", que é caracterizada pela "cura funcional" somada à eliminação do cccDNA.

O indivíduo cronicamente infectado pelo HBV deve ser vacinado contra hepatite A, caso seja suscetível. O HBV é um vírus com potencial oncogênico. Na presença de cirrose hepática o risco do desenvolvimento do CHC é significativamente maior, mas o CHC é bem descrito também na ausência da cirrose hepática em pacientes infectados cronicamente pelo HBV. Assim, faz-se necessário o rastreamento individualizado do CHC em indivíduos com hepatite B crônica, realizado a cada 6 meses com ultrassonografia e dosagem de alfafetoproteína.

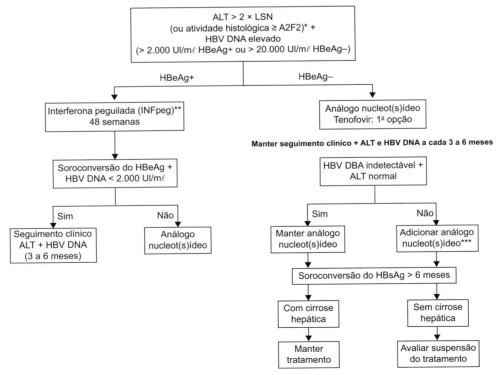

Figura 21.1 Fluxograma para o tratamento da hepatite B crônica. ALT: alanina aminotransferase; LSN: limite superior do normal; HBV DNA: ácido desoxirribonucleico do vírus da hepatite B. *Avaliação pela escala histológica de METAVIR ou por método não invasivo. **No caso de contraindicação à INFpeg e cirrose hepática, opta-se pelo uso inicial de análogos nucleosídios (nos cirróticos descompensados: entecavir). ***Se estiver em uso de tenofovir, adicionar entecavir; se estiver em uso de entecavir, adicionar tenofovir.

Hepatite B e gestação

Sabe-se que a hepatite B pode ser transmitida de mãe para filho durante a gestação, mas a maioria das transmissões perinatais se dá durante o parto. Todos os recém-nascidos de mães HBsAg-positivas devem receber imunoglobulina específica e vacinação ao nascer, idealmente até 12 horas do momento do parto. Estão sob maior risco de adquirir a hepatite B particularmente os recém-nascidos de mães HBeAg-positivas, com carga viral elevada (HBV DNA > 200.000 UI/mℓ). Nesses casos, o tratamento da mãe com antiviral oral durante a gestação está indicado e deve ser iniciado entre 28 e 32 semanas de gestação com o intuito de reduzir a carga viral antes do parto e, desta forma, prevenir a transmissão. O tenofovir tem sido o antiviral preconizado para uso durante a gestação (classe B pela Food and Drug Administration americana), e seu uso pode ser descontinuado até 3 meses após o parto caso não haja indicação materna para a continuidade do tratamento. A amamentação não está contraindicada. No caso do uso do tenofovir durante a lactação, sabe-se que há excreção no leite materno em pequenas concentrações, porém, embora não existam estudos a longo prazo sobre o efeito do tenofovir nos recém-nascidos amamentados com leite materno, o seu uso tem sido liberado. As alternativas ao tenofovir são a telbivudina (classe B) e a lamivudina (classe C).

Prevenção

As estratégias para a prevenção da infecção pelo HBV passam pelas orientações dos cuidados individuais universais para a prevenção de doenças sexualmente transmissíveis (DST) e de infecções de transmissão parenteral, bem como pelo diagnóstico e tratamento dos indivíduos cronicamente infectados e pela vacinação dos indivíduos suscetíveis. Desde 2002, o Programa Nacional de Hepatites Virais do Ministério da Saúde (PNHV) desenvolve ações para combate às hepatites virais no Brasil e, em 2016, novas orientações para o tratamento da hepatite B e coinfecções foram publicadas. A vacinação universal contra hepatite B está recomendada pelo Ministério da Saúde, de acordo com o Programa Nacional de Imunizações.

HEPATITE C
Epidemiologia e transmissão

Estimativas da OMS revelam que a hepatite causada pelo vírus C acomete cerca de 71 milhões de indivíduos no mundo. Tomando-se como base a prevalência e o número de casos diagnosticados nos últimos anos, as projeções para as próximas décadas sugerem situação alarmante no que diz respeito ao número de indivíduos infectados e, consequentemente, alta morbimortalidade relacionada a esta infecção. São previstos custos elevados para os serviços de saúde, particularmente com os pacientes em fases avançadas da doença hepática. No Brasil, dados referentes ao primeiro estudo de prevalência de base populacional das hepatites virais mostraram que a situação é semelhante à de outros países ocidentais no que diz respeito à endemicidade da infecção. Pereira *et al.*, estudando indivíduos recrutados nas capitais brasileiras, encontraram prevalência de 1,38% para a hepatite C no Brasil. Estimando-se para a população brasileira como um todo, seria esperado encontrar no país mais de 2 milhões de indivíduos infectados. Embora nos últimos 2 anos tenha sido demonstrado que as estimativas mundiais e nacionais previstas no início da década atual eram superiores à realidade, o problema no que diz respeito à saúde pública é o déficit no número de casos diagnosticados da hepatite C no país. Acredita-se que o mesmo aconteça em todas as regiões do mundo, particularmente por se tratar de infecção assintomática, de evolução lenta, cujo diagnóstico é realizado tardiamente nas fases avançadas e sintomáticas.

As Unidades Básicas de Saúde têm papel de primordial importância no rastreamento da hepatite C, identificando os indivíduos sob maior risco e encaminhando-os para a realização dos testes de rastreamento e diagnóstico. Campanhas de educação em saúde para a população geral vêm sendo veiculadas na mídia nos últimos anos, e a busca de casos novos tem sido incentivada por meio de campanhas para a realização de testes sorológicos entre os indivíduos sob maior risco de aquisição da infecção pelo HCV.

A transmissão da hepatite C ocorre principalmente por contato com sangue ou plasma contaminados, em virtude de exposição percutânea, transfusão de sangue e/ou hemoderivados e transplantes de doadores infectados. A transfusão sanguínea foi responsável por 90% dos casos de transmissão do HCV até 1993. Atualmente, essa porcentagem diminuiu para menos de 1% devido à testagem sorológica de doadores de sangue. A forma mais comum de contágio é o uso de drogas injetáveis. No entanto, há registro de transmissão pelo uso de drogas inalatórias, em procedimentos cirúrgicos e durante a administração de medicações intravenosas. Também é descrita transmissão por compartilhamento de objetos de uso pessoal tais como lâminas de barbear ou depilar, escovas de dentes e instrumentos de pedicure e manicure. As transmissões vertical e sexual são menos comuns e dependem da viremia do paciente-fonte. A transmissão vertical ocorre em cerca de 5% dos recém-nascidos de mães portadoras do HCV com carga viral elevada. A transmissão sexual tem sido descrita principalmente em pessoas com múltiplos parceiros e com práticas sexuais desprotegidas. A coexistência de doenças sexualmente transmissíveis, como o HIV, facilita a transmissão do HCV.

As estratégias de rastreamento da hepatite C devem estar incluídas em programas nacionais de combate às hepatites virais e devem ter como base os dados epidemiológicos da região em questão. Indivíduos que estiveram sob exposição de risco devem realizar o teste para rastreamento ao menos uma vez na vida. Com base em dados epidemiológicos, recentemente o Center for Diseases Control and Prevention (CDC) passou a recomendar que se realize o rastreamento da hepatite C entre indivíduos nascidos entre os anos de 1945 e 1965. De acordo com o *Boletim Epidemiológico das Hepatites Virais de 2016*, o maior número de casos notificados concentra-se em indivíduos que estão hoje com 45 a 59 anos de idade. Na mesma linha do proposto pelo CDC, a partir de 2014, a Sociedade Brasileira de Hepatologia, a Sociedade Brasileira de Infectologia e a Associação Médica Brasileira passaram a recomendar que no Brasil deve-se rastrear indivíduos nascidos entre 1945 e 1970, os quais teriam sido mais expostos aos riscos de transmissão. O Boxe 21.2 mostra as situações em que está indicado o rastreamento da infecção pelo HCV.

Boxe 21.2 Indicações para rastreamento da infecção pelo vírus da hepatite C.

- Indivíduos que compartilharam materiais injetáveis, particularmente usuários de drogas ilícitas injetáveis
- Usuários de drogas inalatórias
- Indivíduos que receberam transfusão de hemoderivados, particularmente antes de 1993
- Pacientes em hemodiálise
- Indivíduos com tatuagens e/ou *piercings* realizados com materiais não descartáveis
- Indivíduos nascidos de mães portadoras de hepatite C
- Indivíduos em regime de encarceramento
- Indivíduos infectados pelo HIV e/ou HBV
- Profissionais do sexo ou indivíduos com múltiplos parceiros e práticas sexuais desprotegidas
- Homens que fazem sexo com homens
- Contactantes sexuais de indivíduos portadores de hepatite C
- Nascidos entre 1945 e 1970.

O uso dos testes rápidos tornou o rastreamento da infecção pelo HCV mais simples e acessível. São ensaios imunocromatográficos que detectam o anticorpo anti-HCV. Podem ser realizados em sangue total, soro ou fluido oral, não requerem a estrutura de laboratório e revelam o resultado em cerca de 30 minutos.

Virologia e patogenia

O HCV é um *Flavivirus* envelopado, cujo genoma é formado por um RNA de fita simples que contém aproximadamente 9.600 nucleotídios. São descritos 7 genótipos do HCV (1 a 7) e cerca de 67 subtipos. No Brasil, os genótipos mais frequentes são 1, 3 e 2, nesta ordem. Após a infecção, o HCV se liga a receptores de membrana do hepatócito com subsequente internalização do vírus. Uma vez dentro do hepatócito, o vírus libera seu material genético, que é traduzido em uma única poliproteína de cerca de 3.000 aminoácidos. Esta molécula é então clivada por proteases em vários domínios: três proteínas estruturais (C, E1 e E2), uma proteína p7 e seis proteínas não estruturais que habilitam o vírus para os demais processos da replicação viral ((NS2, NS3, NS4A, NS4B, NS5A e NS5B) (Figura 21.2).

Durante o processo de replicação viral, há indução da síntese de citocinas pró-inflamatórias que desencadeiam a resposta imune inata e a maturação da imunidade em direção à resposta adaptativa para o controle da infecção. A lesão do hepatócito pode ocorrer diretamente pelo vírus ou de maneira indireta por meio da resposta imune. Os mecanismos que levam à cronicidade da doença ainda não são bem compreendidos, mas acredita-se que o vírus seja capaz de inibir a resposta imune celular mediada por interferona, assim como impedir a sinalização de receptores *Toll-like*. Na infecção crônica, o HCV persiste apesar da presença de anticorpos neutralizantes.

Quadro clínico e diagnóstico

O período de incubação da hepatite C varia de 15 a 150 dias. A fase aguda dura aproximadamente 6 meses e caracteriza-se pela elevação das aminotransferases séricas, principalmente a ALT, traduzindo a inflamação e a necrose do tecido hepático. Em cerca de 80% dos casos é assintomática; apenas a minoria dos pacientes evolui para a cura espontânea da doença. Quando sintomática, o indivíduo pode apresentar febre baixa, náuseas, prurido, vômitos, icterícia e anorexia com início entre 6 e 12 semanas após o contato. Em até 90% dos casos a doença se torna crônica, sendo considerada a maior causa de cirrose hepática, hepatocarcinoma e uma das maiores indicações de transplante hepático no mundo.

A sintomatologia da infecção crônica, quando presente, é pouco específica, sendo comuns os relatos de astenia crônica e anorexia. A infecção crônica pode evoluir para cirrose hepática. Os indivíduos cirróticos, em geral, são assintomáticos até que a doença progrida para a fase tardia, descompensada.

Vários fatores parecem influenciar a progressão da fibrose hepática associada à infecção crônica pelo HCV: idade superior a 40 anos no momento da infecção, sexo masculino, uso abusivo de álcool, coinfecção com o vírus da hepatite B e/ou HIV, resistência insulínica e obesidade.

Portadores da infecção crônica podem apresentar manifestações extra-hepáticas da doença, como: crioglobulinemia mista, glomerulonefrites, poliarterite nodosa, diabetes melito, tireoidopatias, linfoma não Hodgkin, líquen plano, porfiria cutânea tarda.

O diagnóstico da infecção crônica é feito por meio da detecção do anticorpo anti-HCV, por teste rápido ou por métodos sorológicos laboratoriais, sendo mais utilizado na prática clínica o ensaio imunoenzimático. Na infecção aguda, o anti-HCV pode ser negativo; ao fim do terceiro mês do contato inicial 90% dos indivíduos terão este anticorpo detectável. Nesses casos o diagnóstico pode ser mais rapidamente realizado, a partir de 2 semanas após a exposição ao vírus, por meio da utilização das técnicas de amplificação molecular do RNA viral, como a reação em cadeia da polimerase (PCR). A pesquisa do RNA do HCV é indicada também para confirmar a infecção crônica, caracterizar a transmissão vertical e avaliar a resposta virológica no acompanhamento clínico.

Tratamento

O objetivo do tratamento da hepatite C é a obtenção da cura da infecção, definida como resposta virológica sustentada (RVS), que pode ser traduzida como a ausência do RNA HCV no soro após 12 a 24 semanas do término do tratamento antiviral. Estudos demonstraram que, após obtida a RVS, a persistência da resposta ao tratamento a longo prazo é obtida em mais de 95% dos pacientes. Esse desfecho está associado à redução da morbimortalidade e à estabilização da fibrose hepática, eventualmente com redução no grau de fibrose observada na avaliação histológica.

Por mais de 20 anos, o tratamento da hepatite C crônica foi realizado com base no uso da interferona, com taxas de sucesso muito baixas, que chegavam no máximo a 50% no genótipo 1 e 70% no genótipo 3, após tratamentos de até 1 ano de duração e com efeitos colaterais intensos, por vezes graves. A partir do esclarecimento do ciclo de replicação viral foi possível o desenvolvimento de fármacos de ação direta (FAD), capazes de interferir diretamente na formação de novas partículas virais. O surgimento dos novos FAD impulsionou o tratamento da hepatite C em direção a uma nova era, com tratamentos de duração mais curta, com mínimos efeitos colaterais e maior eficácia.

A primeira classe de FAD que emergiu para a prática clínica foi a dos inibidores de protease, na sequência vieram os inibidores da polimerase viral NS5B nucleosídios ou não nucleosídios e os inibidores da proteína NS5A. Atualmente estão em uso e em desenvolvimento várias outros FAD. As recomendações de tratamento se modificam constantemente em função da liberação de

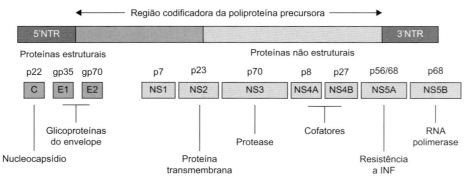

Figura 21.2 Estrutura do genoma viral do vírus da hepatite C e proteínas codificadas. INF: interferona; RNA: ácido ribonucleico.

novos fármacos e de melhores possibilidades de individualização do tratamento de acordo com o perfil do paciente.

A avaliação clínica pré-tratamento deve incluir a investigação de outras causas de doença hepática crônica e de fatores que possam interferir na história natural da infecção ou na progressão da doença hepática. Comorbidades precisam ser adequadamente investigadas e tratadas, o uso de álcool e tabaco deve ser desencorajado e os pacientes devem ser testados para o HBV e o HIV, e a vacinação contra hepatites A e B deve ser ofertada aos indivíduos suscetíveis. A determinação do genótipo do HCV é necessária para a escolha do tratamento e deve ser feita por técnicas de biologia molecular. A avaliação do grau de fibrose hepática deve ser realizada preferencialmente por meio de técnicas não invasivas, que incluem métodos biológicos (APRI e FIB4) e métodos físicos (elastografia hepática por FibroScan® ou ARFI e elastometria por *shear wave*). O emprego dos métodos físicos garante maior especificidade, particularmente nos extremos de valores diagnósticos (fibrose grau 1 e fibrose grau 4). É aconselhável a associação dos métodos físicos e biológicos para melhor acurácia. Quando houver dúvidas, a realização da avaliação histopatológica por biopsia hepática deve ser realizada. Na presença de cirrose hepática, deve-se incluir avaliação prognóstica pela escala de CHILD PUGH (Tabela 21.3), investigação da síndrome de hipertensão portal e manejo clínico adequado da cirrose, bem como o rastreamento do CHC. Indivíduos cirróticos descompensados (CHILD PUGH B ou C) devem ser avaliados quanto à indicação de transplante hepático.

Todos os pacientes infectados pelo HCV podem ser considerados candidatos para o tratamento antiviral. No Brasil, desde 2017 o Ministério da Saúde (MS) disponibiliza o tratamento para pacientes com fibrose moderada e grave e com cirrose hepática (fibrose graus 2, 3 e 4 da classificação histológica de METAVIR), coinfectados com o HIV e/ou HBV, portadores de manifestações extra-hepáticas graves, com possibilidade de lesão de órgão-alvo, portadores de insuficiência renal crônica, pós-transplante de órgãos sólidos, portadores de coagulopatias e hemoglobinopatias hereditárias. Em publicação recente do MS em março de 2018, foi proposta a inclusão para tratamento de todos os pacientes infectados pelo HCV, independentemente do grau de fibrose hepática. Estão disponíveis vários esquemas terapêuticos que incluem as três classes dos DAA. Para detalhar o tratamento da hepatite C no Brasil, recomenda-se a leitura do Protocolo Clínico e Diretrizes Terapêuticas (PCDT) nacional na íntegra.

É importante salientar que a infecção prévia resolvida pelo HCV, seja por clareamento viral espontâneo, seja por tratamento antiviral, não garante imunidade duradoura, de forma que o indivíduo curado permanece suscetível à reinfecção. Nenhuma vacina pôde ainda ser desenvolvida. No momento, a melhor forma de prevenir a infecção é evitar o contato com sangue, órgãos ou sêmen potencialmente contaminados com o HCV. Os indivíduos cirróticos curados da infecção pelo HCV permanecem sob risco de desenvolvimento do CHC e, portanto, devem continuar o rastreamento com a realização de ultrassonografia e com a dosagem de alfafetoproteína a cada 6 meses.

Bibliografia

Doyle JS, Hellard ME, Thompson AJ. The role of viral and host genetics in natural history and treatment of chronic HCV infection. Best Pract Res Clin Gastroenterol. 2012; 26(4):413-27.

European Association for The Study of The Liver (EASL). Recommendations on Treatment of Hepatitis C, 2018. J Hepatol. 2018.

Locarnini S, Hatzakis A, Chen DS et al. Strategies to control hepatitis B: public policy, epidemiology, vaccine and drugs. Hepatol. 2015; 62:S76-86.

Pereira BJ, Milford EL, Kirkman RL et al. Prevalence of hepatitis C virus RNA in organ donors positive for hepatitis C antibody and in the recipients of their organs. N Engl J Med. 1992; 327:910-5.

Rosen HR. Chronic Hepatitis C Infection. NEJM. 2011; 364:2429-38.

Smith BD, Yartel AK, Krauskopf K et al. Hepatitis C virus antibody positivity and predictors among previously undiagnosed adult primary care outpatients: cross-sectional analysis of a multisite retrospective cohort study. Clin Infect Dis. 2015; 60(8):1145-52.

Terrault NA, Bzowej NH, Chang KM, Hwang JP, Jonas MM, Murad MH, American Association for the Study of Liver Diseases. AASLD guidelines for treatment of chronic hepatitis B. Hepatol. 2016; 63(1):261-83.

World Health Organization. Hepatitis A outbreaks mostly affecting men who have sex with men – European Region and the Americas. Disponível em: http://www.who.int/csr/don/07-june-2017-hepatitis-a/en/. Acesso em 15 fev. 2021.

Tabela 21.3 Classificação prognóstica de CHILD-PUGH para cirrose hepática.

Parâmetros	Pontos atribuídos		
	1	2	3
Encefalopatia hepática	–	Mínima	Graus II a IV
Ascite	–	Controlada	Tensa ou refratária
Albumina sérica	> 3,5	3,5 a 2,8	< 2,8
Bilirrubina sérica	< 3,4	3,4 a 5,1	> 5,1
Tempo de protrombina (INR)	< 1,7	1,7 a 2,3	> 2,3

A = 5 a 6 pontos; B = 7 a 9 pontos; C = 10 a 15.

22 Hipertensão Arterial Sistêmica

Meliza Goi Roscani e *Jose Cesar Briganti*

INTRODUÇÃO

A hipertensão arterial sistêmica (HAS) é uma condição clínica multifatorial caracterizada por elevação sustentada dos níveis pressóricos ≥ 140 e/ou 90 mmHg. Frequentemente se associa a distúrbios metabólicos, alterações funcionais e/ou estruturais de órgãos-alvo, sendo agravada pela presença de outros fatores de risco, como dislipidemia, obesidade abdominal, intolerância à glicose e diabetes melito. Mantém associação independente com eventos como morte súbita, acidente vascular cerebral (AVC), infarto agudo do miocárdio (IAM), insuficiência cardíaca (IC), doença arterial periférica (DAP) e doença renal crônica (DRC), fatal e não fatal.

Dados revelam que a hipertensão arterial (HA) está presente em 69% dos pacientes com um primeiro episódio de infarto agudo de miocárdio, em 77% dos com AVC, em 75% dos portadores de IC e em 60% dos portadores de DAP, sendo responsável por 45% das mortes cardíacas e 51% das mortes por AVC.

Os métodos diagnósticos e tratamento na abordagem da HAS estão descritos neste capítulo conforme as últimas diretrizes (VII diretriz) da Sociedade Brasileira de Cardiologia. Acreditamos que é a diretriz que mais está de acordo com a realidade da população brasileira, trazendo maior capacidade de individualização do tratamento de acordo com as características biopsicossociais do indivíduo.

FATORES DE RISCO

Há uma relação direta entre fatores de risco e a incidência de HA.
São fatores de risco para o aparecimento da HA:

- Idade: mantém uma relação direta e linear com as décadas mais avançadas de vida e há uma incidência progressiva de hipertensão com o progredir da idade
- Gênero: os homens são mais propensos do que as mulheres a ter pressão arterial (PA) elevada até os 45 anos. Entre as idades de 45 a 50 e 55 a 64, o risco de pressão alta é quase o mesmo para homens e mulheres. Depois dos 64, as mulheres são muito mais propensas do que os homens a ter PA elevada
- Em relação às etnias, os indivíduos afrodescendentes têm maior frequência de HAS, bem como níveis tensionais mais elevados e por vezes mais resistentes à terapêutica
- O excesso de peso também se relaciona ao aparecimento de HAS e o aumento progressivo de peso implica quase sempre mais alto nível de PA
- A ingestão excessiva de sódio aumenta o risco para o aparecimento de HA e se associa à ocorrência de maior número de eventos cardiovasculares e renais
- O consumo crônico e elevado de bebidas alcoólicas aumenta a incidência de HAS de forma consistente
- O sedentarismo também é um fator de risco para o aparecimento de HA, enquanto a prática de exercícios regulares desempenha um fator protetivo
- Fatores socioeconômicos podem determinar, por hábitos higienodietéticos, maior presença de HA em determinadas populações
- A genética também é um importante fator de impacto para o aparecimento de HA.

Fisiopatologia

A regulação da pressão arterial (PA) depende das ações integradas dos sistemas cardiovasculares, renal, neural e endócrino. Seguem descritos os principais mecanismos envolvidos na regulação da PA e na gênese da HAS.

Alterações hemodinâmicas

A PA é determinada pelo produto do débito cardíaco (DC) e da resistência vascular periférica (RVP). Sabe-se que a contratilidade e o relaxamento cardíaco, o volume sanguíneo circulante, o retorno venoso e a frequência cardíaca podem influenciar o DC. A RVP é também influenciada por vários mecanismos vasoconstritores e vasodilatadores como o sistema nervoso simpático, o sistema renina-angiotensina e a espessura e o calibre das artérias. Em vasos com espessamento das paredes há maior propensão a maior RVP e aumento dos níveis pressóricos.

Uma das causas de HAS em adultos jovens é o DC aumentado, seja à custa de aumento da frequência cardíaca ou do volume circulante, correspondendo a 5% dos casos de HAS essencial. A causa geralmente é decorrente de estímulo excessivo do sistema nervoso simpático. Em geral, esses pacientes apresentam excelente resposta com betabloqueadores. Pacientes portadores de DRC também podem exibir expansão do volume circulante e sobrecarga de sódio, levando ao aumento do DC e dos níveis pressóricos.

Outros casos que levam à HAS são a combinação de aumento do DC e da RVP, como, por exemplo, HA renovascular, por excesso de angiotensina II, levando a vasoconstrição e retenção de sódio e água, e o feocromocitoma, por hiperestimulação simpática.

Pacientes com HA maligna acelerada têm grave vasoconstrição arteriolar com aumento da RVP e DC normal ou reduzido, podendo o volume sanguíneo estar reduzido em 30 a 40%. A acentuada vasoconstrição nesses pacientes é mediada pelo aumento da atividade simpática, que leva à falência dos mecanismos que permitem ao endotélio realizar vasodilatação compensatória.

Indivíduos idosos com HAS costumam cursar com RVP aumentada e DC normal ou reduzido. Muitos pacientes idosos apresentam aterosclerose, levando a aumento da RVP, e muitas vezes HA sistólica isolada, com diminuição da complacência da aorta e aumento reflexo da onda de pulso, que causa elevação da PA sistólica.

Os hipertensos negros apresentam tendência à elevação da RVP. Acredita-se que alterações no transporte celular na musculatura lisa dos vasos sejam as responsáveis por essas diferenças.

Mecanismos neurais

O sistema nervoso autônomo tem participação importante no controle normal da PA. Os centros vasomotores incluem o núcleo do trato solitário na medula dorsal (integração dos barorreceptores), o corno anterior da medula (controle da pressão) e outros centros cerebrais. Os barorreceptores arteriais respondem com aumento do estímulo aferente diante da distensão da parede do vaso. Isso leva à redução do estímulo simpático da via eferente e ao aumento do tônus vagal. Os efeitos resultantes são bradicardia e vasodilatação arterial.

No entanto, pode ocorrer anormalidade na regulação do sistema nervoso autônomo, com hiperativação simpática e aumento do DC e RCP. Em condições normais, como apontado anteriormente, a elevação da PA é seguida de redução da FC. Contudo, acredita-se que no paciente hipertenso haja alteração na sensibilidade dos barorreceptores e manutenção da FC de repouso mais elevada que o habitual.

Sistema renina-angiotensina-aldosterona

A renina é uma enzima liberada pelas células justaglomerulares dos rins em função de redução do fluxo sanguíneo renal, contração de volume intravascular, redução da ingestão de sódio na dieta, estímulo beta-adrenérgico nas células justaglomerulares e redução nos níveis plasmáticos de aldosterona. A renina circulante atua sobre o angiotensinogênio produzido pelo fígado, convertendo-o em angiotensina I, que é imediatamente transformada, na circulação pulmonar, por intermédio da enzima conversora da angiotensina (ECA), em angiotensina II, substância vasoconstritora que atua nos receptores específicos AT1 e AT2, com vasoconstrição da musculatura lisa e responsável pela liberação de aldosterona do córtex suprarrenal, com retenção de sódio e água, e na medula suprarrenal liberando catecolaminas. Há também evidências de liberação de epinefrina no cérebro e estímulo do centro da sede, com aumento da ingestão de líquidos.

A mensuração da atividade plasmática da renina tem importância clínica não somente para classificar o paciente com HA essencial, mas também para avaliar outros tipos de hipertensão. Nos pacientes com hiperaldosteronismo primário há supressão da atividade plasmática de renina, expansão do volume plasmático, alcalose hipopotassêmica e níveis de aldosterona plasmática e urinária elevados. Em contraste, pacientes com estenose de artéria renal apresentam níveis elevados de atividade plasmática de renina, particularmente na veia renal do rim acometido pela estenose da artéria.

A angiotensina II pode aumentar e potencializar as ações adrenérgicas, dos peptídios atriais, das terminações nervosas, da endotelina, do neuropeptídio Y e interagir com as cininas e prostaglandinas nos rins. Outro possível exemplo dessa ação cardiovascular modulatória ocorre no endotélio, por meio de ações da angiotensina II sobre a L-arginina, óxido nítrico e bradicinina, alterando as funções hemodinâmicas locais.

Sensibilidade ao sódio

Vários estudos demonstram uma correlação direta entre a quantidade de sódio ingerida e a prevalência de HAS. Os mecanismos envolvidos ainda são muito controversos. Os principais grupos com aumento da sensibilidade ao sódio são indivíduos idosos, hipertensos com renina baixa (incluindo os negros), diabéticos, pacientes com insuficiência renal e indivíduos com aumento da atividade simpática.

Obesidade e resistência à insulina

A relação entre obesidade e HA não é adequadamente explicada por alterações hemodinâmicas. Embora os obesos tenham aumento no volume sanguíneo e no DC quando comparados com os indivíduos magros, essas alterações são normalizadas quando corrigidas para o peso corpóreo. A RVP é elevada nos obesos hipertensos quando comparada com a dos obesos normotensos. A ingestão de sódio também é maior nos obesos.

O desvio da curva pressão-natriurese decorrente da sensibilidade ao sódio pode ser devido ao efeito do aumento da insulina e da atividade do sistema simpático sobre a reabsorção renal de sódio. Os obesos com HA têm elevação da atividade simpática e na musculatura lisa dos vasos.

Uma das hipóteses de obesidade como causa de hipertensão é a provável relação com a hiperinsulinemia e resistência à insulina, que teoricamente podem funcionar como um mecanismo compensatório para restaurar o balanço energético e estabilizar o peso corpóreo.

O mecanismo pelo qual a resistência à insulina e a hiperinsulinemia predispõem à HA não é totalmente esclarecido. Algumas hipóteses tentam explicar essa relação.

É descrito que nos indivíduos obesos há aumento não somente nas concentrações plasmáticas de insulina, mas também de leptina, um hormônio produzido pelas células adiposas cuja função, entre outras, é reduzir o apetite e aumentar o gasto energético. Vários estudos mostram que tanto a insulina quanto a leptina aumentam a atividade do sistema nervoso simpático, com consequente aumento no DC e na resistência vascular periférica. Além disso, devido à resistência à insulina, pode-se perder a propriedade vasodilatadora devido à formação e à liberação prejudicada de óxido nítrico, proporcionando maior aumento da RVP e da PA. A redução de substâncias vasodilatadoras como óxido nítrico e prostaciclina e o aumento de vasoconstritoras como endotelina e tromboxano A2 estão presentes na disfunção endotelial, o que favorece o processo de aterosclerose e lesão de órgãos-alvo.

Outra hipótese sugerida adicionalmente é de que a hiperinsulinemia e a hiperleptinemia aumentem a atividade simpática e, consequentemente, a reabsorção de sódio e água.

Endotelina

A endotelina-1 é um peptídio de 22 aminoácidos que é produto de um pró-hormônio (proendotelina-1), o qual é processado para um peptídio intermediário a Big endotelina-1 e, posteriormente, por meio de pelo menos duas enzimas conversoras, para a endotelina-1. A importância da endotelina-1 na biologia e nas doenças cardiovasculares ocorre devido à sua potente propriedade vasoconstritora. As principais ações da endotelina-1 são: efeito miocárdico inotrópico positivo, fibrose do músculo cardíaco, vasoconstrição coronariana, secreção de peptídio natriurético atrial (PNA), vasoconstrição renal, redução do ritmo de filtração glomerular e da excreção urinária de sódio, aumento da secreção de aldosterona, vasoconstrição e broncospasmo pulmonar e hipertrofia vascular.

Nos pacientes portadores de HAS essencial, os níveis circulantes de endotelina estão elevados somente com a coexistência de lesões ateroscleróticas em órgãos-alvo. Entretanto, como esse potente peptídio vasoconstritor é primariamente um hormônio de ação local autócrina ou parácrino, a sua determinação plasmática pode não refletir a secreção local ou a atividade da endotelina.

Cininas

As cininas são autacoides vasodilatadores importantes na regulação da função cardiovascular e renal. As principais cininas são a bradicinina e a lisil-bradicina (calidina), que são liberadas a partir de extratos conhecidos como cininogenases. A principal cininogenase é a calicreína plasmática e tissular (glandular).

Os cininogênios de alto e baixo peso molecular são sintetizados no fígado e encontrados em elevadas concentrações no plasma. A calicreína plasmática atua sobre o cininogênio de alto peso molecular, induzindo à formação das cininas. As cininas são destruídas por enzimas conhecidas como cininases, localizadas principalmente nas células endoteliais dos capilares pulmonares e de outros tecidos. As principais cininases são a cininase II, também conhecida como ECA, endopeptidases, aminopeptidases e carboxipeptidases. A redução da atividade do sistema calicreína-cinina pode ter papel importante no desenvolvimento da HAS.

O aumento das concentrações teciduais das cininas e a potencialização de seus efeitos podem ser decorrentes dos efeitos terapêuticos dos IECA. Essa hipótese é sustentada pelo fato de a ECA ser a principal peptidase que hidrolisa as cininas.

Peptídios natriuréticos

Os peptídios natriuréticos cerebrais e natriuréticos tipo C são hormônios importantes na regulação do balanço de sódio e da PA.

Essas moléculas exercem importantes funções, como vasodilatação, efeito antiproliferativo, remodelação vascular, natriurese, diurese e modulação da transmissão noradrenérgica, que são responsáveis por discreta redução da PA.

O envolvimento do PNA na regulação da PA e na patogênese da HAS é controverso. Alguns estudos mostram que a redução do PNA pode resultar em retenção de sódio e HA sódio-sensível. Essa possibilidade é suportada pelo fato de que a destruição do gene pró-PNA em ratos causa HAS sódio-sensível. Em contraste, ratos transgênicos com superexpressão do gene para PNA têm níveis de PA inferior ao dos ratos normais. Outros estudos serão necessários para elucidar o papel de peptídios natriuréticos na gênese da HAS.

Consequências e complicações da hipertensão arterial sistêmica

As consequências cardiovasculares da HAS são IC e doença arterial coronária. Devido ao aumento da pós-carga secundário à elevação da PA, ocorre replicação em paralelo dos sarcômeros do músculo cardíaco, resultando em hipertrofia ventricular esquerda como mecanismo para manter a tensão na parede do ventrículo esquerdo. Isso leva a prejuízo na função diastólica, inicialmente por meio do retardo no relaxamento do ventrículo esquerdo e posteriormente com aumento da pressão de enchimento. Deve-se realçar que a presença de hipertrofia ventricular esquerda é um fator independente de aumento do risco cardiovascular, especialmente morte súbita. Se não controlada a PA, a tendência é hipertrofia ventricular esquerda descompensada, ou seja, que não consegue manter a tensão na parede, sendo os resultados finais dilatação do ventrículo esquerdo e IC sistólica.

A doença arterial coronária está associada e acelerada pela presença da HAS, principalmente em pacientes não controlados. Dois grandes fatores contribuem para a isquemia: desequilíbrio entre oferta e demanda de oxigênio e favorecimento de disfunção endotelial e instalação de aterosclerose com obstrução das coronárias.

O acidente vascular isquêmico também é complicação da HAS e pode ocorrer secundariamente a aterosclerose, trombose, tromboembolismo ou hemorragia intracraniana.

A DRC também pode ser consequência da HAS, inicialmente com o aparecimento de microalbuminúria secundária ao aumento da pressão intraglomerular e com deterioração progressiva durante os anos.

A retinopatia hipertensiva também pode ocorrer secundariamente à elevação da PA. Inicialmente ocorre resposta vasoconstritora, com aumento do tônus das arteríolas retinianas. Essa fase é reversível se houver controle da PA. Se os níveis pressóricos estiverem elevados poderá ocorrer quebra da barreira hematorretiniana externa, representada pelo epitélio pigmentar da retina e quebra da barreira hematorretiniana interna, representada pela vasculatura retiniana, seguida de vazamento de plasma e elementos figurados do sangue para dentro da retina. O extravasamento de sangue, entremeando as fibras nervosas, dá o aspecto das hemorragias em chama de vela. As manchas algodonosas surgem em decorrência da não perfusão das fibras nervosas. A fase esclerótica ocorre em sequência com alteração da coloração dos vasos, com aspecto de fio de cobre e fio de prata. Isso ocorre devido à esclerose hiperplásica, ao espessamento da túnica média e à hiperplasia da túnica muscular. Com a progressão desse processo degenerativo, a parede dos vasos sofre hialinização com perda das células musculares. A fase de complicação da esclerose pode ser representada por meio de microaneurismas, macroaneurismas, oclusão da veia ou artéria central da retina, oclusão de ramo venular e formação de membrana epirretiniana.

A Figura 22.1 ilustra as principais complicações.

Diagnóstico

O diagnóstico de HAS deve ser baseado no histórico médico pessoal e familiar, no exame físico/clínico e na investigação clínica e laboratorial. A confirmação diagnóstica deve levar em conta a suspeição e a identificação de uma possível causa secundária, bem como somar-se a uma avaliação do risco cardiovascular, à possibilidade de lesões em órgãos-alvo, e à presença ou não de doenças associadas, que, se presentes, devem ser investigadas já de início.

É importante realçar que a PA, conforme mostra a Tabela 22.1, pode ser diagnosticada pela aferição casual no consultório e também avaliada em relação à gravidade.

As indicações de métodos diagnósticos complementares, como monitoramento ambulatorial da PA (MAPA) e medição residencial da PA (MRPA) para o diagnóstico de HAS são:

- Diagnóstico de hipertensão estágio 1 considerando risco cardiovascular baixo ou médio

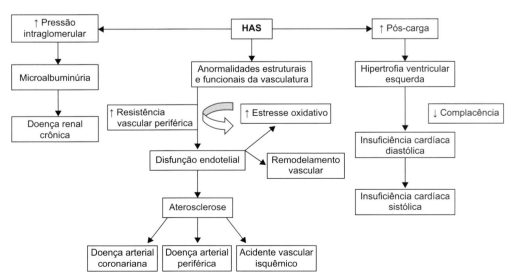

Figura 22.1 Principais complicações da hipertensão arterial sistêmica (HAS).

- Suspeita de hipertensão do jaleco branco ou hipertensão mascarada:
  - Hipertensão do jaleco branco é a situação clínica caracterizada por valores anormais da PA no consultório, porém com valores considerados normais pelo MAPA ou MRPA
  - Hipertensão mascarada é caracterizada por valores normais da PA no consultório, porém com PA elevada pelo MAPA ou medidas residenciais
  - Medição residencial da PA é realizada por meio da obtenção de três medições pela manhã, antes do desjejum e da tomada da medicação, e três à noite, antes do jantar, durante 5 dias. Outra opção é realizar duas medições em cada uma dessas duas sessões, durante 7 dias. *São considerados anormais valores de PA ≥ 135/85 mmHg*
  - Monitoramento ambulatorial da PA é o método que permite o registro indireto e intermitente da PA durante 24 h ou mais, enquanto o paciente realiza suas atividades habituais durante os períodos de vigília e sono. Uma de suas características mais específicas é a possibilidade de identificar as alterações circadianas da PA, sobretudo em relação às medições durante o sono, que têm implicações prognósticas consideráveis. *São consideradas anormais as médias de PA de 24 h ≥ 130/80 mmHg, vigília ≥ 135/85 mmHg e sono ≥ 120/70 mmHg.*

Estabelecido o diagnóstico de HAS, procede-se inicialmente a uma investigação dos fatores de risco adicionais (Tabela 22.2), exames considerados essenciais na investigação de rotina (Tabela 22.3) e outros exames complementares, de acordo com fatores de risco associados (Tabela 22.4). Também deve-se investigar a presença de lesões de órgão-alvo (Boxe 22.1) e estratificação de risco (Tabela 22.5) para se proceder à estratégia terapêutica correta.

Tabela 22.1 Classificação da pressão arterial conforme medida casual no consultório em pacientes com mais de 18 anos.

Classificação	Pressão arterial sistólica (mmHg)	Pressão arterial diastólica (mmHg)
Normal	≤ 120	≤ 80
Pré-hipertensão	121 a 139	81 a 89
Hipertensão estágio 1	140 a 159	90 a 99
Hipertensão estágio 2	160 a 179	100 a 109
Hipertensão estágio 3	≥ 180	≥ 110
Hipertensão sistólica	≥ 140	< 90

Obs.: Quando os valores de pressão arterial sistólica e diastólica caírem em estágios diferentes, considerar o estágio mais avançado. (Adaptada de Malachias *et al.*, 2016.)

Tabela 22.2 Fatores de risco adicionais.

Idade	Homens < 55 anos Mulheres > 65 anos
Tabagismo	–
Dislipidemias	Triglicerídios > 150 mg/dℓ LDL > 100 mg/dℓ HDL < 40 mg/dℓ
Diabetes melito	–
História familiar prematura de doença cardiovascular	Homens < 55 anos Mulheres < 65 anos

HDL: lipoproteína de alta densidade; LDL: lipoproteína de baixa densidade. (Adaptada de Malachias *et al.*, 2016.)

Boxe 22.1 Lesão de órgão-alvo na avaliação de risco adicional do paciente hipertenso.

- Hipertrofia ventricular esquerda no eletrocardiograma ou ecocardiograma
- Existência de espessura mediointimal carotídea > 0,9 mm ou placa carotídea
- Velocidade de onda de pulso carotídeo-femoral > 10 m/s
- Índice tornozelo-braquial < 0,9
- Doença renal crônica estágio 3 (ritmo de filtração glomerular entre 30 e 60 mℓ/min/1,73 m²
- Albuminúria entre 30 e 300 mg/24 h ou relação albumina-creatinina urinária 30 a 300 mg/g.

Adaptado de Malachias *et al.*, 2016.

Tabela 22.3 Exames considerados de rotina na investigação do paciente hipertenso.

Análise de urina	Colesterol total, HDL-c e triglicerídios plasmáticos
Potássio plasmático	Ácido úrico plasmático
Glicemia de jejum e hemoglobina glicada	Eletrocardiograma convencional de 12 derivações
Taxa de filtração glomerular estimada	Creatinina plasmática

Obs.: O LDL-c é calculado pela fórmula: LDL-c = colesterol total – (HDL-c + triglicerídios/5) (quando a dosagem de triglicerídios for menor do que 400 mg/dℓ). HDL-c: colesterol da lipoproteína de alta densidade; LDL-c: colesterol da lipoproteína de baixa densidade. (Adaptada de Malachias *et al.*, 2016.)

Tabela 22.4 Exames recomendados para pacientes hipertensos de acordo com a população selecionada.

Exames	Indicação
Radiografia de tórax	Suspeita de comprometimento pulmonar e/ou avaliação da aorta se ecocardiograma não estiver disponível
Ecocardiograma transtorácico	Ocorrência de sobrecarga do ventrículo esquerdo no eletrocardiograma ou suspeita de insuficiência cardíaca. Diagnóstico de hipertrofia ventricular esquerda no ecocardiograma: massa do miocárdio em mulheres > 95 g/m² e em homens > 115 g/m²
Albuminúria	Pacientes diabéticos, com síndrome metabólica ou dois ou mais fatores de risco
Ultrassonografia de carótidas	Existência de sopro carotídeo, sinais de doença cerebrovascular ou aterosclerótica em outros locais. Valores de espessura mediointimal carotídea ou presença de placas são preditores de infarto do miocárdio ou acidente vascular cerebral
Hemoglobina glicada	História familiar de diabetes ou diagnóstico prévio de diabetes e *obesidade*
Teste ergométrico	Suspeita de doença arterial coronariana (DAC) estável, diabetes ou antecedente familiar para DAC em pacientes com pressão controlada
MAPA/MRPA	Confirmação do diagnóstico de hipertensão arterial como alternativa na segunda medida do consultório, discrepância entre valores encontrados em casa e os do consultório
Velocidade de onda de pulso	Hipertensos de médio e alto risco. Considerado padrão para avaliação da rigidez arterial com valores anormais > 12 m/s
Ressonância nuclear magnética do cérebro	Pacientes com distúrbios cognitivos e demência, para detecção de infartos silenciosos e micro-hemorragias

MAPA: monitoramento ambulatorial da pressão arterial; MRPA: medição residencial da pressão arterial. Adaptada de Malachias *et al.*, 2016.

PARTE 1 Saúde do Adulto e do Idoso

Tabela 22.5 Estratificação de risco no paciente hipertenso de acordo com fatores de risco adicionais, presença de lesão em órgão-alvo e de doença cardiovascular ou renal.

Nível do risco	PAS 130 a 139 mmHg ou PAD 85 a 89 mmHg	HAS estágio 1	HAS estágio 2	HAS estágio 3
Sem fator de risco	Sem risco adicional	Risco baixo	Risco moderado	Risco alto
Um a dois fatores de risco	Risco baixo	Risco moderado	Risco alto	Risco alto
Três ou mais fatores de risco	Risco moderado	Risco alto	Risco alto	Risco alto
Presença de lesão de órgão-alvo, DCV, DRC ou diabetes melito	Risco alto	Risco alto	Risco alto	Risco alto

Obs. 1: São considerados critérios na avaliação de fatores de risco adicionais: sexo masculino; homens com 55 anos ou mais e mulheres com 65 anos ou mais; história de DCV prematura em parentes de primeiro grau (homens < 55 anos ou mulheres < 65 anos); tabagismo; dislipidemia (colesterol total > 190 mg/dℓ); resistência à insulina (glicemia plasmática em jejum: 100 a 125 mg/dℓ, teste oral de tolerância à glicose: 140 a 199 mg/dℓ em 2 h, hemoglobina glicada: 5,7 a 6,4%); obesidade (IMC ≥ 30 kg/m^2, cintura abdominal ≥ 102 cm nos homens ou ≥ 88 cm nas mulheres). Obs. 2: São consideradas DCV e DRC na avaliação do risco adicional do paciente hipertenso: doença cerebrovascular (acidente vascular isquêmico, hemorragia cerebral, ataque isquêmico transitório), doença cardíaca (angina estável ou instável, infarto do miocárdio, revascularização miocárdica percutânea ou cirúrgica, insuficiência cardíaca com fração de ejeção reduzida ou preservada), doença arterial periférica de membros inferiores e DRC estágio 4 (ritmo de filtração glomerular < 30 mℓ/min/1,73 m^2) ou albuminúria > 300 mg/24 h, retinopatia avançada (hemorragias, exsudatos, papiledema). PAS: pressão arterial sistólica; PAD: pressão arterial diastólica; HAS: hipertensão arterial sistêmica; DCV: doença cardiovascular; DRC: doença renal crônica; IMC: índice de massa corporal. (Adaptada de Malachias *et al.*, 2016.)

Tratamento

As principais recomendações para início da terapia anti-hipertensiva, considerando tanto as intervenções no estilo de vida quanto a terapia farmacológica, são:

- Início de intervenções no estilo de vida (dieta e atividade física): pré-hipertensos e todos os estágios de hipertensão. Considerar, para tratamento nos idosos com idade até 79 anos, o valor da pressão sistólica maior ou igual a 140 mmHg e, nos com mais de 80 anos, maior ou igual a 160 mmHg
- Início da terapia farmacológica: em indivíduos com risco alto ou doença cardiovascular concomitante, o início deve ser imediato. Em pacientes com hipertensão estágio 1 e risco cardiovascular baixo ou moderado, pode-se tentar inicialmente 3 a 6 meses de intervenções no estilo de vida antes do início da terapia farmacológica.

As principais metas do tratamento a serem consideradas são:

- Hipertensos estágios 1 e 2, com risco cardiovascular baixo e moderado e HA estágio 3: < 140/90 mmHg
- Hipertensos estágios 1 e 2 com risco cardiovascular alto: < 130/80 mmHg

Principais medidas não farmacológicas

- Peso corpóreo: a relação entre peso corpóreo e aumento de PA pode ser observada a partir da infância. O peso corpóreo elevado e a presença de gordura visceral são fatores de risco para HAS e a diminuição deles provoca, consequentemente, diminuição da PA e melhora no perfil metabólico. Adesão a dietas tais como a dieta DASH, a dieta do Mediterrâneo e dietas vegetarianas tem se associado à redução dos níveis pressóricos nos pacientes que as adotam de maneira mais sustentada
- Consumo de sódio: o aumento do consumo de sódio diário associa-se a níveis pressóricos mais elevados. A média brasileira do consumo de sódio gira em torno de 12 g ao dia, enquanto estudos têm demonstrado que a redução do consumo para níveis de 2 g de sódio ao dia reduz os níveis de PA, bem como o risco cardiovascular
- Consumo de ômega 3: o consumo de ácidos graxos ômega 3 encontrado nos óleos de peixe mostra discreto efeito redutor nos níveis de PA sistólica
- Fibras solúveis: o farelo de aveia, a pectina das frutas, aveia, cevada e leguminosas (como feijão, grão-de-bico, lentilha e ervilha) e o consumo de fibras insolúveis, como trigo, grãos e hortaliças possuem ação discreta na diminuição da PA
- Oleaginosas: o consumo de oleaginosas a partir de diferentes tipos de castanhas pode ser eficiente em reduzir os níveis

pressóricos e pode auxiliar no controle de vários outros fatores de risco cardiovascular
- Níveis séricos baixos de vitamina D: associam-se a maior incidência de hipertensão arterial, mas sua suplementação não promove redução dos níveis pressóricos
- Laticínios: a ingestão de laticínios colabora para a redução dos níveis pressóricos, pois o leite contém vários componentes, como cálcio e potássio, que podem ajudar na redução da PA; laticínios com baixo teor de gordura são os mais indicados
- Alho: a presença da alicina ou da alilcisteína encontradas no alho promove discreta redução dos níveis pressóricos
- Café e chá-verde: embora contenham cafeína em função da presença de polifenóis, podem ser benéficos para a redução dos níveis pressóricos, desde que consumidos moderadamente
- Chocolate amargo: quando contém cacau em quantidade acima de 70%, também é rico em polifenóis e pode ajudar na redução da pressão
- Consumo de álcool: traduz-se por uma relação direta com os níveis pressóricos, e o consumo de maior quantidade de álcool promove níveis mais altos de PA, devendo ser sempre moderado
- Prática de atividade física regular: ajuda tanto na prevenção quanto no tratamento da hipertensão arterial, e indivíduos ativos apresentam um risco 30% menor de desenvolver hipertensão arterial. O treinamento aeróbico é recomendado como forma preferencial de exercício para prevenção e tratamento da hipertensão arterial.

Tratamento medicamentoso

A utilização de fármacos no tratamento da hipertensão arterial visa à redução da morbimortalidade cardiovascular. Diferentes fármacos utilizados no tratamento da hipertensão arterial mostraram ser benéficos na redução dos desfechos cardiovasculares independentemente do fármaco em si.

O benefício deve-se, na realidade, à obtenção de redução dos níveis de PA e pode ser atingido com qualquer dos fármacos a seguir descritos, considerados de primeira linha, isolados ou em associação conforme a necessidade:

- Diuréticos
- Betabloqueadores
- Bloqueadores dos canais de cálcio
- Inibidores da enzima conversora de angiotensina
- Bloqueadores dos receptores de angiotensina 2.

Quanto maior o risco cardiovascular, maior o benefício obtido com a redução dos níveis pressóricos.

Todos os fármacos anti-hipertensivos com nível de recomendação classe I e nível de evidência A podem ser utilizados no tratamento da hipertensão arterial, desde que observadas indicação e contraindicação específica. Os betabloqueadores devem ser utilizados principalmente em situações de hiperatividade simpática.

A Figura 22.2 resume como deve ser realizado o manejo com a terapia medicamentosa nos pacientes hipertensos.

Fármacos

Nas situações especiais da presença de hipertensão arterial associada a outras condições clínicas, tais como diabetes melito, doença arterial coronária, síndrome metabólica, AVC prévio e DRC devem ser observadas as indicações e o manuseio terapêutico mais acurado com vistas a um benefício maior na prevenção e redução dos desfechos cardiovasculares. Portanto, nessas situações especiais a escolha do fármaco anti-hipertensivo deve obedecer tanto ao tratamento da hipertensão arterial quanto ao maior benefício que possa acrescentar o fármaco na doença associada.

- Diuréticos: inicialmente pelo efeito natriurético, provocam depleção do volume extracelular, o que se normaliza em 4 a 6 semanas, e o efeito anti-hipertensivo ocorre por diminuição da resistência vascular periférica. Doses baixas dos diuréticos considerados tiazídicos têm eficácia anti-hipertensiva preservada, embora tenham a vantagem de provocar menos efeitos adversos (hiperuricemia, intolerância à glicose, hipopotassemia, arritmias cardíacas, cãibras, fraqueza, disfunção erétil, hipovolemia), e também com doses mais altas. Os diuréticos de alça de ação mais curta ficam reservados para situações em que há edema importante (IC ou doença renal) ou quando a creatinina > 2,0 mg/dℓ. Os poupadores de potássio (espironolactona ou amilorida) são frequentemente associados a outro diurético (tiazídico ou de alça) e podem provocar (em especial naqueles já com algum déficit de função renal) hiperpotassemia
- Betabloqueadores: a diminuição da secreção de renina e do DC com posterior readaptação dos barorreceptores e diminuição das catecolaminas nas sinapses nervosas leva ao efeito anti-hipertensivo. Os chamados betabloqueadores de terceira geração têm associado efeito vasodilatador, como o carvedilol (por bloqueio do receptor alfa-1 adrenérgico) e nebivolol (liberando mais óxido nítrico no endotélio vascular). Essas propriedades podem ser vantajosas na intensidade do impacto no metabolismo da glicose e dos lipídios, podendo ser neutros ou até levar a alguma melhora, visto sabermos que a associação dos betabloqueadores e diuréticos provoca uma piora nestes parâmetros. Broncospasmo, bradicardia, vasoconstrição periférica, distúrbios de condução atrioventricular, astenia, depressão, insônia e pesadelos, disfunção erétil e distúrbios metabólicos são efeitos adversos encontrados nos betabloqueadores de primeira e segunda gerações
- Inibidores da enzima conversora de angiotensina (IECA): impedem a conversão da angiotensina I em angiotensina II, que tem potente efeito vasoconstritor, promovendo, assim, várias ações benéficas no sistema cardiovascular, com redução da mortalidade. Protegem quanto à progressão de disfunção renal nos pacientes com neuropatia diabética, principalmente protegendo a longo prazo da progressão para doença renal avançada. Podem, entretanto, neste grupo de pacientes, provocar hiperpotassemia e vasodilatação da arteríola eferente, com piora na taxa de filtração glomerular. O efeito adverso mais frequente é a tosse, que pode ocorrer em até 20% dos pacientes, sobretudo nas mulheres, devido ao aumento da produção de bradicinina. Edema angioneurótico e erupção cutânea ocorrem mais raramente. Contraindicado na estenose renal bilateral (ou estenose renal unilateral com rim único funcionante) e na gravidez
- Bloqueadores dos receptores de angiotensina II (BRA): impedem a ação da angiotensina II por bloquearem sua ligação aos receptores AT-1, o que promove ação similar aos IECA, tendo o mesmo espaço terapêutico. Diferentemente dos IECA, não provocam tosse. Por não aumentarem a produção de bradicinina, são indicados como alternativa nesta situação
- Bloqueadores de canais de cálcio (BCC): o bloqueio dos canais de Ca com diminuição da quantidade de Ca nas células musculares lisas leva à vasodilatação arteriolar com consequente redução da RVP, mecanismo responsável pela ação hipotensora dos BCC. Os dihidropiridínicos têm pouco efeito na frequência cardíaca e na função sistólica. Os não dihidropiridínicos, como o verapamil e o diltiazém, apresentam propriedades antiarrítmicas e efeito bradicardizante, podendo reduzir a função sistólica, fator limitante para seu uso na IC

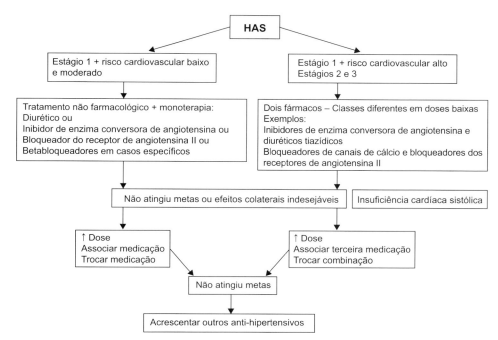

Figura 22.2 Manejo farmacológico da hipertensão arterial sistêmica (HAS). (Adaptada de Malachias et al., 2016.)

PARTE 1 Saúde do Adulto e do Idoso

Tabela 22.6 Principais causas de hipertensão secundária, como suspeitar e principais métodos de investigação diagnóstica.

Exames	Causas	Indicações
Ronco, sonolência diurna, síndrome metabólica	Síndrome da apneia obstrutiva do sono	Questionário de Berlim, polissonografia ou poligrafia residencial com cinco ou mais episódios de apneia e/ou hipopneia por hora de sono
Hipertensão refratária com hipopotassemia (não obrigatória) e/ou com nódulo suprarrenal	Hiperaldosteronismo primário (hiperplasia ou adenoma)	Determinações de aldosterona (> 15 ng/dℓ) e atividade/concentração de renina plasmática; cálculo da relação aldosterona/renina > 30. Testes confirmatórios (furosemida e captopril). Exames de imagem: TC com cortes finos ou RNM
Edema, anorexia, fadiga; creatinina e ureia elevadas; alterações do sedimento urinário	Doença renal parenquimatosa	Exame de urina, cálculo do ritmo de filtração glomerular-e, ultrassonografia renal, pesquisa de albuminúria/proteinúria
Sopro abdominal, edema agudo de pulmão súbito, alteração da função renal por medicamentos que bloqueiam o sistema renina-angiotensina	Doença renovascular	Ultrassonografia com Doppler renal e/ou renograma, angiografia por RNM ou TC, arteriografia renal
Pulsos em femorais ausentes ou de amplitude diminuída, PA reduzida em membros inferiores, alterações na radiografia de tórax	Coarctação de aorta	Ecocardiograma e/ou angiografia de tórax por TC
Ganho de peso, diminuição da libido, fadiga, hirsutismo, amenorreia, "fácies em lua cheia", "giba dorsal", estrias purpúreas, obesidade central, hipopotassemia	Síndrome de Cushing (hiperplasia, adenoma e excesso de produção de ACTH)	Cortisol salivar, cortisol urinário livre de 24 h e teste de supressão: cortisol matinal (8 h); 8 h depois, administração de dexametasona (1 mg) às 24 h, além de RNM
HA paroxística com cefaleia, sudorese e palpitações	Feocromocitoma	Metanefrinas plasmáticas livres, catecolaminas séricas e metanefrinas urinárias. TC e RNM
Fadiga, ganho de peso, perda de cabelo, fraqueza muscular	Hipotireoidismo	TSH e T_4 livre
Intolerância ao calor, perda de peso, palpitações, exoftalmia, hipertermia, reflexos exaltados, tremores, taquicardia	Hipertireoidismo	TSH e T_4 livre
Litíase urinária, osteoporose, depressão, letargia, fraqueza ou espasmos musculares, sede, poliúria	Hiperparatireoidismo (hiperplasia ou adenoma)	Cálcio sérico e PTH
Cefaleia, fadiga, problemas visuais, aumento das mãos, dos pés e da língua	Acromegalia	IGF-1 e GH basal e durante teste de tolerância oral à glicose

TC: tomografia computadorizada; RNM: ressonância nuclear magnética; PA: pressão arterial; ACTH: hormônio adrenocorticotrófico; HA: hipertensão arterial; TSH: hormônio estimulante da tireoide; T_4: tiroxina; PTH: paratormônio; IGF-1: fator de crescimento semelhante à insulina tipo 1; GH: hormônio do crescimento. (Adaptada de Malachias et al., 2016.)

com fração de ejeção reduzida. Os BCC de ação prolongada são preferidos por evitarem variações mais abruptas na frequência cardíaca e na PA. O efeito colateral mais importante é o edema maleolar resultante da própria ação vasodilatadora, principalmente arterial, do fármaco

- Agentes de ação central: metildopa, clonidina, guanabenzo e inibidores dos receptores imidazolínicos (moxonidina e rimelnidina) agem estimulando os receptores alfa-2, provocando efeito simpatoinibitório com consequente bradicardia relativa e hipotensão (ortostática principalmente), redução do DC e RVP e dos níveis plasmáticos de renina, bem como retenção de fluidos. Provocam pela ação central: sonolência, sedação, boca seca, fadiga, hipotensão postural e disfunção erétil, além de terem efeito metabólico neutro. A metildopa pode provocar febre, anemia hemolítica, disfunção hepática e galactorreia. A clonidina apresenta um perigoso efeito "rebote" com sua descontinuação súbita, especialmente quando associada a um betabloqueador
- Alfabloqueadores: doxazosina, terazosina e prazosina são antagonistas competitivos dos receptores alfa-1 pós-simpáticos com discreta ação hipotensora por redução da RVP sem ação no DC. São metabolicamente neutros e têm efeito benéfico na hipertrofia benigna prostática. Apresentam hipotensão sintomática na primeira dose, hipotensão ortostática frequente e fenômeno de tolerância com uso a longo prazo. O uso da doxazosina mostrou aumento da incidência de IC
- Vasodilatadores diretos: hidralazina e minoxidil atuam relaxando diretamente a musculatura lisa do vaso com consequente

redução da RVP. Taquicardia reflexa e aumento do volume circulante são efeitos possíveis, o que implica evitar o uso nos pacientes com aneurisma dissecante da aorta e AVC hemorrágico recente. Náuseas, vômito, anorexia, diarreia, fenômeno lúpus-*like* e *flushing* também ocorrem. O minoxidil associa-se ao surgimento de hirsutismo em 80% dos casos.

HIPERTENSÃO SECUNDÁRIA

A Tabela 22.6 ilustra as principais causas de hipertensão arterial secundária e como o clínico deve desconfiar e proceder à investigação.

Bibliografia

Bradley H, Wiysonge CS, Volmink JA et al. How strong is the evidence for the use of betablockers as first-line therapy for hypertension? Systematic review and meta-analysis. J Hypertens. 2006; 24(11):2131-41.

Foex P, Sear JW. Hypertension: pathophysiology and treatment. Continuing Education in Anaesthesia. Critical Care & Pain. 2004; 4:71-5.

Malachias MVB, Souza WKSB, Plavnik FL et al. VII Diretriz Brasileira de Hipertensão Arterial. Arq Bras Cardiol. 2016; 107(Supl.3):1-83.

Parving HH, Brenner BM, McMurray JJV et al. ALTITUDE Investigators. Cardiorenal end points in a trial of aliskiren for type 2 diabetes. N Engl J Med. 2012; 367(23):2204-13.

Sanjuliani AF. Fisiopatologia da hipertensão arterial: conceitos teóricos úteis para a prática clínica. Revista da SOCERJ. 2002; 15:210-8.

The Hypertension Optimal Treatment study (the HOT study). Blood Press. 1993; 2(1):62-8.

Vongpatanasin W, Kario K, Atlas SA et al. Central sympatholitic drugs. J Clin Hypertens (Greenwich). 2011; 13(9):658-61.

23 Infecção do Trato Urinário*

Amélia Arcângela Teixeira Trindade e Victor Manuel Garcia Nieto

INTRODUÇÃO

Uma infecção em qualquer segmento do trato urinário é considerada infecção urinária, comumente denominada infecção do trato urinário (ITU). Por sua alta prevalência, é um dos maiores problemas de saúde pública. Em países europeus é a segunda maior causa de infecção bacteriana, perdendo apenas para a pneumonia, cenário que se repete no Brasil.

Estima-se que 40 a 50% das mulheres terão algum episódio de ITU ao longo da vida. Segundo The Annual Epidemiological Report of European Center for Disease Prevention and Control (ECDC), 30 a 35% das mulheres europeias com idade entre 35 e 65 anos terão ao menos um episódio de infecção urinária e os homens terão porcentagem igual a partir dos 65 anos devido principalmente à obstrução do trato urinário por hiperplasias prostáticas.

Na faixa etária pediátrica é uma das infecções bacterianas mais frequentes, com prevalência de 2 a 8%, de acordo com a população estudada. Acomete mais meninas, em uma proporção de 3:1 (feminino: masculino), exceto nos recém-nascidos (RN) e lactentes com menos de 3 meses, cuja prevalência é maior no sexo masculino.

O impacto da ITU nos gastos públicos está relacionado a alta morbidade, com necessidade frequente de prescrição antibiótica, que contribui para o aumento da resistência antimicrobiana. Nos EUA, o gasto anual direto ou indireto é de aproximadamente 2,3 bilhões de dólares por ano no manejo dos pacientes com ITU.

ETIOPATOGENIA

Ao longo da história das ITU, os agentes infecciosos mudaram de acordo com modificações nos costumes da sociedade, principalmente higienização corporal, práticas sexuais, uso abusivo de medicamentos e mudanças alimentares. Atualmente observa-se aumento de casos de ITU que eram considerados raros, como infecção fúngica por *Candida albicans* devido ao aumento no número de pessoas com diabetes melito, ou infecção por clamídias, herpes-vírus associado a excessivas e variadas práticas sexuais, porém os agentes infecciosos mais frequentes continuam sendo as bactérias. Os outros microrganismos, como vírus, fungos e parasitos, podem causar infecção urinária em situações especiais e devem ser suspeitados quando o resultado da cultura de urina for negativo em pacientes com clínica de ITU.

A maioria dos casos de ITU ocorre por microrganismos da flora intestinal ou perineal, sendo as enterobactérias as principais causadoras de infecção urinária, entre elas a *Escherichia coli* uropatogênica (UPEC), que é o agente mais frequente na ITU, responsável por 75 a 92% dos casos, seguida pelo *Proteus* sp. principalmente no sexo masculino, *Klebsiella pneumoniae*, *Enterococcus* e *Enterobacter*.

Outras bactérias, como *Staphylococcus saprophyticus* e *Staphylococcus epidermidis*, são frequentes em adolescentes e mulheres sexualmente ativas; *Pseudomonas aeruginosa* é mais comum em pacientes com alterações do trato urinário com necessidade de procedimentos invasivos, como cateterismo vesical.

Chlamydia trachomatis e *Ureaplasma urealyticum* são os principais agentes causadores da síndrome uretral aguda, mais comum em pacientes jovens com vida sexual ativa.

Infecção urinária causada por vírus, principalmente o adenovírus, deve ser suspeitada quando há quadro clínico de ITU em pacientes imunossuprimidos com uroculturas negativas.

Os fungos, entre eles a *Candida albicans*, são frequentes em pacientes imunossuprimidos associados a reduzida mobilidade, assim como em pacientes diabéticos.

Outra forma rara é a cistite tuberculosa, porém, devido ao aumento no número de casos de tuberculose, deve-se suspeitar principalmente nos grupos de risco para tuberculose, como usuários de entorpecentes como o *crack* ou a população carcerária.

FISIOPATOLOGIA

As vias de contaminação do trato urinário podem ser divididas em três tipos:

- Via ascendente: quando o germe migra da área externa adjacente ao trato urinário, ocasionando contaminação e proliferação nos tecidos do trato urinário em graus variáveis de invasão ou lesão tecidual. São exemplos: cateterismo vesical, constipação intestinal, durante relação sexual. É a via mais frequente
- Via descendente ou hematogênica: quando o germe invade o trato urinário proveniente dos vasos sanguíneos e prolifera-se ali. (p. ex., sepse)
- Via linfática: ocorre raramente e em geral em situações de obstrução intestinal grave ou abscessos retroperitoneais.

A ocorrência da infecção urinária depende da associação de dois fatores: suscetibilidade do hospedeiro e virulência (capacidade de infectar) do patógeno. Como a UPEC é o agente mais frequente, será dada ênfase aos mecanismos de ação e de proteção contra ela.

MECANISMOS DE PROTEÇÃO DO TRATO URINÁRIO

A urina produzida e eliminada em um sistema urinário sem alterações é estéril devido a fatores que dificultam ou impedem a contaminação e a proliferação de microrganismos infectantes.

O filtrado renal, que é excretado nos cálices renais, é eliminado pelas pelves e ureteres por intermédio de movimentos peristálticos que geram fluxo urinário no sentido descendente, que entra na bexiga através dos dois esfíncteres localizados na base da bexiga. A bexiga é um grande reservatório cuja capacidade varia, aproximadamente, de 50 mℓ em lactentes a 500 mℓ em adultos e tem a capacidade de distender-se sem grande aumento de pressão no sistema urinário até seu volume máximo. A capacidade vesical esperada (CVE) para crianças de 1 a 12 anos é calculada pela fórmula: CVE em mℓ = [idade (anos) × 30] + 30; e para menores de 1 ano de idade é igual a 38 + [2,5 × idade (meses)]. Ao atingir a capacidade máxima, há o estímulo a contrações de músculos detrusores da bexiga e relaxamento de esfíncter vesicouretral. Essa associação gera uma força na eliminação da urina, o jato urinário, que proporciona o lavado urinário, principal mecanismo de proteção do trato urinário, por impedir

---

*Embora este capítulo esteja em uma seção sobre saúde do adulto e do idoso, de modo excepcional ele aborda a infecção do trato urinário considerando também a saúde da criança.

156 **PARTE 1** Saúde do Adulto e do Idoso

a contaminação ascendente ou eliminar os poucos germes que já tenham entrado na uretra ou bexiga.

O controle esfincteriano é outro fator protetor que, em conjunto com a musculatura da bexiga, permite de forma sincronizada a entrada e a saída da urina na bexiga; desse modo, a urina sairá sempre em sentido descendente, tanto em nível vesical quanto em nível ureteral, funcionando como barreira à ascensão do microrganismo.

O pH ácido (menor que 5,5) ou alcalino (maior que 8), associado à eliminação de citrato, potássio ou ureia, dificultam a proliferação de microrganismo no trato urinário.

O papel protetor do sistema imunológico na infecção urinária é incerto. Observa-se que, durante o quadro de infeção urinária, há ativação local do sistema imunológico celular e humoral. No urotélio há biorreceptores que, em contato com o patógeno, induzem tanto uma resposta imunológica quanto inflamatória. A ativação do sistema humoral local envolve principalmente a atuação da IgA secretora, porém observa-se que as bactérias continuarão a se multiplicar e invadir os tecidos independentemente da quantidade de ativação da IgA. Acredita-se que as bactérias sejam capazes de produzir proteases que fragmentam a IgA secretora, inativando-as; por isso, o sistema imunológico local não parece ser um modo importante na eliminação delas.

A reação inflamatória local parece ter papel mais importante na eliminação das bactérias do que a atuação de anticorpos locais. A UPEC, ao entrar no trato urinário, adere ao urotélio e ativa os macrófagos, que, ao mesmo tempo que produzem moléculas pró-inflamatórias, acionam vários receptores reconhecedores de patógenos (PPR), entre eles: proteínas citoplasmáticas *Nod-like receptor* (NLR); proteína transmembrana; receptor lecitina tipo-C (CLR), proteína transmembrana e receptor *Toll-like* (TLR) (Tabela 23.1). Entre os receptores TLR, o *Toll-like receptor* 4 (TLR4) se liga principalmente às fímbrias da UPEC, que, por meio de sinalização transmembrana, desencadeia a produção das interleucinas 1, 6 e 8 (IL-1, IL-6 e IL-8), iniciando a cascata inflamatória. Especificamente, a IL-8 aumenta a expressão do seu receptor nos neutrófilos que migram ao epitélio e ocasionam a leucocitúria característica da ITU. Em situações nas quais não se conseguir ativar o TLR4, haverá a presença da bactéria na urina mas sem clínica de ITU, ou seja, haverá bacteriúria assintomática. Atualmente, estão em análise mutações totais ou parciais nos receptores específicos e nos patógenos que possam explicar melhor a bacteriúria assintomática.

FATORES PREDISPONENTES

Patógeno

Em situação normal, pequenas quantidades de bactérias conseguem entrar na bexiga, porém são eliminadas por meio da micção (jato urinário). Ao se analisarem as várias bactérias que causam ITU em busca de fatores que expliquem o porquê de algumas bactérias causarem mais infecção urinária do que outras, foi comprovado que há fatores específicos a algumas bactérias que facilitam sua virulência nos hospedeiros.

Um desses fatores é o fator de adesão (aderência) das bactérias: para causar infecção, as bactérias necessitam aderir ao tecido urinário; a UPEC tem maior afinidade por aderir ao tecido vesical do que ao tecido da orofaringe, por isso ocasiona mais ITU. Acreditava-se anteriormente que somente as fímbrias ou *pili* da UPEC estariam relacionados com a aderência; porém, em meados dos anos 1980 se comprovou que as células do urotélio têm receptores específicos para UPEC, que foram classificados de acordo com a reação de hemaglutinação sensível à manose (MSHA) ou resistente à manose (MRHA). As cepas que produziam hemaglutinação do tipo resistente à manose (MRHA) eram responsáveis por 77% das pielonefrites e 35% das cistites. O tipo de reação de hemaglutinação é determinado pelo tipo de fímbria ou *pili* da UPEC. As fímbrias tipo P produzem reação de MRHA e estão associadas a quadros graves de pielonefrites ou urossepse, e as fímbrias tipo 1 produzem reação de MSHA. As fímbrias tipo P são portadoras de uma adesina específica Gal-(α1-4) que as conecta a receptores específicos do urotélio e é essencial para a infecção renal em humanos. As fímbrias P são codificadas por um conjunto de 11 genes (*pap gene cluster*), e mutações nestes genes podem causar alterações na aderência ao tecido renal com modificações na ação das cepas (Figura 23.1).

As infecções de repetição foram explicadas recentemente ao se comprovar que a UPEC é capaz de, ao se replicar na bexiga, criar nichos bacterianos intracelulares, "comunidades bacterianas intracelulares" (IBC) ou reservatórios quiescentes intracelulares (QIR) que se localizam nos endossomas (Lamp1) do urotélio da bexiga. Esses reservatórios, ao adotarem morfologia filamentosa, se protegem dos antibióticos e da reação imunológica do hospedeiro (Figura 23.2).

Hospedeiro

A bexiga tem a capacidade de se esvaziar completamente e, em um adulto, o resíduo pós-miccional fica em torno de 20 mℓ.

Tabela 23.1 Membros da família do receptor *Toll-like* (TLR).

Família TLR	Localização celular	Ponto de ligação	Organismo
TLR2	Membrana celular e um subtipo no endolisossoma	Fosfolipídios glicoinositol, glicolipídios, lipoarabinomanana, lipopolissacarídeo (LPS) Lipoproteínas Ácido lipoproteico, peptidoglicano, Proteínas de choque térmico (HSPs, do inglês *heat shock protein*, 60, 70, 90)	Bactéria (Gram +, Gram –, micobactéria, *Treponema*, *Leptospira*) Fungos Parasitos (*Trypanosoma cruzii*) Vírus
TLR3	Membrana celular	Cadeia dupla de RNA (dsRNA)	Vírus
TLR4	Membrana celular	LPS Fímbria tipo 1 e tipo P HSPs 60, 70, 90	Bactéria (Gram – e *Clamydia pneumoniae*), Vírus Fungo (*Candida albicans*) Protozoário (*Trichomonas vaginalis*)
TLR5	Membrana celular	Flagelina	Bactéria
TLR9	Endolisossoma	Cadeia simples de RNA (SSRNA)	Bactéria Fungos Protozoário Vírus

Adaptada de Behzadi e Behzadi, 2016.

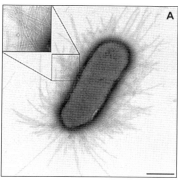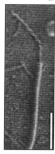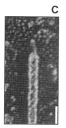

Figura 23.1 A. *Escherichia coli* uropatogênica (UPEC). **B.** *Pili*. **C.** *Pili* tipo 1. (Fonte: Chahales P, Thanassi DG. Structure, function, and assembly of adhesive organelles by uropathogenic bacteria. 5 Microbiol Spectr [Minnesota]. 2015; 3(5):1-68. Adaptada de Jones CH, Pinkner JS, Roth R et al. Fim H adhesin of type 1 pili is assembled into a fibrillar tip structure in the Enterobacteriaceae. Proc Natl Acad Sci USA. 1995; 92:2081-5; Hahn E, Wild P, Hermanns U et al. Exploring the 3D molecular architecture of Escherichia coli type 1 pili. J Mol Biol. 2002; 323:845-57.)

Qualquer alteração anatômica ou funcional que produza estase ou obstrução urinária aumenta a chance de produzir ITU, porque não será eliminada completamente a pequena quantidade de bactérias que normalmente entra no trato urinário. Portanto, alterações como fimose, malformações do trato urinário como displasias, doença do refluxo vesicoureteral (RVU), estenoses como válvula de uretra posterior, estenose de junção vesicoureteral e menos frequentes, como estenose de junção ureteropélvica e ureteroceles, facilitam a ITU, assim como obstruções por hiperplasias prostáticas, tumores vesicais, estenoses de uretra por infecção ou traumáticas, constipação intestinal e alterações funcionais como a bexiga neurogênica pós-lesão medular ou por espinha bífida ou por mielomeningocele.

Uma situação menos grave que facilita o aparecimento de infecção urinária é o controle voluntário prolongado da micção, que ocorre principalmente durante a faixa pediátrica, mas também é observado em mulheres que trabalham em ambientes sem local ideal para a micção. Por volta dos 2 anos de idade começamos a ter consciência do ato da micção e passamos a controlá-la voluntariamente. Durante essa fase de aprendizagem muitas crianças sofrem contrações involuntárias da musculatura detrusora e, para evitar a perda urinária, comprimem a uretra, ocasionando aumento da pressão intravesical e facilitando a ocorrência de ITU. Quanto maior o intervalo entre as micções, maior a estase urinária.

Outros fatores de risco são a enurese noturna secundária a transtornos psicológicos ou hiperatividade detrusora e a atividade sexual ativa, mais frequente em mulheres jovens do que em homens, cuja frequência aumenta nos homens não circuncidados ou que mantêm relação sexual sem proteção adequada com parceiras infectadas; nas duas situações, provavelmente pelos microtraumatismos periuretrais que facilitam a entrada de germes no interior da bexiga.

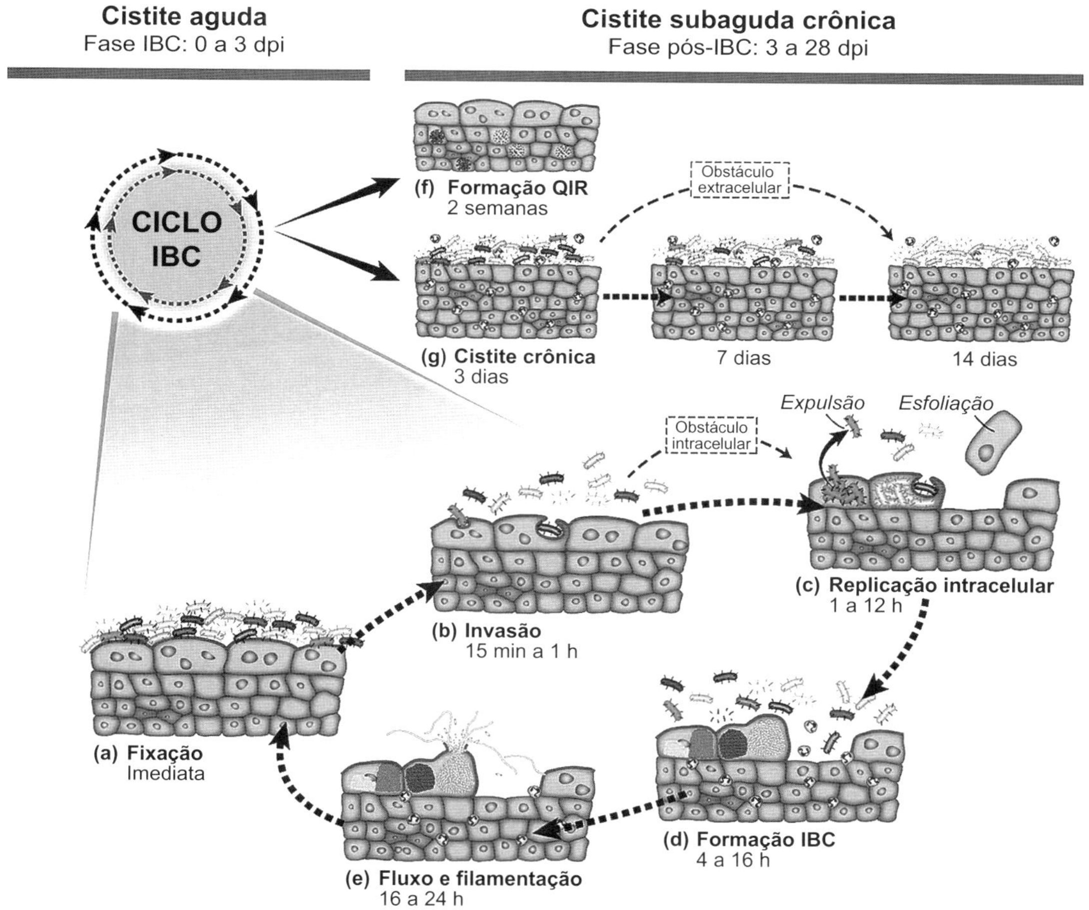

Figura 23.2 Formação de comunidades bacterianas intracelulares (IBC). Inicia-se quando as bactérias se fixam no urotélio da bexiga via *pili*. Estas bactérias são, então, envolvidas e invadem o epitélio replicando e formando IBC. Como resposta do hospedeiro à infecção, o urotélio tipicamente esfolia. IBC também podem progredir para reservatórios quiescentes intracelulares (QIR). (Fonte: Glover M, Moreira CG, Sperandio V et al. Recurrent urinary tract infections in health and nonpregnant women. 10 Urological Science. 2015; 24:1-8. Adaptada de Hannan TJ, Totsika M, Mansfield KJ et al. Host-pathogen checkpoints and population bottlenecks in persistent and intracellular uropathogenic Escherichia coli bladder infection. FEMS Microbiol Rev. 2012; 3:616e48.)

APRESENTAÇÃO CLÍNICA

Também facilitam a ocorrência de ITU as condições que alteram o pH urinário, que normalmente é ácido, para valores entre pH 6 e 7, ideal para a proliferação bacteriana, ou situações que reduzem a excreção de citrato, ureia, potássio: modificação na dieta alimentar, uso de medicações ou doenças metabólicas, entre elas diabetes melito, hipercalciúria e hipocitratúria.

APRESENTAÇÃO CLÍNICA

A apresentação clínica varia muito com a faixa etária do paciente, sendo inespecífica antes dos 2 anos de idade e mais bem definida a partir da idade escolar, podendo até mesmo determinar o local do trato urinário acometido: alto, ureteres, pelves e rins (pielonefrites), ou baixo, bexiga (cistite) e uretra (uretrite).

Em sua maioria, as infecções são comunitárias e não hospitalares. As queixas principais são disúria, urgência ou incontinência urinária, polaciúria, dor lombar, dor em baixo-ventre e hematúria associada ou não a febre. Geralmente, quando há febre, há comprometimento renal.

Nos pacientes com lesão medulares, idosos ou em uso de cateteres vesicais, a alteração no aspecto (cor, odor e consistência) da urina, associada a diminuição do apetite, prostração com ou sem febre, a ITU deve ser suspeitada. Como dito anteriormente, antes da idade pré-escolar as manifestações clínicas são inespecíficas e variam desde irritabilidade, perda de peso (ou ganho insuficiente de peso) em RN e lactentes, dor abdominal com ou sem vômitos até quadros de febre com comprometimento do estado geral, distensão abdominal, meningismo. Dificilmente serão capazes de especificar a disúria.

DIAGNÓSTICO

A história clínica deve detalhar as queixas, a sintomatologia e os hábitos de eliminação fisiológica, micção e defecação. O paciente deve ser interrogado sobre história de litíase e infecção urinária na família para verificar a predisposição genética. Verificar a presença de doenças crônicas, como diabetes melito e hipertensão arterial.

Nos extremos da vida, o exame físico deve ser o mais amplo possível devido à inespecificidade da apresentação clínica. Verificar desde a hidratação do paciente, presença ou não de icterícia, cianose, condições hemodinâmicas. No exame físico específico voltado para as regiões abdominal, lombar e urogenital, deve ser verificada a presença ou não de massa abdominal, espinha bífida, mobilidade do paciente e alterações na região urogenital.

Uma boa história clínica e exame físico adequado podem ser capazes de determinar até mesmo o local comprometido do trato urinário.

Exames complementares

A avaliação do sedimento urinário deverá ser realizada obedecendo-se a alguns critérios para evitar a contaminação da amostra e reduzir os resultados falso-positivos. A amostra urinária deve ser coletada depois de adequada assepsia ou limpeza da região periuretral ou períneo.

Exame do sedimento urinário (EAS ou urina I). É importante observar o pH urinário, a densidade urinária, a presença ou não de glicose, hemácias, proteínas, presença ou não de cristais ou cilindros, e, o mais importante, a quantidade de leucócitos: acima de 10/mm³ é considerado leucocitúria em amostra de urina não centrifugada, e acima de 5/mm³ em urinas centrifugadas. Em crianças até a idade pré-escolar é comum leucocitúria em situações de febre, vulvovaginites, balanopostites, reações pós-vacinais, gastrenterites e desidratação. A leucocitúria também é frequente em uso prolongado de cateterismo vesical, uso de fraldas, baixa mobilidade (pacientes acamados), irritantes químicos e litíase renal.

O teste do nitrito. As bactérias têm a capacidade de reduzir o nitrato a nitrito, exceto pseudômonas e estafilococos. Tem 99,5% de especificidade e 70% de sensibilidade. É realizado em amostra de urina fresca, de preferência a primeira da manhã. Utiliza-se fita reagente, e mesmo com alta especificidade é apenas sugestivo de ITU, com necessidade de confirmação por meio da urocultura.

Bacterioscopia. Com uma gota de urina fresca se realiza a observação para detectar a presença de bactéria e a coloração para detectar o Gram. A maioria das infecções urinárias é causada por gram-negativo.

Marcadores de atividade inflamatória ou de inflamação. Podem complementar a investigação, sobretudo para detectar comprometimento renal. Atualmente, procalcitonina, proteína C reativa, aumento na excreção de microalbuminúria e de proteínas tubulares como N-acetilglicosaminidase, beta2-microglobina, diminuição na capacidade de acidificação ou de concentração urinária são utilizados como marcadores de infecção urinária.

Urocultura. É o diagnóstico padrão-ouro, por demonstrar qual a bactéria envolvida e, de acordo com o método utilizado na coleta, diferenciar infecção de contaminação. Devemos levar em conta que alguns fatores, como o uso prévio de qualquer dose de antibiótico, urina muito diluída ou esvaziamento frequente da bexiga, podem reduzir o número de colônias no cultivo de urina. Associado à cultura de urina poderá ser solicitado o antibiograma, no qual se verifica a sensibilidade ou resistência da bactéria aos antibióticos mais utilizados pelo serviço.

O mais importante é a coleta adequada da urina, que, se possível, deverá ser cultivada imediatamente após a coleta ou armazenada no laboratório à temperatura máxima de 4°.

Antes de qualquer método de coleta, deve ser realizada assepsia local e utilizar recipientes limpos e estéreis.

Métodos de coleta

Jato médio. Após limpeza periuretral ou perineal, iniciam-se a micção e a coleta de urina durante o ato miccional. É considerada cultura positiva quando o número de unidades formadoras de colônias (UFC) for superior a 100.000 UFC/ml. Outro modo é o uso de saco coletor, que deverá ser colocado após assepsia rigorosa e trocado a cada 20 minutos, com o paciente em posição vertical e sem uso de fraldas. A amostra deve ser imediatamente colocada em recipiente estéril e encaminhada a cultivo. É confiável quando a cultura é negativa.

Cateterismo vesical. Após assepsia periuretral, utilizando luvas e cateteres estéreis, introduz-se o cateter na uretra até alcançar a bexiga e coleta-se amostra de urina em recipiente estéril. É considerada positiva quando a contagem de colônia for maior ou igual a 10.000 UFC/ml nos protocolos europeus e 50.000 UFC/ml nos protocolos brasileiros.

Punção suprapúbica. Faz-se assepsia na região suprapúbica e utilizam-se seringa e agulha estéreis. Se possível, deve-se realizar punção guiada por ultrassonografia para confirmar urina na bexiga. Introduzir a agulha perpendicularmente, a cerca de 0,5 cm da sínfise púbica, e aspirar a urina. É considerada positiva com o crescimento de qualquer número de colônia de bactérias. É utilizada em pacientes sem controle esfincteriano, com fimose importante, balanopostite ou vulvovaginites, ou naqueles com cultivos anteriores duvidosos. Por ser dolorosa e, pelo risco de perfuração intestinal, sugere-se evitar este método.

Os métodos invasivos deverão ser utilizados em situações específicas, e orienta-se preservar ao máximo o bem-estar do paciente, por isso deve-se preferir a coleta por jato médio ou com saco coletor com o uso da técnica correta.

Em pacientes muito graves, com quadro de sepse ou choque infeccioso, é recomendado coletar amostra de urina e iniciar imediatamente o uso de antibióticos.

Exames de imagem

Ao se confirmar a infecção urinária, é imprescindível identificar fatores facilitadores e/ou desencadeantes, e se necessário complementar os exames de laboratório com exames de imagens; entre eles destacam-se os descritos a seguir.

Com a *ecografia* ou *ultrassonografia renal* e *de vias urinárias* é possível detectar a maioria das alterações morfológicas renais e muitas das alterações funcionais, como dilatações, assimetrias, hipertrofias, displasias, litíases, divertículos, ureteroceles; a espessura do parênquima renal e a diferenciação corticomedular, além da presença ou não de resíduo pós-miccional. É o primeiro exame de imagem a ser solicitado em pacientes com ITU.

Se necessário, poderá ser ampliado o estudo morfológico com as *cintigrafias renais* com tecnécio-99-ácido dimercaptossuccínico (99mTcDMSA ou simplesmente DMSA), que é retido pelo túbulo proximal e alça de Henle; é um marcador de pielonefrite cortical e não detecta pielonefrite medular. Como marcador de pielonefrite, deve ser realizado até 28 dias do episódio de ITU e como marcador de cicatrizes renais deve ser realizado 3 a 6 meses depois deste período. O ácido dietilaminopentacético (DTPA), marcado com tecnécio-99 metaestável [Tc99m]) e o MAG-3 Tc99m (ácido mercaptoacetilglicina marcado com Tc99m) avaliam a função renal de cada rim em separado e se há ou não obstrução renal, principalmente quando se associa o teste a diuréticos. Deve ser realizado após 1 mês de vida para não dar falso-positivo.

A *cistouretografia miccional* ou *uretrocistografia miccional* (CUM ou UCM) é utilizada para avaliar alterações morfológicas e funcionais na uretra e na bexiga. Entre as patologias que podem ser diagnosticadas ou mais bem avaliadas pela UCM estão RVU, válvula de uretra posterior, ureteroceles, bexiga de esforço. Pelo risco de contaminação do trato urinário, é recomendado o uso de profilaxia antibiótica antes da realização da UCM. Recomenda-se a utilização de cistografia isotópica caso haja necessidade de acompanhamento sequencial, pelo menor risco de radiação que a UCM.

Menos utilizada atualmente, a urografia excretora é um exame de imagem que utiliza o contraste à base de iodo. Está contraindicado em pacientes com insuficiência renal e com menos de 30 dias de vida. Útil para avaliação pré-operatória e em casos de suspeita de litíase.

A Figura 23.3 resume os procedimentos para a investigação por imagem da ITU.

TRATAMENTO

O tratamento para infecção urinária deve ser instituído o mais rápido possível para erradicar a agente infeccioso e evitar complicações como as cicatrizes renais. Por isso o uso de antibiótico será indiciado antes que se tenha o resultado da urocultura, ou seja, será empírico e instituído com base na clínica do paciente e nos protocolos de perfil de sensibilidade/resistência antibiótica das infecções urinárias do serviço hospitalar ou da comunidade. Como de um modo geral a *Escherichia coli* é o principal patógeno das infecções urinárias, o ideal é que se conheça o perfil de sensibilidade antibiótica para guiar o início do tratamento.

A pielonefrite aguda tende a ser mais grave do que as infecções urinárias baixas como a cistite. Outro fator que deve ser levado em conta é o uso prévio de antibiótico.

A via de administração pode ser oral, intramuscular ou intravenosa, dependendo da clínica do paciente e da idade: em RN, lactentes no primeiro trimestre de vida e idosos dá-se preferência por fazer medicação intravenosa pelo risco de evolução para urossepse.

O tratamento sintomático com o uso de analgésico, antitérmicos e hidratação vigorosa é recomendado, assim como manter adequada assepsia da região genital, estimular micções frequentes (ao menos 6 vezes/dia em caso de crianças) e tratar fatores facilitadores como constipação intestinal, vulvovaginites e oxiuríase.

Está indicada hospitalização nos casos de pacientes com menos de 3 meses de idade, pacientes gravemente enfermos com suspeita de sepse, desidratação, vômitos incontroláveis, intolerância à medicação oral ou impossibilidade de administração oral, dificuldade social em adquirir e administrar a medicação oral. Após 48 horas sem febre, pode-se modificar a via de administração invasiva para oral nos pacientes hemodinamicamente estáveis. A duração média do tratamento é de 10 a 14 dias. Tão logo se tenha o resultado da urocultura, deve ser realizado o ajuste da prescrição antibiótica, se necessário. Caso se opte por medicações nefrotóxicas, deverá ser feita avaliação da função renal previamente ao seu uso.

Os demais pacientes deverão receber terapia oral com retornos breves para ver a adequação ao tratamento. De modo geral, após a melhora clínica não é necessário realizar urocultura de controle ao término do tratamento (Tabela 23.2).

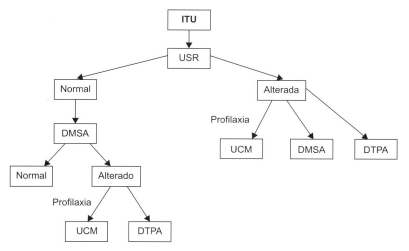

Figura 23.3 Procedimentos para investigação por imagem da infecção do trato urinário (ITU). USR: ultrassonografia renal; DMSA: ácido dimercaptossuccínico; UCM: uretrocistografia miccional; DTPA: ácido dietilaminopentacético.

160 **PARTE 1** Saúde do Adulto e do Idoso

Tabela 23.2 Antibióticos mais utilizados no tratamento da infecção do trato urinário (ITU) em crianças e adultos.

Antibiótico	Dose	Via de administração	Observações
Ácido nalidíxico	30 a 50 mg/kg/dia a cada 6 h 500 mg a cada 6 h	VO	Não usar em menores de 4 meses por hipertensão intracraniana
Amicacina	15 mg/kg/dia 24 h 7,5 a 10 mg/kg/dia em RN	IM ou IV	Nefrotoxicidade e ototoxicidade
Amoxicilina + ácido clavulânico	50 mg/kg/dia a cada 8 h 500 mg a 1 g a cada 8 h	VO ou IV	Alteração da flora intestinal, diarreia
Ampicilina	100 a 200 mg/kg/dia a cada 6 h 500 mg a 1 g a cada 6 h	VO ou IV	Alteração da flora intestinal, diarreia, náuseas, vômitos
Axetilcefuroxima	20 a 30 mg/kg/dia a cada 12 h 750 mg a 1,5 g a cada 8 h	VO	Alteração na flora intestinal, Evitar em alérgicos à penicilina
Cefalexina	50 a 100 mg/kg/dia a cada 6 h 500 mg a 1 g a cada 6 h	VO	Alteração da flora intestinal, diarreia, náuseas, vômitos
Cefalotina	80 a 160 mg/kg/dia a cada 4 ou 6 h 500 mg a 1 g a cada 6 h	IV	Diarreia, vômitos, náuseas Evitar em alérgicos à penicilina
Cefaclor	20 mg/kg/dia a cada 8 h ou 250 mg a cada 8 h	VO	Alteração na flora intestinal, náuseas, vômitos, diarreia Evitar em alérgicos à penicilina
Cefotaxima	100 a 150 mg/kg/dia a cada 6, 8 ou 12 h 2 g a cada 8 h	IM ou IV	Náuseas, vômitos, dor abdominal, erupções cutâneas
Ceftazidima	100 a 150 mg/kg/dia a cada 8 h 2 g a cada 8 h	IV	Diarreia, náuseas, vômitos, dor abdominal, erupções cutâneas
Ceftriaxona	50 a 100 mg/kg/dia a cada 12 ou 24 h RN 25 a 50 mg/kg/dia a cada 24 h 500 mg a 1 g a cada 12 h	IM ou IV	Não usar em RN com icterícia
Ciprofloxacino	20 a 30 mg/kg/dia a cada 12 h VO 10 a 30 mg/kg/dia a cada 12 h IV	VO ou IV	Em crianças usar apenas em ITU complicadas
Fosfomicina	100 a 200 mg/kg/dia a cada 8 h 1 a 2 envelopes 24 h	VO	Diarreia, náuseas, vômitos Evitar em menores que 12 anos
Gentamicina	6 a 7,5 mg/kg/dia a cada 8 h ou 2,5 mg/kg/dose a cada 12 h em RN	IV ou IM	Nefrotoxicidade, ototoxicidade, erupções cutâneas
Nitrofurantoína	5 a 7 mg/kg/dia a cada 6 h ou 100 mg a cada 6 h	VO	Náuseas, vômitos, diarreia
Sulfametoxazol + trimetoprima	40 mg de sulfametoxazol/kg/dia a cada 12 h 1 g a cada 8 h	VO ou IV	Não usar em menores de 2 meses, em pacientes com deficiência de G6PD ou porfiria

VO: via oral; IM: intramuscular; IV: intravenoso; RN: recém-nascido; G6PD: glicose-6-fosfato desidrogenase.

Quimioprofilaxia

Há algumas situações em que se recomenda o uso de profilaxia antibiótica, e entre elas se destacam: antes da realização de UCM ou estudo urodinâmico; em pacientes com RVU graus IV a V; em pacientes com pielonefrites de repetição e disfunções vesicais que apresentem cicatrizes renais. O objetivo é evitar novas lesões renais, porém não há consenso quanto à profilaxia antibiótica nem quanto às doses adequadas. Recomenda-se utilizar antibióticos que causem menos alterações na flora intestinal e que alcancem alta concentração urinária. Nos pacientes com controle esfincteriano utiliza-se uma única dose à noite, e nos incontinentes, a cada 12 horas. A Tabela 23.3 apresenta algumas medicações e doses.

Tabela 23.3 Medicações recomendadas como profilaxia para infecção do trato urinário (ITU) em adultos e crianças.

Medicamento	Dose recomendada
Nitrofurantoína	1 a 3 mg/kg/dia ou 100 mg
Sulfametoxazol + trimetoprima	10 a 20 mg/kg/dia ou 80 mg de trimetoprima
Ácido nalidíxico	20 mg/kg/dia ou 500 mg
Cefalexina	20 mg/kg/dia ou 500 mg

A cefalexina deve ser evitada por causa da crescente taxa de resistência bacteriana e por alterar a flora intestinal.

Outras medicações

Com o pH urinário acima de 7 a proliferação bacteriana é dificultada, por isso é recomendado o uso de alcalinizantes de urina como o bicarbonato de sódio ou o extrato de *cranberry* (oxicoco), principalmente com infecções urinárias de repetição, como medida auxiliar ao tratamento antimicrobiano.

Há também o tratamento com a utilização intravesical de antibióticos, medida controversa que poderá ser tomada em casos muito restritivos.

Bacteriúria assintomática

Não há consenso com relação ao uso de antibioticoterapia em pacientes com bacteriúria assintomática. Os que defendem o tratamento geralmente o fazem nos pacientes portadores de bactérias com alta virulência, como *Pseudomonas*. Porém, os que rejeitam o tratamento defendem que deve ser tratado o paciente, e não os exames laboratoriais. De modo geral, os casos devem ser avaliados particularmente, levando-se em conta os riscos e os benefícios do tratamento.

Bibliografia

Alacio MTA, Nieto VMG. Bacteriuria asintomatica: desde el laboratório a la clínica. Anales de Pediatria Continuada (Madrid). 2012; 10(1):46-9.

Behzadi E, Behzadi P. The role of toll-like receptors (TLRs) in urinary tract infections (UTIs). Central European Journal of Urology (Polônia). 2016; 69:404-10.

Bresolin NL et al. Infecção do trato urinário. Manual da Sociedade Brasileira de Pediatria. 2016; 1:1-7.

Cai T, Tamanini I, Kulchavenya E et al. The role of nutraceuticals and phytotherapy in the management of urinary tract infections: what we need to know? Archivio Italiano di Urologia e Andrologia (Milão). 2017; 89:1-5.

Chahales P, Thanassi DG. Structure, function, and assembly of adhesive organelles by uropathogenic bacteria. Microbiol Spectr (Minnesota). 2015; 3(5):1-68.

Delcaru C, Podgoreanu P, Alexandru I et al. Antibiotic resistance and virulence phenotypes of recent bacterial strains isolated from urinary tract infections in elderly pacientes with prostatic disease. Pathogens (Basel, Suíça). 2017; 6(22):1-12.

Eduardo JCC, Gava IA. O uso de vacinas na profilaxia das infecções do trato urinário. Jornal Brasileiro de Nefrologia (São Paulo). 2012; 34(2):178-83.

Ejrnaes K. Bacterial characteristics of importance for recurrent urinary tract infections caused by Escherichia coli. Danish Medical Bulletin (Copenhague). 2010; 58(4):1-22.

Flores-Mireles A, Walker JN, Caparon M et al. Urinary tract infections: epidemiology, mechanisms of infection and treatment options. Natural Rev Microbiology. 2015; 13:269-84.

Glover M, Moreira CG, Sperandio V et al. Recurrent urinary tract infections in health and nonpregnant women. Urological Science. 2015; 24:1-8.

Jensen HD, Struve C, Christensen SB et al. Cranberry juice and combinations of its organic acids are effective against experimental urinary tract infection. Frontiers in Microbiology (Lausanne, Switzerland). 2017; 8(542):1-6.

Larcombe J. Urinary tract infection in children. Clinical Evidence Handbook. BMJ Publishing Group. 2010; 82(10).

Lee JH. Discrimination of culture negative pyelonephritis in children with suspected febrile urinary tract infection and negative urine culture results. Journal of Microbiology, Immunology and Infection. 2017; 1-6.

Madelung MM, Kronborg T, Doktor TK et al. DFI-seq dentification of environment-specific gene expression in uropathogenic Escherichia coli. BMC Microbiology (United Kingdom). 2017; 17(99):1-19.

Moura LB, Fernandes MG. A incidência de infecções urinárias causadas por E. coli. Revista Olhar Científico. 2010; 1(2): 411-26.

Nieto VMG, Fernández JS, O'Hagan M et al. Historia familiar de litiasis renal en pacientes diagnosticados de infección del tracto urinario por Escherichia coli. Anales de Pediatria (Barcelona) abril 2017. Disponível em: http://dx.doi.org/10.1016/j.anpedi.2017.04.013. Acesso em 18 fev. 2021.

Nieto VMG, Rodríguez VEG. Infección urinaria: reflujo vesicoureteral. In: Patología Nefrourogenital. Espanha; 2010. p. 1-15.

Pablo CL et al. Guía de práctica clínica sobre infección del tracto urinario en la población pediátrica. Ministerio de Sanidad, Política Social e Igualdad. Madrid; 2011. p. 1-263.

Palleschi G, Carbone A, Zanello PP et al. Prospective study to compare antibiosis versus the association of N-acetylcysteine, D-mannose and Morinda citrifolia fruit extract in preventing urinary tract infections in patients submitted to urodynamic investigation. Archivio Italiano di Urologia e Andrologia (Milão). 2017; 89:1-45.

Porse A, Gumpert H, Kubicek-Sutherland J et al. Genome dynamics of Escherichia coli during antibiotic treatment: Transfer, loss and persistence of genetic elements in situ of the infant gut. Frontiers in Cellular and Infection Microbiology (Lausanne, Switzerland). 2017; 7(126):1-12.

Riccetto CLZ. Infecção do trato urinário: fisiopatologia e diagnóstico. Disponível em: http://sc9cea90e4436150d.jimcontent.com/download/.../ITU_Sindromes_Clinicas.pdf.

Scher MC, Máximo L, Trindade A. Infecção do trato urinário. In: Qualificando o pediatra das crianças e adolescentes que viverão 100 anos. Manual da Sociedade de Pediatria do Distrito Federal. Brasília; 2015.

Vasconcelos MMA, Lima EM, Vaz GB et al. Disfunção do trato urinário inferior: um diagnóstico comum na prática pediátrica. Jornal Brasileiro de Nefrologia. 2013; 35:57-64.

Wu J, Maio Y, Abraham SN. The multiple antibacterial activities of bladder epithelium. Annals of Translational Medicine. 2016; 5(2):1-6.

24 Infecção pelo Vírus da Imunodeficiência Humana e Síndrome da Imunodeficiência Adquirida

Sigrid de Sousa dos Santos e *Fabio Fernandes Neves*

INTRODUÇÃO

Atualmente, cerca de 36,7 milhões de pessoas vivem com infecção por vírus da imunodeficiência humana/síndrome da imunodeficiência adquirida (HIV/AIDS) no mundo. A maior parte encontra-se nos países em desenvolvimento, sendo a África responsável por 63% dos casos. No Brasil, estima-se que 734 mil pessoas estejam infectadas pelo vírus, com prevalência de 0,4%.

AGENTE

O HIV é um vírus do gênero lentivírus, família Retroviridae, subfamília Orthoretrovirinae. O vírus é classificado em dois tipos, HIV-1 e HIV-2, de acordo com sua sequência gênica. A análise filogenética do vírus mostra que provavelmente passou a infectar o homem entre 1920 e 1930, tendo origem na evolução do vírus da imunodeficiência símia (SIV), uma vez que o HIV-1 tem proximidade genética com o SIV de chimpanzés da África central (*Pan troglodytes troglodytes*), e o HIV-2, com o SIV de *sooty mangabeys* da África ocidental (*Cercocebus atys*). O HIV-1 é subdividido nos grupos *major* (M), *new* (N) e *outlier* (O). O grupo M, responsável pela pandemia, é subdividido nos subtipos A a D, F a H, J e K (Figura 24.1).

A partícula viral mede aproximadamente 100 nM, sendo composta de envelope lipídico, matriz de proteína e capsídio cônico, que contém duas fitas simples de RNA, o complexo enzimático viral e oligopeptídios (Figura 24.2). O envelope viral é derivado da membrana plasmática do hospedeiro, contendo 72 espículas compostas de trímeros de glicoproteína externa (gp120) e de glicoproteína transmembrana (gp41), além de moléculas do hospedeiro como as moléculas do complexo de histocompatibilidade principal (MHC) classes I e II. A matriz viral é composta de proteína p17, e o capsídio da proteína p24. O complexo enzimático compreende as enzimas transcriptase reversa, RNAse H, integrase e protease (Figura 24.2).

O genoma do HIV-1 contém aproximadamente 9.600 bases, havendo três genes comuns a todos os retrovírus, sendo dois deles responsáveis pela codificação de proteínas estruturais, os genes *gag* e *env*; e um codifica as enzimas virais, o gene *pol*. Há mais seis genes acessórios (*tat, rev, nef, vpr, vif, vpu*) que participam da regulação da replicação viral, entre outras funções (Figura 24.3).

As glicoproteínas virais do envelope são originárias da glicoproteína precursora gp160, codificada pelo gene *env*. A gp120, subunidade externa, é responsável pela interação do vírus com receptores da célula-alvo e a gp41, subunidade transmembrana, responsável pela fusão do envelope viral à célula do hospedeiro, por seu domínio de fusão hidrofóbico.

As proteínas do capsídio viral são originárias de poliproteína de 55 kDa (p55 gag) codificada pelo gene *gag*. Após a tradução, a poliproteína é transportada para o citoplasma da célula, clivada e modificada pela enzima protease, originando as proteínas da matriz viral (p17), do nucleocapsídio (p7) e do capsídio (p24) e outros componentes do *core* viral.

O gene *pol* codifica as enzimas transcriptase reversa (p65/p51), responsável pela síntese de DNA proviral a partir do RNA genômico; integrase (p32), que media a integração do DNA viral no genoma da célula hospedeira, e a protease (p11), que é importante no processamento das poliproteínas precursoras da partícula viral.

Embora o HIV-1 seja um vírus RNA, ele se integra ao DNA da célula hospedeira por intermédio de DNA proviral, processo mediado pela enzima integrase. Nas extremidades 3′ e 5′ do DNA proviral existem regiões conhecidas como *long terminal repeats* (LTR). As LTR são necessárias para a inserção do DNA proviral no DNA da célula hospedeira e para regular a transcrição do RNA mensageiro viral.

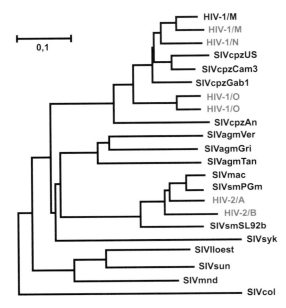

Figura 24.1 Análise filogenética de lentivírus em primatas, mostrando as distintas origens do HIV-1 e HIV-2 (*em destaque*). (Adaptada de Sharp, 2002.)

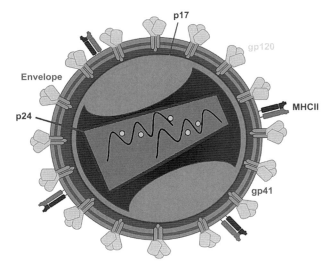

Figura 24.2 Estrutura do vírus da imunodeficiência humana tipo 1 (HIV-1). (*Esta figura está reproduzida, em cores, no Encarte.*)

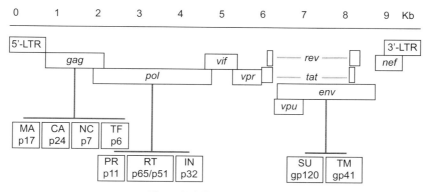

Figura 24.3 Genoma do HIV-1.

CICLO VIRAL

Quando o HIV entra em contato com uma célula suscetível, os trímeros de gp120 interagem com a região N-terminal de receptores CD4. Essa interação leva a alterações conformacionais da gp120, expondo regiões da gp120 que funcionam como sítio de ligação a correceptores, os receptores de quimiocinas CCR5 ou CXCR4. Essa dupla ligação da gp120 possibilita alterações na conformação da gp41, expondo seu peptídio de fusão hidrofóbico, que se funde à membrana plasmática formando o poro de fusão. A fusão das membranas leva ao transporte do nucleocapsídio viral para dentro do citoplasma da célula (Figura 24.4).

Após a fusão, o capsídio viral se abre e libera o RNA viral além de proteínas que participarão do complexo pré-integração. Inicia-se, então, a transcrição reversa no citoplasma da célula hospedeira. A enzima viral transcriptase reversa sintetiza fita dupla de DNA proviral usando como molde o RNA genômico viral.

A transcrição reversa está sujeita a erros de transcrição, causando substituições, deleções, duplicações e recombinações do DNA, com o surgimento de subpopulações virais parecidas, porém não idênticas no mesmo indivíduo, as chamadas quase espécies. Essas quase espécies estão implicadas na manutenção da infecção crônica, no escape da resposta imune e na resistência aos antirretrovirais.

Durante a transcrição reversa, à medida que o DNA proviral é formado, o RNA viral é destruído pela própria transcriptase reversa, que possui atividade de RNAse H. Terminada a transcrição, o DNA proviral viral forma complexo com a transcriptase reversa, moléculas da enzima integrase, proteínas da matriz (p17), proteínas do nucleocapsídio (p7), VpR e proteína da célula hospedeira HMG I(Y), constituindo o complexo de pré-integração.

O complexo de pré-integração transporta o DNA proviral para o núcleo da célula, onde a enzima integrase catalisa a ligação do DNA proviral ao DNA cromossômico da célula hospedeira.

A transcrição do RNA mensageiro e a consequente expressão de genes virais são reguladas por proteínas celulares e virais, pela ação nas LTR. Inicialmente são transcritos os genes reguladores do ciclo viral, produzindo os mRNA precoces. As proteínas Tat, Rev e Nef são os principais produtos dos mRNA precoces, regulando o balanço de produção entre proteínas estruturais e regulatórias. A proteína Tat, codificada pelo gene transativador da transcrição (*tat*), se liga à sequência TAR presente nas LTR, aumentando a velocidade de transcrição e permitindo o alongamento de mRNA incipientes. Os processos de tradução do mRNA e processamento das polipoteínas virais ocorrem em organelas intracelulares ou no próprio citoplasma da célula hospedeira. A maturação da partícula de HIV ocorre por clivagem das proteínas precursoras em proteínas individuais pela enzima protease (p11), no fim do processo de brotamento viral.

FISIOPATOGENIA

A gp120 do HIV pode se ligar a moléculas de CD4, receptores de quimiocinas e lectinas. Os receptores de quimiocinas são expressos em linfócitos T, macrófagos e células dendríticas. Espermatócitos, astrócitos, oligodendrócitos e células da mucosa retal e vaginal também são vulneráveis ao HIV, pois expressam lectinas em sua membrana celular.

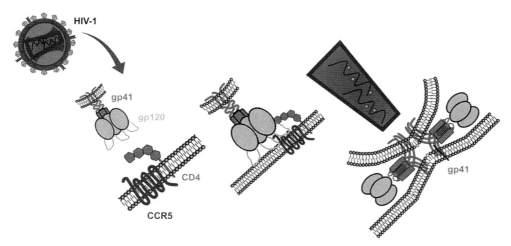

Figura 24.4 Fusão do envelope do HIV-1 à membrana plasmática celular.

O HIV pode ser transmitido por compartilhamento de agulhas e seringas, transfusão de hemoderivados contaminados, contato sexual (genital, anal, oral) e por via vertical (intrauterino, perinatal e aleitamento materno). A presença de infecção sexualmente transmissível aumenta o risco de transmissão do vírus devido ao aumento da concentração de vírus nas secreções mucosas e ao maior número de células que expressam moléculas de adesão viral (CD4, DC-SIGN, CCR5). Pode haver eventual transmissão por acidente perfurocortante ou por exposição mucosa a material biológico contaminado.

A perda e a disfunção progressivas dos linfócitos T CD4 são responsáveis pela maioria das complicações clínicas da AIDS, principalmente pelo surgimento de infecções oportunistas. A destruição dos linfócitos T CD4 resulta de interação do vírus com o sistema imune, afetando os mecanismos de homeostasia celular, havendo destruição de linfócitos T CD4 de memória específicos contra o HIV, além de limitação da produção de linfócitos T CD4 *naïve*. Os linfócitos T CD4 são destruídos por apoptose, citotoxicidade celular dependente de anticorpos, autoimunidade, efeito citopático viral e formação de sincícios de células infectadas e não infectadas. Além disso, há diminuição na produção de novos linfócitos T CD4 devido à infecção de células do estroma da medula óssea e à ação supressora da proteína Tat sobre as células da medula óssea.

A infecção pelo HIV altera a função dos linfócitos T CD4, com diminuição da produção de interleucina 2, diminuição da diferenciação celular e tendência à diferenciação no fenótipo TH0. A infecção leva também à destruição e à disfunção de linfócitos T CD8, com menor produção de perforinas; menor expressão de Fas-L, induzindo menos a apoptose em células infectadas; além de imunodesregulação, com diminuição das respostas citotóxica e supressora com expansão e desaparecimento de clones específicos.

As células dendríticas localizadas na mucosa e na submucosa são as primeiras células a entrar em contato com o HIV. O vírus raramente as infecta, mas pode se ligar a receptores de sua membrana celular (CD4, CCR5, DC-SIGN, receptores de Fc e de complemento), sendo esse o principal reservatório extracelular do HIV. Essa interação ativa as células dendríticas que apresentam o vírus para linfócitos T CD4 da lâmina própria da mucosa ou dos linfonodos periféricos. O vírus também leva à diminuição da capacidade da célula dendrítica de apresentar antígenos. Outras células imunes, como células da linhagem macrofágica, linfócitos B, células *natural killer* (NK) e neutrófilos, também podem ser afetadas em número e função.

Além de depleção e disfunção de células do sistema imune, o HIV infecta sistema nervoso central provavelmente carreado por células mononucleares, que atravessam a barreira hematencefálica. O vírus infecta células da linhagem macrofágica e células da micróglia. A ativação imune local com liberação de proteínas virais e citocinas de ação neurotóxica pode induzir apoptose neuronal.

O HIV também pode infectar diretamente as células epiteliais glomerulares e tubulares renais, independentemente de receptor CD4, levando ao desenvolvimento de nefropatia associada ao HIV. Há proteinúria e insuficiência renal rapidamente progressiva. A população negra tem maior suscetibilidade a essa complicação, dada a presença de polimorfismo na apoproteína L1.

QUADRO CLÍNICO

Doença aguda pelo HIV

Cerca de 40 a 90% dos indivíduos apresentam manifestação aguda de infecção pelo HIV em 1 a 6 semanas após o contato com o vírus. A principal apresentação é de uma síndrome "mononucleose-*like*". Os sinais e sintomas mais comuns na fase aguda estão listados na Tabela 24.1.

Os sintomas duram cerca de 2 semanas, mas podem se prolongar sobretudo se houver manifestações neurológicas. A erupção cutânea geralmente é eritematosa e morbiliforme, podendo também ser petequial, pustular, urticariforme ou eczematosa. Pode haver exulcerações nas mucosas oral, genital e esofágica. As manifestações neurológicas mais frequentes são meningite asséptica e meningoencefalite de evolução geralmente benigna e autolimitada. Outras manifestações são neuropatia periférica, paralisia facial (paralisia de Bell), síndrome de Guillain-Barré e psicose. Raramente doenças oportunistas, como a pneumocistose e a candidíase esofágica, podem ser observadas nessa fase em que há queda transitória da contagem de linfócitos T CD4.

Alterações laboratoriais, quando presentes, são inespecíficas e transitórias: linfopenia ou linfocitose, presença de linfócitos atípicos, plaquetopenia e elevação de enzimas hepáticas. Nessa fase a viremia é elevada e ocorre queda na contagem de linfócitos T CD4+ (Figura 24.5). Os sintomas duram, em média, 14 dias. A persistência dos sintomas por mais de 2 semanas está relacionada a pior evolução da doença.

Após um período variável entre 2 e 12 semanas, o sistema imunológico do hospedeiro contém a replicação viral, a carga plasmática do HIV-1 diminui e a contagem de linfócitos T CD4 volta a aumentar.

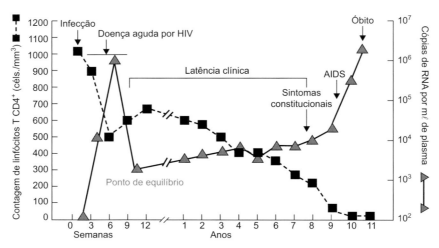

Figura 24.5 História natural da infecção pelo HIV. (Adaptada de Fauci *et al.*, 1996.)

Tabela 24.1 Manifestações clínicas da doença aguda pelo HIV.

Sinais e sintomas	Frequência (%)
Febre	96
Adenopatia	74
Faringite	70
Exantema morbiliforme	70
Mialgia	54
Cefaleia	32
Diarreia	32
Náuseas e vômitos	27
Hepatoesplenomegalia	14
Perda de peso	13
Candidíase oral	12
Sintomas neurológicos	12
Meningite linfomonocitária ou meningoencefalite	5

Tabela 24.2 Doenças definidoras de AIDS (Critério CDC Adaptado pela OMS).

Síndrome consumptiva associada ao HIV (perda involuntária de mais de 10% do peso habitual associada a diarreia crônica (dois ou mais episódios por dia com duração $\geq$ 1 mês) ou fadiga crônica e febre $\geq$ 1 mês

Pneumonia por *Pneumocystis jirovecii*

Pneumonia bacteriana recorrente (dois ou mais episódios em 1 ano)

Herpes simples com úlceras mucocutâneas (duração > 1 mês) ou visceral em qualquer localização

Candidíase esofágica ou de traqueia, brônquios ou pulmões

Tuberculose extrapulmonar

Sarcoma de Kaposi

Doença por citomegalovírus (retinite ou outros órgãos, exceto fígado, baço ou linfonodos)

Neurotoxoplasmose

Encefalopatia pelo HIV

Criptococose extrapulmonar

Infecção disseminada por micobactérias não *M. tuberculosis* (complexo *avium-intracellulare*, *kansasii* ou outras espécies)

Leucoencefalopatia multifocal progressiva (LEMP)

Criptosporidiose intestinal crônica (duração > 1 mês)

Isosporíase intestinal crônica (duração > 1 mês)

Histoplasmose disseminada

Coccidioidomicose disseminada

Septicemia recorrente por *Salmonella* não Typhi

Linfoma não Hodgkin de células B (Burkitt ou imunoblástico)

Linfoma primário do sistema nervoso central

Carcinoma cervical invasivo

Reativação de doença de Chagas (meningoencefalite e/ou miocardite)

Leishmaniose atípica disseminada

Nefropatia ou cardiomiopatia sintomática associada a HIV

Fase assintomática

Após o término da fase aguda da infecção pelo HIV, atinge-se o ponto de equilíbrio entre replicação viral, destruição de linfócitos T CD4 e produção de novos linfócitos T CD4, e os pacientes ficam assintomáticos. A duração dessa fase está relacionada à magnitude da carga viral estabelecida no ponto de equilíbrio (*set point*). A presença de viremia elevada após o estabelecimento do *set point* sugere que o sistema imunológico não é capaz de conter o vírus, e espera-se progressão mais rápida para doença. A ausência de viremia nessa fase sugere controle imune e progressão mais lenta para AIDS.

Alguns pacientes apresentam, na fase assintomática, linfadenopatia generalizada persistente. Quando o ponto de equilíbrio é quebrado, passa a haver maior destruição de linfócitos T CD4 do que sua capacidade de renovação, começam a surgir sintomas constitucionais como a dermatite seborreica, o herpes-zóster e a candidíase oral, e o paciente pode então evoluir com a AIDS.

Fase de doença

Chamamos síndrome de imunodeficiência adquirida (AIDS) quando a infecção pelo HIV leva a imunodeficiência grave, definida por contagem de linfócitos T CD4+ em sangue periférico menor que 200 células/mm³, ou ao desenvolvimento de doenças definidoras de AIDS (Tabela 24.2). A maioria dos pacientes evolui para AIDS após 8 a 10 anos da infecção aguda, se não houver tratamento.

Embora a maioria dos indivíduos infectados pelo HIV (77 a 84%) tenha evolução semelhante ao perfil clínico anteriormente exposto, cerca de 6% dos indivíduos infectados desenvolvem a doença em menos de 3 anos – são os chamados progressores rápidos; enquanto 10 a 17% dos pacientes mantêm-se livre de doença por mais de 20 anos. Por volta de 5% dos pacientes não apresenta queda de contagem de linfócitos T CD4 após mais de 8 a 10 anos de evolução – são os chamados progressores lentos ou *long term nonprogressors*. Há aparente relação entre haplótipos de antígeno leucocitário humano (HLA) de classe I e a resposta imune à infecção, sendo os perfis de HLA-B-27 e HLA-B-57 mais associados à progressão mais lenta da doença.

DIAGNÓSTICO

O diagnóstico da infecção pelo HIV depende da fase da doença (Figura 24.6). Na suspeita de doença aguda pelo HIV e na infecção recente, os testes sorológicos podem ser falsamente negativos. Nesse caso, os testes de amplificação de ácidos nucleicos como a reação em cadeia por polimerase (PCR) qualitativos ou a quantificação da carga plasmática viral (carga viral do HIV-1) permitem o diagnóstico após 10 a 12 dias de evolução. Outra estratégia para diagnóstico de infecção recente é aguardar 30 dias da exposição e realizar as provas sorológicas (padrão-ouro).

O diagnóstico da infecção pelo HIV na fase crônica da infecção pode ser feito por qualquer combinação de teste de triagem com teste complementar confirmatório em uma mesma amostra. Em caso de resultados reagentes, recomenda-se confirmação com novo teste de triagem em amostra diferente, para evitar troca de amostras (Figura 24.7).

Diversos imunoensaios (IE) podem ser utilizados como testes de triagem: ensaio imunoenzimático (ELISA), ensaio imunoenzimático de micropartículas, ensaio imunológico quimioluminescente magnético, ensaio imunológico fluorescente ligado a enzima e os testes rápidos imunocromatográficos.

Os testes de triagem podem ser imunoensaios de **terceira geração**, que detectam anticorpos IgM e IgG contra antígenos do HIV (ensaios de captura), ou ensaios de **quarta geração**, que, além de detectarem anticorpos específicos IgM e IgG, também detectam o antígeno p24.

Após a realização de teste de triagem, deve-se confirmar o resultado com teste complementar. Preferencialmente recomenda-se o teste molecular (carga plasmática do RNA do HIV-1) como teste complementar, que deve ter número de cópias maior ou igual a 5.000 cópias/mℓ para confirmar o diagnóstico.

Uma amostra reagente no IE de triagem, mas com número de cópias de RNA do HIV inferior a 5.000 cópias/mℓ, pode indicar infecção pelo HIV-2, teste de triagem falso-positivo ou infecção controlada por tratamento antirretroviral ou por resposta imune vigorosa (controlador de elite). Nesse caso podem ser utilizados como teste complementar o *Western-blot*, o *immunoblot*, ou o *immunoblot* rápido.

O diagnóstico da infecção pelo HIV pode ser feito mais prontamente por meio da realização de teste rápido imunocromatográfico *in loco* (*point-of-care*), que pode ser confirmado por outro ensaio imunocromatográfico de metodologia diferente (Figura 24.8). O resultado reagente concordante deve ser confirmado com teste molecular. O teste rápido de triagem pode ser realizado com sangue total ou com saliva. O teste rápido confirmatório deve ser realizado com sangue.

TRATAMENTO

Recomenda-se que todos os indivíduos infectados pelo HIV recebam terapia antirretroviral (TARV), independentemente da

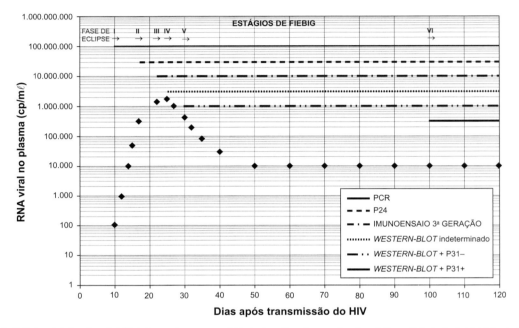

Figura 24.6 Estágios da infecção pelo HIV-1 de acordo com a reatividade dos diferentes ensaios diagnósticos. (Adaptada de McMichael *et al.*, 2010.)

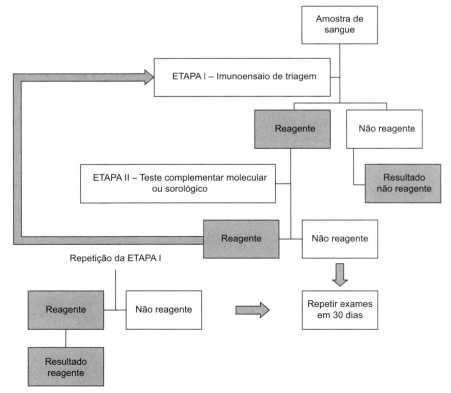

Figura 24.7 Algoritmo de diagnóstico da infecção pelo HIV por testes convencionais.

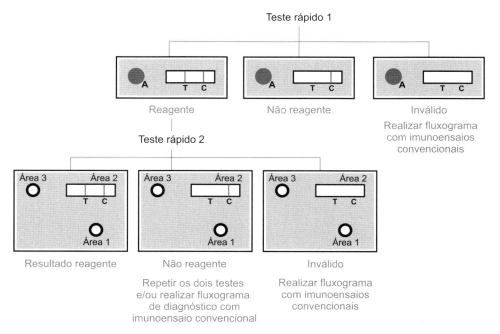

Figura 24.8 Algoritmo de diagnóstico da infecção pelo HIV por testes rápidos.

contagem de linfócitos T CD4, para reduzir morbidade e mortalidade, e também para prevenir a transmissão do HIV. Ao iniciar o tratamento, deve-se orientar os pacientes quanto aos benefícios e garantir que haja adesão à terapia antirretroviral. O tratamento pode ser adiado em caso de fatores clínicos e de dificuldades de ordem neuropsicológica ou social que inviabilizem a adesão.

Algumas condições clínicas indicam maior urgência no início da terapêutica antirretroviral: a gestação; a presença de doenças definidoras de AIDS, incluindo o complexo AIDS-demência e as neoplasias associadas à AIDS; a presença de infecções oportunistas agudas; a nefropatia associada ao HIV; a doença aguda pelo HIV/infecção precoce; a coinfecção por vírus da hepatite B ou por vírus da hepatite C.

Em pacientes com doenças oportunistas para as quais não exista terapêutica eficaz, como a criptosporidiose, a microsporidiose e a leucoencefalopatia multifocal progressiva, a melhora da imunidade com a TARV resultará em melhora da doença oportunista. O início da TARV também melhora a resposta ao tratamento da maioria das doenças oportunistas, não devendo ser adiado. No entanto, em caso de meningite por *Cryptococcus neoformans* ou por *Mycobacterium tuberculosis*, a terapêutica imediata pode aumentar o risco de síndrome inflamatória da resposta imune grave, com complicações como hipertensão intracraniana e hidrocefalia. Nesses casos, deve-se adiar o início do tratamento antirretroviral em até 2 semanas se contagem de linfócitos T CD4 for menor que 50 células/mm³, e em até 8 semanas se contagem de linfócitos T CD4 for superior a 50 células/mm³.

Atualmente estão disponíveis seis classes de medicações antirretrovirais: inibidores da transcriptase reversa análogos de nucleosídeos (ITRN) ou de nucleotídeos (ITRNt); inibidores da transcriptase reversa não análogos de nucleosídeos (ITRNN); inibidores da protease (IP); inibidor de fusão (IF) e inibidores da integrase (Tabela 24.3).

Atualmente no Brasil, o esquema antirretroviral inicial deve incluir preferencialmente dois ITRN em combinação com um terceiro fármaco de uma das três classes: inibidor da integrase, ITRNN ou IP com ritonavir como adjuvante farmacológico (*booster*). A escolha do esquema deve levar em conta posologia, efeitos adversos, toxicidade, e depende da presença de doenças definidoras de AIDS, coinfecções e comorbidades.

Tabela 24.3 Medicações antirretrovirais.

Classe	Fármaco	Ação
Inibidores da transcriptase reversa análogos de nucleosídeos (ITRN) ou de nucleotídeos (ITRNt)	Zidovudina (AZT) Didanosina (ddI EC, ddI) Estavudina (d4T) Lamivudina (3TC) Abacavir (ABC) Tenofovir (TDF) Entricitabina (FTC)	Inibem a transcrição reversa (de RNA para DNA proviral), competindo com os nucleosídeos celulares que participariam como substrato para a síntese da cadeia de DNA
Inibidores da transcriptase reversa não análogos de nucleosídeos (ITRNN)	Nevirapina (NVP) Delavirdina (DLV) Efavirenz (EFV) Etravirina (ETR) Rilpivirina (RPV)	Inibem a transcrição de forma não competitiva, inativando a enzima transcriptase reversa
Inibidores da protease	Saquinavir (SQV) Indinavir (IDV) Ritonavir (RTV) Nelfinavir (NFV) Amprenavir (APV) Lopinavir (LPV) Atazanavir (ATV) Fosamprenavir (FPV) Tipranavir (TPV) Darunavir (DRV)	Inibem a clivagem das poliproteínas virais pela protease
Inibidor da fusão	Enfuvirtida (ENF, T-20)	Impede a formação do poro de fusão pela gp41
Inibidor do CCR5	Maraviroque (MVQ)	Impede a ligação da gp120 ao correceptor CCR5
Inibidores da integrase	Dolutegravir (DTG) Raltegravir (RAL) Elvitegravir (EVG)	Impedem a integração do DNA proviral ao DNA da célula hospedeira

A complexidade da prescrição correta de antirretrovirais e do acompanhamento de pacientes com infecção pelo HIV/AIDS torna necessária consulta ao "Protocolo Clínico e Diretrizes Terapêuticas para Manejo da Infecção pelo HIV em Adultos" do Ministério da Saúde do Brasil, atualizado periodicamente e disponível no *site www.aids.gov.br*.

O tratamento de sintomas constitucionais e doenças oportunistas deve ser voltado para o referido agente. A Tabela 24.4 resume sintomatologia clínica, diagnóstico e tratamento das

Tabela 24.4 Quadro clínico, diagnóstico, tratamento e profilaxia de infecções oportunistas.

Agente	Quadro clínico	Diagnóstico	Tratamento	Profilaxia
Candida spp.	Candidíase oroesofágica	Lesões orais pseudomembranosas, eritematosas, hiperqueratósicas e queilite angular EDA – placas esbranquiçadas	Fluconazol 100 a 400 mg VO ou IV 1 vez/d por 7 a 21 dias Itraconazol 200 mg 1 vez/d por 7 a 21 dias Anfotericina B deoxicolato 0,6 mg/kg IV ao dia 14 a 21 dias Nistatina 4 a 6 mℓ de 6/6 h bochecho (lesão oral)	Não recomendada
CMV	Coriorretinite Esofagite Colite Pneumonite Meningoencefalite Mielite Polirradiculopatia	Fundo de olho: exsudato necro-hemorrágico EDA – úlceras esofágicas com inclusões virais ou IH positiva no AP Colonoscopia – úlceras colônicas com inclusões virais ou IH positiva no AP Biopsia pulmonar com inclusões virais ou IH positiva no AP Pleocitose com PCR positiva no LCR RNM – lesões geralmente sem efeito de massa com hipersinal em T2 RNM – espessamento de nervo	*Retinite* Implante intraocular de ganciclovir 2 mg 1 a 4 doses em 7 a 10 dias + valganciclovir 450 mg 2 cp VO 12/12 h por 14 a 21 dias Valganciclovir 450 mg 2 cp VO 12/12 h por 14 a 21 dias Ganciclovir 5 mg/kg RV 12/12 h por 14 a 21 dias Foscarnete 90 mg/kg IV 12/12 h por 14 a 21 dias *Outras formas de CMV* Ganciclovir 5 mg/kg IV 12/12 h por 14 a 21 dias	Retinite – manter por 3 a 6 meses até CD4 > 100 céls./mm^3 Valganciclovir 450 mg VO 1 vez/d Ganciclovir 5 mg/kg 1 vez/d Foscarnete 90 a 120 mg/kg IV 1 vez/d
Cryptococcus spp.	Meningite Disseminado Cutâneo	LCR com celularidade normal ou aumentada, hiperproteinorraquia, glicorraquia normal ou diminuída. Tinta da China positiva (60 a 80%) Pesquisa de antígeno do criptococo no liquor ou no soro (látex, ELISA, imunocromatografia) Hemocultura/mielocultura positiva Biopsia com lesão granulomatosa e presença do fungo	*Ataque* Anfotericina B 0,7 mg/kg/d (ou anfotericina B lipossomal 4 mg/kg/d IV 1 vez/d) + 5-flucitosina 25 mg/kg/d dividida em 6/6 h por pelo menos 14 dias *ou* Anfotericina B 0,7 mg/kg/d (ou anfotericina B lipossomal 4 mg/kg/d IV 1 vez/d) + fluconazol 400 a 800 mg/dia VO ou IV por pelo menos 14 dias *Fase de consolidação* Fluconazol 400 mg/d ou itraconazol 200 mg VO 1 vez/d (para intolerância ou falha a fluconazol), por pelo menos 8 semanas até cultura do liquor sem crescimento	Fluconazol 200 mg/d VO por 12 meses *ou* Itraconazol 200 mg/d VO por 12 meses
Diarreia crônica (> 1 mês) por *Cryptosporidium, Isospora belli* ou microsporídio	*Cryptosporidium* – diarreia aquosa, dor abdominal, mal-estar, anorexia, náuseas, vômitos, febre, desnutrição e desidratação. Pode acometer trato biliar, pulmões e causar doença disseminada *Isospora* – diarreia profusa, aquosa, pode haver muco, cólicas abdominais, vômitos, mal-estar, anorexia, emagrecimento e febrícula. Pode ter esteatorreia *Enterocytozoon bieneusi* – Pode acometer outros órgãos (pulmões, seios da face)	Pesquisa de *Cryptosporidium* spp., *Isospora belli* e microsporídio por coloração de Ziehl-Nelsen modificada Pesquisa de antígeno de *Cryptosporidium parvum* nas fezes (ELISA) PCR para *Enterocytozoon bieneusi* nas fezes	*Cryptosporidium* spp.: TARV (melhora da imunodepressão) e antidiarreicos (loperamida e carbonato de cálcio) *Isospora belli*: Sulfametoxazol-trimetoprima (SMX-TMP) 960 mg VO 6/6 h por 10 dias, e então 960 mg 3 vezes/semana Microsporídio: albendazol 400 mg VO 12/12 h por 3 semanas e TARV	
Histoplasma capsulatum	Doença disseminada grave afetando principalmente os pulmões (pneumonite intersticial, micronodular, nodular ou cavitária) e o sistema reticuloendotelial (hepatoesplenomegalia, pancitopenia, adenomegalia generalizada), TGI (diarreia crônica), lesões cutâneas (papulonodulares e umbilicadas ou ulcerocrostosas) e mucosas. Frequente sepse, choque séptico e insuficiência de múltiplos órgãos Outras manifestações: meningoencefalite (20%), Addison (50% de lesão de suprarrenais), endocardite, CIVD, coriorretinite, uveíte	Micológico direto e cultura em meio para fungo de escarro, secreção traqueal, lavado broncoalveolar, medula óssea, líquido corporal e de biopsia de lesões Detecção de antígeno em soro, lavado broncoalveolar e liquor (ELISA) Biopsia pulmonar, ganglionar, hepática, cutânea, mucosa: exame anatomopatológico com infiltrado inflamatório granulomatoso, leveduras no interior do citoplasma de células do SRE	*Formas moderadas* Itraconazol 300 mg VO 12/12 h por 3 dias, então 200 mg VO 12/12 h (ou 400 mg/dia VO *Formas graves (principalmente em SNC)* Anfotericina B lipossomal 3 a 5 mg/kg/dia durante 14 dias Anfotericina B 0,7 mg/kg/dia durante 7 dias por 14 dias	Itraconazol 200 mg VO 8/8 h por 3 dias, seguido por de 12/12 h por 12 meses *Depois...* Itraconazol 200 mg/dia VO até CD4 > 150 céls./mm^3 e infecção resolvida (antígeno < 2 ng/mℓ)

Continua

Tabela 24.4 Quadro clínico, diagnóstico, tratamento e profilaxia de infecções oportunistas. *Continuação*

Agente	Quadro clínico	Diagnóstico	Tratamento	Profilaxia
MAC	Doença disseminada (hepatoesplenomegalia, pancitopenia, adenomegalia generalizada, acometimento intestinal e cutâneo)	Hemocultura, mielocultura ou cultura de fezes para micobactéria Biopsia com granuloma e BAAR positiva	Claritromicina 500 mg VO 2 vezes/d + etambutol 15 mg/kg/d 1 vez/d por 6 a 12 meses Azitromicina 500 mg VO 1 vez/d + etambutol 15 mg/kg/d 1 vez/d por 6 a 12 meses Associação de outros fármacos em casos de maior gravidade: rifampicina 600 mg/d ou ciprofloxacino 500 a 750 mg VO 2 vezes/d ou levofloxacino 500 mg VO 1 vez/d ou amicacina 10 a 15 mg/kg IV 1 vez/d	*Primária* Azitromicina 1.200 mg VO 1 vez/sem ou claritromicina 500 mg VO 2 vezes/d *Secundária* Azitromicina 500 mg VO 1 vez/d ou claritromicina 500 mg VO 2 vezes/d + etambutol 15 mg/kg/d 1 vez/d até resolução e CD4 > 100 céls./mm³
Mycobacterium tuberculosis	Pulmonar Meningoencefalite Ganglionar Disseminada	Pesquisa e cultura de micobactérias em secreções respiratórias, tecido Hemocultura e mielocultura para micobactérias Urocultura para micobactérias LCR – pleocitose mista, hiperproteinorraquia, hipoglicorraquia, ADA > 4,0 UI/ℓ Biopsia com granuloma e BAAR positiva	Fase intensiva: rifampicina, isoniazida, pirazinamida e etambutol (RHZE) por 2 meses Fase de manutenção: rifampicina e isoniazida (RH) por 4 meses *Dose* R – 10 mg/kg/dia H – 5 a 10 mg/kg/dia Z – 35 mg/kg/dia E – 25 mg/kg/dia Comp R 150 mg, H 75 mg, Z 400 mg, E 275 mg Associar piridoxina 50 a 100 mg/d em caso de risco de neuropatia por H Rifampicina pode ser utilizada com raltegravir e efavirenz	Se PPD ≥ 5 mm: isoniazida 300 mg VO 1 vez/d por 6 meses (afastar doença em atividade)
Pneumocistose	Pneumonia	Pesquisa direta e PCR em secreções respiratórias Biopsia pulmonar com infiltrado eosinofílico espumoso com presença do agente e espessamento de septos interalveolares e interlobulares	SMX-TMP (75 a 100 mg/kg/d SMX e 15 a 20 mg/kg/d TMP) IV ou VO por 14 a 21 dias* Pentamidina 4 mg/kg/d IV por 14 a 21 dias Dapsona 100 mg VO 1 vez/d + TMP 15 mg/kg/d (dividir 8/8 h) por 14 a 21 dias Primaquina 15 a 30 mg (base) VO 1 vez/d + clindamicina 600 mg IV 6/6 h por 14 a 21 dias	*SMX-TMP (480 mg a 960 mg) VO 1 vez/d *Pentamidina 300 mg inalatória *Dapsona 50 mg VO 1 vez/d + pirimetamina 50 mg VO 1 vez/sem + ácido folínico 25 mg VO 1 vez/sem
Toxoplasma gondii	*Meningoencefalite *Coriorretinite	*TC de crânio com lesões hipoatenuantes com efeito de massa e realce anelar *RNM com duas ou mais lesões com hipossinal em T1 e com realce anelar ao exame contrastado *Melhora clínica com 7 dias e radiológica após 14 semanas de tratamento empírico *Sorologia e/ou PCR positivas para *T. gondii* (IgG) reforçam o diagnóstico	Sulfadiazina VO 100 mg/kg/d de 6/6 h + pirimetamina 50 mg VO no primeiro dia e depois 25 mg/d + ácido folínico 15 mg/d por pelo menos 6 semanas *ou* Clindamicina 600 mg VO ou IV 6/6 h + pirimetamina 50 mg VO no primeiro dia e depois 25 mg/d + ácido folínico 15 mg/d por pelo menos 6 semanas *ou* Sulfametoxazol-trimetoprima (50 mg/kg SMX) IV ou VO 12/12 h *ou* Azitromicina 900 a 1.200 mg VO 1 vez/d + pirimetamina 50 mg VO no primeiro dia e depois 25 mg/d + ácido folínico 15 mg/d por pelo menos 6 semanas	*Profilaxia primária* SMX-TMP 960 mg VO 1 vez/d Dapsona 50 mg VO 1 vez/d + pirimetamina 50 mg VO 1 vez/sem + ácido folínico 15 mg VO 1 vez/sem *Profilaxia secundária* Sulfadiazina 500 a 1.000 mg VO 6/6 h 1 vez/d OU clindamicina 300 a 450 mg VO 8/8 ou 6/6 h + pirimetamina 25 mg VO 1 vez/d + ácido folínico 15 mg VO 1 vez/d

*Se Pa_{O_2} < 70 mmHg ou P(A-a) O_2 > 35 mmHg – prednisona 40 mg 2 vezes/dia por 5 dias, 40 mg/dia por mais 5 dias e 20 mg/dia até o término do tratamento. Dexametasona é indicada em casos de edema ou efeito de massa importante secundário à lesão. Deve ser descontinuada logo que possível. Anticonvulsivantes devem ser administrados em casos de relato de convulsões. EDA: endoscopia digestiva alta; IH: imuno-histoquímica; AP: anatomopatológico; PCR: reação em cadeia por polimerase; LCR: líquido cefalorraquidiano (líquor); RNM: ressonância nuclear magnética; MAC: complexo *Mycobacterium avium-intracellulare*; TC: tomografia computadorizada; SNC: sistema nervoso central. ADA: adenosina deaminase; BAAR: pesquisa de bacilos álcool-acidorresistentes; IV: intravenoso; VO: via oral; TARV: terapia antirretroviral.

infecções definidoras de AIDS mais frequentes em nosso meio. Para detalhamento e orientação sobre outras infecções e neoplasias oportunistas, recomenda-se consultar *Guidelines for the Prevention and Treatment of Opportunistic Infections in HIV-Infected Adults and Adolescents* atualizado periodicamente e disponível no *site www.aidsinfo.nih.gov*, ou outra base atualizada de dados.

CONSIDERAÇÕES PRÁTICAS

Em pacientes com infecção pelo HIV e complicação de possível etiologia infecciosa, evite a terapêutica empírica, uma vez que a etiologia das complicações infecciosas é diversa, são comuns inclusive doenças neoplásicas como diagnóstico diferencial, e são comuns os patógenos resistentes aos antimicrobianos.

Neste capítulo não são abordados o diagnóstico e o tratamento de infecções bacterianas graves, como pneumonia adquirida na comunidade, meningite bacteriana e enterobacterioses. Essas complicações são mais frequentes na população de indivíduos com infecção pelo HIV/AIDS, mas são de investigação e tratamento habituais.

Bibliografia

Brasil. Ministério da Saúde/Secretaria de Vigilância em Saúde/Departamento de DST, AIDS e Hepatites Virais. Protocolo clínico e diretrizes terapêuticas para adultos vivendo com HIV/AIDS. MS/SVS/DDAHV. Brasília: Ministério da Saúde; 2013.

Brasil. Ministério da Saúde/Secretaria de Vigilância em Saúde/Departamento de DST, AIDS e Hepatites Virais. Manual Técnico para Diagnóstico da Infecção pelo HIV. Brasília: Ministério da Saúde; 2015. 85 p.

Conde MB *et al*. III Brazilian Thoracic Association Guidelines on tuberculosis. J Bras Pneumol Oct. 2009; 35(10):1018-48. ISSN 1806-3756. Disponível em: https://www.ncbi.nlm.nih.gov/pubmed/19918635. https://www.ncbi.nlm.nih.gov/pubmed/27403093.

Fauci A. Host factors and the pathogenesis of HIV-induced disease. Nature. 1996; 384:529-34. Disponível em: https://doi.org/10.1038/384529a0.

German Advisory Committee Blood (Arbeitskreis Blut), S. B. A. O. P. T. B. B. Human Immunodeficiency Virus (HIV). Transfus Med Hemother. 2016; 43(3):203-22. ISSN 1660-3796. Disponível em: https://www.ncbi.nlm.nih.gov/pubmed/27403093. https://www.ncbi.nlm.nih.gov/pubmed/27403093.

McMichael AJ *et al*. The immune response during acute HIV-1 infection: clues for vaccine development. Nat Rev Immunol. 2010; 10(1):11-23. ISSN 1474-1741. Disponível em: https://www.ncbi.nlm.nih.gov/pubmed/20010788. Acesso em 16 fev. 2021.

Panel on Opportunistic Infections in HIV-Infected Adults and Adolescents. Guidelines for the prevention and treatment of opportunistic infections in HIV-infected adults and adolescents: recommendations from the Centers for Disease Control and Prevention, the National Institutes of Health, and the HIV Medicine Association of the Infectious Diseases Society of America. Disponível em: http://aidsinfo.nih.gov/contentfiles/lvguidelines/adult_oi.pdf. Acesso em: 5 jun. 2017.

Sharp PM. Origins of human virus diversity. Cell Feb. 2002; 108(3):305-12. ISSN 0092-8674. Disponível em: https://www.ncbi.nlm.nih.gov/pubmed/11853665. Acesso em 16 fev. 2021.

Sharp PM, Hahn BH. Origins of HIV and the AIDS pandemic. Cold Spring Harb Perspect Med. 2011; 1(1):a006841. ISSN 2157-1422. Disponível em: https://www.ncbi.nlm.nih.gov/pubmed/22229120. Acesso em 16 fev. 2021.

25 Insuficiência Cardíaca

Meliza Goi Roscani

INTRODUÇÃO

A insuficiência cardíaca (IC) é uma síndrome clínica complexa e multifatorial que se origina de anormalidades cardíacas estruturais e/ou funcionais, adquiridas ou hereditárias, que causam piora da capacidade de enchimento e/ou ejeção do ventrículo esquerdo. As manifestações clínicas principais são dispneia e fadiga, intolerância ao esforço físico, congestão pulmonar e edema periférico.

As principais etiologias da IC são cardiopatia isquêmica e hipertensiva, miocardiopatias, inflamações do pericárdio e miocárdio, doença valvar e anormalidades do metabolismo.

É uma doença de alta prevalência, morbidade e mortalidade. Dados do DATASUS descrevem mais de 2 milhões de pacientes com IC no Brasil. Além da gravidade, está relacionada a prejuízo na qualidade de vida comparável ao de doenças como depressão e insuficiência renal dialítica. Apesar dos avanços e estudos a respeito, ainda há poucas medicações que modifiquem a história natural da doença.

Em relação à classificação, pode ser dividida de acordo com a fração de ejeção do ventrículo esquerdo (FEVE) em:

- Insuficiência cardíaca com fração de ejeção preservada (insuficiência cardíaca diastólica): pacientes que apresentam fração de ejeção maior que 0,5 ou 50%
- Insuficiência cardíaca com fração de ejeção reduzida (insuficiência cardíaca sistólica): pacientes que apresentam fração de ejeção inferior a 0,5 ou 50%.

FISIOPATOLOGIA

Inicialmente, o processo de lesão miocárdica ocorre em função de uma agressão cardíaca, que pode ser decorrente de sobrecarga de volume ou pressão, perda de miócitos, alterações genéticas ou metabólicas e/ou inflamação.

O principal mecanismo adaptativo que ocorre em resposta às agressões cardíacas é a remodelação cardíaca. Trata-se de um processo complexo e multifatorial que envolve alterações da massa, do volume e da geometria ventricular. Também é acompanhado de modificações estruturais e bioquímicas do miocárdio que constituem os principais fatores associados à falência ventricular. A remodelação é mecanismo de adaptação cardíaca à sobrecarga de volume ou pressão, e sua principal manifestação detectável clinicamente é a hipertrofia miocárdica.

A hipertrofia concêntrica ocorre em resposta à sobrecarga pressórica e consiste na replicação em paralelo dos sarcômeros de modo a aumentar a espessura de parede, mantendo constante a tensão parietal. Os principais exemplos são hipertensão arterial e estenose aórtica. Esse processo se caracteriza, principalmente, por aumento do diâmetro dos miócitos, fibrose intersticial miocárdica, redução da reserva coronariana, ativação de genes fetais, aumento da apoptose e disfunção miocárdica. De início, essa alteração causa disfunção ventricular diastólica.

Em relação à sobrecarga de volume, o aumento da tensão de parede ocorre na diástole, provocando a replicação em série dos sarcômeros, alongamento dos miócitos e aumento do diâmetro da cavidade ventricular. Na fase compensada dessa adaptação, há aumento proporcional da espessura da parede, de modo que a hipertrofia excêntrica é capaz de normalizar a tensão parietal e preservar a função ventricular. No entanto, havendo manutenção da sobrecarga, ocorre aumento progressivo do diâmetro da cavidade, sem aumento proporcional da espessura da parede miocárdica. Instala-se a condição de hipertrofia excêntrica descompensada, com sobrecarga hemodinâmica e falência progressiva do ventrículo esquerdo. A insuficiência aórtica e a insuficiência mitral são exemplos dessa condição.

Embora a remodelação miocárdica também funcione como mecanismo de adaptação às agressões cardíacas, a presença de hipertrofia ventricular também tem sido descrita como marcador de evento desfavorável, com aumento do risco de morte súbita.

Se a agressão miocárdica persistir e a tensão de parede no miocárdio não for mais normalizada à custa da hipertrofia, diversos mecanismos compensatórios se instalam no miocárdio, levando à ativação do sistema nervoso simpático, sistema renina-angiotensina-aldosterona, endotelina e vasopressina e ativação dos macrófagos com liberação de citocinas inflamatórias.

O sistema nervoso simpático, por meio da liberação de norepinefrina e epinefrina, na tentativa de aumentar o inotropismo, levará a aumento do dromotropismo e do cronotropismo, com consequente aumento do trabalho cardíaco e consumo de oxigênio em um miocárdio já comprometido. Além disso, a estimulação do receptor β1 no miocárdio está relacionada ao aumento de fibroblastos e à deposição de colágeno a médio e longo prazos, contribuindo para a irreversibilidade da disfunção miocárdica.

A ativação do sistema renina-angiotensina-aldosterona levará ao aumento da retenção de sódio e água, também na tentativa de melhorar o débito cardíaco, porém contribuindo para a piora dos sintomas congestivos e para a perpetuação do processo. A endotelina é uma substância secretada pelas células endoteliais do sistema vascular, um importante vasoconstritor inclusive das artérias renais, promovendo, ainda, maior retenção de sódio. A concentração plasmática de endotelina se correlaciona com a presença de sintomas e gravidade da insuficiência cardíaca. Além desses mecanismos de retenção de sódio, pode ocorrer aumento da secreção de arginina-vasopressina circulantes que estimulam a vasoconstrição e contribuem ainda mais para a retenção de sódio e água.

A perpetuação da lesão miocárdica pode levar a uma resposta inflamatória exacerbada, que ocorre devido ao recrutamento de macrófagos que aumentam a liberação de citocinas inflamatórias circulantes, como interleucinas 1 e 6 e fator de necrose tumoral alfa (TNF-α). Essas citocinas podem favorecer a hipertrofia de miócitos cardíacos, recrutamento de fibroblastos e deposição de fibrose e apoptose, agravando ainda mais o prognóstico da IC.

O aumento do peptídio natriurético cerebral (BNP, do inglês *brain natriuretic peptide*) também ocorre em resposta a dilatação ventricular e lesão miocárdica presentes na IC. Sintetizado primariamente nos ventrículos e secretado mediante a sobrecarga pressórica ou volumétrica ventricular, ele atua contrabalanceando os efeitos de retenção de sódio e água e vasoconstrição expostos anteriormente, por meio da diminuição da resistência vascular sistêmica, aumento da natriurese e diminuição do volume sanguíneo. Níveis aumentados de BNP podem ser utilizados como diagnósticos e marcadores de prognóstico na evolução da síndrome. A fisiopatologia está ilustrada na Figura 25.1.

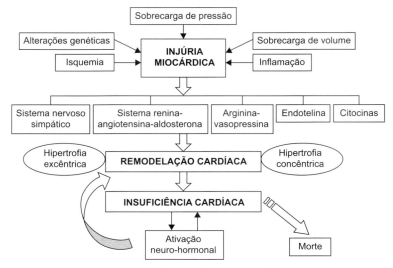

Figura 25.1 Fisiopatologia da lesão miocárdica.

QUADRO CLÍNICO E DIAGNÓSTICO

Os sinais e sintomas são de grande importância para a suspeita clínica de IC. Os elementos essenciais para a avaliação clínica são:

- Presença de sintomas como dispneia, ortopneia, palpitações, síncope e dor torácica
- Dispneia paroxística noturna: episódios agudos de dispneia e tosse que geralmente ocorrem à noite e despertam o paciente 1 a 3 horas após deitar. Em geral, ocorre secundariamente ao aumento da pressão nas artérias brônquicas, levando à compressão das vias respiratórias junto com edema intersticial, o que produz aumento da resistência nas vias respiratórias. Diferentemente da ortopneia, não é aliviada rapidamente com o paciente na posição ereta
- Fadiga: pode ocorrer por baixo débito, alterações musculares ou anemia
- Tosse noturna: pode ser um sintoma relacionado à ortopneia e muitas vezes ignorado
- Fatores de risco, como história familiar, diabetes, hipertensão arterial sistêmica, etilismo
- Antecedentes pessoais de infarto do miocárdio e cirurgia cardiovascular
- Presença no exame físico de sinais de enchimento capilar prejudicado, taquicardia, ritmo de galope, pressão arterial limítrofe, estase jugular, edema periférico, crepitações pulmonares finas, ascite, hepatomegalia, taquipneia, derrame pleural, *ictus* desviado e sopro sugestivo de insuficiência mitral
- Diagnóstico diferencial com doença pulmonar e *cor pulmonale*: em caso de doença pulmonar como causa de dispneia, o sintoma de falta de ar ocorre com maior esforço respiratório secundário às alterações da elasticidade pulmonar ou nos mecanismos respiratórios. A dispneia paroxística noturna e a ortopneia raramente estão presentes. Há maior esforço respiratório com tiragem intercostal, hipoxemia e sibilos difusos, roncos e crepitações grossas à ausculta.

A insuficiência cardíaca tem sido classicamente categorizada com base na intensidade de sintomas em quatro classes propostas pela New York Heart Association (NYHA), conforme a Tabela 25.1. Essas classes estratificam o grau de limitação imposto pela doença para atividades cotidianas do indivíduo.

Também há estratificação da IC baseada na progressão da doença, como mostra a Tabela 25.2. Torna possível que o profissional de saúde avalie o momento evolutivo da doença, faça o prognóstico e estabeleça prioridades de linhas terapêuticas e prevenção, como veremos a seguir.

Tabela 25.1 Classificação insuficiência cardíaca de acordo com a New York Heart Association (NYHA).

Classe	Características
I	Ausência de sintomas (dispneia) durante atividades cotidianas. A limitação para esforço é semelhante à esperada em indivíduos normais
II	Dispneia desencadeada por atividades cotidianas
III	Dispneia desencadeada por atividades menos intensas que as cotidianas ou por pequeno esforço
IV	Sintomas (dispneia) em repouso

Tabela 25.2 Classificação de acordo com o estágio da insuficiência cardíaca (IC).

Estágio	Características
A	Inclui pacientes sob risco de desenvolver IC, mas ainda sem doença estrutural perceptível e sem sintomas atribuíveis à doença (p. ex., hipertensão arterial sistêmica, doença arterial coronariana)
B	Pacientes que adquiriram lesão estrutural cardíaca, mas ainda sem sintomas atribuíveis à IC (p. ex., hipertrofia miocárdica, disfunção ventricular)
C	Pacientes com lesão estrutural cardíaca e sintomas atuais ou pregressos compatíveis com IC
D	Pacientes com sintomas refratários ao tratamento clínico otimizado

EXAMES COMPLEMENTARES

Na suspeita de IC pela história clínica, devem ser realizados os exames complementares a seguir:

- Hemograma completo, função renal, eletrólitos (incluindo magnésio e cálcio), urina I, perfil lipídico e função tireoidiana. Os eletrólitos e a função renal podem ser seriados se alterados
- Eletrocardiograma de 12 derivações. Se o eletrocardiograma estiver dentro dos limites da normalidade, haverá menor probabilidade de doença cardíaca estrutural
- Em caso de etiologia específica, pode-se solicitar exames para a confirmação diagnóstica, como autoanticorpos, sorologias e pesquisa de hemocromatose
- Radiografias de tórax posteroanterior e de perfil estão indicadas para pacientes com sinais de congestão ou investigação inicial de IC

- Ecocardiograma bidimensional com Doppler é mandatório na investigação inicial de pacientes com suspeita de IC, para avaliação da função sistólica e diastólica, massa ventricular, dimensão das cavidades cardíacas e anatomia valvar. Também está indicado ecocardiograma transtorácico se houver piora clínica, necessidade de implante de dispositivo intracardíaco ou avaliação da fração de ejeção após o tratamento clínico otimizado (Figura 25.2)
- Em pacientes com acompanhamento ambulatorial e incerteza diagnóstica, pode-se dosar o BNP ou o NT-proBNP (fragmento terminal do peptídio natriurético tipo B). A dosagem desses marcadores está indicada também para a avaliação prognóstica. Pode-se dosar BNP ou NT-proBNP para a triagem de pacientes com risco de desenvolver IC, de modo a tentar evitar o desenvolvimento de disfunção sistólica. O uso desses marcadores na sala de emergência e na suspeita de IC aguda é controverso devido a baixa evidência científica e baixo poder de diagnóstico diferencial. Ele é potencialmente útil na exclusão de IC quando os valores são negativos. Níveis normais de BNP variam de 0 a 70 pg/mℓ e de NT-proBNP, de 0 a 300 pg/mℓ. Valores de BNP acima de 500 pg/mℓ e de NT-proBNP acima de 350 pg/mℓ indicam prognóstico mais desfavorável
- Dosagem de outros biomarcadores de lesão miocárdica ou fibrose podem ser considerados na estratificação de risco na IC crônica, como galectina-3, receptor solúvel ST-2 e troponina de alta sensibilidade
- Estratificação de risco não invasiva para investigar isquemia pode ser útil para pacientes com quadro inicial de IC sem angina e doença coronariana estável. Prova de viabilidade miocárdica pode ser indicada se houver necessidade de revascularização miocárdica
- Estudo hemodinâmico de coronárias pode ser indicado em pacientes com diagnóstico inicial de IC e sintomas sugestivos de doença coronariana com a possibilidade de revascularização miocárdica e melhora da função ventricular
- Biopsia miocárdica está indicada quando houver suspeita de patologia específica e de que o diagnóstico influenciará na terapia.

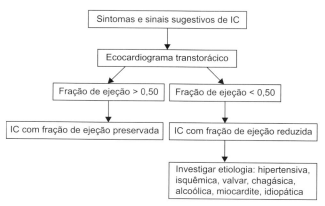

Figura 25.2 Fluxograma para investigação inicial de pacientes com suspeita de lesão cardíaca. IC: insuficiência cardíaca.

ABORDAGEM TERAPÊUTICA

Tratamento não farmacológico

As principais medidas para o tratamento farmacológico estão resumidas na Tabela 25.3.

Tratamento farmacológico e alternativo

O tratamento da insuficiência cardíaca com fração de ejeção reduzida está resumido, de acordo com os estágios, na Tabela 25.4. De acordo com esse fluxograma e com a Figura 25.3, no tratamento medicamentoso da insuficiência cardíaca sistólica inicialmente deve-se introduzir inibidor da enzima conversora de angiotensina (IECA) em baixas doses, com aumentos progressivos monitorando potássio sérico, função renal e pressão arterial. Em caso de aumento superior a 30% do valor da creatinina basal após a introdução de IECA, deve-se considerar suspensão do IECA e reintrodução oportuna em dose mais baixa e após a melhora clínica do paciente. Uma alternativa ao uso do IECA é o bloqueador do receptor da angiotensina II (BRA), e devem ser tomados os mesmos cuidados em relação ao IECA. Recentemente,

Tabela 25.3 Recomendações para a abordagem não farmacológica da insuficiência cardíaca (IC).

Restrição de sódio	Restrição de sal a 3 g/dia é recomendada. Estudos recentes demonstraram que dieta muito baixa de sódio (< 3 g/dia) pode, por vasoconstrição e hipofluxo renal, estimular o sistema renina-angiotensina-aldosterona e agravar a IC
Controle dos fatores de risco	Controle dos fatores de risco conforme as recomendações atuais: cessar tabagismo, controle da glicemia nos pacientes diabéticos, controle da dislipidemia e obesidade. Pacientes com doença aterosclerótica devem receber doses moderadas a altas de medicações hipolipemiantes
Uso de pressão positiva nas vias respiratórias	Na presença de apneia do sono como fator agravante da dispneia e da hipertensão arterial, poderá ser útil o uso de pressão positiva nas vias áreas (BPAP)
Abstinência de álcool	Está indicada na miocardiopatia de etiologia alcoólica
Suporte nutricional	Suporte nutricional: está indicado consumo calórico de 28 a 32 kcal/kg/dia, sendo 50 a 55% de carboidratos; 30 a 35% de lipídios e 15 a 20% de proteínas
Restrição hídrica de 1.000 a 1.500 mℓ/dia	Está indicada restrição hídrica em pacientes com hipervolemia refratária ao tratamento e em pacientes com hiponatremia
Atividade física	Está recomendada de rotina para melhorar a classe funcional NYHA Um programa de reabilitação cardíaca pode ser útil para melhorar a tolerância ao esforço, qualidade de vida e mortalidade Indicação: mínimo de 3 vezes por semana, 30 min de duração e atividade física combinada (aeróbica mais resistida). É ideal iniciar com 60% da frequência cardíaca máxima prevista (220 − idade) e 80% do VO$_2$ máximo. Aumentar progressivamente de acordo com a tolerância e os sintomas do paciente É importante realizar teste ergométrico ou cardiopulmonar (se possível) antes da prescrição da atividade física
Vacinação	Está indicada vacinação anual contra influenza e a cada 5 anos contra pneumococo
Supressão do tabaco e drogas	O paciente deve ser orientado a cessar o tabagismo, de acordo com as diretrizes atuais, e manter abstinência total de drogas ilícitas
Anti-inflamatórios	Deve-se evitar a prescrição de anti-inflamatórios hormonais e não hormonais
Clínicas de insuficiência cardíaca	O acompanhamento dos pacientes melhora a adesão ao tratamento, diminui o número de hospitalizações e melhora a qualidade de vida

NYHA: New York Heart Association.

Tabela 25.4 Tratamento da insuficiência cardíaca de acordo com seus estágios.

Tipo de tratamento	Estágio A Alto risco	Estágio B Cardiopatia estrutural	Estágio C Sintomáticos	Estágio D Refratários
Não farmacológico	Cessar tabagismo Reduzir consumo de álcool Ter uma dieta apropriada	Medidas do estágio A	Medidas do estágio A Restrição de sal	Medidas do estágio A Restrição de sal e água
Farmacológico	Controle dos fatores de risco Alvo da pressão arterial < 130/80 mmHg	Em pacientes apropriados: IECA ou BRA associado a BB	IECA ou BRA associado a BB e antagonista de aldosterona Alternativa a IECA: é possível associar um BRA a um ARNI Para sintomas: digital (digoxina) e/ou diuréticos tiazídicos e/ou de alça Hidralazina e nitrato podem ser associados em casos refratários ou como alternativa a IECA ou BRA em caso de contraindicações	Tratamento clínico otimizado para o estágio C
Prevenção de morte súbita	–	–	CDI para prevenção secundária ou primária quando NYHA II/III e fração de ejeção < 35% por cardiopatia isquêmica ou NYHA I e fração de ejeção < 30% para miocardiopatia dilatada	CDI
Tratamento alternativo para casos refratários	–	–	Considerar ressincronização (NYHA II/III ou IV ambulatorial com QRS > 150 ms ou QRS entre 120 e 149 ms com bloqueio de ramo esquerdo)	Ressincronização Tratamento cirúrgico Assistência ventricular Transplante

IECA: inibidor da enzima conversora de angiotensina; BRA: bloqueador do receptor de angiotensina II; BB: betabloqueador; ARNI: inibidor dos receptores de neprilisina e angiotensina; CDI: cardiodesfibrilador implantável; NYHA: New York Heart Association.

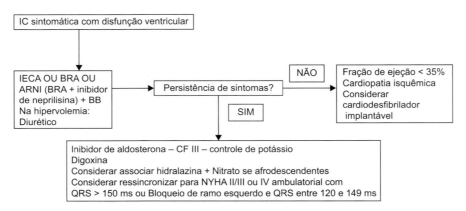

Figura 25.3 Tratamento medicamentoso da insuficiência cardíaca sistólica. IC: insuficiência cardíaca; IECA: inibidor da enzima conversora de angiotensina; BRA: bloqueador do receptor da angiotensina II; ARNI: inibidor dos receptores de neprilisina e angiotensina; CF: classe funcional.

estudos mostraram que, como alternativa ao IECA, em pacientes sintomáticos com insuficiência cardíaca, pode-se substituir o IECA por associação de um BRA com inibidor de neprilisina (ARNI, do inglês *angiotensin receptor-neprilysin inhibitor*). A neprilisina age degradando os peptídios natriuréticos e bradicinina em fragmentos inativos. O inibidor de neprilisina atua favorecendo o aumento da forma ativa dessa substância e promovendo vasodilatação, reduzindo a pressão arterial e o tônus simpático. Se o paciente estiver hipervolêmico, deve-se tratar os sintomas congestivos com diuréticos tiazídicos e/ou diuréticos de alça. Quando houver redução significativa da congestão ou o paciente estiver euvolêmico, deve-se introduzir betabloqueadores em baixas doses. Os betabloqueadores indicados por estudos que mostraram benefícios no tratamento de IC sistólica são: carvedilol, succinato de metoprolol e bisoprolol. Se mesmo atingindo as doses recomendadas dessas medicações o paciente permanecer sintomático (classes III e IV NYHA), está indicada a associação de inibidores de aldosterona, que também podem melhorar a sobrevida na IC com FEVE reduzida. Em pacientes sintomáticos, o uso de digital intravenoso ou oral poderá melhorar os sintomas e reduzir o tempo de internação e taxa de reinternação. Em pacientes intolerantes a IECA/BRA/ARNI, afrodescendentes ou ainda sintomáticos com o uso das medicações citadas, pode-se considerar associação de baixas doses de hidralazina e nitrato, que também mostraram aumento na sobrevida em estudos prévios. A ivabradina também pode ser benéfica em reduzir hospitalizações em pacientes com IC NYHA II-III e fração de ejeção < 35% e que estejam com medicação otimizada de acordo com o anteriormente exposto, incluindo um betabloqueador na dose máxima tolerada, e que estejam em ritmo sinusal com frequência cardíaca superior ou igual a 70 bpm. As principais medicações, doses recomendadas, mecanismos de ação, efeitos colaterais e contraindicações estão descritos na Tabela 25.5.

Em caso de o paciente com IC permanecer NYHA II/III ou IV ambulatorial, na presença de bloqueio de ramo esquerdo com QRS > 150 ms, apesar da terapia medicamentosa otimizada, está indicada *ressincronização cardíaca*, que tem mostrado melhora dos sintomas, qualidade de vida e redução da mortalidade. Pode

Tabela 25.5 Principais medicações, doses recomendadas, mecanismos de ação, efeitos colaterais e contraindicações no tratamento da insuficiência cardíaca.

Classe	Exemplos de medicações	Dose inicial	Dose-alvo	Mecanismo de ação	Indicações	Principais efeitos colaterais	Contraindicações
IECA – efeito de classe	Captopril	6,25 mg, 8/8 h	50 mg, 8/8 h	Inibidores do sistema renina-angiotensina-aldosterona (inibição da conversão da angiotensina I em II pela ECA). Aumenta bradicinina e reduz pressão de filtração glomerular. Diminui retenção de sódio	Estágios B, C e D. Pacientes com infarto prévio	Tosse, angioedema, hiperpotassemia, aumento dos níveis de ureia e creatinina	Alergia ao uso, potássio sérico no limite superior da normalidade ou aumentado, insuficiência renal aguda ou crônica agudizada, estenose de artéria renal bilateral superior a 50%
	Enalapril	2,5 mg, 12/12 h	10 a 20 mg, 12/12 h				
	Lisinopril	2,5 a 5,0 mg, 24/24 h	20 a 40 mg, 24/24 h				
	Ramipril	1,5 a 2,5 mg, 24/24 h	10 mg, 24/24 h				
BRA – efeito de classe	Losartana	25 mg, 12/12 h	50 mg, 12/12 h	BRA (inibição do sistema renina-angiotensina-aldosterona dependente ou não da ECA). Diminui a retenção de sódio e água	Estágios B, C e D (alternativa aos IECA)	Angioedema, hiperpotassemia, aumento dos níveis de ureia e creatinina	Alergia ao uso, potássio sérico no limite superior da normalidade ou aumentado, insuficiência renal aguda ou crônica agudizada, estenose de artéria renal bilateral superior a 50%
	Valsartana	40 mg, 12/12 h	160 mg, 12/12 h				
	Candesartana	4 a 8 mg, 24/24 h	32 mg, 24/24 h				
BRA associados a inibidores de neprilisina (ARNI)	Valsartana + sacubitril	26/24 mg, 12/12 h	103/97 mg, 12/12 h	Além dos efeitos do BRA, a associação com inibidor de neprilisina provoca aumento da bradicinina, adrenomedulina e outros peptídios vasoativos, pois essas substâncias são degradadas pela neprilisina. Além disso, nos estudos, diminuiu a composição de mortalidade e hospitalização por IC em 20%	Em pacientes com IC e fração de ejeção reduzida, NYHA II ou III, que toleram dose-alvo de IECA ou BRA, pode-se considerar substituir a medicação por ARNI para reduzir ainda mais a taxa de mortalidade	Hipotensão, insuficiência renal, hiperpotassemia, angioedema	Alergia ao uso, potássio sérico no limite superior da normalidade ou aumentado, insuficiência renal aguda ou crônica agudizada, estenose de artéria renal bilateral superior a 50%. Não deve ser administrado concomitantemente com IECA ou até 36 h antes da última dose da mesma
Betabloqueadores	Carvedilol	3,125 mg, 12/12 h	50 mg, 12/12 h	Bloqueadores do sistema beta-adrenérgico por inibição do receptor beta 1 (ativação simpática cardíaca), redução de fibrose	Estágios B ou pacientes em estágio C que estejam em NYHA classe I	Inibição do receptor beta 2, podendo causar broncospasmo, bradicardia (sinusal) ou bloqueios atrioventriculares, piora da isquemia em pacientes com obstrução arterial	Bloqueio atrioventricular de II e III graus ou bradicardia importante e/ou sintomática, pacientes com sintomas e sinais de congestão
	Bisoprolol	1,25 mg, 24/24 h	10 mg, 24/24 h				
	Succinato de metoprolol	12,5 a 25 mg, 24/24 h	200 mg, 24/24 h				
Antagonistas de aldosterona	Espironolactona	12,5 a 25 mg, 24/24 h	25 a 50 mg, 24/24 h	Diminuição dos níveis de aldosterona com redução da retenção de sódio e água	Estágio C, NYHA classe II a IV	Hiperpotassemia, ginecomastia	Insuficiência renal com creatinina > 2,5 mg/dℓ
Digitálicos	Digoxina	0,25 mg ou 0,125 m, 24/24 h	0,25 mg ou 0,125 mg, 24/24 h	Bloqueio da bomba sódio/potássio ATPase, aumento da disponibilidade de cálcio na sístole ventricular	Estágio C, NYHA classe II a IV	Dose tóxica semelhante à dose terapêutica, podendo levar a intoxicação digitálica: náuseas, vômitos, visão amarelada, arritmias ventriculares, bloqueios atrioventriculares	Bradicardia sintomática, bloqueios atrioventriculares. Precaução em casos de insuficiência renal, considerar reduzir a dose para dias alternados

Continua

Tabela 25.5 Principais medicações, doses recomendadas, mecanismos de ação, efeitos colaterais e contraindicações no tratamento da insuficiência cardíaca. *Continuação*

Classe	Exemplos de medicações	Dose inicial	Dose-alvo	Mecanismo de ação	Indicações	Principais efeitos colaterais	Contraindicações
Vasodilatadores diretos	Hidralazina	25 a 50 mg, 12/12 h	100 mg, 8/8 h	Efeito vasodilatador direto por relaxamento da musculatura lisa e diminuição da pós-carga. Pode ser usado associado a nitrato, como alternativa a IECA e BRA em pacientes com insuficiência renal aguda	Estágio C, NYHA classe II a IV	Hipotensão postural, síndrome *lupus-like*	Pressão arterial < 100/60 mmHg
Nitratos	Dinitrato de isossorbida	5 a 10 mg, 12/12 h					
Inibidores da correntes If do nó sinoatrial	Ivabradina	5 mg, 12/12 h					
Antiarrítmicos	Amiodarona	100 a 600 mg/dia					
Diuréticos	Hidroclortiazida	12,5 a 25 mg, 24/24 h	25 mg, 24/24 h	Diminuição da retenção de sódio de água (natriurese e vasodilatação)	Estágios C e D, NYHA classe II a IV	Hipopotassemia, hipomagnesemia, hipovolemia, hipotensão e insuficiência renal	Desidratação, hipopotassemia, hiperleucinemia para diuréticos tiazídicos
	Clortalidona	12,5 a 25 mg, 24/24 h	25 mg, 24/24 h				
	Furosemida	20 a 240 mg, 24/24 h	20 a 240 mg, 24/24 h				
Estatinas	Sinvastatina	20 a 40 mg, 24/24 h	20 a 40 mg, 24/24 h	Estabilizadores de placa de colesterol e redução de LDL	Pacientes com infarto prévio. Prevenção para desenvolvimento de IC (estágio B)	Aumento das transaminases hepáticas, hepatite medicamentosa, rabdomiólise e insuficiência renal	Elevação da enzima creatinofosfoquinase > 10 vezes o limite superior da normalidade, presença de dor muscular após administração da medicação
	Atorvastatina	20 a 80 mg, 24/24 h	20 a 80 mg, 24/24 h				
	Rosuvastatina	20 a 80 mg, 24/24 h	20 a 80 mg, 24/24 h				

IC: insuficiência cardíaca; IECA: inibidor da enzima conversora de angiotensina; BRA: bloqueador do receptor da angiotensina II; ARNI: inibidor dos receptores de neprilisina e angiotensina; NYHA: New York Heart Association; LDL: lipoproteína de baixa densidade.

ser útil indicar ressincronização em pacientes sem bloqueio de ramo esquerdo e com QRS > 150 ms ou com bloqueio de ramo esquerdo e QRS entre 120 e 149 ms.

O *cardiodesfibrilador implantável* está indicado como:

- Prevenção secundária em pacientes com cardiomiopatia isquêmica, não isquêmica ou chagásica, sobreviventes de parada cardiorrespiratória por taquicardia ou fibrilação ventricular ou taquicardia ventricular sustentada com instabilidade excluindo-se causa reversível (classe I)
- Prevenção secundária em pacientes com cardiopatia estrutural e taquicardia ventricular sustentada espontânea estável ou instável documentada (classe IIa)
- Prevenção secundária em síncope recorrente com indução de taquicardia ventricular sustentada instável ou fibrilação ventricular no estudo eletrofisiológico invasivo (classe IIa)
- Prevenção primária em pacientes com cardiomiopatia isquêmica com infarto do miocárdio com pelo menos 40 dias de evolução ou cardiomiopatia dilatada, FEVE < 35%, NYHA II e III na vigência de tratamento clínico otimizado, sem indicação de revascularização miocárdica e sem comorbidades importantes e expectativa de vida > 1 ano
- Cardiomiopatia isquêmica com infarto do miocárdio com pelo menos 40 dias de evolução ou cardiomiopatia dilatada, fração de ejeção do ventrículo esquerdo < 30%, NYHA I na vigência de tratamento clínico otimizado, sem indicação de revascularização miocárdica e sem comorbidades importantes e expectativa de vida > 1 ano.

A circulação assistida e o suporte inotrópico positivo estão indicados em pacientes com insuficiência cardíaca estágio D NYHA IV, apesar da terapia medicamentosa otimizada e em que se planeje tratamento invasivo como transplante.

Em pacientes sintomáticos e refratários ao tratamento apesar da presença de dispositivos implantáveis e/ou tratamento cirúrgico recomendado, deve-se considerar avaliação para transplante cardíaco.

Em pacientes com IC e fração de ejeção reduzida, NYHA II-III e anemia por deficiência de ferro (ferritina < 100 ng/mℓ ou 100 a 300 ng/mℓ com saturação da transferrina < 20%), a reposição intravenosa de ferro pode ser razoável para melhorar a classe funcional e a qualidade de vida. Não se recomenda o uso de eritropoetina, pois nos últimos estudos os riscos estão suplantando os benefícios.

O tratamento da insuficiência cardíaca e da fração de ejeção preservada está baseado principalmente no tratamento dos fatores de risco e comorbidades e está resumido na Tabela 25.6.

PERSPECTIVAS FUTURAS

Apesar dos avanços no tratamento da insuficiência cardíaca, ainda há alta prevalência da doença, principalmente com o envelhecimento da população brasileira e o aumento das doenças cardiovasculares. O prognóstico ainda permanece desfavorável. Novos estudos são necessários para terapias que modifiquem significativamente a história natural da doença.

Deve-se realçar que, apesar do tratamento recomendado neste capítulo, que está de acordo com as atuais diretrizes, deve-se

Tabela 25.6 Abordagem da insuficiência cardíaca e fração de ejeção preservada.

Controle dos níveis pressóricos	As pressões sistólica e diastólica devem ser controladas em pacientes com IC e fração de ejeção preservada. O alvo deve ser < 130 mmHg
Uso de diuréticos	Diuréticos devem ser usados para alívio dos sintomas devido à sobrecarga de volume
Revascularização miocárdica	A revascularização das coronárias é razoável em pacientes com doença coronariana e que apresentem sintomas de angina ou sinais de isquemia em testes provocativos que possam contribuir para a piora da função diastólica
Abordagem da fibrilação atrial	O controle da fibrilação atrial de acordo com as diretrizes vigentes deve ser considerado para melhorar os sintomas da IC
Medicação	IECA, betabloqueadores e BRA são razoáveis para o controle pressórico da IC diastólica

IC: insuficiência cardíaca; IECA: inibidor da enzima conversora de angiotensina; BRA: bloqueador do receptor da angiotensina II.

sempre individualizar a terapia do paciente, respeitando suas condições clínicas, dose máxima tolerada, efeitos colaterais das medicações e condições sociais e culturais. É importante, além de dar mais dias à vida, dar mais vida aos dias desses pacientes.

Bibliografia

Bocchi EA, Marcondes-Braga FG, Bacal F *et al*. Sociedade Brasileira de Cardiologia. Atualização da Diretriz Brasileira de Insuficiência Cardíaca Crônica – 2012. Arq Bras Cardiol. 2012; 98(1 supl. 1):1-33.

Braunwald E, Zipes DP, Bonow RO. Tratado de doenças cardiovasculares. 9. ed. 2013.

Bryant CLO, Trupp RJ. Drugs that may cause or exacerbate heart failure. Circulation. 2016; 134:e32-e69.

Chow SL, Maisel AS, Anand I *et al*. Role of biomarkers for the prevention, assessment, and management of heart failure. 2017. Circulation. 2017; 135:e1054-e1091.

Jessup M, Bozkurt B, Butler J *et al*. ACCF/AHA Practice Guideline 2013 ACCF/AHA Guideline for the Management of Heart Failure A Report of the American College of Cardiology Foundation/American Heart Association Task Force on Practice Guidelines. Circulation. 2013; 128:e240-e327.

Richards AM, Doughty R, Nicholls MG *et al*. Plasma N-terminal pro-brain natriuretic peptide and adrenomedullin: prognostic utility and prediction of benefit from carvedilol in chronic ischemic left ventricular dysfunction. Australia-New Zealand Heart Failure Group. J Am Coll Cardiol. 2001; 37:1781-7.

Solomon SD, Zile M, Pieske B *et al*. The angiotensina receptor neprilysin inhibitor LCZ696 in heart failure with preserved ejection fraction: a phase 2 double-blind randomised controlled trial. Lancet. 2012; 380:1387-95.

Tang WH, Girod JP, Lee MJ *et al*. Plasma B-type natriuretic peptide levels in ambulatory patients with established chronic symptomatic systolic heart failure. Circulation. 2003; 108:2964-6.

Yansey CW, Jessup M. 2017 ACC/AHA/HFSA Focused Update of the 2013 ACCF/AHA Guideline for the Management of Heart Failure. Circulation. 2017.

Zaphiriou A, Robb S, Murray-Thomas T *et al*. The diagnostic accuracy of plasma BNP and NTproBNP in patients referred from primary care with suspected heart failure: results of the UK natriuretic peptide study. Eur J Heart Fail. 2005; 7:537-41.

Zile MR et al. Prognostic implications of changes in N-terminal pro-B-type natriuretic peptide in patients with heart failure. J Am Coll Cardiol. 2016; 68:2425-36.

26 Litíase Urinária

Armando Polido Júnior

INTRODUÇÃO

Cálculos renais e ureterais são queixas frequentes na atenção primária. Os pacientes podem apresentar sintomas clássicos de cólica renal e hematúria ou podem ser assintomáticos e apresentar sintomas atípicos, como dor abdominal inespecífica, dor abdominal aguda difusa ou em flanco. Podem ainda manifestar náuseas, urgência ou alteração da frequência urinária, dificuldade para urinar e dor irradiada para o trato genital.

A litíase urinária (LU) afeta entre 6 e 12% da população adulta nos países ocidentais. A prevalência é maior no sexo masculino, mas a diferença no acometimento no sexo feminino tem diminuído nas últimas décadas, atualmente com proporção de 1,3 caso em homens para cada mulher, com pico de incidência entre 40 e 60 anos de idade.

Médicos da atenção básica precisam estar alertas para a possibilidade de litíase urinária e suas possíveis consequências para decidir sobre uma abordagem diagnóstica e terapêutica, e a necessidade de encaminhamento a um urologista.

ETIOLOGIA, FISIOPATOLOGIA E FATORES DE RISCO

Aproximadamente 80% dos pacientes com nefrolitíase apresentam cálculos de cálcio. A maioria dos cálculos é composta principalmente por oxalato de cálcio ou, menos frequentemente, fosfato de cálcio. Os outros tipos principais incluem ácido úrico, estruvita (fosfato de amônio magnesiano) e cistina. O paciente pode ter mais de um tipo de composição simultaneamente (p. ex., oxalato de cálcio e ácido úrico).

Existem diferentes teorias sobre a formação de cálculos de cálcio. Uma delas é de que ela ocorre quando um material geralmente solúvel (oxalato de cálcio) satura em excesso na urina e começa o processo de formação de cristais (cristais de oxalato de cálcio). Os cristais agregados se tornam suficientemente grandes para se ancorar (geralmente no fim dos ductos coletores), e lentamente aumentam de tamanho ao longo do tempo. Acredita-se que a ancoragem ocorra em locais de lesão da célula epitelial, talvez induzida pelos próprios cristais.

Outra teoria refere que a formação do cálculo pode ter início no interstício medular renal. Cristais de fosfato de cálcio podem se formar no interstício e, eventualmente, migrar para a papila renal, formando a clássica placa de Randall. Os cristais de oxalato de cálcio ou de fosfato de cálcio podem, então, se depositar no topo desses nichos, permanecendo ligados à papila.

O risco de nefrolitíase é influenciado pela composição da urina, que pode ser afetada por certas doenças e hábitos. Para cálculos de oxalato de cálcio, fatores de risco urinário incluem hipercalciúria, hiperoxalúria, hipocitratúria e fatores de risco alimentares, relacionados com baixa ingestão de cálcio, alta ingestão de oxalato, alto consumo de proteínas animais, consumo elevado de sódio ou baixa ingestão de líquidos (Tabela 26.1). O aumento da ingestão de vitamina C tem sido associado a um risco mais elevado de cálculos em homens, mas não em mulheres.

Existem outros fatores potencialmente associados a um aumento do risco de formação de cálculos:

- História de litíase renal prévia. A taxa de recorrência de cálculo é de 10 a 30% em 3 a 5 anos e 50 a 70% em 10 anos

- História familiar de litíase urinária
- Indivíduos com maior absorção entérica de oxalato (procedimentos de *bypass* gástrico, cirurgia bariátrica, síndrome do intestino curto)
- Causas menos comuns incluem infecções frequentes do trato urinário superior (p. ex., como resultado de lesões raquimedulares) e uso de medicamentos que podem cristalizar na urina, como indinavir, aciclovir, sulfadiazina e trianatereno. Nefrolitíase também tem sido relatada em crianças que recebem terapia prolongada com ceftriaxona
- Hipertensão arterial, diabetes, obesidade, gota e exercício físico excessivo (corredor de maratona) podem aumentar a cristalúria e o risco de cálculos em predispostos. Mudanças no estilo de vida e obesidade aumentam significativamente a incidência de cálculos em mulheres
- Infecções do trato urinário superior por organismo produtor de uréase (*Proteus* ou *Klebsiella*) predispõem à formação de cálculos de estruvita. Os sintomas clássicos de litíase renal são raros. O diagnóstico é sugerido se houver infecções recorrentes do trato urinário, dor leve em flanco ou hematúria, com pH da urina persistentemente alcalino (> 7,0), muitas vezes com vários cristais de fosfato de amônio magnésio no sedimento de urina.

QUADRO CLÍNICO

Pacientes assintomáticos podem, ocasionalmente, receber um diagnóstico de cálculo urinário quando um estudo de imagem é realizado para outros fins, ou quando imagens de investigação são realizadas em pacientes com história prévia de urolitíase. Em geral, os pacientes apresentam sintomas que são avaliados pela história clínica.

Tabela 26.1 Condições que levam a risco elevado para cálculos de cálcio.

Urinárias	Pequeno volume
	Cálcio elevado
	Excesso de oxalato (cálculos de CaOx)
	Baixo citrato
	pH elevado (cálculos de CaP)
Anatômicos	Rim esponjomedular (ectasia tubular)
	Rim em ferradura
	Obstrução da junção ureteropiélica, estenose ureteral
	Ureterocele
Dietéticos	Baixa ingesta hídrica
	Dieta pobre em cálcio
	Excesso de oxalato
	Baixo potássio
	Excesso de proteína animal
	Excesso de sódio
	Excesso de sacarose
	Excesso de vitamina C
Outras condições clínicas	Hiperparatireoidismo primário
	Gota
	Obesidade
	Diabetes melito

Sintomas

Os sintomas podem se desenvolver quando cálculos inicialmente passam da pelve renal para o ureter. A dor é o sintoma mais comum, podendo variar de leve e quase imperceptível a um desconforto tão intenso que necessita analgesia parenteral. Normalmente, desenvolve-se em ondas ou paroxismos que estão relacionados com o movimento do cálculo no ureter e espasmo ureteral associado. Paroxismos de dor intensa geralmente duram 20 a 60 minutos. Acredita-se que a dor ocorra principalmente por obstrução urinária, com distensão da cápsula renal.

O local da obstrução determina a localização da dor. A obstrução do ureter superior ou da pelve renal leva a dor no flanco ou sensibilidade na região, enquanto a obstrução ureteral inferior provoca dor que pode ser irradiada para o testículo ipsilateral ou vulva. A localização da dor pode mudar à medida que o cálculo migra no trajeto de descida. Muitos pacientes familiarizados com os sintomas são capazes de dizer se a pedra progrediu ao longo do ureter. No entanto, os cálculos que estão impactados e não migram apresentam dificuldades para serem localizados, certamente, apenas com base em sintomas. Além disso, uma localização diferente da dor pode gerar dúvida e por vezes parecer com um quadro de abdome agudo ou aneurisma dissecante de aorta. Em alguns pacientes com dor lombar crônica, o diagnóstico de urolitíase pode ser difícil sem um estudo de imagem.

Hematúria macro ou microscópica ocorre na maioria dos pacientes com LU sintomática (mas também está frequentemente presente em pacientes assintomáticos). Além da eliminação de um cálculo ou fragmento, este é um preditor importante e indicativo de urolitíase em pacientes com dor lombar unilateral. Dor aguda unilateral em flanco, hematúria e radiografia simples de abdome positiva estão presentes em cerca de 90% dos pacientes que se apresentam com cálculo urinário em serviços de emergência.

A ausência de hematúria associada à dor aguda no flanco não exclui a presença de urolitíase. Hematúria não é detectada em aproximadamente 10 a 30% dos pacientes com LU documentada. Um fator que pode comprometer a sensibilidade da hematúria é o intervalo entre o início da dor aguda e o momento do exame de urina.

Outros sintomas comumente associados ao quadro de urolitíase incluem náuseas, vômitos, disúria, urgência e polaciúria. As três últimas queixas ocorrem tipicamente quando o cálculo está localizado no ureter distal e caracterizam-se como sintomas irritativos miccionais.

A urolitíase pode levar à obstrução renal persistente com lesão renal permanente se o tratamento não for estabelecido.

Cálculos coraliformes geralmente não produzem sintomas, a não ser que resultem em obstrução do trato urinário ou infecção. No entanto, podem levar a insuficiência renal ao longo dos anos quando presentes bilateralmente.

DIAGNÓSTICO DIFERENCIAL

Várias condições podem ser confundidas com a dor no flanco causada pela LU, e uma adequada anamnese seguida do exame clínico geral e urológico, associados a exames complementares, poderão esclarecer o diagnóstico. São diagnósticos diferenciais possíveis:

- Coágulos de sangue: sangramentos dentro do rim podem produzir coágulos que se alojam temporariamente no ureter
- Pielonefrite: geralmente associada a febre e piúria
- Gravidez ectópica: diagnosticada por meio de ultrassonografia pélvico-abdominal
- Ruptura ou torção de um cisto no ovário: diagnóstico por ultrassonografia
- Dismenorreia: associada a alterações no ciclo menstrual
- Aneurisma de aorta raramente é confundido com cólica renal após a adequada avaliação clínica
- Obstrução intestinal aguda, diverticulite ou apendicite: geralmente ausência de hematúria e presença de sinais de irritação peritoneal
- Cólica biliar e colecistite: geralmente sem associação com hematúria. A dor geralmente apresenta-se em região superior do abdome à direita, com possível sinal de irritação peritoneal
- Isquemia mesentérica aguda: raramente produz dor abdominal que possa ser confundida com cólica renal e ainda é frequentemente associada a acidose metabólica, mas não hematúria
- Ligadura cirúrgica acidental de ureter
- Herpes-zóster: acompanhado por lesão cutânea, e não por hematúria
- Indivíduos que simulam cólica renal para obter narcóticos.

DIAGNÓSTICO

O diagnóstico de LU é inicialmente suspeitado pela apresentação clínica, incluindo detalhada história médica e exame físico. Suspeita-se em todos os pacientes com início agudo de dor em flanco, atraumática, particularmente quando há hematúria e não há sensibilidade abdominal, ou seja, sem sinais de peritonite. O exame urológico específico deve incluir palpação e percussão dos pontos renoureterais com avaliação do sinal de Giordano. A hipótese clínica será, então, amparada por exames de imagem apropriados.

A realização imediata dos exames de imagem é obrigatória nos pacientes com febre ou com rim único, bem como nos casos de dúvida diagnóstica.

É importante considerar que a dilatação ureteral sem um cálculo no exame radiológico pode representar a recente passagem de um cálculo.

Ultrassonografia

A ultrassonografia (US) do trato urinário (Figura 26.1), quando disponível, poderá ser o primeiro método diagnóstico de imagem, embora o alívio da dor ou qualquer outra medida de emergência não devam ser adiados em função de exames de imagem. Tem ampla aplicação por ser reprodutível, bastante difundida em nosso meio e de custo relativamente baixo. Tem como outra vantagem importante a possibilidade de ser realizada sem restrições em crianças, gestantes e mulheres em idade fértil, uma vez que não envolve exposição à radiação.

É um método bastante acurado para identificar litíase nos cálices, pelve, nas proximidades das junções pieloureteral e ureterovesical. Possibilita ainda identificar cálculos radiotransparentes não observados nas radiografias simples do abdome, ainda muito empregadas na pesquisa inicial dos cálculos, e é sensível para o diagnóstico de obstrução do trato urinário. A ultrassonografia apresenta sensibilidade de até 90% em mãos experientes, índice que pode melhorar quando é associada à radiografia simples de abdome.

A US apresenta limitação na detecção de pequenos cálculos renais, sobretudo inferiores a 5 mm, bem como dos cálculos no trajeto ureteral. O emprego do Doppler para medir o índice de resistividade da artéria renal ou principalmente para a avaliação da presença de jatos ureterais torna possível a melhora da sensibilidade na detecção do cálculo.

Cálculo ureteral distal pode ser detectado mais facilmente em mulheres por ultrassonografia transvaginal.

Radiografia simples do abdome

Uma radiografia (RX) simples de abdome irá identificar grandes cálculos radiopacos, como os de cálcio e estruvita, mas não

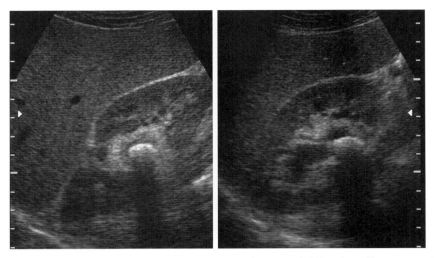

Figura 26.1 Ultrassonografia, corte sagital, mostra cálculo em pelve renal associado à presença de hidronefrose. Observa-se sombra acústica do cálculo.

conseguirá demarcar cálculos radiotransparentes de ácido úrico. Dificultará a visualização dos pequenos cálculos ou daqueles que se sobrepõem às estruturas ósseas, além de não detectar a obstrução.

A despeito de suas limitações, a radiografia simples do abdome (Figura 26.2) tem seu papel na investigação dos quadros de litíase urinária. A radiografia pode ser evitada quando for considerada a realização de tomografia pela exposição à radiação e custos adicionais. Entretanto, esse método é útil para diferenciar cálculos radiopacos e radiotransparentes, principalmente quando associado à ultrassonografia, bem como para comparações durante o seguimento da litíase urinária.

Tomografia computadorizada

A tomografia computadorizada (TC) helicoidal sem contraste (Figura 26.3) pode detectar tanto cálculos quanto obstrução do trato urinário. Cálculos não visualizados na radiografia simples de abdome costumam ser detectados por tomografia computadorizada. Cortes de 3 a 5 mm de espessura são adequados para a detecção de cálculos à TC, apresentando especificidade próxima a 100%. Portanto, um estudo positivo possibilita o diagnóstico de urolitíase e os pacientes podem ser tratados de forma adequada.

Assim, a TC helicoidal sem contraste é considerada o exame padrão para avaliação de litíase urinária. No entanto, apesar da indicação, seu emprego é muitas vezes limitado pelo custo e por se tratar de um método ainda não disponível de maneira universal. Além disso, apresenta importante exposição à radiação.

Uma importante exceção ao uso de TC sem contraste é a urolitíase secundária aos inibidores da protease do HIV, principalmente indinavir. Esses cálculos geralmente não são radiopacos, e sinais de obstrução podem ser mínimos ou ausentes; assim, o diagnóstico pode deixar de ser realizado com US e TC sem contraste. Nesses pacientes, a tomografia computadorizada com contraste pode ser necessária para estabelecer o diagnóstico.

Uma limitação da tomografia computadorizada pode ocorrer em pacientes sem evidência de obstrução do trato urinário, pois a TC apresenta dificuldade para a distinção entre cálculo ureteral e flebólitos que podem sobrepor-se ao curso do ureter.

A TC fornece ainda dados quanto a densidade do cálculo, sua estrutura interna, dimensões nos diversos eixos e distância dos cálculos até a pele, parâmetros bastante úteis como prognóstico de eliminação espontânea e como preditores de sucesso de tratamento endourológico, e também é muito importante no diagnóstico diferencial de outras doenças.

A tomografia computadorizada sem contraste e com baixas doses de radiação pode ser realizada em muitos centros e torna possível a identificação de cálculos renais e ureterais com sensibilidade e especificidade semelhantes às da TC padrão. Essa opção, no entanto, pode ser menos confiável para detectar cálculos com menos de 2 mm de diâmetro ou em pacientes obesos (índice de massa corporal [IMC] > 30 kg/m^2).

A realização da TC de baixa dose é aceitável e com baixo risco para o feto, no segundo e no terceiro trimestre de gestação, quando há forte suspeita de cálculo ureteral e a US for inconclusiva.

A avaliação de escolha é TC digital sem contraste ou US. As duas modalidades de imagem inicial em pacientes com suspeita de litíase renal são aceitáveis.

A TC é mais sensível do que a US e, portanto, é mais provável que identifique um cálculo, se houver. Em um estudo randomizado multicêntrico (Curhen et al., 2014), a sensibilidade variou entre 54 e 57% para US e 88% para TC. No entanto, a TC também está associada à exposição à radiação, e doses cumulativas de radiação podem ser elevadas em pacientes que têm nefrolitíase recorrente e necessitam de exames de imagem frequentes.

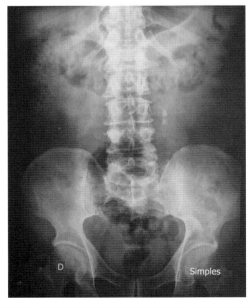

Figura 26.2 Radiografia simples de abdome evidencia duas imagens cálcicas à esquerda da terceira vértebra lombar, topografia de ureter proximal.

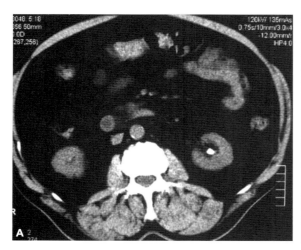
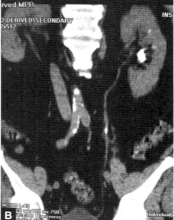

Figura 26.3 Tomografia computadorizada helicoidal sem contraste. O corte axial (**A**) mostra cálculo em rim esquerdo. Na reconstrução coronal (**B**), há cálculo renal e ureteral médio à *esquerda*.

A US não expõe o paciente à radiação. No entanto, é menos sensível do que a TC e muitos pacientes que inicialmente se submetem à ultrassonografia precisarão de uma tomografia computadorizada para identificar o cálculo. A acurácia da US é melhorada quando associada à radiografia simples de abdome. O estudo citado não demonstrou diferença significativa entre US e TC nas taxas de falha diagnóstica que resultaram em complicações, como pielonefrite com sepse ou abscesso diverticular.

Aspecto do cálculo

A densidade do cálculo em tomografia computadorizada, avaliada em unidades Hounsfield (UH), bem como a localização e/ou aspecto geral, podem sugerir sua composição, ajudando no planejamento terapêutico.

Embora os cálculos de fosfato de amônio magnesiano e de cistina sejam frequentemente radiopacos, não são tão densos quanto compostos de oxalato de cálcio ou fosfato de cálcio.

Cálculos de fosfato de cálcio são mais comumente encontrados na presença de nefrocalcinose, o que é sugestivo da acidose tubular renal. Calcificações bilaterais na junção corticomedular são geralmente visualizadas no rim esponjomedular e, nesse cenário, os cálculos de oxalato de cálcio ou de fosfato de cálcio podem ser encontrados. Grandes cálculos na pelve e cálices renais sugerem a presença de cálculos de estruvita.

Embora cálculos de ácido úrico, cistina e estruvita possam geralmente ser distinguidos de cálculos de oxalato de cálcio, a tomografia computadorizada ainda não é suficientemente sensível para identificar as diferentes formas de oxalato de cálcio (ou seja, di-hidrato contra monoidrato) ou para distinguir oxalato de cálcio de fosfato de cálcio. A tomografia computadorizada de dupla energia (TCDE) parece ser mais sensível do que a TC helicoidal padrão para determinar a composição do cálculo.

Outros exames de imagem

Atualmente, exames radiológicos que são menos utilizados incluem urografia excretora e ressonância magnética, empregados para o diagnóstico e avaliação de urolitíase quando a TC não estiver disponível ou em situações especiais. Eles raramente são usados no diagnóstico inicial de urolitíase.

A urografia excretora (Figura 26.4) tem maiores sensibilidade e especificidade do que a radiografia simples de abdome para a detecção de cálculos e fornece dados sobre o grau de obstrução. Anteriormente, era o procedimento diagnóstico de escolha, mas hoje vem perdendo espaço por causa de potenciais reações ao contraste, nefrotoxicidade, por propiciar menor sensibilidade e

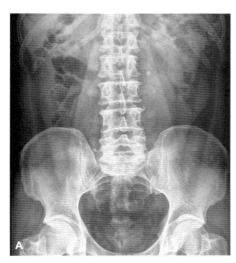
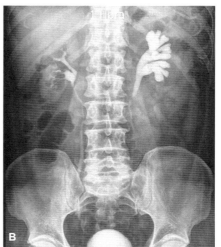

Figura 26.4 Urografia excretora. **A.** Radiografia de abdome sem contraste, com imagem cálcica à esquerda da segunda vértebra lombar. **B.** Fase excretora mostrando cálculo ureteral parcialmente obstrutivo à esquerda, com retardo na excreção do contraste.

182   PARTE 1   Saúde do Adulto e do Idoso

por sua exposição à radiação. Vem sendo substituída pela TC sem contraste como exame de escolha.

A ressonância magnética é raramente utilizada durante o quadro de urolitíase, exceto na avaliação de pacientes grávidas. Pode ser utilizada quando há uma indicação específica de redução à exposição à radiação, em forte suspeita de urolitíase e ausência de achados ultrassonográficos. O contraste intravenoso com gadolínio geralmente não é administrado e deve ser evitado na paciente grávida.

Algumas características importantes dos métodos diagnósticos discutidos podem ser observadas na Tabela 26.2.

RESUMO DA ABORDAGEM DIAGNÓSTICA POR IMAGEM

A US abdominal e a TC helicoidal sem contraste são ambas os estudos diagnósticos iniciais considerados de escolha (US como primeira escolha em gestantes e crianças ou em pacientes nos quais a colecistite ou uma patologia ginecológica sejam considerações relevantes). Se a US foi o método usado para diagnosticar a urolitíase, a TC poderá ser necessária caso uma intervenção cirúrgica seja considerada.

A urografia excretora é uma alternativa se a TC helicoidal e a US não estiverem disponíveis. A radiografia simples de abdome é um exame inicial razoável em pacientes que tenham história prévia de cálculo radiopaco e que tenham dor aguda em flanco. No entanto, a TC helicoidal ou a US podem ser necessárias para a detecção de cálculos ureterais caso a radiografia seja negativa.

Tabela 26.2 Procedimentos radiológicos para investigação de litíase urinária.

	Vantagens	Desvantagens
Radiografia simples de abdome	Prontamente acessível Baixo custo Exposição à radiação limitada (dose eficaz: 0,8 mSv) Útil em situações de emergência	Requer radiologista experiente ou urologista para interpretação Sensibilidade e especificidade limitadas
Ultrassonografia	Prontamente acessível Sensibilidade aumentada pelo uso do Doppler colorido Sem exposição à radiação Detecta hidronefrose	Custo moderado Desempenho ruim para cálculos menores Requer radiologista experiente para interpretação
Urografia excretora	Útil para planejar tratamento e confirmação diagnóstica Longa história como padrão de investigação	Custo moderado Necessita de injeção de contraste intravenoso Exposição moderada à radiação (dose eficaz: 3,7 a 5,0 mSv) Menos precisa que a TC
Tomografia computadorizada (TC)	Alta precisão diagnóstica Detecta hidronefrose Diferencia cálculos radiotransparentes, sangue ou tumor	Alto custo Exposição moderada à radiação (dose eficaz: 2 a 3 mSv com dose baixa e 10 a 12 mSv com exame de dose padrão) Não disponível universalmente
Ressonância nuclear magnética	Grande potencial para identificar o local do cálculo no ureter Sem radiação ionizante	Alto custo Disponível em poucos lugares Baixa tolerância por muitos pacientes Cálculos não afetados magneticamente podem não ser detectados

Após o controle do quadro agudo, o próximo passo na avaliação consiste em determinar os fatores predisponentes para a formação de cálculo com exames de sangue, análise de urina e possível análise do cálculo. Esta é uma parte essencial da avaliação, uma vez que a terapia para evitar a formação de cálculo recorrente é determinada pelas alterações bioquímicas presentes.

AVALIAÇÃO LABORATORIAL

Os pacientes sob avaliação em serviço de urgência necessitam de uma avaliação laboratorial sucinta enquanto realizam os exames de imagem.

As recomendações para análises laboratoriais básicas são:

- Urina: avaliação de sedimento urinário, hemácias, leucócitos, nitrito, pH, urocultura ou microscopia
- Sangue: creatinina, ácido úrico, cálcio iônico, hemograma, sódio, potássio, teste de coagulação (os três últimos se houver probabilidade de intervenção cirúrgica).

Pacientes com alto risco de recorrência devem realizar análises mais específicas.

TRATAMENTO
Tratamento do quadro agudo

O tratamento dos pacientes com cólica renal aguda, na maioria das vezes, pode ser feito de forma conservadora, com analgesia e hidratação adequadas, até a eliminação do cálculo. Hidratação intravenosa volumosa tende a levar a um aumento do desconforto do paciente e consequente utilização de mais analgésicos, não sendo recomendada na fase emergencial.

Avaliação urológica de urgência se justifica em pacientes com urossepse, insuficiência renal aguda, anúria e/ou dor, náuseas ou vômitos incontroláveis e inflexíveis à medicação (Figura 26.5). Condições clínicas coexistentes que podem complicar ou alterar a terapia deverão ser consideradas, como rim único, gravidez, imunossupressão, diabetes, doenças cardíacas ou pulmonares e extremos de idade.

A probabilidade de o cálculo ureteral ser eliminado dependerá do seu tamanho e localização; cálculos menores e mais distais são mais propensos a passar sem necessidade de intervenção.

Os pacientes devem ser instruídos a observar sua urina por vários dias e levar qualquer cálculo que saia para possível análise e planejamento de terapia preventiva.

O tratamento pode ser feito em casa, se for possível a ingestão de medicamentos e fluidos orais. Nessa situação, exames de imagem devem ser realizados para confirmar o diagnóstico e avaliar a possibilidade de eliminação espontânea do cálculo. Deve-se informar o paciente sobre riscos de recorrência da dor e eventual necessidade de retorno ao hospital. A hospitalização é necessária para os pacientes que não podem tolerar a ingestão oral ou que têm dor incontrolável ou febre.

Tanto anti-inflamatórios não esteroides (AINEs) quanto opioides têm sido tradicionalmente utilizados para o controle da dor em pacientes com cólica renal aguda. Os AINEs têm a possível vantagem de diminuir a tonicidade do músculo liso ureteral, tratando diretamente um provável mecanismo pelo qual a dor ocorre (espasmo ureteral).

Estudos prospectivos randomizados controlados e revisão sistemática sugerem que os AINEs são pelo menos tão eficazes quanto os opiáceos, incluindo a capacidade de alcançar o alívio completo da dor em curto prazo.

Alguns benefícios referentes aos AINEs podem ser devidos a uma exigência menor para a necessidade de analgesia de resgate e menor incidência de efeitos adversos, principalmente náuseas e vômitos. Além disso, o tratamento com AINEs desencoraja

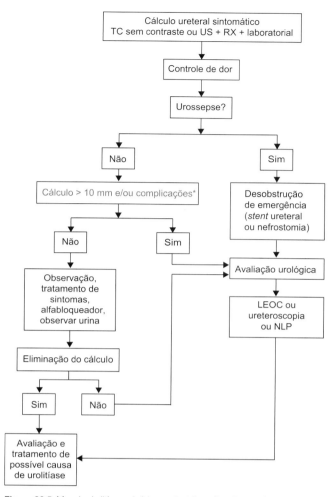

Figura 26.5 Manejo da litíase urinária aguda. *Complicações: anúria, obstrução bilateral ou em paciente com rim único, infecção do trato urinário superior, deterioração da função renal, dor, náuseas, vômitos de difícil controle. TC: tomografia computadorizada; US: ultrassonografia; RX: radiografia; LEOC: litotripsia extracorpórea por ondas de choque; NLP: nefrolitotripsia percutânea.

pacientes em busca de opiáceos, simulando um quadro de cólica renal. Por outro lado, em pacientes com doença renal preexistente ou alteração da função renal, os AINEs podem interferir com a resposta autorreguladora do rim com obstrução aguda e podem induzir insuficiência renal aguda.

Assim, os AINEs poderão ser usados como fármacos de primeira linha de analgesia em cólica renal, a menos que o paciente apresente contraindicações ao seu uso (úlcera péptica, déficit de função renal, asma grave, entre outros).

Entre as diversas opções sugere-se o uso de diclofenaco oral ou parenteral como escolha de tratamento da cólica renal, bem como na terapia profilática de dor recorrente. O emprego de diclofenaco sódico, 100 a 150 mg/dia de 3 a 7 dias, reduz o risco de inflamação ureteral e facilita a eliminação dos cálculos menores. Outros AINEs, como cetorolaco, em dose de 30 mg intravenoso ou 10 mg sublingual, ibuprofeno e tenoxicam, também podem ser utilizados na fase aguda ou em regime profilático.

No Brasil, vários serviços de emergência utilizam de rotina analgésicos como dipirona associada ao antiespasmódico (escopolamina + dipirona) no tratamento da cólica renal, com resultados satisfatórios, embora com pouco benefício observado em estudos randomizados que comparam o fármaco (antiespasmódico) ao placebo.

A associação de AINEs com opioides (tramadol ou codeína) pode apresentar resultados superiores a qualquer um dos agentes usados de forma isolada, tanto na redução da dor quanto no alívio completo.

Recomenda-se que os AINEs sejam interrompidos 3 dias antes de litotripsias, para minimizar o risco de hemorragia. Doses padrão de opiáceos irão aliviar a dor em pessoas que não respondem aos AINEs.

Descida do cálculo

O tamanho do cálculo é o principal determinante de sua eliminação espontânea, embora sua localização também seja importante. A maioria dos cálculos com menos de 4 mm de diâmetro pode ser eliminada espontaneamente (76 a 87%). Para cálculos com mais de 5 mm de diâmetro, existe uma diminuição progressiva da taxa de eliminação espontânea (60% para cálculos entre 5 e 7 mm e 48% entre 7 e 9 mm), que é improvável com cálculos com mais de 10 mm de diâmetro (menos de 25%). Cálculos ureterais proximais também são menos propensos a ser eliminados espontaneamente.

Terapia médica expulsiva

Várias intervenções médicas diferentes podem aumentar a taxa de eliminação de cálculos ureterais, incluindo os agentes antiespasmódicos, AINEs, bloqueadores dos canais de cálcio e alfabloqueadores. A associação com esteroides parece melhorar os efeitos, porém seu uso ainda não é recomendado porque há poucos estudos comparativos.

Ensaios clínicos randomizados e metanálises demonstraram o benefício significativo da terapia com alfabloqueadores *versus* tratamento conservador isolado (77 e 52%, respectivamente); além disso, a eliminação do cálculo ocorreu em média 3 dias mais cedo. Esses fármacos causam relaxamento da musculatura lisa do ureter, favorecendo a passagem de fragmentos e diminuindo os espasmos musculares que causam dores. Um estudo multicêntrico recente questiona a eficácia da terapia médica expulsiva (TME).

Estudos que compararam diretamente nifedipino e tansulosina relataram taxas semelhantes de eliminação de cálculo, embora sejam ligeiramente maiores com tansulosina. A vantagem da tansulosina é que a eliminação do cálculo parece ser um pouco mais rápida, com menos internações e procedimentos necessários. Outros alfabloqueadores parecem ser igualmente eficazes.

Os pacientes orientados e informados que optarem pela observação simples ou pela TME devem ter um bom controle da dor, estar sem evidências clínicas de sepse e ter uma reserva adequada de função renal. Recomenda-se também o seguimento a curtos intervalos de tempo para monitorar a posição do cálculo e avaliar a presença de dilatação pielocalicial.

Os pacientes devem ser orientados sobre os riscos da TME, incluindo os efeitos colaterais dos fármacos utilizados (hipotensão, tontura e ejaculação retrógrada). Deve-se mencionar o emprego *off label* desses fármacos nesta indicação. Estudos controlados e randomizados são necessários para a utilização segura da TME em crianças, embora relatos científicos iniciais afirmem a eficácia e a segurança da TME aplicada para o tratamento clínico de cálculos ureterais em crianças. Em gestantes, a tansulosina é considerada medicamento da classe B segundo a FDA americana, com estudos evidenciando que a TME é segura para mãe e feto, podendo ser utilizada como terapia adjuvante para o cálculo urinário em gestantes sintomáticas.

Como facilitar a descida e a eliminação do cálculo

As diretrizes internacionais da Associação Americana de Urologia e da Associação Europeia de Urologia fazem as seguintes recomendações:

- Em um paciente com cálculo ureteral recém-diagnosticado, com menos de 10 mm e cujos sintomas estejam controlados, a observação com avaliação periódica é uma opção para o tratamento inicial
- Deve ser oferecido tratamento clínico adequado para facilitar a passagem do cálculo durante o período de observação
- Se houver necessidade de escolha entre a remoção do cálculo e um tratamento conservador com medidas clínicas para a expulsão, será importante levar em conta todas as circunstâncias individuais que possam afetar as decisões do tratamento
- O pré-requisito para o tratamento clínico é que o paciente esteja confortável, afebril e que não haja nenhuma vantagem óbvia com a remoção imediata do cálculo
- Inicia-se o tratamento com tansulosina (0,4 mg 1 vez/dia) por 4 semanas para facilitar a passagem espontânea do cálculo em pacientes com cálculos com menos de 10 mm de diâmetro. Se a eliminação não acontecer, novos exames de imagem deverão ser solicitados
- O uso de AINEs é recomendado em condições clínicas adequadas. Diclofenaco sódico oral na dose de 100 a 150 mg/dia, trometamol cetorolaco (20 a 30 mg/dia) por 3 a 7 dias poderão auxiliar na redução da inflamação e do risco de dor recorrente. Alguns serviços prescrevem antibióticos, mas não há respaldo científico para essa conduta em pacientes que recebem terapia médica expulsiva
- A dissolução química (quemólise) dos cálculos com tratamento medicamentoso por via oral pode ser útil para os de ácido úrico ou de seus fragmentos. A dissolução é realizada utilizando-se bicarbonato de sódio ou citrato de potássio com o objetivo de alcalinizar a urina e manter o pH urinário entre 7,0 e 7,2. O alopurinol pode ser usado como tratamento adjuvante para a prevenção de recorrência de cálculos de ácido úrico.

Consulta com urologista

Uma consulta urológica urgente (ver Figura 26.5) se justifica em pacientes com urossepse, insuficiência renal aguda, obstrução bilateral, rim único, anúria e/ou dor, náuseas ou vômitos de difícil controle com medicação. O encaminhamento a um ambulatório de urologia de referência para uma possível intervenção é indicado para pacientes com cálculos com mais de 10 mm de diâmetro, obstrução significativa, ou para pacientes que não conseguiram eliminar o cálculo depois de um tratamento conservador após 4 a 6 semanas, incluindo a terapia médica expulsiva.

Os pacientes que não eliminaram o cálculo podem precisar de um exame de imagem, caso ainda não tenha sido realizado. Se apenas US e/ou urografia excretora tiverem sido realizadas, sem identificação do cálculo, pode-se indicar a realização de uma TC helicoidal não contrastada.

As opções atuais para o tratamento de cálculos não eliminados incluem litotripsia extracorpórea por ondas de choque (LEOC), litotripsia ureteroscópica (com litotritores: *laser*, pneumático, ultrassônico ou eletro-hidráulico em ureteroscópio semirrígido ou flexível), nefrolitotripsia percutânea (NLP) e remoção laparoscópica do cálculo. Cirurgia aberta para remoção de cálculo raramente é necessária. A LEOC é o tratamento de escolha em 75% dos pacientes e funciona melhor para cálculos na pelve renal e no ureter superior. Com as máquinas mais recentes, a maioria dos pacientes tem boa tolerância ao procedimento. Cerca de um terço dos pacientes podem apresentar febre leve e transitória, com obstrução pelos fragmentos de cálculo ou infecção urinária que ocorrem em menos de 10% dos casos. Tanto a LEOC quanto a ureteroscopia são consideradas opções de tratamento de primeira escolha para cálculo ureteral que exige remoção, sendo a ureteroscopia a que apresenta a maior taxa de resolutividade, especialmente para cálculos mais altos, mas com maior incidência de complicações.

Para pacientes com cálculos renais maiores (> 1,5 cm), cálculos renais de composição mais endurecida (cistina ou oxalato de cálcio monoidratado) ou cálculos em locais complexos (cálice renal inferior, ureter médio ou superior), a LEOC apresenta bons resultados somente em cerca de 50% dos casos. Nessas situações, a fragmentação endoscópica do cálculo com uma abordagem percutânea ou ureteroscópica deve ser a primeira escolha.

AVALIAÇÃO E TRATAMENTO SUBSEQUENTE

Recomenda-se avaliação metabólica para os pacientes com litíase múltipla e bilateral, portadores de rim único com litíase, forte história familiar de cálculos, crianças e na presença de doença calculosa ativa (definida como formação recorrente de cálculos, crescimento de cálculos existentes ou eliminação frequente de fragmentos).

Após recuperação e resolução do quadro agudo, além de análise do cálculo, se possível, o paciente deve ser avaliado para prováveis causas ocultas da doença, incluindo hipercalcemia, hipercalciúria, hiperuricosúria, hipocitratúria, hiperoxalúria e avaliação do volume urinário.

A avaliação metabólica mínima recomendada consta de:

- Análise físico-química do cálculo (quando disponível)
- Dosagem sérica: cálcio, ácido úrico, sódio, potássio, glicose, colesterol total e frações, triglicerídeos e gasometria venosa
- Urina de 24 horas (duas amostras, com medida do volume): cálcio, ácido úrico, oxalato, citrato, sódio, potássio, cistina (uma amostra)
- Urina tipo I com pH e urocultura; dosagem de paratormônio (PTH) se houver hipercalcemia.

A terapia subsequente deverá ser baseada no tipo de cálculo e nas alterações metabólicas encontradas. As recomendações para a prevenção de formação de novos cálculos incluem:

- Aumento da ingestão hídrica, objetivando uma diurese acima de 2,5 ℓ diários
- Mudança dietética de acordo com as necessidades e suscetibilidades metabólicas individuais
- Pacientes com cálculos de cálcio que não se beneficiam exclusivamente com modificações dietéticas podem ser tratados com um diurético tiazídico (12,5 a 50 mg/dia) e dieta com baixo teor de sódio para hipercalciúria, alopurinol para hiperuricosúria (100 a 300 mg/dia) e citrato de potássio para hipocitratúria (10 a 80 mEq/dia), além de sucos de frutas cítricas
- Pacientes com cálculos de ácido úrico podem ser tratados com citrato de potássio (10 a 60 mEq/dia) e/ou bicarbonato de sódio (1 a 2 g/dia) para alcalinizar a urina (com os devidos cuidados ao sódio, que pode elevar a pressão arterial e ter efeito calciúrico) e, ocasionalmente, alopurinol (para pacientes com hiperuricosúria importante) (100 a 300 mg/dia)
- Pacientes com cálculos de cistina podem ser tratados com uma alta ingestão de líquidos, alcalinização urinária e fármacos como tiopronina (alfamercaptopropionilglicina), com devidos cuidados aos efeitos colaterais
- A presença de cálculos de estruvita geralmente exige a completa remoção do cálculo com nefrolitotomia percutânea e tratamento de infecção do trato urinário com antibiótico. Utiliza-se antibioticoterapia em dose profilática, sempre que possível, seguindo o antibiograma, geralmente por 6 meses
- O hiperparatireoidismo primário com níveis séricos elevados de cálcio ionizado (ou cálcio total e albumina), com alteração do paratormônio, requer tratamento cirúrgico da paratireoide.

CONSIDERAÇÕES FINAIS

O diagnóstico de litíase urinária é inicialmente suspeitado pela apresentação clínica e depois confirmado com exames radiológicos.

A combinação de ultrassonografia e radiografia simples do abdome possibilita resultados comparáveis aos observados com a tomografia computadorizada helicoidal de maneira isolada e pode ser uma alternativa útil na avaliação inicial dos pacientes com dor aguda no flanco, especialmente quando a TC não estiver disponível.

A maioria dos pacientes com cólica renal aguda pode ser tratada de forma conservadora com medicação para a dor e hidratação adequada, até que o cálculo seja eliminado. Fármacos anti-inflamatórios não esteroides (AINEs) parecem ser, pelo menos, tão eficazes quanto os opiáceos. Os pacientes podem ser tratados em casa, caso consigam ingerir medicamentos e fluidos orais. A hospitalização é necessária para aqueles que não podem tolerar a ingestão oral ou que têm dor incontrolável ou febre. Uma avaliação urológica urgente se justifica em pacientes com urossepse, insuficiência renal aguda, anúria e/ou dor, náuseas ou vômitos de difícil controle.

A terapia expulsiva, baseada na administração de bloqueadores alfa-adrenérgicos, contribui para aumentar a eliminação de cálculos ureterais com menos de 10 mm e reduzir o número de episódios e intensidade de dor nos pacientes.

Pacientes com cálculos com mais de 10 mm de diâmetro, com episódios frequentes de dor intensa, com obstrução significativa ou que não eliminaram o cálculo depois de 4 a 6 semanas devem ser encaminhados para o serviço de urologia para uma provável intervenção.

Algumas recomendações gerais para diminuir a recorrência de urolitíase estão a seguir:

- Ingestão hídrica que permita diurese acima de 2,5 ℓ/dia
- Uso moderado de sal (NaCl 4 a 5 g/dia) e de proteína (0,8 a 1,0 g/kg/dia), com adequações para crianças. Cálcio normal na dieta: 1 a 2 g/dia. Dieta balanceada, rica em fibras e vegetais
- Utilização de laranja e limão na rotina dietética
- Atividade física regular.

Bibliografia

Asplin JR, Coe FL. Hyperoxaluria in kidney stone formers treated with modern bariatric surgery. J Urol. 2007; 177:565.

Avci Z, Koktener A, Uras N et al. Nephrolithiasis associated with ceftriaxone therapy: a prospective study in 51 children. Arch Dis Child. 2004; 89:1069.

Bultidude M, Rees J. Management of renal colic. BMJ. 2012; 345:e5499.

Campschroer T, Zhu Y, Duijvesz D et al. Alpha-blockers as medical expulsive therapy for ureteral stones. Cochrane Database Syst Rev. 2014; 4:CD008509.

Coll DM, Varanelli MJ, Smith RC. Relationship of spontaneous passage of ureteral calculi to stone size and location as revealed by unenhanced helical CT. AJR Am J Roentgenol. 2002; 178:101-3.

Curhan G. Imaging in the emergency department for suspected nephrolithiasis. N Engl J Med. 2014; 371:1154.

Curhan GC, Aronson SD, Preminger GM. Diagnosis and acute management of suspected nephrolithiasis in adults. Post TW (ed.). UpToDate. Waltham, MA: UpToDate Inc. Disponível em: http://www.uptodate.com. Acesso em: abril de 2018.

Curhan GC, Willett WC, Rimm EB et al. Family history and risk of kidney stones. J Am Soc Nephrol. 1997; 8:1568.

Escribano J, Balaguer A, Pagone F et al. Pharmacological interventions for preventing complications in idiopathic hypercalciuria. Cochrane Database Syst Rev. 2009; (1):CD004754.

Ferraro PM, Curhan GC et al. Total, dietary, and supplemental vitamin C intake and risk of incident kidney stones. Am J Kidney Dis. 2016; 67: 400.

Fulgham PF, Assimos DG, Pearle MS et al. Clinical effectiveness protocols for imaging in the management of ureteral calculous disease: AUA technology assessment. J Urol. 2013; 189:1203.

Holdgate A, Pollock T. Systematic review of the relative efficacy of non-steroidal anti-inflammatory drugs and opioids in the treatment of acute renal colic. BMJ. 2004; 328:1401.

Kim SC, Coe FL, Tinmouth WW et al. Stone formation is proportional to papillary surface coverage by Randall's plaque. J Urol. 2005; 173:117.

Kobayashi T, Nishizawa K, Mitsumori K et al. Impact of date of onset on the absence of hematuria in patients with acute renal colic. J Urol. 2003; 170:1093.

Parekattil SJ, Kumar U, Hegarty NJ et al. External validation of outcome prediction model for ureteral/renal calculi. J Urol. 2006; 175:575.

Pearle MS, Antonelli JA, Lotan Y. Urinary Lithiasis: etiology, epidemiology, and pathogenesis. In: Wein AL (editor-chefe). Campbell-Walsh Urology. 11. ed. Philadelphia: Elsevier; 2016. p. 1170-99.

Preminger GM, Tiselius HG, Assimos DG et al. 2007 guideline for the management of ureteral calculi. J Urol. 2007; 178:2418.

Sakhaee K. Recent advances in the pathophysiology of nephrolithiasis. Kidney Int. 2009; 75:585-90.

Schwartz BF, Schenkman N, Armenakas NA et al. Imaging characteristics of indinavir calculi. J Urol. 1999; 161:1085.

Smith-Bindman R, Aubin C, Bailitz J et al. Ultrasonography versus computed tomography for suspected nephrolithiasis. N Engl J Med. 2014; 371:1100.

Springhart WP, Marguet CG, Sur RL et al. Forced versus minimal intravenous hydration in the management of acute renal colic: a randomized trial. J Endourol. 2006; 20:713.

Taylor EN, Stampfer MJ, Curhan GC. Diabetes mellitus and the risk of nephrolithiasis. Kidney Int. 2005; 68:1230.

Teichman JM. Clinical practice. Acute renal colic from ureteral calculus. N Engl J Med. 2004; 350:684.

Tiraboschi RB, Bessa Jr. J, Paschoalin VP. Litíase urinária: epidemiologia, fisiopatologia e diagnóstico. In: Nardi AC et al. (eds.). Urologia Brasil. Rio de Janeiro: SBU – Sociedade Brasileira de Urologia; 2013. p. 432-40.

Türk C, Neisius A, Petrik A et al. Guidelines on Urolithiasis, 2016 (atualização 2017). European Association of Urology.

Zilberman DE, Tsivian M, Lipkin ME et al. Low dose computerized tomography for detection of urolithiasis–its effectiveness in the setting of the urology clinic. J Urol. 2011; 185:910.

27 Lombalgia

Rodrigo Bezerra de Menezes Reiff, Andrew Serrão e Daniel Massari Maricondi

INTRODUÇÃO

Lombalgias são todas as condições de dor localizada na região inferior do dorso, em uma área situada entre o último arco costal e a prega cutânea. Dor é definida pela International Association for the Study of Pain (IASP) como uma experiência sensorial e emocional desagradável, associada ou não a lesão tecidual existente. A dor é um fenômeno dinâmico, e a sua modulação se inicia na periferia e envolve várias estruturas do sistema nervoso central (SNC), incluindo o sistema nervoso autonômico e locais do córtex cerebral.

EPIDEMIOLOGIA

A lombalgia é uma das queixas dolorosas mais frequentes. Entre a população adulta, 70 a 80% a tiveram ou terão em alguma época da vida. Entre as crianças, 5% poderão ter pelo menos alguma crise durante os primeiros anos de vida. Diversos são os fatores de risco relacionados ao desencadeamento da lombalgia. Entre eles estão fatores ocupacionais, como a sobrecarga pelo levantamento de peso, exposição ao estresse vibratório e a manutenção da posição sentada por períodos prolongados. Entre os fatores relacionados ao indivíduo, estão os emocionais, a falta de condicionamento físico, a má postura, a fraqueza da musculatura abdominal e a obesidade. Os fatores psicossociais são importantes como preditores para o prognóstico do tratamento da lombalgia.

A prevalência da lombalgia durante todo o decorrer da vida excede 70% da população investigada, na maioria das nações industrializadas. É a terceira causa de absenteísmo em ambulatórios de clínica geral, superada apenas pela hipertensão arterial e doenças pulmonares. É considerada, portanto, um problema de saúde pública, com altos custos socioeconômicos e elevado índice de incapacidade e morbidade.

Aproximadamente 85% das lombalgias são classificadas como inespecíficas. Entretanto, a história e o exame físico são fundamentais para a identificação dos 15% dos doentes com causa identificável para a origem da dor e, principalmente, para o reconhecimento daqueles com doença grave que necessitam de tratamento na urgência.

Dessa forma, a relação médico-paciente se torna primordial no tratamento das lombalgias. O profissional deve realizar anamnese e exame físico cuidadoso para a elucidação dos casos, utilizando, quando necessário, o suporte de exames complementares.

Em um primeiro momento, faz-se necessário separar (e isso pode ser feito por anamnese e exame físico) a lombalgia da lombociatalgia. Enquanto na primeira a dor fica limitada à região lombar baixa e às nádegas, podendo estender-se até a coxa, a segunda causa dor lombar irradiada para o membro inferior, podendo chegar até os dedos dos pés. O fato de a dor ultrapassar os joelhos é altamente sugestivo de ciatalgia.

Características da dor, como localização, presença e território de irradiação, fatores de melhora ou piora, característica da instalação, tempo de evolução e presença de sinais e sintomas neurológicos, são importantes. Sinais de alarme, como a presença de dor noturna, febre ou perda de peso, antecedente oncológico, história de traumatismo ou extremos de idade, devem ser encaminhados para investigação imediata por exame de imagem.

Se um paciente apresenta dor caracterizada como lombalgia, o passo seguinte será distinguir se estamos diante de uma lombalgia de causa mecânica ou inflamatória. A dor inflamatória é aquela que se manifesta no período noturno, ao repouso e se associa com rigidez matinal. Já o paciente com dor mecânica tem dor que piora com o decorrer do dia, sem rigidez matinal (Tabela 27.1).

Mesmo com o recente progresso dos métodos diagnósticos, principalmente relacionados às modernas técnicas de imagem, em um alto contingente das lombalgias não se encontra uma causa aparente, gerando denominações como lombalgia idiopática ou inespecífica.

FISIOPATOLOGIA

Aspectos anatômicos

As vértebras estão conectadas por uma tríade de elementos articulares, compostas fundamentalmente pelo disco intervertebral (no segmento anterior) e por um par de articulações interfacetárias ou interapofisárias revestidas por tecido sinovial (no segmento posterior), constituindo, deste modo, a unidade funcional

Tabela 27.1 Classificação etiológica das lombalgias.

Mecânicas	Malformações congênitas: vértebras de transição lombar ou sacral, hemivértebra, espinha bífida, megapófise, fusões vertebrais, costela cervical, assimetria ou distopia articular, escoliose, estenose de canal vertebral, espondilólise ou espondilolistese Deformidades adquiridas: escoliose, hiperlordose do ângulo lombossacro, epifisite de Scheuerman, estenose de canal vertebral, síndrome interfacetária, defeito postural por hipotonia muscular, espondilólise e espondilolistese Traumáticas: entorse ou distensão de partes moles, fratura de compressão vertebral, subluxação articular, espondilólise e espondilolistese
Degenerativas	Osteoartrose, discoartrose, hérnia discal, síndrome de compressão medular ou radicular, síndrome do desfiladeiro cervical, arteriosclerose pélvica, síndrome da cauda equina
Inflamatórias	Espondilite anquilosante, artrite reumatoide, artrites reativas, artrite psoriásica, enteroartropatias
Neoplásicas	Benignas: neurinoma, hemangioma, meningioma, ependimoma, osteoma osteoide, osteoblastoma, doença de Paget Malignas: mieloma múltiplo, leucemia, linfoma, carcinomas metastáticos de mama, próstata, pulmão, rim, tireoide e trato digestivo
Metabólicas	Osteoporose, osteomalacia, osteodistrofia renal, doença de Paget, hiperparatireoidismo, hipercortisolismo
Infecciosas	Espondilodiscite piogênica, tuberculose, brucelose, salmonelose, síndrome de Grizel
Miofasciais	Fibromialgia generalizada ou dor miofascial regional do glúteo médio, quadrado lombar, piriforme
Psíquicas	Neuroses histéricas, depressivas, astênicas ou hipocondríacas
Viscerais	Pielonefrite, nefrolitíase, pancreatite, carcinoma pancreático, aneurisma da aorta abdominal, neoplasia retroperitoneal, endometriose, doença inflamatória ou neoplásica intrapélvica, tensão pré-menstrual, prolapso ou retroversão uterina ou prostatite crônica

espinal ou segmento vertebral motor. A coluna lombar possui cinco dessas unidades, cuja integridade estrutural e capacidade funcional dependem amplamente do disco intervertebral. Sua estabilização é conferida pelos ligamentos longitudinais anterior e posterior. Além desses elementos, esta unidade móvel tem em sua constituição outros ligamentos, músculos e fáscias, vasos sanguíneos e estruturas nervosas.

O disco intervertebral é uma das principais estruturas responsáveis pela flexibilidade e elasticidade da coluna lombar. É formado por uma camada externa fibrosa concêntrica, o anel ou ânulo fibroso, combinada delicadamente com uma parte cartilaginosa central, o núcleo pulposo. A sustentação e estabilização do núcleo pulposo são realizadas por duas placas cartilagíneas, remanescentes da cartilagem de crescimento do corpo vertebral. Além de fornecer sustentação para a postura ereta e proteção para as estruturas nervosas, esta unidade motora permite também a mobilização do tronco. O núcleo pulposo ao lado das curvaturas da coluna vertebral tem a função de amortecedor de choques e comportamento hidrostático. Tais estruturas podem ter seus fenômenos degenerativos acelerados em função do tipo de ocupação profissional (não consensual), embora os achados resultantes do envelhecimento da unidade motora incluam a osteoporose, a doença degenerativa discal associada à idade, a reação osteofitária, os espessamentos ligamentares, as alterações das articulações interfacetárias e o encurtamento e insuficiência musculares.

As estruturas anatômicas da coluna lombar recebem inervações sensoriais específicas, que estão associadas a diferentes qualidades de dor. As principais incluem:

- Dor somática superficial: esse tipo de dor está relacionado com doenças que afetam a pele e o tecido celular subcutâneo. São dores bem definidas e geralmente com caráter em queimação. Como exemplos, temos as celulites e paniculites e o herpes-zóster
- Dor somática profunda: tem origem na coluna vertebral, nos músculos paravertebrais, tendões, ligamentos e fáscias. É caracterizada por uma sensação profunda e mal definida, que é máxima sobre o local acometido, podendo irradiar-se para as nádegas, mas raramente abaixo dos joelhos. Traumatismos agudos nessas estruturas estão associados a uma dor bem definida no momento do evento, seguida por dor que pode persistir por semanas, com sensibilidade à palpação, acompanhada de espasmo muscular reflexo
- Dor radicular: está relacionada com o envolvimento dos nervos espinais proximais por inflamação ou por qualquer processo que reduza o fluxo sanguíneo para a raiz nervosa. Apresenta-se com caráter lancinante, em queimação ou pontada, bem definida e intensa. Irradia da região lombar para o membro inferior, respeitando a distribuição do nervo acometido, podendo haver espasmo muscular lombar na coxa e na panturrilha. A causa mais comum de dor lombar radicular é a hérnia discal. Outras causas incluem a osteofitose das articulações interfacetárias com invasão dos forames de conjugação, a estenose de canal, fraturas com deslocamentos, deslizamentos vertebrais, infecções e processos neoplásicos
- Dor neurogênica: resulta do envolvimento da parte sensorial do nervo periférico. Um exemplo é a neuropatia diabética. Esse tipo de dor é descrito como queimação, formigamento, e tende a ser contínuo
- Dor visceral referida: origina-se de órgãos que possuem inervação segmentar com a coluna lombossacra. Pode ser descrita como em aperto, cólica, pontadas, dependendo da víscera acometida. A distribuição mais generalizada que ocorre na dor viscerogênica difere da localização mais bem definida que ocorre na dor somática

- Dor psicogênica: é a dor percebida em nível cortical. Não segue nenhum padrão de dermátomos e pode ser de qualquer tipo. A duração é indefinida, podendo ser curta ou extremamente prolongada, em geral pouco responsiva às mais variadas formas de tratamento.

DIAGNÓSTICO

Anamnese e exame físico

É importante avaliar a característica da dor, forma de início, duração, frequência, localização e irradiação da dor, bem como a associação com fatores de melhora ou piora. A dor lombar do tipo mecânico apresenta início súbito, geralmente associado a manobras de esforço físico, tendendo a ser de curta duração (dias, até 2 semanas), melhorando com repouso e piorando com esforços físicos e movimentos. A dor lombar de caráter inflamatório apresenta início gradual, sem fatores predisponentes identificáveis, de intensidade geralmente progressiva, apresentando-se por período prolongado (semanas a meses), com componente de rigidez matinal nítido, além de despertar o paciente durante a noite. Devemos proceder de modo rotineiro à pesquisa das alterações neurológicas sensitivas (parestesias ou hipoestesias) ou motoras (paresias ou paralisias) associadas. É fundamental a pesquisa dos reflexos, bem como a avaliação das funções esfincterianas vesical e anal.

Após a caracterização da dor lombar é de fundamental importância proceder ao interrogatório sobre os diversos aparelhos, para a obtenção de dados relacionados a alterações oculares, presença de ulcerações de mucosas, doenças dermatológicas, queixas relacionadas ao aparelho respiratório e cardiovascular, alterações intestinais e sintomatologia urinária. O interrogatório sobre sinais e sintomas neurológicos é importante, principalmente com relação à síndrome da cauda equina (disfunção vesical e anestesia em sela do períneo), que constitui emergência neurológica. A presença de febre deve sempre alertar quanto à possibilidade de quadro infeccioso como responsável pela gênese da lombalgia.

Qualquer que seja a possível causa, um exame físico completo deve ser realizado antes da avaliação do sistema musculoesquelético. O objetivo do exame da coluna lombossacra é demonstrar as anormalidades estáticas e dinâmicas desse segmento e deve compreender inspeção, palpação, percussão, avaliação da mobilidade, exame neurológico dirigido e manobras especiais.

Com o paciente em posição ortostática, é inspecionado o alinhamento da coluna vertebral nos planos anteroposterior e lateral para a detecção de possíveis cifoses, lordoses ou escolioses, que podem acentuar-se com a flexão anterior da coluna.

A inspeção e a palpação da musculatura paravertebral nas posições ortostática e de decúbito ventral podem revelar contraturas musculares, pontos dolorosos (*tender points*) ou pontos-gatilho (*trigger points*). A palpação digital pode ainda demonstrar áreas dolorosas nas apófises espinhosas, enquanto a compressão bimanual em decúbito ventral pode revelar dor nas regiões sacroilíacas quando estas articulações estiverem inflamadas. Em seguida, é observada a amplitude da mobilidade da coluna em flexão anterior, extensão, flexões laterais e rotações. Dados acerca da mobilidade da coluna são mais importantes para o acompanhamento do paciente do que para o esclarecimento da etiologia do processo. Alguns deles são:

- Flexão: torna-se útil a medida da distância dedo-chão na avaliação do grau de comprometimento da mobilidade, como também na resposta ao tratamento. A dor exacerbada pela flexão sugere alteração nos elementos anteriores da coluna, incluindo doença discogênica. Tal movimento deve ser avaliado levando-se em conta o grau de aptidão física, volume abdominal e idade do paciente. O teste de Schober (medida

188   PARTE 1 Saúde do Adulto e do Idoso

em centímetros da excursão lombar) deve ser realizado rotineiramente com o paciente em posição ortostática

- Índice de Schober: duas marcas são feitas verticalmente a partir do bordo superior do sacro, separadas pela distância de 10 cm. O paciente é instruído a inclinar-se para a frente sem flexionar os joelhos. A distância entre as duas marcas, que inicialmente era de 10 cm, alonga-se para 15 ou 16 cm em situações normais. Se o paciente apresentar restrição à flexão, essa distância estará encurtada
- Extensão: uma exacerbação da dor por este tipo de movimento sugere dano aos elementos posteriores da coluna, incluindo as articulações interfacetárias
- Lateralização: a causa exata da dor com tais movimentos é de difícil caracterização. A dor homolateral pode ter origem nas articulações interfacetárias, enquanto a dor produzida no lado oposto ao movimento pode ter origem na musculatura, em ligamentos ou nas fáscias
- Rotação: consiste na rotação da coluna sobre seu próprio eixo. Dores exacerbadas por esses movimentos são sugestivas de alterações nas estruturas musculares ou nas articulações interfacetárias.

A inspeção da marcha pode demonstrar assimetria de comprimento de membros inferiores, enquanto a marcha na ponta dos pés e nos calcanhares testa a força da musculatura correspondente às raízes nervosas L5 e S1.

Com o paciente em decúbito dorsal é realizado o teste de Laségue que é útil na detecção de processo compressivo do nervo ciático. Deve ser realizado com o paciente em decúbito dorsal, elevando-se passivamente a perna com o joelho em extensão completa; a positividade do teste ocorre quando o paciente refere dor na face posterior da perna a partir de 35° de elevação. A presença de dor contralateral nesta manobra sugere lesão central de grande volume no canal medular (geralmente hérnias mediolaterais extrusas).

A realização da manobra de Valsalva proporciona um aumento da pressão do líquido cefalorraquidiano sobre as raízes nervosas. Quando durante esta manobra ocorre uma acentuada exacerbação da dor ou se houver uma nítida reprodução da irradiação, principalmente se inexistente antes da realização da prova, torna-se muito provável que exista uma compressão radicular. Por meio da mesma manobra é possível avaliar a presença de hérnia inguinal, importante no diagnóstico diferencial das dores com irradiação para o baixo-ventre e virilha.

Os movimentos de flexoextensão, abdução-adução e rotações externa-interna dos quadris devem ser realizados para eliminar estas áreas como fontes de dor, além do fato de que as deformidades em flexão dos quadris podem provocar hiperlordose lombar, que desaparece ao realizar-se flexão máxima do quadril contralateral.

O comprimento dos membros inferiores deve ser medido a partir da crista ilíaca anterior até o maléolo medial do tornozelo. Com o paciente em decúbito ventral é realizado o teste de estiramento do nervo femoral (teste de Ely), em que o joelho é flexionado com o quadril hiperestendido, provocando dor na presença das síndromes compressivas radiculares de L3 e L4.

Complementando o exame, devemos pesquisar a integridade dos reflexos patelar (L4) e aquileu (S1), a força dos grupos musculares dos membros inferiores e a pesquisa da sensibilidade cutânea.

As raízes L4-L5 e L5-S1 compreendem os locais de pinçamento radicular mais comuns, alguns dos principais achados a serem valorizados neste contexto se encontram na Tabela 27.2.

Além do exame físico da coluna vertebral propriamente dita, as regiões das lojas renais, sacrococcígea, abdominal e pélvica devem ser examinadas, sempre que houver suspeita de lombalgia de origem visceral, podendo-se incluir, em casos especiais, até mesmo o toque retal e vaginal.

Tabela 27.2 Alguns dos principais achados a serem valorizados no contexto.

Disco	Raiz	Reflexo	Músculos	Sensação
L3-L4	L4	Patelar	Tibial anterior	Parte medial do pé e perna
L4-L5	L5	–	Extensor longo	Parte lateral e dorso do pé
L5-S1	S	Aquileu	Fibular longo/curto	Parte lateral do pé

Com o intuito de facilitar o reconhecimento das lombalgias associadas às doenças graves, como tumores e infecções, ou a comprometimento neurológico grave com potencial indicação cirúrgica, surgiram os chamados sinais de alerta ou sinais potencialmente críticos das lombalgias, que estão relacionados:

- Disfunção vesical ou intestinal
- Sintomatologia constante e progressiva
- Impotência sexual
- Febre e calafrios
- Fraqueza na dorsiflexão do tornozelo
- Perda de peso
- Clônus do tornozelo
- Linfadenopatias
- Alteração de cor nas extremidades
- Veias abdominais distendidas
- Dor noturna considerável.

Exames complementares

A solicitação de exames complementares deve ser orientada a partir das possibilidades diagnósticas. Não se justifica realizar extensa investigação por imagem e laboratorial como rotina de trabalho.

Os exames de imagem devem ser indicados para doentes com dor lombar associada a sinais e sintomas neurológicos, presença de febre ou perda de peso, fatores de risco para infecção, doença neoplásica e fratura oculta. São também recomendados para doentes com dor persistente por mais de 4 a 8 semanas.

Os exames de laboratório que podem auxiliar no diagnóstico diferencial das algias vertebrais são hemograma completo e proteína C reativa (infecciosas e inflamatórias), hemossedimentação, alfa-1-glicoproteína ácida, dosagem sérica de cálcio, fósforo e fosfatase alcalina (metabólicas), eletroforese de proteínas (mieloma múltiplo) e urina tipo I (viscerais).

Os principais exames complementares utilizados no diagnóstico diferencial das lombalgias estão listados na Tabela 27.3.

O estudo radiográfico convencional estático da coluna vertebral nas posições anteroposterior, lateral e por vezes oblíquas, além da bacia em anteroposterior, fornece importantes informações relativas às alterações osteoarticulares dessas regiões, que podem ser causadoras de lombalgias.

É importante ressaltar que pode não haver correlação clinicorradiológica quando lombalgias intensas revelam radiografias normais e radiografias bastante alteradas correspondem a pacientes assintomáticos.

As radiografias convencionais não são rotineiramente necessárias para a maioria dos episódios de dor lombar aguda com menos de 1 mês de duração na ausência dos sinais de alerta anteriormente mencionados.

Outras técnicas de imagem utilizadas incluem cintigrafia óssea, densitometria óssea, tomografia computadorizada, mielografia, mielotomografia, discografia e ressonância magnética, que possuem diferentes indicações, sensibilidades e especificidades nas diversas patologias da coluna vertebral.

Tabela 27.3 Principais exames complementares utilizados no diagnóstico diferencial das lombalgias.

Exame complementar	Etiologia das algias vertebrais
Laboratório clínico	Inflamatória, neoplásica, metabólica, infecciosa e viscerais
Radiologia convencional estática/dinâmica	Mecânicas, degenerativas, inflamatórias, neoplásicas, metabólicas e infecciosas
Discografia	Mecânica e degenerativa
Cintigrafia óssea	Mecânica, traumática, inflamatória, neoplásica e infecciosa
Densitometria óssea	Metabólica
Tomografia computadorizada	Mecânica, degenerativa, neoplásica óssea, infecciosa
Mielografia e mielotomografia	Mecânica e degenerativa
Ressonância magnética	Mecânica, degenerativa, neoplásica, neurológica e infecciosa
Eletroneuromiografia e potencial evocado	Degenerativa com neuropatia compressiva
Biopsia óssea	Neoplásica, metabólica e infecciosa
Avaliação psicológica	Miofascial e psíquica

A discografia é um método invasivo de indicação restrita que deve ser realizado, principalmente, na reprodução da dor discogênica referida na história clínica.

A cintigrafia com difosfonato marcado com tecnécio-99 é útil no diagnóstico precoce das algias vertebrais de causas mecânicas traumáticas, inflamatórias, neoplásicas ou infecciosas. As cintigrafias com citrato marcado com gálio-48 e leucócitos marcados oferecem a possibilidade do diagnóstico precoce de algias vertebrais infecciosas, em fases precoces em que a radiologia convencional não demonstra quaisquer alterações.

A densitometria óssea é um método não invasivo e preciso de medida da massa óssea por meio da avaliação do seu conteúdo mineral, sendo útil no diagnóstico precoce das algias vertebrais metabólicas associadas à osteoporose e à osteomalacia. A técnica atualmente utilizada é a absorciometria de raios X de dupla energia (DEXA), que está padronizada para o estudo da massa óssea do corpo inteiro, coluna lombar e fêmur proximal. A presença de fraturas vertebrais compressivas ou osteofitose degenerativa pode falsamente hipervalorizar a massa óssea na coluna lombar.

A tomografia computadorizada é importante no diagnóstico das algias vertebrais de causas mecânicas ou degenerativas, como a estenose do canal vertebral, espondiloartrose, espondilolistese ou hérnias discais. É também útil na localização de lesões destrutivas devido às neoplasias ósseas ou infecções.

A mielografia e a mielotomografia computadorizada são métodos invasivos, indicados pré-operatoriamente para casos duvidosos específicos de compressão mielorradicular, não esclarecidos por tomografia computadorizada ou ressonância magnética.

A ressonância magnética proporcionou um grande avanço no diagnóstico das algias vertebrais de causas mecânicas, degenerativas, neoplásicas, neurológicas ou infecciosas. É importante ressaltar sua utilização nas algias vertebrais com radiculopatias ou neuropatias compressivas degenerativas ou neoplásicas. Em função da sua relação custo/benefício, deve ter indicações precisas ou ser requisitada após a análise da radiologia convencional e da tomografia computadorizada.

A eletroneuromiografia e o potencial evocado podem ser utilizados na confirmação de uma síndrome compressiva radicular ou medular, pois os músculos inervados pelas raízes comprimidas revelam potenciais de fibrilação. Essas técnicas podem localizar o nível da compressão e, por meio das alterações nas medidas das velocidades de condução sensitiva e motora, revelar a gravidade da compressão radicular ou medular.

A biopsia óssea por agulha transcutânea ou por tomografia computadorizada de um corpo vertebral ou disco intervertebral pode ter sua indicação para o diagnóstico de lombalgia de causa infecciosa ou tumoral, da mesma forma que a biopsia de crista ilíaca permite o estudo histomorfométrico para o diagnóstico das algias vertebrais metabólicas.

A avaliação psicológica do paciente portador de lombalgia é importante em razão da modulação feita por fatores emocionais na origem e intensidade da dor. Tais fatores emocionais podem ser avaliados por testes psicológicos como o MMPI (*Minnesota Multiphasic Personality Inventory*) e correlacionados com traços depressivos, ansiosos, histéricos ou hipocondríacos.

A síndrome dolorosa miofascial é frequentemente encontrada nos doentes com lombalgia. Ela é definida pela presença de bandas musculares contraturadas e dolorosas à palpação. Essa dor geralmente não respeita os dermátomos.

A etiologia e a patogênese da síndrome miofascial não estão adequadamente definidas. Diversos são os fatores causais desencadeadores da dor miofascial, entre eles fatores psicológicos, fadiga, falta de atividade física, falta de ergonomia, síndromes por esforços repetitivos e processos inflamatórios.

TRATAMENTO

Os objetivos do tratamento do doente com lombalgia são o alívio da dor e a melhora funcional, com retorno às atividades profissionais e recreativas.

A abordagem do doente com lombalgia deve ser multiprofissional. Deve incluir médicos, psicólogos, terapeutas ocupacionais, fisioterapeutas e serviço social.

Os doentes devem evitar o repouso no leito. Recomenda-se que seja feito um retorno precoce às atividades, respeitando-se a tolerância de cada indivíduo. O repouso por no máximo 2 dias pode ser recomendado para as lombalgias agudas. Nas lombociatalgias agudas este mesmo repouso poderia ser prolongado até no máximo 5 a 7 dias, visto que a inatividade mais prolongada pode ser deletéria para o aparelho locomotor. Orientação postural, ergonômica e da forma adequada para dormir é importante para o tratamento.

Poucas são as evidências científicas da maioria das medidas gerais ou dos tratamentos disponíveis no combate às lombalgias. Isso se deve, em grande parte, à ausência de trabalhos científicos com metodologia rigorosa na avaliação das diversas intervenções terapêuticas.

Em uma patologia com etiologias e gravidades tão diversas e heterogêneas, muitas são as modalidades e opções terapêuticas, que procuraremos citar em linhas gerais. O tratamento de uma lombalgia aguda pós-traumática por distensão muscular em um adulto jovem é muito diferente do tratamento de uma lombalgia crônica por múltiplas fraturas osteoporóticas em um indivíduo idoso.

As principais medidas gerais citadas na prevenção primária (primeiro surto) ou secundária (surtos subsequentes) das lombalgias envolvem a educação do paciente, a correção postural e a modificação de potenciais fatores de risco associados à obesidade, ao tabagismo e ao sedentarismo. Os principais fatores preditivos de recorrência de lombalgia foram o encurtamento dos isquiotibiais e a baixa resistência muscular dos músculos paravertebrais.

Os exercícios são utilizados de forma ativa ou passiva. Os exercícios ativos podem ser isométricos, isotônicos ou isocinéticos. Os primeiros são úteis para manter o trofismo muscular quando o repouso está indicado. Os isotônicos aumentam a força, melhoram a resistência dinâmica e o nível funcional. Os exercícios isocinéticos são ainda pouco utilizados, com poucos estudos randomizados disponíveis e com custos altos dos aparelhos.

A utilização de órteses (coletes lombossacrais) é útil e visa limitar os movimentos da coluna e aumentar o apoio proporcionado pela parede abdominal, principalmente em idosos e em indivíduos incapacitados de praticar exercícios de alongamento e/ou fortalecimento. Não devem ser utilizados por longos períodos de tempo, pois podem provocar atrofia da musculatura paravertebral e desadaptação do segmento lombossacro.

Terapêutica medicamentosa

Uma variedade de fármacos é empregada no tratamento de pacientes com dor lombar aguda ou crônica. As medicações devem, sempre que possível, ser utilizadas por um curto período de tempo e com seguimento constante. Deve-se ter conhecimento da toxicidade dos diferentes agentes empregados, principalmente quando da utilização em pacientes idosos. As principais classes de medicamentos empregados estão listadas na Tabela 27.4.

Terapêutica cirúrgica

É importante o papel do médico na otimização do tratamento clínico, visando direcionar as indicações cirúrgicas somente para casos estritamente necessários, que respondem por cerca de 1 a 2% de todos os casos de lombalgia na atualidade.

Indicações cirúrgicas

Uma ampla discussão deste assunto se encontra fora dos propósitos deste capítulo. Porém, nas situações em que existe compressão radicular por uma herniação discal refratária às medidas conservadoras, a cirurgia pode ser indicada. Em conformidade com a literatura mundial, não mais de 5% dos pacientes com hérnia de disco têm indicação cirúrgica. Nos EUA tem havido uma diminuição das indicações cirúrgicas, agora realizadas de maneira mais seletiva. De modo geral, a cirurgia está indicada, além dos casos de hérnia discal com falência comprovada do tratamento clínico, nas espondilolisteses, nas instabilidades segmentares e nos casos de estenose de canal vertebral com sintomatologia exuberante e quadro neurológico importante. Quando bem indicada, é totalmente útil para o rápido restabelecimento do paciente. Os resultados são insatisfatórios quando a cirurgia tem finalidade exploratória, quando a evidência da patologia é mais subjetiva do que objetiva, quando não se obtêm dados fidedignos nos questionários de avaliação ou quando é mal realizada tecnicamente.

O tratamento cirúrgico, na ausência de diagnóstico específico da causa da dor e de sintomas neurológicos, é raramente indicado. Pode ser considerado na presença de dor incapacitante e após insucesso do tratamento não operatório realizado adequadamente por pelo menos 1 ano.

Bibliografia

Antonio SF. Abordagem diagnóstica e terapêutica das dores lombares. Rev Bras Med. 2002; 59(6):449-61.

Barros Filho T, Lech O. EP de Exame físico em ortopedia. São Paulo: Sarvier; 2001.

Bigos SJ et al. Acute low back problems in adults. Clinical practice guideline no. 14. AHCPR Publications no. 95-0642. Agency for health and care policy and research, Public Health Service, Rockville, MD; 1994.

Bonica JJ, Graney DO. General considerations of pain in the chest. In: Loeser JD (ed.). Bonica's management of pain. 3. ed. Philadelphia: Lippincott: Willians& Wilkins; 2001. p. 1113-48.

Brazil AV, Ximenes AC, Radu AS et al. Diagnóstico e tratamento das lombalgias e lombociatalgias. Disponível em: www.amb.org.br e www.portalmedico.org.br. Projeto Diretrizes Médicas da Associação Médica Brasileira e do Conselho Federal de Medicina; 2001.

Carragee EJ. Persistent low back pain. Magnetic Resonance Imaging. 2005; 1891-8.

Chahade WH, Ribeiro SMT, Teres RB. Como diagnosticar e tratar lombalgias. Rev Bras Med. 1984; 41:249-61.

Damkot DK, Pope MH, Lord J et al. The relationship between work history, work environment and low-back pain in men. Spine. 1984; 9:395-9.

Deyo RA, Bass JE. Lyfestyle and low-back pain: the influence of smoking and obesety. Spine. 1989; 14:501-6.

Deyo RA, Diehl AK, Rosenthal M. How many days of bed rest for acute low back pain? N Engl J Med. 1986; 315(17):1064-70.

Fellet AJ, Barbosa LF, Soares GF et al. Lombalgias / Low back pain. Rev Bras Med. 2010; 67 (esp. 5).

Gatchel RJ, Polatin PB, Noe C et al. Treatment- and cost-effectiveness of early intervention for acute low-back pain patients: a one-year prospective study. J Occup Rehabil. 2003; 13:1-9.

Goldberg MS, Scott SC, Mayo NE. A review of the association between cigarette smoking and the development of nonspecific back pain and related outcomes. Spine. 2000; 25(8):995-1015.

Imamura ST, Kaziyama HHS, Imamura M. Lombalgia. Rev Med. 2001; 80:375-90.

International Association for the Study of Pain. Classification of chronic pain. Descriptions of chronic pain syndromes and definitions of pain terms. Pain. 1986; Suppl 3(S1-S225).

Materson RS. The Agency for Health Care Policy and Research (AHCPR) practice guidelines for low back pain. Bull Rheum Dis. 1996; 45(2):6-8.

Meirelles ES. Lombalgia – Como diagnosticar e tratar. RBM Rev Bras Med. 2000; 57(10):1089, 1090, 1092,1096.

Meirelles ES. Diagnóstico por imagem na osteoporose. Arq Bras Endocrinol Metab. 1999; 43(6):423-7.

Pimenta CAM. Arquivos do 10º Simpósio Brasileiro e Encontro Internacional sobre Dor. São Paulo; 2011.

Scott A et al. Trigger point injections for chronic non-malignant musculoskeletal pain. Alberta Heritage Foundation for Medical Research; 2005. Disponível em: http://www.ihe.ca/documents/HTA35.FINAL.pdf. Acesso em 18 fev. 2021.

Skare TL. Abordagem do paciente com queixas reumatológicas. In: Skare TL (ed.). Reumatologia – princípios e prática. 2. ed. Rio de Janeiro: Guanabara Koogan; 2007. p. 44-50.

Skare TL. Lombalgias. Rev Bras Med. 2010; 67 (esp4).

Teixeira MJ, Lin TY, Kaziyama HHS et al. Fisiopatologia da dor musculoesquelética. Rev Med (São Paulo). 2001; 80(ed. esp. pt.1):63-77.

Thompson JC. Netter – Atlas de Anatomia Ortopédica. 2. ed. Rio de Janeiro: Elsevier; 2012.

Van Tulder MW, Assendelft WJ, Koes BW et al. Spinal radiographic findings and nonspecific low back pain. A systematic review of observational studies. Spine. 1997; 22:427-34.

Tabela 27.4 Principais classes de medicamentos para dor lombar.

Analgésicos	Paracetamol (750 mg VO 3 a 4 vezes/dia) Dipirona (500 mg a 1 g VO 4 vezes/dia – dose máxima 4 g/dia)
Anti-inflamatórios não hormonais	Diclofenaco (50 mg 2 a 3 vezes/dia) Celecoxibe (200 mg 2 vezes/dia) Nimesulida (100 mg 2 vezes/dia) Ibuprofeno (400 mg a cada 6 h)
Analgésicos opiáceos	Codeína (30 mg a cada 4 a 6 h) Tramadol (50 a 100 mg a cada 6 h – dose máxima 400 mg/dia)
Antidepressivos (em geral tricíclicos)	Amitriptilina (25 a 75 mg/dia)
Anticonvulsivantes	Carbamazepina (200 mg/dia até no máximo 1.200 mg/dia) Pregabalina (150 mg até 600 mg/dia)
Outros medicamentos	Relaxantes musculares e antiespásticos, benzodiazepínicos, anestésicos locais, antirreabsortivos ósseos, imunossupressores e imunomoduladores, antineoplásicos
Abordagem multidisciplinar	Atendimento psicológico e fisioterápico, reabilitação, Pilates, acupuntura
Tratamento cirúrgico	–

28 Meningites

Sigrid de Sousa dos Santos e Fábio Fernandes Neves

INTRODUÇÃO

Meningite é a inflamação das meninges, definida pelo aumento do número de glóbulos brancos no líquido cefalorraquidiano (LCR) com poucos ou nenhum achado neurológico focal ou anormalidade cerebral. A maioria dos casos de meningite é causada por agentes infecciosos, como bactérias, vírus, parasitos e fungos, mas pode também ser causada por processos não infecciosos (neoplasias, medicações, doenças inflamatórias). Os pacientes com meningite normalmente apresentam combinação de febre, dor de cabeça, sinais de irritação meníngea e alteração na consciência, sendo a análise do LCR necessária para confirmar o diagnóstico e determinar a etiologia.

No Brasil atualmente são notificados entre 15.000 e 20.000 casos de meningite por ano, com tendência à queda desde a introdução das vacinas conjugadas contra *Haemophilus influenzae* tipo b (1999), *Streptococcus pneumoniae* (2010) e *Neisseria meningitidis* (2010) (Figura 28.1). A letalidade da meningite no Brasil situa-se por volta de 10%, atingindo mais de 20% em casos de doença meningocócica.

Em sua maioria, os casos de meningite com agente definido são de etiologia viral (41 a 46%), seguidos de meningite meningocócica (12 a 15%) e pneumocócica (6%). A vacinação contra *Haemophilus influenzae* tipo b diminuiu drasticamente a meningite por esse agente a menos que 1% dos casos. Outros agentes bacterianos podem estar implicados em até 15% dos casos. O *Mycobacterium tuberculosis* pode ser a causa de meningite em 1 a 2% dos casos, geralmente em pacientes imunodeprimidos, nos quais a etiologia fúngica também é frequente.

MENINGITE BACTERIANA

Agentes

Os agentes etiológicos mais frequentemente causadores de meningite são o *Streptococcus pneumoniae* e a *Neisseria meningitidis* (sorogrupos A, B, C, Y e W135, e com menos frequência X e Z). Podem ser adquiridos por via hematogênica ou por foco infeccioso parameníngeo. No Brasil, o *Haemophilus influenzae* tipo b foi causa importante de meningite em crianças com menos de 5 anos até 1999, quando a vacina conjugada foi introduzida no calendário vacinal. No período neonatal, são relevantes as bactérias do trato genital, como o *Streptococcus agalactiae* (grupo B), as enterobactérias e a *Listeria monocytogenes*. Idosos, imunodeprimidos (infecção pelo HIV/AIDS, transplante, corticoterapia, quimioterapia, asplenia) e indivíduos com doenças de base (insuficiência renal, hepática etc.), têm predisposição à meningite pneumocócica e por *Listeria monocytogenes*. A presença de fístula liquórica predispõe à meningite pneumocócica. Em caso de meningite após procedimento neurocirúrgico ou derivação liquórica, os agentes mais implicados são *Staphylococcus aureus*, *Staphylococcus* coagulase-negativo e bacilos gram-negativos hospitalares.

A meningite meningocócica afeta o mundo inteiro, especialmente a África Subsaariana e algumas regiões da Ásia, sendo o principal agente etiológico no Brasil. O sorogrupo B comporta-se de maneira endêmica, já os sorogrupos A e C estão associados a surtos epidêmicos. Recentemente, o sorogrupo C foi responsável por surtos em diversos países. Em 2010 causou surto em Salvador (BA), controlado pela vacinação em massa da população. O diagnóstico etiológico das meningites melhorou no estado de São Paulo com um programa de treinamento e a incorporação da técnica de reação em cadeia da polimerase em tempo real (PCR-RT) na propedêutica laboratorial de sangue e liquor em 2007. No entanto, tem havido novamente aumento proporcional dos casos de meningite bacteriana sem agente definido a partir de 2014 (Figura 28.2).

Patogenia

Alguns microrganismos que invadem a corrente sanguínea são capazes de contornar as barreiras naturais de proteção e infectar o sistema nervoso central. No entanto, na maioria das vezes essas

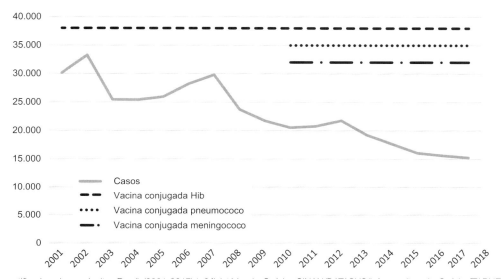

Figura 28.1 Casos notificados de meningite, Brasil (2001-2017).* (Ministério da Saúde. SINAN/DATASUS/Informações de Saúde [TABNET]. *Atualizado em 19/04/2018. Dados sujeitos a alteração.)

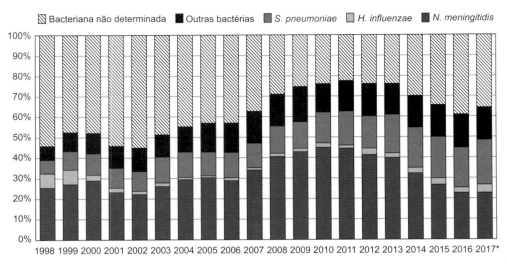

Figura 28.2 Distribuição dos agentes etiológicos de meningites bacterianas no estado de São Paulo de 1998 a 2017. (SINAN/DDTR/CVE – atualização em 26/12/2017.)

infecções se restringem às meninges. Aparentemente, a invasão meníngea ocorre por adesão direta e crescimento de bactérias no endotélio de capilares cerebrais. Outro mecanismo de invasão parece ser através da adesão ao endotélio de capilares dos plexos coroides. Para microrganismos que colonizam a orofaringe, como o *N. meningitidis* e o *S. pneumoniae*, outra possível rota de invasão do sistema nervoso central é o transporte axonal através do nervo olfatório, independentemente da disseminação pela corrente sanguínea.

Os patógenos extracelulares capazes de causar meningite possuem a habilidade de causar bacteriemia elevada e sustentada, e de interagir com elementos da barreira hematencefálica. A infecção por microrganismos intracelulares não costuma se restringir às meninges, afetando também o parênquima encefálico. Esses agentes podem se disseminar no sistema nervoso central dentro de macrófagos e células dendríticas.

Além das características de virulência do patógeno, há fatores do hospedeiro que podem predispor à infecção de leptomeninges, como infecções de estruturas contíguas (sinusite, mastoidite, otite), deficiências do sistema complemento (C5, C6, C7, C8 e provavelmente C9), idade avançada, esplenectomia, etilismo, infecção pelo HIV/AIDS, fístulas liquóricas, tumores de sistema nervoso central, uso de derivações liquóricas, punções liquóricas e procedimentos neurocirúrgicos.

O *Streptococcus pneumoniae* (pneumococo) é um importante residente comensal da nasofaringe humana. No entanto, particularmente em caso de fatores predisponentes do hospedeiro, a bactéria pode invadir o sistema nervoso central através de vasos da aracnoide. A bactéria pode se ligar a receptores da membrana plasmática de células epiteliais e endoteliais, facilitando a invasão bacteriana e a translocação por endocitose. Vários receptores têm sido implicados na adesão e endocitose do pneumococo: receptor de fator ativador plaquetário (PAFR); molécula de adesão celular endotelial plaquetária (PECAM-1); receptor de poli-imunoglobulina (pIgR). No entanto, uma minoria da população de *S. pneumoniae* na corrente sanguínea tem a capacidade de invadir as meninges. A capacidade de adesão está relacionada à presença de *pili* pneumocócicos (Figura 28.3A).

A *Neisseria meningitidis* também pode ser colonizador assintomático da nasofaringe humana. No entanto, eventualmente, por fatores ainda não totalmente esclarecidos, pode causar bacteriemia. Alguns dos fatores de virulência parecem ser a cápsula lipopolissacáride, o lipoligossacarídeo sialilado, os sistemas de quelação de ferro e a proteína de ligação do fator H. Uma vez na circulação, a bactéria encapsulada pode expressar adesinas que ancoram as bactérias às células endoteliais de capilares cerebrais. As principais adesinas são os *pili*, proteínas glicosiladas filamentosas da superfície bacteriana. A bactéria também pode abrir componentes das junções da monocamada de endotélio cerebral, atravessando a barreira hematoliquórica tanto por via paracelular quanto por endocitose (Figura 28.3B). Na meningococcemia há liberação de endotoxinas, componentes bacterianos que agridem e ativam diretamente a célula endotelial, culminando com sepse de drástica evolução.

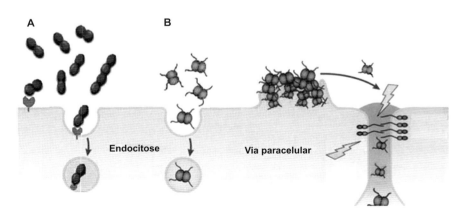

Figura 28.3 Mecanismo de invasão da barreira hematoliquórica por *Streptococcus pneumoniae* (**A**) e *Neisseria meningitidis* (**B**). (Adaptada de Coureuil *et al.*, 2017; e Iovino *et al.*, 2016.)

Quadro clínico

O período de incubação da meningite varia de 1 a 10 dias, tendendo a ser menor que 4 dias na meningite meningocócica. A meningite se caracteriza pela presença das síndromes toxêmica (febre, taquicardia, mal-estar), de hipertensão intracraniana (cefaleia, náuseas, vômitos, fotofobia, papiledema, rebaixamento do nível de consciência, abaulamento de fontanela em lactentes) e de irritação meníngea (rigidez de nuca, sinais de Kernig, Brudzinski e Lasègue). Em caso de meningococcemia, pode haver lesões purpúricas cutâneas, instabilidade hemodinâmica e acometimento de outros órgãos. As infecções por pneumococo ou por *H. influenzae* tipo b também podem ser acompanhadas de sepse com o envolvimento de outros órgãos, sendo mais frequentemente associadas a sequelas auditivas, visuais e neurológicas.

Diagnóstico

A provável etiologia bacteriana da meningite começa a ser confirmada após a análise das características do líquido cefalorraquidiano (LCR), que se apresenta turvo, xantocrômico ou purulento; com aumento da contagem de leucócitos, geralmente maior que 500 células por milímetro cúbico, com predomínio neutrofílico; aumento da proteinorraquia (geralmente maior que 100 mg/dℓ em nível lombar); diminuição da glicorraquia (menor que 50% da glicemia). Em caso de meningite parcialmente tratada, pode haver leucócitos pouco elevados (< 500/mm^3) e celularidade mista.

O diagnóstico etiológico da meningite bacteriana pode ser realizado de diversas maneiras:

- Cultura de LCR ou hemocultura para isolamento do agente. A cultura de LCR apresenta sensibilidade de 60 a 90% para diagnóstico de meningite, além de permitir a realização de antibiograma. Outros sítios acometidos também podem ser pesquisados, como pele e secreções respiratórias
- Bacterioscopia do LCR pode sugerir o diagnóstico: diplococos gram-negativos (*N. meningitidis*), diplococos gram-positivos (*S. pneumoniae*), cocobacilos gram-negativos (*H. influenzae*), bacilos gram-positivos (*Listeria monocytogenes*), bacilos gram-negativos (enterobactérias)
- Provas imunológicas (aglutinação de látex e contraimunoeletroforese) identificam cepas de pneumococo, de *H. influenzae* (tipos a, b, c, d, e, f) e de meningococo (sorogrupos A, B, C, W135 e Y), mesmo após o uso de antibióticos
- Os testes moleculares, como a PCR, apresentam maiores sensibilidade e especificidade no diagnóstico de meningite bacteriana quando comparados à cultura, particularmente em caso de indivíduos com prévia exposição a antimicrobianos. Outra vantagem desta metodologia em relação à cultura é a redução no tempo de liberação dos resultados
- A tomografia computadorizada de encéfalo deve ser realizada antes da punção lombar em pacientes com elevado risco de herniação encefálica, ou seja, aqueles que apresentem os seguintes achados clínicos: crises convulsivas recentes, imunossupressão grave, escala de coma de Glasgow menor que 10, edema de papila ou sinais neurológicos focais, inclusive alteração de pares cranianos.

Tratamento

O tratamento da meningite bacteriana deve ser empírico e iniciado em até 30 minutos da admissão do caso suspeito, idealmente, imediatamente após a coleta de sangue e LCR para cultura. Dificuldades na realização de exames complementares não devem retardar a administração do antibiótico, visto que o adiamento da terapia está associado a significativo aumento da mortalidade.

Assim, deve-se proceder ao tratamento imediato de acordo com os dados epidemiológicos de distribuição etiológica e de resistência bacteriana, adequados à faixa etária e às condições clínicas dos indivíduos acometidos (Tabela 28.1).

A administração de dexametasona 0,15 mg/kg/dose a cada 6 horas (máximo 10 mg por dose) diminui a letalidade e as sequelas da meningite bacteriana, evidência observada particularmente em casos de meningite pneumocócica e por *Haemophilus influenzae* tipo b.

Caso seja evidenciada a presença de agente bacteriano à bacterioscopia do LCR, por provas imunológicas ou por testes moleculares, deve-se ajustar a terapêutica empírica ao agente (Tabela 28.2). O ajuste final da terapêutica deve se basear no perfil de resistência do agente verificado no antibiograma. O paciente com meningite meningocócica suspeita ou confirmada deve ficar em isolamento respiratório (gotículas) nas primeiras 24 horas do tratamento antimicrobiano. Para pacientes tratados com penicilinas, a descolonização precisa ser realizada com rifampicina.

Os pacientes em tratamento de meningite bacteriana aguda devem ser monitorados cuidadosamente, vista a elevada incidência de complicações sistêmicas e neurológicas. Frequentemente é necessária expansão volêmica intravenosa vigorosa, uma vez que quase a totalidade dos pacientes se encontrará em sepse. Os parâmetros mínimos de monitoramento são: pressão arterial, frequência cardíaca, frequência respiratória, temperatura, saturação de oxigênio, escala de coma de Glasgow, presença de sinais neurológicos focais, além de diâmetros e reflexos pupilares.

No caso de deterioração do nível de consciência, uma tomografia de crânio deve ser realizada para que complicações locais sejam descartadas, como abscessos, infartos, hidrocefalia, trombose de seio venoso e edema cerebral.

O exame do líquido cefalorraquidiano deve ser repetido no décimo dia de tratamento, nos casos em que não tenha sido possível a identificação do agente etiológico. Esse exame deve ser

Tabela 28.1 Tratamento empírico da meningite de acordo com o grupo etário.

Idade	Esquema 1	Esquema 2
< 2 meses	Ampicilina +	Ampicilina +
	Cefotaxima ou ceftriaxona	Gentamicina
2 meses a 50 anos*	Cefotaxima ou ceftriaxona	
> 50 anos*	Ampicilina + cefotaxima ou ceftriaxona	

Tabela 28.2 Tratamento da meningite de acordo com o agente etiológico.

Agente*	Esquema 1	Esquema 2	Tempo de tratamento
H. influenzae	Ceftriaxona	Cloranfenicol	7 a 10 dias
Streptococcus do grupo B	Ceftriaxona	Ampicilina ou penicilina	14 a 21 dias
L. monocytogenes	Ampicilina	Sulfametoxazol-trimetoprima	21 dias
*N. meningitidis***	Ceftriaxona	Ampicilina ou penicilina	7 dias
*S. pneumoniae****	Ceftriaxona	Cefotaxima	10 a 14 dias
Enterobactérias	Ceftriaxona	Cefotaxima	≥ 14 dias
Staphylococcus aureus	Oxacilina	Vancomicina#	≥ 14 dias

*Sempre consultar cultura e antibiograma para ajuste da terapêutica. **Em caso de alergia à penicilina, usar cloranfenicol. ***Em caso de prevalência de pneumococo com resistência alta à penicilina (concentração inibitória mínima [MIC] > 2 mcg/mℓ), associar vancomicina. #Em caso de alta prevalência de *S. aureus* resistente à oxacilina na comunidade/hospital.

repetido, precocemente, nos casos de não resposta clínica após 48 horas de tratamento apropriado. Os pacientes cuja etiologia tiver sido definida e que tenham apresentado evolução satisfatória não necessitam de exame de controle do líquido cefalorraquidiano.

Profilaxia

Pré-exposição

- A vacina conjugada contra o *Haemophilus influenzae* tipo b está incluída no calendário vacinal do Programa Nacional de Imunizações do Brasil (PNI): DPT+Hib aos 2, 4 e 6 meses de idade
- A vacina conjugada pneumocócica 10-valente está incluída no calendário vacinal do PNI. Deve ser administrada aos 2 e 4 meses, com reforço aos 12 meses. A vacina pneumocócica polissacarídea 23-valente está indicada para indivíduos maiores de 2 anos de idade com doença pulmonar crônica, insuficiência cardíaca congestiva, insuficiência renal crônica, síndrome nefrótica, diabetes melito insulinodependente, cirrose hepática, fístula liquórica, asplenia anatômica ou funcional, hemoglobinopatias, imunodeficiência congênita ou adquirida, indivíduos com infecção pelo HIV/AIDS
- A vacina conjugada contra o meningococo sorogrupo C está incluída no calendário vacinal do PNI. Deve ser administrada aos 3 e 5 meses, com reforço aos 12 meses. Adolescentes de 10 a 19 anos devem receber dose única ou dose de reforço. As vacinas polissacarídeas conferem imunidade de curta duração contra o meningococo, sendo somente indicadas para controle de surtos epidêmicos (p. ex., vacina polissacarídea quadrivalente A, C, Y e W135)
- O meningococo sorogrupo B tem, em sua cápsula, um polissacáride com composição idêntica ao ácido polissiálico, presente em glicoproteínas humanas de tecido neuronal. Essa característica dificulta o desenvolvimento de vacinas contra o agente, com risco de desenvolvimento de fenômenos autoimunes. Foram desenvolvidas vacinas multicomponentes contra o sorogrupo B utilizando-se proteínas das vesículas da membrana externa do agente, com indicação ainda não bem definida, uma vez que aparentemente menos de 70% dos adultos apresentam resposta vacinal.

Pós-exposição

- Quimioprofilaxia contra *Haemophilus influenzae* tipo b – indicada para os contatos domiciliares de paciente com meningite, inclusive adultos, se houver crianças com menos de 4 anos suscetíveis (não vacinadas ou com vacinação incompleta). Fármaco de escolha: rifampicina 20 mg/kg/dia (máximo 600 mg) por via oral (VO) por 4 dias
- Quimioprofilaxia contra *N. meningitidis* – indicada para os pacientes não tratados com cefalosporinas de terceira geração ou para os contactantes íntimos (pessoas que habitam a mesma casa ou compartilham dormitórios em creches, quartéis etc.):
  - Rifampicina 10 mg/kg/dose (máx. 600 mg/dose) VO 12/12 h por 2 dias
  - Ciprofloxacino 500 mg VO em dose única
  - Ceftriaxona 250 mg por via intramuscular (IM) em dose única
  - Espiramicina 500 mg VO 6/6 h por 5 dias
  - Azitromicina 500 mg VO em dose única.

MENINGITE VIRAL

Agentes

As infecções virais são as causas mais frequentes de meningite (Figura 28.4). No entanto, na maioria dos casos notificados no Brasil o agente etiológico não é identificado (87%). Os principais vírus identificados são os enterovírus (vírus Coxsackie, vírus ECHO, poliovírus e enterovírus humano 98 a 71) e os herpes-vírus (herpes-vírus simples [HSV]-1, HSV-2, vírus varicela-zóster [VZV], vírus Epstein-Barr [EBV], citomegalovírus [CMV]), que respondem por cerca de 83% e 17% dos agentes virais identificados nas meningites linfomonocitárias agudas, respectivamente.

No entanto, há uma variedade grande de outros vírus que podem causar meningite linfomonocitária aguda, como arbovírus (vírus da dengue, vírus Zika, vírus da febre amarela etc.), vírus do sarampo, vírus da caxumba, vírus da coriomeningite linfocítica, HIV (doença aguda pelo HIV), adenovírus e vírus influenza A e B. Assim, a caracterização clinicoepidemiológica e a propedêutica armada são fundamentais para possibilitar o diagnóstico etiológico.

Patogenia

A via de transmissão depende de cada grupo de vírus. Os enterovírus geralmente possuem como principal modo de transmissão o fecal-oral, enquanto os arbovírus são transmitidos por vetor

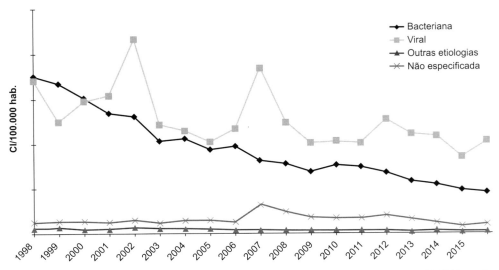

Figura 28.4 Incidência de meningite segundo a etiologia, por 100.000 habitantes, estado de São Paulo, 1998 a 2016. (SINAN/DDTR/CVE – atualização em 20/04/2017.)

(artrópodes); vírus do sarampo, caxumba, herpes-vírus e adenovírus são transmitidos pela inalação de gotículas; e o HIV pode ser transmitido por via parenteral, sexual ou vertical.

Quadro clínico

Quadro benigno, com período de incubação variável de acordo com o agente etiológico. Clinicamente é caracterizada por cefaleia de início súbito, acompanhada de fotofobia, náuseas e vômitos, além de febre. Em caso de infecção por enterovírus, pode estar acompanhada de sintomas gastrintestinais (dor abdominal e diarreia), tosse seca, rinorreia, mialgia e artralgia.

Ao exame físico, encontra-se o paciente em bom estado geral, presença de sinais de irritação meníngea (sinal de Kernig e Brudzinski), rigidez de nuca de intensidade variável e, dependendo do agente etiológico, pode evidenciar adenomegalias, discreta hepatoesplenomegalia e exantema cutâneo. Pode complicar-se com síndrome de Guillain-Barré ou com padrão de meningoencefalite. A infecção herpética (HSV-1) cursa mais frequentemente com meningoencefalite com comprometimento cognitivo, sonolência, agitação, convulsões e, eventualmente, coma.

Diagnóstico

- Laboratorial inespecífico: leucopenia com linfocitose
- A tomografia computadorizada de crânio e a ressonância nuclear magnética podem evidenciar comprometimento de lobo temporal na meningoencefalite herpética
- O eletroencefalograma pode revelar padrões assimétricos temporais sugestivos de meningoencefalite herpética ou focos difusos e bilaterais sugestivos de arboviroses
- LCR: pleocitose moderada (geralmente abaixo de 500 células/mm³), à custa de células linfomonocitárias (eventualmente polimorfonucleares), com proteinorraquia pouco elevada, glicorraquia normal e ausência de bactérias ao Gram ou isoladas por cultura
- Específico: o método diagnóstico de cada agente é variável
- Técnicas sorológicas são as de mais fácil execução e devem ser coletadas amostras pareadas, porém são de pouca utilidade para HSV-1, HSV-2, CMV, EBV, VZV e HIV
- Isolamento viral: útil para os enterovírus e arbovírus, pode ser realizado a partir de fezes ou urina (enterovírus) e sangue (arbovírus)
- Técnicas de biologia molecular: úteis para a pesquisa do agente no LCR. Podem ser utilizadas para diagnóstico de arbovírus (vírus da dengue, da febre amarela, Zika, da encefalite de Saint Louis, do Rocio, do Oeste do Nilo, Oropouche), HSV-1 e 2, VZV, CMV e EBV.

Tratamento

As meningites virais costumam apresentar evolução benigna. Em geral, são necessárias apenas terapias de suporte, com sintomáticos para cefaleia, hidratação e antieméticos. A meningoencefalite herpética deve ser tratada com aciclovir intravenoso 10 mg/kg de 8 em 8 horas por 14 a 21 dias. Atualmente, estão sendo testados fármacos antivirais de ação direta contra arbovírus.

MENINGITE TUBERCULOSA

A tuberculose é um dos principais problemas de saúde pública do planeta. A infecção, embora seja de transmissão respiratória (aerossóis) e acometa principalmente o pulmão, pode eventualmente acometer o sistema nervoso central, particularmente nos primeiros anos de vida e em indivíduos imunodeprimidos. Trata-se de condição grave e de evolução fatal se não diagnosticada e tratada adequadamente.

Agente

A tuberculose em nosso meio é causada principalmente por duas espécies de micobactérias, o *Mycobacterium tuberculosis* e o *Mycobacterium bovis*.

Patogenia

O bacilo é geralmente transmitido de homem a homem por via respiratória. O bacilo inalado atinge alvéolos, principalmente dos lobos médio e inferior, linfonodos satélites e corrente sanguínea. A infecção é controlada, tornando-se latente, ou pode causar doença (tuberculose primária). A reativação de um foco latente ou a reinfecção também podem ser causa de doença (tuberculose secundária). O pulmão é o órgão mais comumente atingido. No entanto, a doença pode se manifestar em qualquer órgão. O *Mycobacterium bovis* causa tuberculose bovina, podendo atingir o homem pela ingestão de leite não pasteurizado.

Quadro clínico

A tuberculose causa meningite de evolução subaguda, grave, com síndrome infecciosa (febre), síndrome de irritação meníngea (rigidez de nuca, sinais de irritação meníngea), síndrome de hipertensão intracraniana (cefaleia, fotofobia, convulsões), geralmente acompanhada de acometimento de outros órgãos (pulmões, fígado, gânglios, suprarrenais). A sintomatologia pode ser mais frustra em imunodeprimidos. Pode ter acometimento encefálico, com alteração do nível de consciência, acometimento de pares cranianos e/ou outros sinais focais. Uma complicação grave e frequente é a hidrocefalia aguda.

Diagnóstico

- LCR: pleocitose moderada (geralmente abaixo de 500 células/mm³), à custa de células linfomonocitárias ou de padrão misto (infiltrado de mononucleares e polimorfonucleares), com proteinorraquia elevada (maior que 100 mg/dℓ) e hipoglicorraquia (geralmente menor que 45 mg/dℓ). O aumento da concentração de adenosina deaminase acima de 10 UI/ℓ é parâmetro sensível, porém não específico, da infecção. A pesquisa direta de bacilos álcool acidorresistentes tem baixa sensibilidade (25%). A cultura do LCR pode ser realizada em sólidos (Lowenstein-Jensen, Middlebrook) ou em meios líquidos (Middlebrook, sistema automatizado Bactec™, sistema automatizado MB BacT/ALERT®), com sensibilidade de 61% e tempo de isolamento variável entre 2 e 8 semanas. Os testes moleculares apresentam a vantagem de diagnóstico rápido, boa sensibilidade (56 a 95%) e alta especificidade (100%)
- A tomografia computadorizada e a ressonância nuclear magnética de crânio podem evidenciar lesões focais isquêmicas, aumento de contraste em meninges e cisternas da base, além de hidrocefalia aguda.

Tratamento

O tratamento é dividido em uma fase intensiva de 2 meses, utilizando-se as medicações rifampicina, isoniazida, pirazinamida e etambutol (RHZE), e uma fase de manutenção de 7 meses, utilizando-se as medicações rifampicina e isoniazida (RH). A dose diária deve ser ajustada pelo peso: R = 10 mg/kg/dia; H = 5 a 7 mg/kg/dia; Z = 35 mg/kg/dia; E = 25 mg/kg/dia (4 cáps./dia para > 50 kg). O comprimido contém R = 150 mg; H = 75 mg; Z = 400 mg; E = 275 mg. As medicações tuberculostáticas devem ser associadas à prednisona 1 mg/kg por 1 a 4 meses. Em pacientes com AIDS e diagnóstico recente aguardar 2 semanas de tratamento antituberculoso para iniciar medicação antirretroviral para evitar a síndrome inflamatória da resposta imune, que pode evoluir com piora do dano neurológico.

MENINGITE CRIPTOCÓCICA

A meningite criptocócica afeta quase 1 milhão de pessoas e é responsável por mais de 600.000 óbitos por ano no mundo todo. Pode acometer indivíduos imunocompetentes, mas geralmente acomete indivíduos com deficiências da imunidade celular, especialmente pacientes com AIDS e contagem de linfócitos CD4 menor que 100 células/mm³, transplante de órgãos, doenças hematológicas, sarcoidose ou em uso de corticoterapia. O *Cryptococcus* sp. pode causar tanto doença localizada pulmonar quanto doença disseminada, como quadro meningítico e meningoencefalítico.

Agente

O *Cryptococcus* sp. é uma levedura redonda que possui grande cápsula polissacáride. As duas espécies patogênicas ao homem são o *Cryptococcus neoformans*, que causa doença em imunodeprimidos, e o *Cryptococcus gattii*, que causa doença em indivíduos imunocompetentes.

Patogenia

A levedura é transmitida ao homem pela inalação de suas formas assexuadas desidratadas (blastoconídeos), presentes em fezes de pássaros (principalmente pombos) e no solo. Após a inalação, as leveduras atingem os alvéolos, onde os microrganismos encapsulados são mais resistentes à destruição pela fagocitose por macrófagos. Pode causar infecção sintomática ou assintomática pulmonar e desenvolver meningite ou mesmo doença disseminada, a depender da resposta imune celular de linfócitos T-auxiliares (CD4), macrófagos, células *natural killer*, produção de anticorpos específicos e fatores solúveis.

Quadro clínico

As manifestações mais comuns da criptococose em sistema nervoso central são a meningite e a meningoencefalite de evolução subaguda ou crônica. A apresentação clínica varia de acordo com o hospedeiro, sendo os sinais mais intensos em indivíduos imunocompetentes.

Os sintomas mais comuns são cefaleia, confusão mental, letargia, torpor e coma. Outros sintomas comumente associados são tontura, náuseas e vômitos. A febre e a rigidez de nuca podem não ser evidentes em indivíduos imunodeprimidos. Outros acometimentos associados são sintomas visuais como diplopia, perda da visão e da acuidade visual, podendo ser evidenciados papiledema, neurite do nervo óptico e coriorretinite, além de sintomas auditivos, convulsões, ataxia, afasia e movimentos coreicos. Pode complicar-se com hidrocefalia, demência e óbito.

Diagnóstico

O LCR apresenta turbidez variável, com pressão de abertura acima de 250 mmH$_2$O em 60 a 80% dos pacientes, concentrações normais de glicose e proteína elevada (50 a 200 mg/dℓ). O infiltrado é linfomononuclear e a magnitude da pleocitose é maior em pacientes imunocompetentes. Pacientes com AIDS gravemente imunodeprimidos podem apresentar discreta pleocitose. O exame direto por tinta da China evidencia a levedura capsulada em 50 a 80% dos pacientes. A cultura em meio para bactérias ou para fungos isola o agente em 55% das amostras de sangue e em 95% das amostras de LCR. A detecção de antígeno do criptococo por látex ou ELISA tem sensibilidade de 93 a 98% no LCR e de 93 a 100% no soro.

Exames de imagem

Os achados à tomografia computadorizada de crânio podem ser não específicos, estando o exame normal em cerca de 43% dos casos. As alterações mais encontradas são atrofia difusa (34%), criptococomas (lesões arredondadas hipoatenuantes ou isoatenuantes) (11%), hidrocefalia (9%) e edema cerebral difuso (3%).

A ressonância nuclear magnética pode evidenciar realce meníngeo, dilatação dos espaços perivasculares dilatados, atrofia difusa e criptococomas. Esses achados são mais comuns em pacientes imunocomprometidos.

Tratamento

O tratamento utiliza anfotericina B convencional (0,7 mg/kg) ou anfotericina B lipossomal (4 mg/kg) por via intravenosa (IV) 1 vez/dia, associadas a 5-flucitosina 25 mg/kg/dia dividida de 6/6 h ou a fluconazol 400 a 800 mg/dia VO ou IV por pelo menos 14 dias. Após o tratamento, indica-se uma fase de consolidação de pelo menos 8 semanas ou cultura negativa. Pacientes imunodeprimidos devem utilizar dose de manutenção com fluconazol até a resolução da deficiência imune.

No tratamento da hipertensão intracraniana, a pressão de abertura do LCR deve ser sempre medida nas punções. Pacientes com pressões acima de 200 mmH$_2$O devem ser submetidos a punções lombares intermitentes para controle da pressão. Em pacientes que persistem com sintomas e pressão elevada, deve-se considerar a derivação liquórica. Pacientes com hidrocefalia devem ser submetidos à derivação ventriculoperitoneal precoce.

SÍFILIS

A sífilis pode causar diversos acometimentos do sistema nervoso central, que incluem meningite tanto sintomática quanto assintomática. A incidência da infecção tem aumentado no mundo todo, particularmente da população de homens adultos jovens que fazem sexo com homens. Entre os indivíduos com diagnóstico de sífilis há elevada prevalência de coinfecção pelo HIV (50 a 60%).

Agente

A sífilis é causada pelo espiroqueta *Treponema pallidum*, bactéria fina, delicada e com formato em espiral helicoidal.

Patogenia

A sífilis pode ser transmitida por via sexual, contato íntimo não sexual, transplacentária ou parenteral (uso de substâncias intravenosas, acidente percutâneo ocupacional, transfusão). As lesões mucosas e cutâneas tanto da fase primária quanto da fase secundária são contagiosas.

O *T. pallidum* tem a capacidade de penetrar mucosa íntegra e pele com mínima solução de continuidade, atingindo a circulação linfática e sanguínea. A despeito de geralmente causar lesão no local de inoculação em cerca de 3 semanas (fase primária), pode ser detectado na circulação linfática minutos após o contágio.

As manifestações neurológicas da sífilis podem se desenvolver dentro de meses da infecção inicial ou demorar décadas para aparecer. Aproximadamente um terço dos indivíduos infectados apresentam precocemente anormalidades do líquido cefalorraquidiano, mas apenas uma fração deles desenvolverá manifestações neurológicas significativas.

Quadro clínico

A neurossífilis pode ter apresentação precoce ou tardia. A neurossífilis pode apresentar-se precocemente na forma de meningite

Tabela 28.3 Alterações quimiocitológicas do líquido cefalorraquidiano (LCR) de acordo com a etiologia da meningite.

Parâmetro	Normal	Bacteriana	Viral	Tuberculosa	Fúngica
Células (células/µℓ)	0 a 5	> 500	< 300	< 500	< 500
Porcentagem de neutrófilos	–	> 80	< 20	< 30	< 30
Proteínas (mg/dℓ)	20 a 45	> 100	< 100	> 100	Variável
Glicose	2/3 da glicemia	Reduzida	Normal	Reduzida	Normal ou reduzida

subaguda com ou sem envolvimento ocular e de nervos cranianos. A infecção evolui em 3 a 10 anos com progressivo acometimento meningovascular, com inflamação e obstrução de pequenos vasos e, consequentemente, maior acometimento parenquimatoso cerebral e medular. A apresentação clínica nessa fase será de acidente vascular cerebral ou de mielite. Mais tardiamente ainda (15 a 20 anos) o treponema pode afetar diretamente o parênquima nervoso, com atrofia cerebral e lesão das raízes dorsais sensitivas. Nesse caso manifesta-se com ataxia, anestesia e paresia de membros, arreflexia, incontinência urinária e fecal, alteração da personalidade e demência.

Diagnóstico

A positividade do VDRL no LCR diagnostica a neurossífilis, porém apresenta sensibilidade de 30 a 70%. Dessa forma, em indivíduos com meningite e diagnóstico sorológico de sífilis (VDRL + FTAAbs ou ELISA), a presença de pleocitose (> 10 células/mm^3) e o aumento de proteína (> 45 mg/dℓ) em amostra de LCR lombar corroboram o diagnóstico. Exames de imagem do crânio (tomografia computadorizada ou ressonância nuclear magnética) são indicados para o diagnóstico da sífilis meningovascular, parenquimatosa ou de acometimento medular (*tabes dorsalis*).

Tratamento

O tratamento da neurossífilis é realizado com penicilina cristalina, 4 milhões de unidades IV de 4 em 4 horas por 14 a 21 dias. As lesões isquêmicas e neurodegenerativas são irreversíveis.

CONSIDERAÇÕES PRÁTICAS

A meningite é uma emergência que requer diagnóstico e tratamento imediatos.

Não se deve postergar a coleta de LCR para a realização de exames de imagem, a menos que haja sinais de localização ao exame neurológico. A Tabela 28.3 resume as principais alterações quimiocitológicas observadas no LCR, de acordo com a etiologia.

A antibioticoterapia deve ser iniciada empiricamente em caso de suspeita de meningite bacteriana, logo após a punção lombar e coleta de sangue para hemocultura.

Deve-se proceder a hidratação intravenosa vigorosa e suporte hemodinâmico agressivo em caso de sepse.

Bibliografia

Adriani KS, Brouwer MC, van de Beek D. Risk factors for community-acquired bacterial meningitis in adults. Neth J Med. 2015; 73(2):53-60.

Andrade AL, Minamisava R, Tomich LM et al. Impact of meningococcal C conjugate vaccination four years after introduction of routine childhood immunization in Brazil. Vaccine. 2017; 35(16):2025-33.

Conde MB et al. III Brazilian Thoracic Association Guidelines on tuberculosis. J Bras Pneumol Oct 2009; 35(10):1018-48. ISSN 1806-3756. Disponível em: https://www.ncbi.nlm.nih.gov/pubmed/19918635. Acesso em 18 fev. 2021.

Coureuil M, Lécuyer H, Bourdoulous S et al. A journey into the brain: insight into how bacterial pathogens cross blood-brain barriers. Nat Rev Microbiol. 2017; 15(3):149-59.

Golden MR, Marra CM, Holmes KK. Update on syphilis: resurgence of an old problem. JAMA. 2003; 290(11):1510-4.

Hasbun R, Abrahams J, Jekel J et al. Computed tomography of the head before lumbar puncture in adults with suspected meningitis. N Engl J Med. 2001; 345:1727-33.

Iovino F, Seinen J, Henriques-Normark B et al. How Does Streptococcus pneumoniae Invade the Brain? Trends Microbiol. 2016; 24(4):307-15.

McGill F, Heyderman RS, Panagiotou S et al. Acute bacterial meningitis in adults. Lancet. 2016 17; 388(10063):3036-47.

Moretti ML, Resende MR, Lazéra MS et al. Guidelines in cryptococcosis – 2008. Rev Soc Bras Med Trop. 2008; 41(5):524-44.

Panel on Opportunistic Infections in HIV-Infected Adults and Adolescents. Guidelines for the prevention and treatment of opportunistic infections in HIV-infected adults and adolescents: recommendations from the Centers for Disease Control and Prevention, the National Institutes of Health, and the HIV Medicine Association of the Infectious Diseases Society of America. Disponível em: http://aidsinfo.nih.gov/contentfiles/lvguidelines/adult_oi.pdf. Acesso em: 5 fev. 2017.

Polage CR, Cohen SH. State-of-the-Art Microbiologic Testing for Community-Acquired Meningitis and Encephalitis. J Clin Microbiol. 2016; 54(5):1197-202.

Salgado MM, Gonçalves MG, Fukasawa LO et al. Evolution of bacterial meningitis diagnosis in São Paulo State-Brazil and future challenges. Arq Neuropsiquiatr. 2013; 71(9B):672-6.

van de Beek D, Cabellos C, Dzupova O et al. ESCMID guideline: diagnosis and treatment of acute bacterial meningitis. Clin Microbiol Infect. 2016; 22(Suppl 3):S37-62.

van Ettekoven C, van de Beek D, Brouwer MC. Update on Community-acquired bacterial meningitis: Guidance and challenges. Clin Microbiol Infect. 2017.

Vidal LR, Almeida SM, Messias-Reason IJ et al. Enterovirus and herpesviridae family as etiologic agents of lymphomonocytary meningitis, Southern Brazil. Arq Neuropsiquiatr. 2011; 69(3):475-81.

29 Manifestações Cutâneas no Paciente com HIV

Maria Paula Barbieri D'Elia, Sílvio Alencar Marques e Marcela Calixto Brandão Miguel

INTRODUÇÃO

A pele é comumente afetada nos pacientes infectados pelo vírus da imunodeficiência humana (HIV) e pode ser o sítio de manifestação mais precoce da doença. Lesões cutâneas que ocorrem em localização e aspecto atípicos, em idades menos frequentes, com maior gravidade e pior resposta ao tratamento, devem suscitar a possibilidade de imunossupressão pelo HIV. Os médicos devem conhecer as principais manifestações cutâneas do HIV para suspeitar e favorecer o diagnóstico precoce.

MANIFESTAÇÕES CUTÂNEAS INFECCIOSAS

A Tabela 29.1 mostra as principais manifestações cutâneas no paciente com HIV.

Virais

Síndrome retroviral aguda

Mais de 50% dos indivíduos infectados pelo vírus HIV, após um período de incubação de 2 a 6 semanas, apresentam quadro clínico mononucleose-símile. Os sintomas principais são febre, linfadenopatia, mialgia, astenia e sudorese, acompanhados na maioria das vezes por exantema maculopapular simétrico não pruriginoso. Odinofagia, úlceras orais e sintomas gastrintestinais podem estar presentes. Em geral, é autolimitada e tem duração média de 1 semana. Porém, quando persiste por mais de 2 semanas, pode indicar doença de evolução mais rápida. O diagnóstico diferencial envolve *rash* viral de outras etiologias e reação adversa a fármacos. A sorologia nesta fase geralmente é negativa, e o diagnóstico pode ser confirmado com o auxílio de métodos moleculares para detecção do RNA viral.

Herpes simples

Infecções pelo herpes-vírus simples (VHS) tipos 1 e 2, da família Herpesviridae, são comuns e se apresentam de formas variáveis. No paciente com HIV, o quadro clínico pode ser mais exuberante, principalmente quando a contagem de CD4 é menor que 100 células/mm^3. A encefalite é mais frequente nesta população e é responsável por altas taxas de mortalidade e sequelas. Pacientes com outras doenças cutâneas crônicas podem apresentar uma erupção herpética disseminada denominada erupção variceliforme de Kaposi. Ulcerações extensas, de aspecto necrótico, persistentes, além de lesões hipertróficas, crônicas, podem ocorrer. O herpes mucocutâneo crônico é caracterizado por lesão ulcerada, localizada preferencialmente nas regiões oral, perianal e genital (Figura 29.1), com duração superior a 1 mês. É visto quase exclusivamente em pacientes com HIV e considerado critério clínico definidor de AIDS. A infecção aguda e as recorrências por VHS associam-se a maior replicação do HIV e podem aumentar em quatro vezes seu risco de transmissão.

O diagnóstico é baseado no quadro clínico associado a exames biomoleculares. A citologia de Tzanck é método simples e de baixo custo, no qual é realizado raspado do assoalho de uma vesícula, colocado em lâmina e corado com Giemsa, Leishman ou hematoxilina-eosina (HE), sendo positivo para herpes quando há células gigantes epiteliais multinucleadas. A desvantagem deste exame é que não diferencia o herpes simples do vírus varicela-zóster. A biopsia de borda de lesão também é bastante útil para o diagnóstico.

O tratamento é realizado com antivirais específicos (aciclovir, fanciclovir, valaciclovir) por via oral (VO), ou, nos casos mais graves, aciclovir intravenoso (IV) (Tabela 29.2). Em aproximadamente

Tabela 29.1 Principais manifestações cutâneas no paciente com vírus da imunodeficiência humana (HIV).

Infecciosas	Virais	Síndrome retroviral aguda Herpes simples Herpes-zóster Citomegalovírus Leucoplasia pilosa oral (vírus Epstein-Barr) Papilomavírus humano Molusco contagioso
	Bacterianas	Sífilis Angiomatose bacilar
	Fúngicas	Candidose Dermatofitoses Criptococose Histoplasmose Esporotricose
	Parasitárias	Escabiose
Inflamatórias		Psoríase Dermatite seborreica
Neoplásicas		Sarcoma de Kaposi Neoplasias cutâneas Linfomas
Associadas à TARV		

TARV: terapia antirretroviral.

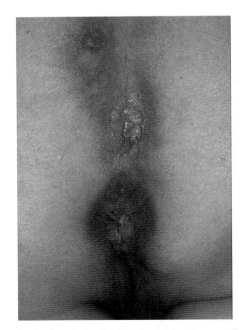

Figura 29.1 Lesão ulcerada, localizada preferencialmente nas regiões oral, perianal e genital, característica do herpes mucocutâneo crônico. *Esta figura está reproduzida, em cores, no Encarte.*

Tabela 29.2 Tratamento do herpes simples.

Formas localizadas	Dose	Tempo
Fanciclovir via oral	250 mg, 2 cp, 12/12 h	7 dias
Valaciclovir	500 mg, 1 cp, 8/8h	7 dias
Aciclovir	200 mg, 2 cp, 5 vezes/dia	14 a 21 dias
Mucocutânea/extensa	**Dose**	**Tempo**
Aciclovir intravenoso	5 mg/kg/dose, 8/8 h (corrigir pela função renal)	7 a 10 dias ou enquanto houver vesículas
Foscarnete intravenoso	40 mg/kg, 8/8 h	14 a 21 dias

5% dos casos há resistência ao aciclovir e o tratamento de escolha é feito com foscarnete IV. Há relatos também do uso de cidofovir intralesional, imiquimode tópico e até mesmo excisão cirúrgica de lesão crônica vegetante.

Herpes-zóster

O herpes-zóster é causado pelo vírus varicela-zóster, agente da varicela que se mantém latente nos gânglios periféricos, podendo reativar-se como herpes-zóster. Sua incidência na população com HIV chega a ser 10 vezes maior do que na população geral e representa um marcador clínico precoce do HIV, já que ocorre mesmo com níveis de CD4 mais elevados.

O primeiro sintoma geralmente é a dor, que precede as lesões cutâneas, em média 1,4 dia no comprometimento trigeminal e 3,2 dias quando no tórax. Em seguida, nos casos mais comuns, surgem vesículas com base eritematosa restritas a um dermátomo sensorial (Figura 29.2). As possíveis complicações são neuralgia pós-herpética, zóster oftálmico e infecção secundária bacteriana. Nos casos de imunossupressão mais avançada surgem os quadros atípicos, com lesões necróticas ectima-símiles, verrucosas, ou ultrapassando um dermátomo, recorrentes, até disseminadas e com comprometimento visceral (pneumonite, encefalite e hepatite). Alguns sinais apontam para possíveis complicações, como o sinal de Hutchinson, vesículas na ponta do nariz, as quais indicam o comprometimento ocular presente ou iminente, que deve ser identificado e tratado com rapidez pelo risco de perda da visão. E também o sinal de Ramsay Hunt, no qual há vesículas em conduto auditivo, língua e palato, dor na orelha e perda do paladar nos dois terços anteriores da língua, pela lesão dos nervos facial e auditivo.

O diagnóstico apoia-se no quadro clínico, e se necessário deve ser confirmado por meio do citodiagnóstico de Tzanck (não diferencia da infecção pelo herpes simples), imunofluorescência direta e até reação em cadeia da polimerase (PCR) ou cultura viral.

O tratamento é realizado com aciclovir, fanciclovir e valaciclovir (ajustar para função renal), em doses quatro vezes maiores do que para o herpes simples (Tabela 29.3). Deve ser iniciado idealmente em até 72 horas do aparecimento das vesículas, visando diminuir a incidência de neuralgia pós-herpética e complicações. Casos mais graves ou recorrentes exigem tratamento com aciclovir IV e internação hospitalar em isolamento de contato e aerossol, pois os pacientes são transmissores. A imunoglobulina é utilizada como profilaxia pós-exposição para pacientes com HIV expostos a varicela ou zóster, soronegativos para essas enfermidades. A vacina contra herpes-zóster para indivíduos acima de 50 anos, sem antecedente da doença, pode ser útil, porém só deve ser utilizada nos pacientes com HIV assintomáticos com carga viral maior que 200 células/mm^3.

Leucoplasia pilosa oral

Corresponde a lesões na cavidade oral e língua causadas pelo vírus Epstein-Barr. Caracteriza-se por espessamento das papilas e formação de placas hiperqueratósicas, aderidas, de aspecto rugoso, esbranquiçadas, localizadas principalmente na borda lateral da língua, bilaterais, assimétricas e assintomáticas. Apresenta-se em média em 25% dos pacientes com HIV, com aumento da frequência de acordo com a queda dos níveis de CD4.

O diagnóstico, em geral, é clínico, mas a presença do vírus pode ser confirmada por hibridização *in situ*. É importante afastar diagnósticos diferenciais como candidose, líquen plano oral e leucoplasia pré-maligna. Geralmente melhora com o início da terapia antirretroviral (TARV) e funciona como indicador de resposta imunológica.

Citomegalovírus

O citomegalovírus é endêmico em todo o mundo e geralmente fica latente por muitos anos. Sua reativação é comum no paciente com HIV, está associada a contagens de CD4 abaixo de 100 células/mm^3 e representa uma causa importante de morbidade e mortalidade. Entretanto, as manifestações mucocutâneas são incomuns. A principal manifestação cutânea é a úlcera genital extensa semelhante ao herpes, mas também pode gerar lesões papulares e purpúricas atípicas.

O diagnóstico é corroborado pelo exame histopatológico demonstrando inclusões citomegálicas intranucleares no endotélio vascular, que podem causar vasculite. O teste sorológico que

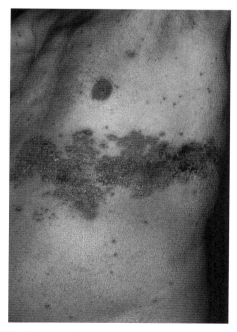

Figura 29.2 Vesículas com base eritematosa restritas a um dermátomo sensorial. (*Esta figura está reproduzida, em cores, no Encarte.*)

Tabela 29.3 Tratamento do herpes-zóster.

Formas localizadas	Dose	Tempo
Fanciclovir por via oral	250 mg, 2 cp, 8/8 h	10 dias
Valaciclovir	500 mg, 2 cp, 8/8 h	10 dias
Aciclovir	200 mg, 4 cp, 5 vezes/dia	10 dias
Formas graves	**Dose**	**Tempo**
Aciclovir intravenoso	10 mg/kg/dose, 8/8 h (corrigir pela função renal)	7 a 10 dias ou enquanto houver vesículas

pesquisa a presença do DNA viral no sangue do paciente (antigenemia) também é usado para auxílio diagnóstico.

O tratamento inclui valaciclovir oral, ganciclovir, foscarnete ou cidofovir IV, por 21 a 28 dias.

Papilomavírus humano

Há mais de 100 genótipos diferentes de papilomavírus humano (HPV), que determinam manifestações clínicas variáveis. Este vírus tem tropismo por células epiteliais e pode induzir a formação de neoplasia. No HIV, a prevalência é elevada e a evolução para carcinomas de alto grau não é incomum.

As lesões cutâneas associadas à infecção pelo HPV são diferentes de acordo com o genótipo viral (Tabela 29.4). A verruga vulgar, ligada aos HPV 1 e 2, apresenta-se como pápula verrucosa, bem delimitada, com pontos enegrecidos na superfície; a verruga plana se associa aos HPV 3 e 10 e se caracteriza por pápulas achatadas, levemente eritematosas, localizadas principalmente na face e no dorso das mãos, mas podem disseminar-se. A verruga plantar, associada aos HPV 1 e 2, é uma placa hiperqueratósica, dolorosa, que pode disseminar-se superficialmente (mosaico) ou aprofundar-se (mirmécia).

Tabela 29.4 HPV: apresentação clínica *versus* genótipo viral.

Nome	Genótipo viral (mais comum)	Clínica
Verruga vulgar	1 e 2	
Verruga plantar	1 e 2	
Condiloma acuminado	6 e 11	
Eritroplasia de Queyrat	16 e 18	

As figuras da tabela estão reproduzidas, em cores, no Encarte.

Há também as formas de acometimento mucoso e semimucoso, sexualmente transmissíveis. O condiloma acuminado está ligado aos subtipos virais 6 e 11 e se apresenta como pápulas verrucosas, que podem confluir em placas e vegetações principalmente nos pacientes imunossuprimidos. Associados a este mesmo subtipo viral, existem tumores gigantes: tumor de Bushcke Lowenstein, ou condiloma gigante (mucosa genital); tumor de Ackerman, ou papilomatose oral florida (mucosa oral); e o epitelioma *cuniculatum*, que acomete a região plantar. Já os tipos oncogênicos de HPV, 16 e 18, estão associados à papulose bowenoide (carcinoma espinocelular *in situ*, clinicamente semelhante ao condiloma acuminado) e eritroplasia de Queyrat (carcinoma espinocelular *in situ* na genitália masculina), que são mais encontrados em amostras anogenitais de portadores do HIV comparados à população geral. Além disso, o curso clínico da infecção genital pelo HPV nesses pacientes é mais agressivo, com lesões mais exuberantes e refratárias ao tratamento.

O diagnóstico é clínico, com auxílio da dermatoscopia e a confirmação pode ser feita por meio de exame histopatológico, que demonstra balonização das células epiteliais, e genotipagem viral.

O tratamento é variável de acordo com a localização das lesões, tamanho, duração e também com a idade do paciente e o estado imunológico. As opções são colódio salicílico, crioterapia, 5-fluoruracila a 5% creme, curetagem, Nd-Yag *laser*, *laser* ablativo e eletrocauterização.

Molusco contagioso

O molusco contagioso é causado por um poxvírus e sua transmissão se dá mediante contato direto ou por intermédio de fômites. É mais comum em crianças, e, quando presente em adultos, geralmente está localizado na região genital; a transmissão é sexual. A lesão elementar é uma pápula de superfície lisa, normocrômica, com umbilicação central (Figura 29.3). Nos pacientes com HIV o molusco é muito frequente, principalmente quando a contagem de CD4 é menor que 250 células/mm^3, e as lesões podem ser mais disseminadas e maiores, afetando tronco e face.

O diagnóstico em geral é clínico; porém, no paciente com HIV, são necessárias biopsia e análise histopatológica visando descartar outras infecções molusco-símiles, como criptococose, histoplasmose e infecção por *Penicillium marneffei*.

O tratamento é feito por crioterapia, curetagem das lesões, imiquimode a 5%, hidróxido de potássio a 10% ou cidofovir a 1% tópicos.

Bacterianas

Sífilis

A sífilis é causada pela bactéria espiroqueta *Treponema pallidum* e é transmitida principalmente por contato sexual. A infecção vertical mãe-feto também é comum e ocorre por via hematogênica.

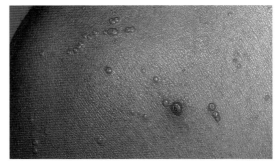

Figura 29.3 Lesão elementar: pápula de superfície lisa, normocrômica, com umbilicação central. (*Esta figura está reproduzida, em cores, no Encarte.*)

A sífilis é classificada em:

- Sífilis congênita: adquirida por transmissão vertical (transplacentária)
- Sífilis adquirida: dividida em recente, de evolução menor que 1 ano, e tardia, que ultrapassa esse período. Os critérios para essa divisão são dados clinicoepidemiológicos.

A sífilis recente inclui as sífilis primária, secundária e latente recente. Já a sífilis tardia é composta pelas sífilis latente tardia, terciária cutânea, cardiovascular, neurossífilis e visceral.

Após o contato com o treponema, ele se dissemina para diversos órgãos enquanto a imunidade celular específica se desenvolve. Há um período de incubação do espiroqueta de 7 a 14 dias para o aparecimento da lesão primária, mas pode ser de até 40 a 90 dias. Em geral, a lesão primária é única, ulcerada, de base infiltrada e indolor, chamada de cancro duro, localizada mais comumente nas regiões genital e oral. Há linfadenopatia regional e resolução espontânea em no máximo 30 dias sem deixar cicatriz. Esse período é denominado sífilis primária.

Depois de 4 a 8 semanas após o aparecimento do cancro duro inicia-se a sífilis secundária, marcada pela disseminação do treponema pelo organismo, e manifestações generalizadas da doença. Esse período dura em média 2 anos e caracteriza-se pelo surgimento e desaparecimento de diversas manifestações. A primeira geralmente é a roséola, exantema morbiliforme não pruriginoso (Figura 29.4), que exibe geralmente máculas eritematosas com colarete descamativo na periferia, que pode ser acompanhado de sintomas inespecíficos como mal-estar, linfadenopatia, artralgias e cefaleia. Esse *rash* é autolimitado e depois podem surgir lesões mais papulosas palmoplantares, mucosas, alopecia em clareiras e o condiloma plano (pápulas achatadas perianais). Nos pacientes com HIV, podem coexistir manifestações da sífilis secundária ainda com a presença do cancro duro.

Após esse período o indivíduo entra em período de latência, no qual as lesões clínicas desaparecem, mas as provas sorológicas são positivas para sífilis. Os pacientes podem permanecer latentes a vida toda, mas uma fração deles irá progredir para a sífilis terciária.

A sífilis terciária caracteriza-se pelo acometimento de múltiplos órgãos, sendo os mais comumente afetados pele, ossos e articulações, sistema cardiovascular e sistema nervoso central. Nessa fase, as lesões cutâneas são nódulos e gomas de caráter destrutivo que deixam cicatrizes na regressão. Podem acometer também mucosas e semimucosas e o aparelho visual. No sistema osteoarticular podem ocorrer osteíte gomosa, osteíte esclerosante e periostite nos ossos longos. No sistema cardiovascular a sífilis acomete vasos grandes que são supridos pelos *vasa vasorum*, e o mais comumente afetado é a aorta, por aortite sifilítica, que leva a insuficiência aórtica, oclusão das coronárias e aneurismas. Podem ser encontradas gomas cardíacas principalmente na região da parede interventricular e do ventrículo esquerdo. A sífilis pode ocorrer também na forma de lesões gomosas nos seguintes órgãos: pulmão, fígado, baço, trato gastrintestinal, rins e vias urinárias, próstata e órgãos sexuais.

O acometimento do sistema nervoso central pela sífilis pode ocorrer em qualquer fase da doença, incluindo primária e secundária. O *Treponema pallidum* atinge precocemente o sistema nervoso central (liquor e meninges), antes mesmo do surgimento das manifestações clínicas da sífilis primária (neuroinvasão). Na maioria dos casos, há resolução espontânea da infecção no sistema nervoso central (SNC) e o fenômeno da neuroinvasão passa despercebido ou se manifesta por meningite transitória. Entretanto, pacientes infectados pelo HIV e, particularmente, aqueles com AIDS apresentam maior dificuldade para combater a infecção do SNC quando comparados a indivíduos imunocompetentes. Por isso, alguns autores recomendam a punção de todos os pacientes portadores do HIV e com infecção pela sífilis. Porém, a investigação de neurossífilis por meio de punção liquórica é regra para os indivíduos coinfectados com sífilis e HIV que apresentem pelo menos um dos seguintes critérios:

- Sinais ou sintomas neurológicos ou oftalmológicos
- Evidência de sífilis terciária ativa
- Sífilis latente tardia ou de duração indeterminada
- Linfócitos T CD4+ < 350 células/mm^3
- *Venereal Disease Research Laboratory* (VDRL) ≥ 1:16 (maior sensibilidade > 1/32) ou teste de reagina plasmática rápido (RPR) ≥ 1:32
- Queda inadequada ou estabilização sem queda nos títulos de VDRL durante o seguimento.

O diagnóstico da sífilis é clínico e laboratorial (pesquisa direta do agente ou testes sorológicos).

A demonstração direta do agente etiológico é realizada por meio do exame de campo escuro ou da pesquisa direta com material corado (colorações: Fontana-Masson, Giemsa). Porém, sendo esta técnica pouco prática, é melhor substituí-la pela biopsia da lesão e pesquisa do *Treponema* por imuno-histoquímica com utilização de anticorpos monoclonais anti-*Treponema*.

Os testes sorológicos são mais utilizados e identificam anticorpos dirigidos a dois tipos de antígenos: os treponêmicos e os não treponêmicos. O contato com o treponema desencadeia resposta humoral e celular, com a produção de anticorpos antitreponêmicos primeiro IgM e depois IgG e, em seguida, há produção dos anticorpos não treponêmicos. Após 10 a 15 dias do aparecimento do cancro os testes vão positivando, primeiro os treponêmicos e depois os não treponêmicos.

Os antígenos próprios do treponema, denominados anticorpos treponêmicos ou específicos, são importantes para estabelecer o diagnóstico definitivo, como, por exemplo, o *fluorescent treponemal antibody-absorbed test* (FTA-abs), que é um teste de imunofluorescência direta, e o *Treponema pallidum hemagglutination assay* (TPHA), que é um teste de hemaglutinação. É importante lembrar que o paciente que tem sífilis uma vez vai manter os testes treponêmicos sempre positivos, ou seja, é um teste para diagnóstico e não deve ser utilizado para acompanhamento nem para diagnóstico de reinfecção.

Os testes com anticorpos não específicos, reagínicos ou não treponêmicos, são o VDRL e o RPR. Por não serem específicos podem estar positivos em outras situações que não a sífilis, entre elas: mononucleose, hepatites virais, gestação, sarampo, herpes simples, zóster, artrite reumatoide, lúpus sistêmico, hanseníase e tireoidites; porém, nessas situações são de baixo título. Os testes não treponêmicos são essenciais para o seguimento, pois tornam-se negativos com o tratamento.

Em pacientes com HIV é mais frequente ocorrerem altos títulos sorológicos ao diagnóstico, assim como resultados falso-negativos. Portanto, na suspeita clínica de sífilis e presença de testes sorológicos não reagentes é importante manter a hipótese e recorrer

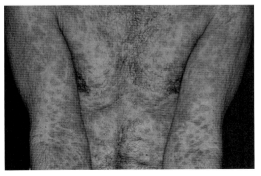

Figura 29.4 Roséola. (*Esta figura está reproduzida, em cores, no Encarte.*)

a outras formas de diagnóstico, como a biopsia de pele, ou realizar o tratamento empírico.

O tratamento da sífilis é específico para cada fase e segue a recomendação da Tabela 29.5. Após o tratamento, é obrigatório o acompanhamento sorológico a cada 3 meses até negativar ou estabilizar em baixos títulos.

Angiomatose bacilar

É infecção bacteriana rara, multissistêmica, de caráter vasculoproliferativo, causada por bactérias gram-negativas: *Bartonella henselae* e *Bartonella quintana*, que afetam pacientes HIV-positivos com contagem de CD4 menor que 200 células/mm³.

O reservatório da *Bartonella henselae* é o gato doméstico, e ela pode ser transmitida por mordida, arranhões e fezes destes animais. Já a *Bartonella quintana* tem como reservatório único o homem e como vetor o *Pediculus humanus corporis*, mais conhecido como piolho-do-corpo.

A pele é órgão comumente envolvido, mas pode acometer diversos sistemas, entre eles fígado, baço e linfonodos mais comumente, e também sistema nervoso, trato gastrintestinal e ossos. A angiomatose bacilar visceral disseminada é chamada de peliose. A identificação de acometimento cutâneo deve direcionar para a investigação de acometimento de outros sistemas. Geralmente as lesões são únicas ou múltiplas e se iniciam como máculas que evoluem para pápulas, placas, nódulos e tumores violáceos (Figura 29.5).

O diagnóstico é clínico e a confirmação é feita por meio de biopsia de pele. O tratamento de escolha é a eritromicina, 500 mg, 4 vezes/dia durante 4 a 12 semanas. Uma alternativa é a doxiciclina, 100 mg, 2 vezes/dia pelo mesmo período.

Fúngicas

Micoses superficiais

Infecção por Candida

A infecção oral por *Candida* spp. é uma das manifestações mais frequentes no paciente com HIV e representa um indicativo importante de deficiência imunológica. A *Candida albicans* está presente em 90% dos casos, mas outras espécies, como *C. glabrata*, *C. tropicalis*, *C. parapsilosis* e *C. krusei*, podem estar envolvidas; esse dado é relevante porque a *C. glabrata* e a *C. krusei* são resistentes ao fluconazol.

A manifestação oral ocorre como placas esbranquiçadas na cavidade oral (pseudomembranosa) (Figura 29.6) ou como fissuras, eritema e maceração nos cantos da boca (queilite angular). Quando atinge o esôfago, gera disfagia e maior morbidade. A onicomicose e a candidose vulvovaginal recorrente também podem ser causadas por este fungo e são comuns no paciente com HIV. Nos pacientes com contagem de CD4 abaixo de 200 células/mm³, as lesões são mais graves e resistentes ao tratamento.

O diagnóstico se confirma mediante exame micológico direto de material a fresco com hidróxido de potássio (KOH), no qual se observam pseudo-hifas e esporos. A cultura é útil para identificar a espécie, e o exame histopatológico mostra hifas não septadas pela coloração ácido periódico de Schiff (PAS).

O tratamento da candidose mucocutânea crônica é realizado com fluconazol ou itraconazol por 2 a 4 meses (Tabela 29.6).

Dermatofitoses

Os agentes mais comuns de dermatofitoses em pacientes com HIV são *Trichophyton rubrum* e *Trichophyton mentagrophytes*, assim como na população geral. Podem ocorrer manifestações atípicas, extensas, acometendo locais incomuns como face, simulando dermatite seborreica, hiperqueratose palmoplantar ou descamação com eritema difuso discreto lembrando xerose cutânea. A alteração ungueal mais comum no HIV é a onicomicose superficial branca.

O diagnóstico é feito pelo exame a fresco com KOH, no qual se observam hifas septadas hialinas. A cultura ajuda a definir o agente etiológico específico.

O tratamento de escolha é a terbinafina 250 mg/dia, e como alternativa o itraconazol 200 mg/dia. O tempo de tratamento varia de acordo com o local acometido, a extensão e o tipo de manifestação.

Tabela 29.5 Recomendações para tratamento da sífilis.

Estágio da sífilis	Tratamento de escolha	Tratamento alternativo
Recente e primária	Penicilina benzatina 1.200.000 UI em cada glúteo, IM, dose única	Doxiciclina 100 mg, 12/12 h VO, 14 dias Tetraciclina 500 mg, 6/6 h VO, 14 dias Ceftriaxona 500 mg, 1 vez/dia, IM, 10 dias Eritromicina 500 mg, 6/6 h VO, 15 dias
Secundária e latente precoce	Penicilina benzatina 1.200.000 UI em cada glúteo, IM, 1 vez/semana, por 2 semanas	Doxiciclina 100 mg, 12/12 h VO, 21 a 28 dias Eritromicina 500 mg, 6/6 h VO, 21 dias
Tardia (latente, cardiovascular, goma ou duração incerta)	Penicilina benzatina 1.200.000 UI em cada glúteo, IM, 1 vez/semana, por 3 semanas	Doxiciclina 100 mg, 12/12 h VO, 21 a 28 dias Tetraciclina 500 mg, 6/6 h VO, 28 dias Eritromicina 500 mg, 6/6 h VO, 30 dias
Neurossífilis	Penicilina G cristalina 3 a 4 milhões UI, 4/4 h IV, 10 a 14 dias	Penicilina procaína 2,4 milhões UI, 1 vez/dia, IM, associada à probenecida 500 mg, 6/6 h VO, 10 a 14 dias Ceftriaxona 1 a 2 g, 1 vez ao dia IV, 10 a 14 dias

IM: intramuscular; IV: intravenosa; VO: via oral.

Tabela 29.6 Tratamento da candidose.

Candidose oral	Dose	Tempo
Nistatina solução	Bochechos 3 a 4 vezes/dia	Até melhora clínica
Fluconazol	150 mg/sem VO	1 a 4 semanas
Mucocutânea crônica	**Dose**	**Tempo**
Fluconazol	150 mg/sem VO	2 a 4 meses
Itraconazol	100 mg/dia VO	2 a 4 meses

VO: via oral.

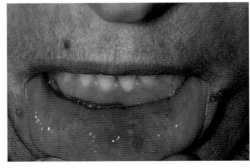

Figura 29.5 Lesões únicas ou múltiplas que se iniciam como máculas que evoluem para pápulas, placas, nódulos e tumores violáceos na peliose (angiomatose bacilar visceral disseminada). (*Esta figura está reproduzida, em cores, no Encarte.*)

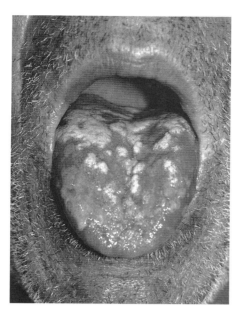

Figura 29.6 Manifestação oral da infecção por *Candida*: placas esbranquiçadas na cavidade oral (pseudomembranosa). (*Esta figura está reproduzida, em cores, no Encarte.*)

Micoses profundas

Criptococose

Infecção causada pelo fungo encapsulado *Criptococcus neoformans*, com manifestação frequente em pacientes com HIV, principalmente com CD4 menor que 100 células/mm^3. A transmissão ocorre pela inalação de leveduras presentes em fezes de pombos e outras aves; com a imunossupressão, há disseminação hematogênica do agente. Há comprometimento mais frequente do sistema nervoso central, manifestado por meningoencefalite subaguda ou crônica, mas pode afetar também pulmões, ossos, pele e mucosas.

O acometimento cutâneo secundário não é raro e pode ser o primeiro sinal de disseminação da criptococose, tornando possível o tratamento precoce. As lesões localizam-se preferencialmente em face, região cervical e no couro cabeludo e são bastante variáveis. Podem se apresentar como pápulas molusco-símiles, nódulos, com ou sem ulceração e necrose central, lesões purpúricas, pústulas, celulite, abscesso e úlceras mucosas (Figura 29.7).

O diagnóstico é feito por intermédio de cultura de material obtido da lesão (biopsia cutânea, aspirado de secreção, liquor, urina, expectoração), com identificação do fungo. A coloração com tinta da China pode ser útil antes mesmo do resultado da cultura. O exame histopatológico de tecidos acometidos torna possível a visualização de estruturas fúngicas encapsuladas, visualizadas melhor com colorações mucicarmim e PAS.

O tratamento é realizado com o paciente internado e o fármaco de escolha é a anfotericina B IV, seguida por fluconazol VO. A mortalidade, apesar do tratamento, mantém média de 25%.

Histoplasmose

Infecção fúngica sistêmica causada pelo *Histoplasma capsulatum*, adquirida pela inalação de micélios encontrados em solo contaminado por fezes de morcegos ou pássaros, geralmente em cavernas.

Em pacientes imunossuprimidos há propensão a desenvolver formas graves, seja por evolução da doença pulmonar aguda, seja por reativação de infecção prévia. É infecção oportunista, considerada doença definidora de AIDS. Na doença disseminada, a forma crônica caracteriza-se por lesões cutâneas difusas, papulonecróticas, pustulosas, ulceradas, nodulares ou molusco-símiles (Figura 29.8). Há comprometimento mucoso em 38 a 85% dos pacientes com AIDS, com úlceras infiltradas, dolorosas, nódulos vegetantes eritematosos ou lesões papilomatosas.

O exame histopatológico é o melhor método diagnóstico, pois demonstra leveduras dentro de macrófagos por meio da coloração de PAS, Gomori-Grocott e HE. A confirmação é feita mediante cultura. Também podem ser realizados imunoensaio enzimático (EIA) para a pesquisa de antígenos na urina ou sangue periférico, ou testes moleculares como PCR.

O tratamento para as formas graves deve ser feito com anfotericina B, anfotericina B lipossomal ou itraconazol.

Esporotricose

Infecção causada pelo fungo dimórfico do complexo *Sporothrix*, que pode afetar o homem e animais, adquirida pela inoculação traumática do agente na pele, ou, mais raramente, por via inalatória.

Em pacientes imunocompetentes a forma de apresentação mais comum é a cutaneolinfática, caracterizada por placas infiltradas, nódulos ou lesões vegetantes com ascensão seguindo o trajeto linfático (Figura 29.9). Nos pacientes imunocomprometidos pode ocorrer a forma disseminada, grave, com múltiplas lesões cutâneas e viscerais, como pneumonite, artrite, endoftalmite e meningite. A esporotricose deve ser sempre descartada em pacientes com HIV com meningite e lesões cutâneas papulonodulares ulceradas ou necróticas disseminadas, com cultura negativa no liquor.

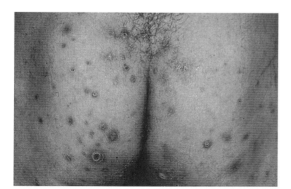

Figura 29.7 Acometimento cutâneo secundário na criptococose. As lesões, localizadas preferencialmente em face, região cervical e no couro cabeludo, são bastante variáveis e podem se apresentar como pápulas molusco-símiles, nódulos, com ou sem ulceração e necrose central, lesões purpúricas, pústulas, celulite, abscesso e úlceras mucosas. (*Esta figura está reproduzida, em cores, no Encarte.*)

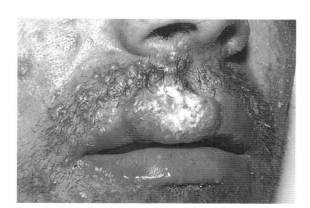

Figura 29.8 Histoplasmose. Na doença disseminada, a forma crônica caracteriza-se por lesões cutâneas difusas, papulonecróticas, pustulosas, ulceradas, nodulares ou molusco-símiles. (*Esta figura está reproduzida, em cores, no Encarte.*)

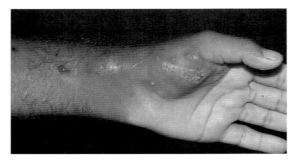

Figura 29.9 Esporotricose. Em pacientes imunocompetentes a forma de apresentação mais comum é a cutaneolinfática, caracterizada por placas infiltradas, nódulos ou lesões vegetantes com ascensão seguindo o trajeto linfático. (*Esta figura está reproduzida, em cores, no Encarte.*)

O diagnóstico de certeza é a cultura do fungo em fragmento de biopsia ou aspirado de abscesso. O tratamento de escolha é feito com itraconazol 200 mg/dia por 2 a 4 meses, e a anfotericina B é indicada para casos graves e disseminados.

Parasitárias

Escabiose

É uma infestação ectoparasitária causada pelo ácaro *Sarcoptes scabiei var. hominis*. Após o acasalamento, a fêmea põe os ovos em túneis intraepidérmicos por 4 a 6 semanas, 1 a 3 ovos por dia, que eclodem e dão origem às ninfas, e elas, entre 30 e 60 dias, serão ácaros adultos e iniciarão novamente o ciclo.

Indivíduos imunossuprimidos podem apresentar a escabiose clássica ou a sarna crostosa (sarna norueguesa). Esta última apresenta-se com lesões papulares atípicas, lesões hiperqueratósicas e eritematodescamativas (psoriasiformes) (Figura 29.10). Lesões interdigitais, peri e subungueais são comuns. O prurido geralmente é leve quando comparado ao da escabiose clássica, o que é atribuído à resposta imune deficiente, e por isso muitas vezes ela é subdiagnosticada ou tratada como outra dermatose. A sarna crostosa é altamente infectante, pois o número de parasitos que infestam a pele é imenso.

A suspeita baseia-se na história clínica epidemiológica (lesões, prurido, contactantes sintomáticos), e o diagnóstico de certeza é feito pela visualização na microscopia do ácaro e seus produtos (ovos e fezes). Infecção secundária não é rara.

O tratamento está descrito na Tabela 29.7.

MANIFESTAÇÕES CUTÂNEAS INFLAMATÓRIAS

Psoríase

A psoríase é um distúrbio inflamatório, crônico, mediada por linfócito T, que não é rara no paciente HIV-positivo. A psoríase clássica, em placas, é a mais comum nesses indivíduos. Caracteriza-se por placas infiltradas eritematodescamativas, com escamas esbranquiçadas lembrando cera de vela, em geral simétricas, que acometem principalmente superfícies extensoras da pele como joelhos e cotovelos, mas podem estar presentes em todo o tegumento, incluindo couro cabeludo, regiões palmoplantares e até intertriginosas (psoríase invertida). A psoríase também pode afetar as unhas e as articulações (artrite psoriática). Indivíduos identificados com formas atípicas, como a eritrodérmica ou a rupioide (lesões recobertas por escamocrostas) (Figura 29.11), devem ser investigados para infecção pelo HIV.

O diagnóstico é clínico e, se necessário, histopatológico.

Os diferentes tratamentos oferecem controle da doença e melhora da qualidade de vida. É importante o seguimento e o tratamento corretos do HIV/AIDS e evitar fatores de piora da psoríase, como ingestão alcoólica e tabagismo e medicamentos como betabloqueadores e lítio.

O tratamento da psoríase leve a moderada geralmente é feito com corticosteroides tópicos de média e alta potência, imunomoduladores e análogos da vitamina D em associação com medidas de hidratação tópica da pele. O tratamento da psoríase grave no paciente HIV-positivo é sempre um desafio, pois o uso concomitante da TARV aumenta o risco de farmacodermias e das interações medicamentosas. As opções são psoraleno + ultravioleta A (PUVA), ciclosporina, metotrexato, acitretina e mesmo os imunobiológicos.

Dermatite seborreica

A dermatite seborreica é enfermidade inflamatória, crônica e recidivante que acomete principalmente as áreas que são ricas

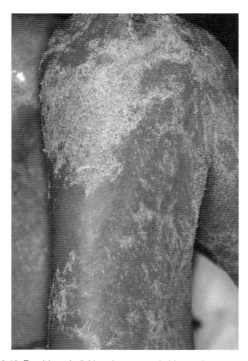

Figura 29.10 Escabiose. Indivíduos imunossuprimidos podem apresentar a escabiose clássica ou a sarna crostosa (sarna norueguesa). Esta última apresenta-se com lesões papulares atípicas, lesões hiperqueratósicas e eritematodescamativas (psoriasiformes). (*Esta figura está reproduzida, em cores, no Encarte.*)

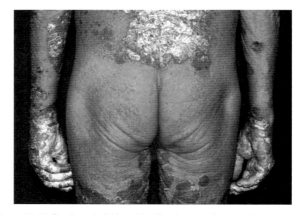

Figura 29.11 Psoríase. Indivíduos identificados com formas atípicas, como a eritrodérmica ou a rupioide (lesões recobertas por escamocrostas), devem ser investigados para infecção pelo HIV. (*Esta figura está reproduzida, em cores, no Encarte.*)

Tabela 29.7 Sugestões de tratamento para escabiose em adultos.

Escabiose clássica	Permetrina 5% loção	Aplicar abaixo do pescoço ao deitar, lavar pela manhã. Repetir em 7 dias	Tratar comunicantes
	Ivermectina	6 mg VO a cada 25 a 30 kg, dose única. Repetir em 7 ou 14 dias	
Sarna crostosa	Permetrina 5%	1 vez/dia durante 7 dias	Associar vaselina salicilada 3% nas lesões 2 vezes/dia
	Ivermectina	6 mg VO a cada 25 a 30 kg, dose única. Repetir em 7 e 14 dias	Investigar imunossupressão Tratar comunicantes

Checar o uso em crianças, gestantes e lactentes. VO: via oral.

em glândulas sebáceas como couro cabeludo, face, tórax e áreas intertriginosas. Clinicamente, evidencia-se por placas eritematodescamativas (Figura 29.12), assintomáticas ou com prurido leve.

No paciente HIV-positivo essa dermatose é muito comum e as lesões costumam ser mais exuberantes e extensas, principalmente em indivíduos com contagem de CD4 menor que 400 células/mm³. Pacientes que apresentem dermatite seborreica exuberante, resistente ao tratamento, devem ser investigados para infecção pelo vírus HIV.

O diagnóstico é clínico, avaliando-se história e exame físico. O diagnóstico diferencial é feito com psoríase, dermatite atópica e *Tinea capitis*. O tratamento visa diminuir a inflamação e a participação fúngica nas lesões e está descrito na Tabela 29.8.

MANIFESTAÇÕES CUTÂNEAS NEOPLÁSICAS
Sarcoma de Kaposi

Neoplasia maligna originada do endotélio vascular, associada à infecção pelo herpes-vírus tipo 8 (HHV8). O subtipo epidêmico está associado à infecção pelo HIV e é considerada doença definidora de AIDS.

Tabela 29.8 Sugestões de tratamento para dermatite seborreica.

Antifúngicos tópicos	
Cetoconazol 2% xampu/creme	1 vez/dia até melhora, depois manutenção 1 a 2 vezes/semana
Ciclopirox olamina 1%	1 vez/dia até melhora, depois manutenção 1 a 2 vezes/semana
Corticosteroides tópicos*	
Hidrocortisona 1% creme	2 vezes/dia durante até 14 dias
Desonida 0,05% creme	2 vezes/dia durante até 14 dias

*Cuidado com uso crônico dos corticosteroides tópicos, pois apresentam diversos efeitos colaterais indesejados. Checar o uso em crianças, gestantes e lactentes.

As lesões cutâneas características são máculas, nódulos ou placas violáceas generalizadas, muitas vezes acompanhando as linhas de força da pele (Figura 29.13). Com frequência, a mucosa oral apresenta nódulos semelhantes aos das lesões cutâneas. É comum o comprometimento sistêmico, principalmente do trato gastrintestinal e pulmonar.

O diagnóstico é confirmado pelo exame histopatológico, no qual se observam, na derme, proliferação de células fusiformes e estruturas vasculares envoltas em rede de fibras colágenas. O estudo imuno-histoquímico evidencia a presença do HHV8.

O sarcoma de Kaposi responde à melhora imune quando da instituição da TARV. Entretanto, há relatos de desenvolvimento de síndrome de reconstituição imune, com piora do quadro após início da TARV e melhora imunológica. Outras opções de tratamento são quimioterapia com doxorrubicina, quimioterapia intralesional, radioterapia e exérese cirúrgica de lesões isoladas.

Neoplasias cutâneas

O risco de neoplasias cutâneas não melanoma, carcinomas basocelulares (CBC) e espinocelulares (CEC) é até cinco vezes maior em pacientes com HIV. Também há risco aumentado para melanoma, com pior prognóstico. Os CEC localizados nas regiões anogenital, oral e cervical estão associados à infecção pelo HPV e podem surgir em pacientes mais jovens, com maior agressividade e risco de metástases.

Linfomas

Linfomas não Hodgkin são muito mais frequentes em pacientes HIV-positivos com níveis de CD4 < 200 células/mm³, e 90% destes linfomas são de células B, a maioria extranodais, tais como o linfoma primário do sistema nervoso central, o linfoma de Burkitt e o linfoma B difuso de grandes células. O linfoma plasmablástico é um subtipo do linfoma B difuso de grandes células que tem como característica estar associado à infecção pelo vírus Epstein-Barr e ser mais frequente na cavidade bucal,

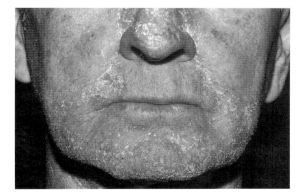

Figura 29.12 Dermatite seborreica. Clinicamente, evidencia-se por meio de placas eritematodescamativas assintomáticas ou com prurido leve. (*Esta figura está reproduzida, em cores, no Encarte.*)

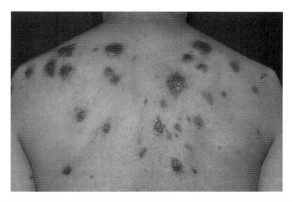

Figura 29.13 Sarcoma de Kaposi. Lesões cutâneas características: máculas, nódulos ou placas violáceas generalizadas, muitas vezes acompanhando as linhas de força da pele. (*Esta figura está reproduzida, em cores, no Encarte.*)

embora possa ser também primário da pele. O diagnóstico de linfoma plasmablástico obriga à investigação de infecção subjacente pelo HIV.

Linfomas de células T são menos comuns, mas são de possível ocorrência no paciente HIV-positivo e incluem a micose fungoide e linfomas micose fungoide-símiles. Linfomas cutâneos no paciente HIV-positivo podem ser secundários a linfomas de localização sistêmica que em estágio avançado infiltram a pele.

Do ponto de vista clínico, os linfomas cutâneos podem se manifestar por nódulos, tumorações, placas infiltradas e úlceras de bordas infiltradas, como lesões únicas ou múltiplas (Figura 29.14). Diante da suspeita clínica, o diagnóstico depende do exame histopatológico, das imunomarcações histoquímicas, e, se necessário, de estudos moleculares.

O tratamento depende do subtipo clínico e do estadiamento. Os pacientes podem ser submetidos a radioterapia, cirurgia ou quimioterapia, porém o prognóstico é, em geral, limitado. Entre as neoplasias incidentes no paciente HIV-positivo, os linfomas são as principais causas de morte.

MANIFESTAÇÕES CUTÂNEAS RELACIONADAS À TERAPIA ANTIRRETROVIRAL

Indivíduos portadores do HIV são mais suscetíveis às reações cutâneas adversas a fármacos, não só pela alteração do sistema imune, mas também pelo uso contínuo de medicações e interações medicamentosas. Sabe-se também que essas reações estão associadas a subtipos de antígenos leucocitários humanos (HLA) específicos em certas populações, como, por exemplo, hipersensibilidade induzida pelo abacavir com o HLA-B*5701, e síndrome de Stevens-Johnson (SSJ) e necrólise epidérmica tóxica (NET) secundária à carbamazepina com o HLA-B*1502.

Atualmente, a recomendação para início da TARV é imediata para todas as pessoas diagnosticadas com HIV ou AIDS, independentemente da contagem de linfócitos T CD4, na perspectiva de redução da transmissibilidade do HIV e também dos benefícios para o indivíduo. Na Tabela 29.9 estão relacionados os principais medicamentos utilizados na TARV e possíveis manifestações cutâneas durante o uso.

O tratamento dessas reações consiste na identificação do fármaco causador e na avaliação risco-benefício da retirada do fármaco ou não. Nas reações leves o uso de sintomáticos está indicado, sem necessidade de suspenção da medicação. Nos casos graves, como SSJ e NET, a medicação deve ser suspensa e substituída por outro antirretroviral.

Tabela 29.9 Terapia antirretroviral e reações cutâneas adversas.

Fármaco		Reações adversas
Inibidores da transcriptase reversa análogos de nucleosídios (ITRN)	Abacavir (ABC), didanosina (ddi), estavudina (d4T), lamivudina (3TC), zidovudina (AZT) e tenofovir (TDF)	• Adelgaçamento da pele e anexos (unhas, cabelos e pelos frágeis) • Didanosina e zidovudina podem causar casos mais graves da síndrome lipodistrófica • Zidovudina pode alterar a pigmentação ungueal (melanoníquia)
Inibidores da transcriptase reversa não análogos de nucleosídios (ITRNN)	Efavirenz (EFZ), nevirapina (NVP), delavirdina	• Exantemas são comuns e podem evoluir para quadros graves como: eritema multiforme (Figura 29.15), síndrome de Stevens-Johnson (SSJ) e necrólise epidérmica tóxica (NET) (Figura 29.16) • Maior incidência de quadros graves com uso de nevirapina do que com o efavirenz
Inibidores de protease (IP)	Fosamprenavir (FAPV), atazanavir (ATV), darunavir (DRV), indinavir (IDV), lopinavir (LPV), nelfinavir (NFV), ritonavir (RTV), saquinavir (SQV), tipranavir (TPV)	• Associados a lipodistrofia: giba dorsocervical, acúmulo de gordura visceral abdominal, lipoatrofia facial, hiperlipidemia e intolerância à glicose
Inibidor da fusão	Enfuvirtida (T-20)	• Reação inflamatória pode ocorrer no local da aplicação

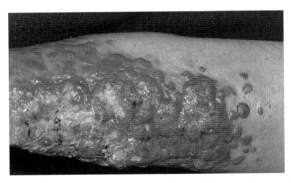

Figura 29.14 Linfomas. Do ponto de vista clínico, os linfomas cutâneos podem se manifestar como nódulos, tumorações, placas infiltradas e úlceras de bordas infiltradas, como lesões únicas ou múltiplas. (*Esta figura está reproduzida, em cores, no Encarte.*)

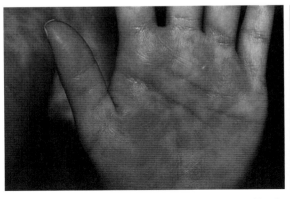
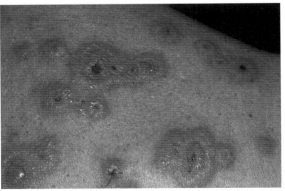

Figura 29.15 Eritema multiforme. (*Esta figura está reproduzida, em cores, no Encarte.*)

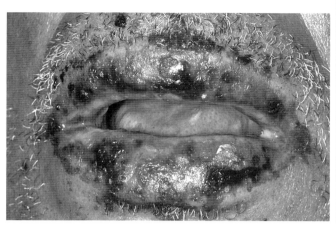
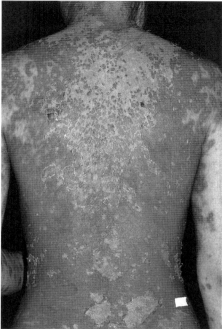

Figura 29.16 Síndrome de Stevens-Johnson e necrólise epidérmica tóxica. (*Esta figura está reproduzida, em cores, no Encarte.*)

Tabela 29.10 Correlação entre contagem de linfócitos CD4 e manifestações cutâneas no HIV.

CD4 > 500 células/mm³	CD4 < 500 cél/mm³	CD4 < 250 cél/mm³	CD4 < 50 cél/mm³
Síndrome retroviral aguda	Candidíase orofaríngea	Molusco contagioso disseminado	Herpes mucocutâneo crônico
Leucoplasia pilosa oral	Herpes simples	Herpes simples disseminado	Úlceras perineais por citomegalovírus
Candidíase vaginal	Psoríase	Criptococose	Linfoma de Hodgkin e linfoma não Hodgkin
Dermatite seborreica	Nevo melanocítico atípico e melanoma	Histoplasmose	
	Sarcoma de Kaposi	Paracoccidioidomicose	
		Esporotricose	

CONSIDERAÇÕES NA PRÁTICA CLÍNICA

As manifestações cutâneas são excelentes marcadores tanto para diagnóstico quanto para avaliação da imunidade do indivíduo que vive com HIV/AIDS (Tabela 29.10). A importância de reconhecer essas dermatoses consiste em auxiliar o médico na sua prática diária a diagnosticar precocemente, tratar e melhorar a qualidade de vida desses pacientes.

AGRADECIMENTOS

Ao Departamento de Dermatologia da Faculdade de Medicina de Botucatu da Universidade Estadual Paulista (Unesp) e à fotógrafa Eliete Soares pelas fotos cedidas.

Bibliografia

Brasil. Ministério da Saúde. Protocolo clínico e diretrizes terapêuticas para manejo da infecção pelo HIV em adultos. Brasília: Biblioteca Virtual em Saúde; 2013.
Carbone AC, Gualeni AV, Gloghini A. Epstein-Barr virus associated lymphomas in people with HIV. Current Opinion in HIV & AIDS. 2017; 12(1):39-46.
Gnann Jr JW. Varicella-zoster virus: atypical presentations and unusual complications. J Infect Dis. 2002; 186(Suppl1):S91-S98.
Graza-Garza R, Gonzáles-Gonzáles SE, Candiani JO. Manifestaciones cutâneas del VIH. Gaceta Médica de México. 2014; 150(Suppl 2):194-221.
Marques SA et al. Primary cutaneous plasmablastic lymphoma revealing clinically unsuspected HIV infection. An Bras Dermatol (Rio de Janeiro). 2016; 91(4):507-9.
Masuda Y et al. Two cases of cytomegalovirus-related cutaneous ulcers indicating an ominous clinical prognosis. European Journal of Dermatology. 2016; 26(5).
Miot HA, Miot LDB. Protocolo de condutas em dermatologia. 2. ed. São Paulo: Roca; 2017.
Morar N et al. HIV-associated psoriasis: pathogenesis, clinical features, and management. Lancet Infect Dis. 2010; 10:470-8.
Naldi L, Rebora A. Seborrheic dermatitis. N Engl J Med. 2009; 360(4).
Navarrete-Dechent C et al. Dermatologic manifestations associated with HIV/AIDS. Rev Chil Infectol (Santiago). 2015; 32(Supl.1):57-71.
Oyafuso LK, Petri V, Okagima RM. Síndrome da imunodeficiência adquirida. In: Belda Jr. W, Di Chiacchio N, Criado PR. Tratado de Dermatologia. v. 1. 2. ed. São Paulo: Atheneu; 2014. p. 1519-35.
Porro AM, Yoshioka MC. Manifestações dermatológicas da infecção pelo HIV. Anais Brasileiros de Dermatologia. 2000; 75(6):665-91.
Ramos-e-Silva M et al. Systemic mycoses in immunodepressed patients (AIDS). Clinics in Dermatology. 2012; 30:616-27.
Reis D et al. Severe manifestation of Kaposi sarcoma in an HIV-positive patient. J Am Acad Dermatol. 2015; AB141.
Rieger A, Chen TM, Cockerell CJ. Manifestações cutâneas do HIV – infecções e desordens relacionadas ao HIV. In: Bolognia JL, Jorizzo JL, Rapini RP. Dermatologia. v. 1. 2. ed. Elsevier Mosby; 2011. p. 1165-81.
Rodriguez O et al. Successful treatment of bacillary angiomatosis with oral doxycycline in an HIV-infected child with skin lesions mimicking Kaposi sarcoma. JAAD Case Reports. 2016; 2:77-9.
Sashidharan P, Basavaraj S, Bates C. National guideline on the management of scabies. United Kingdom: BASHH CEG; 2016.
Sociedade Brasileira de Dermatologia. Consenso Brasileiro de Psoríase. Rio de Janeiro: SBD; 2012.
Tirado-Sánchez A et al. Escabiosis crostosa en VIH. Rev Med Inst Mex Seguro Soc. 2016; 54(3):397-400.
Zaitz C et al. Compêndio de micologia médica. 2. ed. Rio de Janeiro: Guanabara Koogan; 2010. p. 276-81.
Zarraga M, Rosen L, Herschthal D. Bacillary angiomatosis in an immunocompetent child: a case report and review of the literature. The American Journal of Dermatopathology. 2011; 33(5):513-5.

30 Reumatologia: Principais Síndromes Clínicas

Mirhelen Mendes de Abreu

"A propedêutica é a habilidade mais importante na prática reumatológica." (John Klippel)

INTRODUÇÃO

Uma grande vantagem da reumatologia sobre qualquer outra especialidade é que a anamnese e o exame físico de fato proporcionam as principais informações para o diagnóstico, a avaliação e o tratamento. A anamnese requer um saber altamente técnico aliado à arte de se comunicar. Por intermédio de uma história clínica conduzida com destreza, inicia-se a compreensão dos processos patológicos envolvidos e, no exame físico, são identificados os sítios anatômicos acometidos. É nessa dinâmica de comunicação e toque que se inicia a construção de uma relação que se tornará mais assertiva à medida que a empatia for se tornando o centro do processo.

A realização de uma anamnese requer tempo e tranquilidade. O médico experiente aprende a valorizar cada vez mais a história clínica, e com isso é possível evitar a realização de muitos exames complementares desnecessários. Algumas vezes, é preciso retomar a nova coleta de anamnese do mesmo paciente para conseguir o esclarecimento diagnóstico. Uma boa anamnese deve compreender duas etapas: a primeira, de fala aberta, em que o paciente apresenta abertamente as suas questões e, a segunda, de fala orientada. Nesta última, o papel do médico deve ser mais ativo, incluindo perguntas em uma sequência lógica que o leve a compreender o que está acontecendo com o paciente.

Nas próximas linhas, abordaremos cada etapa do processo de anamnese com foco na construção do manejo clínico do paciente reumatológico. Assim, a anamnese reumatológica deve obedecer às seguintes categorias e etapas: (1) a identificação do paciente, incluindo os dados demográficos que o caracterizam, tais como idade, gênero sexual, ocupação, local de nascimento e de moradia atual, escolaridade etc.; (2) a queixa principal, isto é, aquilo que norteia a conversa, pois traz a necessidade de saúde do paciente, que nem sempre é referida; (3) os sintomas presentes, com particular atenção à presença de dor, rigidez, edema, fraqueza, fadiga, ansiedade etc.; (4) a cronologia dos sintomas presentes: modo de início, fatores precipitantes, atenuantes e agravantes; (5) o impacto desses sinais e sintomas na qualidade de vida do paciente, com ênfase para as limitações e incapacidades que possam ser provocadas pelo adoecimento; (6) a história patológica pregressa e história familiar, incluindo acerca de sinais e sintomas prévios ou de familiares que possam fornecer pistas diagnósticas; (7) o uso de medicações cujos eventos adversos possam desenvolver sintomas semelhantes aos que o paciente usa; (8) a história social, incluindo indagações sobre doenças infecciosas que possam simular doenças reumáticas; (9) uma revisão detalhada de aparelhos e sistemas, em particular com um direcionamento para a busca de informações que forneçam pistas diagnósticas. Iniciaremos esse processo a partir da história da doença atual.

ANAMNESE
História da doença atual

Os sintomas mais frequentemente observados na anamnese reumatológica incluem dor articular, rigidez matinal, edema, fraqueza muscular e fadiga. A partir da compreensão do modo de instalação, da cronologia dos sintomas, sua relação com o movimento, presença de fatores precipitantes e atenuantes é que vamos construir um raciocínio sindrômico e um plano de cuidados centrado no paciente (Tabela 30.1).

Tabela 30.1 Diagnóstico dos distúrbios musculoesqueléticos.

1. A anamnese fornece informações sobre os processos patológicos, que podem ser:
Síndromes reumáticas inflamatórias
Síndromes reumáticas mecânicas
Síndromes sistêmicas que afetam o sistema musculoesquelético
Síndromes funcionais

2. O exame físico define os sítios anatômicos do problema, que podem ser:
Distúrbios articulares
Distúrbios periarticulares
Doenças musculares e mialgias

3. Anamnese e exame físico auxiliam a determinar o grau de incapacidade, por meio do mnemônico "PILS":
P: *Preventable* (causas preveníveis)
I: Independência para a vida diária (vestir-se, andar, amarrar um cadarço etc.)
L: *Lifestyle* (perspectiva de vida e impacto da doença nos prazeres da vida)
S: Suporte social (produtividade, presenteísmo, absenteísmo)

Dor articular (artralgia)

Na história clínica, o primeiro passo é definir se a artralgia é inflamatória ou não inflamatória, isto é, a natureza da dor. Em seguida, buscamos entender a sua localização, os fatores de alívio e de exacerbação e os sintomas associados.

Uma artralgia de origem inflamatória é caracterizada por piorar no repouso e aliviar com a mobilização, associada a rigidez matinal prolongada e, por definição, tem boa resposta à terapia com corticosteroide. Já a dor não inflamatória é desencadeada pela mobilização e alivia com o repouso, tem rigidez matinal menos intensa, frequentemente menor do que 30 min, sem boa resposta à corticoterapia. A Tabela 30.2 descreve as características que auxiliam no diagnóstico diferencial da dor inflamatória e mecânica.

A dor localizada na articulação sugere acometimento articular ou periarticular, podendo ou não se irradiar para locais distantes

Tabela 30.2 Características que auxiliam no diagnóstico diferencial da dor inflamatória e mecânica.

Característica	Inflamatória	Mecânica
Rigidez matinal	> 1 h	< 30 min
Fadiga	Intensa	Mínima
Exercício	Melhora os sintomas	Piora os sintomas
Repouso	Piora os sintomas	Melhora os sintomas
Envolvimento sistêmico	Sim	Não
Resposta ao corticosteroide	Sim	Não

Adaptada de Dutra Souto e Frisso, 2017.

da sua origem. De acordo com a localização da dor, deve-se identificar os locais de acometimento pela anatomia. Próximo à articulação há bursa, tendões, ligamentos e nervos, o que torna difícil diferenciar a origem da dor. Já a dor generalizada, associada à síndrome dolorosa crônica, muitas vezes se relaciona com fibromialgia ou doenças psicogênicas.

É importante definir se a artralgia é isolada ou se tem outros sinais e sintomas flogísticos associados, a que chamamos de artrite. Para definir inflamação, existem cinco sinais essenciais: edema, calor, rubor, dor e perda da função ou limitação do movimento. Na ausência do corticosteroide, a maior parte das artrites inflamatórias se acompanha de calor e limitação do movimento. Além disso, a maioria das articulações inflamadas não é tipicamente hiperemiada, exceto a artrite séptica aguda e a artrite microcristalina.

As artrites são categorizadas, conforme o número de articulações envolvidas, em monoartrite (uma articulação envolvida), oligoartrite (2 a 4 articulações envolvidas) ou poliartrite (cinco ou mais articulações envolvidas). Também é importante identificar se o quadro é de instalação aguda ou insidiosa, se compromete articulações periféricas ou se é axial, se é simétrico ou não e se evoluiu de forma episódica, migratória ou cumulativa. Conforme apresentado na Tabela 30.3, essas características do comprometimento articular são fundamentais na orientação do diagnóstico.

As características da dor podem indicar diversas enfermidades e revelar que a origem não é articular, como a dor em queimação e a parestesia, que sugerem dor neuropática. A dor noturna, sinal importante de gravidade quando acorda o paciente, indica doença orgânica (em geral afastando causas psicossomáticas), e também é frequentemente de origem neuropática.

A gravidade da dor pode ser definida em uma escala numérica da dor. A escala varia de 0 (sem dor) a 10 (dor mais intensa). Esta avaliação quantitativa garante o monitoramento dos sintomas e avalia a melhora ou piora entre as consultas, mesmo entre médicos diferentes.

Rigidez

É um sintoma comum nas doenças articulares inflamatórias devido à alteração na viscosidade do líquido articular inflamatório e à inflamação periarticular. A rigidez articular prolongada após inatividade é característica da doença inflamatória ou sinovite. Deve-se esclarecer o tempo entre o despertar e o início da mobilidade máxima durante o dia, sendo capaz de detectar o tempo de rigidez articular matinal, que pode estar associado à atividade da doença inflamatória.

A rigidez matinal associada a doenças não inflamatórias é geralmente menor que 30 min e menos grave, como na doença articular degenerativa. É importante lembrar que a rigidez também pode ser descrita em outras doenças, como fibromialgia ou doença dolorosa crônica idiopática, hipotireoidismo e doenças neurológicas (consequente à hipertonia), como no mal de Parkinson, e nestes casos em geral é facilmente distinguível da rigidez associada à inflamação articular.

Fraqueza

A perda de força muscular parcial (paresia) ou total (plegia) é um sinal mais objetivo e é identificado no exame físico. Pode resultar de doença do músculo, da placa motora ou neurológica. Deve ser diferenciada da impotência funcional na qual existe impedimento à execução do movimento em situações de dor intensa no aparelho musculoesquelético (como na artrite séptica) ou lesão traumática (como fratura). Também deve ser diferenciada da astenia, que é um sintoma subjetivo e pode estar presente em diversas doenças reumatológicas, e neste caso a força muscular está preservada.

É necessário definir de maneira temporal o início da fraqueza. Nas doenças musculares, como nas miopatias inflamatórias, a fraqueza é frequentemente insidiosa, tendendo a ser progressiva e proximal (comprometendo as cinturas pélvica e/ou escapular).

Outros aspectos relevantes na avaliação de um sintoma de fraqueza incluem se o acometimento é uni ou bilateral, simétrico ou não, proximal ou distal, associado a sintomas neurológicos, como parestesias ou outras alterações sensitivas, história familiar positiva para miopatia, uso de medicações como estatina ou álcool, exposição ambiental e sintomas constitucionais associados.

A presença de edema exige a investigação das seguintes questões: qual o tempo e o modo de instalação? A que horas surge? É localizado ou sistêmico? Existem outros sinais inflamatórios associados? Existe relação com outros sinais e/ou sintomas? Quais os fatores precipitantes, atenuantes e agravantes envolvidos?

Fadiga

É um sintoma comum nas doenças reumatológicas, como artrite reumatoide, lúpus eritematoso sistêmico, síndrome de Sjögren e fibromialgia. Pode ter relação com depressão ou ser consequência de sono inadequado e não reparador.

REVISÃO DE APARELHOS E SISTEMAS

Com a grande diversidade de sinais e sintomas nas doenças reumatológicas, é importante direcionar algumas perguntas ao fim

Tabela 30.3 Principais características do comprometimento articular que devem ser identificadas por meio da anamnese.

Quanto à presença de sinais flogísticos (calor, rubor e edema)	Artralgia (apenas dor)	Artrite (além de dor, ocorrem calor, rubor e/ou edema)	
Quanto ao número de articulações acometidas	Monoartrite (1 articulação) Ex.: microcristais, séptica	Oligoartrite (2 a 4 articulações) Ex.: associada a espondiloartrite	Poliartrite (5 ou mais articulações) Ex.: artrite reumatoide
Quanto à velocidade de instalação	Aguda (p. ex., por microcristais)	Insidiosa Ex.: osteoartrite	
Quanto à progressão	Migratória Ex.: febre reumática	Cumulativa Ex.: artrite reumatoide	Episódica Ex.: microcristais, osteoartrite
Quanto à simetria	Simétrica Ex.: artrite reumatoide	Assimétrica Ex.: associada a espondiloartrite	
Quanto à distribuição anatômica	Periférica Ex.: lúpus eritematoso sistêmico, artrite reumatoide	Axial Ex.: espondilite anquilosante	

Adaptada de Dutra Souto e Frisso, 2017.

da anamnese e ser capaz de obter informações relevantes que o paciente pode omitir por não valorizar, mas que tenham relação com a doença. Sintomas constitucionais como febre, emagrecimento e fadiga são comuns, mas pouco específicos para direcionar o diagnóstico, podendo estar presentes em diversas doenças reumatológicas. Sua presença tem grande auxílio ao indicar doença sistêmica e não apenas lesão restrita ao aparelho osteomioarticular. Quando o paciente tem febre, devemos estar atentos para a possibilidade de doença infecciosa, pois este sinal pode representar atividade da doença reumatológica, presença de infecção ou ambas. Particularmente nos casos de infecções que simulam doenças reumatológicas como tuberculose, hanseníase, sífilis, endocardite infecciosa, infecção pelo HIV e hepatites B e C.

Da mesma forma, a presença de sintomas em outros aparelhos e sistemas (como lesões cutâneas, queixas respiratórias, cardíacas ou renais) sugerem que o sintoma reumatológico resulta de uma doença sistêmica, e não de uma doença localizada no aparelho ostemioarticular. Na Tabela 30.4 são apresentados sinais e sintomas fundamentais para o diagnóstico de enfermidades reumatológicas, que devem ser investigados durante a anamnese dirigida e história patológica pregressa.

Deve-se investigar a presença de úlceras orais e suas características, principalmente quanto à sensibilidade. As úlceras orais não dolorosas são incluídas nos critérios classificatórios de diagnóstico para lúpus eritematoso sistêmico. As úlceras orais e genitais dolorosas sugerem vasculite, e a presença delas leva à suspeita de doença de Behçet. Deve-se enfatizar que nesta doença as úlceras orais não deixam cicatrizes, ao contrário das úlceras genitais.

A fotossensibilidade é definida com o desenvolvimento de lesão cutânea após exposição solar, encontrado principalmente em pacientes com lúpus cutâneo ou sistêmico. Os pacientes com dermatomiosite também apresentam agravamento de suas lesões cutâneas após a fotoexposição.

O fenômeno de Raynaud é uma alteração vascular transitória, caracterizada por isquemia digital, em ponta do nariz e/ou orelhas, resultado de vasospasmo sanguíneo local, geralmente induzido por baixas temperaturas. A coloração inicial é branca por isquemia; depois azul por cianose; e, por último, vermelha por hiperemia reativa. É sempre sugestivo de esclerose sistêmica e doença mista do tecido conjuntivo, mas pode estar presente em outras colagenoses.

Queixas de xeroftalmia (olho seco) e xerostomia (boca seca) são comuns e muito importantes para o diagnóstico de síndrome de Sjögren. Entretanto, podem estar presentes em pacientes que fazem uso de medicações como antidepressivos. Para definir o olho seco é necessário perguntar sobre redução das lágrimas, sensação de areia ou queimação nos olhos e a necessidade de uso contínuo de colírios lubrificantes.

Sobre as queixas oftalmológicas também é importante identificar na história clínica indícios de inflamação ocular, como episclerite ou uveíte. Os pacientes apresentam hiperemia e dor ocular comprometendo a acuidade visual. Esses diagnósticos são confirmados pelo especialista e podem surgir no espectro de algumas doenças, como doença de Behçet, artrite reumatoide e espondiloartropatias.

É importante pesquisar sintomas neurológicos comuns nas doenças do tecido conjuntivo, como neuropatia periférica, presente na síndrome de Sjögren, transtornos cognitivos ou convulsão, presentes no lúpus eritematoso sistêmico, e vasculites. Quando a sintomatologia de neuropatia, seja motora (fraqueza muscular) ou sensitiva (hipoestesia ou disestesia), é assimétrica, indicando mononeurite múltipla, deve-se considerar a possibilidade de vasculite sistêmica.

Em pacientes com mais de 60 anos de idade, as queixas de dificuldade de alimentação devido a dor e fraqueza na mandíbula durante a mastigação (claudicação de mandíbula), principalmente quando associadas a cefaleia temporal e redução da acuidade visual, são altamente sugestivas de arterite temporal.

Deve-se investigar sobre dor precordial, em especial perguntar se a dor é contínua (ou seja, não relacionada aos esforços, como a dor anginosa típica), em pontada, que alivia quando se pende o tronco para a frente, de longa duração, características essas que sugerem pericardite. Também é preciso avaliar a dor torácica do tipo pleurítico, dor em pontada que piora com inspiração profunda (ventilatório-dependente), para pesquisar a presença de serosite ou derrame pleural. Essas entidades podem estar relacionadas com algumas doenças do colágeno, inclusive lúpus eritematoso sistêmico e artrite reumatoide.

Características gerais de inflamação ativa no sistema musculoesquelético: febre, sudorese noturna, anorexia, perda de peso.

HISTÓRIA PATOLÓGICA PREGRESSA

Deve-se questionar sobre história prévia de tromboses venosas ou arteriais e perdas fetais, pois estes achados recomendam investigar a síndrome do anticorpo antifosfolipídio (SAF), que pode ser uma doença isolada ou estar associada a outras doenças, principalmente ao lúpus eritematoso sistêmico (ver "História fisiológica").

É necessário perguntar sobre o histórico pessoal de neoplasia, visto que pode ser a causa da dor articular por lesão tumoral na articulação ou osso, ou de síndromes álgicas com poliartralgia como manifestação paraneoplásica. É também importante questionar sobre traumatismos recentes que possam justificar a dor articular e que deverão ser investigados com exames complementares.

É fundamental identificar se o paciente já teve tuberculose, pois aqueles que serão submetidos a imunossupressão podem ter

Tabela 30.4 Características sistêmicas dos distúrbios reumáticos que devem ser indagados durante a revisão de aparelhos e sistemas.

	Artrite reumatoide e doenças do tecido conjuntivo	Espondiloartrites
Pele	Fotossensibilidade, alopecia, exantema	Psoríase, pústulas palmares e plantares
Olhos	Vermelhidão, xeroftalmia, perda visual	Olho vermelho ou doloroso
Boca	Úlceras orais, xerostomia	Úlceras
Respiratório	Dor pleurítica, dispneia	Dispneia, tosse
Gastrintestinal	História de úlcera péptica	Diarreia
Genital e urinário		Secreção vaginal ou peniana; IST
Neurológico e psiquiátrico	Eventos cerebrovasculares, neuropatias, convulsões, transtornos psiquiátricos	Convulsões, transtornos psiquiátricos
Hematológico	Doença tromboembólica, anemia, coagulopatias	

IST: infecções sexualmente transmissíveis. Fonte: Klippel J. In: Textbook of Rheumatology. 2015.

Tabela 30.5 Discriminação dos padrões de oligo e poliartrite.

Síndromes clínicas	Simétrica	Assimétrica
Inflamatória	AR, ACJ, doença de Still do adulto, lúpus, doença mista do tecido conjuntivo, polimialgia reumática, febre reumática etc.	Espondilite anquilosante, artrite reativa, artrite psoriásica, artropatia enteropática, espondiloartropatia indiferenciada, reumatismo palindrômico
Degenerativa/induzida por cristais	Osteoartrite, CPPD, artropatia por hemocromatose	Gota, pseudogota
Infecciosa	Artrite viral, doença de Lyme	Artrite bacteriana, endocardite bacteriana
Miscelânea	Osteoartropatia hipertrófica, artropatia amiloide, artropatia mixedematosa, artrite sarcoide (padrão agudo)	

AR: artrite reumatoide; ACJ: artrite crônica juvenil; CPPD: doença por depósito de pirofosfato de cálcio. Fonte: Klippel J. Textbook of Rheumatology. 2006.

a infecção latente reativada. Além de história prévia de tuberculose, os pacientes com contactantes ativos também devem ser identificados, pois eles também terão indicação de tratamento da infecção latente com isoniazida antes de iniciar a imunossupressão (particularmente a imunossupressão com mais de 15 mg/dia de corticosteroides e agentes biológicos antifator de necrose tumoral [TNF]). Ainda nessa etapa, é importante checar o cartão de vacinação no início do tratamento. Idealmente, os pacientes devem ter suas vacinas atualizadas antes de iniciar o tratamento imunossupressor. Em particular, conferir a vacinação para influenza, antipneumocócica, herpes-zóster, contra o papilomavírus humano (HPV) e a hepatite B. A caracterização do *status* vacinal é fundamental para a proteção da população de pacientes reumatológicos, já que frequentemente serão submetidos à imunossupressão e também porque este tratamento pode interferir na eficácia da vacina (imunogenicidade).

HISTÓRIA FISIOLÓGICA

Quanto à história obstétrica, deve-se detalhar o número de abortamentos, se foram espontâneos e em que semana gestacional ocorreram. Prematuridade a partir da 34ª semana gestacional, natimortalidade a partir da 10ª semana gestacional e três ou mais abortamentos espontâneos antes da 10ª semana gestacional são critérios diagnósticos clínicos para caracterizar a morbidade obstétrica da SAF. Indagar sobre a ocorrência de eclâmpsia também é importante nesta caracterização.

HISTÓRIA SOCIAL E PESSOAL

Deve-se questionar sobre tabagismo e carga tabágica, que tem importância no prognóstico, principalmente nos casos de artrite reumatoide, em que o prognóstico é pior nos tabagistas. Em pacientes em uso de hidroxicloroquina, o tabagismo interfere na ação da medicação.

Indagar sobre atividade sexual será fundamental no diagnóstico da artropatia gonocócica, a qual deve ser suspeitada particularmente em jovens com quadro agudo de tenossinovite, oligoartrite e poliartralgias. Também é indispensável na caracterização da uretrite associada a artrite reativa.

A situação de vida pessoal deve ser conhecida, uma vez que doenças autoimunes podem ser reativadas em situações de estresse emocional, principalmente o lúpus eritematoso e a psoríase.

HISTÓRIA FAMILIAR

O questionamento sobre doenças autoimunes ou inflamatórias na família é muito importante, visto o grande potencial genético

dessas doenças. Deve-se perguntar sobre a existência de doenças autoimunes, como lúpus eritematoso sistêmico, síndrome de Sjögren, artrite reumatoide, entre outras. Em especial, a psoríase na família pode ser um indicativo de doença no próprio paciente, como nos casos de manifestações clínicas de espondiloartropatia associadas à história familiar positiva de psoríase em parentes de primeiro grau.

Outras doenças são importantes na investigação familiar, como a hemofilia, mais comumente diagnosticada na infância, que pode levar à artropatia, principalmente após inúmeras hemartroses.

EXAME FÍSICO

O exame físico auxilia na distinção entre os padrões de artropatias e a focar no espectro de opções diagnósticas, orientando para o uso racional dos recursos diagnósticos de um modo assertivo e custo-efetivo. Esses padrões não são diagnósticos *per se*, mas servem como um guia para a construção de um raciocínio diagnóstico sindrômico. Algumas patologias podem apresentar superposição de padrões clínicos de artropatias. O conhecimento de cada um dos padrões contribui com a acurácia do diagnóstico clínico e com a assertividade dos exames complementares, quando necessários.

Algumas questões são imprescindíveis durante o exame físico do aparelho locomotor para ajudar na construção do raciocínio clínico sindrômico: (1) Existe alguma anormalidade articular? (2) Qual a natureza dessa anormalidade? (3) Como é a distribuição do envolvimento articular? (4) Que outras características são importantes para o diagnóstico? (5) As questões 1 a 4 oferecem pistas suficientes para o diagnóstico? Em 80% dos casos a resposta é sim, isto é, as primeiras questões, aliadas à história clínica, são elementos suficientes para a compreensão de em qual padrão sindrômico está incluído o paciente (ver Tabela 30.1).

O exame físico é o momento de confirmar o padrão de artralgia identificado na anamnese (ver Tabelas 30.2 e 30.3). Adicionalmente, é o momento de identificar se o padrão articular é assimétrico ou simétrico, pois essa informação também nos fornece pistas para o espectro de doenças que pode estar associado (Tabela 30.5).

Bibliografia

Dutra Souto, Frisso R. Boletim da Sociedade de Reumatologia do Rio de Janeiro. 2017; 1:4-17.

Hochberg MC *et al.* Textbook of rheumatology. 6. ed. Philadelphia: Elsevier; 2016. 2890 p.

Klippel JK, Dieppe PA. Practical rheumatology. Philadelphia: Elsevier; 2014. 2160 p.

West SG. Rheumatology secrets. 3. ed. Philadelphia: Mosby, 2015. 750 p.

31 Sepse: Manejo Clínico Inicial

Fábio Fernandes Neves e *Sigrid de Sousa dos Santos*

INTRODUÇÃO

A sepse é definida como a presença de disfunção orgânica ameaçadora à vida, causada pela resposta desregulada do hospedeiro à infecção.

O choque séptico, condição mais grave na evolução da sepse, é definido pela presença de acentuadas anormalidades circulatórias, celulares e metabólicas, associadas a maior risco de morte quando comparado à sepse isoladamente.

Estima-se que ocorram, anualmente, cerca de 24 milhões de casos de sepse no mundo. A incidência da sepse vem aumentando progressivamente nos últimos anos, influenciada por diversos fatores, como:

- Qualificação dos serviços de emergência, possibilitando maior sobrevida a pacientes admitidos com eventos agudos graves
- Aumento da população idosa e de imunossuprimidos, os quais são mais suscetíveis ao desenvolvimento de infecções graves
- Aumento da prevalência de microrganismos resistentes aos antimicrobianos, proporcionando maior risco de falha terapêutica inicial e consequente agravamento do quadro infeccioso
- Maior taxa de notificação dos casos, estimulada por campanhas educacionais direcionadas aos profissionais da saúde.

Diferentemente do aumento da incidência, que é um fenômeno global, a letalidade dessa síndrome apresenta importantes diferenças regionais, alinhadas aos contrastes socioeconômicos. Os países desenvolvidos, como EUA, Austrália e Reino Unido, apresentam redução gradual da letalidade, principalmente devido a investimentos em capacitação técnica e adequação estrutural das unidades de saúde. Por outro lado, os países com recursos escassos, como o Brasil, apresentam letalidade estacionada, podendo chegar a 50% em algumas casuísticas.

Além do custo social atribuído às vidas perdidas, a sepse implica elevado custo financeiro aos sistemas de saúde. Em 2013, os EUA gastaram cerca de 24 bilhões de dólares com o tratamento de pacientes sépticos, com uma taxa de crescimento dos custos na casa de 9% ao ano.

O Brasil não possui dados fidedignos em relação aos custos assistenciais específicos. Entretanto, estima-se que 30% dos leitos de terapia intensiva do país sejam ocupados por pacientes sépticos, com um custo médio de internação na casa de US$ 9,6 mil por paciente.

O diagnóstico da sepse deve ser realizado ainda no cenário pré-hospitalar, visto que intervenções precoces, como reanimação volêmica e antibioticoterapia nas primeiras horas do quadro, têm sido associadas a menor letalidade.

É inegável que a sepse é um problema global de saúde pública, por isso é necessário o desenvolvimento de políticas públicas específicas que organizem o fluxo na cadeia assistencial, pois, de forma similar ao politraumatismo, ao infarto agudo do miocárdio e ao acidente vascular cerebral, na sepse tempo é vida.

FISIOPATOGENIA

A sepse é fundamentalmente uma doença inflamatória deflagrada pela hiperativação da resposta imune inata. Essa resposta desregulada provoca a disfunção de vários sistemas orgânicos, os quais serão didaticamente abordados em separado.

Inflamação

O quadro inflamatório inicia-se pelo reconhecimento de produtos microbianos (glicoproteínas, lipoproteínas ou ácidos nucleicos), simultaneamente, por intermédio do sistema do complemento e de receptores de membrana de células do sistema imune, endotélio e epitélios.

Apenas alguns minutos após o reconhecimento dos produtos microbianos, ocorre a deflagração da cascata da inflamação. Ela inicia-se pela ativação de genes responsáveis pela síntese de citocinas pró-inflamatórias, como interferona do tipo 1 (IFN), fator de necrose tumoral (TNF) e algumas interleucinas (IL-1, IL-12, IL-18). Essas substâncias estimulam a cascata de produção de outras citocinas pró-inflamatórias (IL-6, IL-8, INF-γ), bem como de quimiocinas (CCL2, CCL3 3 CXCL10), que atraem e ativam células de defesa.

Simultaneamente, logo após a exposição aos produtos microbianos inicia-se a ativação da cascata do complemento, gerando os peptídios C3a e C5a. O C5a é um dos mais importantes peptídios inflamatórios produzidos durante a sepse, sendo potente quimioatrator de neutrófilos, monócitos e macrófagos. Nos neutrófilos, o C5a estimula a liberação das enzimas granulares e a produção de espécies reativas de oxigênio, as quais estão crucialmente envolvidas na gênese da lesão inflamatória tecidual. Além disso, o C5a estimula a síntese e a liberação de citocinas pró-inflamatórias, amplificando, assim, o estado de inflamação.

Imunossupressão

Depois da resposta inflamatória aguda, os pacientes que sobrevivem desenvolvem um estado inflamatório crônico, associado a imunossupressão e intenso catabolismo, denominado PICS, do inglês *persistent inflammation-immunosuppression and catabolism syndrome.*

Enquanto a etiologia da inflamação inicial está predominantemente associada à exposição aos produtos microbianos, a inflamação associada à PICS, provavelmente, está relacionada à liberação de substâncias oriundas dos tecidos lesionados do hospedeiro, como DNA mitocondrial, nucleosídios, histonas, proteína S100A e produtos do ácido hialurônico.

Clinicamente, a PICS é identificada pelo importante aumento dos níveis séricos da proteína C reativa, neutrofilia e presença de células mieloides imaturas no sangue periférico (desvio à esquerda).

Durante esse quadro as populações celulares se alteram, ocorrendo linfopenia, aumento de polimorfonucleares imaturos e de células imunossupressoras, especialmente as *myeloid-derived suppressor cells* (MDSC).

Os polimorfonucleares imaturos e as células MDSC estimulam a medula óssea à diferenciação de monócitos em macrófagos do tipo M2, células que atuam na limitação da inflamação e promovendo a reparação tecidual. Essa resposta poderia ser considerada normal, desde que a fonte de infecção tiver sido controlada. Caso contrário, o estímulo continuado resulta em um estado de imunossupressão crônica.

Os neutrófilos imaturos apresentam atividade antimicrobiana defeituosa devido à diminuição da expressão de moléculas de adesão e, consequentemente, da capacidade fagocitária. Em conjunto, os polimorfonucleares imaturos, as células MDSC e os macrófagos M2 produzem citocinas anti-inflamatórias, como IL-10 e fator transformador do crescimento beta (TGFβ).

Na sepse, as células apresentadoras de antígenos, inclusive os macrófagos e as células dendríticas, têm prejudicada a capacidade de expressar o receptor *human leukocyte antigen-antigen D related* (HLA-DR), causando prejuízo da atividade dos monócitos e dos linfócitos T. Em síntese, ocorre desequilíbrio entre a resposta TH1 e TH2, com fortalecimento desta última e, consequentemente, aumento da produção de citocinas anti-inflamatórias. Por outro lado, os níveis séricos de citocinas pró-inflamatórias são cerca de 10% menores nos pacientes sépticos quando comparados a controles internados em terapia intensiva por outros motivos.

Estudos de necropsia de pacientes com sepse observam elevada prevalência de células mortas por apoptose, especialmente linfócitos B e células dendríticas. A apoptose de linfócitos B é diretamente imunossupressora, contribuindo para a linfopenia observada na sepse, a qual é um fator prognóstico independente. No mesmo sentido, a fagocitose de linfócitos apoptóticos pelos macrófagos e células dendríticas provoca a liberação de citocinas anti-inflamatórias e a supressão da produção de citocinas pró-inflamatórias.

O estado de imunossupressão prolongada é fator de risco para a ocorrência de novas infecções, determinando o agravamento do quadro clínico. Comparados aos pacientes graves de outra natureza, os sépticos apresentam maior taxa de detecção viral no sangue periférico, maior incidência de hemoculturas positivas para germes hospitalares e, em estudos de necropsia, observam-se microabscessos teciduais em até 80% dos casos.

Disfunção endotelial e hipercoagulação

Em adição às importantes mudanças da imunidade do hospedeiro na sepse, também ocorrem alterações estruturais e funcionais do endotélio.

A integridade da barreira endotelial permite a separação da fase fluida do sangue em relação aos tecidos. Em situação fisiológica o endotélio serve como superfície anticoagulante, que regula o fluxo de gases, água, solutos, hormônios, proteínas e uma infinidade de outras macromoléculas na microcirculação. A fronteira entre o sangue e o interstício é altamente interativa e dinâmica, sendo a célula endotelial o principal regulador desta atividade.

A disfunção da barreira endotelial é um evento fisiopatológico fundamental que ocorre precocemente na sepse e, de forma mais intensa, no choque séptico.

A integridade do endotélio é mantida pelo citoesqueleto de actina, pelas moléculas de adesão intercelular (*tight junctions*) e por matriz de proteínas de suporte.

Na sepse, essas estruturas são rompidas pela adesão de plaquetas e neutrófilos, pela liberação de mediadores inflamatórios e pelo incremento do estresse oxidativo. Esses fenômenos promovem a liberação e a ativação de proteases que induzem a internalização das caderinas, que são moléculas de adesão entre as células endoteliais, aumentando, assim, a permeabilidade vascular e possibilitando a exposição de fibras de colágeno da membrana basal.

O aumento da permeabilidade capilar cria massiva perda plasmática para o espaço extravascular, que, associada à vasodilatação difusa, prejudicam o fluxo sanguíneo tecidual, quadro denominado choque distributivo.

Já a exposição de fibras de colágeno ao sangue deflagra a fixação e polimerização do fator von Willebrand, que por sua vez ativa as plaquetas e expõe o fator tecidual ao fator VII, iniciando-se, assim, a formação de trombos.

A liberação de citocinas pró-inflamatórias produz um profundo efeito na cascata de coagulação e na função endotelial, resultado da maior expressão de selectinas e moléculas de adesão. Também ocorre a desregulação na produção de proteínas anticoagulantes e procoagulantes, como trombomodulina, fator tecidual, fator de von Willebrand, inibidor do ativador do plasminogênio 1 (PAI-1) e proteína C ativada. Em resumo, na sepse ocorre a migração de um estado anticoagulante para um pró-coagulante.

DIAGNÓSTICO

Critérios diagnósticos

Em 1991 foi realizada a primeira conferência de consenso para a definição de sepse, sepse grave e choque séptico. Em 2001 os conceitos foram revisados, o que amplificou a gama de situações clínicas consideradas disfunção orgânica. Entretanto, essas definições permaneceram inalteradas por quase duas décadas, sendo premente a necessidade de integrar as novas evidências científicas acumuladas neste período. Em 2015, a Society of Critical Care Medicine e a European Society of Critical Care Medicine realizaram uma nova conferência de consenso, produzindo o documento denominado SEPSIS-3. A Tabela 31.1 compara as definições e os critérios diagnósticos dos dois documentos.

Na nova definição não é mandatória a presença de síndrome da resposta inflamatória sistêmica (SIRS), visto que essa condição não reflete, necessariamente, uma resposta imune inadequada ou desregulada. Por exemplo, um jovem com amigdalite bacteriana aguda poderia preencher os critérios para sepse na definição antiga (febre, leucocitose e taquicardia), mesmo apresentando uma resposta imune normal, ou seja, esperada para a situação clínica.

Como a disfunção orgânica passou a fazer parte das novas definições, subentende-se que todos os casos de sepse devem ser considerados doença grave, de forma que não faz sentido manter a utilização da expressão "sepse grave", como destacado nos consensos anteriores.

Para a identificação à beira do leito dos pacientes com suspeita de infecção e que podem apresentar desfechos clínicos desfavoráveis, foi sugerida a utilização de um instrumento simplificado, denominado "*quick* SOFA" (qSOFA). Ele avalia três parâmetros, sendo considerado positivo quando o paciente apresenta pelo menos dois dos critérios clínicos a seguir: frequência respiratória > 22 respirações por minuto, alteração do nível de consciência

---

Tabela 31.1 Definições e critérios diagnósticos de sepse.

Definições de 1991

Sepse: presença de síndrome da resposta inflamatória sistêmica (SIRS) secundária à infecção, manifestada por pelo menos dois dos seguintes critérios:

- Temperatura > 38°C ou < 36°C
- Frequência cardíaca > 90 bpm
- Frequência respiratória > 20 respirações por minuto ou pressão parcial de CO_2 no sangue arterial < 32 mmHg
- Leucócitos > 12.000/mℓ ou < 4.000/mℓ ou > 10% formas imaturas.

Sepse grave: sepse associada a disfunção orgânica, hipotensão ou hipoperfusão tecidual, podendo incluir achados de acidose láctica, oligúria ou alteração aguda do estado mental, entretanto, não limitados a estas alterações.

Choque séptico: sepse associada a hipotensão e anormalidades perfusionais, mesmo após adequada reanimação volêmica. Hipotensão induzida pela sepse foi caracterizada como PAS < 90 mmHg ou redução da PAS > 40 mmHg em relação ao basal, desde que excluídas outras causas de hipotensão.

Definições de 2015 (SEPSE-3)

Sepse: presença de disfunção orgânica ameaçadora à vida, causada pela resposta desregulada do hospedeiro à infecção. A disfunção orgânica pode ser identificada pelo aumento agudo de dois pontos no escore SOFA.

Choque séptico: estágio da sepse caracterizado pela presença de acentuadas anormalidades circulatórias, celulares e metabólicas, que são suficientemente profundas para gerar aumento substancial da mortalidade. Os pacientes com choque séptico são identificados pela hipotensão persistente, necessitando de vasopressores para manter a PAM > 65 mmHg, associado a lactato sérico > 2 mmol/ℓ (18 mg/dℓ), mesmo após reanimação volêmica adequada.

SOFA: *sequential [sepsis-related] organ failure assessment*; PAM: pressão arterial média; PAS: pressão arterial sistólica.

(Escala de Coma de Glasgow < 15) ou pressão arterial sistólica < 100 mmHg. É importante enfatizar que se trata de uma ferramenta de triagem, que procura identificar pacientes graves, não devendo ser utilizada para a definição de sepse.

A Figura 31.1 mostra de forma esquemática a abordagem operacional dos critérios clínicos para a identificação de pacientes com sepse e choque séptico.

As novas definições, apesar de endossadas por várias sociedades científicas, trouxeram preocupações em relação ao aumento da especificidade à custa de redução da sensibilidade do diagnóstico de sepse. Estudos recentes demonstram que cerca de 50% dos pacientes que preenchiam os critérios antigos de sepse não atingem a variação de dois pontos no escore SOFA, ou seja, não são considerados casos de sepse pelas novas definições. Essa perda de sensibilidade é especialmente prejudicial nos cenários de recursos limitados, em que o diagnóstico de sepse já é tardio, com evidentes prejuízos terapêuticos.

FATORES DE RISCO

A identificação precoce da sepse é crucial para a instituição de terapêutica oportuna e consequente modulação da resposta inflamatória. Para isso, é fundamental que os pacientes de maior risco sejam cuidadosamente acompanhados. A Tabela 31.2 resume os principais fatores de risco para o desenvolvimento de sepse.

QUADRO CLÍNICO

Os sinais e sintomas da sepse são muito variáveis, dependendo do órgão ou sistema inicialmente acometidos pela infecção. Os sítios mais comumente afetados são pulmão (64%), abdome (20%), corrente sanguínea (15%) e trato geniturinário (14%).

Entretanto, com a evolução sistêmica do quadro, algumas disfunções orgânicas são bastante prevalentes, como veremos a seguir.

Neurológicas

Devido a alterações perfusionais no sistema nervoso central (SNC), frequentemente os pacientes apresentam alterações do estado mental, caracterizadas por letargia, confusão e *delirium*. As alterações cognitivas podem persistir por vários meses após a sepse. Déficits focais são raros e, diante deste achado, deve ser investigado foco infeccioso no SNC. A polineuropatia é complicação frequente, sendo caracterizada por hiporreflexia, fraqueza e atrofia muscular, o que dificulta o desmame ventilatório.

Respiratórias

A taquipneia associada à alcalose respiratória são achados comuns e precoces na sepse. Os pacientes que desenvolvem síndrome do desconforto respiratório agudo apresentam hipoxemia, associada ou não à hipercapnia, além de fadiga da musculatura respiratória, frequentemente necessitando de intubação orotraqueal para suporte ventilatório. A radiografia de tórax pode evidenciar infiltrados pulmonares bilaterais, devendo ser descartada insuficiência ventricular esquerda.

Cardiovasculares

Durante a fase inicial da sepse o débito cardíaco pode estar aumentado em valores absolutos; entretanto, este débito pode não estar adequado ao aumento da demanda metabólica tecidual. Com o agravamento do quadro é frequente o desenvolvimento de insuficiência cardíaca devido ao efeito tóxico direto das citocinas sobre os miócitos, reduzindo-se, assim, a contratilidade. A depressão miocárdica afeta ambos os ventrículos, podendo cursar com aumento de troponinas, que é um marcador de gravidade. A associação da depressão miocárdica com a vasodilatação e a hipovolemia secundária às perdas para o terceiro espaço são os eventos fisiopatológicos principais para o desenvolvimento do choque séptico. Finalmente, o comprometimento da perfusão tecidual faz com que os tecidos utilizem a via anaeróbia para a produção de energia, com consequente aumento dos níveis séricos de lactato.

Renais

A insuficiência renal é um dos principais preditores de mortalidade na sepse. O mecanismo de lesão renal na sepse é multifatorial e ainda pouco conhecido; porém, a perda de volemia para o espaço extravascular e a intensa vasodilatação são fatores determinantes da hipoperfusão dos rins. Outro fator de risco é o uso de fármacos nefrotóxicos durante o quadro de instabilidade hemodinâmica, como antibióticos e contrastes radiológicos. Também pode ocorrer lesão inflamatória direta, visto o achado de apoptose das células tubulares.

Hematológicas

A coagulação intravascular disseminada é uma das complicações mais graves da sepse e pode manifestar-se, paradoxalmente, tanto

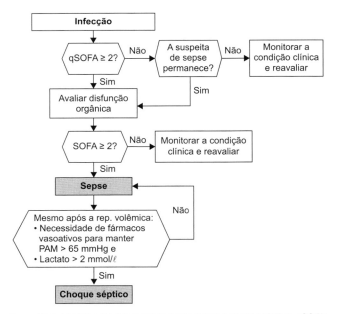

Figura 31.1 Identificação dos pacientes com sepse e choque séptico. qSOFA: *quick sequential [sepsis-related] organ failure assessment*; PAM: pressão arterial média. (Adaptada de Singer M, Deutschman CS, Seymour CW *et al*. The Third International Consensus Definitions for Sepsis and Septic Shock (Sepsis-3). JAMA. 2016; 315(8):801-10.)

Tabela 31.2 Fatores de risco de desenvolvimento de sepse.

Idade	Imunodepressão	Infecções crônicas ou de repetição
• < 2 anos	• Transplante de órgãos	• ITU
• > 55 anos	• Imunossupressores	• Pneumonia
Doença crônica	• Quimioterapia	• Úlcera de decúbito
• Diabetes	• Radioterapia	• HIV/AIDS
• Câncer	**Quebra de barreiras**	**Outros**
• DPOC	• Traumatismo	• Desnutrição
• ICC	• Cirurgia	
• Colagenose	• Queimadura	
• Fibrose cística	• Cateterização	
• Cirrose hepática	• Intubação	

DPOC: doença pulmonar obstrutiva crônica; ICC: insuficiência cardíaca congestiva; ITU: infecção do trato urinário; HIV: vírus da imunodeficiência humana; AIDS: síndrome da imunodeficiência adquirida.

pela ocorrência de sangramentos em múltiplos sítios, quanto por trombose de pequenos e médios vasos, especialmente das extremidades dos membros. Laboratorialmente, o quadro é caracterizado por alargamento do tempo de tromboplastina parcial, além de redução da atividade de protrombina e da contagem de plaquetas. Outra disfunção comum no sistema hematológico é a anemia. Ela é decorrente de vários fatores, como perdas sanguíneas, hemólise, deficiências nutricionais, produção insuficiente de eritropoetina e inibição da produção medular por ação direta de citocinas.

Hepáticas

A disfunção hepática mais frequente na sepse é a colestase transinfecciosa, caracterizada por aumento dos níveis séricos de bilirrubinas e de enzimas canaliculares (fosfatase alcalina e gamaglutamiltransferase). Como geralmente não há necrose hepatocelular importante, os níveis de alanina transaminase (ALT) e aspartato transaminase (AST) estão normais ou discretamente alterados. Em menos de 2% dos casos ocorre insuficiência hepática, em que o achado de necrose centrolobular sugere que a hipoperfusão do fígado tenha papel importante na patogênese desta grave complicação.

Gastrintestinais

Íleo adinâmico e gastroparesia são complicações frequentes, podendo dificultar o adequado suporte nutricional. Os pacientes sépticos têm risco aumentado de sangramento gastrintestinal secundário a lesão aguda de mucosa, provavelmente devido à hipoperfusão (isquemia).

Endocrinológicas

Podem ocorrer disfunções tireoidianas, insuficiência suprarrenal e hiperglicemia. A insuficiência suprarrenal pode agravar o quadro de choque, muitas vezes com hipotensão refratária à administração de volume e aminas vasoativas. A hiperglicemia faz parte da resposta inflamatória, visto a liberação de hormônios contrainsulínicos, aumentando, assim, a resistência periférica à insulina.

EXAMES COMPLEMENTARES

Lactato

O lactato sérico tem sido utilizado como marcador de má perfusão e de disfunção orgânica, bem como instrumento de análise da efetividade da reanimação volêmica na sepse e no choque séptico.

O valor prognóstico da quantificação do lactato sérico tem sido documentado tanto no cenário da emergência quanto no da terapia intensiva. Níveis séricos admissionais superiores a 4 mmol/ℓ estão associados a um risco de morte cinco vezes maior.

Tão importante quanto o lactato inicial é a velocidade de sua redução. Pacientes com *clearance* de lactato maior que 10% nas primeiras 6 horas de tratamento apresentam mortalidade intra-hospitalar significativamente menor. A ocorrência de normalização dos níveis séricos de lactato nas primeiras 6 horas é o melhor marcador prognóstico de sobrevida em pacientes sépticos, com chance de sobrevida cinco vezes maior quando comparados aos pacientes que não normalizaram o lactato sérico.

Assim, é amplamente recomendada a dosagem seriada do lactato sérico para observação de sua cinética e direcionamento das medidas de suporte hemodinâmico na sepse, tanto que este exame complementar passou a fazer parte da definição de choque séptico no SEPSIS-3.

Procalcitonina

A procalcitonina (PCT) é um peptídio precursor do hormônio calcitonina, que é produzido tanto nas células parafoliculares da tireoide quanto pelas células neuroendócrinas do pulmão e intestino. Em indivíduos saudáveis os níveis séricos de procalcitonina são praticamente indetectáveis; entretanto, diante de infecções bacterianas ocorre aumento significativo da produção deste peptídio, possibilitando a sua quantificação.

A PCT é rotineiramente utilizada para a diferenciação de quadros infecciosos de não infecciosos, bem como para a avaliação prognóstica. Níveis séricos superiores a 2,0 ng/mℓ são preditivos de risco para infecção grave e sepse. Comparando casos de sepse com outros quadros de SIRS de origem não infecciosa, a PCT apresenta desempenho modesto, com sensibilidade de 77% e especificidade de 79%; portanto, deve ser utilizada com prudência, sempre à luz do quadro clínico do paciente.

A quantificação da PCT também pode ser utilizada para guiar a interrupção da antibioticoterapia. Níveis séricos inferiores a 0,05 ng/mℓ estão pouco correlacionados à causa infecciosa. Protocolos que utilizam a PCT para descalonamento ou interrupção do antimicrobiano foram efetivos na redução do tempo de terapia, contudo, sem aumentar a mortalidade ou a incidência de complicações.

Proteína C reativa

A proteína C reativa (PC-R) é um reagente de fase aguda sintetizado pelo fígado em resposta a uma infecção ou inflamação de outra natureza. Os níveis séricos da PC-R podem aumentar até mil vezes durante eventos infecciosos, o que aumenta seu valor diagnóstico quando comparada a outros marcadores de fase aguda.

Alterações moderadas da PC-R não possuem boa acurácia na diferenciação entre infecção e outras doenças que cursam com inflamação. Cerca de um terço dos pacientes internados por causas não infecciosas apresentam níveis elevados de PC-R.

Entretanto, quando utilizado um valor de corte mais alto para o diagnóstico de infecção observa-se boa acurácia. Por exemplo, o corte de 8,7 mg/dℓ apresenta sensibilidade de 93,4% e especificidade de 86,1%.

Do ponto de vista prognóstico, medidas seriadas da PC-R são mais úteis do que a avaliação inicial isolada. Níveis decrescentes de PC-R nas primeiras 48 horas estão associados a melhor prognóstico, enquanto níveis ascendentes se correlacionam com falha da terapia antimicrobiana.

Microbiologia

Recomenda-se a coleta de um par de hemocultura antes do início da antibioticoterapia, bem como culturas de material proveniente de todos os sítios pertinentes ao foco suspeito, como urocultura, espécimes de secreção respiratória, material de abscessos ou coleções, líquido articular, ponta de cateter, líquido cefalorraquidiano e líquido pleural, entre outros.

A dificuldade da utilização de culturas convencionais está na baixa sensibilidade do método (30 a 50% para hemoculturas) e na demora para obtenção do resultado final, o que retarda o direcionamento da terapêutica antimicrobiana.

Novas tecnologias estão sendo validadas neste contexto clínico, possibilitando a identificação de agentes infecciosos e padrões de resistência aos antimicrobianos a intervalos de horas. Esses novos métodos diagnósticos utilizam técnicas moleculares que levam a lise do patógeno, extração do ácido nucleico, purificação deste e amplificação por reação de cadeia da polimerase (PCR). A identificação do patógeno e de genes de resistência antimicrobiana pode ser realizada por vários métodos, como hibridização baseada em ELISA, fluorescência e espectrofotometria, além de sequenciamento e comparação com base de dados.

Recentemente foram desenvolvidos painéis para a pesquisa simultânea de uma grande variedade de patógenos, podendo ser utilizados em diferentes materiais biológicos, como sangue, secreções respiratórias, fezes e líquido cefalorraquidiano.

216 PARTE 1 Saúde do Adulto e do Idoso

Também se torna cada dia mais frequente a detecção urinária de antígenos bacterianos, como os do *Streptococcus pneumoniae* e da *Legionella pneumophila*.

Apesar de ser lógico o raciocínio de que a identificação precoce do agente etiológico e de seu perfil de resistência impacta positivamente na escolha da terapia antimicrobiana, ainda faltam estudos de grande porte que validem a importância dessas novas tecnologias no contexto da sepse.

Outros exames complementares

Testes diagnósticos inespecíficos para sepse, como hemograma, eletrólitos, enzimas hepáticas, coagulograma, marcadores de função renal, gasometria, glicemia e exames de imagem podem ser solicitados de acordo com o contexto clínico.

Os níveis séricos de peptídio natriurético tipo B (BNP), troponinas e dímeros-D têm sido correlacionados com pior prognóstico, mas novos estudos são necessários para a incorporação desses métodos na prática médica.

TRATAMENTO

Uma vez levantada a suspeita de sepse, uma série de medidas diagnósticas e terapêuticas deve ser adotada em caráter emergencial, ainda nas primeiras horas do diagnóstico. Essas ações têm importante impacto na redução da mortalidade por sepse, devendo ser prioritárias em relação às outras condutas.

Com o intuito de padronizar as ações e sensibilizar os provedores em relação à adesão aos protocolos clínicos, em 2004 foi desenvolvida uma ação educacional denominada Campanha de Sobrevivência à Sepse, que contou com apoio de várias sociedades científicas internacionais.

Foram criados pacotes de intervenções baseadas em sólidas evidências científicas, que devem ser aplicadas em conjunto e em tempo oportuno. Essas recomendações são atualizadas periodicamente. A Tabela 31.3 resume as ações dos pacotes de 3 e 6 horas a partir do momento do diagnóstico da sepse, as quais são prioritárias na abordagem inicial dos pacientes.

Antimicrobianos e controle do foco infeccioso

A identificação anatômica do foco infeccioso e a administração precoce de antimicrobianos, idealmente na primeira hora do diagnóstico, são as maiores prioridades no tratamento da sepse, visto que a redução da carga microbiana é fundamental para o controle da resposta inflamatória. Um estudo canadense com 2.700 pacientes evidenciou que, no choque séptico, cada hora de retardo na administração de antimicrobianos está associada a um aumento da mortalidade na casa de 12%.

Os pacientes devem receber antimicrobianos de largo espectro, com base nos padrões de resistência microbiana da população em questão, por via intravenosa, em doses máximas e direcionados ao provável foco de infecção.

É importante estar atento à penetração do antimicrobiano escolhido no provável sítio da infecção, bem como à correta forma de diluição e infusão do fármaco. A terapia combinada, com antimicrobianos de classes diferentes, tende a ser mais efetiva nos casos de choque séptico; entretanto, não se mostrou vantajosa nos casos de sepse sem instabilidade hemodinâmica.

Em suma, a terapia antimicrobiana inicial é empírica, não se devendo aguardar os resultados dos exames microbiológicos para a sua introdução. Assim que os resultados das culturas estiverem disponíveis, a terapia deverá ser reavaliada com o intuito de reduzir o espectro dos antimicrobianos, evitando-se custos desnecessários, toxicidade e desenvolvimento de resistência microbiana.

A duração da terapia de 7 a 10 dias é suficiente na maioria das situações; entretanto, deve ser individualizada, principalmente na vigência de resposta clínica lenta, foco infeccioso não drenável, bacteriemia por *S. aureus* e em pacientes imunodeficientes.

A farmacocinética da maioria dos antimicrobianos pode estar alterada em pacientes gravemente enfermos, seja pela alta prevalência de insuficiência renal, de lesão hepática aguda ou pela alteração da distribuição nos compartimentos, devido ao aumento da permeabilidade vascular. Além dos ajustes de dose específicos, nos casos de antimicrobianos de alta toxicidade recomenda-se o monitoramento dos níveis séricos desses fármacos, garantindo-se a manutenção de níveis terapêuticos adequados.

Tão importante quanto a antibioticoterapia precoce é o controle do foco infeccioso. É mandatória a retirada de próteses e cateteres infectados, a drenagem de abscessos e, em alguns casos, a realização de intervenções cirúrgicas, como a laparotomia exploradora em casos de abdome agudo inflamatório.

Suporte hemodinâmico

O imediato suporte hemodinâmico dos pacientes sépticos tem a meta principal de prevenir a lesão de órgãos nobres, minimizando-se os danos causados pelo estado de choque.

Nos casos de sinais de hipoperfusão, deve-se administrar 30 mℓ/kg de cristaloides nas primeiras 3 horas. Pode-se infundir tanto soro fisiológico quanto lactato de Ringer, ajustando-se volumes adicionais por meio de uma estratégia individualizada de desafio volêmico, sempre acompanhando a evolução das variáveis hemodinâmicas. Deve-se ficar atento aos efeitos adversos da infusão de grandes volumes de cristaloides, como acidose hiperclorêmica, congestão pulmonar e hipotermia.

Diante da necessidade de infusão de grande volume de cristaloides, pode-se associar a infusão de albumina humana. Está proscrito o uso de hidroxietilamido, que foi considerado associado ao aumento da incidência de insuficiência renal e de mortalidade. A prescrição de outros coloides sintéticos também tem sido desencorajada.

Em cardiopatas, a reposição volêmica deve ser parcimoniosa e baseada em cuidadoso monitoramento hemodinâmico. Caso haja evidências de congestão pulmonar, a prescrição de fármacos vasoativos pode ser antecipada.

Pacientes que permanecem hipotensos, apesar da adequada oferta de volume, são candidatos ao uso de fármacos vasoativos. Nos casos de hipotensão grave o vasopressor deve ser iniciado em veia periférica, enquanto viabiliza-se o acesso venoso central. A substância de escolha é a norepinefrina, pois a dopamina aumenta o risco de desenvolvimento de arritmias graves. Epinefrina e vasopressina também podem ser utilizadas de forma isolada ou associadas à norepinefrina. As doses dos fármacos vasoativos devem ser tituladas de forma a garantir pressão arterial média (PAM) > 65 mmHg, não havendo qualquer benefício de manutenção de pressões arteriais supranormais.

Tabela 31.3 Pacotes de manejo dos pacientes com sepse.

Pacote de 3 h
- Coleta de lactato sérico para avaliação do estado perfusional
- Coleta de hemocultura antes do início da antibioticoterapia
- Início de antimicrobianos, de largo espectro, por via intravenosa, nas primeiras horas do tratamento
- Reposição volêmica agressiva precoce em pacientes com hipotensão ou lactato acima de duas vezes o valor de referência

Pacote de 6 h*
- Uso de vasopressores para manter pressão arterial média acima de 65 mmHg
- Reavaliação da volemia e perfusão tecidual
- Reavaliação dos níveis de lactato em pacientes com hiperlactatemia inicial

*Apenas para pacientes com hiperlactatemia ou hipotensão persistente.

Idealmente, os pacientes portadores de choque séptico devem ser cuidados em regime de terapia intensiva, para a avaliação continuada do estado volêmico e dos parâmetros perfusionais. Diante da baixa acurácia da aferição não invasiva da pressão arterial, recomenda-se a cateterização arterial para monitoramento pressórico de todos os pacientes em uso de fármacos vasoativos.

Os seguintes tipos de monitoramento são frequentemente utilizados:

- Mensuração de pressão venosa central (PVC)
- Variação de pressão de pulso
- Variação de distensibilidade da veia cava
- Mensuração de saturação venosa central de oxigênio ($SvcO_2$)
- Mensuração do débito urinário
- Cinética do lactato sérico.

Além disso, deve-se acompanhar de perto parâmetros de exame físico, como tempo de enchimento capilar, intensidade de livedo cutâneo e nível de consciência.

Os pacientes que permanecem hemodinamicamente instáveis e com $SvcO_2$ < 70% são candidatos ao uso de inotrópicos. O fármaco de escolha é a dobutamina, na dose inicial de 2,5 µg/kg, que deve ser progressivamente aumentada, até que se obtenha $SvcO_2$ > 70%. A dose máxima recomendada de dobutamina é de 20 µg/kg. Diante da presença de anemia grave (hemoglobina < 7,0 g/dℓ) a $SvcO_2$ não se correlaciona adequadamente com a extração tecidual de oxigênio ou com o débito cardíaco, devendo ser realizada transfusão de concentrados de hemácias, objetivando-se hemoglobina > 9,0 g/dℓ.

Caso a $SvcO_2$ não atinja 70% após essas condutas, deve-se considerar intubação orotraqueal, ventilação mecânica e sedação para a redução do consumo de oxigênio.

Para pacientes em ventilação mecânica com suspeita de síndrome da angústia respiratória aguda (SARA), deve-se realizar intubação orotraqueal precoce utilizando uma estratégia protetora de ventilação mecânica:

- O volume corrente alvo é 6 mℓ/kg
- Pressão de platô < 30 cmH$_2$O
- Manobras de recrutamento alveolar podem ser realizadas para otimizar a troca
- Pressão expiratória final positiva (PEEP) elevada, ajustada de acordo com a complacência pulmonar
- Ventilação em posição prona em pacientes com troca gravemente comprometida
- Manter cabeceira elevada a 30º a 45º
- Realizar sedação intermitente com despertar diário
- Evitar o uso de bloqueadores neuromusculares por períodos > 48 horas.

Após a obtenção da estabilidade hemodinâmica, deve-se optar por uma oferta de fluidos conservadora, buscando balanço hídrico neutro ou discretamente negativo, visto que essa estratégia diminui o tempo de ventilação mecânica.

Outras recomendações terapêuticas

O choque refratário ao tratamento pode estar associado à insuficiência suprarrenal. Nesta situação, pode-se avaliar a prescrição de hidrocortisona na dose de 50 mg de 6 em 6 horas. Altas doses de costicosteroides estão associadas a maior mortalidade na sepse, devendo ser proscritas.

A transfusão de concentrados de hemácias deve ser indicada para pacientes com níveis de hemoglobina inferiores a 7,0 g/dℓ. Entretanto, pacientes portadores de isquemia coronariana, hipoxemia grave ou hemorragia ativa podem se beneficiar de estratégias transfusionais mais liberais.

A transfusão de plaquetas está indicada diante de contagem inferior a 10.000/mm^3 ou inferior a 20.000/mm^3 em pacientes com elevado risco de sangramento. Para aqueles que serão submetidos a procedimentos invasivos, o corte para indicação transfusional é de 50.000/mm^3. O plasma fresco não está indicado para a correção de alterações laboratoriais, exceto em situações de sangramento ativo ou planejamento de procedimentos invasivos.

Diante do estresse metabólico da sepse, é comum o desenvolvimento de hiperglicemia. A adoção de um protocolo de controle glicêmico que objetive a manutenção de glicemia inferior a 180 mg/dℓ é altamente recomendável. A análise de sangue venoso ou arterial é preferível em relação à glicemia capilar, visto que a hipoperfusão tecidual pode influenciar no resultado desta última.

Não está indicado o uso de bicarbonato nos casos de acidose láctica em pacientes com pH superior a 7,15, pois o restabelecimento da perfusão tecidual tende a resolver a acidose.

Pacientes sépticos apresentam maior incidência de úlcera gástrica de estresse e consequente sangramento gastrintestinal, especialmente aqueles em ventilação mecânica, portadores de coagulopatia ou de disfunção de múltiplos órgãos. Para este grupo está recomendada a profilaxia com bloqueadores de bomba de prótons ou bloqueadores dos receptores H$_2$. Apesar do claro benefício dessa profilaxia, é extremamente importante a administração precoce de dieta enteral para a redução do risco de sangramento. Inicialmente ela deve ser prescrita com baixo volume (500 kcal/dia), realizando-se o aumento progressivo da quantidade de calorias conforme a adaptação do paciente.

A profilaxia de doença trombovenosa com heparina também está indicada, desde que não existam contraindicações absolutas, como sangramento ativo, úlcera péptica ativa, hipertensão arterial não controlada, coagulopatia, cirurgia craniana ou ocular há menos de 2 semanas ou coleta de líquido cefalorraquidiano há menos de 24 horas. Ela pode ser realizada tanto com heparina não fracionada quanto com heparina de baixo peso.

CONSIDERAÇÕES DA PRÁTICA DOS AUTORES

Como demonstrado no texto, o diagnóstico e o tratamento da sepse têm rotinas bem estabelecidas, amparadas por ampla evidência científica. Entretanto, não é observado, especialmente em países de recursos escassos, o impacto positivo da aplicação deste conhecimento na redução da mortalidade atribuída à sepse. Em suma, o conhecimento não é sistematicamente incorporado à rotina assistencial de grande parte das unidades de saúde.

Esse fenômeno pode ser justificado pela incapacidade administrativa das instituições de saúde, que não conseguem implantar e gerenciar protocolos assistenciais.

Políticas públicas devem ser construídas com o objetivo de estimular o desenvolvimento de estratégias de detecção de pacientes sépticos nos três níveis de atenção, bem como o desenvolvimento de programas de melhoria da qualidade assistencial.

Bibliografia

Gotts JE, Matthay MA. Sepsis: pathophysiology and clinical management. BMJ. 2016 23; 353:i1585.

Hotchkiss RS, Moldawer LL, Opal SM *et al*. Sepsis and septic shock. Nat Rev Dis Primers. 2016; 30(2):16045.

Instituto Latino-Americano de Sepse. Sepse: um problema de saúde. Brasília: CFM; 2015. 90 p.

Machado FR, Assunção MS, Cavalcanti AB *et al*. Getting a consensus: advantages and disadvantages of Sepsis 3 in the context of middle-income settings. Rev Bras Ter Intensiva. 2016; 28(4):361-5.

Rhodes A, Evans LE, Alhazzani W *et al*. Surviving Sepsis Campaign: International Guidelines for Management of Sepsis and Septic Shock: 2016. Crit Care Med. 2017; 45(3):486-552.

Singer M, Deutschman CS, Seymour CW *et al*. The Third International Consensus Definitions for Sepsis and Septic Shock (Sepsis-3). JAMA. 2016; 315(8):801-10.

32 Tuberculose: Diagnóstico e Tratamento Ambulatorial em Adultos

Fábio Fernandes Neves e *Sigrid de Sousa dos Santos*

INTRODUÇÃO

A tuberculose é uma doença infectocontagiosa causada pelo bacilo álcool-acidorresistente (BAAR) denominado *Mycobacterium tuberculosis*, o qual é transmitido, quase que exclusivamente, por via respiratória a partir da produção de aerossol contendo a micobactéria.

Cerca de um terço da população mundial está infectada pelo *Mycobacterium tuberculosis*, porém a maioria permanecerá assintomática, caracterizando, assim, a tuberculose latente.

Anualmente, são diagnosticados mais de 14 milhões de casos novos de tuberculose no mundo, a maioria na Ásia (55%) e na África (31%). Apesar dos investimentos em novas tecnologias para seu diagnóstico e tratamento, a tuberculose ultrapassou a AIDS como a principal causa de morte por doença infecciosa no mundo, superando 1,4 milhão de vítimas fatais em 2015.

Diferentemente do que se pensava nas décadas de 1960 e 1970, de que a descoberta de uma quimioterapia potente levaria ao efetivo controle, a tuberculose recrudesceu em todo o mundo. Esta realidade pessimista pode ser justificada, principalmente, por dois importantes fenômenos epidemiológicos: a coinfecção com o HIV e a emergência e propagação de bacilos multidrogarresistentes (MDR).

Em 2013, a Organização Mundial da Saúde (OMS) estimou em 1,1 milhão o número de coinfectados por tuberculose-HIV, e 80% deles residiam na África. A coinfecção entre o HIV e o *Mycobacterium tuberculosis* influencia negativamente a história natural de ambas as doenças.

A tuberculose acelera a progressão da infecção pelo HIV, estando associada à redução da contagem de CD4, à elevação da carga viral do HIV e ao aumento do risco de desenvolvimento de infecções oportunistas.

Por outro lado, indivíduos com tuberculose pulmonar e infectados pelo HIV possuem maior risco de desenvolvimento de tuberculose extrapulmonar, com frequente acometimento de medula óssea, fígado, trato geniturinário, intestino e mediastino.

Outro aspecto clínico importante em relação à coinfecção tuberculose-HIV é a associação com o desenvolvimento de microrganismos MDR. Em 2015, em nível global foram notificados 425.000 casos de tuberculose MDR, representando cerca de 5% dos casos novos de tuberculose e 20% dos retratamentos. A maioria desses casos ocorreu na África, em pacientes coinfectados pelo HIV.

De acordo com a OMS, o Brasil é um dos 22 países cujo controle da tuberculose é prioritário, visto que totalizam 90% da carga mundial de doentes. Em 2016 foram registrados 66.796 casos novos e 12.809 casos de retratamento de tuberculose no país, determinando uma incidência de 32,4 casos/100.000 habitantes. Cerca de 10% desses casos também apresentaram diagnóstico de infecção pelo HIV.

A mortalidade por tuberculose apresenta tendência de redução no Brasil. Em 2004, o país apresentou um coeficiente de mortalidade pela doença de 2,8/100.000 habitantes (4.981 óbitos), passando para 2,2/100.000 habitantes (4.543 óbitos) em 2015. A tuberculose pulmonar correspondeu a cerca de três quartos desses óbitos.

Apesar da redução no coeficiente de mortalidade, a tuberculose no Brasil continua a merecer especial atenção dos profissionais de saúde e da sociedade como um todo, visto que ainda obedece a todos os critérios de priorização de um agravo em saúde pública: grande magnitude, transcendência e vulnerabilidade.

FISIOPATOGENIA

A tuberculose é transmitida quando o microrganismo é aerossolizado pela tosse de um paciente bacilífero e inalado por um hospedeiro suscetível. Esta transmissão pode ser facilitada por fatores relacionados ao paciente-fonte, ao contactante e ao meio ambiente, como especificado na Tabela 32.1.

O desenvolvimento da doença é reflexo de uma estratégia evolutiva aperfeiçoada pelo *Mycobacterium tuberculosis*, a qual determina um fino balanço na sua patogenicidade. Por um lado, a micobactéria deve causar uma doença suficientemente intensa que permita a sua efetiva transmissão e, por consequência, a perpetuação da espécie. Por outro lado, deve garantir que o processo seja brando, não levando o hospedeiro a uma morte rápida, cessando-se, assim, a transmissão.

Dependendo da efetividade da resposta imune do hospedeiro, alguns desfechos clínicos podem ocorrer.

Cerca de 90% dos indivíduos expostos destroem completamente o bacilo. Esses indivíduos podem apresentar testes imunodiagnósticos positivos, como a prova tuberculínica e o IGRA (*Interferon Gamma Release Assay*), porém não há qualquer achado radiológico pulmonar, visto que a inflamação se desenvolveu em escala microscópica. Outros indivíduos podem apresentar migração de células infectadas pelo *Mycobacterium tuberculosis* até os linfonodos regionais. Nesta situação ocorrem pequenas lesões nodulares no pulmão (foco de Ghon), discretos infiltrados intersticiais (linfangite) e aumento dos linfonodos hilares. Estes achados são dificilmente identificados na radiografia simples, mas podem ser visualizados na tomografia computadorizada de tórax. Em conjunto, eles recebem o nome de complexo primário ou complexo de Ranke.

Os dois primeiros grupos de indivíduos descritos anteriormente não desenvolvem a doença após a primoinfecção, sendo portadores da forma clínica denominada tuberculose latente.

Durante toda a vida, apenas 10 a 12% dos portadores de tuberculose latente reativam a doença, metade deste risco ocorrendo nos 2 primeiros anos da infecção. São fatores de risco clássicos para o desenvolvimento de tuberculose ativa: pobreza, subnutrição, alcoolismo, infecção pelo HIV, silicose, insuficiência renal crônica, diabetes, tabagismo e uso de imunossupressores.

Tabela 32.1 Fatores de risco de transmissão da tuberculose.

Paciente-fonte	Contactante	Meio ambiente
Doença pulmonar	PPD-negativos*	Privados de liberdade
Cavitações	Crianças e idosos	Infecção nosocomial
Baciloscopia positiva	Imunodeprimidos	Baixa ventilação
Bom estado geral	Subnutridos	Aglomerações
Tosse vigorosa	Alcoolismo	Tempo de exposição
	Pneumopatas crônicos	Contato intradomiciliar

*PPD é um purificado proteico derivado do *Mycobacterium tuberculosis*, utilizado para avaliação da imunidade celular específica por meio de uma intradermorreação (prova tuberculínica).

Por outro lado, cerca de 5 a 10% dos pacientes possuem imunidade celular específica insuficiente e irão adoecer logo após o contágio, fenômeno denominado tuberculose primária.

Após inalado e depositado nas vias respiratórias distais, o *Mycobacterium tuberculosis* é fagocitado pelos macrófagos alveolares. A habilidade da micobactéria de sobreviver no interior do macrófago é determinante para a propagação local e a disseminação sistêmica da doença. Várias proteínas bacterianas facilitam a sobrevivência no interior do macrófago, atuando por intermédio de diversos mecanismos, como inibição da fusão do fagossomo com o lisossomo, modulação da atividade inflamatória e bloqueio da cascata do complemento.

A multiplicação do bacilo leva à morte do macrófago, com liberação das enzimas lisossomais e destruição celular. A inflamação decorrente da morte celular atrai neutrófilos e macrófagos, gerando necrose tecidual progressiva que, devido ao alto teor de gorduras liberadas pelo metabolismo bacilar, tem característica densa e espessa, denominada, assim, necrose caseosa.

A formação e a manutenção dos granulomas depende criticamente da citocina tipo Th-1 interferona-γ (IFN-γ) e da citocina pró-inflamatória fator de necrose tumoral alfa (TNF-α). O TNF-α promove fibrose, necrose e induz a caquexia, que é uma característica clínica proeminente em doenças micobacterianas. A resposta pró-inflamatória do tipo Th-1 controla a infecção micobacteriana, mas pode ser prejudicial por efeitos locais e sistêmicos das citocinas liberadas. A citotoxicidade de linfócitos T ativados e a formação não controlada de granulomas pode induzir danos ao tecido circundante. As citocinas interleucina (IL)-4, IL-10 e fator transformador do crescimento beta (TGF-β) aparentemente controlam uma resposta tipo Th-1 exacerbada tanto sistemicamente quanto nos granulomas. Desta forma, enquanto uma resposta do tipo Th-1 parece manter a infecção intracelular sob controle, uma resposta tipo Th-2 evita que a resposta do tipo Th-1 cause danos ao hospedeiro.

O cáseo produzido tende a se liquefazer, por ação enzimática relacionada à hipersensibilidade, e a drenar para a árvore brônquica, podendo levar à contaminação de outros segmentos pulmonares. A cavidade formada a partir da drenagem do cáseo é ambiente muito mais propício à proliferação bacilar, dada a sua maior concentração de oxigênio.

Tanto logo após a infecção primária quanto na reativação da doença pode haver disseminação hematogênica para o próprio pulmão e para outros órgãos. A reativação da doença no pulmão após a disseminação hematogênica ocorre principalmente em ápices por causa da maior concentração de oxigênio nestas áreas. Quando a disseminação hematogênica implica a formação de múltiplos pequenos focos pulmonares e eventualmente extrapulmonares, o quadro denomina-se tuberculose miliar.

Em 85% dos casos a doença restringe-se ao pulmão, mas pode ocorrer disseminação para outros órgãos, tanto por via linfática quanto por via hematogênica. Os sítios mais acometidos são pleura, linfonodos, meninge e ossos, sendo a coinfecção pelo HIV o fator de risco mais importante para o acometimento extrapulmonar.

A Figura 32.1 sintetiza os principais desfechos clínicos após a infecção pelo *Mycobacterium tuberculosis*.

DIAGNÓSTICO

Tuberculose pulmonar ativa

Diagnosticar e tratar prontamente os casos de tuberculose pulmonar são as principais medidas para o controle da doença, visto que a adequada terapia interrompe a cadeia de transmissão.

Todos os sintomáticos respiratórios devem ser submetidos à investigação para tuberculose. A Organização Mundial da Saúde define como sintomático respiratório qualquer paciente com *tosse de duração superior a 2 semanas*. O Ministério da Saúde do Brasil prefere adotar o período de 3 semanas, visto que este corte apresenta melhor equilíbrio entre a sensibilidade e a especificidade. Entretanto, em grupos de alto risco de adoecimento, como a população prisional, pode-se utilizar o corte de 2 semanas, com objetivo de aumentar a sensibilidade do diagnóstico. A Sociedade Brasileira de Pneumologia e Tisiologia sugere a adoção do intervalo de 2 semanas para todos os grupos populacionais, pois esta estratégia tem importante impacto na sensibilidade sem, contudo, gerar aumento significativo da carga de trabalho para o sistema de saúde.

O quadro clínico clássico de tuberculose pulmonar constitui-se de tosse com expectoração purulenta ou mucoide, que pode estar associada à hemoptise. A febre geralmente é vespertina, sem calafrios e de baixa magnitude (inferior a 38,5°C). São também frequentes sudorese noturna, anorexia e perda de peso.

Outros sintomas comumente associados à tuberculose, porém não utilizados na definição de paciente que deve ser obrigatoriamente investigado, haja vista sua baixa sensibilidade diagnóstica, são: astenia (58%), febre (50%), sudorese noturna (46%), emagrecimento (43%), dor torácica (41%) e hemoptise (23%).

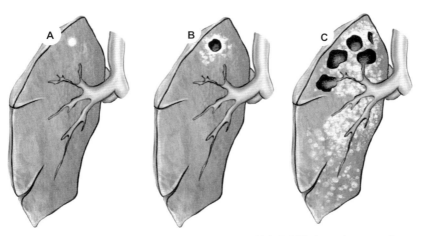

Figura 32.1 Desfechos clínicos possíveis após a infecção pelo *Mycobacterium tuberculosis*. Mais de 90% dos pacientes erradicam os bacilos inalados, não gerando qualquer achado clínico ou radiológico. Entretanto, pode ocorrer a formação de nódulos pulmonares (granulomas) e as células infectadas migram por via linfática produzindo linfangite e aumento de linfonodos hilares, constituindo o complexo primário ou de Rank (**A**). Pacientes com resposta imune insuficiente desenvolvem tuberculose ativa, seja doença cavitária com disseminação brônquica para áreas justapostas (**B**) ou quadro de disseminação hematogênica para o próprio pulmão ou para outros órgãos, podendo ocorrer o padrão miliar (**C**). (*Esta figura está reproduzida, em cores, no Encarte.*)

A tuberculose miliar é uma forma grave da doença, que ocorre em 1% dos indivíduos soronegativos e em cerca de 10% dos soropositivos para o HIV. A apresentação nos coinfectados é mais aguda, porém a semiologia pulmonar é geralmente pobre. Achados extrapulmonares de exame físico são frequentes, como hepatomegalia (35%) e alterações do exame neurológico (30%).

A Tabela 32.2 resume os achados de história e exame físico que devem fazer parte da avaliação clínica dos pacientes com suspeita de tuberculose ativa.

Diante da baixa acurácia do exame clínico para o diagnóstico da tuberculose, faz-se necessária a utilização de exames complementares. Entretanto, não existe um teste diagnóstico ideal, ou seja, que apresente baixo custo, boa acurácia, facilidade de utilização na comunidade e que forneça resultados no mesmo dia. A ausência desta tecnologia pode justificar a taxa subótima de detecção de casos em nível global, que foi estimada em 64% no ano de 2013.

A utilização de testes diagnósticos para tuberculose em pacientes com HIV/AIDS constitui desafio ainda maior, visto que esse grupo frequentemente apresenta quadro clínico atípico, com baixa carga bacilífera no escarro, o que diminui a *performance* dos testes baseados na análise deste material.

Os testes diagnósticos tradicionalmente utilizados para o diagnóstico da tuberculose pulmonar são a radiografia de tórax, a microscopia do escarro e a cultura de escarro em meio sólido. As vantagens e desvantagens deles serão abordadas a seguir.

Radiografia de tórax

A radiografia de tórax faz parte do arsenal diagnóstico da tuberculose há mais de um século. Trata-se de um exame bastante sensível quando aplicado em indivíduos imunocompetentes, visto que a prevalência de alterações radiológicas nesta população é superior a 90%. Os achados mais frequentes na tuberculose pulmonar primária são:

- Opacidades parenquimatosas unifocais, preferencialmente acometendo os lobos médio e inferior
- Linfonodomegalia unilateral, podendo ser bilateral em até 30% dos casos, comprometendo, mais comumente, a região hilar e a paratraqueal direita
- Atelectasia decorrente da compressão extrínseca das vias respiratórias por linfonodomegalias ou estreitamento secundário ao acometimento da árvore brônquica
- Derrame pleural unilateral
- Padrão miliar caracterizado por pequenas opacidades nodulares, distribuídas de forma simétrica (Figura 32.2).

O padrão radiológico clássico da tuberculose pós-primária é a presença de cavitação. A cavidade pode ser única ou múltipla, localizada preferencialmente nos segmentos apicais e dorsais. Elas possuem borda espessa e irregular e, raramente, têm nível líquido no seu interior. Após a resolução do quadro, essas lesões podem calcificar ou tornar-se fibróticas, levando a distorção da arquitetura parenquimatosa, bronquiectasias de tração e desvio das estruturas mediastinais. A Figura 32.3 demonstra os achados radiológicos de um caso de tuberculose pós-primária.

A grande limitação da utilização da radiografia de tórax no diagnóstico da tuberculose pulmonar está associada à baixa especificidade do método. Achados considerados típicos para tuberculose, como infiltrados apicais e lesões cavitadas, mesmo quando identificados por especialistas, possuem especificidade em torno de 60%.

A utilização conjunta de tomografia computadorizada pode aumentar significativamente a acurácia diagnóstica, especialmente nos casos de achados mais discretos, como opacidades acinares e micronódulos.

Tabela 32.2 Achados de história e exame físico na tuberculose pulmonar ativa.

Achado de história	Observação
Exposição à tuberculose	Investigar contato recente com pacientes bacilíferos, privação de liberdade ou moradia em albergues. Interrogar tratamentos prévios do paciente ou familiares
Testagem para HIV	Questionar a realização de sorologia recente. Pacientes com HIV/AIDS possuem risco 20 vezes maior para o desenvolvimento de tuberculose
Febre	A ausência de febre não descarta tuberculose, especialmente em idosos, imunocomprometidos e subnutridos. O paciente pode relatar uma sensação de "febre por dentro", mesmo com temperatura corporal normal
Sudorese noturna	Um sintoma clássico da tuberculose, porém mais frequente nos casos crônicos da doença
Astenia	Sintoma inespecífico, comum em diversas doenças sistêmicas
Perda de peso	Perda de peso leve pode ser atribuída à anorexia. Quando superior a 10% do peso corporal basal, está frequentemente associada à doença pulmonar avançada ou ao acometimento extrapulmonar

Achado de exame físico	Observação
Linfonodos	Podem estar palpáveis nos casos de doença disseminada, principalmente na região cervical (escrófula)
Pulmões	O exame torácico geralmente é pouco útil, pois, quando alterado, inclui achados inespecíficos, como sinais de consolidação, roncos ou sinais de derrame pleural unilateral
Coração	Na presença de pericardite tuberculosa pode-se evidenciar atrito pericárdico, hepatomegalia congestiva, turgência jugular e pulso paradoxal
Abdome	Dor abdominal, ascite ou massa abdominal podem ocorrer nos casos de tuberculose intestinal ou peritoneal. Na doença disseminada, é comum o achado de hepatoesplenomegalia
Geniturinário	No homem deve-se avaliar a presença de hidrocele, sinais de epididimite ou prostatite. Na mulher, interrogar infecções do trato urinário de repetição com culturas negativas e distúrbios do ciclo menstrual
Musculoesquelético	Avaliar sinais inflamatórios em grandes articulações e coluna vertebral
Neurológico	Comportamento inadequado, cefaleia refratária aos analgésicos, convulsões e déficits focais podem sinalizar o acometimento do sistema nervoso central

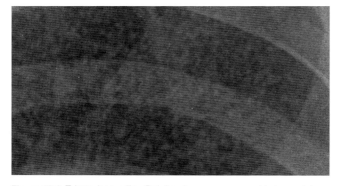

Figura 32.2 Tuberculose miliar. Detalhe de pequenas opacidades nodulares com 1 a 3 mm de diâmetro. (Cortesia do Dr. Mark Holland, Radiopaedia.org, ID: 20025.)

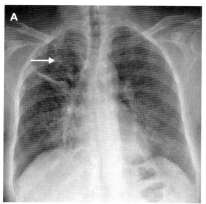 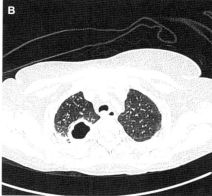

Figura 32.3 Tuberculose pós-primária. **A.** Radiografia de tórax em incidência posteroanterior, evidenciando lesão cavitada em ápice direito (*seta*) e opacidade em faixa lateralmente à cavitação e desvio ipsilateral da traqueia. **B.** Detalhes da cavitação à tomografia computadorizada. (Cortesia do Dr. Hanisalam, Radiopaedia.org, ID: 18236.)

Microscopia do escarro

A microscopia do escarro é o exame complementar de primeira linha em áreas de alta prevalência populacional de tuberculose, visto o baixo custo, a pequena necessidade de investimento tecnológico e a capacidade de rápida identificação dos pacientes com maior carga bacilífera, ou seja, aqueles com maior potencial de transmissão.

No Brasil a coloração mais utilizada é a de Ziehl-Neelsen, que apresenta baixa sensibilidade (cerca de 50%), mas elevado valor preditivo positivo (maior que 95%). A coloração por auramina aumenta a sensibilidade da microscopia em até 10%, mas é pouco difundida por causa da necessidade da utilização de microscópio de imunofluorescência.

O processamento das amostras de escarro com alvejante, hidróxido de sódio ou sulfato de amônia e posterior centrifugação pode aumentar a sensibilidade da microscopia.

Devem ser coletadas duas amostras de escarro espontâneo, uma no momento da consulta e outra pela manhã ao acordar. A coleta no momento da consulta é fundamental, visto que os pacientes podem não retornar à unidade de saúde, perdendo-se, assim, a oportunidade do diagnóstico precoce.

Cerca de 30% dos pacientes apresentam dificuldade de expectoração espontânea, e nestes casos é recomendada a indução do escarro por meio de nebulização com salina hipertônica (NaCl a 3%). Diante da falha desta metodologia e da presença de achados clínicos e radiológicos típicos de tuberculose, pode-se indicar aspirado gástrico ou mesmo fibrobroncoscopia para lavado broncoalveolar.

Cultura de escarro

A cultura para micobactéria no meio Lowenstein-Jensen é bastante utilizada no Brasil, tendo como maior atributo a elevada sensibilidade do método, visto que detecta uma carga bacilífera de $1 \times 10^2/m\ell$, enquanto a microscopia detecta apenas cargas maiores, na ordem de $1 \times 10^4/m\ell$. Outras vantagens do método são a possibilidade de identificação de outras espécies de micobactérias e de realização de teste de sensibilidade aos fármacos. A maior limitação deste método está associada ao tempo de crescimento do microrganismo, que pode durar 4 a 6 semanas. Por isso, quando possível, deve ser utilizado o meio de cultura líquido por intermédio de sistemas automatizados, pois o tempo de resultado é reduzido para 10 a 20 dias, além de aumentar a sensibilidade da cultura em cerca de 10%. Segundo as *III Diretrizes para Tuberculose da Sociedade Brasileira de Pneumologia e Tisiologia*, são indicações para a realização de cultura para micobactéria no escarro:

- Suspeita clínica de tuberculose e pesquisa negativa de BAAR
- Suspeita de tuberculose pulmonar na radiografia de tórax
- Casos de retratamento
- Pacientes HIV-soropositivos
- Populações vulneráveis (detentos, profissionais da área de saúde, moradores de rua e populações institucionalizadas em albergues, hospitais psiquiátricos e asilos)
- Suspeitos de resistência
- Suspeita de tuberculose extrapulmonar.

Teste rápido molecular para tuberculose

Melhoria nas plataformas de reação em cadeia da polimerase (PCR) levaram ao desenvolvimento do teste rápido molecular para tuberculose (TRM-TB), o ensaio Xpert® MTB/RIF (GeneXpert, Cepheid). O teste utiliza a metodologia PCR em tempo real e é totalmente automatizado, o que permite sua realização em áreas distantes dos grandes centros tecnológicos, fornecendo resultados em até 2 horas. Além disso, a sua utilização aumenta a detecção de casos de tuberculose pulmonar em um terço, quando comparado à baciloscopia de escarro. A sensibilidade do teste em amostras respiratórias tem variado de 46 a 100%, com especificidade entre 88 e 100%. O Xpert® MTB/RIF também identifica a resistência à rifampicina, o que auxilia no controle dos casos de tuberculose MDR. O exame está disponível no Sistema Único de Saúde do Brasil desde 2013. Com o intuito de aprimorar o diagnóstico de tuberculose pulmonar, o Ministério da Saúde do Brasil elaborou três algoritmos para o diagnóstico da tuberculose por TRM-TB (Figura 32.4).

Tuberculose extrapulmonar

Cerca de 15% dos casos de tuberculose possuem acometimento extrapulmonar, e na população coinfectada pelo HIV esta apresentação pode chegar à prevalência de 50%.

Como é frequente o acometimento pulmonar concomitante (10 a 40%), os testes diagnósticos baseados na análise de escarro descritos na seção anterior devem ser solicitados. Contudo, a maioria dos casos de tuberculose extrapulmonar é paucibacilar, por isso é fundamental a utilização de estratégias diagnósticas diferentes das tradicionais, específicas para cada sítio de infecção. Neste capítulo serão abordados os sítios mais relevantes, seja pela frequência ou pela gravidade do quadro.

Tuberculose ganglionar

A linfadenite periférica é a forma mais frequente de tuberculose extrapulmonar, especialmente em pacientes HIV-soropositivos e crianças.

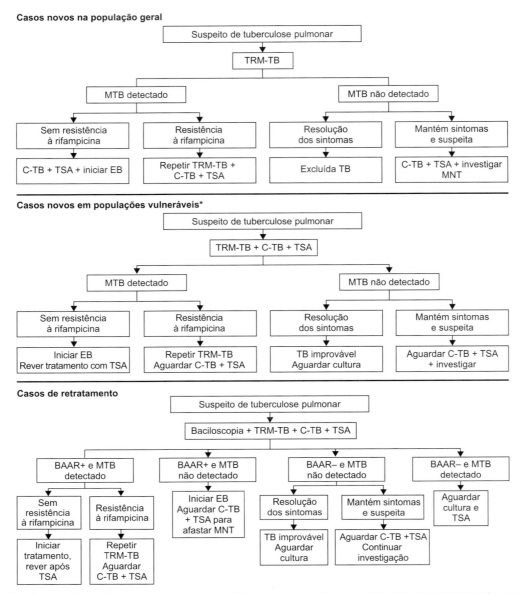

Figura 32.4 Algoritmo de diagnóstico da tuberculose pulmonar por teste rápido molecular para tuberculose (TRM-TB). *Profissional da saúde, pessoa que vive com HIV/AIDS, população privada de liberdade, população em situação de rua, povos indígenas, contatos de tuberculose drogarresistente. TB: tuberculose; TRM-TB: teste rápido molecular para tuberculose; MTB: *Mycobacterium tuberculosis*; C-TB: cultura para micobactérias; TSA: teste de sensibilidade antimicrobiana; MNT: micobactérias não tuberculosas; EB: esquema básico de tratamento.

Ela cursa com aumento subagudo, indolor e assimétrico dos linfonodos. As cadeias ganglionares mais acometidas são as cervicais anterior e posterior e as supraclaviculares, seguidas pelas axilares e mesentéricas. Já nos pacientes infectados pelo HIV o acometimento ganglionar tende a ser bilateral, associado a maior repercussão no estado geral.

Os gânglios podem se apresentar aderentes entre si e aos planos profundos. Quanto à consistência, apresentam-se endurecidos ou amolecidos, podendo evoluir para flutuação e fistulização espontânea.

A biopsia aspirativa com agulha fina fornece material para a pesquisa de BAAR, cultura e exame de PCR, entretanto, geralmente a quantidade de material é insuficiente para a adequada realização dos três exames. Diante da escassez de material deve-se priorizar a realização da PCR, pois é o exame de maior acurácia diagnóstica. A biopsia aspirativa com agulha fina não permite a adequada análise histopatológica, pois distorce a arquitetura do linfonodo durante a coleta do material.

Apesar de ser mais invasiva, a biopsia excisional do gânglio possibilita melhor abordagem diagnóstica, visto que oferece material suficiente para a realização dos testes citados, bem como para a análise histopatológica, na qual busca-se identificar granulomas organizados com necrose caseosa central. Vale ressaltar que este achado não é específico, podendo ocorrer em doenças fúngicas e outras micobacterioses, sendo sempre importante a complementação diagnóstica com ênfase na identificação etiológica. Em pacientes imunodeprimidos pode ocorrer predomínio da resposta supurativa sem a formação de granulomas organizados, o que dificulta a avaliação histopatológica.

Tuberculose urogenital

A tuberculose urogenital é manifestação tardia da tuberculose, com longo período de latência, variando de 5 a 40 anos. É causada pela disseminação sanguínea do bacilo durante a infecção pulmonar, seja devido à infecção primária, seja pela reativação da doença.

Ela é responsável por 30 a 40% dos casos de tuberculose extra-pulmonar, apresentando incidência inferior apenas à da tuberculose ganglionar. Ocorre em média na quarta década de vida, afetando mais homens que mulheres (razão de 2:1) e raramente acometendo crianças. O uso de imunossupressores é o principal fator de risco, e transplantados renais possuem chance de desenvolvimento de tuberculose renal 20 vezes maior do que a população geral.

Cerca de 20% dos casos apresentam perda funcional renal unilateral e 7% desenvolvem insuficiência renal crônica, sendo o diagnóstico e tratamento precoces estratégias fundamentais para a minimização da ocorrência destas sequelas.

Os achados clássicos de leucocitúria asséptica e hematúria em pacientes com sintomas crônicos de infecção do trato urinário inferior devem fazer com que o médico suspeite e investigue tuberculose geniturinária.

A urografia excretora pode evidenciar pequenas corrosões caliciais e fenômenos obstrutivos com hidronefrose.

O padrão-ouro para o diagnóstico é a cultura de urina em meio específico para micobactéria. Devem ser coletadas de 3 a 6 amostras matinais de urina. Em caso de dificuldade diagnóstica a cistoscopia pode ser indicada, possibilitando a realização de biopsia da mucosa vesical e o envio de espécimes para análise histopatológica, microbiológica e molecular.

Também pode acometer epidídimo, próstata e testículo, nesta ordem de incidência, comumente levando a dor testicular, redução do volume seminal e sintomas urinários baixos. A biopsia aspirativa com agulha fina de rim, próstata, epidídimo e testículos pode fornecer material para a realização dos testes diagnósticos.

A PCR para *M. tuberculosis* realizada em centrifugado de amostra de urina ou em material oriundo de biopsias é metodologia promissora no diagnóstico da tuberculose geniturinária, com sensibilidade superior a 80% e especificidade de 90%.

Tuberculose pleural

A tuberculose pleural é a forma extrapulmonar mais comum em indivíduos soronegativos para HIV. O quadro clínico típico é composto por tosse seca, febre, dor torácica do tipo pleurítico, astenia, anorexia e emagrecimento. Pode simular um quadro de pneumonia bacteriana aguda complicada, inclusive com a formação de empiema.

O líquido pleural tem características de exsudato, com predomínio de linfócitos em 90% dos casos; contudo, polimorfonucleares podem predominar em pacientes com duração de doença inferior a 2 semanas. A proteína costuma estar moderadamente elevada e a relação da glicose do líquido pleural com a plasmática geralmente apresenta-se inferior a 50%.

A baciloscopia e a cultura de líquido pleural são métodos de baixa sensibilidade, respectivamente, 5 e 40%. Sempre que possível, deve-se fazer biopsia pleural com agulha de Cope para a realização de exame histopatológico do fragmento. Esta abordagem, apesar de cruenta, aumenta significativamente a acurácia diagnóstica.

Exames alternativos menos invasivos têm ganhado espaço na prática médica, entre eles a dosagem de adenosina deaminase (ADA) e de interferona-γ no líquido pleural.

A ADA é uma enzima envolvida na diferenciação de monócitos em macrófagos e no estímulo à proliferação de linfócitos T e de macrófagos. A produção desta enzima está aumentada nos pacientes com tuberculose pleural por dois potenciais mecanismos: pela ativação de linfócitos T (ADA1) e pela resposta dos monócitos e macrófagos durante a fagocitose das micobactérias (ADA2). Utilizando-se um *cut-off* de 40 UI/ℓ de líquido pleural, observam-se sensibilidade de 92% e especificidade de 89%. A perda de especificidade pode ocorrer na vigência de outras doenças que ativam os linfócitos T, como adenocarcinoma, linfoma, sarcoidose e colagenoses, gerando, assim, exames falso-positivos.

A interferona-γ é uma citocina ativadora do macrófago, amplamente liberada durante a infecção pleural pelo *Mycobacterium tuberculosis*. Este teste, quando realizado no líquido pleural, apresenta excelente especificidade (97%), sem prejuízo à sensibilidade (89%). Apesar do bom desempenho, a dosagem de interferona-γ no líquido pleural ainda é pouco utilizada no Brasil quando comparada à ADA, principalmente devido ao seu alto custo e à dificuldade técnica de sua realização.

A utilidade da PCR para *M. tuberculosis* no diagnóstico da tuberculose pleural já foi intensamente estudada. A sensibilidade do teste varia de 17 a 97%, dependendo da técnica (*Real-time, Nested, Multiplex*) e do *primer* utilizados, entretanto, a especificidade é alta na maioria dos estudos. Assim como a dosagem da interferona-γ, o custo ainda é uma limitação importante para a popularização das técnicas de amplificação de ácido nucleico no diagnóstico da tuberculose pleural.

Tuberculose meningoencefálica

A tuberculose meningoencefálica é responsável por 3% dos casos de tuberculose em indivíduos soronegativos e por até 10% dos casos em indivíduos soropositivos para HIV. É a forma mais devastadora de tuberculose, com letalidade de praticamente 100% nos casos não tratados. O retardo no tratamento frequentemente provoca sequelas neurológicas graves e irreversíveis.

Pode se apresentar como meningite basal exsudativa ou como doença parenquimatosa, na forma de tuberculoma, abscesso ou cerebrite. Também pode ocorrer vasculite de pequenos vasos com o consequente surgimento de infartos encefálicos.

Os pacientes apresentam quadro insidioso de febre baixa, astenia, perda de peso e cefaleia de intensidade progressiva. Geralmente, após algumas semanas ocorre acentuação dos sinais de hipertensão intracraniana, como redução progressiva do nível de consciência, vômitos incoercíveis e intensificação da cefaleia. Ao exame físico pode-se observar rigidez cervical, paralisia de nervos cranianos (especialmente os pares VI, III, IV e VII), sinais neurológicos focais (20% dos casos) e retenção urinária.

Diante da suspeita de tuberculose meningoencefálica deve-se realizar radiografia de tórax, visto que imagens sugestivas de tuberculose pulmonar são observadas em até metade dos casos.

A tomografia computadorizada de crânio com contraste é exame fundamental para o início da investigação. Os achados de imagem mais frequentes na meningite tuberculosa são hidrocefalia, espessamento meníngeo basal e infartos do parênquima cerebral.

Caso não sejam evidenciados sinais de hipertensão intracraniana impeditivos, deve-se realizar punção de líquido cefalorraquidiano (LCR).

O LCR geralmente apresenta elevada pressão de abertura (> 25 cmH$_2$O em metade dos casos), com aumento da celularidade (predomínio linfomonocitário), aumento das proteínas (50 a 250 mg/dℓ) e redução da glicose (relação glicose LCR/sérica < 0,5 em 95% dos casos).

A pesquisa de BAAR no LCR é positiva em apenas 5 a 20% dos casos. A centrifugação do material pode aumentar a sensibilidade do exame para até 40%. A cultura em meio sólido é positiva em 50% dos casos, mas o exame demora 4 a 8 semanas para ser finalizado. A utilização de métodos automatizados de cultivo em meio líquido pode diminuir pela metade o tempo de resultado.

A quantificação da interferona-γ e da ADA no LCR é estratégia promissora. Estudos que avaliaram o desempenho diagnóstico da ADA observaram médias de sensibilidade de 89% e de especificidade de 91%.

No mesmo sentido, testes que detectam interferona-γ liberada por células T expostas a antígenos do *Mycobacterium tuberculosis*, IGRA, apresentam bom desempenho no diagnóstico da tuberculose meningoencefálica, tanto quando realizados no plasma quanto no LCR. As sensibilidades no plasma e no LCR são de, respectivamente, 78 e 77%, enquanto as especificidades médias são de 76 e 83%.

Também é promissora a estratégia de detecção de anticorpos contra o *Mycobacterium tuberculosis* no LCR (anti-M37Ra, antiantígeno 5 e anti-M37Rv). Em seis estudos, foram observadas sensibilidade média de 75% e especificidade de 98%.

A detecção do DNA micobacteriano no LCR tem sido relatada como a metodologia mais adequada para o diagnóstico da tuberculose meningoencefálica, devido à melhor acurácia e ao menor tempo de resultado. O desempenho diagnóstico da PCR para *M. tuberculosis* no LCR é muito variável. Estudos têm observado sensibilidade entre 31 e 100% e especificidade entre 66 e 100%. Esta variabilidade pode ser explicada pela técnica utilizada e pela escolha do *primer*. Outro fator importante é a metodologia utilizada para a extração do DNA, visto que o bacilo apresenta uma parede celular complexa e impermeável, sendo necessária a aplicação de métodos físicos para sua quebra e consequente exposição do material genético. O teste rápido molecular Xpert® MTB/RIF tem mostrado sensibilidade de 79,5% e especificidade de 95,8 a 99,6% em detectar *M. tuberculosis* em amostras de LCR.

Tuberculose latente

A infecção latente pelo *Mycobacterium tuberculosis* é definida como o período de infecção assintomática que ocorre entre a penetração do bacilo no organismo e o desenvolvimento da doença.

A investigação da tuberculose latente deve ser realizada em comunicantes de pacientes com diagnóstico de tuberculose pulmonar. Denominam-se comunicantes todos os indivíduos em contato direto e prolongado com casos bacilíferos de tuberculose pulmonar, principalmente aqueles que coabitam por mais de 6 horas diárias com o paciente infectado, em casa, no trabalho, na escola ou outras instituições.

Também devem ser investigados pacientes com elevado risco de desenvolvimento de tuberculose doença, seja por imunocomprometimento (AIDS, transplantados e uso de imunossupressores) ou por condição epidemiológica desfavorável (profissionais da saúde, presidiários e trabalhadores do sistema prisional).

Alguns países com baixa incidência de tuberculose, para a concessão de visto, exigem que o diagnóstico de tuberculose latente seja descartado em imigrantes advindos de países em que a tuberculose é doença endêmica.

Por se tratar de quadro assintomático, o diagnóstico da tuberculose latente é baseado em exames complementares. O teste diagnóstico preconizado em áreas de moderada a alta prevalência, como no Brasil, é a prova tuberculínica, também denominada *purified protein derivative* (PPD) ou teste de Mantoux.

O PPD consiste na aplicação intradérmica de 0,1 mℓ de derivado proteico purificado do *Mycobacterium tuberculosis* na face anterior do antebraço esquerdo. A leitura da prova tuberculínica deve ser realizada 72 a 96 horas após a sua aplicação, medindo-se o maior diâmetro transverso da área de endurecimento palpável. O resultado é dado em milímetros e deve ser interpretado da seguinte forma:

- 0 a 4 mm (não reator): indivíduo não infectado pelo *Mycobacterium tuberculosis* ou portador de sensibilidade reduzida ao antígeno
- 5 a 9 mm (reator fraco): indivíduo vacinado com BCG, ou infectado pelo *Mycobacterium tuberculosis* ou por outras micobactérias
- > 10 mm (reator forte): indivíduo infectado pelo *Mycobacterium tuberculosis* que pode estar doente ou não, ou indivíduos vacinados com BCG há menos de 2 anos.

O diagnóstico da tuberculose latente é realizado pela positividade da prova tuberculínica associada à exclusão de tuberculose doença.

Algumas circunstâncias podem diminuir a sensibilidade da prova tuberculínica, como desnutrição, AIDS, sarcoidose, doenças linfoproliferativas, gestação, tratamentos com corticosteroides ou fármacos imunossupressores.

Devido à alta prevalência de coinfecção, todos os pacientes com infecção pelo HIV/AIDS devem realizar a prova tuberculínica. No caso de pacientes não reatores e em uso de terapia antirretroviral, o teste deve ser repetido após 6 meses do início do tratamento, devido à possibilidade de viragem do teste, secundária à reconstituição imunológica.

O IGRA pode substituir a prova tuberculínica no diagnóstico da tuberculose latente; entretanto, o elevado custo do método tem restringido sua utilização às áreas de baixa prevalência de tuberculose. Nesse teste, células do paciente são incubadas com antígenos específicos do *Mycobacterium tuberculosis* e a liberação de interferona-γ pelos linfócitos T é quantificada, significando ativação imune decorrente do contato prévio com o bacilo. Assim como a prova tuberculínica, este teste não consegue diferenciar a tuberculose ativa da latente, cabendo ao médico complementar a investigação.

O IGRA tem demonstrado boa sensibilidade (83%) e limitada especificidade (61%) em diversos cenários epidemiológicos. Diante da coinfecção com o HIV, a sensibilidade está prejudicada devido à imunodepressão (60%).

Novos testes diagnósticos

O Xpert® MTB/RIF é um teste molecular rápido para a detecção de *Mycobacterium tuberculosis* e de resistência à rifampicina. O teste utiliza a metodologia PCR em tempo real. A grande vantagem deste exame em relação aos outros baseados na amplificação de DNA é o fato de ser totalmente automatizado, o que permite sua realização em áreas distantes dos grandes centros tecnológicos, fornecendo resultados em até 2 h. Além disso, a sua utilização aumenta a detecção de casos de tuberculose pulmonar em um terço, quando comparado à baciloscopia de escarro, com sensibilidades médias, respectivamente, de 89 e 67%. O Xpert® MTB/RIF também identifica a resistência à rifampicina, o que auxilia no controle dos casos de tuberculose MDR. Este exame complementar está disponível no Sistema Único de Saúde do Brasil desde 2013.

Testes com a mesma tecnologia estão sendo desenvolvidos para a identificação de resistência a outros fármacos, como a isoniazida e o etambutol.

Outro teste promissor é a detecção do antígeno lipoarabinomanana (LAN) na urina, por meio de metodologia ELISA. Este teste tem baixa sensibilidade em indivíduos imunocompetentes portadores de tuberculose pulmonar. Entretanto, apresenta acurácia superior em pacientes imunodeprimidos e portadores de tuberculose extrapulmonar, justamente grupos em que os métodos diagnósticos tradicionais são menos eficazes. Por exemplo, foi observada sensibilidade de 66,7% em pacientes com AIDS e CD4 inferior a 50 células/mm^3.

Também são vantagens do método a utilização à beira do leito, o baixo custo, o tempo de resultado inferior a 30 minutos e a não necessidade de instrumental ou pessoal especializado para sua realização.

Novas tecnologias estão em fase inicial de validação e poderão contribuir significativamente para o controle da tuberculose, como a detecção de voláteis orgânicos na respiração e no suor, diagnósticos radiológicos assistidos por computador, imunofluorescência com anticorpos marcados contra enzimas do bacilo e detecção de antígenos específicos no sangue, entre outros.

TRATAMENTO

Tuberculose ativa pulmonar e extrapulmonar

A tuberculose é uma doença grave, porém curável em praticamente 100% dos casos novos. A prioridade é o tratamento dos pacientes bacilíferos, visto que esta medida interrompe rapidamente a cadeia de transmissão. Poucos dias após o início da quimioterapia, os bacilos da tuberculose praticamente perdem seu poder infectante. Assim, os pacientes bacilíferos não precisam ser segregados do convívio familiar ou da comunidade.

Devido ao aumento progressivo da resistência primária aos tuberculostáticos, desde 2010 o Brasil utiliza como esquema básico de tratamento (EB) a terapia quádrupla para o tratamento da tuberculose, constituído pelos fármacos rifampicina (R), isoniazida (H), pirazinamida (Z) e etambutol (E). Este esquema está indicado a todos os casos novos de todas as formas de tuberculose, bem como aos casos de recidiva e retorno após abandono. Nos casos de suspeita de tuberculose resistente, é recomendável o encaminhamento do paciente a um serviço especializado.

O tratamento tem duração de 6 meses, exceto para a forma meningoencefálica, sendo os dois primeiros meses denominados fase intensiva (quatro fármacos) e os quatro últimos denominados fase de manutenção (dois fármacos). A medicação é de uso diário e deverá ser administrada em dose única 2 horas após a primeira refeição. A Tabela 32.3 mostra detalhes das apresentações dos fármacos e posologias conforme o peso corporal.

Para controle da toxicidade dos tuberculostáticos deve-se realizar acompanhamento com exames de função renal, enzimas hepáticas e hemograma, além de outros exames conforme critérios clínicos.

Também recomenda-se oferecer ao paciente a oportunidade de realizar exame anti-HIV. O profissional de saúde deve orientar sobre a possibilidade de associação das duas infecções e dos benefícios do diagnóstico precoce e tratamento da infecção pelo HIV.

A realização de baciloscopia mensal é importante para o controle da efetividade terapêutica, sendo indispensáveis as coletadas no segundo, quarto e sexto meses. Os pacientes que apresentarem pesquisa direta de BAAR positiva no fim do segundo mês de tratamento devem realizar cultura com identificação da micobactéria e teste de sensibilidade, devido à possibilidade de resistência aos tuberculostáticos.

O Ministério da Saúde do Brasil recomenda que em todo caso de tuberculose deve-se realizar o tratamento diretamente observado (TDO), pois não é possível predizer os pacientes que irão aderir ao tratamento. O TDO consiste na observação da deglutição dos medicamentos por profissional da saúde, seja em unidade de saúde, em unidade prisional ou no próprio domicílio do paciente. Esta estratégia possibilita a criação de vínculo mais efetivo entre o paciente e a equipe de saúde, minimizando as barreiras que impedem a adesão, por meio de apoio multidisciplinar, especialmente psicossocial.

Durante a fase de ataque a TDO deve ser realizada diariamente, de segunda a sexta-feira. Excepcionalmente, a periodicidade pode ser reduzida para três vezes na semana. Durante a fase de manutenção, a periodicidade pode ser reduzida para três vezes na semana. Em caso de difícil acesso, ela pode ser reduzida a uma observação semanal. A melhor estratégia de TDO deve ser definida conjuntamente entre paciente, cuidador e equipe de saúde. A meta é realizar, no mínimo, 24 tomadas observadas na fase de ataque e 48 tomadas na fase de manutenção.

A boa adesão terapêutica também depende de identificação precoce e manejo clínico dos efeitos adversos relacionados aos tuberculostáticos. As reações adversas menores geralmente não cursam com a necessidade de suspensão do medicamento, enquanto as reações adversas maiores implicam a suspensão terapêutica, devendo o paciente, neste caso, ser encaminhado a centro de referência. As Tabelas 32.4 e 32.5 resumem as principais reações adversas, os prováveis fármacos envolvidos e a conduta preconizada.

Outras situações especiais, como coinfecção pelo HIV, hepatopatias crônicas, insuficiência renal ou suspeita de infecção por bacilo MDR, devem ser conduzidas por especialistas em serviços de referência, por isso não serão abordadas neste capítulo.

Tuberculose meningoencefálica

No caso de tuberculose meningoencefálica, devido à baixa passagem dos tuberculostáticos através da barreira hematencefálica, a fase de manutenção deverá ser ampliada para 7 meses, totalizando 9 meses de tratamento.

Tabela 32.4 Efeitos adversos menores do tratamento da tuberculose.

Efeito adverso	Prováveis responsáveis	Conduta
Náuseas, vômito, dor abdominal	Rifampicina Isoniazida Pirazinamida Etambutol	Reformular o horário da administração da medicação, considerar o uso de medicação sintomática e avaliar enzimas hepáticas
Suor ou urina de cor avermelhada	Rifampicina	Orientar
Prurido ou exantema leve	Isoniazida Rifampicina	Medicar com anti-histamínico
Dor articular	Pirazinamida Isoniazida	Medicar com analgésicos ou anti-inflamatórios não hormonais
Neuropatia periférica	Isoniazida Etambutol (incomum)	Medicar com piridoxina (vitamina B_6) na dosagem de 50 mg/dia
Hiperuricemia sem sintomas	Pirazinamida	Orientar dieta hipopurínica
Hiperuricemia com artralgia	Pirazinamida Etambutol	Orientar dieta hipopurínica e medicar com alopurinol e colchicina, se necessário
Cefaleia, ansiedade, euforia, insônia	Isoniazida	Orientar. Caso necessário, prescrever medicação sintomática

Tabela 32.3 Doses diárias para maiores de 10 anos e apresentação dos tuberculostáticos no Brasil.

Regime	Fármacos	Faixa de peso	Dose	Tempo (meses)
2RHZE Fase intensiva	RHZE 150/75/400/275 mg Comprimido em dose fixa	20 a 35 kg	2 comprimidos	2
		36 a 50 kg	3 comprimidos	
		> 50 kg	4 comprimidos	
4RH Fase de manutenção	RH 175/75 mg Comprimido em dose fixa	20 a 35 kg	2 comprimidos	4
		36 a 50 kg	3 comprimidos	
		> 50 kg	4 comprimidos	

Tabela 32.5 Efeitos adversos maiores do tratamento da tuberculose.

Efeito adverso	Prováveis responsáveis	Conduta*
Exantema ou hipersensibilidade moderada a grave	Rifampicina Isoniazida Pirazinamida Etambutol	Suspender o tratamento e reintroduzir os medicamentos um a um após a resolução do quadro
Psicose, crise convulsiva ou encefalopatia tóxica	Isoniazida	Suspender a isoniazida e reiniciar esquema especial sem a referida medicação
Neurite óptica	Etambutol	Suspender o etambutol e reiniciar esquema especial sem a referida medicação
Hepatotoxicidade	Pirazinamida Isoniazida Rifampicina	Suspender o tratamento; aguardar a melhora dos sintomas e redução dos valores das enzimas hepáticas; reintroduzir um a um após avaliação da função hepática
Trombocitopenia, leucopenia, eosinofilia, anemia hemolítica, agranulocitose, vasculite	Rifampicina	Suspender a rifampicina e reiniciar esquema especial sem a referida medicação
Nefrite intersticial	Rifampicina	Suspender a rifampicina e reiniciar esquema especial sem a referida medicação
Rabdomiólise com mioglobinúria e insuficiência renal	Pirazinamida	Suspender a pirazinamida e reiniciar esquema especial sem a referida medicação

*Nos casos de reação adversa grave, é importante que o paciente seja encaminhado ao serviço de referência em tuberculose para manejo especializado da condição.

Tabela 32.6 Indicação de tratamento da tuberculose latente conforme fatores de risco e idade.

Risco	PT ≥ 5 mm	PT ≥ 10 mm	Conversão*
Maior (tratamento em qualquer idade)	HIV/AIDS	Silicose	Contatos de tuberculose bacilífera
	Contatos adultos ou < 10 anos não vacinados pela BCG ou vacinados há mais de 2 anos	Contatos < 10 anos vacinados com BCG há menos de 2 anos	Profissionais da saúde
	Uso de inibidores de TNF-α	Neoplasia de cabeça e pescoço	Profissionais de laboratório de micobactéria
	Alterações radiológicas pulmonares sugestivas de sequela de tuberculose	Insuficiência renal em diálise	Trabalhadores de instituições de longa permanência
	Transplantados em terapia imunossupressora		Trabalhador do sistema prisional
Moderado (tratamento em < 65 anos)	Uso de corticosteroide (> 15 mg/dia de prednisona por > 1 mês)	Diabetes melito	
Menor (tratamento em < 50 anos)		Baixo peso (< 85% do peso ideal)	
		Tabagista (≥ 1 maço/dia)	
		Calcificação isolada em radiografia de tórax	

*Considera-se conversão da prova tuberculínica (PT) o incremento ≥ 10 mm na segunda PT em relação à primeira. BCG: bacilo de Calmette-Guérin; TNF-α: fator de necrose tumoral alfa.

Nesta forma clínica, também se indica a associação de corticosteroide por via oral (prednisona 1 a 2 mg/kg/dia) por 4 semanas. Nos casos graves, com déficits neurológicos ou sinais de hipertensão intracraniana, pode-se optar por corticosteroide intravenoso (dexametasona 0,3 a 0,4 mg/kg/dia) por 4 a 8 semanas. É importante realizar a redução gradual da dosagem nas 4 semanas subsequentes, prestando atenção à recidiva dos sintomas.

A utilização de corticosteroides na tuberculose meningoencefálica está associada a importante redução da mortalidade (risco relativo [RR] 0,75), porém quase não tem impacto sobre o risco de sequela neurológica (RR 0,92).

Tuberculose latente

O tratamento da tuberculose latente tem o objetivo de prevenção do desenvolvimento de tuberculose ativa. Este tratamento é direcionado aos contatos de pessoas com tuberculose pulmonar bacilífera ou aos pacientes de alta vulnerabilidade.

Consiste na administração da isoniazida na dose de 5 a 10 mg/kg (dose máxima 300 mg/dia) por um período de 6 a 9 meses. Existem evidências científicas de que este tratamento seja efetivo, reduzindo o risco de desenvolvimento de tuberculose em contactantes de pacientes bacilíferos na ordem de 60 a 90%.

O tratamento durante 9 meses parece ser mais efetivo, especialmente em paciente infectado pelo HIV. Entretanto, o número de doses tomadas é mais importante que o tempo de tratamento, devendo, assim, todos os esforços ser direcionados para que se complete o total de doses programadas, independentemente de eventual uso irregular, desde que não se ultrapasse em 3 meses do tempo total de tratamento. A Tabela 32.6 resume as indicações de tratamento da tuberculose latente.

Outra forma de prevenção da tuberculose é a administração da vacina BCG em crianças com menos de 4 anos, especialmente nas menores de 1 ano. Trata-se de uma vacina atenuada, e cada dose administrada contém cerca de 200 mil a 1 milhão de bacilos. A administração da vacina é intradérmica, no braço direito, na altura da inserção do músculo deltoide. A vacina oferece proteção contra as formas mais graves, tais como a meningoencefalite tuberculosa e a tuberculose miliar.

Esta vacina está contraindicada a recém-nascidos com peso inferior a 2 kg, a usuários de imunodepressores ou corticosteroides em doses elevadas e a pacientes com imunodeficiência congênita ou adquirida (AIDS).

CONSIDERAÇÕES DA PRÁTICA DOS AUTORES

- A tuberculose ainda é importante problema de saúde pública no Brasil, devendo a identificação dos sintomáticos respiratórios fazer parte da rotina assistencial das unidades de saúde em todos os níveis de complexidade
- Mesmo diante dos novos testes diagnósticos, que agregam acurácia ao diagnóstico da tuberculose, a baciloscopia de escarro continua sendo o exame de primeira linha, pois é acessível, rápido e barato, além de ser capaz de identificar os pacientes com alta carga bacilífera, justamente aqueles de maior importância epidemiológica
- Diante do diagnóstico de tuberculose deve-se oferecer a testagem anti-HIV, visto que a coinfecção repercute negativamente sobre o prognóstico de ambas as doenças
- O tratamento preconizado com quatro fármacos é efetivo, desde que estratégias de reforço da adesão terapêutica sejam

adotadas, principalmente em populações mais vulneráveis, como etilistas, moradores de rua, presidiários e indivíduos com baixa escolaridade

- O tratamento diretamente observado é a estratégia de escolha para garantir a continuidade terapêutica. A sua operacionalização deve ser discutida, adaptando-a à realidade dos pacientes e cuidadores, bem como aos recursos disponíveis nas unidades de saúde
- A persistência de baciloscopia positiva após o segundo mês de tratamento em um paciente aderente à terapia deve alertar o médico sobre a possibilidade de resistência aos tuberculostáticos, sendo mandatória a realização de culturas com teste de sensibilidade aos fármacos
- Pela alta prevalência e grande diversidade de apresentação clínica, a tuberculose extrapulmonar deve constar no diagnóstico diferencial de várias síndromes clínicas, como meningite crônica, derrame pleural, pericardite subaguda, diarreia crônica, linfadenite bilateral e leucocitúria estéril, entre outras
- O tratamento da tuberculose latente em grupos de alto risco de desenvolvimento da doença é estratégia efetiva para o controle da tuberculose
- A vacina BCG, quando administrada em menores de 4 anos, reduz a possibilidade de desenvolvimento de formas graves de tuberculose, como a meningoencefálica e a miliar.

Bibliografia

Brasil. Ministério da Saúde. Secretaria de Vigilância em Saúde. Departamento de Vigilância das Doenças Transmissíveis. Manual de Recomendações para o Controle da Tuberculose no Brasil. Brasília: Ministério da Saúde; 2010.

Brasil. Ministério da Saúde. Secretaria de Vigilância em Saúde. Departamento de Vigilância das Doenças Transmissíveis. Nota Informativa N 9 CGPNCT/DEVEP/SVS/MS. Recomendações sobre o Diagnóstico da Tuberculose por meio do Teste Rápido Molecular para Tuberculose. Brasília: Ministério da saúde; 2014.

Brasil. Ministério da Saúde. Secretaria de Vigilância em Saúde. Departamento de Vigilância das Doenças Transmissíveis. Panorama da tuberculose no Brasil: a mortalidade em números. Brasília: Ministério da Saúde; 2016.

Brasil. Ministério da Saúde. Secretaria de Vigilância em Saúde. Departamento de Vigilância das Doenças Transmissíveis. Panorama da tuberculose no Brasil: indicadores epidemiológicos e operacionais. Brasília: Ministério da Saúde; 2014.

Conde MB et al. III Brazilian Thoracic Association Guidelines on tuberculosis. J Bras Pneumol. 2009; 35(10):1018-48. ISSN 1806-3756. Disponível em: https://www.ncbi.nlm.nih.gov/pubmed/19918635.

Cudahy P, Shenoi S. Diagnostics for pulmonary tuberculosis. Postgrad Med J. 2016; 92(1086):187-93.

Dheda K, Barry CE, Maartens G. Tuberculosis. Lancet. 2016; 387:1211-26.

Horsburgh Jr CR, Barry III CE, Lange C. Treatment of tuberculosis. N Engl J Med. 2015; 373:2149-60.

Philips JA, Ernst JD. Tuberculosis pathogenesis and immunity. Annu Rev Pathol Mech Dis. 2012; 7:353-84.

33 Vestibulopatias

Marcos Leal e Francisco de Assis Carvalho do Vale

INTRODUÇÃO

A tontura, definida como uma sensação de alteração do equilíbrio do corpo no espaço, é um sintoma extremamente comum, que leva à incapacidade, diminui a produtividade e interfere na qualidade de vida. Os distúrbios do equilíbrio corporal aumentam em frequência com a idade e representam a causa mais comum de consultas no sistema básico de saúde entre os adultos com mais de 75 anos.

Há vários tipos de tontura, que derivam quase sempre da disfunção do sistema vestibular. Entretanto, distúrbios visuais, doenças neurológicas e problemas psíquicos também podem causar tontura sem comprometimento funcional do sistema vestibular.

A tontura pode ser classificada em:

- Vestibular
  - Rotatória (vertigem): tem caráter giratório. É mais comum nas síndromes periféricas do que nas centrais. A vertigem periférica geralmente se agrava com o fechamento dos olhos, ao contrário do que ocorre com a central, e ambas podem ser desencadeadas ou pioradas com a modificação da posição da cabeça
  - Não rotatória: pode ser oscilante ou flutuante. Para determinar a origem vestibular, é necessário o encontro de alterações ao exame vestibular. São mais comuns nas síndromes centrais
- Extravestibular
  - Não rotatória: exame vestibular normal
  - "Pseudovertigem": escurecimento visual; visão tremulante; perda de consciência.

As tonturas vestibulares devem ser avaliadas quanto ao início, duração, intensidade, frequência, fatores desencadeantes, fatores de melhora ou piora e sintomas associados, em especial sintomas auditivos (hipoacusia e zumbido) e manifestações neurovegetativas (náuseas, vômitos, sudorese, palidez, taquicardia, extremidades frias, diarreia).

DEFINIÇÃO

Vestibulopatias periféricas são distúrbios decorrentes do comprometimento do sistema vestibular periférico, ou seja, do órgão labiríntico e do nervo vestibular até a sua entrada no tronco encefálico. Não incluem os núcleos vestibulares no assoalho do IV ventrículo, que fazem parte das vestibulopatias centrais, juntamente com as vias vestibulares e/ou auditivas no sistema nervoso central (SNC).

QUADRO CLÍNICO

Vertigem

Vertigem, classicamente, é a sensação de rotação do ambiente ou do próprio corpo percebida pelo indivíduo, um sintoma típico de lesão vestibular. É denominada objetiva quando a sensação é de que o meio em volta está girando e subjetiva quando a sensação é de que apenas o corpo gira. A vertigem não é manifestação exclusiva das doenças vestibulares, podendo estar presente em outros distúrbios, como crise epiléptica, alterações oculomotoras, enxaqueca com aura e hipoglicemia.

O exame do equilíbrio estático evidencia tendência à queda, que pode ser compensada pela visão. O fechamento dos olhos ocasiona queda em sentido preferencial e com certo período de latência, caracterizando o sinal de Romberg vestibular. Nas vestibulopatias periféricas, a queda tende a ocorrer no sentido do labirinto normal para o lesado e modifica-se em função da posição da cabeça. Nas lesões centrais também pode ocorrer queda com lado preferencial, que em geral não se altera com a mudança de posição da cabeça.

Nas alterações flutuantes, como na doença de Ménière, a sensibilidade do sistema vestibular muda episodicamente; cada crise é como uma perda súbita da função vestibular, não havendo tempo para a compensação vestibular central.

A Tabela 33.1 mostra os principais dados semiológicos que auxiliam a diferenciação entre vestibulopatias periféricas e centrais.

Nistagmo

O nistagmo é o grande elemento semiológico do labirinto. Ele tem origem em um desequilíbrio de informações aferentes nos labirintos. O nistagmo vestibular é bifásico, com uma componente lenta e outra rápida. A componente lenta se origina no órgão vestibular periférico e a rápida no tronco encefálico, entre os núcleos oculomotores do III par e os núcleos vestibulares, com mediação pelo sistema reticular.

Uma lesão periférica unilateral diminui o potencial de ação que chega ao SNC, resultando em diminuição da atividade no núcleo vestibular ipsilateral e no tônus do nervo oculomotor, produzindo movimentos oculares contralaterais. Por exemplo, se o labirinto esquerdo é afetado, há uma hipertonia relativa do labirinto direito. Com isso, ocorre situação semelhante à rotação da cabeça para a direita, com movimento ocular lento para a esquerda e fase rápida para a direita. Como por convenção o sentido do nistagmo é dado pela fase rápida, o nistagmo bate para o lado contralateral ao da lesão. O ganho do reflexo vestíbulo-ocular está diminuído (ganho é definido como a relação entre velocidade ocular e velocidade da cabeça).

A gravidade dos sintomas depende do grau de perda de função vestibular e da capacidade de compensação. Considerando que o sistema de perseguição ocular não está prejudicado na doença labiríntica, os sintomas aparecem com os movimentos rápidos da cabeça ou no escuro. Na perda grave da função vestibular

Tabela 33.1 Diferenças semiológicas entre as vestibulopatias centrais e periféricas.

	Vestibulopatia periférica	Vestibulopatia central
Romberg	Desvio para o lado hipoativo	Sem direção preferencial
Braços estendidos	Desvio para o lado hipoativo	Queda de um ou ambos os braços
Babinski-Weil	Desvio para o lado hipoativo (marcha em estrela)	Marcha ebriosa (cerebelar), ceifante, talonante (lesões corticais)
Fukuda e Unterberger	Rotação para o lado hipoativo	Sem lado preferencial
Teste de coordenação	Sem alteração	Dismetria, hipometria, hipermetria, incoordenação (lesões cerebelares)

bilateral, o reflexo vestíbulo-ocular não funciona e o paciente tem distúrbio de movimento ocular grave à movimentação da cabeça (osciloscopia – oscilação do meio durante movimentos da cabeça).

Na Tabela 33.2 estão relacionados os principais dados otoneurológicos presentes nas doenças vestibulares neurovegetativas com ou sem sinais neurológicos.

Outros sintomas

Outros distúrbios coexistem frequentemente com os vestibulares: acrofobia (medo de altura), agorafobia (medo de lugares cheios), enxaqueca, instabilidade emocional, náuseas e vômitos. O comprometimento simultâneo da audição e do equilíbrio corporal é mais frequente nas vestibulopatias periféricas do que nas centrais.

Tabela 33.2 Principais dados otoneurológicos presentes nas doenças vestibulares neurovegetativas e com ou sem sinais neurológicos.

Tipo de nistagmo	Vestibulopatia periférica	Vestíbulopatia central
Espontâneo	Diminui ou desaparece com a fixação ocular	Geralmente não se altera ou pode piorar com a fixação ocular
Direção	Horizontal e oblíquo	Verticais, oblíquos, múltiplas direções
Nistagmo de direção alternada	Ausente	Lesão SNC, tronco encefálico ou cerebelo
Nistagmo de direção fixa	Lesão vestibular periférica unilateral aguda, contralateral ao batimento do nistagmo	Pode estar presente
Nistagmo rotatório	Ausente	Tronco encefálico, cerebelo
Verticais	Ausente	Cerebelo e tronco encefálico
Alternado periódico	Ausente	Cerebelo e tronco encefálico
Ondas retangulares	Ausente	SNC, ansiedade
Estímulo visual pendular ou de rastreio (curvas de Benitz)	Tipo I ou II	Tipo III ou IV
Optocinético voluntário e involuntário	Normal	Assimetria, diminuição ou abolição unilateral, inversão da resposta, perversão da resposta, microescritura
Posicional	Latência, direção fixa, esgotabilidade e vertigem associada.	Geralmente ausente
Verticais	Ausente	Cerebelo e tronco encefálico
Alternado periódico	Ausente	Cerebelo e tronco encefálico
Ondas retangulares	Ausente	SNC, ansiedade
Estímulo visual pendular ou de rastreio (curvas de Benitz)	Tipo I ou II	Tipo III ou IV
Optocinético voluntário e involuntário	Normal	Assimetria, diminuição ou abolição unilateral, inversão da resposta, perversão da resposta, microescritura
Posicional	Latência, direção fixa, esgotabilidade e vertigem associada	Geralmente ausente

SNC: sistema nervoso central.

CLASSIFICAÇÃO

Segundo a duração das crises, as vestibulopatias podem ser divididas em:

- Segundos: vertigem postural paroxística benigna (VPPB)
- Minutos a horas:
  - Hidropisia endolinfática idiopática (doença de Ménière)
  - Hidropisia endolinfática secundária (síndrome de Ménière)
    - Sífilis otológica
    - Hidropisia endolinfática tardia
    - Doença de Cogan
    - Vestibulopatia recorrente
- Dias a semanas: neurite vestibular
- Duração variável: fístula de orelha interna, traumatismo, ototóxicos, tumores, presbivertigem, obstrução do conduto auditivo externo (CAE), labirintites.

Na Tabela 33.3 encontra-se a prevalência dos quadros clínicos otoneurológicos mais identificados na rotina clínica.

VERTIGEM POSTURAL PAROXÍSTICA BENIGNA

É uma das causas mais comuns de vertigem, sendo diagnosticada VPPB em cerca de 17% dos casos de vertigem. Não é uma doença, mas sim uma síndrome que pode ser sequela de várias doenças da orelha interna. É uma das principais manifestações dos distúrbios vestibulares periféricos e acomete principalmente a faixa etária de 40 a 60 anos, mas pode também comprometer crianças.

Existem duas teorias sobre o provável substrato fisiopatológico da VPPB:

- Ductolitíase/canalitíase (acúmulo de frações de otólitos degenerados oriundos do utrículo *na corrente endolinfática* de um dos ductos semicirculares)
- Cupulolitíase (acúmulo de frações de otólitos provenientes do utrículo sobre a *cúpula da crista ampular* de um dos ductos semicirculares).

Tabela 33.3 Etiologias e prevalências.

Hipóteses diagnósticas	Prevalência (%)
Vertigem postural paroxística benigna	19,0
Hidropisia endolinfática (incluindo doença de Ménière)	17,7
Labirintopatias de origem metabólica	14,1
Migrânea vestibular	9,3
Vestibulopatias de origem vascular	6,5
Vertigem pós-traumática	6,5
Insuficiência vertebrobasilar	6,3
Neurite vestibular	3,3
Surdez súbita	2,6
Síndrome cervical	2,2
Cinetose	2,2
Vertigem paroxística benigna da infância	2,0
Ototoxicose	1,2
Tumores e doenças desmielinizantes da fossa posterior	1,1
Vertigem psicossomática	1,1
Presbivertigem, presbiataxia, presbizumbido, presbiacusia	1,0
Neurinoma vestibular	1,0
Arreflexia vestibular bilateral adquirida	0,8
Labirintopatias autoimunes	0,8
Síndromes cocleovestibulares hereditárias e adquiridas	0,7
Outros quadros clínicos otoneurológicos	0,6
Total	**100,0**

Os debris celulares das otocônias podem se acumular em qualquer canal semicircular, sendo o *canal semicircular posterior* o mais envolvido (91% dos casos), devido à posição mais inferior, tanto em ortostatismo quanto em supino. O canal lateral corresponde a 20% e o superior a 6%, podendo haver comprometimento de mais de um canal simultaneamente. Qualquer canal em que a otocônia se deposite acaba sendo hipo ou hiperestimulado, gerando um desbalanço de estímulos em relação ao canal contralateral e causando a sensação de vertigem.

Quanto à etiopatogenia, pode ser idiopática (50%) ou secundária a quadros clínicos como traumatismo craniano (7 a 17%), neuronite vestibular (até 15%) e doença de Ménière (0,5 a 31%); na literatura é registrada a presença de VPPB em até 68% dos portadores de doença de Ménière. Outras causas também podem estar associadas: disfunção hormonal ovariana, hiperlipidemia, hipo ou hiperglicemia, hiperinsulinemia, migrânea, distúrbios vasculares como insuficiência vertebrobasilar (IVB), traumatismo cervical, pós-operatório de cirurgias otológicas, idade avançada, sedentarismo e repouso prolongado no leito.

A queixa característica da VPPB é a tontura de caráter rotatório, em crises, precipitada por mudança de posição da cabeça ao deitar-se para um lado ou para ambos os lados, ao levantar-se ou ao olhar para cima e que cessa espontaneamente. Não há sintomas auditivos associados. Alguns pacientes relatam apenas mal-estar ou enjoos posicionais. Sintomas como náuseas, desequilíbrio, sensação de cabeça oca ou instabilidade podem ocorrer e persistir após a crise. No intervalo entre as crises é comum uma instabilidade intermitente ou outros tipos de tontura. Pode haver resolução espontânea em forma de cura temporária, mas as recidivas costumam ser frequentes.

A vertigem é acompanhada de nistagmo, que se inicia após um período de latência de alguns segundos, intensifica-se e gradualmente melhora em cerca de 20 a 30 segundos, mesmo se a manobra provocativa for mantida. É rotacional, com fase rápida batendo em direção à orelha estimulada, podendo estar acompanhada de uma componente vertical (se os canais semicirculares posterior e superior estiverem envolvidos) ou horizontal (se o canal semicircular lateral estiver envolvido). A resposta é fatigável, ou seja, ao se repetir a posição provocativa, a resposta se torna progressivamente menos intensa e desaparece temporariamente. Na canalitíase, a vertigem é paroxística e posicional e acompanha nistagmo com latência de segundos. Já na cupulolitíase, a vertigem posicional é mais persistente e a latência do nistagmo é curta ou ausente; a velocidade de pico do movimento ocular é atingida de forma lenta, persistindo o nistagmo por minutos e, eventualmente, durante todo o período provocativo.

O diagnóstico é clínico. Os exames complementares são fundamentais para a pesquisa dos fatores desencadeantes e associados à VPPB. A caracterização do nistagmo (tipo, direção e duração), além de identificar o canal acometido e o tipo de comprometimento envolvido (canalitíase ou cupulolitíase), é fundamental para a escolha da manobra de reposicionamento a ser adotada.

Cada canal semicircular está ligado a um par de músculos extrínsecos oculares, que sofrem influência excitatória e inibitória e determinam a movimentação do globo ocular no plano do canal. Quando ocorre tontura um movimento ocular é desencadeado pelo sistema vestibular, denominado *componente lenta* do nistagmo. Em seguida, uma correção, por meio da formação reticular da ponte, é estimulada no sentido inverso, sendo denominada *componente rápida* do nistagmo. Esse movimento bifásico, rítmico e involuntário tem sua direção didaticamente padronizada como sendo a da componente rápida. Nos canais verticais (posterior e superior) os movimentos originados são sempre rotatórios, mas o nistagmo é vertical para cima no canal posterior e vertical para baixo no canal superior. O acometimento dos canais verticais é a única situação de doença periférica com nistagmos dissociados entre os dois olhos.

Manobras diagnósticas

Dix-Hallpike

Na manobra de Dix-Hallpike (Figura 33.1), o paciente é colocado sentado sobre uma maca com as pernas estendidas. O examinador, posicionado atrás do paciente, o ajuda a deitar com a cabeça pendendo a cerca de 30° para fora da maca (posição de Rose), e simultaneamente gira o segmento cefálico a 45° com a orelha a ser testada voltada para o solo. Os otólitos são deslocados para baixo e, após curta latência, a força de empuxo criada sobre a crista ampular desencadeia vertigem e nistagmo. O paciente é mantido com a cabeça rodada e pendente por aproximadamente 30 segundos, para que sejam observadas a latência e a duração do nistagmo. Ao retornar à posição sentada inicial pode surgir um nistagmo, geralmente menos intenso, em direção contrária à observada na situação de teste.

O comprometimento do *canal semicircular lateral* manifesta-se pela presença de *nistagmo horizontal*. Em função de sua

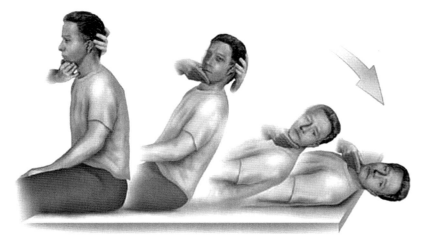

Figura 33.1 Manobra de Dix-Hallpike – teste do labirinto esquerdo. O envolvimento do *canal semicircular posterior* testado é confirmado pelo surgimento de *nistagmo torsional paroxístico*, no sentido horário no olho esquerdo (ao testar o canal esquerdo) ou anti-horário no olho direito (no teste do canal direito). O olho contralateral à orelha testada apresenta nistagmo vertical para cima. No caso do canal semicircular superior, o componente torsional tem as mesmas características da VPPB do canal semicircular posterior, sendo a diferenciação feita pelo componente vertical do nistagmo, cuja direção é para baixo.

localização anatômica, o nistagmo gerado pelo deslocamento da crista ampular é mais intenso quando o lado acometido encontra-se para baixo. Nos casos de canalitíase, a componente rápida do nistagmo vai em direção ao solo (geotrópico), e na cupulolitíase tem direção contrária (ageotrópico). Nem sempre o comprometimento do canal lateral pode ser diagnosticado pela manobra de Dix-Hallpike, sendo indicada nesse caso a manobra de giro ou *Head Roll Test*.

Head Roll Test

Para o canal lateral, utilizamos a manobra de giro (ou *Head Roll Test*, Figura 33.2). Neste teste, o paciente é deitado em decúbito dorso-horizontal e a cabeça é rapidamente girada a 90° para um dos lados – a orelha testada é posicionada para baixo, em contato com a maca e mantida nesta posição por 1 min. A cabeça é, então, recolocada lentamente na linha média e rapidamente girada para o lado oposto. O nistagmo horizontal desencadeado pela movimentação cefálica será mais intenso quando a orelha acometida estiver para baixo, em contato com a maca.

Na canalitíase o giro da cabeça em direção à orelha afetada promove a movimentação das partículas livres na direção da ampola, desencadeando um nistagmo horizontal, cuja componente rápida terá a direção da orelha testada, portanto será geotrópico (em direção ao chão). Quando a cabeça é girada para o lado sadio, as partículas se deslocam provocando uma corrente em direção contrária à da ampola (também gerando nistagmo geotrópico), e a estimulação é menos intensa do que a observada do lado afetado. Dessa forma, o movimento ocular resultante será sempre mais vigoroso quando a orelha acometida for colocada para baixo. Na cupulolitíase, os fragmentos aderidos à cúpula do canal semicircular afetado a tornam mais pesada do que a endolinfa. Quando a cabeça é girada para um dos lados, a ação da gravidade sobre a crista ampular a desloca para baixo, provocando uma corrente em direção contrária à observada na canalitíase, e é então observado um nistagmo horizontal que tem direção oposta à da orelha testada (ageotrópico).

Brandt e Daroff

É semelhante à manobra de Dix-Hallpike, na qual ocorre o nistagmo torcional paroxístico. O paciente é posicionado sentado no meio da maca, com as pernas pendentes. Sua cabeça é girada a 45° na direção oposta à da orelha a ser testada. Deita-se o paciente rapidamente para o lado a ser testado, de modo que sua

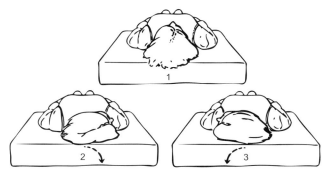

Figura 33.2 *Head Roll Test*.

orelha encoste na maca. O paciente é, então, colocado na posição inicial e repetido o teste do lado contrário para testar a orelha contralateral. O nistagmo possui as mesmas características do observado na manobra de Dix-Hallpike (Figura 33.3).

Atenção devida deve ser considerada em pacientes idosos com limitação da mobilidade cervical, comprometimento da coluna, insuficiência cardíaca instável e alto grau de estenose carotídea devido ao risco de descompensar tais comorbidades.

Pacientes idosos ou em uso de supressores vestibulares podem não apresentar nistagmo durante a manobra provocativa, mesmo na presença de VPPB. Nesses casos, a tontura geralmente está presente e pode assumir características inespecíficas como mal-estar, balanço ou náuseas, sem caráter rotatório. Essa situação é denominada *VPPB subjetiva* e diante dela costuma-se realizar as manobras de reposicionamento indicadas, mesmo na ausência do movimento.

Vectoeletronistagmografia

A vectoeletronistagmografia (VENG) tem pouca utilidade no diagnóstico de VPPB, já que não consegue registrar o componente torcional do nistagmo característico dos canais semicirculares verticais. Já em relação ao comprometimento dos canais laterais, o diagnóstico praticamente é feito ao se registrar o nistagmo horizontal. Sua importância se detém na identificação de alterações comumente associadas à VPPB, como a hiporreflexia vestibular (35%) e a preponderância direcional (25,4%). Vale lembrar que a hiporreflexia não se relaciona ao prognóstico de recorrência e pode ou não estar associada ao lado afetado. Discute-se sua associação à VPPB secundária a traumatismo craniano ou infecções virais.

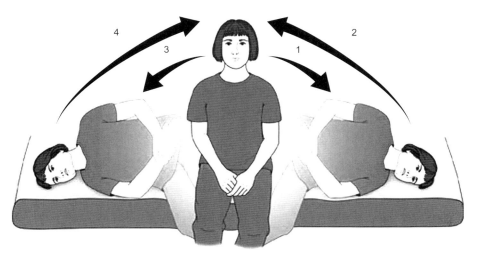

Figura 33.3 Exercício de Brandt e Daroff.

Tratamento

O tratamento da VPPB é realizado por meio de manobras de liberação ou de reposicionamento dos otólitos, com a finalidade de "devolver" as partículas deslocadas para seu local de origem, as máculas otolíticas. São procedimentos não invasivos e de eficácia comprovada a longo prazo. As manobras indicadas para cada variante da VPPB encontram-se listadas na Tabela 33.4. O sucesso do tratamento depende fundamentalmente da escolha da manobra mais adequada para o caso em questão.

Tabela 33.4 Manobra indicada de acordo com a variante da VPPB.

Variante da VPPB	Manobra
Canalitíase CSP esquerdo	**Epley** com início à esquerda
Cupulolitíase CSP esquerdo	**Semont** em direção à esquerda, cabeça rodada para a direita
Canalitíase CSP direito	**Epley** com início à direita
Cupulolitíase CSP direito	**Semont** em direção à direita, Cabeça rodada para a esquerda
Canalitíase CSS esquerdo	**Epley** com início à esquerda
Cupulolitíase CSS esquerdo	**Semont** em direção à esquerda, Cabeça rodada para a esquerda
Canalitíase CSS direito	**Epley** com início à direita
Cupulolitíase CSS direito	**Semont** em direção à direita, Cabeça rodada para a direita
Canal ou cupulolitíase CSL esquerdo	**Lempert** em direção à orelha direita
Canal ou cupulolitíase CSL direito	**Lempert** em direção à orelha esquerda

CSP: canal semicircular posterior; CSS: canal semicircular superior; CSL: canal semicircular lateral.

Alguns pacientes apresentam sintomatologia grave, como tonturas, náuseas, sudorese e vômitos, quando submetidos às manobras diagnósticas ou terapêuticas. Nesses casos, medicamentos supressores vestibulares podem ser utilizados como coadjuvantes, tanto para alívio da vertigem após a manobra quanto para controle clínico dos sintomas até que o procedimento possa ser repetido. As opções terapêuticas incluem prometazina, dimenidrinato, meclizina, clonazepam e diazepam, em doses que devem variar em função da intensidade dos sintomas. A VPPB é um quadro autolimitado e, por esse motivo, alguns autores preferem aguardar a evolução, uma vez que pode ocorrer remissão clínica da doença.

Manobras de reposicionamento

Manobra de Epley

A manobra de Epley (Figura 33.4) é a mais frequentemente utilizada na prática clínica entre as manobras de *reposicionamento de canalitíase dos canais verticais*. O paciente é colocado na posição de diagnóstico de Dix-Hallpike e assim permanece até o desaparecimento do nistagmo e da tontura, por 1 a 2 minutos (b). A cabeça é lentamente girada a 90° para o lado oposto (c), sendo assim mantida por mais 1 a 2 minutos. O corpo é rodado para a posição de decúbito lateral, seguido pela movimentação de 90° da cabeça até que o nariz aponte para o chão em um ângulo de 45° do plano do solo (d). Esta posição é mantida por 30 a 60 s, e então o paciente é orientado a encostar seu queixo no peito e sentar-se lentamente. A cabeça permanece baixa por alguns instantes antes de retornar à posição normal (e).

Manobra liberatória de Semont

A manobra de Semont está indicada para o tratamento da *cupulolitíase dos canais verticais*. Quando o acometimento ocorre nos canais posteriores, o paciente é colocado inicialmente sentado

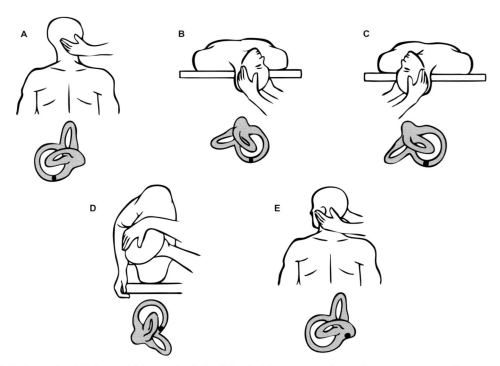

Figura 33.4 Sequência da manobra de Epley com início na orelha direita. O tipo de nistagmo que se observa durante a manobra prediz o sucesso ou não do reposicionamento. O nistagmo deve manter suas características durante a manobra, que sinaliza o movimento das partículas acompanhando o giro da cabeça. A inversão da direção do nistagmo durante a manobra é um indício de falha. A ausência de vertigem ou nistagmo ao término da manobra quando o paciente se senta é um sinal de êxito, indicando que as partículas foram reposicionadas com sucesso. A presença de nistagmo vertical para baixo sugere migração ampulípeta dos fragmentos e indica reposicionamento parcial e o provável falência do procedimento. Geralmente são realizadas duas manobras em uma mesma visita, e o paciente é orientado a retornar entre 2 e 7 dias. Se, no retorno, o indivíduo estiver assintomático e não apresentar vertigem ou nistagmo à manobra de Dix-Hallpike, é considerado tratado. Caso contrário, a manobra de reposicionamento deverá ser repetida e o paciente retornará tantas vezes quantas forem necessárias.

com as pernas pendentes e então deslocado para o decúbito lateral do lado afetado, com a cabeça formando um ângulo de 45° com a maca. Observa-se a ocorrência de nistagmo e/ou vertigem e a posição é mantida por 1 a 3 min. O examinador segura a cabeça e o pescoço do paciente, deslocando-o rapidamente em direção ao outro lado da maca. Desde o início até o fim do percurso a cabeça é mantida sempre na mesma posição, até que atinja o lado oposto, quando o paciente encosta a testa e o nariz na maca (Figura 33.5). No caso dos canais superiores, o movimento é realizado em sentido contrário ao utilizado para a manobra dos canais posteriores.

Manobra de Lempert

A manobra de Lempert é também conhecida como *Barbecue Manouver* ou *Roll Maneouver*, e está indicada para tratamento da *cupulolitíase e da canalitíase do canal semicircular lateral*. Tem início com o paciente em decúbito dorso-horizontal (a). A cabeça é girada lentamente em direção contrária ao lado comprometido, até que a orelha sadia fique para baixo em contato com a maca (b). A cabeça é mantida nessa posição, sendo o corpo girado para o decúbito lateral, com o ombro do lado sadio em contato com a maca (c). O procedimento se repete, girando a cabeça para o solo (d), e então o paciente assume o decúbito ventral (e). Novamente a cabeça é girada (f) e em seguida o corpo, que assume o decúbito lateral da orelha afetada, que mantém agora o contato com a maca (g). Na sequência, a cabeça e posteriormente o corpo assumem o decúbito dorso-horizontal do início da manobra (i). Cada uma das posições é mantida por 15 segundos ou até cessada a tontura, para que ocorra a migração lenta dos fragmentos por ação da gravidade. Em seguida, o paciente é sentado com a cabeça nivelada ou inclinada 30° para baixo. A sequência da manobra pode ser visualizada na Figura 33.6.

Exercícios de Brandt e Daroff

Os exercícios de Brandt e Daroff foram desenvolvidos para uso em domicílio, diariamente, como complementação terapêutica

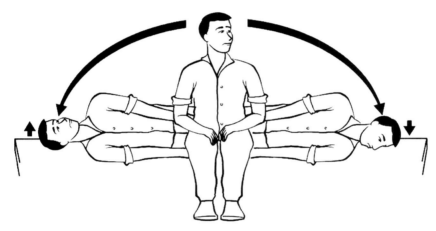

Figura 33.5 Manobra liberatória de Semont em direção à esquerda para tratamento da cupulolitíase do canal posterior direito.

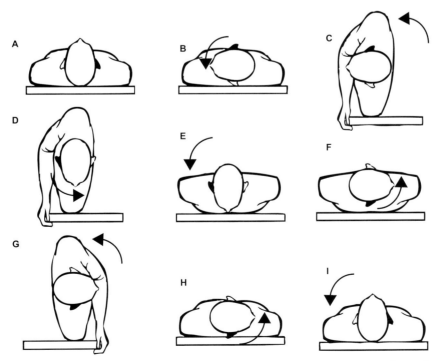

Figura 33.6 Manobra de Lempert para o tratamento do canal lateral direito (orelha direita em destaque).

indicada aos pacientes sintomáticos mesmo após manobras de Epley ou Semont. Alguns autores os indicam 1 semana antes da realização da manobra terapêutica, com o objetivo de aumentar a tolerabilidade do paciente. Consistem em exercícios posicionais que desencadeiam a tontura e, teoricamente, induzem à habituação.

DOENÇA DE MÉNIÈRE

A hidropisia endolinfática corresponde a uma dilatação do labirinto membranáceo coclear que geralmente acomete o ducto coclear e o sáculo (Figura 33.7), podendo comprometer todas as estruturas membranáceas da orelha interna. Pode ter diversas causas, como infecciosas, autoimunes e metabólicas, sendo classificada como *doença de Ménière*. No entanto, na maioria dos casos, a causa é desconhecida e considerada idiopática, quando é chamada então de *síndrome de Ménière*.

A síndrome de Ménière é uma tétrade de sintomas que incluem vertigem episódica, perda auditiva progressiva, zumbido e plenitude aural. Descrita em 1861 por Prosper Ménière, intriga os estudiosos, já que até hoje ainda não existe uma teoria etiopatogênica comprovada e que justifique os sintomas clínicos e os achados histopatológicos.

As estatísticas mundiais são extremamente variadas, e alguns estudos demonstram que a doença afeta 200 a cada 100 mil pessoas, com início normalmente na quarta década de vida, e outros demonstram incidência de 46 afetados em 100 mil pessoas, com igual distribuição entre os sexos, ocorrendo raramente nas raças negra e amarela.

A bilateralidade da síndrome é controversa, variando de 5 a 33% dos casos nos estudos realizados. Estudos histopatológicos sugerem a incidência de bilateralidade em ossos temporais com hidropisia endolinfática em torno de 25 a 30%. Estima-se que em média é bilateral em 47% dos pacientes seguidos por 20 anos. Muitos autores acreditam que se o envolvimento bilateral não ocorrer dentro de 5 anos após a primeira crise, haverá menor possibilidade de isso ocorrer mais tarde. A ocorrência familiar tem sido relatada em 10 a 20% dos pacientes. Pode-se inferir que existe influência da herança genética, porém o modo de transmissão é variável.

Nesses pacientes a patologia é ainda mais incapacitante, pois além da tétrade clássica apresentam sintomas de desequilíbrio constante entre crises e oscilopsia (impressão de oscilação dos objetos para a frente e para trás), ambos sinais de hipofunção vestibular bilateral, além da dificuldade de comunicação devido à hipoacusia bilateral. O tempo de evolução, assim como o percentual de casos que evoluem para a bilateralidade, não é claro na literatura. Também não há exames confiáveis que possam prever tal progressão.

Etiopatogenia

A síndrome de Ménière é caracterizada por apresentar deterioração gradual da audição e hiporreatividade do sistema vestibular periférico na orelha comprometida. O achado patológico mais frequente é a distensão progressiva do espaço endolinfático, sendo seu achado histopatológico de hidropisia endolinfática um diagnóstico de certeza que só pode ser dado *post mortem*. Ainda não se sabe ao certo se isso é devido ao aumento da produção, bloqueio da absorção ou bloqueio do fluxo de endolinfa. Experimentalmente, pode-se produzir hidropisia endolinfática obliterando-se o ducto endolinfático. Essas alterações podem produzir modificações na composição iônica da endolinfa (rico em potássio) e na pressão osmótica dos líquidos da orelha interna (endolinfa e perilinfa).

Estudos com microscopia revelam perda de células ciliadas internas e células ciliadas externas, principalmente do giro apical da cóclea. Ocorre alteração morfológica na membrana de Reissner, que se distende com a diminuição da densidade celular. Essas alterações podem gerar modificações na sua permeabilidade devido a alterações nas junções entre as células epiteliais. Isso pode ocasionar uma passagem anormal de íons entre a endolinfa e a perilinfa, levando a uma alteração na composição bioquímica do meio que contém o órgão de Corti, o que seria uma das causas de perda auditiva na hidropisia endolinfática. Na doença de Ménière, a estria vascular é menos vascularizada e está atrofiada, podendo representar um importante fator causal da doença.

Aspectos clínicos

A hidropisia endolinfática é caracterizada por crises recorrentes de vertigem, hipoacusia e zumbido. A vertigem está presente em 96,2% dos casos, sendo a principal queixa dos pacientes, e caracteriza-se pelo surgimento precoce, com piora à movimentação da cabeça, associada a náuseas, vômitos, diarreia e sudorese. As crises geralmente duram de 20 minutos a 24 horas, a maioria dura 3 a 4 horas, persistindo uma sensação de desequilíbrio durante horas ou dias após a remissão da crise; crises de mais de 1 dia são infrequentes e devem levar à suspeita de outras doenças, como neurovasculares.

O zumbido está presente em 91,1% dos casos. É de caráter variável, não pulsátil. Pode mudar quando uma crise se aproxima. Passada a crise, tende a melhorar, mas não raramente pode permanecer. A apresentação clínica comum é descrita como zumbido e perda auditiva crescentes que cedem quando começa a vertigem.

A disacusia ipsilateral está presente em 87,7% dos casos. É de caráter neurossensorial tipicamente flutuante e progressiva. No início, ocorre perda nas frequências mais graves e em seguida em graves e agudos com o pico em 2 kHz, desenhando uma curva em "U" invertido. Mais tarde, a curva achata-se e fica plana em 74% dos pacientes após 15 anos de seguimento. Raramente a Ménière leva à disacusia profunda (somente 1 a 2%). Cerca de 56% apresentam recrutamento.

Outros sintomas relacionados são sensação de plenitude auricular em 74,1%, intolerância ao ruído em 56% e diplacusia em 43,6%. A doença parece apresentar-se com predominância de sintomas vestibulares ou auditivos. Segundo essas variações, são utilizados termos como Ménière vestibular e Ménière coclear. Habitualmente, nesses casos, após algum tempo de evolução, todos os sintomas clássicos passam a estar presentes, provavelmente pelo acometimento de todo o labirinto pela hidropisia.

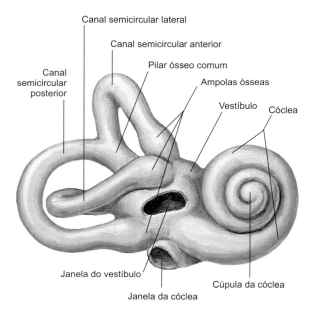

Figura 33.7 Labirinto ósseo e membranoso (Netter).

A evolução clínica é variável. Nos primeiros 20 anos o número médio de crises é de 8 por ano, e após 20 anos este valor cai para 4 por ano. A doença de Ménière pode seguir dois cursos distintos, podendo ser progressiva quando, apesar de tratamento, não houver melhora, ou não progressiva, esta última mais comum, cerca de 75% dos casos.

A American Academy of Otolaryngology Head and Neck Surgery, por meio do Committee on Hearing and Equilibrius (Comitê de Audição e Equilíbrio), propôs em 1997 os critérios de classificação da síndrome de Ménière (Boxe 33.1).

Métodos complementares ao diagnóstico

Não existe um teste que estabeleça o diagnóstico de doença de Ménière. Para tanto, são necessários anamnese acurada e exames audiológicos e vestibulares. É muito importante lembrar que, ao se solicitar exames subsidiários, além de confirmar o diagnóstico de doença de Ménière, pretende-se afastar processos expansivos da orelha interna e do ângulo pontocerebelar, principalmente nos casos mais atípicos da doença.

Não existe um quadro patognomônico à *eletronistagmografia*. Se realizada durante surtos vertiginosos (o que raramente acontece), pode mostrar hipo ou hiper-reflexia. Entre os surtos, os exames mais sensíveis são a prova pendular rotatória decrescente (PRPD) e a prova calórica, que estão alteradas (hipo, hiper ou arreflexia) em aproximadamente 85% dos casos.

A *audiometria* ainda é, junto com a história clínica, o principal método diagnóstico da síndrome de Ménière. A perda auditiva neurossensorial costuma acometer inicialmente as frequências mais graves, entre 250 e 500 Hz, mas, com a evolução, pode progredir para outras frequências. Meyerhoff *et al.* (1981) demonstraram que o padrão audiométrico plano era o mais comumente encontrado (41%), seguido pelo audiograma em "U" invertido (31%). Pode ainda ocorrer perda auditiva mista pela redução da mobilidade da platina do estribo devido à dilatação da membrana do sáculo. O fenômeno de Hennebert pode ocorrer pela mesma justificativa, quando o paciente experimenta tontura à compressão digital do trágus. O fenômeno de Tullio também pode ocorrer, sendo uma tontura desencadeada por estímulo sonoro intenso. A presença do fenômeno de recrutamento é bastante comum.

A *eletrococleografia (EcoG)* auxilia no diagnóstico de hidropisia endolinfática e apresenta sensibilidade de 70%. Se normal, não exclui o diagnóstico. O potencial de somação (PS), que reflete o grau de deslocamento da membrana basilar, tem maior amplitude e é mais negativo. Devido à variabilidade de amplitude absoluta, a medida isolada do potencial de somação não é útil. Por isso, utiliza-se a relação potencial de somação/potencial de ação (PA), que está aumentada em 62% dos pacientes com Ménière. A EcoG e o teste do glicerol podem ter valor prognóstico na doença de Ménière.

O potencial evocado auditivo do tronco encefálico (BERA; do inglês, *brainstem evoked response audiometry*) tem como principal função fazer o diagnóstico diferencial com doenças retrococleares, particularmente o schwannoma do VIII par. Porém, é menos específico e sensível do que a ressonância nuclear magnética (RNM).

Potenciais miogênicos vestibulares evocados (VEMP) são úteis no diagnóstico precoce. Podem ser analisados por diversos critérios, mas um estudo recente mostrou que a análise pelo limiar das respostas do VEMP em frequências entre 500, 1.000, 2.000 e 4.000 Hz era o parâmetro mais sensível para o diagnóstico precoce de síndrome de Ménière. A explicação para a identificação de alteração precoce está justamente no fato de que o VEMP analisa as células ciliadas saculares, primeiro órgão otolítico a sofrer alterações durante a hidropisia. O VEMP também se mostra como exame promissor para predizer bilateralidade, uma vez que a porcentagem de 30% de alteração nos limiares de orelha contralateral é condizente com a de alteração histopatológica bilateral e com a incidência de bilateralidade em estudos clínicos.

Métodos de imagem também são promessas para o diagnóstico de hidropisia endolinfática. Atualmente a *ressonância magnética* vem sendo amplamente utilizada. Mais recentemente, um estudo realizado com a injeção de contraste de gadolínio intratimpânico mostrou menor impregnação da orelha afetada. Em breve esses métodos serão mais estudados e aplicados na prática clínica.

Tratamento

O estabelecimento do diagnóstico etiológico e o tratamento específico da causa constitui a melhor opção. Caso não seja possível atingir essa meta, a hidropisia endolinfática será rotulada como doença de Ménière e o tratamento será puramente sintomático.

A maioria das opções terapêuticas visa ao controle dos ataques vertiginosos. Tanto o tratamento clínico como o cirúrgico mostram melhora significativa em 60 a 70% dos casos, 20 a 30% graus variados de melhora e 10 a 25% falha terapêutica. Já o controle da perda neurossensorial carece de dados confiáveis até o momento.

O tratamento inicia-se com orientações gerais, apresentadas a seguir:

- Primeiramente, em *orientações dietéticas* como alimentação a intervalos regulares (3/3 horas); evitar açúcares de absorção rápida e frutas com altos teores de carboidratos; dieta hipossódica com maior importância para a discreta variação da ingesta de sódio no decorrer do dia; ingestão regular de líquidos, pois um recente estudo japonês sugeriu que a ingesta de 35 mℓ/kg/dia de água durante 2 anos seria eficaz no controle da vertigem e da perda auditiva em portadores de síndrome de Ménière; evitar café, chá e refrigerantes; diminuir a ingestão de bebidas alcoólicas; evitar alimentos que contenham glutamato monossódico; não usar ácido acetilsalicílico; e evitar o fumo. Caso não haja sucesso, entra-se com a segunda etapa do tratamento, que inclui o uso de *betaistina*. Segundo a revisão Cochrane de 2001, não há benefício comprovado da medicação em relação à síndrome de Mènière
- Nos casos ainda refratários inclui-se a *hidroclorotiazida,* 25 mg por via oral, uma vez ao dia. Uma revisão realizada pela Cochrane em 2006 concluiu não haver eficácia do diurético no tratamento da hidropisia endolinfática

---

> **Boxe 33.1** Escala diagnóstica para doença de Ménière com base no Comitê de Audição e Equilibrio da American Academy of Otolaryngology Head and Neck Surgery.
>
> **Diagnóstico de certeza:** doença de Ménière definida e confirmação histopatológica
>
> Doença de Ménière definida:
> - Dois ou mais episódios de vertigem de pelo menos 20 min de duração
> - Perda auditiva documentada com audiometria em pelo menos uma ocasião
> - Zumbido e plenitude auricular.
>
> Provável doença de Ménière:
> - Um episódio definido de vertigem
> - Perda auditiva documentada com audiometria em pelo menos uma ocasião
> - Zumbido e plenitude auricular.
>
> Possível doença de Ménière:
> - Vertigem episódica sem perda auditiva documentada
> - Disacusia sensorineural, flutuante ou fixa, com desequilíbrio mas sem episódios definidos.

- Para todos os pacientes deve-se realizar a *psicoterapia*, a qual tem bons resultados na melhora da percepção dos sintomas pelo paciente
- Nas crises vertiginosas ainda existe a possibilidade de *depressores labirínticos*. Clonazepam e lorazepam podem ser usados, mas não cronicamente devido a seus importantes efeitos colaterais.

Uma pesquisa da American Academy of Otolaryngology – Head and Neck Surgery – mostrou que o uso do Meniett® é a segunda opção terapêutica após a falha das técnicas conservadoras em pacientes portadores de síndrome de Ménière unilateral. O Meniett® consiste na introdução de pulsos de pressão positiva para dentro da orelha média por um tubo de ventilação. Estudos mostram controles dos ataques vertiginosos em 67% em um *follow-up* curto e em 80% em um *follow-up* de 4 anos. Limitações para o uso incluem o alto custo do aparelho e a necessidade da realização de três sessões por dia, segundo o fabricante.

A aplicação de *gentamicina intratimpânica* para o tratamento de ataques vertiginosos incontroláveis retorna, após anos deixada de lado, como opção terapêutica. Estudos recentes mostram que o risco de perda auditiva neurossensorial se correlaciona com o número de aplicações. Portanto, torna-se boa opção em pacientes com limiar auditivo já bastante comprometido e que não conseguem controlar os sintomas clinicamente.

É classicamente indicada quando a audiometria mostra perda maior que 60 dB e discriminação menor que 50%. Pode ser química ou cirúrgica. A neurectomia vestibular translabiríntica é semelhante às descritas anteriormente. A perfusão química do labirinto pode tanto conservar como destruir a audição. É o procedimento invasivo de tratamento para Ménière mais utilizado nos últimos 10 anos.

A ablação química pode ser obtida com a utilização de gentamicina devido à sua toxicidade seletiva vestibular. Inicialmente era realizada com estreptomicina, com remissão da vertigem em 60% dos casos, porém com altas taxas de perda auditiva. Aminoglicosídeos injetados dentro da orelha média são absorvidos através da janela redonda e são diretamente tóxicos às células ciliadas da cóclea, particularmente no giro basal e nas células ganglionares. A sensibilidade relativa das células ocorre provavelmente em função da carga elétrica. A estreptomicina tem carga elétrica positiva, que é atraída pela carga negativa do epitélio vestibular e repelida pela carga positiva da cóclea.

Alguns preconizam instilações diárias de gentamicina na orelha média até que se consiga perda vestibular ou coclear. O controle da vertigem é observado em 92% em 2 anos, com 6 a 30% de disacusia. Toth e Parnes compararam regimes de doses múltiplas diárias e de dose única semanal e concluíram que o tratamento com intervalo semanal oferece igual eficácia com menos risco para a audição. Notaram que o efeito vestibulotóxico da gentamicina é cumulativo mesmo se a dose tiver intervalo semanal. Existe uma relação entre o grau de ablação vestibular, controle de tontura e risco de perda auditiva. Pacientes com menos de 75% de redução da resposta vestibular têm menor risco de perda auditiva, porém maior índice de vertigem persistente do que pacientes com 100% de redução da resposta vestibular.

Coelho e Lalwani, em revisão sobre as opções terapêuticas para doença de Ménière, sugerem que o uso de gentamicina seria uma boa opção para casos unilaterais. Para casos de acometimento bilateral, não seria uma boa alternativa pelo risco de o paciente desenvolver oscilopsia e desequilíbrio incapacitante e irreversível. Nesses casos, os autores consideram mais adequado o uso de esteroide intratimpânico ou cirurgia não ablativa (descompressão do saco endolinfático). Silverstein *et al.* obtiveram uma taxa de 72% de controle completo ou substancial da vertigem após 18 meses, o que não é significativamente diferente dos resultados encontrados com o uso de aminoglicosídeo intratimpânico ou descompressão do saco endolinfático. Além disso, os efeitos sobre a audição foram limitados.

Assim, sua utilização estaria indicada quando a maior preocupação não é a audição ou nos casos de falha medicamentosa, podendo alcançar benefícios substanciais antes de opções mais agressivas como a cirurgia. A intervenção cirúrgica é reservada apenas para os pacientes que continuam a ter vertigem incapacitante apesar do tratamento conservador utilizado por cerca de 6 meses a 1 ano. Não se indica a cirurgia para casos em que não houve melhora da hipoacusia ou do zumbido. Vale ressaltar que apenas uma pequena porcentagem de pacientes com doença de Ménière necessita de conduta cirúrgica.

A *descompressão do saco endolinfático* tem como objetivo diminuir o seu volume, existindo variações quanto à técnica para manter a drenagem patente (interposição de dreno, válvulas, gelatina, tecidos, entre outros). Leva à resolução completa da vertigem em 50 a 75% dos pacientes, com melhora ou estabilização da audição em 55% dos casos. Sua eficácia (drenagem) tem sido questionada. Apresenta como complicações perda auditiva em 1 a 2%, infecção cirúrgica, meningite e paralisia facial, entre outras. É opção terapêutica em pacientes que apresentam bom limiar auditivo, sendo contraindicada a injeção intratimpânica de gentamicina.

A *neurectomia vestibular* corresponde à secção seletiva do ramo vestibular do VIII par pela fossa média, posterior, mastóidea ou labiríntica. São relatadas complicações como lesão do nervo facial, perda auditiva, hematoma subdural, fístula liquórica e meningite. Em 95% dos casos, elimina-se a vertigem. A cirurgia pela fossa posterior não é utilizada devido às maiores morbidade e mortalidade; já a cirurgia pela fossa média tem a vantagem de ser mais seletiva com menor lesão do nervo coclear, porém maior risco para o nervo facial. A via mastóidea tem acesso mais fácil com menor risco para o facial, porém é menos seletiva.

A *cocleossaculotomia* cria uma fístula permanente no labirinto membranoso pela janela redonda, com melhora da vertigem em 70% dos casos, porém com recorrência dela e perda auditiva. Nos procedimentos de Fick e Cody, a fístula no sáculo é pela janela oval.

A *labirintectomia* é, sem dúvida, a última etapa do tratamento, uma vez que proporciona a destruição completa do labirinto, e, consequentemente, surdez definitiva. Atualmente, com o advento do implante coclear, labirintectomizados podem ser candidatos a essa cirurgia.

LABIRINTOPATIAS DE ORIGEM METABÓLICA

A orelha interna é um órgão muito sensível a alterações do metabolismo. O gradiente elétrico e as características iônicas da endolinfa são mantidas à custa da Na^+-K^+-ATPase, sendo necessário um aporte constante de energia e fluxo sanguíneo adequado para o correto funcionamento dessa enzima, pois não há reservas energéticas armazenadas. Desse modo, diversas condições metabólicas afetam sobremaneira o funcionamento da orelha interna, como hiperlipidemia, hipotireoidismo, hipertireoidismo, alterações do metabolismo do cortisol e da di-hidroepiandrosterona e, principalmente, distúrbios do metabolismo dos carboidratos.

A *hiperinsulinemia* causa queda da concentração de potássio e aumento da concentração de sódio na endolinfa, elevando a pressão osmótica e provocando a hidropisia endococlear. Pode manifestar-se apenas com comprometimento do labirinto anterior (hipoacusia e zumbido), labirinto posterior (vertigens) ou todo o labirinto. O relato de sensação de pressão nos ouvidos e na cabeça é a queixa auditiva mais comum, aliada à presença de zumbido, sensação de diminuição da audição, sensação de flutuação ou cabeça oca e, eventualmente, crises de vertigem. Com frequência, os sintomas auditivos estão associados a intolerância a sons, dificuldade de concentração, tendência à obesidade, irritabilidade, sonolência matinal e migrânea. Quadro mais característico, entretanto, é a hipoacusia progressiva, pior em frequências agudas.

Hipoglicemias e hiperglicemias podem alterar o funcionamento normal da orelha interna. A hiperinsulinemia e a hiperglicemia, consequentes ao aumento da resistência insulínica, são capazes de bloquear a atividade dessa bomba e comprometer o funcionamento labiríntico. Dados da literatura estimam que 30 a 90% dos pacientes com queixa de tontura possuam níveis alterados de glicemia e insulinemia. Na maioria dos casos, consegue-se estabelecer uma relação entre a ingesta de açúcar e os sintomas.

Para auxiliar no diagnóstico podem ser realizados audiometria e eletrococleograma, geralmente compatíveis com hidropisia endolinfática (Figuras 33.8 e 33.9). Pode haver respostas aumentadas à prova calórica e os limiares das emissões otoacústicas podem ser modificados na presença de hiperinsulinemia. O diagnóstico é confirmado com curvas glicêmicas e insulinêmicas de 5 horas (Tabelas 33.5 e 33.6). A realização das curvas de 3 horas é suficiente para a detecção dessas alterações metabólicas em mais de 90% dos casos. A hipoglicemia é diagnosticada quando os níveis de glicemia são menores que 55 mg/dℓ ou quando ocorre queda abrupta de glicose, maior que 1 mg/min.

Os valores anormais são:

- Glicemia menor que 55 mg/dℓ em qualquer momento do exame
- Glicemia entre 145 e 200 mg/dℓ na segunda hora do exame
- Queda da glicemia maior que 30 mg/dℓ em meia hora
- Insulinemia de jejum maior que 50 U/ℓ
- Soma das insulinemias da segunda e terceira horas maior que 60 U/ℓ.

Deve-se ainda investigar a insuficiência de dissacaridases. A suspeita aumenta se for observada curva insulinêmica em que todos os valores de insulina são menores que 50 U/ℓ.

A audiometria tonal, vocal e a imitanciometria fazem parte da avaliação das disfunções metabólicas que comprometem a função da orelha interna. O resultado da audiometria pode variar desde normal até perda neurossensorial plana ou em "U" invertido, sendo relatada ainda a flutuação dos níveis tonais. Já a eletronistagmografia pode ser o único exame alterado. O achado mais frequente é a hiper-reflexia pós-calórica, geralmente bilateral e simétrica. Outros achados são nistagmos posicionais e hiporreflexia bilateral e simétrica. A eletrococleografia tem valor auxiliar para confirmar uma hidropisia, mas um resultado negativo não a exclui. A prova do glicerol sensibiliza o teste e pode ser a ele associado.

Os erros alimentares na sociedade moderna parecem ser uma regra, e não uma exceção. Habitualmente estão associados a estresse, ansiedade, sedentarismo, consumo de álcool e tabagismo. Pacientes idosos, além de hiperglicemia, podem apresentar outras alterações metabólicas e/ou circulatórias, como dislipidemias e hipertensão arterial, tornando a labirintopatia de caráter multifatorial.

O tratamento deve ser realizado com dieta pobre em açúcar e sal, deve-se evitar o fumo, o álcool e o café. Pode-se utilizar diuréticos e ingesta de 2 ℓ de água por dia. Para os casos refratários à dietoterapia, utiliza-se medicação sintomática. Como medicações sintomáticas podem ser utilizados os anticolinérgicos e potencializadores do ácido gama-aminobutírico (GABA). Anti-histamínicos e bloqueadores de canal de cálcio devem ser evitados por agravarem o distúrbio metabólico.

O diabetes melito (DM), tanto pela neuropatia quanto pelo desequilíbrio do metabolismo da glicemia, pode estar relacionado com quadros de vertigem e tontura, principalmente em idosos. Hipotireoidismo, hipertireoidismo, hiperuricemia, aumento de triglicerídeos e colesterol também podem causar distúrbios labirínticos.

Estudos de prevalência indicam que *doenças da tireoide* são mais frequentes em labirintopatas. O hipotireoidismo altera o metabolismo lipídico, é associado à hipertensão arterial e predispõe a vasculopatias. Já em relação ao hipertireoidismo, pouco se sabe devido à dificuldade de reprodutibilidade em modelo animal. No entanto, a disfunção mais encontrada entre os labirintopatas é o hipotireoidismo subclínico.

Tabela 33.5 Diagnóstico da hipoglicemia.

Curva glicêmica (Felig)	Parâmetro
Jejum	Não superior a 115 mg/dℓ
30 min	Menor que 200 mg/dℓ
60 min	Menor que 200 mg/dℓ
90 min	Menor que 200 mg/dℓ
120 min	Menor que 140 mg/dℓ

Tabela 33.6 Curva insulinêmica.

Curva insulinêmica (Kraft)
Valor em jejum: 0 a 25 µm/ℓ
Pico entre 30 e 60 min
Valor de 120 min até 50 µm/ℓ
Soma dos valores de 120 e 180 min até 60 µm/ℓ
Valores entre 240 e 300 min na faixa do jejum

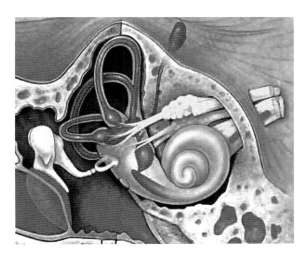

Figura 33.8 Labirinto normal.

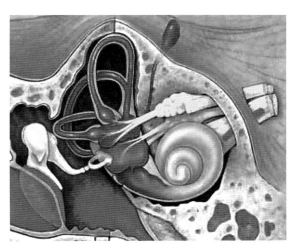

Figura 33.9 Hidropisia endolinfática na doença de Ménière.

Não se sabe ao certo o mecanismo pelo qual alterações de hormônios tireoidianos desencadeiam problemas cocleovestibulares. Hipóteses formuladas sugerem lesão direta das células ciliadas, problemas vasculares (hemodinâmica), bioquímicos (perfil lipídico) e lesão de tronco encefálico (complexo olivar superior). O importante é que, tratada a patologia em questão, melhoram o distúrbio auditivo e o equilíbrio corporal, verificado por meio da posturografia dinâmica computadorizada.

Já em relação aos *hormônios ovarianos*, a variação dos níveis de estrógeno e progesterona está intimamente relacionada ao aparecimento de sintomas latentes como tontura, hipoacusia, zumbido e sensações mal definidas como "cabeça leve", instabilidade e flutuação, entre outros. Durante o ciclo ovariano normal, os sintomas cocleovestibulares podem ser atribuídos tanto à hidropisia quanto à ação hormonal direta no tronco encefálico.

O tratamento das labirintopatias metabólicas e hormonais é baseado no tratamento da doença de base. A dieta é a melhor opção nas alterações do metabolismo da glicose e insulina, aliviando sintomas e proporcionando cura em até 90% dos pacientes. A reposição de levotiroxina nos hipotireoidismos e diurético na segunda fase do ciclo complementa os outros tratamentos. É importante ressaltar que exames de imagem não auxiliam no diagnóstico das vestibulopatias metabólico-hormonais.

NEURITE VESTIBULAR

Apresenta-se como um episódio único de vertigem intensa, súbita, com sintomas neurovegetativos como náuseas, sudorese fria, palidez e vômitos, com duração de dias e sem sintomas auditivos. Está entre os três diagnósticos periféricos mais prevalentes de vertigem. Conhecida também por neuronite vestibular, representa processo inflamatório do nervo vestibular e não do neurônio, devendo ser corretamente denominada como neurite vestibular. A degeneração do nervo vestibular ocorre sem acometer os receptores periféricos.

A causa não está bem estabelecida, podendo ter mais de um agente etiológico. Alguns achados sugerem infecção por vírus neurotrópicos, e o herpes simples tipo 1 parece ser o mais comum entre eles. Infecções de vias respiratórias superiores, encontradas em até 50% dos pacientes, correlacionam-se também com o quadro, assim como herpes-zóster.

No exame otoneurológico, observa-se ausência de achados aos testes audiológicos e nistagmo espontâneo horizontal ou horizontorrotatório na crise vertiginosa, batendo para o lado oposto ao da lesão. O *head thrust* mostra a sacada corretiva no deslocamento rotacional súbito da cabeça para o lado doente. A hiper-reatividade na prova calórica observada na fase aguda e, posteriormente, a hiporreatividade são eventualmente as únicas formas de identificar o lado acometido.

Apresenta melhora gradual, depois de um período variável entre 24 horas e alguns dias; geralmente os sintomas cessam após 2 a 3 semanas. No período de recrudescência, a marcha e a movimentação cervical podem desencadear novas crises. Como o quadro é autolimitado, o tratamento é sintomático. Pode-se usar depressores labirínticos, estimular a deambulação precoce ou exercícios de reabilitação do equilíbrio. Este último tem mostrado bons resultados na aceleração da melhora do quadro. A grande discussão atualmente baseia-se na utilização controversa de anti-inflamatório não esteroide por um breve curso de 3 dias, já que ainda não há evidência científica suficiente para tal recomendação, embora pareça abreviar os sintomas.

CINETOSE

A cinetose é a intolerância ao movimento resultante de um conflito entre as informações proprioceptiva, visual e vestibular. Caracteriza-se por tontura, náuseas, vômito, sudorese, palidez, mal-estar generalizado, bocejos e salivação, resultados da estimulação excessiva do sistema vestibular. É mais frequente nas mulheres e rara antes dos 2 anos de idade e a partir da quinta década de vida.

Pode ser desencadeada por movimentos com aceleração linear ou rotatória. A intolerância geralmente surge às movimentações passivas em veículos. Também pode ocorrer em posição fixa, com o ambiente circundante movendo-se, como as estimulações optocinéticas ou rotatórias. Pode ocorrer primariamente, mas o surgimento repentino alerta para condições patológicas. A remissão é espontânea, em geral algumas horas após a exposição ao desencadeante.

Conselhos preventivos ao se viajar em automóveis incluem ingerir previamente depressores labirínticos (30 minutos antes), sentar no banco dianteiro e olhar para o cenário distante (nunca para o assoalho ou para a janela lateral), não sentar no banco voltado para trás e não ler durante o trajeto. O tratamento tem como finalidade reduzir os sintomas e estimular a compensação vestibular. Inclui modificações no estilo de vida, reabilitação vestibular e medicação. Orientações como fixar os olhos durante a crise e atividades que conjuguem os estímulos visuais com movimentação cefálica, como dança e patinação, são indicadas. A reabilitação vestibular tem na cinetose uma das suas melhores indicações. Os exercícios que atuam no ganho do reflexo vestíbulo-ocular promovem adaptação e estimulam positivamente a resolução dos conflitos sensoriais.

DÉFICIT VESTIBULAR BILATERAL

A arreflexia vestibular bilateral corresponde à total ausência de resposta do sistema vestibular aos estímulos provocativos, diagnosticada pela eletronistagmografia (0,6 a 2%) ou prova rotatória pendular decrescente. As etiologias são diversas, mas a ototoxicidade parece ser a mais frequente delas (20%). Outras causas incluem traumatismos, meningite, infecção labiríntica, tumores bilaterais (schwannoma vestibular), otosclerose, hidropisia endolinfática, cirurgia otológica, doença autoimune e idiopática.

Os sintomas mais frequentes são desequilíbrios e oscilopsia, que decorrem principalmente da deficiência dos reflexos vestibulares nos ajustes musculares motores para a manutenção do equilíbrio. Há aumento no número de quedas em comparação com as arreflexias vestibulares unilaterais (51 *versus* 30%). Seu diagnóstico é realizado por meio da prova rotatória pendular decrescente ou da eletronistagmografia com água gelada a fim de obter o máximo de estimulação periférica possível.

Em relação à ototoxicidade, determinados medicamentos prejudicam a cóclea e/ou vestíbulo, produzindo lesões tanto transitórias quanto definitivas. Podem se manifestar em vigência do uso da substância ou dias após a sua interrupção. Os sintomas podem se iniciar por zumbidos e hipoacusia. Pode ocorrer oscioloscopia. São exemplos os aminoglicosídeos, diuréticos de alça, ácido acetilsalicílico, anti-inflamatórios não hormonais, anticonvulsivantes, antidepressivos tricíclicos, quimioterápicos, antimaláricos e betabloqueadores.

FÍSTULAS LABIRÍNTICAS

São soluções de continuidade entre a orelha interna e estruturas adjacentes, podendo ser uma comunicação da orelha média com a interna através de escape de perilinfa na região da janela oval ou redonda (*fístulas perilinfáticas*) ou a *síndrome da deiscência do canal semicircular*, em que há falha na cobertura da porção óssea, formando uma terceira janela patológica.

A causa mais comum de fístulas perilinfáticas é a pós-estapedectomia, mas se estiverem vinculadas a traumatismo craniano, barotraumatismo, esforço físico e infecções da orelha média. Raramente é espontânea, mas em casos de malformação (p. ex.,

Mondini) pode haver predisposição individual para a formação de fístula. Essa hipótese deve ser considerada em casos de hipoacusia congênita.

Os sítios de ocorrência podem ser as janelas oval (mais frequente) ou redonda. Além dos sintomas vestibulares, leves ou incapacitantes, ocorrem zumbido e disacusia neurossensorial flutuante. Não existe padrão típico de audiometria, podendo variar de perdas em graves, em agudos e curva achatada, mas com ausência característica de alterações na discriminação. Perda condutiva por vezes é observada. Pode ocorrer aumento do potencial de somação na eletrococleografia, mas esse teste não é sensível ou específico para fístula endolinfática. A melhora do limiar tonal e da discriminação vocal após 30 minutos em Trendelenburg (teste de Fraser) pode ser útil. As provas vestibulares não fazem diagnóstico. A alteração mais consistente é a redução da resposta do lado acometido na prova calórica.

O fenômeno de Túlio (vertigem na presença de sons de alta intensidade) e o sinal de Hennebert (nistagmo desencadeado pela pressão positiva no trágus) não são patognomônicos, porém sugestivos. Um sinal positivo para fístula mostraria um desvio lento conjugado dos olhos contralateral ao ouvido testado, seguido de 3 ou 4 nistagmos ipsilaterais.

O tratamento consiste em repouso com a cabeça elevada, laxantes, monitoramento das funções auditivas e vestibular, não assoar o nariz. Três cuidados básicos devem ser tomados: preservar a cabeça acima do nível do coração, evitar levantar peso acima de 5 quilos e elevar a cabeceira em cerca de 6 cm. A maioria dos casos evolui com fechamento espontâneo. Não havendo melhora dos sintomas, indica-se o tratamento cirúrgico. Dependendo da escola, o tratamento cirúrgico com timpanotomia exploradora é realizado como primeiro tratamento ou após 20 dias diante de falha do tratamento clínico. A cirurgia pode ser realizada por via transmeática, expondo a região do estribo, platina e janela redonda. Identificando-se a presença de fístula nessas regiões, promove-se o fechamento da fístula utilizando interposição de gordura, fáscia temporal ou pericôndrio. A redução das queixas vestibulares varia de 49 a 100%, e a audição tende a não melhorar em 24 a 49% dos casos. Como cuidados pós-operatórios, o paciente deve permanecer em repouso absoluto no primeiro dia, relativo no segundo dia e evitar exercícios físicos durante 1 mês.

Já em relação à deiscência do canal semicircular posterior, a etiologia é desconhecida, sendo provável que se trate de alteração congênita com sintomatologia que se manifesta na vida adulta. Caracteriza-se por sintomas de origem vestibular e coclear, sendo os mais comuns vertigem e oscilopsia induzida por ruído ou manobra e autofonia e hiperacusia. O achado audiométrico típico é de *gap* aéreo-ósseo em frequências baixas e medianas (menores que 2.000 Hz). Exames de imagem, como a tomografia computadorizada (TC) de alta resolução, podem confirmar o diagnóstico. O tratamento consiste em evitar os desencadeantes, como estímulos sonoros e pressóricos, e, em caso de sintomas importantes, o tamponamento da deiscência pela fossa média do crânio é indicada.

PRESBIVESTIBULIA

É uma etiologia particular entre todas elas e, para alguns autores, constitui diagnóstico de exclusão. Ocorre por um processo natural de senilidade de todas as estruturas envolvidas nas informações e controle do equilíbrio, incluindo o próprio sistema vestibular periférico e central. Dados estatísticos mostram que a vertigem é o sintoma mais comum após os 65 anos de idade; acomete 47% dos homens e 61% das mulheres com mais de 70 anos; é a principal queixa após os 75 anos de idade; e 81 a 91% dos idosos são atendidos nos ambulatórios de geriatria com essa queixa.

Os sintomas vestibulares apresentados pelos idosos são aqueles que reproduzem as lesões dos segmentos comprometidos: desequilíbrio na marcha, inabilidade de coordenar os movimentos e a postura, oscilopsia. A presbiacusia pode estar presente ou não. O exame minucioso da função vestibular fornece pistas importantes para o estadiamento do processo de envelhecimento e sua evolução clínica. A presença de nistagmos de alta frequência como resposta à estimulação calórica, denominado microescritura, é sinal eletronistagmográfico do sofrimento do sistema vestibular pelo comprometimento senil.

O primeiro passo na abordagem do idoso é a resolução das comorbidades associadas. Devem ser rastreados problemas visuais, auditivos, cardiológicos e articulares e, uma vez presentes, a primeira intervenção terapêutica é corrigi-los. Uma das principais metas do tratamento é evitar as quedas, responsáveis por alta taxa de morbimortalidade entre os idosos e que aumentam em frequência com a progressão da idade. A melhor opção terapêutica é a reabilitação vestibular.

TONTURA CRÔNICA SUBJETIVA

A tontura crônica subjetiva (TCS) caracteriza-se pelos seguintes critérios: tontura não vertiginosa (como desequilíbrio, instabilidade, cabeça leve) há pelo menos 3 meses e presente na maioria dos dias, hipersensibilidade ao movimento do próprio corpo ou do ambiente circundante há pelo menos 3 meses e piora dos sintomas com estímulos visuais complexos (p. ex., ambientes lotados, decoração poluída, estímulos optocinéticos) ou ao desempenhar tarefas que requeiram precisão visual (p. ex., ler ou usar um computador). Ela afeta mulheres e homens em uma relação de 2 para 1, respectivamente.

Além dos três critérios principais, em geral o paciente não apresenta doença vestibular ativa ou uso de medicações ou outras condições médicas que justifiquem os sintomas. O diagnóstico da tontura crônica subjetiva, no entanto, não é de exclusão, e o paciente pode apresentar vestibulopatias associadas; contudo, elas não explicam completamente todos os sintomas apresentados. Uma outra situação comum que ocorre em 20 a 60% dos casos é a de pacientes que em algum momento da vida desenvolveram alguma vestibulopatia (p. ex., VPPB ou neurite vestibular), a qual foi controlada ou resolvida, porém o paciente evoluiu com um quadro de tontura crônica inespecífica compatível com a tontura crônica subjetiva.

Outro ponto a ser ressaltado é o fato de os testes otoneurológicos complementares apresentarem-se normais ou com resultados inespecíficos e exames de neuroimagem excluírem lesões anatômicas otoneurologicamente significantes.

A tontura crônica subjetiva era anteriormente chamada tontura psicogênica, por sua conhecida relação com transtornos ansiosos, que estão presente em 80% dos casos em alguns estudos. Contudo, este termo traz a ideia de que a tontura surgiu secundariamente ao transtorno ansioso, o que se verificou em apenas 30% dos casos, mas também é esperado que um paciente que sofra diariamente com sintomas de tontura desenvolva em algum momento um transtorno psiquiátrico associado. Deste modo, são descritos três tipos de associação da tontura crônica subjetiva com os transtornos ansiosos: a tontura crônica subjetiva do tipo otogênico, em que o transtorno ansioso surge secundariamente ao quadro de tontura, a do tipo psicogênico, em que o quadro ansioso precede o quadro de tontura, e a do tipo interativo, em que um paciente com um transtorno psiquiátrico preexistente desenvolve uma vestibulopatia aguda que evolui para TCS e, então, ambos os distúrbios contribuem um para a piora do outro. Foram descritas também associações da TCS com transtornos depressivos e migrânea.

Nas *afecções do sistema nervoso central* a vertigem é um sintoma muito comum; o paciente geralmente não assume a postura ereta e possui outros sintomas concomitantes que sugerem uma causa central. O problema ocorre quando o paciente apresenta apenas a vertigem como único sintoma, pois normalmente é associada a labirintopatias, não se investigando causas centrais para tal sintomatologia. Há trabalhos que mostram incidências de quase 5% de vestibulopatias centrais de causa vascular e até 11% de vestibulopatias centrais diversas que cursaram apenas com vertigem.

ATAXIA

A ataxia, alteração de equilíbrio, é caracterizada por falta de coordenação motora, que não tem origem no sistema musculoesquelético, nas vias nervosas relacionadas à sua atividade ou transtornos psiquiátricos. Classifica-se em:

- Ataxia vestibular: resulta das mesmas lesões (centrais e periféricas) que causam a vertigem
  - Quadro clínico: o nistagmo está presente, sendo tipicamente unilateral e pronunciado ao se olhar para o lado contralateral do envolvimento vestibular. A falta de coordenação dos membros é aparente quando o paciente tenta ficar de pé ou caminhar
- Ataxia cerebelar: é produzida por lesões do próprio cerebelo ou suas conexões nos pedúnculos cerebelares, ponte ou núcleo rubro
  - Quadro clínico: é comumente associada a hipotonia, que resulta na manutenção defeituosa da postura; falta de coordenação dos movimentos voluntários (tremor intencional, dismetria terminal, decomposição do movimento). Em razão do importante papel do cerebelo no controle dos movimentos oculares, as anormalidades dele são uma consequência frequente da doença cerebelar, incluindo nistagmo e oscilações oculares relacionadas, paresias, além de movimentos sacádicos anormais
- Ataxia sensitiva: resulta das perturbações que afetam a via proprioceptiva nos nervos sensitivos periféricos, raízes sensoriais, cordões posteriores da medula ou lemniscos laterais. As lesões talâmicas e dos lobos parietais são causas raras de hemiataxia sensitiva contralateral
  - Quadro clínico: alterações da marcha e da movimentação dos membros inferiores de modo simétrico. Os membros superiores estão envolvidos em menor grau ou são inteiramente poupados. Vertigem, nistagmo e disartria estão caracteristicamente ausentes
- Ataxia frontal: resulta de lesão no lobo frontal. Reflete uma falta de integração entre o córtex cerebral, os núcleos da base e o cerebelo. O paciente apresenta comprometimento da coordenação manifestada por perseveração, que é a dificuldade de passar de um movimento para outro. Além disso, também ocorre perda de movimentos axiais complexos (aprendidos durante a vida), que é mais precoce do que aquelas verificadas em relação ao movimento apendicular.

NISTAGMO

O nistagmo é reflexo do sistema vestibular sobre a movimentação ocular. Pode ser de dois tipos: lento, que tem origem em fibras que atravessam o fascículo longitudinal medial e a formação reticular; e rápido, com origem na formação reticular.

Causas periféricas

Geralmente cursam com nistagmos que cedem em 24 a 48 h e com crises que duram cerca de horas, fatigáveis com a fixação do olhar e que não mudam de sentido com a fixação do olhar para o lado.

Causas centrais

Em geral, a vertigem, o nistagmo, as náuseas e os vômitos são mais pronunciados nas lesões periféricas. Contudo, uma observação frequente é o nistagmo pronunciado sem vertigem em grau correspondente, o que não ocorre com doenças periféricas. O *nistagmo* de causa central pode ser uni ou bidirecional, puramente horizontal, vertical ou rotatório, e caracteristicamente piora com fixação visual, e em geral dura minutos (quando associado a ataques).

CONSIDERAÇÕES GERAIS SOBRE A VERTIGEM CENTRAL

O encontro de sinais de envolvimento de estruturas centrais é importante no diagnóstico de vertigem de origem central. O estabelecimento do tempo de curso da perturbação pode sugerir sua causa. O aparecimento súbito de desequilíbrio ocorre com *infartos* e *hemorragias do tronco encefálico ou cerebelo*. O desequilíbrio episódico de aparecimento agudo sugere acidente isquêmico transitório (AIT) na distribuição arterial basilar, vertigem postural paroxística benigna ou síndrome de Ménière. O desequilíbrio em decorrência de AIT geralmente é acompanhado por déficit em nervos cranianos, sinais neurológicos nos membros ou ambos. O desequilíbrio crônico, progressivo, que evolui de semanas a meses, é mais sugestivo de perturbação tóxica ou nutricional. A evolução ao longo de meses a anos é característica de degeneração cerebelar, olivopontocerebelar ou espinocerebelar idiopática.

A história médica deve ser cuidadosamente investigada para evidência de doenças e substâncias que possam ser responsáveis pelo desequilíbrio. Os distúrbios associados ao desequilíbrio incluem anemia perniciosa, sífilis, hipotireoidismo, síndromes paraneoplásicas e tumores cerebelares. Quanto aos antecedentes familiares, um distúrbio degenerativo, hereditário, pode ser a causa da ataxia cerebelar progressiva crônica.

Todos os pacientes com vertigem e suspeita de causa central devem ser submetidos a exame físico geral minucioso, exames neurológicos e otoneurológicos completos, além de investigação laboratorial e por meio de imagem, de acordo com as hipóteses diagnósticas.

As principais condições centrais causadoras de vertigem são isquemia e infarto vertebrobasilar.

Isquemia e infarto vertebrobasilar

Ataques isquêmicos transitórios e infartos no sistema vertebrobasilar estão frequentemente associados a ataxia ou vertigem. Anormalidades do fluxo sanguíneo no sistema vestibular são causas comuns de sintomas vestibulares. A apresentação clínica é variada. Diversas patologias podem acarretar perda da função vestibular de forma permanente (infarto hemorrágico ou oclusão arterial por tromboembolismo) ou transitória (estenose arterial, vasospasmo com *shunt* arterial com inversão do fluxo sanguíneo), como ocorre na síndrome do roubo da subclávia.

Infarto lateral do bulbo

O infarto lateral do bulbo produz a síndrome de Wallenberg, que representa a isquemia da região dorsolateral da medula, e é mais frequentemente devido à oclusão da artéria vertebral proximal (mais raramente da cerebelar posteroinferior).

O quadro clínico é variado, dependendo do grau de infarto, mas tipicamente consiste em vertigem, náuseas, vômitos (núcleos vestibulares); disfagia (por paralisia ipsilateral de palato, faringe e laringe, devido ao envolvimento do núcleo ambíguo do vago e das fibras do glossofaríngeo); rouquidão, nistagmo espontâneo (envolvimento do núcleo vestibular); síndrome ipsilateral de Horner (devido ao envolvimento das fibras simpáticas pré-ganglionares que se originam no hipotálamo); ataxia dos membros, dismetria, disritmia e disdiadococinesia ipsilateral (devido ao envolvimento do pedúnculo cerebelar inferior); prejuízo de todas as modalidades sensitivas na face ipsilateralmente (pelo envolvimento do núcleo e do trato trigeminal descendente); perda do sentido de posicionamento dos membros (acometimento grácil e cuneiforme); prejuízo da percepção da dor e temperatura do corpo contralateral (comprometimento das fibras espinotalâmicas cruzadas); e hipotonia ipsilateral do músculo reto lateral e da musculatura da face (envolvimento dos núcleos do facial e abducente).

Síndrome pontomedular lateral

A isquemia na região irrigada pela artéria cerebelar anteroinferior (AICA) resulta em infarto da região pontomedular e da região cerebelar inferolateral.

Em cerca de 80% dos indivíduos a artéria labiríntica se inicia a partir da AICA; portanto, nesses casos há infarto labirinto membranoso.

O quadro clínico resume-se em: vertigem grave, nistagmo espontâneo, náuseas e vômitos, perda auditiva neurossensorial, zumbido, paralisia facial e assinergia cerebelar.

Outros sintomas neurológicos associados são perda ipsilateral da sensação dolorosa e de temperatura da face (resultante do envolvimento do núcleo e das fibras descendentes do trato trigeminal) e perda contralateral da sensação de dor e temperatura do corpo (devido ao envolvimento das fibras espinotalâmicas).

O curso clínico desta síndrome consiste em um surto agudo seguido de melhora gradual. A vertigem pode persistir por semanas ou meses devido ao comprometimento do mecanismo de compensação central.

Infarto e hemorragia cerebelar

O cerebelo é alimentado por três vasos: artérias cerebelar superior, cerebelar anteroinferior e cerebelar posteroinferior. O território alimentado por cada um desses vasos é altamente variável, tanto de um indivíduo para outro quanto entre dois lados do cerebelo em um mesmo paciente.

O infartamento cerebelar resulta da oclusão de uma artéria cerebelar; as síndromes clínicas produzidas podem ser diferenciadas apenas pelos achados associados no tronco encefálico. Em cada caso, os sinais cerebelares incluem ataxia ipsilateral dos membros e hipotonia. Outros sintomas e sinais, tais como cefaleia, náuseas, vômitos, vertigem, nistagmo, disartria, paralisias oculares ou do olhar, fraqueza facial ou perda sensitiva e hemiparesia contralateral ou déficit hemissensitivo podem estar presentes.

O infartamento do tronco encefálico ou compressão pelo edema cerebelar pode resultar em coma e morte. A vasta maioria das hemorragias cerebelares é provocada por doença vascular hipertensiva; causas menos comuns incluem terapia de anticoagulação, malformação arteriovenosa, discrasia sanguínea, tumor e traumatismo.

O quadro clínico resume-se em: aparecimento súbito de cefaleia, que pode ser acompanhada por náuseas, vômitos e vertigem, seguida por ataxia da marcha e alteração da consciência.

O diagnóstico e a diferenciação entre os infartos isquêmico e hemorrágico é feito por TC e/ou RMN. O diagnóstico radiológico precoce é importante porque, em casos de compressão do tronco encefálico, a descompressão cirúrgica com drenagem do hematoma ou ressecção do tecido infartado o mais breve possível pode ser vital.

Insuficiência vertebrobasilar

É uma causa comum de vertigem, principalmente em idosos.

Quanto ao quadro clínico, ocorre abruptamente, dura alguns minutos e com frequência está associada a náuseas e vômitos. Os sintomas associados são decorrentes da isquemia que ocorre nas áreas supridas pela circulação posterior e incluem queda, fraqueza, defeitos no campo visual, diplopia e cefaleia, além de *drop-attacks*. Tais sintomas podem ou não ocorrer isoladamente às crises de vertigem. As incidências dos sintomas mais comuns são: vertigem (48%), alucinações visuais (10%), *drop-attacks* (10%), sensações visuais (8%), escotomas (5%), diplopia (5%), cefaleia (3%) e outros (8%).

A IVB geralmente é causada por placas de aterosclerose na artéria subclávia, vertebral e basilar. Os episódios de IVB podem ser precipitados pela hipotensão postural, Stoke-Adams ou compressão cervical por artroses. São pacientes de risco: maiores de 50 anos de idade, ateromatose, hiperlipidemia, hipertensão, DM e tabagismo.

O tratamento com anticoagulantes é reservado a pacientes com episódios frequentes e incapacitantes, e em indivíduos cujos sinais e sintomas sugiram um trombo em evolução, principalmente se ocorrer na artéria basilar. Nesses casos é administrada heparina IV em bólus de 5.000 UI seguido de infusão contínua de 1.000 UI/hora. A manutenção é feita com varfarínicos. O tratamento cirúrgico (*bypass* ou remoção da placa aterosclerótica) pode ser usado, porém suas indicações não são bem definidas, sendo feito principalmente quando o sítio da lesão é a carótida. Nas artérias mais profundas do pescoço o acesso cirúrgico é difícil, por isso raramente é indicado.

Esclerose múltipla

Caracteriza-se pela presença de placas de desmielinização com proliferação de tecido glial em vários pontos do SNC. Sua causa ainda é desconhecida e acomete indivíduos na terceira ou quarta décadas de vida.

A doença evolui em surtos de desmielinização que geram, na fase aguda, sintomas exuberantes que variam conforme o local acometido, deixando sempre um grau de sequela. As sequelas vão se somando a cada crise.

Os sintomas otoneurológicos são frequentes na doença. A esclerose múltipla (EM) pode produzir distúrbios do equilíbrio de origem cerebelar, vestibular ou sensitiva. Os sinais cerebelares estão associados a áreas desmielinizadas na substância branca do cerebelo, pedúnculos cerebelares ou tronco encefálico. O envolvimento das vias vestibulares no tronco encefálico produz vertigens, que podem ter aparecimento agudo, sendo, por vezes, posicionais.

Quanto ao quadro clínico, a vertigem é o sintoma inicial em 5% dos pacientes, mas ocorre no curso da doença em 50% dos casos. A ataxia da marcha provocada pelo envolvimento cerebelar é uma queixa inicial em 1 de cada 8 pacientes. Sinais cerebelares estão presentes em cerca de um terço dos pacientes quando do exame inicial, e desenvolvem-se ao longo da doença no dobro deste número. Quando ocorre a ataxia da marcha, é mais frequentemente cerebelar em vez de sensitiva. Ataxia dos membros em geral está presente, sendo quase sempre bilateral, e tende a afetar tanto os membros inferiores quanto os superiores.

A perda auditiva ocorre em 10% dos pacientes, podendo ser aguda (horas ou dias), subaguda (meses) ou mais insidiosa. A hipoacusia é de caráter neurossensorial e a discriminação é muito ruim. Diplopia, embaçamento ou perda da visão também podem ocorrer.

Frequentemente encontramos, no exame otoneurológico, alterações dos movimentos sacádicos do olhar e desorganização do rastreio ocular (sacádico, atáxico ou abolido). O nistagmo é um dos achados físicos mais comuns; o optocinético se encontra diminuído e o espontâneo é quase sempre proeminente, e caracteristicamente atáxico e permanente (80% dos nistagmos atáxicos ocorrem por EM). O teste calórico é anormal em 25% dos pacientes.

O diagnóstico baseia-se nos sintomas clínicos e exames radiológicos (RMN), uma vez que achados laboratoriais são inespecíficos: aumento de gamaglobulina e da proteína mielínica básica. O líquido cefalorraquidiano (LCR) pode revelar bandas oligoclonais, IgG elevada, proteína aumentada, ou uma ligeira pleocitose linfocítica. A RMN é útil para o diagnóstico, detectando lesões da substância branca em cerca de 70 a 95% dos casos.

NEUROFARMACOLOGIA DE DISTÚRBIOS DO SISTEMA VESTIBULAR

Opções terapêuticas para o tratamento de doenças vestibulares são restritas a tratamentos farmacológicos, reposicionamento de manobras, liberação de partículas cirúrgicas e reabilitação. Nos órgãos terminais periféricos, os fármacos que atuam sobre o aparelho vestibular têm alvos celulares diversos. Esses objetivos estão envolvidos na homeostase de líquidos e eletrólitos na orelha interna, na regulação do fluxo sanguíneo e da homeostase e sobrevivência celular, e na modificação de processos sensoriais, incluindo a transdução mecanoelétrica em células capilares e o processamento pós-transducional de informações sensoriais. Nos núcleos vestibulares, no SNC, os efeitos de fármacos são de mais difícil definição devido à complexidade dos sistemas neurais envolvidos no processamento da informação vestibular. Enfocamos nossa análise de fármacos com efeitos centrais sobre aqueles que atuam em receptores de neurotransmissores e canais iônicos.

Do ponto de vista farmacológico, é importante enfatizar que a porção central do sistema vestibular é isolada do fluxo sanguíneo sistêmico pela barreira hematencefálica, enquanto a periferia do vestíbulo é isolada pela barreira hematolabiríntica. Devido a isso, alguns medicamentos podem afetar uma região sem afetar a outra. Foram também concebidas estratégias que permitem a administração local de alguns fármacos, limitando, assim, os seus efeitos sistêmicos.

Fármacos com efeitos em neurotransmissores e receptores neuromoduladores

Na orelha interna, as células ciliadas do neuroepitélio vestibular estabelecem sinapses com neurônios aferentes e recebem inervação do sistema neuronal eferente. O neurotransmissor principal das sinapses aferentes celulares é o glutamato; as sinapses neuronais eferentes liberam acetilcolina como neurotransmissor primário. O glutamato liberado nas sinapses aferentes das células ciliadas interage com vários subtipos de receptores de aminoácidos excitatórios (EAA), incluindo ácido N-metil-D-aspártico (NMDA), ácido amino-3-hidroxila-5-metil-4-isoxazol-propiônico (AMPA), receptores de ácido caínico (KA) e receptores metabotrópicos. Os receptores de NMDA participam na determinação da descarga basal e resposta tônica aos estímulos sustentados, enquanto os receptores não NMDA parecem mediar as respostas à estimulação mecânica de alta frequência.

Células capilares e neurônios eferentes também liberam diversas substâncias neuroativas, incluindo peptídio relacionado ao gene da calcitonina (CGRP), substância P, peptídios opioides, endocanabinoides, GABA, trifosfato de adenosina (ATP), adenosina e histamina. Além dos neurotransmissores que participam do processamento de informações sensoriais, o vestíbulo também recebe inervação simpática e parassimpática, o que provavelmente explica a presença de catecolaminas na orelha interna.

Os neurônios aferentes primários do sistema vestibular fazem sinapses com neurônios dos núcleos vestibulares, onde liberam glutamato e, provavelmente, aspartato como neurotransmissores. Os neurônios dos núcleos vestibulares enviam projeções glutamatérgicas, colinérgicas e GABAérgicas para numerosas partes do SNC, incluindo o cerebelo, núcleos oculomotores, núcleos vestibulares contralaterais, núcleos autonômicos, medula espinal, tálamo e córtex cerebral. Os núcleos vestibulares recebem projeções oriundas do sistema visual, particularmente do sistema óptico acessório (um sistema que desempenha um papel para diferenciar os movimentos de um sujeito dos ambientais) e o córtex visual. Os núcleos vestibulares também recebem sinais proprioceptivos, especialmente das regiões cervicais, do cerebelo e de diversas fibras que se originam de núcleos diencefálicos. As numerosas e diversas entradas sinápticas aos núcleos vestibulares fazem parte dos processos integrativos muito complexos envolvidos no controle postural e na estabilização do olhar.

Os neurônios dos núcleos vestibulares também expressam receptores EAA NMDA e não NMDA. Entre outras funções, esses receptores medeiam a principal entrada excitatória para os neurônios vestibulares que se originam dos aferentes primários. Os receptores EAA alteram a sua expressão de uma forma dinâmica. Por exemplo, os receptores NMDA medeiam uma depressão de longa duração que forma uma parte significativa do mecanismo que suprime a atividade dos neurônios dos núcleos vestibulares após ablação labiríntica. Além dos receptores EAA que medeiam a entrada a partir da periferia vestibular, os neurônios dos núcleos vestibulares expressam uma variedade de receptores de neurotransmissores que medeiam as muitas influências integradoras que esses núcleos recebem. Entre eles estão os receptores GABA-A e GABA-B e receptores de glicina que mostram uma colocalização extensa com receptores GABA, receptores histamínicos H_1, H_2 e H_3, receptores serotonínicos 5-HT$_1$ e 5-HT$_2$, receptores adrenérgicos $\alpha 2$, $\alpha 1$ e β, receptores muscarínicos colinérgicos (mACh) e nicotínicos (nACh) em todos os núcleos vestibulares, receptores opioides, receptores canabinoides CB1, neurotrofina Trk A, B e C, e, finalmente, os receptores de glicocorticoide.

Todas essas entradas sinápticas nos núcleos vestibulares participam do desenvolvimento de vários processos fisiológicos, e seu estudo tem contribuído para o conhecimento da fisiologia integrativa dos núcleos vestibulares e para os diversos mecanismos fisiopatológicos envolvidos nos distúrbios vestibulares. A inibição GABAérgica comissural parece ser exclusivamente mediada pelos receptores GABA-A, cuja atividade é antagonizada pela bicuculina e reforçada pelas benzodiazepinas. A inervação serotoninérgica e dopaminérgica dos núcleos vestibulares pode explicar a associação observada entre alterações vestibulares, transtornos de ansiedade e enxaqueca. A ativação dos receptores de glicocorticoides parece desempenhar um papel importante nos processos que levam à compensação vestibular. Isso explicaria a ação benéfica dos esteroides neuroativos, como a dexametasona, na plasticidade vestibular.

A principal saída dos neurônios do núcleo vestibular é colinérgica, mas eles também produzem outras substâncias neuroativas, como o óxido nítrico, que parece desempenhar um papel significativo nos processos de compensação vestibular. Processos relacionados com o óxido nítrico podem ser responsáveis por alguns dos efeitos colaterais dos medicamentos amplamente utilizados na clínica, como a sildenafila, que normalmente podem produzir alterações na visão, incluindo diplopia e tonturas em 2% dos pacientes. Esses eventos têm sido atribuídos exclusivamente aos efeitos cardiovasculares dos fármacos, mas parece igualmente provável que possam ser causados por alterações na atividade vestibular, o que, até onde sabemos, não foi estudado nesses pacientes. Na verdade, há relatos de pacientes que desenvolvem sintomas vestibulares graves após uma única dose de 50 mg de sildenafila.

A complexidade das conexões sinápticas que determinam a atividade dos neurônios aferentes nos órgãos finais vestibulares, juntamente com a intrincada sinaptologia do núcleo vestibular, determina que muitos fármacos que agem sobre os receptores sinápticos podem influenciar a atividade do sistema vestibular.

Fármacos que agem em receptores de acetilcolina

Entre os fármacos que modulam a atividade colinérgica, a escopolamina e a atropina têm a aplicação clínica mais significativa para o tratamento de distúrbios vestibulares. Outros fármacos colinérgicos, como a fisostigmina e a neostigmina, têm sido utilizados experimentalmente para induzir uma síndrome de doença de movimento.

A escopolamina (também conhecida como butilescopolamina e butilbrometo de hioscina) e a atropina são alcaloides de origem natural; ambas são inibidores competitivos não seletivos de receptores mACh. A fisostigmina e a neostigmina são colinomiméticos que inibem a acetilcolinesterase no SNC e no sistema nervoso periférico, respectivamente. Ambos os inibidores se ligam ao local ativo da enzima e reduzem a hidrólise da acetilcolina durante até 4 horas.

A escopolamina é o fármaco mais comumente usado em distúrbios vestibulares. É um dos medicamentos mais eficazes para o tratamento do enjoo; no entanto, ainda não foi determinado se o seu efeito ocorre no sistema vestibular periférico ou central. Um estudo recente analisou a literatura (14 trabalhos, 1.025 indivíduos) comparando a eficácia da escopolamina e de outros agentes empregados na prevenção e tratamento do enjoo. Os resultados indicam que a escopolamina produziu um efeito favorável significativamente maior do que o placebo e que não há diferença significativa na eficácia da escopolamina e dos antagonistas dos canais de cálcio, anti-histamínicos, metilescopolamina ou uma combinação de escopolamina e efedrina. Os efeitos colaterais frequentes do uso de escopolamina são visão turva e boca seca; ocasionalmente, também ocorre confusão. Baixas doses de escopolamina ou atropina produzem uma taquicardia transitória associada ao pico de seu efeito (90 minutos após a escopolamina oral). Devido à curta vida média da escopolamina no plasma e dos seus efeitos adversos, o uso clínico de escopolamina administrada por via oral é limitado. Para diminuir a incidência de efeitos adversos, foi desenvolvido um sistema de dosagem transdérmica por meio de adesivos (*patches*). Estes adesivos estão disponíveis sob prescrição e contêm 1,5 mg de escopolamina, dos quais 5 µg/h são liberados, mantendo os níveis plasmáticos de escopolamina aproximadamente constantes ao longo de 8 a 9 dias.

Fármacos que agem em receptores de histamina

Foram identificados quatro receptores histaminérgicos, designados H_1 a H_4. Todos pertencem à superfamília da proteína G acoplada, sete receptores do segmento transmembranar. Tipicamente, no SNC, os receptores H_1 e H_2 são encontrados em terminais pós-sinápticos, ao passo que os receptores H_3 apresentam uma localização pré-sináptica em células não histaminérgicas, onde funcionam como heterorreceptores. Os receptores H_4 são tipicamente encontrados fora do SNC.

As fibras histaminérgicas no SNC originam-se do núcleo tuberomamilar do hipotálamo posterior. Esses neurônios têm uma descarga potencial espontânea, lenta e regular. A atividade dos neurônios tuberomamilares varia no ciclo dia–noite: é alta durante a vigília, reduzida durante o sono de ondas lentas e cessa durante o sono rápido do movimento ocular. Os neurônios histaminérgicos constituem um sistema altamente divergente que se projeta difusamente para várias áreas do cérebro através de caminhos ascendentes e descendentes. Estudos imuno-histoquímicos revelam uma inervação histaminérgica moderadamente densa que se projeta para os quatro núcleos vestibulares. Essas fibras consistem em axônios não mielínicos de diâmetro médio que exercem ações neuromodulatórias nos núcleos vestibulares.

A possibilidade de que a histamina pudesse atuar como neurotransmissor ou neuromodulador nos órgãos terminais vestibulares periféricos foi sugerida pela descoberta de que o astemizol, um antagonista do receptor H_1 que não penetra na barreira hematencefálica, suprime o nistagmo em pacientes com tontura crônica. Posteriormente, demonstrou-se que a histamina e outras substâncias que contêm imidazol aumentam a taxa de disparo aferente do nervo ampular, enquanto ambos os antagonistas de histamina, H_1 e H_2, inibem a atividade do nervo ampular. Um inibidor específico da histidina descarboxilase, a enzima que catalisa a síntese de histamina, reduziu o disparo do nervo ampular de uma maneira dependente da dose. A utilização de agonistas e antagonistas dos receptores H_1, H_2 e H_3 tornou possível que os investigadores determinassem que os receptores H_1 e provavelmente também H_3 são funcionalmente expressos nos órgãos finais vestibulares. Nas células ciliadas da crista ampular da cobaia, as alterações intracelulares do cálcio produzidas pela aplicação de histamina 10 µM foram bloqueadas pelos antagonistas H_1, H_2 e H_3 (prometazina, cimetidina e tioperamida).

No sistema nervoso central, a histamina modula a atividade dos neurônios vestibulares de segunda ordem, e diferentes efeitos foram observados dependendo do paradigma experimental utilizado. Estudos *in vivo* que usaram iontoforese de histamina mostraram diminuição na frequência de descarga de neurônios do núcleo vestibular em gatos. Em contraste, estudos *in vitro* que usaram fatias do núcleo vestibular descobriram que a histamina produziu um aumento na frequência de descarga dos neurônios do núcleo vestibular mediano (MVN) em ratos e cobaias. Estudos que usaram a gravação de remédios de células inteiras demonstraram que a histamina excitou neurônios do núcleo vestibular lateral (LVN) pela ativação de receptores H_2 pós-sinápticos. O MVN está envolvido principalmente no controle do olho e da cabeça, particularmente no plano horizontal, enquanto o LVN parece principalmente integrar a informação da aceleração linear e das alterações da gravidade do corpo para controlar reflexos vestibulospinais e postura.

Entre os anti-histamínicos, a betaistina, a difenidramina (geralmente em combinação com a teofilina), a meclizina, a sua derivada ciclizina e a prometazina têm sido as mais utilizadas no tratamento médico da vertigem. Na Europa, a betaistina é mais utilizada. Um estudo prospectivo na Inglaterra demonstra que, para o tratamento da doença de Ménière, 92% dos médicos prescrevem betaistidina. Em contraste, nos EUA os anti-histamínicos mais utilizados no tratamento de distúrbios vestibulares são difenidramina, meclizina (1 [(4-clorofenil) fenilmetil]−4 −[(3-metilbenzil) metil] piperazina), o seu derivado ciclizina e prometazina. As fenotiazinas (prometazina e proclorperazina) são os fármacos antieméticos mais frequentemente prescritos. Todos esses anti-histamínicos são principalmente antagonistas do receptor H_1, mas também têm um efeito anticolinérgico que é mais notável no caso da prometazina. Suas ações são centrais e periféricas, embora a ação central pareça essencial porque os anti-histamínicos que não atravessam a barreira hematencefálica não mostraram utilidade no tratamento da vertigem. Todos eles causam uma importante sedação e, devido ao seu potencial efeito anticolinérgico, a meclizina deve ser administrada com precaução em pacientes com asma, glaucoma ou hipertrofia prostática.

Embora a betaistina não seja aprovada para uso no manejo de síndromes vestibulares nos EUA, é o fármaco mais comumente utilizado nos países europeus, no Canadá e na América Latina para o tratamento da doença de Ménière. Estudos controlados demonstram que a betaistina foi o fármaco mais eficaz quando comparada com cinarizina, clonazepam, flunarizina ou *Ginkgo biloba* administrado por 120 dias a pacientes diagnosticados com doença de Ménière. Para os pacientes com alterações vestibulares periféricas diferentes da doença de Ménière, a betaistina foi tão eficaz quanto a cinarizina ou o clonazepam, e todos os três foram mais eficazes do que a flunarizina ou EGb 761 (extrato padronizado de *Ginkgo biloba*). Estudos que utilizaram uma combinação de cinarizina e dimenidrinato indicam que esta combinação poderia ser mais eficaz do que a betaistina no tratamento de pacientes com síndromes vertiginosas de origem periférica, tornando-a uma alternativa boa e segura à terapia padrão com betaistina para o tratamento de episódios agudos da doença de Ménière em terapia a longo prazo.

A betaistina é um análogo da histamina que tem ação antagônica sobre os receptores H_3. Tem também um efeito agonista fraco parcial sobre os receptores H_1 e H_2. Em fatias de tronco encefálico de ratos, a betaistina produziu uma ligeira ação excitatória nos neurônios do MVN e, apesar de sua aparente potência fraca, reduziu significativamente o efeito excitatório da histamina. Quando administrada de forma sustentada a gatos, a betaistina altera significativamente o *turnover* de histamina em neurônios do núcleo tuberomamilar. Nos órgãos finais vestibulares de roedores e anfíbios, a betaistina, bem como o seu metabólito, 2-(2-aminoetila) piridina, diminui a frequência de descarga dos neurônios aferentes vestibulares.

Desde a introdução da betaistina, tem sido relatado que sua administração reduz significativamente a incidência e gravidade da vertigem e produz uma diminuição na incidência de náuseas e êmese. Seu efeito clínico tem sido atribuído ao aumento do fluxo sanguíneo no sistema vestibular e na cóclea. Estudos eletrofisiológicos têm estabelecido que a ação clínica da betaistina é mais provavelmente produzida por uma influência inibitória exercida nos núcleos vestibulares e nos órgãos terminais periféricos. Esta ação inibitória modula a entrada sensorial aferente e a liberação de outros neurotransmissores e restabelece o equilíbrio bilateral da atividade nos neurônios aferentes.

Fármacos com efeitos sobre receptores de GABA

O possível papel do GABA na periferia vestibular tem sido amplamente discutido, mas ainda não se chegou a uma definição clara de sua função na transmissão sináptica em órgãos finais vestibulares. As vias GABAérgicas do cerebelo e as fibras comissurais dos núcleos contralaterais exercem uma poderosa entrada inibitória sobre os núcleos vestibulares, ativando os receptores GABA-A (ionotrópico) e GABA-B (metabotrópicos).

O diazepam é o benzodiazepínico mais utilizado no tratamento de distúrbios vestibulares, embora o lorazepam e o clonazepam também sejam frequentemente utilizados. O clonazepam é particularmente útil no tratamento da vertigem relacionada com a enxaqueca e a vertigem postural. O diazepam, um agonista típico dos receptores GABA-A, reduz significativamente a atividade elétrica espontânea dos neurônios nos núcleos vestibulares medianos, exercendo ações pré e pós-sinápticas em diversos grupos de neurônios. O efeito inibitório das benzodiazepinas na atividade elétrica dos núcleos vestibulares leva ao seu efeito terapêutico em síndromes vertiginosas; além disso, sua ação sedativa e ansiolítica contribui significativamente para o bem-estar dos pacientes.

O baclofeno, um agonista seletivo do receptor GABA-B, mostrou um efeito promissor, particularmente no tratamento da assimetria vestibular não compensada, em modelos animais. O baclofeno atua presumivelmente pelo aumento da inibição nos núcleos vestibulares e redes relacionadas, reduzindo consequentemente o nistagmo em pacientes com alterações vestibulares.

Alguns estudos mostraram que o baclofeno melhora o nistagmo alternativo periódico. Em contraste, o agonista do receptor GABA-A gabapentina (provavelmente também agindo em canais de cálcio) atua no nistagmo pendular.

Bloqueadores de canais de cálcio

A ubiquidade dos canais de cálcio determina que os seus bloqueadores podem exercer diversos efeitos no sistema vestibular central e periférico. Do ponto de vista farmacológico, a participação dos canais de cálcio na liberação de neurotransmissores nos terminais sinápticos constitui o principal alvo terapêutico dos bloqueadores dos canais de cálcio, embora a corrente de potássio ativada pelo cálcio também possa ser um alvo significativo que contribui para a ação desses fármacos. A liberação do neurotransmissor em células ciliadas é mediada por canais de cálcio ativados por alta tensão ($Ca_V 1.3$) que podem ser bloqueados por di-hidropiridinas.

A expressão dos canais de cálcio dos tipos L, N, P e Q tem sido demonstrada em neurônios aferentes primários do sistema vestibular. Todos esses canais, identificados com base em suas características biofísicas e farmacológicas, participam da geração da descarga potencial de ação e do controle da excitabilidade dos neurônios aferentes pela ativação da corrente de potássio ativada pelo cálcio. As correntes de cálcio que ocorrem nos neurônios aferentes também participam da liberação do neurotransmissor nos núcleos vestibulares.

Os neurônios dos núcleos vestibulares expressam altos limiares L e canais de cálcio do tipo N, bem como os baixos limiares dos canais de cálcio do tipo T. Assim, os bloqueadores dos canais de cálcio afetam a entrada e a saída da informação dos núcleos vestibulares. Dependendo do papel funcional dos subtipos de canal em cada sinapse, o efeito de alguns bloqueadores poderia ser maior do que outros, levando à seletividade. Nas sinapses no SNC, os canais de cálcio que participam da liberação do neurotransmissor são N ou tipo P/Q. Estes canais não são bloqueados pelas di-hidropiridinas. Em contraste, na célula ciliada para sinapse de neurônio aferente, eles são canais de tipo L sensíveis à di-hidropiridina. Uma vez que a maioria dos agentes utilizados nas clínicas são derivados de di-hidropiridinas, o efeito destes fármacos é principalmente periférico.

Os bloqueadores de canais de cálcio mais utilizados para o tratamento de perturbações vestibulares são nimodipino, nitrendipino (uma di-hidropiridina com efeito duradouro) e verapamil. Outras di-hidropiridinas de longa duração, como anlodipino, felodipino, nicardipino e nifedipino, raramente são utilizadas.

Os derivados de piperazina cinarizina e flunarizina, ambos com ação anti-histamínica, têm sido amplamente utilizados no tratamento de distúrbios vestibulares. A cinarizina, além de seu tipo L de bloqueio do canal de cálcio, atua como um bloqueador dos canais sensíveis à pressão de potássio. Isso pode ser relevante no vestíbulo, já que este último tipo de canal pode ser ativado quando a hidropisia endolinfática da orelha interna se desenvolve. Além disso, cinarizina e flunarizina têm ação anti-histamínica (atuando no receptor H_1) e potencial (embora muito fraco) antagonismo do receptor nicotínico. De modo decepcionante, nenhum estudo avaliou o papel exato dessas ações no efeito terapêutico desses fármacos.

As di-hidropiridinas nimodipino e nitrendipino são bloqueadores típicos de canais de cálcio do tipo L e exercem seu efeito sobre as correntes de cálcio nas células ciliadas, inibindo a liberação de neurotransmissores aferentes. O verapamil, embora pertença a uma classe química diferente de fenilalquilaminas, tipicamente utilizada para a sua ação antiarrítmica, também tem sido utilizado com sucesso na gestão da síndrome da migrânea vestibular.

Existem relatos que sugerem uma efetividade significativa da cinarizina no manejo da vertigem de origem periférica. Um estudo multinacional e multicêntrico em dupla ocultação comparou a eficácia da cinarizina (150 mg/dia) com a do nimodipino (30 mg 3 vezes/dia). Após 12 semanas de tratamento, o nimodipino diminuiu a incidência de ataques moderados de vertigem em 79% e os de vertigem grave em 85%, enquanto a cinarizina reduziu os ataques de vertigem moderada em 66% e de vertigem grave em 90%.

A gabapentina, originalmente pensada para atuar exclusivamente em receptores GABA, também tem um efeito bloqueador nos canais de cálcio, especificamente ligado à subunidade $\alpha2\delta$ desses canais. Este fármaco tem sido utilizado no tratamento da vertigem e de certos tipos de nistagmo de origem central.

Independentemente dos seus efeitos no nível vestibular, o bloqueio dos canais de cálcio tem efeito inotrópico negativo e ação antimigrânea. Os canais de cálcio também modificam diversos sinais celulares relacionados à apoptose. De fato, como os pacientes com alterações vestibulares têm alta prevalência de enxaqueca, o bloqueio de canais de cálcio (particularmente verapamil e nimodipino) oferece uma vantagem adicional por causa de seu efeito antienxaqueca.

Fármacos que atuam em canais de sódio

Diversos tipos de canais de sódio são expressos no neuroepitélio da orelha interna. Entre eles, o Na$_V$ 1.7 sensível a tetrodotoxina (TTX) desempenha um papel fundamental na descarga de potencial de ação em neurônios aferentes e nos neurônios de núcleos vestibulares. As correntes de sódio participam na ontogenia das células ciliadas e medeiam a geração do potencial de ação nos neurônios. A modificação farmacológica dos canais de sódio produz alterações significativas no padrão de excitabilidade e descarga dos neurônios aferentes.

A carbamazepina, um anticonvulsivante estruturalmente semelhante aos antidepressivos tricíclicos, é utilizada no tratamento da epilepsia, transtornos bipolares e neuralgia do trigêmeo. Sua ação está relacionada à estabilização do estado inativado do canal de sódio dependente de tensão; consequentemente, a carbamazepina reduz a excitabilidade celular. A carbamazepina tem sido utilizada no tratamento do zumbido. Em estudos de zumbido induzido por salicilatos em modelos de ratos, 15 mg/kg de carbamazepina (mas, especificamente, não 5 mg/kg ou 30 mg/kg) suprimiram as manifestações comportamentais do zumbido. Alterações vertiginosas tais como paroxismos vestibulares foram tratadas com doses baixas de carbamazepina (200 a 600 mg/dia) ou oxocarbamazepina; estes agentes mostram um efeito benéfico rápido. A carbamazepina deve ser considerada uma alternativa terapêutica ao uso de gabapentina, ácido valproico ou fenitoína. A carbamazepina e a oxocarbamazepina também têm sido utilizadas no tratamento da vertigem e particularmente em doenças paroxísticas. Em geral, os agentes utilizados no tratamento da epilepsia parecem promissores no tratamento da vertigem de diferentes origens.

CONSIDERAÇÕES FINAIS

Embora exista um grande arsenal farmacológico para o tratamento de distúrbios vestibulares, devido à complexidade deste órgão e aos processos adaptativos que compensam os déficits vestibulares, produzindo assim uma evolução complexa da sintomatologia vestibular, é extremamente difícil avaliar a eficácia da utilização comum de fármacos no tratamento de distúrbios vestibulares. Particularmente no caso da doença de Ménière, a evolução natural da doença tende a limitar os sintomas. Em alguns casos, apenas a recorrência de episódios de vertigem, ou a evolução da perda auditiva, permite ao clínico avaliar a utilidade real do tratamento farmacológico. A análise crítica da literatura existente revela que há uma falta significativa de informações que definem a utilidade real dos diversos fármacos utilizados no tratamento clínico de distúrbios vestibulares e que faltam estudos clínicos bem controlados que utilizem análise comparativa com altos níveis de confiabilidade. No entanto, o desenvolvimento de estudos básicos que abordam ações de fármacos nos níveis molecular, celular e de sistemas, combinado com ensaios clínicos confiáveis e bem controlados, fornecerá a base científica para novas estratégias racionais para o tratamento de distúrbios vestibulares.

Bibliografia

Benecke H, Agus S, Kuessner D, Goodall G, Strupp M. The burden and impact of vertigo: Findings from the REVERT Patient Registry. Frontiers Neurol. 2013; 4:136-43.

Bronstein AM. Benign paroxysmal positional vertigo: some recent advances. Current Opin Neurol. 2003; 16:1-3.

Casani AP, Piaggi P, Cerchiai N et al. Intratympanic treatment of intractable unilateral Meniere disease: gentamicin or dexamethasone? A randomized controlled trial. Otolaryngol Head Neck Surg. 2012; 146:430-7.

Chalela JA, Kidwell CS, Nentwich Luby M et al. Magnetic resonance imaging and computed tomography in emergency assessment of patients with suspected acute stroke: a prospective comparison. Lancet. 2007; 369:293-8.

Chang WC, Yang YR, Hsu LC et al. Balance improvement in patients with benign paroxysmal positional vertigo. Clin Rehab. 2008; 22:338-47.

Coelho DH, Lalwani AK. Medical management of Ménière's disease. Laryngoscope. 2008; 118(6):1099-108.

Gans RE. Vestibular rehabilitation: critical decision analysis. Semin Hear. 2002; 23:149-59.

Garduno-Anaya MA, Couthino De Toledo H, Hinojosa-Gonzalez R et al. Dexamethasone inner ear perfusion by intratympanic injection in unilateral Meniere's disease: a two year prospective, placebo-controlled, double-blind, randomized trial. Otolaryngol Head Neck Surg. 2005; 133:285-94.

Giray M, Kirazli Y, Karapolat H et al. Short-term effects of vestibular rehabilitation in patients with chronic unilateral vestibular dysfunction: a randomised controlled study. Arch Phys Med Rehabil. 2009; 90:1325-31.

Herdman SJ, Schubert MC, Das VE et al. Recovery of dynamic visual acuity in unilateral vestibular hypofunction. Arch Otolaryngol Head Neck Surg. 2003; 129:819-24.

Jäntschi L, Bolboacă SD. Exact probabilities and confidence limits for binomial samples: applied to the difference between two proportions. Scientific World Journal. 2010; 10:865-78.

Kerber KA. Vertigo presentation in the emergency department. Semin Neurol. 2009; 29:482-90.

Meyerhoff WL, Shea DA, Foster CA. Otitis Media, Cleft Palate, and Middle Ear Ventilation. Otolaryngology Head and Neck Surgery. 1981; 89(2):288-293.

Neuhauser H. Epidemiology of vertigo. Curr Opin Neurol. 2007; 20:40-6.

Silverstein H, Silverstein D. Analysis of Surgical Procedures in Patients with Vertigo. Otolaryngology Head and Neck Surgery. 1984; 92(2):225-8.

Skøien AK, Wilhemsen K, Gjesdal S. Occupational disability caused by dizziness and vertigo: a register-based prospective study. Br J Gen Pract. 2008; 58:619-23.

Smith-Wheelock M, Shepard NT, Telian SA. Physical therapy program for vestibular rehabilitation. Am J Otol. 1991; 12:218-25.

Strupp M, Brandt T. Diagnosis and treatment of vertigo and dizziness. Dtsch Arztebl Int. 2008; 105:173-80.

Strupp M, Dieterich M, Brandt T. The treatment and natural course of peripheral and central vertigo. Dtsch Arztebl Int. 2013; 110:505-16.

Strupp M, Kremmyda O, Brandt T. Pharmacotherapy of vestibular disorders and nystagmus. Semin Neurol. 2013; 33:286-96.

Toth AA, Parnes LS (1995). Intratympanic gentamicin therapy for Meniere's disease: preliminary comparison of two regimens. J Otolaryngol. 24:340-4.

Toyota H, Shimogori H, Sugahara K et al. A novel treatment for vestibular disorder with FGLM-NH$_2$ plus SSSR. Neurosci Lett. 2012; 526:128-32.

Yardley L, Owen N, Nazareth I et al. Prevalence and presentation of dizziness in a general practice community sample of working age people. Br J Gen Pract. 1998; 48:1131-5.

34 Vícios de Refração

Luís Antonio Gorla Marcomini e Sidney Júlio de Faria e Sousa

INTRODUÇÃO

A luz do meio ambiente que entra em nosso olho é focalizada na retina. A retina é uma membrana que forra o fundo do olho e tem a propriedade de transformar as imagens em impulsos elétricos (Figura 34.1). Esses impulsos são encaminhados pelos nervos ópticos e vias ópticas ao córtex cerebral occipital, onde os impulsos de ambos os olhos são integrados em uma impressão visual única. Não enxergamos com os nossos olhos, mas com o cérebro.

Para a focalização da luz na retina, o olho possui duas lentes: a córnea e o cristalino. A primeira tem graduação fixa de cerca de 43 dioptrias. A segunda é elástica e, por isso, pode variar a graduação entre 19 e 33 dioptrias, conforme as necessidades de focalização do olho. A córnea é a parte transparente do globo ocular. É como o vidro do relógio. O cristalino não é normalmente visível por estar localizado no interior do olho, atrás da íris. Íris é a estrutura que dá cor aos olhos e que apresenta uma abertura circular central para controlar a entrada de luz. Ela contrai com o aumento da luminosidade. O cristalino está preso a um músculo circular, denominado músculo ciliar, por meio de um delicadíssimo sistema de filamentos, tal como um boneco de marionete (Figura 34.1). Quando o músculo contrai, ele relaxa a tensão sobre os filamentos. Livre de tensão, o cristalino assume espontaneamente uma configuração mais curva, tornando-se uma lente mais convergente. Quando o músculo ciliar relaxa ele aumenta o seu diâmetro interno, tracionando o sistema filamentar. Tracionado pelos filamentos, o cristalino aplana e passa a apresentar menor poder convergente. A variação da curvatura do cristalino com o diâmetro interno do músculo ciliar é denominada acomodação visual. É ela que faz o ajuste fino da focalização das imagens na retina.

EMETROPIA, MIOPIA E HIPERMETROPIA

No olho ideal, chamado emétrope, a acomodação só é acionada no olhar de perto. Se o olho estiver focalizando o infinito, o músculo ciliar estará completamente relaxado; o mecanismo de acomodação em repouso e o cristalino exibindo a sua menor graduação. Apesar disso, a imagem estará focalizada na retina, uma vez que o poder óptico total, representado pela soma do poder da córnea com o do cristalino relaxado, é exatamente o necessário para colocar a imagem no fundo do olho. Em suma, o olho emétrope é aquele em que as imagens de objetos muito distantes são naturalmente focalizadas na retina sem nenhum esforço acomodativo (ver Figura 34.1). Quando o poder óptico do olho não é naturalmente ajustado ao seu comprimento, as imagens de objetos situados no infinito são focalizadas antes (no humor vítreo) ou depois da retina (atrás do olho). No primeiro caso dizemos que ele tem *miopia*, e no segundo, que tem *hipermetropia*. Em ambas as situações, ele é portador de um vício de refração.

A miopia ocorre quando o poder do sistema óptico do olho é excessivo para o comprimento do globo ocular (Figura 34.2). Isso ocorre em duas situações: quando o olho é exageradamente comprido ou quando o seu poder é exageradamente alto. O primeiro caso é o mais frequente. Em ambas as situações, as imagens estarão focalizadas em um plano anterior ao da retina. Os raios luminosos, que partem desse plano, formam borrões luminosos na retina, tornando a imagem final embaçada. A única maneira de o olho míope ver as imagens nítidas é aproximando o objeto de fixação até o ponto onde a imagem dele coincida com a da retina. Se o míope utilizar a acomodação para esse fim, a visão piorará devido ao aumento do poder total do olho.

Na hipermetropia, o poder total do olho é pequeno em relação ao comprimento do globo ocular (Figura 34.3). Isso ocorre também em duas situações: quando o olho é exageradamente curto ou quando o seu poder é exageradamente baixo. O primeiro caso é o mais frequente. Em ambas as situações as imagens serão focalizadas em um plano além da retina, de modo que para cada ponto do objeto a retina recebe um borrão luminoso, tornando

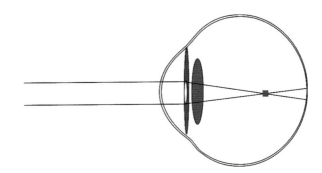

Figura 34.2 Olho míope.

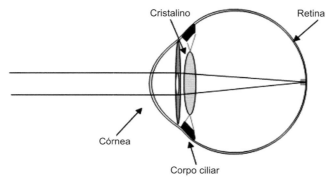

Figura 34.1 Olho emétrope.

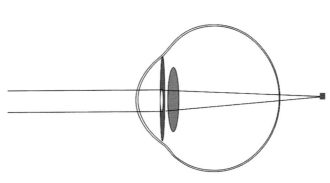

Figura 34.3 Olho hipermétrope.

a imagem final borrada. Como o problema é a falta relativa de convergência dos raios luminosos que penetram no olho, o hipermétrope se vale da acomodação para corrigir a sua deficiência óptica. Isso faz com que a pessoa hipermétrope raramente se queixe de baixa visão, pelo menos enquanto a acomodação visual estiver funcionando bem. A queixa nesse tipo de ametropia é de cansaço visual, uma vez que o olho hipermétrope usa incessantemente a acomodação, tanto para longe quanto para perto.

ASTIGMATISMO

Existe um terceiro vício de refração, denominado astigmatismo. Na verdade, ele é a combinação dos vícios de refrações convencionais com uma aberração óptica da córnea, também chamada de astigmatismo.

A superfície central da córnea é prevalentemente esférica, ou seja, todos os seus meridianos apresentam a mesma curvatura, independentemente de onde ela é observada. Como consequência, para cada ponto do objeto a córnea forma um ponto da imagem. Um sistema óptico com essa característica é classificado como um sistema estigmático. Nesse tipo de sistema, a imagem focalizada reproduz exatamente as características do objeto. Entretanto, quando a córnea é ovalada, mais especificamente, quando ela é tórica, seu polo mais achatado corresponde ao meridiano mais curvo e seu polo mais alongado, que lhe é perpendicular, corresponde ao meridiano mais plano (Figura 34.4).

Todos os meridianos intermediários terão curvaturas intermediárias entre esses dois extremos. Dessa forma, a córnea tórica apresenta infinitas curvaturas e, como tal, infinitos poderes ópticos, uma vez que o que define o poder de uma lente é a sua curvatura. Uma lente desse tipo fornece para cada ponto do objeto duas linhas imagens e não mais um único ponto, como nas lentes esféricas (Figura 34.5). As imagens correspondentes nunca são nítidas, e o seu formato aberrante frequentemente descaracteriza o desenho real do objeto que lhes deu origem. Os sistemas ópticos com esses atributos são considerados astigmáticos ou possuidores de astigmatismo.

O olho com córnea tórica, independentemente de ser míope ou hipermétrope, cursa sempre com uma aberração astigmática

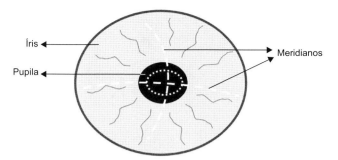

Figura 34.4 Córnea tórica.

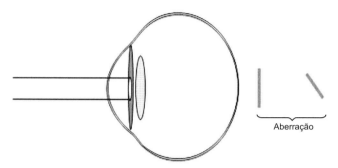

Figura 34.5 Astigmatismo.

associada. Por isso, é considerado como detentor de astigmatismo. Em suma, a palavra astigmatismo serve tanto para nomear a aberração óptica quanto para nomear o vício de refração do olho que vem acompanhado dessa aberração.

A correção óptica da miopia consiste em diminuir o poder óptico do olho com lentes negativas ou divergentes. A correção óptica da hipermetropia é feita com lentes que aumentam o poder dos olhos, ou seja, com lentes convergentes ou positivas. A correção óptica do astigmatismo é feita com lentes tóricas, convergentes ou divergentes, que neutralizem a aberração.

PARTE 2

Saúde da Criança e do Adolescente

Capítulo 35	Baixa Estatura, 250
Capítulo 36	Deficiência Intelectual ou Atraso Global do Desenvolvimento, 254
Capítulo 37	Diarreia Aguda, 264
Capítulo 38	Dislipidemia na População Pediátrica, 267
Capítulo 39	Infecções Agudas das Vias Respiratórias Superiores, 272
Capítulo 40	Obesidade Infantil, 274
Capítulo 41	Pneumonia Comunitária na População Pediátrica, 279
Capítulo 42	Síndrome do Bebê Chiador: Abordagem da Sibilância Recorrente do Lactente e do Pré-Escolar, 283

35 Baixa Estatura

Carla Maria Ramos Germano e Ieda Regina Lopes Del Ciampo

INTRODUÇÃO

O crescimento é um processo biológico de multiplicação e aumento do tamanho celular, dinâmico e contínuo, que ocorre desde a concepção até o fim da vida, considerando-se os fenômenos de substituição e regeneração de tecidos e órgãos.

Todo indivíduo nasce com um potencial genético de crescimento, que poderá ou não ser alcançado, dependendo das condições de vida a que esteja submetido, desde a sua concepção até a idade adulta. O crescimento da criança sofre influências de fatores intrínsecos (genéticos, hormonais) e de fatores extrínsecos como alimentação, condições de saúde, higiene, habitação e saneamento básico, e também dos cuidados gerais com a criança. Em razão de sua dependência de fatores ambientais, o crescimento é considerado um dos melhores indicadores de saúde na faixa etária pediátrica, refletindo, assim, as condições de vida prévias e atuais da criança. Pode servir também como um marcador de patologias de diferentes sistemas e do ambiente psicossocial da criança, e, por isso, seu monitoramento é fundamental na prática pediátrica.

FISIOLOGIA DO CRESCIMENTO

A regulação do crescimento pode ser vista como a coordenação entre os processos de crescimento local, o desenvolvimento global do indivíduo e a influência de fatores ambientais. O crescimento da coluna vertebral e dos ossos longos ocorre por um processo denominado ossificação endocondral, no qual a cartilagem proliferativa é substituída progressivamente por osso. Nos indivíduos em crescimento, as epífises ósseas estão separadas das diáfises por uma região de cartilagem denominada placa epifisária ou de crescimento, uma estrutura dinâmica e altamente especializada que contém condrócitos em diferentes estágios (proliferação, hipertrofia, senescência, repouso) (Figura 35.1). Enquanto a placa de crescimento permanece cartilaginosa (não calcificada), o crescimento continua.

O controle hormonal do crescimento é complexo e envolve um conjunto de hormônios cuja importância varia de acordo com a fase de desenvolvimento da criança, entre os quais se destaca o hormônio de crescimento (GH). O GH, responsável pelo crescimento linear na vida pós-natal, é secretado de maneira intermitente e pulsátil sob influência estimulatória do fator liberador do GH (GHRH) e inibitória da somastostatina, ambos de origem hipotalâmica. A grelina, por sua vez, sinergiza com o GHRH para promover a liberação do GH. Os hormônios tireoidianos estimulam a proliferação e diferenciação dos condrócitos da cartilagem epifisária e a síntese e liberação de GH e fator de crescimento semelhante à insulina 1 (IGF-1). Os esteroides sexuais estimulam a proliferação dos condrócitos e a produção da matriz cartilaginosa, além de aumentarem a síntese de GH e a expressão de IGF-1. Os estrógenos, por outro lado, além de seu efeito estimulatório sobre o eixo GH/IGF-1, também inibem a proliferação dos condrócitos e aceleram a senescência da cartilagem epifisária.

As fases de crescimento linear humano podem ser divididas em fetal, lactente, pré-puberal e puberal. Para descrever o crescimento linear, o termo comprimento é utilizado para crianças menores de 2 anos de idade (criança deitada) e o termo altura a partir dos 2 anos de idade (criança em pé); o termo estatura é usado indistintamente para as duas medidas.

O crescimento fetal tem seu pico no fim do segundo semestre, atingindo uma velocidade de 10 cm/mês, sendo fortemente influenciado por fatores placentários, nutrição materna e pela insulina e fatores insulino-símiles (IGF-1 e 2), principalmente no terceiro semestre gestacional, período no qual o crescimento é acelerado. Após o nascimento, o crescimento do lactente depende fundamentalmente da nutrição da criança e, nos dois primeiros anos de vida, a velocidade de crescimento pós-natal é elevada, porém em desaceleração. Em média, o lactente cresce 3 cm/mês no primeiro trimestre, 2 cm/mês no segundo trimestre, 1,5 cm/mês no segundo semestre e em torno de 10 a 15 cm/mês no segundo ano de vida. O crescimento na fase pré-puberal, a partir do 3º ao 4º ano, depende da ação direta do GH ou indireta, via IGF-1, sobre as epífises ósseas, e estabiliza-se em torno de 5 a 6 cm/ano até o início do estirão da puberdade. Na puberdade, período em que ocorre uma aceleração da velocidade de crescimento (estirão), os esteroides gonadais assumem um papel fundamental. A velocidade de crescimento alcança seu pico no estágio M3 das meninas e G4 dos meninos, e, a partir daí, ocorre uma desaceleração que culmina com o término do crescimento. Os hormônios tireoidianos são fundamentais para o crescimento em todas as fases, seja por sua ação direta na cartilagem de crescimento, ou indireta via modulação do eixo GH/IGF-1.

Na prática clínica, considera-se o crescimento como o aumento da estatura e, por conseguinte, cessa com o término do crescimento linear, isto é, com a fusão da cartilagem de crescimento epifisária dos ossos longos e vértebras. Com relação ao crescimento linear, pode-se dizer que a altura final do indivíduo é o resultado da interação de sua carga genética com fatores do meio ambiente que permitirão maior ou menor expressão do seu potencial genético. Aos 3 anos de idade, a criança se situa em um percentil de altura determinado por seu potencial genético, fruto da influência da estatura dos pais. Aos 2 anos de idade, a correlação da estatura da criança com a sua estatura-alvo é de 0,75 e, ao fim do crescimento, é de 0,8.

É importante reforçar que a velocidade de crescimento em geral não é uniforme ao longo dos anos, e até mesmo ao longo dos meses do ano, e os diferentes órgãos, tecidos e partes do corpo não crescem com a mesma velocidade, como pode ser visto na Figura 35.2.

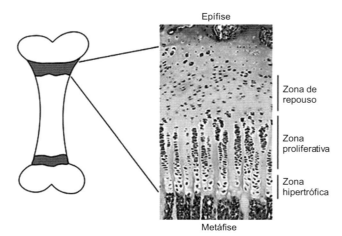

Figura 35.1 Placa de crescimento. (Adaptada de Nilsson *et al.*, 2005.)

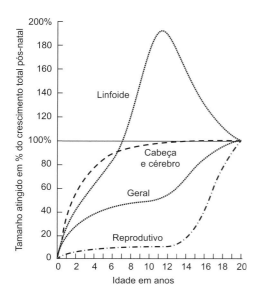

Figura 35.2 Crescimento dos diferentes sistemas no período pós-natal, de acordo com a idade. (Adaptada de Tanner et al., 1962.)

DEFINIÇÃO E EPIDEMIOLOGIA

Baixa estatura é definida classicamente como a estatura +2 desvios padrões abaixo da média populacional para a idade e o sexo. Na prática clínica, devem ser investigadas as crianças com estatura +2 desvios padrões abaixo da média populacional para a idade e o sexo, as crianças com estatura +2 desvios padrões abaixo da estatura-alvo e ainda aquelas com crescimento +1 desvio padrão abaixo da média na curva de velocidade de crescimento, determinada idealmente em um período de 1 a 3 anos.

Segundo estudo publicado no *JAMA* (Cohen et al., 2014), aproximadamente 2% das crianças preenchem os critérios de baixa estatura, e os estudos populacionais mostram que as principais causas de baixa estatura são a baixa estatura familiar e o retardo constitucional do crescimento e puberdade, variantes não patológicas do crescimento. Por outro lado, cerca de 10% das crianças classificadas como pequenas para a idade gestacional (PIG) não realizam *catch-up* nos primeiros 2 anos de vida pós-natal (recuperação do crescimento) e podem apresentar baixa estatura.

ETIOLOGIA E QUADRO CLÍNICO

A maioria das crianças com baixa estatura é saudável e assintomática, porém não deve ser esquecido que o crescimento subnormal pode ser um sinal isolado de doenças sistêmicas diversas. O quadro clínico nesses casos varia de acordo com a doença de base (Tabela 35.1).

Acompanhar clinicamente o crescimento é fundamental, pois qualquer desvio pode indicar alterações dos fatores que o influenciam e, em alguns casos, a necessidade de intervenção imediata. Deve-se ter em mente que monitorar apenas as alterações no crescimento linear pode ser ineficaz para o diagnóstico de problemas que comprometam o estado nutricional, já que, em casos de desnutrição aguda, inicialmente há comprometimento do peso e o prejuízo à estatura ocorre somente quando a desnutrição se cronifica.

Nas crianças com baixa estatura familiar, a velocidade de crescimento é normal, o início da puberdade é comparável ao das outras crianças e a maturação óssea é compatível com a idade cronológica.

As crianças com retardo constitucional do crescimento iniciam sua puberdade mais tarde em relação a seus pares, e, frequentemente, há história familiar de pais ou outros membros da família com início puberal tardio. Essas crianças apresentam estatura de nascimento normal e velocidade de crescimento reduzida nos 3 a 5 primeiros anos. Sua estatura geralmente se situa no percentil 5 ou um pouco abaixo até o início da puberdade, quando se normaliza.

As principais causas para baixa estatura estão esquematizadas na Tabela 35.1.

Sugere-se atualmente o termo baixa estatura idiopática para os casos em que a estatura está abaixo de 2 desvios padrões da média, sem sinais e sintomas sugestivos de patologia, após avaliação completa do especialista.

DIAGNÓSTICO CLÍNICO

Para uma avaliação adequada da baixa estatura, história clínica e exame físico cuidadosos e detalhados são necessários. Essa avaliação deve ser guiada inicialmente pelas respostas às seguintes questões:

- A velocidade de crescimento é normal?
- Qual a relação do crescimento com o ganho de peso?
- Quais fatores intrínsecos, familiares ou genéticos podem estar influenciando o crescimento?
- Qual a história familiar quanto ao início da puberdade e qual a estatura-alvo?
- Qual o índice de maturação esquelética (idade óssea)?

Alguns dados devem ser sistematicamente aferidos e registrados no prontuário da criança. Medidas antropométricas, como estatura, peso, índice de massa corporal (IMC) e perímetro cefálico, possibilitam uma visão longitudinal do crescimento e o diagnóstico dos seus desvios. A aferição das proporções corporais, como relação segmento superior/inferior e envergadura da criança, auxilia na detecção de alterações do crescimento relacionadas com distúrbios genéticos, como nas síndromes de Turner e Noonan. Isso também ocorre com a medida da proporcionalidade das feições faciais e a identificação de dismorfias. Dada a influência genética sobre o crescimento, é importante registrar a altura dos pais da criança, lembrando que essas medidas devem ser realizadas pelo profissional, sempre que possível, em vez de uma simples anotação da altura relatada.

Tabela 35.1 Causas para baixa estatura.

Padrão de crescimento normal (variantes da normalidade)
- Baixa estatura familiar
- Retardo constitucional do crescimento e puberdade

Padrão de crescimento anormal

Baixa estatura desproporcional
- Displasia esqueléticas: por exemplo, acondroplasia, hipocondroplasia
- Mutações do gene *SHOX*
- Irradiação da coluna

Baixa estatura proporcional
- RCIU
- Anormalidades genéticas (cromossômicas ou gênicas): Down, Turner, Noonan, Prader-Willi, Russel-Silver, Seckel, Bloom
- Psicossocial
- Desnutrição
- Má absorção (doença celíaca, doença inflamatória intestinal)
- Causas endócrinas (deficiência de GH/IGF-1, hipotireoidismo, excesso de glicocorticoides, pseudo-hipoparatireoidismo, diabetes melito mal controlado)
- Doenças crônicas (renal, cardíaca, pulmonar, hematológica)

RCIU: retardo do crescimento intrauterino; GH: hormônio do crescimento; IGF-1: fator de crescimento semelhante à insulina 1.

As medidas da frequência respiratória (FR), frequência cardíaca (FC) e pressão arterial (PA) durante as consultas são importantes, pois alterações destes parâmetros podem estar relacionadas com doenças que afetam o crescimento.

Crianças menores de 2 anos de idade devem ser medidas em posição supina, em um estadiômetro horizontal. Crianças acima de 2 anos de idade, que sejam capazes de ficar de pé sozinhas, devem ser medidas em um estadiômetro de parede, fixo, vertical (Figura 35.3).

É importante que a medida correta do crescimento seja realizada por um indivíduo adequadamente treinado, utilizando um equipamento apropriado e bem calibrado. O potencial genético pode ser avaliado pelo cálculo da estatura-alvo familiar (alvo genético) e do desvio padrão (canal familiar), por meio da seguinte fórmula:

Meninas: [estatura da mãe (cm) + (estatura do pai (cm) − 13)]/2 ± 5 a 10

Meninos: [(estatura da mãe (cm) − 13) + estatura do pai (cm)]/2 ± 5 a 10.

Os dados antropométricos devem ser plotados em curvas adequadas e atualmente as curvas da OMS estabelecidas em 2010 são as recomendadas pela Sociedade Brasileira de Pediatria para todas as faixas etárias pediátricas. Os dados utilizados para compor as curvas de crescimento da OMS representam os padrões de crescimentos de crianças saudáveis, em ótimas condições, e resultam do estudo de referência multicêntrico que foi desenvolvido, de 1997 a 2003, em 6 cidades localizadas em seis países diferentes (Brasil, Gana, Índia, Noruega, Omã e EUA). Esse estudo foi baseado no conceito de que crianças criadas em um ambiente adequado, com nutrição satisfatória, alcançariam estaturas médias semelhantes, independentemente da etnicidade e do local de nascimento, o que realmente ocorreu.

Para uma determinação confiável da velocidade de crescimento, a variação da estatura deve ser avaliada em um intervalo mínimo de 9 a 12 meses (para crianças maiores de 2 anos de idade), para minimizar possíveis erros e variações sazonais no crescimento.

A análise da velocidade de crescimento associada a parâmetros como maturação sexual, idade cronológica e idade em relação à altura, e complementada por um interrogatório completo dos diferentes sistemas e cuidadoso exame físico, possibilita o diagnóstico dos desvios da normalidade e das alterações propriamente ditas, como aquelas causadas por doenças genéticas, endócrinas ou por desnutrição primária ou secundária (patologias crônicas).

EXAMES COMPLEMENTARES

A investigação laboratorial deve ser guiada pelos sinais e sintomas detectados durante a história e o exame físico. É importante ressaltar que a avaliação da idade óssea está indicada em todos os pacientes com baixa estatura para avaliar sua maturação esquelética. A determinação da idade óssea é feita pela análise da radiografia de mão e punho esquerdos da criança, perante os padrões disponibilizados no atlas de Greulich Pyle para cada idade e sexo. A idade óssea pode servir como um reflexo da idade biológica e maturidade física.

Em todas as meninas com baixa estatura sem causa determinada, deve-se realizar sempre o cariótipo para afastar o diagnóstico da síndrome de Turner, pois a baixa estatura pode ser o único achado no exame físico nessas crianças. Nesses casos, é importante que o exame citogenético considere a contagem de 50 ou 100 células, o que aumenta a sensibilidade para detectar mosaicismo, presente em 20 a 30% das pacientes com a síndrome de Turner. Mais recentemente, o cariótipo convencional com bandeamento G tem sido substituído pela análise cromossômica por *microarray* (CGH-*array*), como um exame genético de primeira linha nas situações suspeitas de doenças cromossômicas, como a síndrome de Turner.

A triagem laboratorial deve ser racional, pois, como demonstraram Sisley *et al.* (2013), a incidência de novas patologias identificadas somente pela *triagem* é de apenas 1,3%. Em uma revisão sobre o tema, publicada no *JAMA* em 2014, Cohen *et al.* sugerem um modelo de triagem laboratorial para as patologias mais frequentes associadas à baixa estatura (Tabela 35.2).

O médico generalista deve ter em mente que aproximadamente 75% das causas de baixa estatura são decorrentes de variantes não patológicas do crescimento e que as causas endócrinas correspondem a apenas 5% das causas de baixa estatura. O algoritmo representado a seguir pode ser utilizado para orientar o encaminhamento da criança com baixa estatura para investigação etiológica (Figura 35.4).

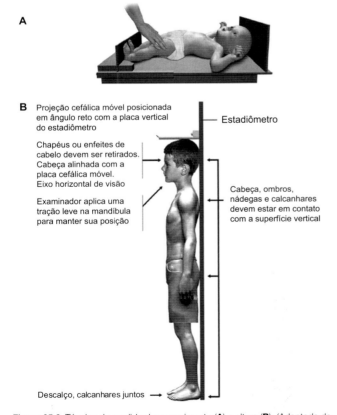

Figura 35.3 Técnica de medida do comprimento (**A**) e altura (**B**). (Adaptada de Rogol, 2013.)

Tabela 35.2 Triagem laboratorial das causas patológicas mais frequentes de baixa estatura.

Doença celíaca	Imunoglobulina A (IgA) Anticorpo antitransglutaminase tecidual Anticorpo antiendomísio
Doença inflamatória intestinal	Hemograma completo Provas de atividade inflamatória: velocidade de hemossedimentação (VHS), proteína C reativa (PC-R)
Hipotiroidismo	Testes de função tireoidiana
Deficiência do hormônio de crescimento	IGF-1 IGFBP3 (especialmente em crianças < 3 anos de idade)
Síndrome de Turner (para pacientes do sexo feminino)	Cariótipo convencional com bandeamento G (contar 50 ou 100 células para descartar mosaicismo) ou CGH-*array*

IGF-1: fator de crescimento semelhante à insulina 1; IGFBP3: proteína de ligação do fator de crescimento semelhante à insulina 3. Adaptada de Cohen *et al.* (2014).

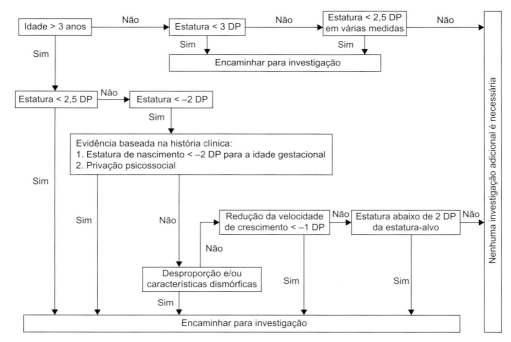

Figura 35.4 Algoritmo para investigação de crianças com baixa estatura. DP: desvio padrão. (Adaptada de Grote et al., 2008.)

TRATAMENTO E PROGNÓSTICO

Na maioria dos casos de baixa estatura, o paciente pediátrico e sua família precisam apenas ser tranquilizados e informados adequadamente sobre o quadro da criança e sua evolução.

As variantes do crescimento normal, como baixa estatura familiar e retardo constitucional do crescimento e puberdade, que representam a maioria dos casos, são, em geral, diagnosticadas e acompanhadas pelo pediatra, não sendo necessário o encaminhamento para o especialista.

Nas crianças com baixa estatura familiar, a previsão da estatura adulta da criança situa-se dentro do seu canal familiar. As crianças com retardo constitucional do crescimento e puberdade também, na maioria dos casos, alcançam sua estatura-alvo/canal familiar.

Quando há suspeita de causas patológicas para a baixa estatura, a criança deve ser encaminhada ao especialista para diagnóstico específico e terapêutica adequada.

Finalmente, é preciso destacar que não há evidências conclusivas de que a baixa estatura leve a problemas de adaptação psicossocial.

Bibliografia

Campos Junior D, Burns DAR, Lopez FA. Tratado de pediatria: Sociedade Brasileira de Pediatria. 3. ed. Barueri: Manole; 2014.
Cohen LE et al. Idiopathic short stature: a clinical review. JAMA. 2014; 311(17):1787-96.
Grote FK et al. Developing evidence-based guidelines for referral for short stature. Arch Dis Child. 2008; 93:212-7.
Kliegman RM, Stanton BF, St Geme III, JW et al. Nelson textbook of pediatrics. 20. ed. Philadelphia: Elsevier; 2016.
Kochi C, Siviero-Miachon A. Do pediatra ao endocrinologista pediátrico: quando encaminhar. São Paulo: Atheneu; 2016.
Nilsson O, Marino R, De Luca F et al. Endocrine regulation of the growth plate. Horm Res. 2005; 64(4):157-65.
Rogol AD, Hayden GF. Etiologies and early diagnosis of short stature and growth failure in children and adolescents. J Pediatr. 2014; 164:S1-14.
Rogol AD. Treatment of growth hormone deficiency in children. UpToDate; 2013.
Sisley S, Trujillo MV, Khoury J et al. Low incidence of pathology detection and high cost of screening in the evaluation of asymptomatic short children. J Pediatr. 2013; 163(4):1045-5.
Tanner JM. Growth at adolescence. Oxford: Blackwell Scientific Publications; 1962.

36 Deficiência Intelectual ou Atraso Global do Desenvolvimento

Débora Gusmão Melo e *Rui Fernando Pilotto*

DEFINIÇÃO E EPIDEMIOLOGIA

Deficiência intelectual (DI) é um transtorno do desenvolvimento que inclui déficits intelectuais e adaptativos, nos domínios conceitual, social e prático. Seu reconhecimento implica: (a) déficits em funções intelectuais, como raciocínio, resolução de problemas, planejamento, pensamento abstrato, julgamento, aprendizagem acadêmica e pela experiência, confirmados tanto por avaliação clínica quanto por testes de inteligência padronizados e individualizados; (b) déficits em funções adaptativas, que resultam em fracasso para atingir padrões de desenvolvimento e socioculturais em relação à independência pessoal e à responsabilidade social; e (c) início dos déficits durante o período do desenvolvimento, ou seja, durante a infância ou adolescência.

DI é um diagnóstico clínico presumível a partir dos 5 anos de idade, quando é possível mensurar adequadamente os déficits intelectuais e adaptativos por meio de avaliações sistemáticas. A expressão "atraso global do desenvolvimento" é geralmente reservada para crianças mais novas, que não alcançam os marcos de desenvolvimento esperados, mas cuja gravidade clínica dos déficits não possa ser avaliada de modo confiável. Crianças com atraso global do desenvolvimento requerem reavaliações periódicas, pois podem ou não evoluir com DI.

A prevalência de DI é estimada entre 1 e 3%, com variações em decorrência da idade. A prevalência é maior no sexo masculino, tanto nas populações de adultos quanto de crianças e adolescentes. Além disso, maior prevalência ocorre em países de baixa e média renda onde as taxas são quase duas vezes maiores que nos países de alta renda. No Brasil, dados do Censo de 2010 indicam que 1,4% da população possui algum grau de DI. Os custos vitalícios (diretos e indiretos) necessários para apoiar indivíduos com DI são grandes e, nos EUA, estima-se um gasto médio de aproximadamente US$ 1 milhão por pessoa deficiente (CDC, 2004).

Os principais benefícios de uma abordagem clínica adequada nas situações de DI ou atraso global do desenvolvimento estão sintetizados na Tabela 36.1. Nesse capítulo são apresentados e discutidos alguns princípios teóricos que suportam a abordagem clínica proposta.

Tabela 36.1 Benefícios de uma abordagem clínica adequada nas situações de deficiência intelectual ou atraso global de desenvolvimento.

1	Esclarecimento da etiologia
2	Previsão sobre prognóstico ou evolução natural da doença
3	Oferta de tratamento adequado e individualizado, inclusive com vigilância em relação às complicações conhecidas
4	Redução de exames complementares desnecessários para avaliação etiológica ou seguimento clínico
5	Discussão do(s) mecanismo(s) genético(s) envolvidos na etiologia e dos possíveis riscos de recorrência para pacientes e familiares
6	Prestação de apoio específico à condição
7	Facilitação de acesso a protocolos de pesquisa para investigação etiológica e/ou tratamento

Adaptada de Moeschler e Shevell (2014).

DIAGNÓSTICO

O diagnóstico de DI é eminentemente clínico, baseado no reconhecimento de déficits intelectuais e adaptativos durante o período do desenvolvimento. Não existe um marcador biológico que seja diagnóstico de DI. Os critérios diagnósticos mais comumente utilizados são aqueles estabelecidos pela *American Psychiatric Association*, contidos no DSM-V (APA, 2014) e apresentados a seguir. Outros referenciais que também podem ser utilizados para o diagnóstico clínico de DI são os critérios da Classificação Internacional de Doenças (CID-10) e da *American Association on Intellectual and Developmental Disabilities* (AAIDD) (Schalock *et al.*, 2010).

Déficits em funções intelectuais. As funções intelectuais envolvem raciocínio, solução de problemas, planejamento, pensamento abstrato, juízo, aprendizagem pela educação escolar e pela experiência, e compreensão prática. Os componentes críticos da função intelectual incluem compreensão verbal, memória de trabalho, raciocínio perceptivo, raciocínio quantitativo, pensamento abstrato e eficiência cognitiva. O funcionamento intelectual costuma ser mensurado por meio de testes de inteligência (chamados de "testes de QI") abrangentes, culturalmente adequados, com validade psicométrica e administrados individualmente.

A distribuição dos resultados de uma população em testes de quociente de inteligência (QI) pode ser representada na forma de uma curva normal, em que a maioria das pessoas se situa em torno da média (Figura 36.1). Conceitualmente, déficit na função intelectual implica um QI dois desvios padrões abaixo da média populacional, o que, em testes com desvio padrão de 15 e média de 100, significa um escore de 65 a 75 (70 ± 5). Treinamento e julgamento clínicos são necessários para interpretação dos resultados dos testes que mensuram QI e avaliam o desempenho intelectual. Há necessidade de normatização dos instrumentos em termos de contexto sociocultural e idioma nativo do indivíduo a ser avaliado. Transtornos concomitantes que influenciem comunicação, linguagem, função motora e/ou sensorial podem afetar os escores do teste.

Escores de QI são aproximações do funcionamento conceitual, mas podem ser insuficientes para a avaliação do raciocínio em situações da vida real e do domínio de tarefas práticas. Assim, por exemplo, uma pessoa com um escore de QI acima de 70 pode ter problemas de comportamento adaptativo tão graves em relação a juízo social, entendimento social e outras áreas da função adaptativa que seu funcionamento real é comparável ao de pessoas com um escore de QI mais baixo. Perfis cognitivos individuais baseados em testes neuropsicológicos são mais úteis que o escore do QI para o entendimento de capacidades intelectuais. Esses testes neuropsicológicos podem identificar aspectos cognitivos fortes e fracos do indivíduo, o que pode ser importante para o planejamento acadêmico e profissional do paciente.

Déficits em funções adaptativas. Déficits no funcionamento adaptativo referem-se a o quão bem uma pessoa alcança os padrões de sua comunidade quanto a independência pessoal e responsabilidade social em comparação a outros com idade e antecedentes socioculturais similares. O funcionamento adaptativo envolve raciocínio adaptativo em três domínios: conceitual, social e prático.

O domínio conceitual (acadêmico) envolve competência no que diz respeito a memória, linguagem, leitura, escrita, raciocínio matemático, aquisição de conhecimentos práticos, solução de problemas e julgamento em situações novas. O domínio social envolve percepção de pensamentos, sentimentos e experiências dos outros, empatia, habilidades de comunicação interpessoal, habilidades de amizade e julgamento social. O domínio prático envolve aprendizagem e autogestão em todos os cenários de vida, inclusive cuidados pessoais, responsabilidades profissionais, controle de dinheiro, recreação, autocontrole comportamental e organização de tarefas escolares e profissionais.

O funcionamento adaptativo é investigado tanto clinicamente quanto por meio de escalas individualizadas, cultural e psicometricamente adequadas (índices de funcionalidade). Medidas padronizadas são empregadas com informantes (p. ex., pais ou outro membro da família) e com o deficiente, sempre que possível. Outras fontes de informação incluem avaliações educacionais, médicas e de saúde mental. Escores de medidas padronizadas e fontes de entrevista devem ser interpretados com uso de julgamento clínico. Capacidade intelectual, educação, motivação, socialização, aspectos de personalidade, oportunidade vocacional, experiência cultural, condições médicas gerais e transtornos mentais coexistentes podem influenciar o funcionamento adaptativo.

O critério é preenchido quando pelo menos um domínio do funcionamento adaptativo – conceitual, social ou prático – está suficientemente prejudicado a ponto de ser necessário apoio contínuo para que a pessoa tenha desempenho adequado em um ou mais de um cenário, como escola, local de trabalho, casa ou comunidade. Além disso, para que sejam atendidos os critérios diagnósticos de DI, os déficits no funcionamento adaptativo devem estar diretamente relacionados com os prejuízos intelectuais descritos no critério anterior.

Início dos déficits durante o período do desenvolvimento. Este critério refere-se ao reconhecimento da presença de déficits intelectuais e adaptativos durante a infância ou adolescência, antes dos 18 anos. Idade e particularidades do início dependem da etiologia e da gravidade da DI. Atrasos em marcos motores, linguísticos e sociais podem ser identificáveis nos primeiros 2 anos de vida entre aqueles com DI grave, ao passo que indivíduos com níveis leves de DI podem não ser identificados até a idade escolar, quando ficam aparentes as dificuldades de aprendizagem acadêmica.

Ainda que algumas crianças menores de 5 anos de idade possuam quadro clínico compatível com diagnóstico de DI, por convenção, elas serão identificadas como tendo "atraso global do desenvolvimento" até que seus déficits intelectuais e adaptativos possam ser adequadamente avaliados.

CLASSIFICAÇÃO E QUADRO CLÍNICO

A DI pode ser classificada em leve, moderada, grave (ou severa) e profunda; sendo esses níveis definidos principalmente com base no funcionamento adaptativo e não necessariamente em escores de QI, que, como já ressaltado anteriormente, podem ser insuficientes para avaliação do raciocínio em situações da vida real e do domínio de tarefas práticas. A Tabela 36.2 apresenta as principais características clínicas de acordo com a gravidade da DI.

Embora a DI, em geral, não seja progressiva, em algumas doenças genéticas específicas há períodos de piora seguidos de estabilização, e, em outras, ocorre piora progressiva da função intelectual (regressão neuropsicomotora é característica de muitos erros inatos do metabolismo). Depois da primeira infância, a DI costuma perdurar por toda a vida, ainda que algumas características clínicas possam mudar ao longo do tempo. O curso pode ser influenciado por condições médicas subjacentes e em função de comorbidades (p. ex., transtornos psiquiátricos, déficits sensoriais ou epilepsia).

Os transtornos mentais psiquiátricos (em especial depressão, transtorno bipolar, transtornos de ansiedade, transtorno obsessivo-compulsivo e transtorno desafiador opositivo) são comorbidades comuns entre deficientes intelectuais, com prevalência estimada entre 30 e 40%. Interessante observar que, quanto mais grave a DI, mais difícil é avaliar os sintomas psicopatológicos dos pacientes. Por outro lado, nas situações de DI leve, alguns padrões de comportamento comuns, como a existência de amigos imaginários e o hábito de falar sozinho, são, por vezes, erroneamente identificados como sintomas psicopatológicos e medicados, sem nenhuma indicação que justifique tal abordagem. Um transtorno depressivo maior pode ocorrer em indivíduos com DI de diferentes níveis de gravidade, embora, diante da DI, muitas vezes o sofrimento mental seja banalizado. Informantes são essenciais para identificação de sintomas como irritabilidade, desregulação do humor, agressividade, problemas alimentares e de sono, bem como para avaliação da função adaptativa em diferentes ambientes. Indivíduos com DI, em especial os com deficiência mais grave, podem também apresentar comportamentos disruptivos, além de auto e heteroagressividade, inclusive causando danos a terceiros.

Outras condições de saúde frequentemente associadas à DI são transtorno do espectro autista (em cerca de 10 a 30% dos pacientes), epilepsia (cerca de 20%) e déficits visuais e/ou auditivos (5 a 10%).

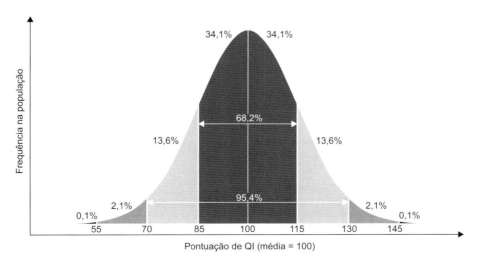

Figura 36.1 Distribuição populacional de escores de QI, de acordo com uma curva normalizada com média de 100 e desvio padrão de 15.

Tabela 36.2 Principais características clínicas de acordo com a gravidade da DI.

Leve	Cerca de 80% de todos os casos	50 a 70	Pacientes não se beneficiam da instrução que recebem para maior desempenho na vida acadêmica e laboral, têm falhas nos processos de conceituação abstrata e atenção oscilante, mas têm autonomia nas atividades da vida diária – alimentar-se, realizar medidas de cuidado e higiene pessoal, deslocar-se dentro e fora do domicílio e tomar decisões. Podem desenvolver aprendizagens sociais e de comunicação e têm capacidade de adaptação e integração no mundo laboral. Esses indivíduos não costumam apresentar atraso nos marcos motores e a DI pode não ser percebida na primeira infância, sendo habitualmente reconhecida durante a fase de escolarização
Moderado	Cerca de 12% de todos os casos	35 a 50	Pacientes possuem falhas importantes de atenção, fluxo lento de ideias, pobreza de associações, dificuldade para realizar abstração e síntese, comportamento variável (ora dócil, ora turbulento), erros perceptivos, atrasos na coordenação motora e semidependência nas atividades da vida ruim. Podem aprender a comunicar-se pela linguagem verbal, mas apresentam, por vezes, dificuldades na expressão oral e na compreensão dos convencionalismos sociais. Têm desenvolvimento motor aceitável, embora habitualmente apresentem atraso na aquisição dos marcos motores. Têm possibilidades de adquirir conhecimentos pré-tecnológicos básicos que lhes permitam realizar algum trabalho. Com dificuldade, podem dominar técnicas instrumentais de leitura, escrita e cálculo
Grave	Cerca de 3 a 4% de todos os casos	20 a 35	Pacientes têm déficit significativo na comunicação (que pode ser realizada por meio de palavras simples), atraso acentuado no desenvolvimento psicomotor, alterações importantes no padrão de marcha, necessitando de rigorosa supervisão para realizarem medidas simples de autocuidado. Geralmente precisam de proteção ou ajuda, pois seu nível de autonomia pessoal e social é muito ruim. Podem aprender algum sistema de comunicação e ser treinados em algumas atividades básicas da vida diária e aprendizagens pré-tecnológicas muito simples, mas a sua linguagem verbal será escassa
Profundo	Cerca de 1 a 2% de todos os casos	Abaixo de 20	Pacientes têm grave atraso na fala e linguagem (com comunicação eventual por meio de fala estereotipada e rudimentar), atraso psicomotor com grave restrição de mobilidade (e, muitas vezes, incapacidade motora para locomoção), frequentemente apresentam comportamento de automutilação e são incapazes de atender às suas necessidades autonomamente. O desempenho das funções básicas se encontra seriamente comprometido. Estes indivíduos apresentam grandes problemas sensorimotores e de comunicação com o meio. São dependentes dos outros em quase todas as funções e atividades, pois as desvantagens físicas e intelectuais são importantes. Excepcionalmente terão autonomia para se deslocar e responder a treinos simples de autoajuda

Adaptada do DSM-V (APA, 2014).

DIAGNÓSTICOS DIFERENCIAIS

Entre as condições mais comuns que podem ser erroneamente diagnosticadas como DI encontram-se outros transtornos específicos do desenvolvimento e baixo rendimento escolar. Os principais diagnósticos diferenciais são abordados a seguir:

Transtorno do espectro autista (TEA). O TEA é um transtorno do desenvolvimento quase tão frequente quanto DI, com prevalência estimada em torno de 1%. Seu diagnóstico está fundamentado em um conjunto de sintomas que resultam em prejuízo persistente na comunicação social recíproca e na interação social, além de padrões restritos e repetitivos de comportamento, interesses ou atividades. Os sintomas devem estar presentes no início da infância, mas podem não se manifestar completamente até que as demandas sociais excedam o limite das capacidades dos indivíduos, prejudicando o funcionamento diário. TEA e DI são comorbidades frequentes: enquanto cerca de 10 a 30% dos deficientes intelectuais têm TEA, cerca de 70 a 75% dos indivíduos com TEA grave têm algum grau de DI. Diante da suspeita de TEA, o paciente deve ser avaliado por equipe experiente para confirmação diagnóstica e identificação de possível DI associada.

Transtorno de déficit de atenção e hiperatividade (TDAH). Levantamentos populacionais sugerem que o TDAH ocorre em cerca de 5% das crianças e 2,5% dos adultos (APA, 2014). A característica essencial do TDAH é um padrão persistente de desatenção e/ou hiperatividade-impulsividade que interfere no funcionamento ou no desenvolvimento. A desatenção manifesta-se como divagação em tarefas, falta de persistência, dificuldade de manter o foco e desorganização. A hiperatividade refere-se à atividade motora excessiva (como uma criança que corre por tudo) ou não apropriada (pode manifestar-se como remexer, batucar ou conversar em excesso), sendo esse comportamento incompatível com o nível de desenvolvimento da criança. Nos adultos, a hiperatividade pode se manifestar como inquietude extrema ou esgotamento dos outros com sua atividade. A impulsividade refere-se a ações precipitadas que ocorrem no momento sem premeditação e com elevado potencial para dano à pessoa (p. ex., atravessar uma rua sem olhar), mas também pode ser reflexo de um desejo de recompensas imediatas ou de incapacidade de postergar a gratificação. O TDAH começa na infância, e vários sintomas devem estar presentes antes dos 12 anos de idade, em mais de um ambiente (p. ex., em casa, na escola, no trabalho). Sintomas de TDAH são comuns entre crianças colocadas em ambientes acadêmicos inadequados à sua capacidade intelectual, e, nesses casos, os sintomas não são evidentes durante tarefas não acadêmicas.

Transtorno específico de aprendizagem. Caracteriza-se por dificuldades persistentes para aprender habilidades acadêmicas fundamentais com início durante os anos de escolarização formal, incluindo leitura exata e fluente de palavras isoladas, compreensão da leitura, expressão escrita e ortografia, cálculos aritméticos e raciocínio matemático (solução de problemas matemáticos). Transtornos específicos da aprendizagem perturbam o padrão normal de aprendizagem de habilidades acadêmicas; não constituem, simplesmente, uma consequência de falta de oportunidade de aprendizagem ou educação escolar inadequada. Além disso, o transtorno específico da aprendizagem afeta a aprendizagem em indivíduos que, de outro modo, demonstram níveis normais de funcionamento intelectual (geralmente estimado por escore de QI superior a 70 ± 5). O transtorno específico da aprendizagem pode, ainda, ocorrer em indivíduos identificados como intelectualmente "talentosos", a tal ponto de conseguirem manter um funcionamento acadêmico aparentemente adequado mediante o uso de estratégias compensatórias, esforço extraordinariamente alto ou apoio, até que as exigências de aprendizagem ou os procedimentos avaliativos imponham barreiras à sua aprendizagem ou à realização de tarefas exigidas. A dificuldade de aprender a correlacionar letras a sons do próprio idioma – a ler palavras impressas (frequentemente chamada de dislexia) – é uma das manifestações mais comuns do transtorno específico da aprendizagem. Dificuldades no processamento de informações numéricas, aprendizagem de fatos aritméticos e realização de cálculos precisos ou fluentes (discalculia) também é algo comum. A prevalência do transtorno específico da aprendizagem nos domínios acadêmicos da leitura, escrita e matemática é de 5 a 15% entre crianças em idade escolar, em diferentes idiomas e culturas. Nos adultos, a prevalência é desconhecida, mas parece ser de aproximadamente 4%.

Transtornos de comunicação. Os transtornos da comunicação incluem déficits na linguagem, na fala e na comunicação. A fala é a produção expressiva de sons e inclui a articulação, a fluência, a voz e a qualidade da ressonância de um indivíduo. A linguagem inclui a forma, a função e o uso de um sistema convencional de símbolos (palavras faladas, linguagem de sinais, palavras escritas, figuras), com um conjunto de regras para a comunicação. A comunicação inclui todo comportamento verbal e não verbal (intencional ou não) que influencia o comportamento, as ideias ou as atitudes de outro indivíduo. A categoria diagnóstica dos transtornos da comunicação inclui o transtorno específico da linguagem, o transtorno específico da fala, o transtorno da fluência com início na infância (gagueira) e o transtorno da comunicação social (pragmática). Em especial, os transtornos específicos de linguagem podem ser confundidos com DI, uma vez que atraso na linguagem é manifestação frequente entre deficientes. Muitas vezes, o diagnóstico definitivo de "transtornos de comunicação" só pode ser feito quando a criança consegue realizar avaliações padronizadas das funções intelectuais e adaptativas, e os déficits linguísticos claramente excedem as limitações intelectuais.

Transtorno do desenvolvimento da coordenação motora (transtorno motor). Os transtornos motores incluem as situações de atraso no desenvolvimento motor, em que a aquisição e a execução de habilidades motoras coordenadas estão substancialmente abaixo do esperado, considerando-se a idade cronológica do indivíduo e a oportunidade de aprender e usar a habilidade. A manifestação de habilidades prejudicadas que exigem coordenação motora varia com a idade: crianças menores podem apresentar atraso para atingir marcos motores (sentar, engatinhar, andar) e, posteriormente, podem apresentar atraso no desenvolvimento de habilidades como subir escadas, pedalar, abotoar camisas, completar quebra-cabeça e usar fechos. Mesmo quando a habilidade é dominada, a execução do movimento pode parecer estranha, lenta ou menos precisa que a dos pares. O transtorno do desenvolvimento da coordenação é diagnosticado apenas se o prejuízo nas habilidades motoras interferir significativamente no desempenho ou na participação nas atividades diárias da vida familiar, social, escolar ou comunitária; e desde que os déficits nas habilidades motoras não sejam mais bem explicados por deficiência visual, alguma condição neurológica específica que afete os movimentos (p. ex., distrofia muscular) ou DI. Se a DI estiver presente, as competências motoras podem estar prejudicadas, em conformidade com o grau da deficiência.

ETIOLOGIA

O diagnóstico etiológico da DI envolve a compreensão da ação combinada de fatores causais biomédicos, comportamentais, sociais e educacionais. Esse é um dos aspectos importantes na atenção à saúde dos indivíduos afetados, pois pode ajudar no manejo do paciente, além de permitir o estabelecimento do risco de recorrência e a realização do aconselhamento genético.

A causa da DI está intimamente relacionada com o grau da deficiência. Nas situações de DI leve, que são as mais frequentes, a origem costuma ser multifatorial, ou seja, fatores ambientais, como o estado nutricional e variáveis socioculturais, somam-se a fatores biológicos que interferem na herdabilidade do QI, resultando em déficits intelectuais e adaptativos leves. À medida que a gravidade da DI aumenta, o componente biológico (seja ambiental, seja genético) assume papel mais relevante na etiologia da deficiência.

Um modo didático de organizar as causas de DI é classificá-las em pré, peri e pós-natais. A Tabela 36.3 resume as principais

Tabela 36.3 Principais causas de deficiência intelectual nos períodos pré, peri e pós-natal.

Período	Tipo	Exemplos
Pré-natal (até 22 semanas completas de gestação)	Síndromes genéticas	Síndromes cromossômicas – por exemplo, síndrome de Down (trissomia do cromossomo 21)
		Síndromes de microdeleção ou microduplicação – por exemplo, síndrome de DiGeorge (microdeleção 22q11.2)
		Síndromes monogênicas – por exemplo, síndrome do X frágil ou síndrome de Rett
		Erros inatos do metabolismo (EIM) – por exemplo, fenilcetonúria
	Malformações do sistema nervoso central	Hidrocefalia
		Meningomielocele
		Porencefalia
		Holoprosencefalia
	Exposição a teratógenos	Transtornos do espectro alcoólico fetal
		Síndrome congênita do vírus Zika
		Síndrome da rubéola congênita
Perinatal (a partir de 22 semanas completas de gestação até 7 dias completos após o nascimento)	Fim da gravidez	Condições maternas que levem a sofrimento fetal prolongado intrauterino (p. ex., eclâmpsia)
	Durante o trabalho de parto	Trabalho de parto com sofrimento fetal prolongado
		Asfixia ou traumatismo ao nascimento
	Primeiros 7 dias de vida	Icterícia grave
		Hipoglicemia
		Septicemia
Pós-natal (a partir do 8º dia de nascimento)	Infecciosa	Infecções no cérebro, como encefalite e meningite bacterianas
	Traumática	Traumatismo cranioencefálico
	Sociocultural	Desnutrição grave e prolongada
		Subestimulação grave

causas de DI, considerando esse critério temporal. O processo de desenvolvimento e maturação do sistema nervoso central explica suas diversas fases de vulnerabilidade, que se estendem da vida intrauterina à vida pós-natal, como pode ser visto na Figura 36.2. Lesões de caráter não progressivo, que acometem o encéfalo durante seu desenvolvimento antes, durante ou imediatamente após o nascimento, podem afetar a habilidade da criança de controlar seus músculos, levando a comprometimento motor de postura e movimento, o que caracteriza clinicamente a paralisia cerebral. Os distúrbios motores típicos da paralisia cerebral são geralmente acompanhados por alterações em cognição, comunicação e comportamento, podendo também ser acompanhados por crises convulsivas. A paralisia cerebral é uma condição heterogênea em relação a etiologia, manifestações clínicas e evolução. Antigamente acreditava-se que paralisia cerebral fosse causada sempre por lesão encefálica, com hipoxia e isquemia. Atualmente sabe-se que, embora a encefalopatia hipóxico-isquêmica (associada especialmente a prematuridade, infecções congênitas, insuficiência placentária e asfixia no momento do parto) seja uma das causas mais frequentes de paralisia cerebral, estima-se que haja fatores genéticos envolvidos em cerca de 30% dos casos.

É importante observar, na Tabela 36.3, que, tanto no período pré-natal quanto nos períodos peri e pós-natal há causas de DI que são totalmente evitáveis como exposição a teratógenos,[1] infecções congênitas e neonatais e muitas das situações de anoxia/hipoxia perinatal. Em geral, quanto maior o componente ambiental na etiologia da DI, mais esta pode ser prevenida. Assim, outra maneira bastante didática de organizar as causas de DI é classificá-las em causas ambientais e causas genéticas. É um erro, obviamente, visualizar fatores ambientais e genéticos como mutuamente excludentes. A determinação da influência relativa de fatores genéticos e ambientais na etiologia da DI facilita uma abordagem prática, embora, na vida real, genes e ambiente sejam componentes inseparáveis e complementares.

Define-se como *causa ambiental* aquela em que um fator extrínseco interfere no desenvolvimento normal do sistema nervoso central. Muitas das causas ambientais estão relacionadas com educação em saúde precária (p. ex., exposição a teratógenos como álcool) e acesso inadequado à assistência pré e perinatal.

A precariedade do seguimento de saúde após o nascimento, e a ausência de imunização e acesso a nutrição adequada também podem determinar a ocorrência de complicações clínicas tardias, como desnutrição grave e meningoencefalites, que podem resultar em DI. É principalmente em função das causas ambientais que se observa maior prevalência de DI em países de baixa e média renda.

Define-se como *causa genética* aquela na qual há um predomínio do componente biológico genético na constituição da deficiência. São conhecidas mais de 2 mil doenças genéticas diferentes que têm a DI como parte do seu fenótipo, incluindo-se aqui algumas síndromes genéticas bastante raras e outras comuns e facilmente reconhecíveis, como a síndrome de Down (trissomia do cromossomo 21).

Aberrações cromossômicas são causa genética mais comum de DI, sendo responsáveis por cerca de 25% de todos os casos, com destaque para a trissomia do 21. Microdeleções e microduplicações também são frequentes e, coletivamente, ocupam a segunda posição entre as cromossomopatias.

Doenças monogênicas são responsáveis por cerca de 10% dos casos e, entre elas, destaca-se a síndrome do X frágil, responsável por aproximadamente 5% dos casos. A distorção de gênero na prevalência de DI, com aproximadamente 40% mais homens afetados que mulheres, é atribuída à presença de vários genes relacionados com a cognição presentes no cromossomo X e cujas alterações são mais evidentes em meninos que em meninas, dado que meninos são hemizigóticos em relação ao cromossomo X. São conhecidos mais de 90 genes de DI (isolada ou sindrômica) ligados ao cromossomo X, sendo o gene da síndrome do X frágil (*FMR1*) o mais frequentemente mutado entre eles.

Doenças metabólicas hereditárias (os erros inatos do metabolismo – EIM) também se situam entre as principais causas de DI. Esse grupo de doenças compreende mais de 700 distúrbios hereditários, transmitidos em sua maioria de forma autossômica recessiva, relacionados com síntese, degradação, transporte e armazenamento de moléculas no organismo. As alterações ocorrem no nível molecular, causando ausência de síntese enzimática, síntese de enzima com atividade deficiente, ou ainda a destruição exagerada de uma enzima normalmente sintetizada levando ao bloqueio de vias metabólicas. Esse bloqueio ocasiona acúmulo de substâncias tóxicas e/ou falta de substâncias essenciais, resultando em alterações no desenvolvimento físico e mental dos pacientes. A recente utilização da espectrometria de massa em *tandem* nos testes de triagem neonatal tem tornado possível o diagnóstico pré-sintomático de muitos EIM, diminuindo, assim,

---

[1] Teratógeno é definido como qualquer substância, organismo, agente físico ou estado de deficiência que, estando presente durante a vida embrionária ou fetal, produza alteração na estrutura ou função da descendência. Os agentes teratogênicos são classicamente divididos em físicos (p. ex., radiação), químicos (p. ex., álcool e outras drogas lícitas e ilícitas, incluindo alguns medicamentos) e biológicos (p. ex., vírus da rubéola, zika, citomegalovírus etc.).

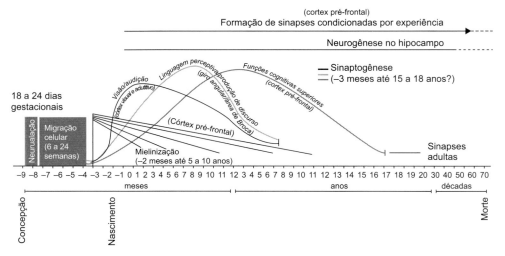

Figura 36.2 Cronologia do desenvolvimento cerebral humano. (Adaptada de Thompson e Nelson, 2001.)

a ocorrência de dano neurológico, que muitas vezes está associado ao tempo e ao período de exposição ao metabólito tóxico. É importante destacar que para muitas dessas doenças metabólicas há tratamento específico, inclusive por meio de terapia de reposição enzimática.

Malformações do sistema nervoso central (SNC) incluem os defeitos de fechamento de tubo neural (p. ex., encefalocele, meningomielocele e espinha bífida) e também os defeitos de segmentação (p. ex., holoprosencefalia), migração (p. ex., polimicrogiria) e proliferação (p. ex., microencefalia) do encéfalo, além das hidrocefalias. Os defeitos de fechamento de tubo neural habitualmente têm herança multifatorial e são potencialmente preveníveis por meio de ingesta materna de ácido fólico no período preconcepção. As alterações de morfogênese cerebral e as hidrocefalias podem ter etiologia genética (com herança monogênica), multifatorial, ou ambiental (p. ex., ser secundárias à infecção congênita). Durante a avaliação clínica, é importante identificar se as malformações do SNC são isoladas ou compõem um quadro sindrômico, o que terá relevância para o aconselhamento genético.

Muitas vezes, o reconhecimento da etiologia da DI em um paciente em particular é difícil, por se tratar de um grupo de condições clínicas complexas com fatores etiológicos distintos, simultaneamente envolvidos, dificultando, inclusive, a determinação de quais são os fatores primários e os secundários que corroboram deficiência. O diagnóstico etiológico da DI é feito, geralmente, em metade dos indivíduos afetados e os casos sem diagnóstico etiológico definido são identificados como DI idiopática. As frequências das categorias de diagnóstico são muito variáveis, mas acredita-se que etiologia genética esteja envolvida em 30 a 50% das DI. As variações nas taxas de diagnóstico etiológico podem ser explicadas em função de diferenças nas amostras estudadas em relação aos critérios de seleção dos pacientes, do grau da DI, dos protocolos de estudos e dos avanços diagnósticos ao longo do tempo. Observa-se que, com o desenvolvimento de novas tecnologias para investigação laboratorial das causas genéticas de DI, os índices de definição de diagnóstico etiológico têm aumentado.

Embora o diagnóstico etiológico da DI não permita a reversão da deficiência, geralmente é útil para gestão da doença e manejo da situação familiar. Para os profissionais de saúde, a busca pelo diagnóstico etiológico nos casos de DI é um desafio a ser enfrentado, pois muitas síndromes genéticas têm medidas antecipatórias de cuidado disponíveis, o que facilita o seguimento clínico do paciente, especialmente na atenção primária à saúde, evitando a realização de exames complementares desnecessários e promovendo o acesso a protocolos de pesquisa e tratamento. Para as famílias, existem benefícios relacionados com o estabelecimento de um diagnóstico causal específico, incluindo o esclarecimento da etiologia, do prognóstico, do mecanismo genético envolvido, dos riscos de recorrência e das opções de tratamento. Um diagnóstico etiológico também pode ajudar na aceitação da DI e facilitar a conexão com outros pais e grupos de apoio.

Apesar dos avanços na investigação etiológica da DI, cerca de 40 a 60% dos pacientes permanecem com DI de causa indefinida, ou seja, idiopática. No sentido de racionalizar a investigação etiológica da DI, é apresentado um fluxograma (Figura 36.3) com base nas melhores evidências disponíveis no momento e contextualizado para o cenário brasileiro. Em seguida, são discutidos alguns aspectos específicos da abordagem diagnóstica proposta.

História clínica

Uma história clínica completa permite identificar fatores de risco pré, peri e pós-natais associados à DI, como exposição a teratógenos (especialmente álcool) e condições de gestação e parto

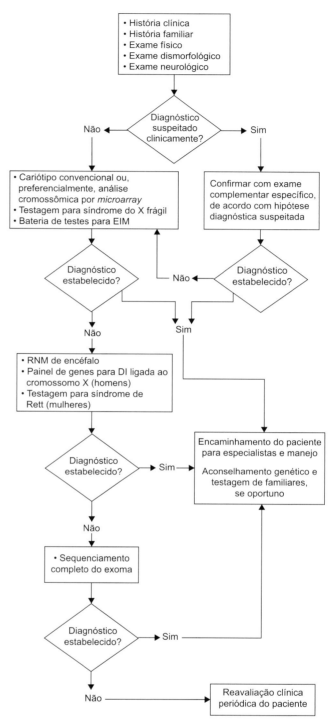

Figura 36.3 Fluxograma com proposta de investigação etiológica de DI. EIM: erros inatos do metabolismo; RMN: ressonância nuclear magnética; DI: deficiência intelectual. (Adaptada de Moeschler e Shevell (2014); Miclea et al. (2015); Mefford et al., 2012.)

desfavoráveis. Se aplicável, podem ser solicitadas sorologias para descartar infecções congênitas (STORCH),[2] e o paciente pode ser referenciado para avaliação auditiva e oftalmológica (com exame de fundo de olho para investigar cicatrizes retinianas secundárias à infecção congênita).

---

[2] A sigla STORCH é formada por um grupo de doenças infecciosas congênitas assim designadas: S (sífilis), TO (toxoplasmose), R (rubéola), C (citomegalovirose) e H (herpes simples).

História familiar

É necessário investigar outros casos de DI na família, realizando história familiar completa com heredograma de três gerações e considerando especialmente a possibilidade de DI por mutações em genes do cromossomo X (portanto, é importante observar se há outros casos de DI na família, analisando também se há predomínio da deficiência em mulheres ou homens). Outro aspecto importante a ser considerado é a presença de consanguinidade entre os pais do deficiente, o que pode sugerir uma herança autossômica recessiva para a DI.

Exame físico

A identificação de malformações maiores (cardíacas, renais etc.) pode contribuir para suspeição de síndromes genéticas específicas.

Exame dismorfológico

Dismorfias (ou malformações menores) são variações estruturais (anatômicas) que não têm repercussão clínica e estão presentes em determinada frequência em pessoas sem patologias (p. ex., fenda palpebral oblíqua para cima, orelha de implantação baixa, alterações nas pregas palmares etc.). Muitas vezes, as dismorfias representam variações familiares ou étnicas; entretanto, a presença de três ou mais malformações menores sugere defeitos mais sérios de morfogênese. A identificação de dismorfias (especialmente as faciais) pode contribuir para suspeição de síndromes genéticas específicas.

Exame neurológico

Se for detectada micro ou macrocefalia, ou se estiverem presentes sinais neurológicos anormais como alterações motoras focais, crise convulsiva, sinais piramidais ou extrapiramidais, o exame de ressonância nuclear magnética (RNM) do encéfalo pode ser necessário desde o início da investigação etiológica. Nessas situações, deve-se considerar o diagnóstico de paralisia cerebral.

Cariótipo convencional com bandeamento G ou, preferencialmente, análise cromossômica por *microarray*

A análise citogenética por bandeamento G convencional, com resolução de 400 a 550 bandas, é um método padrão de investigação de anormalidades cromossômicas, porém esta técnica não consegue detectar pequenas anomalias estruturais nos cromossomos. Grande parcela dos pacientes com DI possui alterações cromossômicas pequenas, microdeleções ou microduplicações com tamanho entre 1 e 5 Mb, que não são detectadas pelo cariótipo convencional. No Sistema Único de Saúde (SUS), muitas vezes o cariótipo convencional com bandeamento G é o único teste genético disponível de rotina, por isso foi incluído no fluxograma. Contudo, evidências recentes comprovam que a análise cromossômica por *microarray* é mais sensível na detecção de alterações cromossômicas desbalanceadas, e, por isso, o cariótipo convencional tem sido substituído pela análise cromossômica por *microarray* como teste de primeira linha na investigação etiológica de DI. Duas técnicas de análise cromossômica por *microarray* são mais utilizadas: a hibridização genômica comparativa por *array* (CGH-*array*) e a análise de polimorfismos de nucleotídio único por *array* (SNP-*array*). Em ambas, a resolução do *microarray* é determinada pelo tamanho e pela distância entre as sondas e pela cobertura parcial ou total do genoma. É importante destacar que a interpretação dos resultados da análise cromossômica por *microarray* requer profissionais altamente qualificados e uma boa comunicação entre o clínico e o laboratório, já que muitas alterações detectadas representam variações sem significado ou de significado clínico desconhecido.

Testagem para síndrome do X frágil

Deve ser feita de rotina em todos os meninos e meninas com DI de causa não definida. Na síndrome do X frágil, os pacientes possuem DI de leve a grave e geralmente apresentam alterações comportamentais e dismorfias (rosto estreito e alongado, orelhas e testa proeminentes, hiperextensibilidade das articulações dos dedos das mãos, pés chatos, e macro-orquidismo nos homens pós-puberdade). Nas mulheres, os distúrbios intelectuais e comportamentais costumam ser mais leves e podem consistir em problemas emocionais e de aprendizagem. O fenótipo clínico é variável, e o quadro dismórfico pode ser frustro, reforçando a necessidade de investigação sistemática.

Bateria de testes para erros inatos do metabolismo

Os testes de primeira linha aqui indicados são testes de rastreio capazes de identificar cerca de 60% dos EIM potencialmente tratáveis. Recomendam-se testes urinários para quantificar glicosaminoglicanos, oligossacarídeos, purinas e pirimidinas, ácidos orgânicos, guanidino acetato (GAA) e creatina. No sangue, deve ser feita cromatografia de aminoácidos e perfil de acilcarnitinas, além de dosagem de amônia e lactato, homocisteína, cobre e ceruloplasmina. Exames alterados indicarão a necessidade de investigação complementar específica adicional.

Ressonância nuclear magnética de encéfalo

Não há consenso sobre o papel dos exames de neuroimagem na investigação etiológica da DI. Estima-se que cerca de 30% das crianças com DI ou atraso global de desenvolvimento apresentem achados anormais na RNM de encéfalo; entretanto, somente em uma pequena fração dessas crianças, a RNM leva a um diagnóstico etiológico. Além disso, a realização do exame normalmente requer sedação ou anestesia e, embora o risco desses procedimentos seja pequeno, isso merece consideração. A RNM é definitivamente recomendada como exame de primeira linha quando existem alterações no exame neurológico, micro ou macrocefalia e história de crise convulsiva. Nas demais situações, a RNM pode ser considerada um exame de segunda linha. Novas técnicas de neuroimagem, como a espectroscopia por ressonância magnética (ERM), podem ser particularmente uteis para diagnosticar EIM associados à DI, como os defeitos do metabolismo da creatina.

Painel de genes para DI ligada ao cromossomo X (pacientes do sexo masculino)

Exames realizados por técnicas de pesquisa em painel permitem investigar um grande número de genes simultaneamente. Painéis de diagnóstico genético molecular de genes localizados no cromossomo X estão disponíveis comercialmente, e a realização desse tipo de teste é particularmente indicada em pacientes do sexo masculino com história familiar sugestiva de DI ligada ao X recessiva (heredograma com predomínio de homens afetados).

Testagem para síndrome de Rett (pacientes do sexo feminino)

A síndrome de Rett é, classicamente, uma doença ligada ao cromossomo X dominante (com alta letalidade no sexo masculino), resultado de mutações no gene *MECP2* (mais recentemente mutações raras em outros genes foram identificadas em pacientes com fenótipo de síndrome de Rett atípica ou variante). Acomete principalmente mulheres e tem prevalência estimada de 1:9.000 em meninas com menos de 12 anos de idade, sendo uma das causas genéticas mais comuns de DI (habitualmente grave) em mulheres, o que justifica a investigação sistemática nas pacientes do sexo feminino.

Sequenciamento completo do exoma

Diante da complexidade da investigação etiológica da DI, considerando-se o efeito deletério da ausência do diagnóstico para familiares (o que prejudica o aconselhamento genético) e ainda considerando-se o barateamento dos testes genéticos e as evidências disponíveis no momento, o sequenciamento completo do exoma tem sido recomendado na investigação etiológica da DI. Ressalta-se, contudo, que não há evidências de que esse exame deva ser utilizado como teste de primeira linha, mas, sim, no fim do fluxograma, diante do insucesso na elucidação diagnóstica por meio de outros testes menos onerosos.

Reavaliação periódica do paciente

Na ausência de um diagnóstico etiológico específico, é recomendada a reavaliação periódica do paciente (a cada 6 ou 12 meses), observando o surgimento de novos sinais e sintomas que possam contribuir com o diagnóstico causal, e colaborando com o manejo da situação de acordo com as necessidades de saúde específicas de cada paciente.

ACONSELHAMENTO GENÉTICO NA DI

Aconselhamento genético é definido como um processo de comunicação que cuida dos problemas humanos associados à ocorrência ou recorrência de doenças genéticas e defeitos congênitos em uma família. Esse processo envolve a tentativa feita, por uma ou mais pessoas treinadas apropriadamente, para ajudar os indivíduos ou a família a: (1) compreender os fatos médicos, incluindo o diagnóstico, o provável curso da doença (prognóstico) e as medidas (tratamentos) disponíveis; (2) avaliar como a hereditariedade contribui para a doença e o risco de recorrência para determinados parentes; (3) entender quais as opções que possuem perante o risco de recorrência, em relação à vida reprodutiva da família; (4) escolher que ações são mais apropriadas para eles, considerando os riscos e os objetivos de suas famílias, agindo de acordo com suas decisões; e (5) obter o melhor ajustamento possível à doença do familiar afetado e/ou ao risco de recorrência da doença (Fraser, 1974).

Uma das situações mais comuns, na qual está indicada a realização de aconselhamento genético, é quando a família tem um ou mais membros com DI. Se o fluxograma de investigação etiológica apresentado anteriormente for seguido, as principais causas ambientais e genéticas de DI devem ser identificadas. Considerando essas principais causas, são apresentados alguns aspectos específicos relacionados com o aconselhamento das três patologias mais comumente reconhecidas como origem de DI: os efeitos teratogênicos do álcool, a síndrome de Down e a síndrome do X frágil. Ademais, é possível que a investigação etiológica de uma situação de DI resulte no diagnóstico de uma doença genética rara,[3] em relação à qual um profissional de saúde não especialista em genética pode não ter familiaridade. Nesse sentido, no fim deste capítulo, são recomendadas algumas fontes na internet sobre doenças genéticas raras, com destaque para o *site* ORPHANET ("The portal for rare diseases and orphan drugs", http://www.orpha.net/) e o OMIM (Online Mendelian Inheritance in Man, http://www.ncbi.nlm.nih.gov/omim).

Efeitos teratogênicos do álcool: síndrome alcoólica fetal e transtornos do espectro alcoólico fetal

O uso de álcool durante a gestação é a principal causa de DI e de defeitos congênitos não hereditários. Na população infantil em geral, a prevalência de síndrome alcoólica fetal (SAF) é estimada em 0,2 a 7 por 1.000, enquanto os "transtornos do espectro alcoólico fetal" (FASD, *fetal alcohol spectrum disorders*) são muito mais comuns, com prevalência estimada em 20 a 50 por 1.000. Não há consenso sobre a quantidade segura de álcool que poderia ser ingerida durante a gestação. Admite-se, entretanto, que baixos níveis de exposição pré-natal podem afetar negativamente o desenvolvimento embriofetal. Nesse sentido, a recomendação da OMS é que as mulheres se abstenham completamente do uso de álcool durante toda a gravidez.

Síndrome de Down

A síndrome de Down é a aneuploidia cromossômica mais comum entre nativivos, com incidência entre 1:600 a 1:1.000 recém-nascidos. A maior parte dos indivíduos (95%) apresenta três cópias livres do cromossomo 21 em suas células; essas situações de trissomia livre não são herdadas: são resultado de defeitos de não disjunção meiótica dos gametas e estão associadas à idade materna avançada (comumente designada como acima de 35 anos), o que modulará o risco de recorrência em outras gestações. Em aproximadamente 5% dos pacientes, uma cópia do cromossomo 21 é translocada para outro cromossomo (geralmente, o cromossomo 14, 21 ou 22); essas situações de translocação podem ou não ser herdadas, necessitando, portanto, de investigação citogenética complementar dos pais do paciente para o estabelecimento do risco de recorrência em outras gestações. A síndrome de Down está associada a diversos problemas de saúde, o que impõe um seguimento em saúde específico. Com relação a isso, em 2013, o Ministério da Saúde do Brasil publicou as "Diretrizes de atenção à pessoa com Síndrome de Down," (Brasil. Ministério da Saúde, 2013) normatizando, assim, o seguimento de saúde desses pacientes.

Síndrome do X frágil

Estima-se que a síndrome do X frágil ocorra em 1:4.000 nascimentos masculinos e em 1:6.000 meninas, constituindo, assim, a forma herdada mais comum de DI. Trata-se de uma doença dominante ligada ao X com penetrância reduzida nas mulheres. Na prática clínica, isso significará que homens serão mais frequentemente e mais gravemente afetados que as mulheres; e as mulheres podem ser assintomáticas ou subsintomáticas e transmitir a mutação para 50% da prole. Aconselhamento genético deve sempre ser oferecido às famílias quando um indivíduo afetado é identificado.

MANEJO CLÍNICO

É imprescindível salientar que pessoas com DI constituem um grupo heterogêneo, que reúne, em uma mesma condição clínica, indivíduos com doenças distintas e vários problemas de saúde. Por conseguinte, as ações de saúde voltadas para esse segmento têm de considerar um mosaico de diferentes necessidades individuais e familiares.

Ressalta-se a importância de uma avaliação multiprofissional (envolvendo diferentes profissionais da área da saúde, por exemplo: médico, psicólogo, fisioterapeuta, terapeuta ocupacional etc.) e intersetorial (envolvendo também os profissionais da área da educação) para estabelecer o diagnóstico de DI, avaliar a gravidade da deficiência, identificar áreas comprometidas e planejar um tratamento individualizado de acordo com as necessidades de saúde e educação mapeadas para cada paciente. Em função da complexidade que envolve o cuidado integral à saúde do indivíduo com DI, o trabalho em equipe multi e interdisciplinar é fundamental para a eficácia no tratamento, que deve incluir

---

[3] O conceito de doença rara (DR), segundo a Organização Mundial da Saúde (OMS), consiste em uma doença que afete até 50 a 65 pessoas em cada 100 mil indivíduos.

medidas de promoção, prevenção e reabilitação. Nesse sentido, são ressaltadas as competências específicas de algumas áreas da saúde e da educação envolvidas no cuidado direto de pessoas com DI:

- Genética: pode auxiliar na investigação etiológica da DI e no aconselhamento genético familiar
- Fisioterapia: pode contribuir para o tratamento nas situações de hipotonia muscular, falta de coordenação e desenvolvimento lento de habilidades motoras
- Terapia ocupacional: pode contribuir estimulando o indivíduo no âmbito biopsicossocial, de maneira a promover o desenvolvimento das funções cotidianas
- Fonoaudiologia: a aplicação sistemática de técnicas de fonoterapia é eficaz na promoção da fala, linguagem e capacidade de comunicação. Além disso, estratégias de comunicação aumentativa e alternativa podem ser usadas para ajudar pacientes com todos os níveis de DI
- Pedagogia especial e/ou psicopedagogia: as crianças com DI são menos eficientes na aprendizagem que as outras crianças e, à medida que crescem e dominam atividades da vida diária, elas precisam frequentar a escola como as outras crianças. Ao aplicar técnicas de ensino adequadas, dependendo do grau da DI, muitos pacientes são capazes de adquirir competências básicas de leitura, escrita e aritmética.

PREVENÇÃO

Primária

A prevenção primária consiste em um conjunto de medidas pré e perinatais que reduzem a chance de conceber ou dar à luz uma criança com DI. As medidas de prevenção primária mais importantes estão relacionadas com:

- Educação em saúde, com redução de exposição a agentes teratogênicos durante a gestação, como álcool e drogas (lícitas e ilícitas)
- Uso adequado de ácido fólico pré e pós-concepção (0,4 mg/dia 3 meses antes da gestação e 3 meses após a identificação da gravidez)
- Vacinação materna contra rubéola no período preconcepcional, evitando-se a gestação 1 mês após a vacinação
- Durante a gravidez, medidas de proteção individual (p. ex., uso de repelente) e ambiental (p. ex., telar as janelas) relacionadas com a exposição ao vírus zika
- Aconselhamento genético nas situações em que é identificada DI de caráter hereditário/familiar
- Realização de pré-natal e parto de forma adequada, com controle de doenças maternas (se existentes).

Secundária

A prevenção secundária consiste em um conjunto de medidas relacionadas com a identificação precoce de situações de risco para DI, possibilitando intervenção e evitando ou reduzindo a instalação da deficiência. Medidas de prevenção secundária relacionadas com a DI são:

- Rastreio metabólico neonatal ("teste do pezinho"), com identificação de doenças que cursam com DI (especialmente EIM) e possibilidade de tratamento adequado dos lactentes afetados no período pré-sintomático
- Rastreio neonatal auditivo ("teste da orelhinha") e visual ("teste do reflexo vermelho"), com identificação precoce de déficits sensoriais
- Rastreio neonatal cardíaco (oximetria de pulso) com identificação precoce de cardiopatias congênitas
- Avaliação neonatal do frênulo lingual (teste da "linguinha") com frenotomia precoce se necessário

- Vacinação adequada da criança durante a infância
- Avaliação de saúde regular da criança (puericultura adequada)
- Prevenção de acidentes domésticos e de trânsito (no carro é necessário o uso de cadeiras e assentos adequados para cada idade da criança)
- Estimulação psicossocial adequada em ambiente familiar e escolar.

Terciária

A prevenção terciária diz respeito àquelas situações em que a criança já tem a DI instalada e são instituídas medidas para minimizar o atraso, desenvolvendo ações que resultem em maior independência e autonomia do indivíduo. As medidas de prevenção terciária se confundem com o próprio manejo da DI e incluem intervenções de fisioterapia, terapia ocupacional, fonoaudiologia e psicopedagogia, entre outras.

Bibliografia

Ali YF et al. Metabolic screening and its impact in children with nonsyndromic intellectual disability. Neuropsychiatr Dis Treat. 2017;13:1065-70.

American Psychiatric Association (APA). Manual Diagnóstico e Estatístico de Transtornos Mentais-DSM-5. Porto Alegre: Artmed; 2014. p. 33-41.

Athanasakis E et al. Next generation sequencing in nonsyndromic intellectual disability: from a negative molecular karyotype to a possible causative mutation detection. Am J Med Genet A. 2014; 164A(1):170-6.

Brasil. Ministério da Saúde. Secretaria de Atenção à Saúde. Departamento de Ações Programáticas Estratégicas. Diretrizes de atenção à pessoa com Síndrome de Down. Brasília: Ministério da Saúde; 2013. 60 p.

Centers for Disease Control and Prevention (CDC). Economic costs associated with mental retardation, cerebral palsy, hearing loss, and vision impairment – United States, 2003. MMWR Morb Mortal Wkly Rep. 2004; 53(3):57-9.

Chokroborty-Hoque A, Alberry B, Singh SM. Exploring the complexity of intellectual disability in fetal alcohol spectrum disorders. Front Pediatr. 2014; 2(90):1-9.

Cooper SA et al. Mental ill-health in adults with intellectual disabilities: prevalence and associated factors. Br J Psychiatry. 2007; 190:27-35.

Fahey MC et al. The genetic basis of cerebral palsy. Dev Med Child Neurol. 2017;59(5):462-9.

Flore LA, Milunsky JM. Updates in the genetic evaluation of the child with global developmental delay or intellectual disability. Semin Pediatr Neuro. 2012; 19(4):173-80.

Fraser FC. Genetic counseling. Am J Hum Genet. 1974; 26(5):636-61.

Gécz J, Shoubridge C, Corbett M. The genetic landscape of intellectual disability arising from chromosome X. Trends Genet. 2009; 25(7):308-316.

Goldenberg A, Saugier-Veber P. Genetics of mental retardation. Pathol Biol (Paris). 2010; 58(5):331-42.

Helsmoortel C et al. Challenges and opportunities in the investigation of unexplained intellectual disability using family-based whole-exome sequencing. Clin Genet. 2015; 88(2):140-8.

Hope S et al. The investigation of inborn errors of metabolism as an underlying cause of idiopathic intellectual disability in adults in Norway. Eur J Neurol. 2016; 23(Suppl 1):36-44.

Johnson CP, Myers SM. American Academy of Pediatrics Council on Children with Disabilities. Identification and evaluation of children with autism spectrum disorders. Pediatrics. 2007; 120(5):1183-215.

Maulik PK et al. Prevalence of intellectual disability: a meta-analysis of population-based studies. Res Dev Disabil. 2011; 32(2):419-36.

May PA et al. Prevalence and characteristics of fetal alcohol spectrum disorders. Pediatrics. 2014; 134(5):855-66.

Mefford HC, Batshaw ML, Hoffman EP. Genomics, intellectual disability, and autism. N Engl J Med. 2012; 366(8):733-43.

Miclea D et al. Genetic testing in patients with global developmental delay/intellectual disabilities: a review. Clujul Med. 2015; 88(3):288-92.

Miller DT et al. Consensus statement: chromosomal microarray is a first-tier clinical diagnostic test for individuals with developmental disabilities or congenital anomalies. Am J Hum Genet. 2010; 86(5):749-64.

Moeschler JB, Shevell M. Committee on Genetics. Comprehensive evaluation of the child with intellectual disability or global developmental delays. Pediatrics. 2014; 134(3):e903-18.

Oeseburg B et al. Prevalence of chronic health conditions in children with intellectual disability: a systematic literature review. Intellectual and Developmental Disabilities. 2011; 49(2):59-85.

Sayson B *et al*. Retrospective analysis supports algorithm as efficient diagnostic approach to treatable intellectual developmental disabilities. Mol Genet Metab. 2015; 115(1):1-9.

Schalock RL *et al*. Intellectual Disability: Definition, Classification, and Systems of Supports. 11. ed. Washington, DC: American Association on Intellectual and Developmental Disabilities; 2010.

Srivastava AK, Schwartz CE. Intellectual disability and autism spectrum disorders: causal genes and molecular mechanisms. Neurosci Biobehav Rev. 2016; 46(Pt 2):161-74.

Thompson RA, Nelson CA. Developmental science and the media: early brain development. Am Psychol. 2001; 56(1):5-15.

Topper S, Ober C, Das S. Exam sequencing and the genetics of intellectual disability. Clin Genet. 2011; 80(2):117-26.

Van Karnebeek CD *et al*. Diagnostic investigations in individuals with mental retardation: a systematic literature review of their usefulness. Eur J Hum Genet. 2005; 13(1):6-25.

Wellesley D *et al*. Rare chromosome abnormalities, prevalence and prenatal diagnosis rates from population-based congenital anomaly registers in Europe. Eur J Hum Genet. 2012; 20(5):521-6.

Willemsen MH, Kleefstra T. Making headway with genetic diagnostics of intellectual disabilities. Clin Genet. 2014; 85(2):101-10.

Sites recomendados

Deficiência intelectual

American Association on Intellectual and Developmental Disabilities (AAIDD): https://aaidd.org/

Centers for Disease Control and Prevention (CDC) the United States – Developmental disabilities: https://www.cdc.gov/ncbddd/developmentaldisabilities/index.html

Tanstorno do espectro autista

Centers for Disease Control and Prevention (CDC) the United States -Autism spectrum disorder (ASD): https://www.cdc.gov/ncbddd/autism/index.html

Tanstorno de déficit de atenção e hiperatividade (TDAH)

Centers for Disease Control and Prevention (CDC) the United States – Attention-Deficit Hyperactivity Disorder (ADHD): https://www.cdc.gov/ncbddd/adhd/index.html

Paralisia cerebral

Centers for Disease Control and Prevention (CDC) the United States – Cerebral Palsy: https://www.cdc.gov/ncbddd/cp/index.html

Transtornos do espectro alcoólico fetal

Centers for Disease Control and Prevention (CDC) the United States – Fetal alcohol spectrum disorders (FASDs): https://www.cdc.gov/ncbddd/fasd/

Síndrome de Down

Centers for Disease Control and Prevention (CDC) the United States – Down syndrome: https://www.cdc.gov/ncbddd/birthdefects/DownSyndrome.html

Fundação Síndrome de Down: http://www.fsdown.org.br/

Movimento Down: http://www.movimentodown.org.br/

Síndrome do X frágil

Centers for Disease Control and Prevention (CDC) the United States – Fragile X syndrome (FXS): https://www.cdc.gov/ncbddd/fxs/index.html

Síndrome de Rett

U.S. National Library of Medicine, Genetics Home Reference – Rett syndrome: https://ghr.nlm.nih.gov/condition/rett-syndrome#genes

Doenças raras

ORPHANET – The portal for rare diseases and orphan drugs: http://www.orpha.net/

OMIM – Online Mendelian Inheritance in Man: http://www.ncbi.nlm.nih.gov/omim

Prevenção de doenças genéticas e defeitos congênitos

SIAT – Sistema Nacional de Informação sobre Agentes Teratogênicos: http://gravidez-segura.org/

37 Diarreia Aguda

Ieda Regina Lopes Del Ciampo

INTRODUÇÃO

Diarreia aguda caracteriza-se pela perda excessiva de água e eletrólitos, na maioria das vezes provocada por um agente infeccioso, que resulta no aumento do volume e da frequência das evacuações e na diminuição da consistência das fezes, apresentando ocasionalmente muco e sangue (disenteria). Com até 14 dias de duração, pode ou não se apresentar acompanhada de febre ou vomito. Principalmente nos primeiros meses de vida, deve-se considerar que uma modificação na consistência das fezes é mais indicativa de diarreia que propriamente o número de evacuações.

É responsável por elevada morbidade nas crianças mais jovens, nos países em desenvolvimento e também nos desenvolvidos. Entretanto, a mortalidade é maior nos países em desenvolvimento, atingindo principalmente os menores de 1 ano de idade. A incidência de diarreia varia de 0,5 a 2 episódios por ano nas crianças < 3 anos nos países da Europa. No Brasil, a mortalidade infantil nos menores de 5 anos de idade, embora decrescente, ainda permanece elevada e, nas menores de 1 ano, passou da segunda em 1980 para a quarta causa de mortalidade 2005.

Vírus, bactérias ou parasitos são os fatores etiológicos mais frequentes. Na Europa, a diarreia aguda, que tem o rotavírus como o agente mais prevalente, é a principal causa de hospitalização infantil. *Campylobacter* e *Salmonella* costumam ser os agentes bacterianos mais comuns, dependendo do país europeu. No Brasil, pelas características clínicas, os agentes virais também prevalecem. Na década de 1980 no Brasil, entre os agentes bacterianos identificados que mais prevaleciam como causadores de diarreia infantil estavam *Entamoeba coli* enteropatogênica (ECEP) nas crianças mais novas; *Salmonella* e *Shigella* nas mais velhas. Atualmente, estudo realizado na região Nordeste do Brasil identificou modificação nesse perfil, prevalecendo a EAEC (*E. coli* enteroagregante) e a EPEC (*E. coli* enteropatogênica atípica), sendo ainda necessários mais estudos para sua confirmação.

Diarreia aguda é uma condição autolimitada, porém alguns fatores podem predispor ao risco de um quadro clínico mais grave e persistente, geralmente correlacionados a condições biológicas e sociais mais frágeis e a agentes agressores potentes, que desestruturam o ciclo hospedeiro, agente e meio. Entre estes, estão idade (crianças menores de 5 anos estão mais predispostas, e, quanto menor a idade, maior é o risco), desnutrição prévia ao início da diarreia, habitação na periferia dos centros urbanos (geralmente em áreas sem saneamento básico e em moradias insalubres), agentes como *Entamoeba histolytica*, *E. coli* enteroagregativa, *Salmonella*, *Shigella*, *Rotavirus*, coinfecção com diferentes patógenos, baixo peso ao nascer, desnutrição grave, pneumonia, febre > 39°C, baixa escolaridade dos pais, desmame precoce, falta de orientação para o desmame, condição nutricional e imunológica desfavoráveis, contaminação dos alimentos e da água, acessibilidade inadequada aos serviços de saúde, imunodeficiência, intensidade, extensão e localização da lesão no trato digestório.

FISIOPATOLOGIA

Didaticamente, alguns mecanismos fisiopatogênicos propiciados por agentes etiológicos distintos podem ser descritos para que se conheça sobre as características dos diferentes tipos de diarreia aguda e suas manifestações clínicas (Tabela 37.1).

Os mecanismos de cotransporte do sódio permanecem intactos, mesmo na diarreia grave, o que permite a reabsorção eficiente de água e sal. Esse é um aspecto importante que facilita a terapia de reidratação com a solução de reidratação oral (SRO) clássica.

DIAGNÓSTICO

Pacientes com diarreia aguda sem complicações podem apresentar outras manifestações clínicas, além das alterações no padrão evacuatório, como vômito, febre, associação a sintomas respiratórios e até queda do estado geral, dependendo da gravidade.

Rotavírus parece estar associado a febre alta (> 38°C), maior frequência de evacuações, desidratação e desequilíbrio eletrolítico, maior duração da diarreia e maior escore de gravidade que em outras infecções virais. *Norovirus* cursa com maior número de vômitos.

Diarreia com evacuações mais frequentes, sanguinolentas, de pequeno volume, associada a dor abdominal e febre alta tem as bactérias como os agentes etiológicos mais prováveis.

Tabela 37.1 Mecanismos fisiopatológicos da diarreia aguda e suas manifestações clínicas, de acordo com o agente etiológico.

Tipos	Mecanismo	Agentes	Características
Osmótica	Agente adere à mucosa intestinal Lesa os enterócitos da superfície Diminui a produção das dissacaridases (lactase) Aumentam os açúcares na região intraluminal que: • Retêm líquidos (osmolaridade) • São metabolizados pela via anaeróbica, produzindo radicais ácidos	Rotavírus Adenovírus entérico Calicivírus Norwalk *E. coli* enteropatogênica	Fezes ácidas, cólicas, distensão abdominal
Secretora	Agente libera enterotoxina, que bloqueia o transporte ativo de água e eletrólitos do enterócito, ocasionando o aumento da secreção intestinal, principalmente de ânions cloreto e bicarbonato	*Vibrio cholerae* *E. coli* enterotoxigênica *E. coli* enteroagregativa *Klebsiella pneumoniae* *Cryptosporidium*	Fezes aquosas com volume abundante
Invasora	A lesão na célula epitelial do intestino impede a absorção de nutrientes. Além disso, a mucosa invadida: • Produz substâncias (bradicinina e histamina) que estimulam a secreção de eletrólitos para o lúmen intestinal • Pode ocorrer invasão da lâmina própria com disseminação hematogênica e sintomas sistêmicos (*E. coli* enteroinvasora, *Salmonella*)	*Salmonella* *Shigella* *Yersinia enterocolítica* *Campylobacter* *E. coli* enteroinvasiva *Entamoeba histolytica*	Evacuações com menor volume e maior frequência, disentéricas, muco e sangue, cólicas, tenesmo

Mesmo assim, atualmente as evidências são insuficientes para se considerar que as manifestações clínicas possam diferenciar efetivamente a etiologia viral da bacteriana. Recomendações atuais, consideradas pelos próprios *experts* ainda como fracas e de baixa qualidade, orientam que qualquer um dos sintomas, como febre alta (> 40°C), sangue fecal evidente, dor abdominal, envolvimento do sistema nervoso central, possam sugerir etiologia bacteriana. Sintomas respiratórios ou vômitos estariam mais associados à etiologia viral.

Na maioria das vezes, apenas história clínica e exame físico cuidadosos são suficientes, desde que sejam valorizados sinais e sintomas associados à diarreia e suas complicações, tais como duração, características do hábito intestinal (frequência e volume das evacuações, consistência das fezes, odor, coloração, presença de muco ou sangue), dor abdominal ou tenesmo, vômitos, febre, manifestações respiratórias, estado geral etc.

A complicação mais frequente da diarreia é a desidratação, relacionada com o aumento da morbimortalidade, principalmente nas crianças menores e nas desnutridas. Os seus sinais e sintomas encontram-se na Tabela 37.2.

Exames complementares não são necessários na maioria dos casos. Quando há sintomas persistentes, evacuações muito sanguinolentas, disenteria e febre ou associação com doenças crônicas prévias, a identificação do agente pode ser necessária.

A realização da coprocultura e do antibiograma direcionam para a identificação do agente e possibilitam o tratamento específico.

Calprotectina e lactoferrina fecal detectam processo inflamatório da doença, mais associado à infecção bacteriana do que à viral, mas não são rotineiramente recomendadas.

Para a detecção dos distúrbios eletrolíticos, orientam-se a coleta de eletrólitos e a gasometria (em que se inclui o bicarbonato) nos pacientes em que a gravidade da diarreia não condiz com as alterações clínicas observadas, naqueles com desidratação grave e também para controle, durante a terapia de reidratação por via intravenosa.

Características clínicas, estado nutricional prévio, idade, região etc. ajudam a direcionar para o diagnóstico diferencial da diarreia aguda, como intoxicações alimentares, outros tipos de intoxicações, intussuscepção, colite pseudomembranosa, uso prévio de antibióticos, distúrbios motores e psicogênicos, apendicite, doenças intestinais inflamatórias, síndrome hemolítico-urêmica, cetoacidose diabética, pancreatite, fibrose cística, septicemia, entre outros fatores.

TRATAMENTO

Os itens a serem executados para o tratamento da diarreia são: correção das perdas de fluidos e eletrólitos, orientação nutricional adequada, manejo das comorbidades associadas e, somente quando necessário, uso de antibióticos. A maioria dos casos de diarreia aguda apresenta boa evolução apenas com o tratamento domiciliar.

A terapia de reidratação oral (TRO) deve ser realizada utilizando-se a solução de reidratação oral (SRO), de acordo com os Boxes 37.1 e 37.2. O Plano C consiste na terapia da desidratação grave, que deverá ser realizada em unidade hospitalar. Seu detalhamento foge ao escopo deste capítulo.

Boxe 37.1 Tratamento para prevenção da desidratação decorrente da diarreia, de acordo com o estado de hidratação identificado na Tabela 37.2.

Plano A (domiciliar)

1. Oferecer ou ingerir mais líquido que o habitual para prevenir a desidratação: líquidos caseiros ou SRO após cada evacuação diarreica. Não utilizar refrigerantes e não adoçar o chá ou o suco.
2. Manter a alimentação habitual para prevenir a desnutrição: continuar o aleitamento materno. Manter a alimentação habitual para as crianças e os adultos.
3. Se o paciente não melhorar em 2 dias ou se apresentar qualquer um dos sinais abaixo, levá-lo imediatamente ao serviço de saúde: piora na diarreia, recusa de alimentos, vômitos repetidos, sangue nas fezes, muita sede, diminuição da diurese.
4. Orientações ao paciente ou acompanhante: reconhecer os sinais de desidratação. Preparar e administrar a SRO. Praticar medidas de higiene pessoal e domiciliar (lavagem adequada das mãos, tratamento da água e higienização dos alimentos).

Adaptado da tabela do Ministério da Saúde, disponível em: http://bvsms. saude.gov.br/bvs/cartazes/manejo_paciente_diarreia_cartaz.pdf.

Boxe 37.2 Tratamento oral da desidratação decorrente da diarreia, com solução de reidratação oral (SRO).

Plano B (Unidade Básica de Saúde [UBS])

Os pacientes deverão permanecer na unidade de saúde até a reidratação completa.

1. Administrar solução de reidratação oral:
   - A quantidade de solução ingerida dependerá da sede do paciente
   - A SRO deverá ser administrada continuamente, até que desapareçam os sinais de desidratação
   - Apenas como orientação inicial, o paciente deverá receber de 50 a 100 mℓ/kg para serem administrados no período de 4 a 6 horas.
2. Durante a reidratação, reavaliar o paciente seguindo as etapas do quadro "avaliação do estado de hidratação do paciente":
   - Se desaparecerem os sinais de desidratação, utilize o Plano A
   - Se continuar desidratado, indicar a sonda nasogástrica (gastróclise)
   - Se o paciente evoluir para desidratação grave, seguir o Plano C.
3. Durante a permanência do paciente ou acompanhante no serviço de saúde, orientar a:
   - Reconhecer os sinais de desidratação
   - Preparar e administrar a SRO.

Praticar medidas de higiene pessoal e domiciliar (lavagem adequada das mãos, tratamento da água e higienização dos alimentos).

Adaptado de tabela do Ministério da Saúde disponível em: http://bvsms. saude.gov.br/bvs/cartazes/manejo_paciente_diarreia_cartaz.pdf.

Tabela 37.2 Sinais clínicos e sintomas apresentados pelo indivíduo, de acordo com o estado de hidratação.

Sinais clínicos e sintomas	Estado de hidratação e plano de tratamento		
	Plano A Hidratado	**Plano B** Desidratação leve a moderada (dois ou mais sinais)	**Plano C** Desidratação grave (dois ou mais sinais, sendo um deles com asterisco)
Estado geral	Bem, alerta	Irritado	*Comatoso, hipotônico
Olhos	Normais	Fundos	Muito fundos e secos
Lágrimas	Presentes	Ausentes	Ausentes
Sede	Sem sede	Sedento, bebe rápido e avidamente	*Bebe mal ou não é capaz de beber
Sinal da prega	Desaparece rapidamente	Desaparece lentamente	Desaparece muito lentamente (mais de 2 s)
Pulso	Cheio	Rápido, fraco	*Muito fraco ou ausente

Obs.: fontanela deprimida pode ser observada em lactentes menores desidratados. (Adaptada da tabela do Ministério da Saúde, disponível em: http://bvsms.saude.gov.br/bvs/cartazes/manejo_paciente_diarreia_cartaz.pdf.)

Orienta-se manter a amamentação mesmo durante a fase de reidratação oral da criança. Os outros alimentos devem ser imediatamente reintroduzidos, logo após o período de reidratação de 4 a 6 horas.

A manutenção da dieta habitual é indicada, evitando-se líquidos com elevado teor de açúcar e respeitando-se a preferência alimentar da criança. Modificações dietéticas, como a diluição de fórmulas ou o uso de fórmulas hidrolisadas, extensamente hidrolisadas ou sem lactose, não são recomendadas rotineiramente durante a fase aguda da diarreia.

A antibioticoterapia não deve ser realizada aleatoriamente, já que é eficaz apenas nos casos de cólera ou naqueles em que a diarreia se apresenta sob a forma de disenteria e há comprometimento do estado geral. Os casos de diarreia com sangue e sem febre ou com febre baixa geralmente apresentam *E. coli* êntero-hemorrágica como agente mais típico e não necessitam de antibioticoterapia, podendo, inclusive, ser prejudicial à evolução, a não ser que a epidemiologia local sugira shigelose ou salmonelose. Esse cuidado é necessário, pois o uso indiscriminado de antibióticos pode levar à resistência bacteriana, além de seus efeitos colaterais, que também devem ser considerados. Recomendações atuais apontam para que, na suspeita de diarreia aguda por *Shigella* ou se confirmada pela coprocultura, o antibiótico de primeira linha é azitromicina oral por 5 dias (12 mg/kg no primeiro dia, seguido por 6 mg/kg por 4 dias). Deve-se considerar que a sua escolha depende do perfil de sensibilidade local ao antibiótico, que deve ser monitorado. Nos casos de surto, quando a *Shigella* é sensível a sulfametoxazol + trimetoprima e/ou ampicilina, esses são os agentes recomendados como os de primeira linha para o seu tratamento. Dados seus efeitos adversos, o ciprofloxacino não é recomendado com frequência para o paciente pediátrico, mas pode ser usado como tratamento de segunda linha em casos potencialmente fatais, para organismos sensíveis, quando o benefício for maior que o risco. Essas considerações ressaltam a importância do uso racional de antibióticos, apenas quando necessário. Se estiver bem para ser liberado, o paciente deve ser reavaliado após 48 horas do início do tratamento (ou antes, se necessário) e, se ainda mantiver o sangramento nas fezes, encaminhado para tratamento hospitalar. Exceção ao tratamento domiciliar são os desnutridos, que sempre deverão receber tratamento imediato na unidade de saúde onde foram atendidos e, em seguida, encaminhados para internação.

Se a antibioticoterapia não for eficaz ou se *Entamoeba histolytica* for detectada nas fezes, utiliza-se antiparasitário, que pode ser o metronidazol (35 a 50 mg/kg/dia – máx. 750 mg, dividido em três doses por 7 a 10 dias). Nos casos em que a diarreia aguda tenha outro parasito como agente, antiparasitários específicos também são indicados.

Nos casos de diarreia por *Salmonella*, a antibioticoterapia (específica para cada caso) e a hospitalização são indicadas para as crianças de alto risco, na tentativa de diminuir bacteriemia e infecções: neonatos e lactentes menores de 3 meses de vida, lactentes menores de 1 mês com resultado de hemocultura desconhecida e temperatura > 39°C, paciente com infecção pelo vírus da imunodeficiência humana, aqueles com hemoglobinopatias, com doenças gastrintestinais crônicas, neoplasias ou com outras causas de imunossupressão, na tentativa de diminuir bacteriemia e infecções. Nos outros casos, não há indicação, porque seu uso está associado à excreção fecal prolongada, não previne sintomas e não é efetivo.

O uso de probióticos (*L. rhamnosus GG* e *S. boulardii*) parece ser efetivo. A escolha de um deles para uso, junto com a terapia de reidratação oral, parece diminuir em 1 dia o período da diarreia; entretanto, para a sua utilização deve-se considerar custo-benefício.

O uso do zinco (10 mg/dia para crianças até 6 meses de idade, e 20 mg/dia para crianças acima de 6 meses de vida, por 10 a 14 dias) é uma prática adotada no Brasil nas crianças com diarreia e parece ser benéfica nos países em desenvolvimento.

Há medicamentos em estudo que ainda não encontram evidências atuais para recomendações rotineiras do seu uso na diarreia aguda, como o racecadotrila, agente antissecretor que atua inibindo uma enzima presente no epitélio do intestino delgado (endopeptidase neutra), com a finalidade de diminuir a secreção de água e eletrólitos. Pré-bióticos e simbióticos não são recomendados. Agentes antidiarreicos e antieméticos não são indicados na diarreia aguda.

PROGNÓSTICO

Na maioria dos casos, o prognóstico é bom e a diarreia cessa com a terapêutica adequada. Se a diarreia se torna persistente, com mais de 14 dias de evolução e o paciente tiver menos de 6 meses de idade ou apresentar sinais de desidratação, ele deve ser encaminhado para tratamento hospitalar (reidratar e, em seguida, encaminhar para a unidade hospitalar). Nos outros casos de diarreia persistente, seria adequado manter a terapia e encaminhar para consulta médica especializada para investigação e tratamento. É importante pesquisar a etiologia por *Giardia lamblia* nos casos de diarreia persistente.

CONSIDERAÇÕES DA PRÁTICA DA AUTORA

Atuar preventivamente é sempre o melhor modo de evitar doenças. Considerando-se a transmissibilidade dos agentes envolvidos na diarreia aguda (fecal-oral, água, alimentos e pessoa a pessoa) aliada aos aspectos relacionados ao meio sociocultural, adotar efetivamente a puericultura como prática talvez possa auxiliar a obtenção de bons resultados para a prevenção dessa síndrome. Quando o processo já se encontra instalado, o tratamento precoce, incluindo avaliações clínicas cuidadosas e frequentes, permite monitorar a sua evolução e evitar o uso indiscriminado de antibióticos.

Bibliografia

Brasil. Ministério da Saúde. Secretaria de Atenção à Saúde. Departamento de Atenção Básica. Acolhimento à demanda espontânea: queixas mais comuns na Atenção Básica/Ministério da Saúde, Secretaria de Atenção à Saúde, Departamento de Atenção Básica. Brasília: Ministério da Saúde; 2012. p. 56-61.

Bercu TE, Petri WA, Behm JW. Amebic colitis: new insights into pathogenesis and treatment. Curr Gastroenterol Rep. 2007; 9(5):429.

Bruzzese E, Lo Vecchio A, Guarino A. Hospital management of children with acute gastroenteritis. Curr Opin Gastroenterol. 2013; 29:23-30.

Chen HM, Wang Y, Su LH, Chiu CH. Nontyphoid salmonella infection: microbiology, clinical features, and antimicrobial therapy. Pediatr Neonatol. 2013; 54(3):147-52.

Gordon M, Akobeng A. Racecadotril for acute diarrhoea in children: systematic review and meta-analyses. Archives of Disease in Childhood. 2016; 101(3):234-40.

Guarino A, Ashkenazi S, Gendrel D *et al.* European Society for Pediatric Gastroenterology, Hepatology, and Nutrition/European Society for Pediatric Infectious Diseases Evidence-Based Guidelines for the Management of Acute Gastroenteritis in Children in Europe: Update 2014. J Pediatr Gastroenterol Nutr. 2014; 59(1):132-52.

King CK, Glass R, Bresee JS *et al.* Managing acute gastroenteritis among children: oral rehydration, maintenance, and nutritional therapy. MMWR Recomm Rep. 2003; 52(RR-16):1-16.

Moreno AC, Filho AF, Gomes TA *et al.* Etiology of childhood diarrhea in the northeast of Brazil: significant emergent diarrheal pathogens. Diagn Microbiol Infect Dis. 2010; 66:50-7.

Nataro JP. Diarrhea among children in developing countries. Adv Exp Med Biol. 2013; 764:73-80.

Okoye NV, Oyawole MR, Uzochukwu PU *et al.* Review of ciprofloxacino use in children. Nig Q J Hosp Med. 2013; 23(1):43-7.

Valentini D, Vittucci AC, Grandin A *et al.* Coinfection in acute gastroenteritis predicts a more severe clinical course in children. Eur J Clin Microbiol Infect Dis. 2013; 32:909-15.

Wiegering V, Kaiser J, Tappe D *et al.* Gastroenteritis in childhood: a retrospective study of 650 hospitalized pediatric patients. Int J Infect Dis. 2011; 15:e401-7.

38 Dislipidemia na População Pediátrica

Renato Augusto Zorzo, Raphael Del Roio Liberatore Junior e Vivian Marques Miguel Suen

INTRODUÇÃO

O termo dislipidemia faz referência à presença de valores circulantes alterados (aumentados ou diminuídos) de um ou mais lipídios, a saber: do colesterol total (CT), dos triglicerídeos (TG), da lipoproteína de baixa densidade (LDL) e da lipoproteína de alta densidade (HDL).[1]

Desse modo, temos a seguinte classificação:[2]

- Hipercolesterolemia isolada: aumento da LDL, sem outras alterações
- Hipertrigliceridemia isolada: aumento das partículas ricas em TG (lipoproteína de muito baixa densidade [VLDL] e quilomícrons)
- HDL baixa
- Dislipidemia mista: qualquer associação dos distúrbios citados anteriormente.

Os valores referenciais para o perfil lipídico sérico na população pediátrica estão relacionados na Tabela 38.1.

Os lipídios são hidrofóbicos quando na forma de TG e colesterol esterificado, e, para serem transportados na corrente sanguínea, necessitam estar ligados às lipoproteínas, que são moléculas bipolares revestidas de fosfolipídios, apoproteína e colesterol não esterificado, e transportam em seu interior o colesterol esterificado (Figura 38.1). As lipoproteínas diferem entre si pelo tamanho, densidade, teor lipídico e também o tipo de apoproteína, a qual confere especificidade quanto aos receptores teciduais (Tabela 38.2).[3]

A dislipidemia é uma doença de relevância pública, sendo fator de risco para o desenvolvimento de aterosclerose, em especial, a doença arterial coronariana (DAC).[2,5] A alteração do perfil lipídico está associada a diminuição da ação da insulina sobre a lipase lipoproteica, menor captação de glicose e aumento da liberação de ácidos graxos livres e glicerol na circulação, resultando em maior produção hepática de TG e VLDL.[6]

É importante observar que, quando se deseja determinar os níveis séricos de CT e LDL apenas, não há necessidade de jejum previamente à coleta. Entretanto, se houver interesse clínico nos níveis de TG, a coleta de sangue deverá ser realizada após 12 horas de jejum. O cálculo dos níveis séricos que LDL em geral é feito pela fórmula de Friedewald, que vale apenas para níveis de TG abaixo de 400 mg/dℓ.[2]

Fórmula de Friedewald: (LDL = CT − [HDL + TG/5])

Não há dados de prevalência de dislipidemia na população em geral em idade pediátrica, embora saibamos que cerca de metade das crianças dislipidêmicas permanecerão com o distúrbio na idade adulta.[7]

Vários estudos demonstraram que as crianças com dislipidemia desenvolvem o processo aterogênico desde muito cedo, com alterações histológicas em camada íntima das artérias coronárias já na faixa etária pediátrica.[2,8-10] Esses dados sugerem que a precocidade no diagnóstico deve estar no rol de preocupações

Tabela 38.1 Valores referenciais do perfil lipídico para a faixa etária de 2 a 19 anos.[2]

Variáveis lipídicas	Valores (mg/dℓ)		
	Desejáveis	Limítrofes	Elevados
CT	< 150	150 a 169	≥ 170
LDL	< 100	100 a 129	≥ 130
HDL	≥ 45		
TG	< 100	100 a 129	≥ 130

CT: colesterol total; LDL: lipoproteína de baixa densidade; HDL: lipoproteína de alta densidade; TG: triglicerídeos.

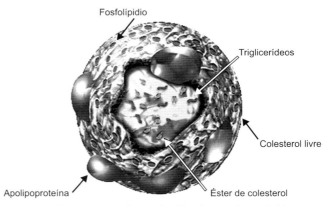

Figura 38.1 Estrutura de uma lipoproteína. (*Esta figura está reproduzida, em cores, no Encarte.*)

Tabela 38.2 Características das lipoproteínas plasmáticas.[4]

			Composição (%)					
Lipoproteína	Densidade (g/dℓ)	Diâmetro (µm)	CE	CL	TG	FL	PR	Apo
QM	< 0,95	800 a 5.000	5	2	84	7	2	B48, E, C
VLDL	< 1,006	300 a 800	12	7	55	18	8	B100, E, C
IDL	1,006 a 1,019	250 a 350	23	8	32	21	16	B100, E, C
LDL	1,019 a 1,063	180 a 280	38	10	9	22	21	B100
HDL2	1,063 a 1,125	90 a 120	16	6	4	30	44	A-I, A-II
HDL3	1,125 a 1,210	50 a 90	12	3	4	26	55	A-I, A-II

QM: quilomícron; VLDL: lipoproteína de muito baixa densidade; IDL: lipoproteína de densidade intermediária; LDL: lipoproteína de baixa densidade; HDL: lipoproteína de alta densidade; CE: colesterol esterificado; CL: colesterol livre; TG: triglicerídeos; FL: fosfolipídios; PR: proteínas; Apo: apoproteínas.

do pediatra geral. Por outro lado, a triagem universal do perfil lipídico em crianças menores de 10 anos de idade não é amplamente recomendada, pois, além de dispendiosa, esta prática não traz benefícios clínicos e pode levar ao risco da prescrição medicamentosa desnecessária na maioria dos casos.[11]

Do ponto de vista etiológico, as dislipidemias podem ser primárias ou secundárias.[9] As primárias são as causadas por alterações genéticas, que podem ser monogênicas ou poligênicas. Entre estas, algumas dependem de fatores ambientais para se expressarem clinicamente, enquanto em outras somente a alteração genética é suficiente para tanto. Entre as causas primárias, podemos citar:[3]

- Hipercolesterolemia poligênica
- Hipercolesterolemia familiar (monogênica)
- Hipertrigliceridemia familiar
- Hiperquilomicronemia familiar
- Hiperlipidemia familiar combinada
- Disbetalipoproteinemia familiar
- Hipolipidemias primárias (diminuição de LDL e HDL).

As secundárias são as causadas por outras doenças e uso de medicamentos, lembrando que, em adolescentes e adultos, o tabagismo e o alcoolismo também devem ser considerados. Algumas situações que estão relacionadas com a gênese das dislipidemias são obesidade, síndrome metabólica, diabetes melito, hipotireoidismo, síndrome nefrótica, insuficiência renal crônica, colestase, hipercortisolismo, anorexia nervosa, além de uso de medicamentos como diuréticos, anticoncepcionais orais, beta-bloqueadores, corticosteroides, isotretinoína, anabolizantes, ciclosporina e antirretrovirais.[3] Importante ressaltar que, independentemente das causas, os fatores ambientais como alimentação inadequada, sedentarismo e obesidade contribuem sempre para o aumento nos níveis dos lipídios circulantes.[7]

No Brasil, há vários estudos mostrando que os fatores mais frequentemente associados às dislipidemias, na população pediátrica, são o excesso de peso e os hábitos alimentares inadequados. Aproximadamente um terço de crianças e adolescentes com sobrepeso e obesidade apresentam dislipidemia.[12-15]

QUADRO CLÍNICO E DIAGNÓSTICO

A dislipidemia é uma doença assintomática e insidiosa, no sentido de que a formação da placa de ateroma é um processo contínuo e silencioso, e, em geral, a primeira manifestação da doença é um evento coronariano agudo.[2]

Os achados clínicos são mais comuns nos casos em que os níveis de colesterol circulante estão particularmente alterados, por exemplo, na hipercolesterolemia familiar (HF). As Figuras 38.2 a 38.8 mostram alguns exemplos de achados clínicos nesses casos extremos.[6,16]

Como esses achados aparecem somente nas ocasiões extremas e de longa evolução, deve haver a preocupação na determinação do perfil lipídico antes dessas ocorrências. Para tanto, os critérios clínicos com base na história pessoal e familiar da criança devem ser considerados para a dosagem laboratorial.[16]

Então, quais seriam esses critérios? Adotar como único critério a presença de parentes próximos com história de DAC é uma estratégia de baixa sensibilidade. Em metanálise de mais de 17 mil estudos realizada em 2015, os autores concluíram que as crianças com história familiar positiva para DAC têm de fato maior chance de apresentar dislipidemia. Entretanto, a prevalência da doença em crianças sem história familiar de DAC é considerável e seria negligenciada se o único critério fosse esse.[7]

De acordo com a V Diretriz Brasileira de Dislipidemias e Prevenção de Aterosclerose, recomenda-se a determinação do perfil lipídico em crianças a partir de 2 anos de idade e adolescentes quando:[16]

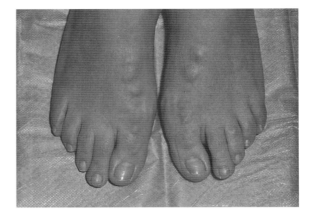

Figura 38.2 Xantomas tendíneos nos tendões flexores dos dedos dos pés.

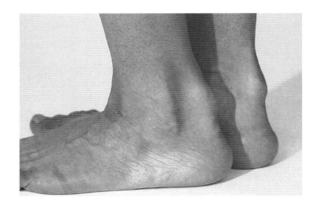

Figura 38.3 Xantomas tendíneos nos tendões calcâneos.

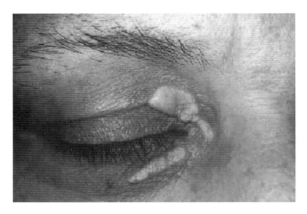

Figura 38.4 Xantelasma. (*Esta figura está reproduzida, em cores, no Encarte.*)

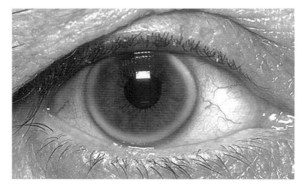

Figura 38.5 Arco corneano. (*Esta figura está reproduzida, em cores, no Encarte.*)

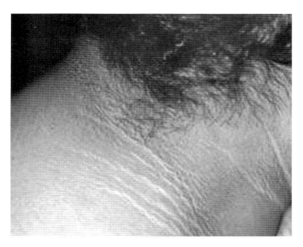

Figura 38.6 Acantose *nigricans* cervical. (*Esta figura está reproduzida, em cores, no Encarte.*)

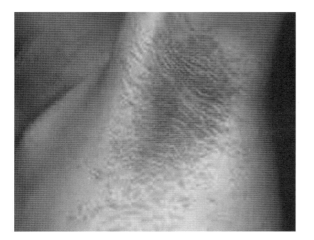

Figura 38.7 Acantose *nigricans* axilar. (*Esta figura está reproduzida, em cores, no Encarte.*)

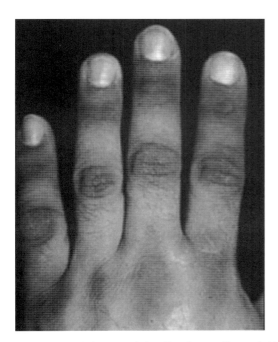

Figura 38.8 Acantose *nigricans* em dedos. (*Esta figura está reproduzida, em cores, no Encarte.*)

- Avós, pais, irmãos e primos de primeiro grau apresentam dislipidemia, principalmente grave ou manifestação de aterosclerose prematura
- Há clínica de dislipidemia
- Tenham outros fatores de risco
- Há acometimento por outras doenças, como hipotireoidismo, síndrome nefrótica, imunodeficiência etc.
- Há utilização de contraceptivos, imunossupressores, corticosteroides, antirretrovirais e outras substâncias que possam induzir a elevação do colesterol.

Outro documento da Sociedade Brasileira de Cardiologia, a I Diretriz Brasileira de Hipercolesterolemia Familiar, recomenda que todas as crianças devem coletar perfil lipídico aos 10 anos de idade, mesmo na ausência de história familiar de dislipidemias ou DAC. No entanto, na presença dos seguintes critérios, a dosagem deve ser realizada a partir dos 2 anos de idade:[16]

- Quando houver história familiar de doença aterosclerótica prematura (homens < 55 anos de idade e mulheres < 65 anos de idade) ou de dislipidemia
- Se a própria criança ou adolescente apresentar achado de doença aterosclerótica, alterações de exame físico compatíveis com hiperlipidemia, ou fatores de risco (hipertensão arterial, diabetes melito, tabagismo, alcoolismo, obesidade).

TRATAMENTO NÃO MEDICAMENTOSO

O tratamento não medicamentoso deve ser adotado em todos os casos de dislipidemias, desde o momento do diagnóstico. Consiste nas mudanças do estilo de vida que incluem redução do peso corporal, aumento da atividade física e terapia nutricional. Em se tratando da hipercolesterolemia, são altamente recomendadas a ingestão de alimentos ricos em fibras solúveis, fitosteróis, e a redução da ingestão de ácidos graxos saturados na dieta.

Os alimentos aos quais se deve dar preferência são: cereais integrais, vegetais crus ou cozidos, legumes, frutas frescas ou congeladas, peixe magro e oleoso, frango sem pele. Os temperos, como vinagre, *ketchup*, mostarda e molho, devem ser sem gordura. Os alimentos devem ser grelhados, cozidos ou preparados no vapor. Alguns alimentos devem ser consumidos com moderação, como massas, frutas secas, geleias, compotas, sorvetes, leite semidesnatado, queijos, maionese, margarinas e alimentos refogados ou assados. Os vegetais preparados na manteiga ou creme, embutidos, queijos amarelos e cremosos, gema de ovo, gordura de porco, óleo de coco, alimentos fritos devem ser evitados ou consumidos mais raramente.

No caso da hipertrigliceridemia, as orientações incluem perda ponderal, redução no consumo de carboidratos simples, substituição dos ácidos graxos saturados pelos mono e poli-insaturados e aumento da atividade física. Nos adolescentes, deve-se lembrar do reforço na orientação quanto a se evitar o consumo de bebidas alcoólicas.[16]

Especial destaque deve ser dado à recomendação de fontes alimentares de fibras e de fitosterol. As fibras da dieta são classificadas de acordo com sua solubilidade em água em solúveis e insolúveis. A fibra solúvel é aquela que, na presença de água, se solubiliza, formando um gel. Este estado aumenta a viscosidade dos alimentos no estômago, gerando maior sensação de saciedade. Há também benefícios em pacientes dislipidêmicos, pois as fibras solúveis têm o poder de adsorção dos sais biliares, diminuindo a reabsorção do colesterol LDL (LDL-C), contribuindo para a redução de seus níveis séricos. São exemplos de fibras solúveis: pectinas, gomas, mucilagem e polissacarídeos de armazenagem. Suas fontes são: aveia (em especial, seu farelo), frutas e vegetais. As fibras insolúveis são responsáveis pela formação do bolo fecal, regulando a constipação intestinal. São exemplos de insolúveis: celulose, hemicelulose, lignina. As leguminosas e os cereais são fontes de ambos os tipos de fibras, sendo que os cereais têm maior composição de fibras insolúveis, em especial os integrais.[17]

Os fitosteróis são um grupo de moléculas derivadas do colesterol e que têm sua fonte principalmente no reino vegetal. São subdivididos em esteróis ou estanóis, em função, respectivamente, da ausência ou presença de insaturações em sua molécula. Foram demonstradas evidências de que o consumo de fitosteróis está associado a redução dos níveis plasmáticos de LDL-C e aumento dos níveis de colesterol HDL (HDL-C), este último efeito podendo ser potencializado quando há o consumo concomitante de niacina.[18] O principal mecanismo que leva a tal redução é provavelmente a inibição da absorção intestinal de LDL-C. Um estudo realizado em crianças demonstrou que o consumo médio de 1,8 g/dia de fitosteróis em crianças saudáveis trouxe evidência de associação à redução dos níveis circulantes LDL-C em 8%.

Esses compostos são naturalmente encontrados em frutas, vegetais, óleos vegetais, castanhas e sementes. Podem também constar em alimentos enriquecidos, como margarinas, sucos, iogurtes e cereais.

São fontes dietéticas de fitosteróis:[19]

- Cereais: farelo de arroz, germe de trigo, farelo de aveia, trigo, arroz escuro
- Leguminosas: feijão, ervilha, lentilha
- Sementes e castanhas: amendoim, amêndoa, semente de girassol, semente de abóbora, semente de gergelim, nozes
- Frutas e vegetais: brócolis, couve-flor, couve-de-bruxelas, maçã, abacate, tomate, óleos vegetais, óleo de germe de trigo, mirtilo.

TRATAMENTO FARMACOLÓGICO

O desafio do início do tratamento farmacológico é o momento quando se indicar, visto que existe um limite mínimo de idade para as medicações, e, por outro lado, em situações de dosagens mais altas do TG ou LDL-C, o benefício do início mais precoce deve ser considerado.

O National Cholesterol Education Program (NCEP), programa norte-americano de redução do colesterol, recomenda considerar o tratamento farmacológico a partir dos 10 anos de idade, após 6 a 12 meses de tratamento não medicamentoso sem resposta efetiva, e de preferência quando o paciente se encontrar no mínimo no estadiamento II de Tanner.[20] Entretanto, a American Heart Association e a American Academy of Pediatrics sugerem que este início poderia ser adiantado para os 8 anos de idade.[5] A opção pelo tratamento farmacológico em crianças abaixo de 10 anos deve sempre ser criteriosa, levando em consideração os riscos e benefícios deste ato, e, quando for o caso, sempre optar pela entrada na dose mínima recomendada, aumentando somente após dosagens laboratoriais do perfil lipídico, das enzimas musculares e hepáticas e da glicemia mostrarem tal necessidade, sem pôr o paciente em maiores riscos relacionados com os efeitos colaterais das medicações.

Hipercolesterolemia

Até o momento, os medicamentos mais eficazes na redução da hipercolesterolemia são as estatinas, pela inibição da enzima hidroximetilglutaril coenzima A redutase. Esta enzima é responsável pela síntese de mevalonato a partir de hidroximetilglutaril coenzima A (HMG-CoA), que é uma reação necessária para a rota metabólica da síntese endógena do colesterol (Figura 38.9).[21]

A redução do colesterol intracelular estimula a síntese e a expressão de receptores para a captação de colesterol circulante, incluindo o LDL-C. Além de reduzirem a LDL, plasmática, as estatinas reduzem também os TG, pois, aumentando a expressão dos receptores de LDL, também ocorre a remoção de lipoproteínas ricas em TG. Estas também elevam o HDL-C pelo aumento do estímulo à síntese de Apo A1, ABCA1 e ABCG1, inibição da síntese de proteína transferidora de ésteres de colesterol (CETP) e também do substrato da troca de TG por ésteres de colesterol via CETP: as lipoproteínas VLDL, IDL e LDL.[5]

As diretrizes da American Heart Association dividiram as estatinas de acordo com a potência em reduzir a concentração de LDL (Tabela 38.3). Os efeitos colaterais das estatinas são comuns, e incluem dores musculares em 10% dos pacientes, aumento do risco de diabetes em 10% dos pacientes, além de efeitos mais raros e graves, como hepatite, miosite e rabdomiólise. A hepatite é mais comum em pacientes que tomam niacina ou fibratos junto com a estatina.[22]

Outra classe de medicação que pode ser usada é a ezetimiba. Trata-se de um inibidor da absorção do colesterol que é metabolizado no fígado após sua rápida absorção nos enterócitos, onde, junto com os seus metabólitos, exerce as suas ações hipolipemiantes, reduzindo a absorção do colesterol por meio da inibição do transporte do colesterol por enzimas transportadoras específicas.[23]

Ácido nicotínico (niacina)

A niacina inibe a atividade da enzima diacilglicerol aciltransferase-2 (DGAT-2) nos microssomos dos hepatócitos, e, por conseguinte, a síntese hepática de TG também diminui. Resulta destas ações menor disponibilidade de TG intra-hepático, e,

Tabela 38.3 Estatinas e respectivas doses, correlacionadas a potências relativas de redução da lipoproteína de baixa densidade (LDL).[22]

Estatina	Dose	Potência	Capacidade de redução da LDL (%)
Atorvastatina	40 a 80 mg/dia	Alta	50
Rosuvastatina	20 a 40 mg/dia	Alta	50
Atorvastatina	10 a 20 mg/dia	Moderada	30 a 50
Rosuvastatina	5 a 10 mg/dia	Moderada	30 a 50
Pravastatina	40 a 80 mg/dia	Moderada	30 a 50
Lovastatina	40 mg/dia	Moderada	30 a 50

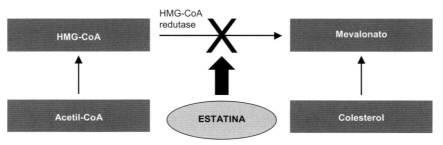

Figura 38.9 Local de ação das estatinas.

por consequência, aumento no catabolismo de Apo B e menor secreção de VLDL e LDL. Indiretamente, ocorre aumento do HDL em até 30%.

A dose máxima do ácido nicotínico é de 3 a 4,5 gramas por dia. A intolerância à niacina é comum; ela causa uma sensação de calor conhecida como *hot flashes*, mediada pela liberação de prostaglandinas, e pruridos, sendo que ambos os efeitos colaterais podem ser atenuados pela ingestão prévia de 85 a 321 mg/dia de ácido acetilsalicílico. A dose da niacina deve ser progredida semanalmente.

Sequestradores de ácidos biliares

Os sequestradores de ácidos biliares ou resinas incluem colestiramina, colesevelam e colestipol. Essas resinas se ligam aos ácidos biliares no intestino, reduzindo a circulação êntero-hepática de sais biliares. O fígado, então, aumenta a síntese dos mesmos e, para isso, utiliza o colesterol hepático. Portanto, aumenta a atividade dos receptores de LDL, reduzindo o LDL sanguíneo. No entanto, cuidado deve ser tomado em pacientes com hipertrigliceridemia, pois essas resinas podem aumentar os TG, sendo, portanto, contraindicadas se os TG estiverem acima de 500 mg/dℓ. A dose recomendada da colestiramina é de 4 a 24 mg/dia, às refeições. Os efeitos colaterais são sintomas gastrintestinais como constipação intestinal e flatulência.

Fibratos

Os fibratos são agonistas do receptor PPAR-gama. Eles levam à redução dos triglicerídeos e à elevação do HDL-C; são capazes de reduzir o LDL em 10 a 15% e os TG em 40%, além de aumentar o HDL em 15 a 20%. Eles podem ser associados às estatinas; porém, essa associação aumenta o risco de efeitos colaterais como a miopatia. Deve-se evitar a sinvastatina para a associação. A genfibrozila não pode ser associada a nenhuma estatina, pois aumenta muito o risco de rabdomiólise.

Os fibratos disponíveis e as doses recomendadas são mostrados na Tabela 38.4.

Ácidos graxos ômega-3

Os ácidos graxos poli-insaturados derivados do óleo de peixe são o ácido docosa-hexaenoico (DHA) e o ácido eicosapentaenoico (EPA). Eles reduzem os TG plasmáticos em doses altas (3 a 10 g/dia) e aumentam discretamente o HDL e, ocasionalmente, o LDL. Apesar de reduzirem os TG, metanálises recentes não mostram benefício dos ácidos graxos ômega-3 na redução de eventos cardiovasculares ou mortalidade global. Dessa maneira, a sua prescrição para prevenção cardiovascular não está indicada.[2]

Referências bibliográficas

1. Brasil. Ministério da Saúde. Agência Nacional de Vigilância Sanitária. Saúde e Economia. 2011; 3(6):1-4.
2. Xavier HT, Izar MC, Faria Neto JR *et al*. Sociedade Brasileira de Cardiologia. V Diretriz Brasileira de Dislipidemias e Prevenção da Aterosclerose. Arq Bras Cardiol. 2013; 101(4Supl.1):1-22.
3. De Paula ID, Machado JC. Dislipidemias. In: Vannucchi H, Marchini JS. Nutrição e metabolismo, nutrição clínica. Rio de Janeiro: Guanabara-Koogan; 2012. p. 205-20.
4. Romaldini CC. Abordagem da hiperlipidemia em crianças e adolescentes. In: Delgado AF, Cardoso AL, Zamberlan P. Nutrologia básica e avançada. Barueri: Manole; 2010. p. 67-82.
5. American Heart Association. Heart disease and stroke statistics. 2004 update. Dallas, Texas: American Heart Association; 2003.
6. Sociedade Brasileira de Pediatria. Departamento Científico de Nutrologia. Obesidade na infância e adolescência: manual de orientação. 2. ed. São Paulo: SBP; 2012. 142 p.
7. Kelishadi R, Haghdoost AA, Moosazadeh M *et al*. A systematic review and meta-analysis on screening lipid disorders in the pediatric age group. J Res Med Sci. 2015; 20(12):1191-9.
8. Pires A, Sena C, Selça R. Dyslipidemia and cardiovascular changes in children. CurrOpinCardiol. 2016; 31(1):95-100.
9. Khandelwal P, Murugan V, Hari S *et al*. Dyslipidemia, carotid intima-media thickness and endothelial dysfunction in children with chronic kidney disease. Pediatr Nephrol. 2016; 26.
10. Francoso LA, Coates V. Anatomicopathological evidence of the beginning of atherosclerosis in infancy and adolescence. Arq Bras Cardiol. 2002; 78:131-42.
11. Schroeder AR, Redberg RF. Cholesterol screening and management in children and young adults should start early – NO! Clin Cardiol. 2012; 35:665-8.
12. Alcântara Neto OD, Silva RCR, Assis AMO *et al*. Fatores associados à dislipidemia em crianças e adolescentes de escolas públicas de Salvador, Bahia. Rev Bras Epidemiol. 2012; 15(2):335-45.
13. Ribeiro RQC. Epidemiologia das dislipidemias em escolares. Dissertação [Mestrado]. Belo Horizonte: Universidade Federal de Minas Gerais; 2000.
14. Giuliano ICB, Coutinho MSSA, Freitas SFT *et al*. Lípides séricos em crianças e adolescentes de Florianópolis SC – Estudo Floripa Saudável 2040. Arq Bras Cardiol. 2005; 85(2):85-91.
15. Moura EC, Castro CM, Mellin AS *et al*. Perfil lipídico em escolares de Campinas, SP, Brasil. Rev Saúde Publ. 2000; 34(5):499-505.
16. Santos RD, Gagliardi ACM, Xavier HT *et al*. Sociedade Brasileira de Cardiologia. I Diretriz Brasileira de Hipercolesterolemia Familiar (HF). Arq Bras Cardiol. 2012; 99(2Supl. 2):1-28.
17. Mello VD, Laaksonen DE. Dietary fibers: current trends and health benefits in the metabolic syndrome and type 2 diabetes. Arq Bras Endocrinol Metab. 2009; 53(5).
18. Breda MC. Fitoesteróis e os benefícios na prevenção de doenças: uma revisão. Trabalho de Conclusão de Curso. Porto Alegre: UFRS; 2010.
19. What foods are high in plant sterols? [internet]. 2017 Disponível em: https://herbs.lovetoknow.com/Main_Page. Acesso em: 20 maio 2017.
20. National Cholesterol Education Program. Report of the Expert Panel on Blood Cholesterol Levels in Children and Adolescents. Pediatrics. 1992; 89(Suppl):525-84.
21. Botham KM, Mayes PA. Síntese, transporte e excreção do colesterol. In: Rodwell VW, Bender DA, Botham KM *et al*. Bioquímica ilustrada de Harper. p. 20.
22. Smiderle L, Fiegenbaum M. Aspectos nutrigenéticos nas dislipidemias. In: Dal Bosco SM, Genro JP. Nutrigenética e implicações na saúde humana. São Paulo: Atheneu; 2014. p. 141-7.
23. Araújo RG, Casella-Filho A, Chagas ACP. Ezetimiba: farmacocinética e terapêutica. Arq Bras Cardiol [internet]. 2005; 85(Suppl 5):20-4. Acesso em: 28 maio 2017.

Tabela 38.4 Fibratos disponíveis, doses e respectivos efeitos sobre os lipídios.[16]

Medicamento	Dose (mg/dia)	Aumento do HDL-C (%)	Diminuição do TG (%)
Bezafibrato	400 a 600	5 a 30	15 a 55
Ciprofibrato	100	5 a 30	15 a 45
Etofibrato	500	5 a 20	10 a 30
Fenofibrato	160 e 200, ou 250	5 a 30	10 a 30
Genfibrozila	600 a 1.200	5 a 30	20 a 60

39 Infecções Agudas das Vias Respiratórias Superiores

Esther Angélica Luiz Ferreira

INTRODUÇÃO

As infecções de vias respiratórias superiores (IVRS) e suas complicações são o motivo da maior parte da demanda dos consultórios e serviços de urgência e emergência pediátricos.

Em sua maioria, são causadas por vírus e são autolimitadas, com resolução mesmo sem tratamento específico. As IVRS de origem bacteriana ocorrem em até 20% dos casos e podem ser de origem primária ou surgir como complicação de uma infecção viral.

FISIOPATOLOGIA

As IVRS são infecções causadas por um organismo invasor (mais comumente vírus, mas podendo ser bactérias ou, mais raramente, fungos) nas vias respiratórias superiores, ou seja, nos órgãos envolvidos nos processos respiratórios ou que compartilhem continuidade com estes.

Os sinais e sintomas que se apresentam são variáveis, pois dependem de diversos fatores, que vão desde a virulência do patógeno invasor até a condição social (p. ex., frequentadores de creches e escolas), imunitária e higiênica do hospedeiro. Algumas IVRS estão relacionadas com a sazonalidade, como as doenças que aumentam sua prevalência no inverno.

DIAGNÓSTICO

Quadro clínico

As IVRS, em geral, podem se apresentar com coriza e obstrução nasal, prostração, anorexia, tosse, cefaleia, mialgia, dores em locais específicos, além de febre. A seguir, apresentamos sinais e sintomas específicos das principais IVRS.

Resfriado comum e gripe

O resfriado comum é a doença infectocontagiosa mais comum do ser humano.

Os sintomas do resfriado comum são limitados às vias respiratórias superiores, como desconforto faríngeo, irritação ocular e lacrimejamento, coriza e congestão nasal. A gripe apresenta os mesmos sintomas, porém mais intensos, acrescidos de sintomas sistêmicos, como cefaleia, mialgia e febre.

Rinossinusite aguda

Obstrução nasal e sensação de congestão em região de face são os sintomas mais comuns. Também pode-se ter perda parcial ou total do olfato, além de dores faciais em peso, cefaleia, tosse, irritação faríngea e febre.

Otite média aguda

O sintoma principal é otalgia, com o paciente podendo apresentar sensação de perda auditiva. Os pacientes podem evoluir com irritabilidade e febre. A otoscopia pode mostrar alterações diversas, como hiperemia, abaulamento de membranas timpânicas e presença de exsudato, podendo ocorrer, em casos mais graves, perfuração timpânica.

Faringite e amigdalite agudas

São doenças distintas, mas que podem se sobrepor como faringoamigdalite.

Os sintomas mais comuns são dores de garganta, especialmente à deglutição e tosse, além de sintomas gerais, como febre, inapetência, sialorreia, entre outros. Quando as infecções são bacterianas, os sintomas são mais marcados e abruptos, com comprometimento geral mais grave, e, ao exame clínico, pode-se observar formação de exsudato purulento recobrindo as amígdalas.

Alguns casos podem apresentar lesões em pele, que é o caso da escarlatina, que se caracteriza por exantema eritematopapular, com pele áspera e descamativa.

Laringite aguda

Pode apresentar coriza e tosse seca, ou seja, sintomas inespecíficos, que evoluem com dispneia com estridor característico, com rouquidão e disfonia em alguns casos.

Exames complementares

O diagnóstico é clínico, mas alguns exames complementares podem auxiliar no diagnóstico diferencial ou da própria doença, como:

- Proteína C reativa (PC-R) e velocidade de hemossedimentação (VHS): podem ser utilizadas para auxiliar na diferenciação entre infecções bacterianas e virais, além de ajudar em diagnósticos diferenciais
- Hemograma: nas infecções virais, raramente haverá alterações. Nas infecções bacterianas graves, podem ser vistas leucocitoses, com raros desvios à esquerda
- Pesquisas virais: são raramente feitas
- Cultura de orofaringe: pode ser feita, mas resultado é demorado
- Testes rápidos para detecção de antígeno de estreptococo: resultado rápido, mas com alto custo
- Radiografia de tórax: para afastar diagnóstico diferencial de pneumonia
- Tomografia computadorizada de seios da face: para confirmar diagnóstico de sinusite, quando ainda houver alguma dúvida.

DIAGNÓSTICO DIFERENCIAL

Entre os diagnósticos diferenciais, estão:

- Rinite alérgica: apresenta sintomas crônicos e repetidos. Não há febre. A criança pode ter antecedentes familiares de doenças alérgicas
- Infecção de vias respiratórias inferiores, como pneumonia: a criança apresenta sinais e sintomas gerais mais intensos, como prostração, toxemia e febre, além de taquipneia e alterações na ausculta
- Doença de Kawasaki: apresenta, além de febre por, no mínimo, 5 dias, sinais como edema de mãos e pés, lesões em pele e alterações oculares
- Doença do refluxo gastresofágico: pode se apresentar em conjunto com alterações de vias respiratórias superiores (como otites médias, por exemplo). A criança apresenta sinais e sintomas de refluxo, podendo exibir alterações respiratórias e/ou de ganho ponderoestatural

- Demais pródromos infecciosos: orientar que os cuidadores observem sinais e sintomas do paciente e, caso haja alguma alteração, procurar novamente auxílio médico.

TRATAMENTO

O tratamento principal é sintomático, já que a maioria das IVRS é de origem viral, com o objetivo de reduzir o desconforto da criança.

Cuidados gerais

A hidratação da criança é essencial. Frutas e líquidos, como água e chás, devem ser oferecidos, conforme aceitação do paciente.

A lavagem nasal com soro fisiológico (com a concentração de 0,9%) pode ser feita, no intuito de auxiliar na eliminação de possíveis secreções nasais e, assim, dar maior conforto ao fluxo respiratório. Deve-se evitar o uso de soluções à base de nafazolina, pois trazem grande risco de intoxicação. Descongestionantes sistêmicos não devem ser usados, especialmente em menores de 2 anos de idade, já que podem ser ineficientes no tratamento e os efeitos colaterais graves.

Sinais de alerta devem ser sempre orientados aos pais, pois estes devem ficar em vigilância quanto às complicações.

A profilaxia de parte das IVRS se faz com a cobertura vacinal adequada; portanto, é de extrema importância reforçar que o calendário vacinal esteja em dia.

Medicações

- Analgésicos e antitérmicos: podem ser utilizados para alívio de sintomas, como cefaleia e mialgia, além de febre. O paracetamol está liberado para uso desde o nascimento (15 mg/kg de 6 em 6 horas, com máximo de 4 gramas por dia). A partir dos 3 meses de idade, pode-se usar a dipirona (20 mg/kg de 6 em 6 horas) ou o ibuprofeno (5 a 10 mg/kg/dose a cada 6 ou 8 horas)
- Anti-inflamatórios não esteroides (AINEs): seu uso não é recomendado, pois, além de trazerem efeitos colaterais importantes, não alteram a evolução do quadro, tampouco são superiores na melhora dos sintomas, quando comparados aos analgésicos e antitérmicos
- Corticosteroides: devem ser utilizados apenas no tratamento da laringite aguda
- Antimicrobianos: devem ser empregados com dose e tempo de tratamento direcionados à bactéria suspeita e à doença específica. No geral, o fármaco de escolha é a amoxicilina (mínimo de 50 mg/kg/dia, divididos de 8 em 8 horas). Caso o paciente seja alérgico, a classe de macrolídios costuma ser a escolha, com a prescrição de azitromicina ou eritromicina

- Antivirais: não são de uso rotineiro nas IVRS de causa viral, sendo limitados a pacientes de alto risco e casos de epidemias. Um exemplo dessa classe é o oseltamivir no tratamento da influenza
- Medicações para tosse: os antitussígenos e mucolíticos raramente são úteis, sendo que os estudos mostram poucas evidências positivas no tratamento
- Demais medicações: alguns fitoterápicos estão sendo estudados para profilaxia e tratamento das IVRS. Outras substâncias, como própolis e vitamina C, não têm seu efeito confirmado.

PROGNÓSTICO

O prognóstico é favorável. A maior parte das IVRS é autolimitada e raramente traz complicações, como abscessos e adenites.

Existem casos de amigdalites e otites de repetição que devem ser acompanhados e tratados adequadamente, podendo até necessitar de medidas cirúrgicas. Podem ocorrer infecções resistentes ao tratamento inicial; devem ser avaliados diagnósticos diferenciais, com possível escalonamento da antibioticoterapia.

CONSIDERAÇÕES DA PRÁTICA DA AUTORA

Orientar os cuidadores é a principal prática no tratamento das IVRS, já que são doenças comuns e recorrentes, mas que em poucas vezes os medicamentos são realmente efetivos.

Bibliografia

Capasso R, Monteiro ELC. Laringites agudas e crônicas inespecíficas. In: Tratado de Otorrinolaringologia. Rocca; 2002.

Casey JR, Pichichero ME. Metaanalysis of short course antibiotic treatment for group a streptococcal tonsillopharyngitis. Pediatr Infect Dis J. 2005; 24(10);909-17.

Eccles R. Understanding the symptoms of the common cold and influenza. Lancet Infect Dis. 2005; 5:718-25.

Hendley JO. Otitis media. New England Journal of Medicine. 2002; 374:1169-74.

Júnior DC, Burns DAR. Tratado de pediatria: Sociedade Brasileira de Pediatria. 3. ed. Barueri: Manole; 2014.

Marques PMS et al. Abscessos parafaríngeos na criança: estudo retrospectivo de 5 anos. Braz J Otorhinolaryngol. 2009; 75(6):826-30.

Mirza N, Montone K, Stadtmauer, ED. A schematic approach to preexisting sinus disease for the immunocompromised individual. American Journal of Rhinology. 1998; 12:2.

Nesti MMM, Goldbaum M. As creches e pré-escolas e as doenças transmissíveis. J Pediatr (Rio J). 2007; 83(4):299-312.

Pitrez PMC, Pitrez JLB. Infecções agudas das vias aéreas superiores – diagnóstico e tratamento ambulatorial. J Pediatr (Rio J). 2003; 79(Supl 1):S77-S86.

Takata GS et al. Evidence assessment and management of acute otitis media: I. The role of antibiotics in treatment of uncomplicated acute otitis media. Pediatrics. 2001; 108(2):239-47.

40 Obesidade Infantil

Ieda Del Ciampo, Renato Augusto Zorzo e *Thiago Santos Hirose*

INTRODUÇÃO

A rápida transição nutricional no Brasil propiciou a coexistência de desnutrição e excesso de peso/obesidade, descrita nos países em desenvolvimento.[1]

Este capítulo tem como objetivo descrever aspectos relacionados à obesidade na faixa etária pediátrica, fenômeno importante nos dias atuais.

DEFINIÇÃO

Obesidade é o resultado do aumento excessivo de gordura corporal que afeta negativamente o estado de saúde do indivíduo.

EPIDEMIOLOGIA

Sobrepeso/obesidade aumentaram progressivamente nas últimas três décadas nos países industrializados, principalmente nas áreas urbanas. De 1970 a 1990, sua prevalência dobrou ou triplicou em alguns países incluindo Brasil, Austrália, Grécia, Japão, entre outros.[2]

No Brasil, as taxas também são elevadas, incluindo a faixa etária pediátrica. Na Pesquisa de Orçamentos Familiares (POF 2008-2009), foi observado excesso de peso (incluindo a obesidade) igual a 51,4% entre os meninos e 43,8% entre as meninas, na mesma faixa etária de 5 a 9 anos. Entre as crianças de 5 a 9 anos de idade, 32% das meninas se encontravam com sobrepeso e 11,8% eram obesas. Já para o sexo masculino, as taxas eram ainda superiores, de 34,8 e 16,6%, respectivamente. De acordo com o Instituto Brasileiro de Geografia e Estatística (IBGE), em 2008 a 2009, na faixa etária de 10 a 19 anos, observou-se que 21,7% dos meninos apresentavam sobrepeso e 5,9% obesidade. No sexo feminino, os percentuais de sobrepeso e obesidade foram de 19,4 e 4%; respectivamente.[3]

FISIOPATOLOGIA

Sobrepeso/obesidade resultam do desequilíbrio entre o maior acúmulo de energia e o menor gasto energético total, decorrente dos diversos mecanismos, genéticos, epigenéticos e ambientais. Embora tenha sido demonstrada maior predisposição em gêmeos monozigóticos em relação aos dizigóticos, apenas os mecanismos genéticos parecem não explicar a epidemia atual, já que crianças com um ou dois genitores obesos podem apresentar sobrepeso.[4]

O fator ambiental obesogênico é o único potencialmente modificável. Hábitos relacionados com o estilo de vida, como adesão a alimentos inadequados representados pela ingestão insuficiente de frutas e vegetais e elevada de alimentos altamente calóricos, sedentarismo caracterizado pela atividade física diária insuficiente, excesso de visualização de televisão e de jogos em computadores, não tomar café da manhã, tempo de sono insuficiente, entre outros, estão correlacionados à persistência da obesidade infantil na vida adulta.[5]

Na infância, o ganho inadequado de peso corporal durante a gestação, desmame precoce, o uso de fórmulas lácteas preparadas de modo inadequado, a introdução precoce de alimentos não recomendados, transtornos do comportamento alimentar e relação familiar inadequada são alguns dos fatores determinantes para que a obesidade se instale. Obesidade dos pais, sedentarismo, baixo peso e excesso de peso ao nascer, interrupção precoce do aleitamento materno e fatores relacionados com o crescimento estão associados à obesidade na vida adulta.[6,7]

Entre os mecanismos hormonais conhecidos, os hormônios leptina e grelina encontram-se envolvidos, atuando no controle do apetite. A disfunção no eixo do intestino-cérebro-hipotálamo por meio da via hormonal grelina/leptina estimula o consumo energético excessivo. Esse mecanismo parece estar presente em apenas 10% dos obesos, principalmente naqueles com obesidade familiar de maior intensidade. Indivíduos com deficiência de leptina costumam responder favoravelmente à reposição hormonal.[8]

A distribuição do acúmulo de gordura, principalmente a visceral, produz resistência à insulina no tecido adiposo, fígado e músculo esquelético, predispondo a complicações como hipertrigliceridemia, baixos níveis de lipoproteína de alta densidade (HDL) e intolerância à glicose, que podem propiciar o aparecimento de doença coronariana prematura. Os níveis séricos elevados de insulina contribuem para o aumento da pressão arterial ovariana e adrenocortical, propiciando dismenorreia e virilização feminina; além disso, a aromatização de andrógenos suprarrenais (cuja rota metabólica leva à produção de estrona), associado ao aumento de leptina, faz com que o eixo hipófise-hipotálamo-ovários seja estimulado precocemente, podendo causar uma antecipação da puberdade nas meninas.[9-11] No sexo masculino, esta produção estrogênica propicia a ginecomastia e a possibilidade do atraso no aparecimento da gonadarca, por conta do *feedback* negativo desta no eixo hipotálamo-hipófise-testículos.[9-11] A resistência à insulina contribui para complicações como dislipidemia e hipertensão, predispõe ao diabetes do tipo 2, doença gordurosa hepática não alcoólica e doenças cardiovasculares, reduzindo a expectativa de vida.[12]

O baixo peso ao nascer está associado ao risco de obesidade infantil tardia e na vida adulta, podendo também ser um fator de risco para a resistência insulínica nesses indivíduos.

Obesidade pode estar presente em algumas síndromes genéticas; a mais frequente é a de Prader-Willy. Entretanto, não são as responsáveis pelas maiores taxas de obesidade. Nelas o apetite é de difícil controle, resultando em excessiva ingestão energética e consequente obesidade. Características das síndromes mais comuns encontram-se na Tabela 40.1.[13]

Fármacos também podem atuar como fatores de risco para o aparecimento da obesidade, tais como antipsicóticos (tioridazina, risperidona e carbonato de lítio), antidepressivos tricíclicos (amitriptilina), antiepilépticos (valproato, carbamazepina, gabapentina) e hormônios (corticosteroides, insulina).[14]

DIAGNÓSTICO

Quadro clínico

É fundamental que as causas tratáveis e as comorbidades da obesidade sejam identificadas.[14,15]

A avaliação cuidadosa e ausente de preconceito deve ser realizada pelo profissional de saúde, compreendendo história clínica e exame físico.[16]

Tabela 40.1 Síndromes genéticas que cursam com obesidade e suas características fenotípicas.

Síndrome	Características fenotípicas
Síndrome de Prader-Willi	Hipotonia neonatal, falta de apetite que evolui para hiperfagia extrema, massa magra diminuída, baixa estatura, hipogonadismo hipotalâmico, comportamento obsessivo-compulsivo, discreto retardo mental
Síndrome de Bardet-Biedl	Distrofia *rod-cone* progressiva, polidactilia, cistos renais, doença renal progressiva, dislexia, transtorno de aprendizagem, doença cardíaca congênita ocasional, obesidade progressiva na infância tardia
Síndrome de Alstrom	Obesidade com distribuição central de gordura, baixa estatura, diabetes do tipo 2, retinopatia, perda auditiva neurossensorial, nefropatia, cardiomiopatia dilatada
Síndrome WAGR	Obesidade, tumor de Wilms, aniridia, anomalias geniturinárias, retardo mental
Deleção do gene 16p11.2	Obesidade progressiva, autismo/retardo mental

Adaptada de Chung (2012).[13]

Como os fatores ambientais são modificáveis, é importante investigar detalhadamente os hábitos socioeconômicos e culturais.

Sob esse aspecto, é necessário identificar os diversos ambientes em que a criança permanece durante o dia, etnia, renda familiar, conhecimentos dos cuidadores sobre nutrição, pessoa responsável pela cocção e pelas compras dos alimentos consumidos pela família, escolaridade dos pais, características do local de moradia, número de pessoas que habitam a mesma residência e grau de parentesco, locais (sala, quarto, cozinha etc.) e horários em que as refeições são realizadas, pessoas que fazem a refeição junto com a criança, atividades realizadas durante a alimentação (assistindo à TV etc.), tipo e tamanho do recipiente utilizado para a refeição (prato fundo ou raso, bacia, copo duplo etc.), tempo gasto com lazer (incluindo atividades sedentárias), tempo e horário de sono, atividades e horários de lazer no meio e no fim da semana etc.

A investigação alimentar detalhada e o uso de instrumentos de avaliação, como recordatório alimentar de 24 horas e frequência alimentar, são úteis para o diagnóstico alimentar e também terapêutico, pois permitem individualizar a orientação e que o paciente se conscientize da sua dieta durante o período de registro.

Conhecer a idade de início do sobrepeso auxilia na distinção entre o excesso alimentar e as causas sindrômicas, pois nestas últimas a obesidade geralmente tem início antes dos 2 anos de idade.

Investigar sobre a existência do diagnóstico prévio de síndrome genética que possa estar associada à obesidade (ver Tabela 40.1) também é importante.

A progressão rápida de ganho ponderal deve ser investigada detalhadamente, pois a ingestão alimentar excessiva e descontrolada pode estar relacionada com um transtorno alimentar.

Deve-se pesquisar sobre o uso de medicamentos que favoreçam o aparecimento de obesidade.

Explorar comorbidades relacionadas à obesidade, detectadas previamente no paciente, pais e familiares, como doenças cardiovasculares, hipertensão, diabetes, doença hepática, também é necessário. Obesidade em um ou ambos os pais é um fator predisponente de obesidade ou de doenças cardiovasculares na vida adulta.[17]

A história psicossocial permite avaliar a existência de correlação da obesidade com depressão, ambiente escolar, perdas parentais, desestruturação familiar etc.

Causas endócrinas da obesidade, como hipotireoidismo primário ou central, deficiência de hormônio do crescimento e deficiência/resistência ao cortisol, devem ser exploradas e, para isso, aspectos clínicos da doença devem ser lembrados.[14,18]

Exame físico

Observar a distribuição de gordura, que pode ser proporcionada ou não. A resistência insulínica e a síndrome de Cushing caracterizam-se pela distribuição de gordura concentrada em rosto, pescoço, tronco e área subescapular.

A atenção para a presença de dismorfismos pode permitir a identificação de alguma síndrome genética.

Complicações da obesidade podem ser identificadas desde tenra infância, como dores em quadril e joelhos, que podem ser causadas por epifisiólise da cabeça do fêmur ou pela tíbia vara de Blount, uma complicação no desenvolvimento ósseo relacionada com a elevada pressão sobre a cartilagem de crescimento da tíbia proximal.[19]

Entretanto, as complicações mais observadas são *acantose nigricans* (espessamento aveludado da epiderme, de coloração marrom, que afeta principalmente axila, dobra do pescoço posterior, superfícies da pele flexora e umbigo), decorrente da resistência insulínica, estrias causadas pelo estiramento excessivo da pele, micoses causadas por umidade nas dobras cutâneas, distribuição inadequada de pelos resultante de alterações hormonais propiciadas pela síndrome do ovário policístico, ginecomastia no sexo masculino decorrente da aromatização de andrógenos a estrógenos no tecido adiposo periférico etc.

A obesidade pode acelerar a maturação sexual das crianças obesas (principalmente do sexo feminino), o que pode ser observado pela realização do estadiamento puberal de Tanner. Hepatomegalia decorre da infiltração gordurosa do fígado (doença hepática gordurosa não alcoólica).

Aparência de cansaço pode ser decorrente de apneia do sono. Dispneia com semiologia pulmonar característica de asma podem estar presentes, devido à sua correlação com obesidade.

A pressão arterial deve ser sempre aferida, e a observação de níveis acima dos padrões de referência para idade e sexo não são raros. Para a interpretação adequada dos resultados observados, devem-se utilizar as tabelas de percentis de pressão normal de acordo com altura/idade/sexo.[20]

A medida da circunferência abdominal (CA), que é o ponto médio entre a borda inferior da costela inferior e a borda superior da crista ilíaca, pode ser usada como marcador indireto de medida da gordura visceral.[21] Alguns trabalhos mostram que o aumento da relação CA/estatura (maior que 0,5) pode significar um risco maior de ocorrência de síndrome metabólica.[22] No entanto, esta relação não é recomendada para uso em crianças abaixo de 6 anos de idade.[22,23]

A medida da CA acima do percentil 90 para sexo e idade é definida como aumento da CA conforme a Tabela 40.2.

Critérios diagnósticos

Observar a obesidade em uma criança sem a utilização de uma avaliação técnica adequada pode retardar o seu diagnóstico. O excesso de gordura corporal pode ser avaliado por técnicas diretas, como medidas de espessura de pregas cutâneas, impedância bioelétrica, densitometria (pesagem subaquática), absorciometria de raios X de energia dupla (DEXA), entre outros métodos.[24]

Entretanto, os critérios antropométricos são meios indiretos baratos, acessíveis e confiáveis para o diagnóstico de sobrepeso e obesidade infantil, tendo como melhor indicador o índice de massa corpórea (IMC), que é obtido por meio da seguinte fórmula: $IMC = peso\ (kg)/estatura\ (m)^2$, tanto para crianças quanto para adolescentes. O resultado deve ser analisado comparando-o com tabelas que mostram percentis específicos para idade e sexo para o IMC, pois a composição corporal infantil se modifica durante o crescimento e o desenvolvimento.

Tabela 40.2 Distribuição em percentis da circunferência abdominal segundo gênero e idade.

Idade (anos)	BRANCOS						NEGROS					
	Meninos			Meninas			Meninos			Meninas		
	Percentil			Percentil			Percentil			Percentil		
	N	50	90	N	50	90	N	50	90	N	50	90
5	28	52	59	34	51	57	36	52	56	34	52	56
6	44	54	61	60	53	60	42	54	60	52	53	59
7	54	55	61	55	54	64	53	56	61	52	56	67
8	95	59	75	75	58	73	54	58	67	54	58	65
9	53	62	77	84	60	73	53	60	74	56	61	78
10	72	64	88	67	63	75	53	64	79	49	62	79
11	97	68	90	95	66	83	58	64	79	67	67	87
12	102	70	89	89	67	83	60	68	87	73	67	84
13	82	77	95	78	69	94	49	68	87	64	67	81
14	88	73	99	54	69	96	62	72	85	51	68	92
15	58	73	99	58	69	88	44	72	81	54	72	85
16	41	77	97	58	68	93	41	75	91	34	75	90
17	22	79	90	42	66	86	31	78	101	35	71	105

Recomendações atuais indicam, para as crianças maiores de 2 anos de idade e adolescentes, a utilização das curvas de IMC do órgão norte-americano Centers for Disease Control and Prevention (CDC), utilizando como pontos de corte para os diagnósticos de sobrepeso e obesidade os percentis (p) ≥ 85 a < 95 e p ≥ 95, respectivamente. Os extremamente obesos são diagnosticados quando IMC ≥ 120% do p95 ou > 35 kg/m^2, devendo-se levar em consideração, durante a avaliação clínica, as variações de massa muscular e o sexo. Para os menores de 2 anos de idade, recomenda-se a curva de peso/estatura da Organização Mundial da Saúde (OMS), considerando-se obesidade para aqueles com p ≥ 97,7 para sexo e idade.[25]

Exames complementares

A avaliação laboratorial para etiologias endócrinas da obesidade infantil deve ser reservada apenas para as ocasiões em que houver indícios de baixa estatura ou atraso na velocidade de crescimento, considerando-se o potencial genético, familiar e o estágio puberal da criança avaliada. Entretanto, para as crianças e os adolescentes com IMC ≥ p85, a avaliação das comorbidades é indicada por meio da solicitação de exames complementares (Tabela 40.3).[26]

SÍNDROME METABÓLICA

A síndrome metabólica (SM) é composta por alterações antropométricas, fisiológicas e bioquímicas que colocam os indivíduos em risco de apresentar aumento da gordura visceral e da resistência insulínica, predispondo-os ao aparecimento de doenças cardiovasculares e diabetes do tipo 2. Não há consenso sobre os critérios a serem usados para SM em crianças abaixo de 10 anos de idade, mas sabe-se que o aparecimento de quaisquer sinais e sintomas associados é um fator importante para seguimento e monitoramento contínuo. Atualmente, para indivíduos na faixa etária entre 10 e 16 anos, os critérios para SM são os propostos pela Federação Internacional de Diabetes (IDF), conforme os dados a seguir.[21]

Critérios para a síndrome metabólica na criança e no adolescente:

Tabela 40.3 Exames complementares para detecção de comorbidades decorrentes de sobrepeso/obesidade infantil.

Pré-diabetes
- HbA1c: 5,7 a < 6,5% (39 a < 48 mmol/mol)
- Glicemia de jejum: ≥ 100 a < 126 mg/dℓ
- Teste de tolerância oral à glicose: glicemia na 2ª hora ≥ 140 a < 200 mg/dℓ

Diabetes melito
- HbA1c: ≥ 6,5%
- Glicemia de jejum: ≥ 126 mg/dℓ
- TTOG: ≥ 200 mg/dℓ

Dislipidemia[27]

Lipídios	Desejáveis (mg/dℓ)	Limítrofes (mg/dℓ)	Aumentados (mg/dℓ)
Colesterol total	< 150	150 a 169	≥ 170
LDL	< 100	100 a 129	≥ 130
HDL	≥ 45		
Triglicerídeos	< 100	100 a 129	≥ 130

DHGNA

ALT: > 25 U/ℓ (sexo masculino) e > 22 U/ℓ (sexo feminino)

Hipertensão arterial
(padronização de acordo com sexo, idade e percentil de estatura)

3 a 11 anos:** > p90 a < p95 (pré-hipertensão)
≥ p95 a < p99 + 5 mmHg (estágio 1 HA)
≥ p99 + 5 m Hg (estágio 2 HA)

12 a 17 anos:** > p90 a < p95 ou > 120/80 (pré-hipertensão)
≥ p95 a < p99 + 5 mmHg (estágio 1 HA)
≥ p99 + 5 mmHg (estágio 2 HA)

18 a 21 anos: ≥ 120/80 a 139/89 mmHg (pré-hipertensão)
≥ 140/90 a 159/99 mmHg (estágio 1 HA)
≥ 160/100 a 179/109 mmHg (estágio 2 HA)
> 180/110 mmHg (estágio 3 HA)

HbA1c: hemoglobina glicada; TTOG: teste de tolerância oral à glicose; HA: hipertensão arterial; DHGNA: doença gordurosa hepática não alcoólica; ALT: alanina aminotransferase; HDL: lipoproteína de alta densidade; LDL: lipoproteína de baixa densidade. (Adaptada de Dennis MS, Silva AA, Ellen LC *et al.* Pediatric obesity – assessment, treatment, and prevention: an endocrine society clinical practice guideline. J Clin Endocrinol Metab. 2017; 102(3):709-57. doi: 10.1210/jc.2016-2573.)

- Obesidade: cintura abdominal > p90 + pelo menos dois dos seguintes achados:
  - Hipertrigliceridemia: triglicerídeos (TG) > 150 mg/dℓ
  - Baixo HDL-colesterol: < 40 mg/dℓ
  - Hipertensão arterial: pressão arterial sistólica (PAS) > 130 mmHg e pressão arterial diastólica (PAD) > 85 mmHg
  - Intolerância à glicose: glicemia de jejum > 100 mg/dℓ ou presença de diabetes melito do tipo 2.

Diagnóstico diferencial

Para o diagnóstico diferencial da obesidade na infância e adolescência, é importante analisar os aspectos clínicos e laboratoriais, considerando-se as síndromes genéticas e as alterações hormonais já citadas.

TRATAMENTO

A resposta ao tratamento da obesidade é obtida a médio e longo prazo e deve-se atuar sobre as modificações do estilo de vida, incluindo os aspectos de atividade física, dietéticos e comportamentais.

As orientações dietéticas incluem:

- Estimular a redução do consumo de *fast-foods*, promover hábitos alimentares adequados à faixa etária, diminuir o consumo de açúcar de adição, bebidas adoçadas, alimentos processados, gordurosos, com elevados teores de gordura saturada (para os maiores de 2 anos de idade) e sódio
- Estimular o maior consumo de frutas frescas do que de sucos de frutas, de vegetais e alimentos com maior teor de fibras
- Orientar sobre o tamanho adequado das porções para a idade e sobre como evitar o consumo de alimentos entre as refeições (não "beliscar").

É importante que o paciente e a família reconheçam sinais que estimulem o excesso alimentar e o ambiente que os favorece, como solidão, assistir à televisão etc. Nesse contexto, deve-se também orientar a redução do tempo despendido na frente da tela (computador, televisão etc.) para 1 a 2 horas por dia.

A atividade física atualmente deve fazer parte da prescrição médica, do mesmo modo que é feito com os medicamentos. Recomendam-se, pelo menos, 20 minutos de atividade física diária, moderada a vigorosa, a até 60 minutos.

Medicamentos para pacientes com excesso de peso não são recomendados para crianças e adolescentes até 16 anos de idade ou fim da maturação sexual. Naqueles obesos, a farmacoterapia só deve ser pensada pelo especialista com experiência no tratamento da doença, somente após um programa para o tratamento da doença ter sido intensivamente realizado e sem sucesso satisfatório. Mesmo assim, deve-se ter em mente que reações adversas podem ocorrer.

Por fim, a cirurgia bariátrica pode ser proposta quando o paciente tiver atingido o desenvolvimento puberal de Tanner 4 ou 5 e a altura final ou quase final do adulto, apresentar IMC > 40 kg/m^2 ou tiver um IMC > 35 kg/m^2, com comorbidades significativas extremas apesar do cumprimento de um programa formal de modificação do estilo de vida, com ou sem farmacoterapia, após avaliação psicológica, em local com cirurgião experiente, infraestrutura e equipe capacitada.

Prognóstico

A abordagem do sobrepeso e da obesidade deve ser iniciada tão logo o diagnóstico se estabeleça. Isto porque foi comprovado que as alterações metabólicas podem ser identificadas mesmo na fase de sobrepeso, expondo a criança ao início do desenvolvimento de doença arterial coronariana, síndrome metabólica e diabetes tipo 2.[28] Adolescentes com excesso de peso têm risco aumentado de morte por doenças cardiovasculares na vida adulta.[29] Nogueira *et al.* demonstram diminuição da espessura das artérias carótidas em crianças com excesso de peso comparando-se a crianças com peso normal.[30]

A importância da abordagem precoce do sobrepeso e obesidade reside no alto risco de essas crianças permanecerem obesas na idade adulta e evoluírem com todos os problemas que a obesidade causa. De fato, mais da metade das crianças obesas permanecem obesas na adolescência, e 4 em cada 5 adolescentes obesos permanecerão com esta morbidade na vida adulta. No total, uma criança obesa tem um risco 5 vezes maior de ser um adulto obeso quando comparada com uma criança não obesa.[31]

Tão logo seja detectada uma criança ou adolescente com excesso de peso, os pais devem ser conscientizados e avisados sobre o problema. Alguns pais não têm a percepção de que os filhos estão acima do peso (apenas observam isto quando o filho está em um estágio grave de obesidade). Além disso, o fato de uma criança/adolescente apresentar sobrepeso ou obesidade não significa necessariamente que ela terá diminuição do IMC no futuro.[32]

Crianças e adolescentes com sobrepeso ou obesidade estão sujeitos a um risco maior de problemas psicossociais que poderão perpetuar-se na vida adulta. De igual maneira, adolescentes que sofrem *bullying* nesta faixa etária, independentemente do peso, têm risco aumentado de apresentar excesso de peso quando adultos jovens.[33] Crianças de todas as idades atribuem qualidades negativas e preconceituosas para os obesos; crianças e adolescentes com excesso de peso e obesidade são vítimas de *bullying* pelos colegas e amigos da mesma faixa etária.[34] Meninas (pelo risco de antecipação da puberdade) e meninos (por conta da possibilidade de atraso do início da puberdade) com excesso de peso também estão sujeitos a sofrer *bullying*.

CONSIDERAÇÕES DA PRÁTICA DOS AUTORES

Por sua etiologia multifatorial, tratar a obesidade infantil já instalada é uma tarefa a ser realizada a longo prazo. Pode demandar uma equipe profissional coesa para que os aspectos biopsicossociais referentes à doença sejam abordados e contribuam para a adesão e compreensão do processo, a fim de que paciente, familiares e indivíduos que convivam com a criança nos diversos ambientes sociais sejam sensibilizados e participem do tratamento. Essas considerações corroboram a importância do acompanhamento da saúde da criança e do adolescente de forma longitudinal, para que a detecção de fatores de risco e de alterações relacionadas ao seu estado nutricional sejam rapidamente abordadas.

Referências bibliográficas

1. Doak CM, Adair LS, Monteiro C *et al.* Overweight and underweight coexist within households in Brazil, China and Russia. J Nutr. 2000; 130:2965-71.
2. Wang Y, Lobstein T. Worldwide trends in childhood overweight and obesity. Int J Pediatr Obes. 2006; 1(1):11-25.
3. Instituto Brasileiro de Geografia e Estatística. Instituto Nacional de Despesa Familiar. 1974-1975. Instituto Nacional de Alimentação e Nutrição. Pesquisa Nacional sobre Saúde e Nutrição 1989. IBGE. Diretoria de pesquisas. Coordenação de Trabalho e Rendimento. Pesquisa de orçamento familiares 2008-2009. Rio de Janeiro: IBGE; 2009.
4. Han JC, Lawlor DA, Kimm SY. Childhood obesity. Lancet. 2010; 375:1737-48.
5. Ha KH, Kim DJ. Epidemiology of childhood obesity in Korea. Endocrinology and Metabolism. 2016; 31(4):510-8.
6. Fisberg M. Obesidade na infância e adolescência. Revista Brasileira de Educação Física e Esporte. 2006; 20:163-4.
7. ABESO – Associação Brasileira para o Estudo da Obesidade e da Síndrome Metabólica. Diretrizes Brasileiras de Obesidade. Itapevi; São Paulo; 2008-2009.

8. Considini RV, Sinha MK, Heiman ML *et al.* Serum immunoreactive leptin concentrations in normal-weight and obese humans. N Engl J Med. 1996; 334(5):292-5.

9. Kim SH, Park MJ. Childhood obesity and pubertal development. Pediatr Gastroenterol Hepatol Nutr. 2012; 15:151-9.

10. Wang Y. Is obesity associated with early sexual maturation? A comparison of the association in american boys versus girls. Pediatrics. 2002:10(5):903-10.

11. Twig G *et al.* Body-mass index in 2.3 million adolescents and cardiovascular death in adulthood. N Engl J Med. 2016; 374:2430-40.

12. Ahrens W, Moreno LA, Mårild S *et al.* Metabolic syndrome in young children: definitions and results of the IDEFICS study. Int J Obes (Lond). 2014; 8(Suppl2):S4-S14.

13. Chung WK. An overview of monogenic and syndromic obesities in humans. Pediatr Blood Cancer. 2012; 58(1):122-28.

14. Klish WJ. Clinical evaluation of the obese child and adolescent. In: Motil KJ, Geffner M (section eds) and Hoppin AG (Deputy ed). Up to date [internet]. 2013 [acesso em 13 dez 2018]. Disponível em: www.uptodate.com.

15. August GP, Caprio S, Fennoy I *et al.*; Endocrine Society. Prevention and treatment of pediatric obesity: an endocrine society clinical practice guideline based on expert opinion. J Clin Endocrinol Metab. 2008; 93:4576-99. Epub 2008 Sep 9.

16. Vander Wal JS, Mitchell ER. Psychological complications of pediatric obesity. Pediatr Clin North Am. 2011; 58:1393-1401. Epub 2011 Oct 14.

17. Rudolf M. Predicting babies, risk of obesity. Arch Dis Child. 2011; 96:995-7. Epub 2011 Aug 9.

18. Neslihan KG. Overweight and obesity in children and adolescents. J Clin Res Pediatr Endocrinol. 2014; 6(3):129-43.

19. Taksande A, Kumar A, Vilhekar K *et al.* Infantile Blount disease: a case report. Malays Fam Physician. 2009; 4(1):30-2.

20. Expert Panel on Integrated Guidelines for Cardiovascular Health and Risk Reduction in Children and Adolescents, National Heart, Lung, and Blood Institute. Expert Panel on Integrated Guidelines for Cardiovascular Health and Risk Reduction in Children and Adolescents: summary report. Pediatrics. 2011; 128(Suppl 5):S213-S256.

21. Yoo EG. Waist-to-height ratio as a screening tool for obesity and cardiometabolic risk. Korean J Pediatr. 2016; 59(11):425-31.

22. Sijtsma A *et al.* Waist-to-height ratio, waist circumference and BMI as indicators of percentage fat mass and cardiometabolic risk factors in children aged 3-7 years. J Clinical Nutrition. 2014; 33:311-5.

23. I Diretriz de Prevenção da Aterosclerose na Infância e Adolescência. Arq Bras Cardiol. 2005; 86:6.

24. Freedman DS, Mei Z, Srinivasan SR *et al.* Cardiovascular risk factors and excess adiposity among overweight children and adolescents: the Bogalusa Heart Study. J Pediatr. 2007; 150(1):12-17;e2.

25. WHO. Child growth standards [internet]. [acesso em 13 dez 2018]. Disponível em: http://www.who.int/childgrowth/en/.

26. Dennis MS, Silva AA, Ellen LC *et al.* Pediatric obesity – assessment, treatment, and prevention: an Endocrine Society clinical practice guideline. J Clin Endocrinol Metab. 2017; 102(3):709-57.

27. Nogueira-de-Almeida CA, Ricco RC, Ricco RG *et al.* Comparative study of risk factors among children and adolescents with an anthropometric diagnosis of overweight and obesity. Rev Paul Pediatr. 2010; 28(4)320-5.

28. Simmond M, Llewellyn A, Owen CG *et al.* Predicting adult obesity from childhood obesity: a systematic review and meta-analysis. Obes Rev. 2016; 17(2):95-107.

29. Parkinson KN *et al.* Mothers, perceptions of child weight status and the subsequent weight gain of their children: a population-based longitudinal study. International Journal of Obesity. 2017; 41:801-6.

30. Sociedade Brasileira de Pediatria. Departamento Científico de Nutrologia. Obesidade na infância e adolescência – Manual de orientação: 2. ed. São Paulo: SBP; 2012. 142 p.

31. Ahmed ML, Ong KK, Dunger DB. Childhood obesity and the timing of puberty. Trends in Endocrinology and Metabolism. 2009; 20(5):237-42. doi:10.1016/j.tem.2009.02.004.

32. Griffiths LJ *et al.* Obesity and bullying: different effects for boys and girls. Arch Dis Child. 2006; 91:121-5. doi: 10.1136/adc.2005.072314.

33. Nogueira-de-Almeida CA *et al.* Ultrasonographic assessment of the common carotid intima-media complex in normal weight children and in overweight/obese children. FASEB J. 2016; 30:1165.3.

34. Mamun AA *et al.* Adolescents bullying and young adults body mass index and obesity: a longitudinal study. International Journal of Obesity. 2013; 37:1140-6. doi:10.1038/ijo.2012.182.

41 Pneumonia Comunitária na População Pediátrica

André Luiz Giusti

INTRODUÇÃO

As doenças do trato respiratório na criança constituem motivo de angústia para os pais e são motivo da grande quantidade de atendimento de urgência nos serviços de pediatria, com taxas que variam nas diversas regiões brasileiras, tendo como influência muitos fatores como nível socioeconômico, educacional, entre outros. A Organização Mundial da Saúde (OMS) estima que ocorram no mundo mais de 150 milhões de casos anuais em menores de 5 anos, dos quais 20 milhões precisarão de hospitalização.

Por um desequilíbrio entre os agentes e as defesas do hospedeiro, microrganismos (vírus, bactérias ou fungos) se instalam no parênquima pulmonar, causando alterações compatíveis com a inflamação dos tecidos afetados. Pneumonias comunitárias são definidas como infecções agudas do parênquima pulmonar adquiridas no ambiente em que a criança se insere.

EPIDEMIOLOGIA

De acordo com a OMS, aproximadamente 156 milhões de crianças menores de 5 anos de idade terão pneumonia e 20 milhões necessitarão de cuidados hospitalares todos os anos. Nos países desenvolvidos temos uma incidência de 33 por 10 mil na faixa etária de menores de 5 anos. Com o uso de vacinas conjugadas antipneumocócicas e com a vacinação contra a influenza, ocorreu uma queda gradativa nos casos em nações onde essa ação foi implantada.

FATORES DE RISCO

A presença de alguns fatores influencia a ocorrência da pneumonia, a saber: sazonalidade; aspectos socioeconômicos, demográficos, nutricionais e ambientais; e vacinação.

As pneumonias ocorrem durante todo o ano. Apesar desta característica, sua incidência tem aumento em sua prevalência durante os meses mais frios, presumivelmente porque a transmissão direta é reforçada pela maior convivência em ambientes fechados. As baixas condições de vida em regiões subdesenvolvidas colaboram para o aumento do nível de hospitalização e mortalidade da pneumonia na infância. Fatores como baixo nível escolar dos pais, moradias com nível inadequado de ocupação, construção e higiene, presença de fumantes, associados a fatores como baixo peso ao nascer, desmame precoce, deficiência da ingestão de micronutrientes, tais como vitaminas A e D, ferro, cobre e zinco e desnutrição proteico-calórica colaboram com a diminuição da resposta imunológica. Além disso, o difícil acesso a serviços básicos de saúde e vacinação contribui para o aumento do número e da gravidade dos casos.

A presença de patologias concomitantes, como cardiopatias congênitas, imunodeficiências primárias, congênitas ou adquiridas, asma, fibrose cística, doença do refluxo gastroesofágico, anemia falciforme, broncodisplasias, entre outras, também se configura como fator de risco.

ETIOLOGIA

A etiologia está resumida na Tabela 41.1.

Tabela 41.1 Pneumonia: faixa etária e agentes.

Faixa etária	Agentes
Até 2 meses	Vírus sincicial respiratório Vírus influenza Vírus parainfluenza Estreptococo do grupo B Enterobactérias, *Listeria monocytogenes*, *Chlamydia trachomatis*, *Staphylococcus aureus*
2 a 6 meses	Vírus sincicial respiratório Vírus influenza Vírus parainfluenza *Chlamydia trachomatis* *Streptococcus pneumoniae* *Staphylococcus aureus* *Bordetella pertussis*
6 meses a 5 anos	Vírus sincicial respiratório Vírus influenza Vírus parainfluenza *Streptococcus pneumoniae* *Haemophilus influenzae* *Staphylococcus aureus* *Mycoplasma pneumoniae* *Mycobacterium tuberculosis*
Maior de 5 anos	*Mycoplasma pneumoniae* *Chlamydophila pneumoniae* *Streptococcus pneumoniae* *Mycobacterium tuberculosis*

QUADRO CLÍNICO

Os sinais e sintomas presentes em uma criança com pneumonia são muito variados, e o examinador deve estar atento para o maior número possível que possa estar presente, a saber: febre, tosse, cefaleia, mialgia, dor abdominal, queda do estado geral, recusa a brincadeiras, agitação, prostração, inapetência, dispneia, taquipneia, dores no peito, batimento de asas de nariz, retrações de fúrcula, tiragem intercostal e diafragmática, toxemia, cianose, sinais de insuficiência respiratória. O quadro clínico é variado e vai depender do patógeno causador da doença e da idade da criança. A presença de febre persistente, tosse e sintomas respiratórios concomitantes nos faz sempre estar em estado de alerta para a possibilidade de pneumonia.

A febre está presente na maioria dos casos; entretanto, em lactentes muito jovens, pode estar ausente ou, ainda, estes podem apresentar sinais de hipotermia em infecções por alguns patógenos, tais como pneumonia por *Chlamydia trachomatis*.

A taquipneia é o segundo sinal de relevância encontrado no exame físico, indicativa de insuficiência respiratória, e sua ausência é sinal de exclusão para o diagnóstico de pneumonia. A OMS tem como definição de taquipneia os limites máximos de movimentos respiratórios por minuto, em uma criança afebril, de acordo com a Tabela 41.2.

A pneumonia na infância apresenta uma gama de sintomas e sinais variados, dependendo da faixa etária em que se encontra a criança acometida. O examinador deve estar atento para os mais frequentes, que são: queda do estado geral, inapetência, alterações do sono, tosse, vômitos, presença de febre ou não, aumento da frequência respiratória (ver Tabela 41.2), cianose labial e/ou de extremidades, batimento de asas de nariz, retração de fúrcula

Tabela 41.2 Pneumonia: faixa etária e limite da frequência respiratória.

Faixa etária	Limite da frequência respiratória
Até 2 meses	60
2 a 12 meses	50
1 ano a 5 anos	40
Acima de 5 anos	20

Adaptada de World Health Organization (1995).

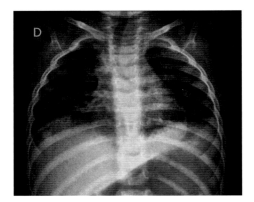

Figura 41.1 Broncopneumonia.

esternal, tiragem intercostal, submacicez ou macicez à percussão, além de alterações na ausculta pulmonar, como diminuição ou abolição do murmúrio vesicular e presença de ruídos adventícios. Também pode cursar em casos mais graves, com sinais adversos, tais como hipotermia, letargia e perda da consciência.

Os sinais de dificuldade respiratória que são preditivos de pneumonia incluem: gemência, hipoxemia (saturação de oxigênio < 94 a 96% em ar ambiente), batimentos de asa de nariz, necessidade de estar sentado ou deitado em decúbito lateral. A inspeção pode nos mostrar alterações dos movimentos respiratórios, inspirações curtas, expirações prolongadas, taquipneias, retrações. A palpação torácica revela frêmitos, broncofonias, pterilóquios. A ausculta pulmonar traz importantes dados para o diagnóstico, tais como: diminuição ou ausência do murmúrio vesicular, presença de ruídos adventícios, sibilos, crepitações, subcrepitações e atrito pleural.

DIAGNÓSTICO

O diagnóstico de pneumonia na criança é realizado basicamente pela anamnese e pelo exame físico. A importância da história clínica relatada pelos pais e/ou cuidadores, com detalhes sobre a percepção dos sintomas, é fundamental; deve-se estar atento aos sinais que possam indicar a gravidade do caso. A confirmação do diagnóstico clínico é feita por raios X simples do tórax em duas incidências, anteroposterior e lateral, preferencialmente de pé; em crianças que não seja possível ficar de pé, o exame de raios X pode ser feito deitado, nas posições anteroposterior e lateral. O exame de raios X de tórax ainda é boa maneira de se verificar a presença de complicações, mas é importante salientar que este não é indicador da gravidade do quadro. Pode-se lançar mão de outros exames, tais como hemograma, hemocultura, proteína C reativa (PC-R), tomografia de tórax, e, em serviços mais avançados, daprocalcitonina.

CLASSIFICAÇÃO

De acordo com a localização, podemos classificar a pneumonia em:

- Broncopneumonia, quando ocorre acometimento do tecido e o interstício imediatamente ao seu redor (Figura 41.1)
- Lobar, quando envolve um lobo inteiro ou parte deste, com limites bem definidos
- Intersticial, de localização difusa na trama brônquica, de limites imprecisos
- Atípica.

TRATAMENTO

O tratamento de uma pneumonia comunitária rotineiramente será empírico, domiciliar, e a escolha do antibiótico deve sempre levar em conta a avaliação de variantes como: condição socioeconômica, nível de entendimento do cuidador, posologia, aceitação oral da medicação por parte do paciente, epidemiologia, idade, quadro clínico, avaliação radiológica e laboratorial e presença de possíveis complicações. Sempre deve-se reavaliar o paciente nas primeiras 24 a 48 horas do tratamento, e os pais devem ser devidamente orientados para o aparecimento de sinais de piora. Em nosso serviço, usa-se o esquema apresentado na Tabela 41.3.

O tratamento deverá ser hospitalar nos casos a seguir:

- Falha terapêutica do tratamento ambulatorial
- Idade inferior a 6 meses de idade
- Recusa da ingestão de alimentos ou líquidos
- Não aceitação da medicação via oral
- Toxemia
- Sinais de insuficiência respiratória
- Complicações radiológicas – derrame pleural, pneumatocele etc.
- Más condições socioeconômicas.

A internação se fará diretamente em unidade de terapia intensiva (UTI) nos quadros a seguir:

- Saturação < 92% com Fi_{O_2} > 60%
- Sinais de choque
- Desconforto respiratório progressivo com sinais de falência respiratória, com ou sem hipercarbia
- Apneia ou respiração irregular.

Pode-se utilizar o fluxograma da Figura 41.2 para orientar nossas ações.

COMPLICAÇÕES

Derrame pleural

Define-se pelo acúmulo anormal de líquido no espaço pleural. Os sintomas são: dor ao respirar e ao tossir, dificuldade respiratória, diminuição da expansibilidade, diminuição ou abolição do murmúrio vesicular na região afetada. O diagnóstico é comprovado pelo exame de raios X simples de tórax (Figura 41.3). Pode, em alguns casos, ser necessária a toracocentese para drenagem (Figura 41.4), devendo-se sempre coletar amostras para análise bioquímica.

Tabela 41.3 Pneumonia: faixa etária e antibioticoterapia.

Faixa etária	Antibioticoterapia
3 semanas a 3 meses	Afebril: eritromicina VO, 50 mg/kg/dia cada 6 h por 14 dias; claritromicina VO, 15 mg/kg/dia cada 12 h por 14 dias; azitromicina VO, 20 mg/kg/dia durante 3 dias
4 meses a 5 anos	Amoxicilina 50 a 100 mg/kg/dia a cada 12 h, divididos em intervalos de 8 h; ou amixicilina + clavulanato
5 anos a adultos jovens	Eritromicina 30 a 40 mg/kg/dia VO, a cada 6 h, ou azitromicina 10 mg/kg/dia no 1º dia e 5 mg/kg/dia por mais 4 dias em 1 tomada VO diária; ou claritromicina 15 mg/kg/dia VO, a cada 12 h

VO: via oral.

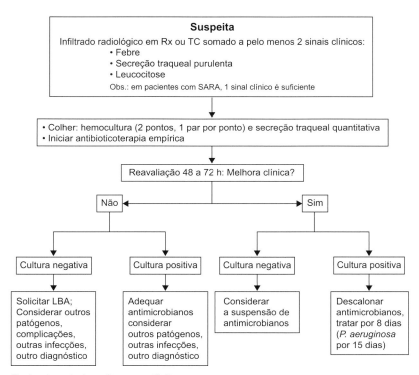

Figura 41.2 Fluxograma das ações necessárias. Rx: radiografia simples; TC: tomografia computadorizada; SARA: síndrome de angústia respiratória aguda; UFC: unidades formadoras de colônias.

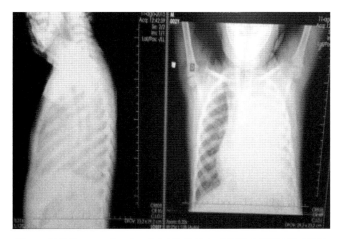

Figura 41.3 Derrame pleural; radiografia de tórax. (Fonte: arquivos do autor.)

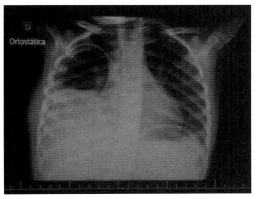

Figura 41.4 Derrame pleural. (Fonte: arquivos do autor.)

PNEUMATOCELE

São espaços císticos no parênquima pulmonar originados pela necrose do tecido pulmonar (Figuras 41.5 e 41.6). Estes cistos podem se romper e causar outras complicações como: pneumotórax espontâneo, pneumotórax hipertensivo, hemorragias, empiemas, infecções secundárias, fistulização, entre outras.

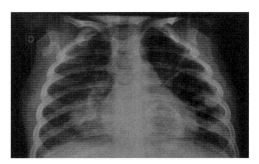

Figura 41.5 Broncopneumonia base D, pneumatocele terço médio esquerdo. (Fonte: arquivos do autor.)

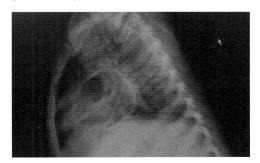

Figura 41.6 Broncopneumonia base D, pneumatocele terço médio esquerdo. (Fonte: arquivos do autor.)

Bibliografia

Gadomski AM, Permutt T, Stanton B. Correcting respiratory rate for the presence of fever. J Clin Epidemiol. 1994; 47(9):1043-9. Disponível em: https://www.ncbi.nlm.nih.gov/pubmed/7730907.

Kassebaum N, Kyu HH, Zoeckler L *et al*. Global Burden of Disease Child and Adolescent Health Collaboration (2017). Child and Adolescent Health From 1990 to 2015: Findings From the Global Burden of Diseases, Injuries, and Risk Factors 2015 Study. JAMA Pediatrics. 2017; 171(6):573-92. doi: 10.1001/jamapediatrics.2017.0250.

Korppi M *et al*. The value of clinical features in differentiating between viral, pneumococcal and atypical bacterial pneumonia in children. Acta Paediatr. 2008; 97(7):943-7. Disponível em: https://www.ncbi.nlm.nih.gov/pubmed/18422803. Acesso em 21 fev. 2021.

Margolis P, Gadomski A. The rational clinical examination. Does this infant have pneumonia? JAMA. 1998; 279(4):308-13. Disponível em: https://www.ncbi.nlm.nih.gov/pubmed/9450716. Acesso em 21 fev. 2021.

McIntosh K. Community-acquired pneumonia in children. N Engl J Med Feb. 2002; 346(6):429-37. Disponível em: https://www.ncbi.nlm.nih.gov/pubmed/11832532. Acesso em 21 fev. 2021.

Murphy CG *et al*. Clinical predictors of occult pneumonia in the febrile child. Acad Emerg Med. 2007; 14(3):243-9. Disponível em: https://www.ncbi.nlm.nih.gov/pubmed/17242382. Acesso em 21 fev. 2021.

National Institutes of Health. Pneumococcal pneumonia. Disponível em: http://www.niaid.nih.gov/factsheets/pneumonia.htm. Acesso em: agosto 2017.

Pereira JC, Escuder MM. The importance of clinical symptoms and signs in the diagnosis of community-acquired pneumonia. J Trop Pediatr. 1998; 44:18.

Rudan I *et al*. Epidemiology and etiology of childhood pneumonia. Bull World Health Organ. 2008; 86(5):408-16. Disponível em: https://www.ncbi.nlm.nih.gov/pubmed/18545744. Acesso em 21 fev. 2021.

Russell G. Community acquired pneumonia. Arch Dis Child. 2001; 85(6):445-6. Disponível em: https://www.ncbi.nlm.nih.gov/pubmed/11719321. Acesso em 21 fev. 2021.

Sociedade Brasileira de Pediatria. Guia de utilização de anti-infecciosos e recomendações para a prevenção de infecções hospitalares. 5. ed. [internet]. São Paulo; 2012-2014. Disponível em: http://www.sbp.com.br/fileadmin/user_upload/pdfs/Anti-Infecciosos_Infec_Hospitalar.pdf. Acesso em: 13 dez 2018.

World Health Organization and UNICEF, Integrated Management of Childhood Illness Handbook. Geneva: World Health Organization; 2005.

World Health Organization. The management of acute respiratory infections in children. In: Practical guidelines for outpatient care. Geneva: World Health Organization; 1995.

42 Síndrome do Bebê Chiador: Abordagem da Sibilância Recorrente do Lactente e do Pré-Escolar

Flávia Gomes Pileggi Gonçalves

INTRODUÇÃO

A sibilância em crianças menores de 5 anos de idade é motivo frequente de atendimento de urgência em pediatria em todo o mundo, sendo causa importante de morbidade, tanto em países desenvolvidos como em desenvolvimento, principalmente em bebês no primeiro ano de vida. Nesses pequenos pacientes a rapidez na instalação do quadro agudo, com o franco aparecimento de desconforto respiratório nos lactentes, gera muita ansiedade e preocupação nos familiares e/ou responsáveis e resulta em procura por repetidos atendimentos médicos ambulatoriais até a melhora clínica significativa ou o encaminhamento do caso para a internação hospitalar.

Diante de um quadro de sibilância nessa faixa etária, é importante definir se o mesmo pertence a um quadro agudo, eventual, possivelmente induzido por vírus ou se é uma exacerbação de uma situação crônica, que, se não abordada corretamente, poderá ocasionar prejuízos na função pulmonar futura do paciente.

Diferentemente da sibilância na criança em idade escolar ou no adolescente, em que a asma é causa da maioria dos casos, nos mais jovens o diagnóstico diferencial é mais amplo e difícil. Pode ser a expressão clínica de várias doenças, pulmonares ou não, tratando-se, portanto, de uma síndrome clínica, que se manifesta com múltiplas características diferentes no que se refere a função pulmonar, responsividade brônquica, atopia, evolução e prognóstico, o que confere um caráter de constante desafio para os médicos que os atendem. Anteriormente, a busca ativa pelos possíveis diagnósticos diferenciais de sibilância recorrente era valorizada apenas na fase de lactente, tendo sido criado o termo *síndrome do lactente sibilante* para designar todo caso de criança menor de 2 anos de idade que apresentasse quadro de sibilância contínua há pelo menos 1 mês ou, no mínimo, três episódios de sibilos em um período de 2 meses. Contudo, estudos longitudinais atuais apontam para a necessidade de se incluírem também os pré-escolares nesse grupo, sendo a denominação do diagnóstico sindrômico ampliada para o termo *sibilância recorrente do lactente e do pré-escolar* (SRLP).

O impacto negativo que esta condição exerce sobre a qualidade de vida das crianças menores de 5 anos de idade e suas famílias, tanto em decorrência do sofrimento gerado pela doença, com suas consequências inclusive na qualidade do sono, no estado emocional e no apetite da criança, quanto pela interferência nos recursos financeiros da família (perda de dias de trabalho e gastos com medicações), está diretamente relacionado com a idade, a presença de comorbidades, situação socioeconômica da família e gravidade dos sintomas. Tal impacto, associado ao imenso uso de recursos médicos e hospitalares, aponta para a necessidade premente de se conhecer melhor essa condição.

Nesse grupo, os episódios *recorrentes* de tosse e sibilância acontecem pincipalmente durante um processo infeccioso viral de vias respiratórias, mas cerca de 50% desses pacientes continuam sibilando aos 6 anos. Vários estudos comprovaram e os consensos atuais também orientam que o diagnóstico precoce é muito importante para que o consequente tratamento da asma na infância, com corticosteroide inalatório ou antileucotrienos, seja prontamente realizado, a fim de oferecer controle adequado dos sintomas desta doença, com implicações diretas sobre morbimortalidade, função pulmonar e incidência de comorbidades, como infecções respiratórias.

EPIDEMIOLOGIA

O estudo multicêntrico desenvolvido para conhecimento epidemiológico dos lactentes sibilantes – Estudo Internacional de Sibilância em Lactentes (EISL) – evidenciou a prevalência brasileira de sibilância no 1º ano de vida entre 43 e 61% e de 28% de recorrência desta, sendo que, em um estudo de coorte chileno, esses números aumentaram para 80 e 40%, respectivamente. Em países desenvolvidos, foram observadas prevalências de episódios de chiado em lactentes entre 20 e 30%, com alta recorrência dos episódios. Essa variação pode ser em decorrência da falta de padronização dos métodos empregados na identificação desses lactentes, do tipo de estudo realizado, da definição de sibilância e dos limites da faixa etária estudada. Além disso, essa diferença de prevalência de sibilância entre lactentes de países desenvolvidos e em desenvolvimento pode ser determinada principalmente por exposições aos fatores de risco ambientais, especialmente aqueles relacionados com as condições socioeconômicas menos favorecidas. Trata-se, portanto, de uma síndrome cuja análise da prevalência representa um grande desafio para pesquisadores e estudiosos do assunto.

O EISL aponta que alguns fatores, como início precoce, número de infecções virais e tabagismo materno durante a gravidez, apresentavam forte correlação com quadros de sibilância recorrente. Outra associação importante que existe é a recorrência desses sintomas com atopia pessoal ou familiar, o que auxilia no diagnóstico precoce de asma; doença inflamatória que pode levar a remodelação das vias respiratórias e diminuição da função pulmonar desde os primeiros meses de vida. Estima-se que aproximadamente 50 a 80% das crianças com asma desenvolvam sintomas nos primeiros 5 anos de vida, mas o diagnóstico é difícil neste grupo etário em razão das dificuldades na realização de testes de função pulmonar e da alta prevalência de outras causas de sibilância.

Além disso, embora a asma seja uma doença crônica muito prevalente na faixa etária pediátrica, existe uma intensa variabilidade em suas formas de expressão, de modo que atualmente são reconhecidos vários fenótipos diferentes de asma. Até o momento, já foram identificados mais de 30 genes como candidatos à suscetibilidade no desenvolvimento de asma. Tais genes estão divididos em quatro grandes grupos:

- Associados à imunidade inata e à imunorregulação (p. ex., *CD14, TLR2, 4, 6, 10, IL-10, TGF-beta* e *HLA DR, DQ e DP*)
- Associados à atopia, à diferenciação Th2 e suas funções (p. ex., *GATA-3, IL-4, IL-4R, FcRI, IL-5, IL-5R* e *STAT-6*)
- Associados à biologia epitelial e à imunidade das mucosas (p. ex., genes de quimiocinas CCL5/*RANTES*, CCL11, CCL24, CCL26, filagrina e outros)
- Associados à função pulmonar e ao remodelamento brônquico (*ADAM-33, DPP-10* e *HLA-G*, entre outros), que, dependendo de sua expressão e da interação com fatores moduladores do meio ambiente, conferem o caráter diferenciado de cada caso.

FISIOPATOLOGIA

Antes de se compreender a fisiopatologia do quadro de sibilância em crianças menores de 5 anos de idade, faz-se imperioso recordar as particularidades anatômicas e funcionais do sistema respiratório dessas crianças (Figuras 42.1 e 42.2), tendo em vista que tais características influenciam tanto as apresentações clínicas quanto as respostas terapêuticas. Nos lactentes, os quadros obstrutivos altos também são uma importante causa de desconforto respiratório e de respiração ruidosa, o que pode causar confusão diagnóstica com quadros de obstrução de vias respiratórias inferiores. A Tabela 42.1 apresenta as principais diferenças anatômicas e funcionais nas vias respiratórias superiores e inferiores encontradas nos lactentes.

A Figura 42.2 ilustra as principais diferenças existentes entre as traqueias dos lactentes e dos adultos e das crianças maiores, demonstrando a traqueia curta, estreita, com anéis pouco evidentes e em angulação posterior (Figura 42.2A), ao passo que a traqueia de um adulto é mais alongada, com diâmetro interno bem superior, apresenta anéis mais evidentes e se encontra em posição medial e reta (Figura 42.2B).

Além de menores em comprimento, os diâmetros internos das traqueias dos lactentes e das crianças também são proporcionalmente ainda menores, principalmente (Figura 42.3).

Além dessas diferenças anatômicas, as crianças menores de 5 anos de idade, principalmente os lactentes, têm a predisposição para uma rápida evolução para desconforto respiratório e até para insuficiência respiratória, quando acometidas por alguma afecção em vias respiratórias inferiores como resultado de uma complexa interação de fatores relacionados com o indivíduo em crescimento, como particularidades morfofuncionais do trato respiratório decorrentes do crescimento e desenvolvimento pulmonar (Figuras 42.4 e 42.5), bem como deficiência dos fatores de

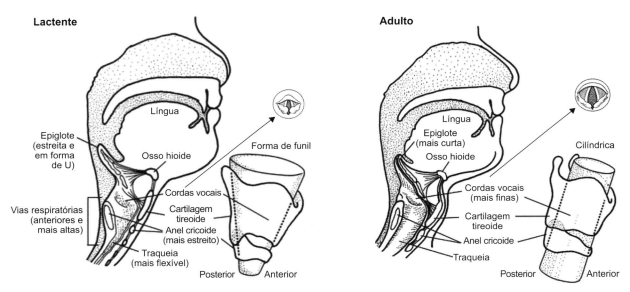

Figura 42.1 Particularidades anatômicas das vias respiratórias superiores – comparação entre lactentes e adultos.

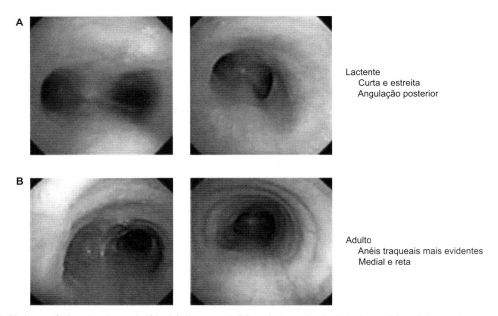

Figura 42.2 Particularidades anatômicas das vias respiratórias inferiores características das traqueias dos lactentes e adultos. **A.** Imagem broncoscópica da traqueia de um lactente – curta, pequena, estreita e com angulação posterior. **B.** Imagem broncoscópica da traqueia de um adulto – alongada, com anéis traqueais evidentes, posição medial e reta.

Tabela 42.1 Principais características do sistema respiratório do lactente.

Estrutura	Particularidades do lactente	Consequências
Nariz	Respiração predominantemente nasal até o sexto mês de vida (quanto mais jovem o lactente, maior a dependência do nariz para respirar)	A incapacidade de o lactente utilizar a respiração bucal de suplência faz com que qualquer grau de obstrução nasal gere desconforto respiratório. Obstrução nasal intensa pode levar a quadro de insuficiência respiratória
	Narinas opõem uma resistência de 11 a 41% do total do fluxo respiratório	Qualquer grau de obstrução nasal pode causar desconforto respiratório, dependendo da situação de resistência fisiológica
Língua	Proporcionalmente maior e mais flácida (a mandíbula é proporcionalmente menor)	Situações que levam à perda do tônus muscular e ao deslocamento posterior da língua podem causar obstrução grave de vias respiratórias superiores em crianças
Epiglote	Mais curta, estreita e rígida, em forma de U ou V, projeta-se em ângulo de 45° em relação à parede anterior da laringe	Oclui parcialmente a entrada da glote. Neste local, projeta-se também a parte posterior da língua, estreitando a retrofaringe e aumentando a resistência ao fluxo respiratório. Favorece a instalação de insuficiência respiratória precoce e grave em crianças acometidas de doenças que causam edema e inflamação da região (p. ex., epiglotite)
Glote	Cordas vocais apresentam processos aritenoides maiores que a abertura glótica	Provoca maior resistência ao fluxo respiratório
	No neonato, localiza-se no nível da primeira vértebra cervical. Com o crescimento, desloca-se caudalmente (na idade adulta, encontra-se no nível da quinta vértebra cervical)	Provê à laringe uma conexão mais direta com a nasofaringe
Cartilagem cricoide	Mais estreita e em forma de cone invertido (o estreitamento no nível da cricoide desaparece em torno dos 8 a 10 anos de idade	Provoca maior resistência ao fluxo respiratório (patologias que acometem a região subglótica, como as laringites virais, podem resultar em aumento importante da resistência ao fluxo de ar nesta região e insuficiência respiratória aguda)
Traqueia	Em forma de funil, mais larga no nível da laringe e mais estreita até a carina (torna-se cilíndrica com o crescimento)	Provoca maior resistência ao fluxo respiratório
	Anéis traqueais são mais elásticos e cartilaginosos (mais flexíveis)	Mais facilidade de colabamento e obstrução em decorrência do posicionamento do pescoço ou por compressão externa
	Diâmetro interno proporcionalmente menor em relação a anatomia da traqueia do adulto	Mais facilidade de obstrução
Brônquios	Maior quantidade de músculo liso	Torna a via respiratória mais reativa e sensível a corpos estranhos
	Brônquio-fonte direito mais inclinado na criança, em relação ao adulto	Mais facilidade de conteúdos aspirados alcançarem locais mais distais
Vias respiratórias inferiores em geral	Mais curtas e mais estreitas	Favorece o aumento da resistência periférica das vias respiratórias (como a resistência ao fluxo de ar é inversamente proporcional à quarta potência do raio da via respiratória, reduções relativamente pequenas no diâmetro da via respiratória resultam em aumento proporcionalmente maior da resistência ao fluxo de ar e do trabalho da respiração)
Glândulas produtoras de muco	Maior densidade	Maior produção de muco por área
Circulação respiratória colateral: poros e Kohn, canais de Lambert e de Martin	Aparecimento dos poros de Kohn, canais de Lambert e canais de Martin só se inicia por volta dos 6 anos de vida e se completa em torno dos 13 anos	Maior chance de ocorrência de atelectasias secundárias e quadros de obstrução de vias respiratórias inferiores
Caixa torácica	Músculos intercostais — Pouca ação	Agem mais como fixadores do gradil costal
	Músculo diafragma — Posição horizontalizada/principal agente na determinação do volume pulmonar	Menor área de aposição: menor eficácia
	Músculos respiratórios — Maior número de fibras pouco oxidativas e de contração rápida	Menor resistência à fadiga
	Gradil costal — Forma cilíndrica / Costelas horizontalizadas / Maleável	Menor capacidade de aumentar o volume total / Mais complacência: tendência do movimento costal para dentro

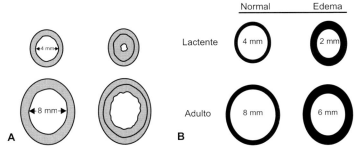

Figura 42.3 Comparação entre os diâmetros internos de traqueias de lactentes e adultos em situações de normalidade e com edema. **A.** Ilustração das duas situações (normal e com edema). **B.** Descrição das diferenças entre lactentes e adultos de perdas de diâmetros internos nessas situações.

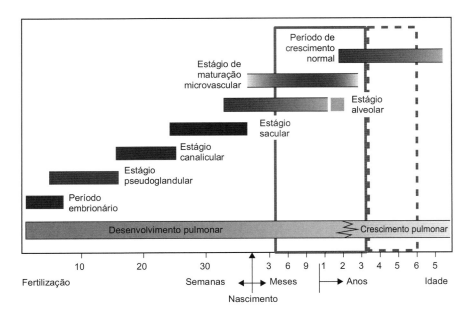

Figura 42.4 Crescimento e desenvolvimento pulmonar humano intrauterino e pós-natal, demonstrando os estágios de desenvolvimento pulmonar, desde a fertilização até os 7 anos de idade. Até os 3 anos de vida, os pulmões ainda se encontram em processo de desenvolvimento; destacado em retângulo com contorno contínuo encontra-se o período de lactente; em retângulo tracejado, o período de pré-escolar.

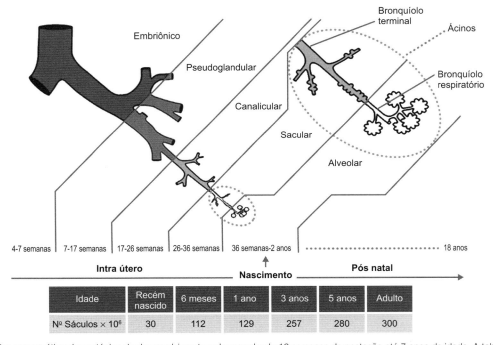

Figura 42.5 Desenho esquemático dos estágios de desenvolvimento pulmonar desde 16 semanas de gestação até 7 anos de idade. A tabela abaixo das imagens demonstra os comprimentos médios entre o bronquíolo terminal e a pleura por idade, bem como o número de sáculos por 10^6, desde recém-nascido até a idade adulta.

defesa, em decorrência da imaturidade do sistema imunológico e fragilidade das defesas de barreira com fatores exógenos, relacionados com o meio ambiente, intra e extrauterino (condições de gestação, agravos pós-natais e agentes terapêuticos).

Outra diferença importante, grande responsável pela rápida evolução dos quadros obstrutivos de vias respiratórias inferiores para desconforto e insuficiência respiratória, é a ausência de circulação aérea colateral eficiente, provida pelos poros de Kohn e canais de Lambert e de Martin, que só começam a se desenvolver em torno dos 6 anos de vida (Figura 42.6).

A compreensão dos fatores fisiopatológicos próprios dessa síndrome é de grande valia para o seguimento clínico e o tratamento adequado das exacerbações. Além disso, o reconhecimento dos possíveis diagnósticos específicos e/ou etiológicos nem sempre é possível, pois pode haver uma superposição de situações, mas deve ser sempre buscado, tanto para o melhor direcionamento do tratamento intercrítico quanto para o estabelecimento do prognóstico.

Fisiopatologia da sibilância

A sibilância é um sinal clínico inespecífico que traduz a turbulência da passagem do fluxo de ar através de vias respiratórias estreitadas ou parcialmente obstruídas, que pode ser decorrente

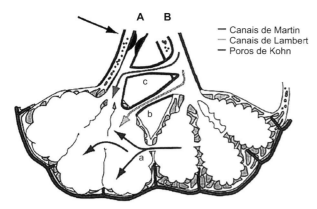

Figura 42.6 Esquema representativo da circulação aérea colateral, utilizada pelo organismo para otimização da ventilação quando em situação de obstrução de vias respiratórias inferiores mais periféricas. **A.** Bronquíolo terminal obstruído por edema de parede (*seta externa*). **B.** Bronquíolo terminal pérvio. As *setas* indicam a direção do fluxo aéreo colateral através de (a) poro de Kohn (*setas pretas*), (b) canal de Lambert (*seta cinza-claro*) e (c) canal de Martin (*seta cinza-escuro*).

de diversos fatores (Tabela 42.2), como: (1) broncoconstrição; (2) espessamento da parede brônquica e bronquiolar; (3) obstruções intraluminais (Figura 42.7); (4) compressões extrínsecas; e (5) obstruções dinâmicas das vias respiratórias.

Fatores que influenciam a ocorrência de sibilância em crianças menores de 5 anos

Estudos atuais têm demonstrado que o desenvolvimento de um quadro de asma em indivíduos suscetíveis geneticamente é influenciado por agentes ambientais, maternos e infantis, desde o período intrauterino até os primeiros anos de vida, como tabagismo materno, doenças infecciosas, dieta e aleitamento.

Apesar de muitas crianças pequenas apresentarem quadros de sibilância, pelas mais diversas causas, é de suma importância que se reconheçam os fatores de risco principalmente envolvidos nesses episódios, para o correto manejo terapêutico e seguimento do caso.

FATORES DE RISCO

Atopia

Estudos longitudinais estabeleceram a sensibilização alérgica no início da vida como um dos principais fatores de risco para a persistência de sibilância, sendo a sensibilização a alergênios inaláveis domiciliares a mais importante. Além disso, a gravidade da asma também se encontra aumentada em pacientes atópicos expostos a altos níveis de alergênios. Na Alemanha, um estudo multicêntrico que avaliou 1.290 crianças com história familiar de atopia investigou a relação entre a presença de IgE específica a alergênios alimentares e inaláveis aos 12 meses e o desenvolvimento de doença atópica aos 6 anos de idade. Estudo realizado em diferentes localidades do Brasil verificou que a sensibilização a alimentos predominou nos primeiros anos de vida, e a inalantes, em faixas etárias mais tardias, de modo que a incidência de sensibilização específica ao ácaro da poeira doméstica tendia a crescer progressivamente com a idade, enquanto a sensibilização a alimentos, a decrescer.

No entanto, a reação mediada por IgE pode não ser identificável no pré-escolar e no lactente, dada a imaturidade do sistema imunológico, muito embora já se observe alteração na produção de IgE por desequilíbrio das células T.

Vários estudos indicam que polimorfismos em vários genes que interagem com as influências ambientais em diferentes momentos do desenvolvimento contribuem para os mecanismos envolvidos nas atopias. Nesse contexto, insere-se a Teoria da Higiene, proposta em 1989, que diz: uma criança predisposta geneticamente para desenvolvimento de atopia, quando exposta nos primeiros meses de vida (período de desenvolvimento do sistema imunológico) a antígenos de algumas bactérias e de animais de fazenda, pode reduzir a probabilidade de manifestar asma por causa do desvio na diferenciação de linfócitos T de T *helper* 2 (TH2) para

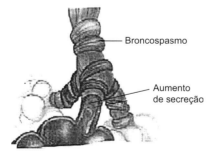
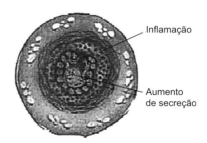

Figura 42.7 Alterações anatômicas e histológicas promotoras de quadro de sibilância.

Tabela 42.2 Gênese dos sibilos.

Broncoconstrição	Espessamento da parede da via respiratória	Obstruções intraluminais	Compressões extrínsecas	Alterações dinâmicas de vias respiratórias
Ação de mediadores inflamatórios (histamina e leucotrienos)	Edema decorrente da exsudação plasmática (inflamação aguda)	Aumento das secreções (muco, exsudato, restos inflamatórios) em decorrência de estimulação nervosa das glândulas e ação de mediadores inflamatórios	Adenomegalias	Laringomalacia
Ativação nervosa autônoma por mecanismos reflexos	Edema decorrente de infiltração de células inflamatórias e deposição de matriz extracelular (inflamação crônica)	Corpo estranho	Anéis vasculares	Traqueomalacia
	Aumento de volume do músculo liso da via respiratória (crônico)		Tumores	Broncomalacia
	Anomalia brônquica congênita			

T *helper* 1 (TH1), que estimulam a produção de IgG4, atuando contra agentes infecciosos, em detrimento aos TH2, responsáveis pelo estímulo à produção de IgE pelos linfócitos B. Embora esta teoria seja, em muitos aspectos, contestada, estudos epidemiológicos corroboram sua relação causal. Estudos de coorte de nascimento de seres humanos e estudos intervencionais com modelos animais têm sugerido que uma deficiência na colonização microbiana do trato respiratório ou gastrintestinal por certos micróbios comensais resulta em alteração no desenvolvimento da função imune sistêmica e/ou local que aumenta a suscetibilidade para sensibilização alérgica e viral e infecção respiratória inferior. Atualmente, vários estudos vêm sendo realizados com o objetivo de identificação desses micróbios, ou coleção de micróbios, bem como das alterações decorrentes da presença dessa microflora no desenvolvimento do sistema imune, necessárias para a indução da tolerância imunológica e das fases da vida em que essas interações ambiente-genética ocorrem.

Infecções virais

As infecções virais no lactente podem ser indutoras de sibilância ou protetoras para asma de origem alérgica na criança maior. No entanto, os mecanismos ainda não são completamente conhecidos.

Infecções virais do trato respiratório alto ou baixo são o principal fator desencadeante de crises, tanto em adultos quanto em crianças.

Os vírus respiratórios (rinovírus, vírus sincicial respiratório, adenovírus, influenza e parainfluenza) têm a capacidade de aumentar consideravelmente a hiper-responsividade brônquica, ao estimularem o processo inflamatório e aumentarem a disfunção autonômica local, com aumento significativo da produção de neuropeptídios (substância P, neurocininas A e B etc.) pelas fibras nervosas não adrenérgicas/não colinérgicas da submucosa.

Além disso, o atópico apresenta maior facilidade em contrair infecções virais respiratórias, particularmente pelo rinovírus (HRV), que se utiliza das moléculas de adesão (como a molécula de adesão intercelular tipo 1 [ICAM-1]), que estão com suas expressões aumentadas no epitélio brônquico inflamado, como receptores oportunos para a infecção destas células, agravando ainda mais o processo inflamatório e, consequentemente, a evolução da doença, sobretudo em crianças. Uma coorte norte-americana com crianças até 6 anos de idade mostrou um risco de quase dez vezes para o surgimento da asma após uma infecção por HRV, o que demonstra que o mesmo deve ter relação mais nítida com o desenvolvimento subsequente de asma.

Anteriormente, acreditava-se que o remodelamento brônquico ocorresse apenas após anos de expressão da doença. No entanto, estudos mais recentes têm demonstrado que desde a primeira infância componentes de remodelamento das vias respiratórias podem ser demonstrados em biopsias, ainda mesmo antes de o diagnóstico formal de asma ser feito. Vários estudos têm demonstrado características de remodelação das vias respiratórias, incluindo espessamento da lâmina reticular, aumento suave da massa muscular, aumento da área de glândulas de muco e angiogênese em crianças em idade pré-escolar.

A associação entre infecção pelo vírus sincicial respiratório (VSR) e desenvolvimento de asma ainda é controversa, pois alguns estudos apontam predisposição para asma aos 7 anos de idade após infecção precoce pelo VSR ao risco de desenvolver asma. Outros estudos, por sua vez, mostraram falta de associação entre este vírus e asma.

Tabagismo

A exposição intrauterina ao tabagismo passivo determina redução da função pulmonar no recém-nascido e aumenta o risco de desenvolver infecção respiratória associada a sibilos que ocorre em virtude de inflamação. Estudos epigenéticos recentes sugerem que genes relacionados com asma podem ter sua expressão modificada por exposições ambientais, incluindo o tabaco, tanto na primeira infância quanto no período intrauterino. Além disso, a exposição ao tabaco na vida fetal também parece estar associada a sibilância transitória na infância em razão de alterações gênicas.

No período pós-natal, os efeitos também decorrem da irritação no trato aéreo, com alteração da produção de citocinas, da função das células mononucleares e da imunidade inata.

Entre os fatores de risco evitáveis, a exposição à fumaça da poluição ambiental foi a mais significativamente associada à ocorrência de sibilância. As crianças expostas à fumaça apresentaram 2,6 vezes mais chance de serem sibilantes recorrentes que as não expostas.

Poluição atmosférica

A exposição à poluição atmosférica no 1º ano de vida, composta de inúmeros componentes da vida urbana, também foi associada a doenças respiratórias na infância e risco aumentado e gravidade da asma.

Medicamentos

Alguns medicamentos têm sido apontados na ocorrência de sibilância e no risco de asma.

Um estudo de coorte com 4.921 participantes revelou que o consumo de antibiótico no período neonatal aumentou o risco de sibilância em 2,8 vezes.

Vários estudos também demonstraram associação entre o consumo de paracetamol e o risco de asma em crianças e adultos.

Sexo

A maior prevalência de sibilância e asma na infância entre os meninos já foi observada por diversos autores, sendo justificada pelo menor tamanho das vias respiratórias dos meninos em relação ao tamanho dos pulmões, na infância, e pelos fluxos expiratórios forçados dos meninos, em média, 20% menores que os das meninas durante o primeiro ano de vida e também de maior prevalência de atopia e de hiper-responsividade brônquica.

Prematuridade e baixo peso ao nascimento

A prematuridade e a ocorrência de baixo peso ao nascer são fatores de risco para o desenvolvimento de asma, assim como foi evidenciado por estudo nacional que a displasia broncopulmonar também reduz a função pulmonar aos 7 anos de idade.

Doença do refluxo gastresofágico

A associação entre sibilância e doença do refluxo gastresofágico (DRGE) já é reconhecida há tempos. No entanto, ainda há muita controvérsia entre o significado exato desta relação e suas implicações clínicas. A DRGE pode causar doença respiratória por aspiração de conteúdo gástrico, reflexo vagal, aumento da reatividade brônquica ou liberação de taquicininas. Por outro lado, a própria doença respiratória também pode provocar o refluxo gastresofágico pelo aumento do gradiente de pressão transdiafragmática, retificação do diafragma por hiperinsuflação ou uso de fármacos (metilxantinas, simpaticomiméticos, antibióticos).

FATORES DE PROTEÇÃO DE SIBILÂNCIA EM LACTENTES
Aleitamento materno exclusivo

Vários estudos evidenciam o efeito protetor do aleitamento materno na sibilância do lactente e do pré-escolar, sobretudo em crianças com história familiar de atopia, em que se observou que as que receberam aleitamento materno tiveram menor incidência de sibilância que as que não foram amamentadas. No entanto, essa relação ainda é controversa em relação à asma em escolares.

Número de irmãos e permanência em creches

Ter irmãos e frequentar creche favorecem a exposição precoce aos agentes infecciosos, principalmente vírus, o que facilita a ocorrência de sibilância transitória nos lactentes sem predisposição para o desenvolvimento de asma, e a sibilância precoce nos prováveis asmáticos, sendo fatores de risco para sibilância transitória. Também facilitam a exposição a agentes microbianos que atuam como protetores ao desenvolvimento da asma, protegendo-os contra sibilância tardia.

Microbioma

As relações do microbioma das vias respiratórias para asma e seus fenótipos – e também entre a microbiota gastrintestinal com desenvolvimento da função imune e predisposição para o desenvolvimento da sensibilização alérgica e asma – têm sido demonstradas. Sugere-se um caminho causal ligando exposições ambientais na infância para o desenvolvimento de alergia e asma: exposições ambientais moldam a composição da microbiota do intestino; microbiota do intestino forma a taxa e o padrão de desenvolvimento da função imunológica; e diferenças na função imune moldam a natureza e a intensidade da responsividade aos alergênios e vírus encontrados. Dessa maneira, a qualidade do microbioma de um indivíduo pode modular o sistema imune, evitando o desenvolvimento de asma, mesmo em indivíduos geneticamente predispostos.

DIAGNÓSTICO

O ponto inicial no diagnóstico é o estabelecimento do diagnóstico sindrômico.

Os lactentes, principalmente os mais novos, podem apresentar quadros de desconfortos respiratórios importantes secundários apenas à obstrução das vias respiratórias superiores, em razão de suas particularidades anatômicas e funcionais, como descritos. Assim sendo, a anamnese deve contemplar, além da descrição dos eventos clínicos (Tabela 42.3), o detalhamento das terapêuticas utilizadas com suas respectivas respostas ao tratamento, por exemplo, um quadro de desconforto respiratório que apresenta melhora com o uso de nebulizações apenas com soro fisiológico ou de obstrução tópica nasal afasta a hipótese de comprometimento obstrutivo de vias respiratórias inferiores.

Ao exame físico, durante um episódio de exacerbação, a detecção de obstrução de vias respiratórias superiores, por aumento de cornetos nasais e/ou presença de secreção em vias respiratórias superiores associada à presença de roncos de transmissão alta na ausculta pulmonar e à ausência de outros ruídos adventícios, de alteração na distribuição e intensidade do murmúrio vesicular e de aumento do tempo expiratório colabora mais com um diagnóstico sindrômico de obstrução alta de vias respiratórias no lactente.

Já a informação na anamnese de necessidade do uso de terapêutica broncodilatadora para melhora do quadro ou a detecção ao exame físico durante uma exacerbação de ausculta de murmúrio vesicular irregularmente distribuído, de sibilos expiratórios (também podem ocorrer sibilos inspiratórios com o agravamento do quadro), de roncos pulmonares e de aumento do tempo expiratório, com ou sem estertores crepitantes e subcrepitantes, são dados semiológicos compatíveis com quadro de obstrução de vias respiratórias inferiores.

Outra questão importante é diferenciar se o caso se trata de um evento pontual ou se é uma exacerbação de um quadro crônico.

O próximo passo deverá ser o estabelecimento do diagnóstico específico ou etiológico, para melhor abordagem do caso como um todo.

A realização de uma anamnese detalhada é de fundamental importância para o estabelecimento tanto do diagnóstico sindrômico quanto do diagnóstico etiológico, o que norteará o tratamento a ser instituído e o prognóstico de cada caso. Na Tabela 42.3 encontram-se discriminados os dados importantes a serem obtidos na anamnese, bem como os principais diagnósticos relacionados.

Um dado importante na história clínica é a idade em que o paciente apresentou o primeiro quadro de sibilância (Tabela 42.4), bem como sua descrição de sinais e sintomas respiratórios e associados, sua duração e gravidade.

Outro ponto fundamental na elucidação diagnóstica é a descrição cuidadosa do ambiente domiciliar: suas condições de saneamento e ventilação, número de residentes, quantidade de crianças, características da infraestrutura da casa (telhado, piso, paredes, bem como seu mobiliário e hábitos de higienização do domicílio. A presença de animais domésticos deve ser investigada, bem como o modo de convivência dos moradores com estes. Além da possibilidade de ocorrência de hipersensibilidade a epitélios de animais, é importante atentar à presença de cães filhotes, que podem ser transmissores de toxocaríase, zoonose que causa sibilância recorrente, anemia, eosinofilia e hepatomegalia. É também de extrema importância investigar a presença de poluentes intradomiciliares, principalmente o tabagismo. Pesquisas indicam que o tabagismo durante a gestação provoca aumento do risco de sibilância em lactentes e diminuição da função pulmonar em crianças em idade escolar, especialmente em fluxos de pequenas vias respiratórias. Outros poluentes intradomiciliares mais comuns são: a presença de mofo nas paredes e tetos, a queima de lenha ou lixo, o uso de inseticidas, de produtos de limpeza com odor forte e de aromatizantes de ambientes. O ambiente dos arredores do domicílio e também os ambientes que o lactente frequenta regularmente devem ser descritos, com o objetivo de se esclarecer quanto à presença de poluentes extradomiciliares, tais como: a proximidade da residência a fábricas ou estradas; a localização da residência em logradouros com intensa movimentação de veículos, os quais expõem os indivíduos a uma quantidade maior de alergênios extradomiciliares; e a frequência a creches, que aumenta o risco de infecções virais, além da possibilidade de ser um ambiente a mais que pode conter poluentes intradomiciliares.

O exame físico realizado no período intercrítico pode ser normal, mas deve ser cuidadoso em busca de sinais de atopia, como rinoconjuntivite alérgica (conjuntivite, sinal de Dennie Morgan, presença de edema em dorso nasal, presença de sulco transversal em dorso nasal, presença de sinal de Hertoghe, rinoscopia de cornetos nasais aumentados de tamanho e com coloração típica (palidez ou padrão de mosaico) e dermatite atópica (pele xerótica, lesões papulares eritematosas pruriginosas em localização típica), bem como outros sinais sugestivos de outras doenças: presença de estado nutricional comprometido, deformidade torácica, baqueteamento digital, sopro cardíaco ou insuficiência cardíaca, o que aponta para outros diagnósticos.

Durante a crise de exacerbação, a atenção à fase do ciclo respiratório em que o esforço predomina é valiosa. Dificuldades inspiratórias e estridor sugerem obstrução alta, enquanto tempo expiratório aumentado e sibilos são compatíveis com obstrução das vias respiratórias inferiores.

Essa avaliação deve ser muito cuidadosa, para que não se faça um diagnóstico inadequado, o que leva a tratamentos desnecessários, com grande prejuízo para o paciente.

290 **PARTE 2** Saúde da Criança e do Adolescente

Tabela 42.3 Anamnese – dados relevantes para elucidação do diagnóstico etiológico.

Características			Principais hipóteses diagnósticas
Descrição das crises	Tipo	Em crises, associada a coriza ou obstrução nasal	Hiper-reatividade brônquica, asma e infecções virais
		Semiologia localizada	Aspiração de corpo estranho Malformações Bronquiolite obliterante
		Entre a 4ª e a 12ª semana de vida, com coriza e conjuntivite	*Chlamydia*
		Com crises de cianose, cansaço nas mamadas, percepção de respiração rápida	Cardiopatia
		Respiração barulhenta quando chora, se alimenta ou durante infecções de vias respiratórias superiores (inspiração barulhenta, se extratorácica, ou expiração barulhenta, se intratorácica), tosse rude, retração inspiratória e expiratória	Traqueomalacia
		Tosse, prostração, familiares com quadro semelhante	*Mycoplasma*
		Respiração ruidosa, roncos, rinorreia e ronqueira nasal	Síndrome adenotonsilossinusotraqueobronquial Discinesia ciliar primária
	Periodicidade	Noturna (após deitar), pós-prandial ou em momentos de agitação	Doença do refluxo gastresofágico
		Durante alimentação	Incoordenação motora da deglutição Fístula traqueoesofágica Compressão esofágica Anomalias vasculares Fendas palatinas
		Noturna (fim da madrugada e/ou cerca de 2 h após início do sono) ou ao amanhecer	Asma Hiper-reatividade brônquica Síndrome aspirativa
		Preferencialmente pela manhã e com processo supurativo	Bronquiectasia Fibrose cística Discinesia ciliar primária Imunodeficiências
		Frequentemente no mesmo horário e no mesmo local	Hiper-reatividade e asma
	Duração	Persistente	Asma perene Bronquiolite obliterante Síndrome aspirativa Fibrose cística Malformações, inclusive traqueomalacia Tuberculose Doença pulmonar crônica neonatal
		Recorrente	Asma Infecção de vias respiratórias superiores Síndrome de Loeffler
	Posição	Posição supina, ao deitar	Gotejamento pós-nasal Malformações
		Em decúbito lateral esquerdo ou direito	Malformações pulmonares ou vasculares compressivas Corpo estranho
		Ao deitar, associação a respiração bucal de suplência ruidosa	Síndrome adenotonsilossinusotraqueobronquial
	Desencadeantes	Frio, exposição a tabaco, alergênios e infecções respiratórias	Asma
			Hiper-reatividade brônquica
Sinais e sintomas associados		Manifestações alérgicas extrapulmonares (dermatite atópica, rinoconjuntivite alérgica)	Asma
		Baixo ganho ponderal	Cardiopatia Imunodeficiências Bronquiolite obliterante
		Sopro cardíaco	Cardiopatia
		Febre não responsiva a antibióticos e emagrecimento	Tuberculose
		Tosse produtiva, baixo ganho ponderal e diarreia	Fibrose cística Alergia alimentar Imunodeficiências Parasitoses intestinais
		Infecções em diferentes locais	Imunodeficiências

Continua

Capítulo 42 Síndrome do Bebê Chiador: Abordagem da Sibilância Recorrente do Lactente e do Pré-Escolar **291**

Tabela 42.3 Anamnese – dados relevantes para elucidação do diagnóstico etiológico. (*Continuação*)

Características			Principais hipóteses diagnósticas
Dados perinatais	Antecedentes obstétricos	Tabagismo materno durante a gestação	Asma Doença pulmonar crônica neonatal
		Uso de drogas lícitas e ilícitas durante a gestação	Asma Doença pulmonar crônica neonatal
	Condições de nascimento/período neonatal	Prematuridade	Displasia broncopulmonar
		Uso de ventilação mecânica/oxigenoterapia prolongada	
		Baixo peso ao nascer	
		Demora superior a 24 h para eliminação do primeiro mecônio	Fibrose cística
		Anoxia neonatal	Comprometimento da deglutição favorece os fenômenos aspirativos
História alimentar	Regurgitações pós-prandiais		Refluxo gastresofágico
	Distúrbios da deglutição		Fenômenos aspirativos
História familiar	Pai ou mãe	Consanguinidade	Imunodeficiências primárias
		Histórico de asma	Asma
		Outras atopias	Asma
	Irmãos	Outras atopias	Asma
	Qualquer parente em contato próximo diário ou outro morador da casa	Tuberculose	Imunodeficiências Tuberculose
		Tabagismo	Asma Hiper-reatividade brônquica
		Uso de drogas ilícitas inalatórias	Asma Hiper-reatividade brônquica

Tabela 42.4 Diagnósticos mais prováveis segundo a idade de início de apresentação do quadro.

Idade	Diagnósticos mais prováveis		
≤ 1 ano	Recém-nascido pré-termo	Displasia broncopulmonar	
	Recém-nascido a termo	Anomalias congênitas graves de vias respiratórias	Laringotraqueomalacia grave Paralisia de cordas vocais Fístula traqueoesofágica
		Anéis vasculares importantes	Arco aórtico duplo
	Primeiros 3 meses	Anomalias congênitas de vias respiratórias	Laringomalacia Traqueomalacia Broncomalacia
		Anéis vasculares Enfisema lobar congênito Bronquiolite viral Aspiração Insuficiência cardíaca	Artéria subclávia anômala
	Primeiro ano de vida	Hiper-reatividade pós-viral Asma (20% se iniciam no primeiro ano) Fibrose cística Aspiração Insuficiência cardíaca Bronquiolite viral (menos comum) Anomalias congênitas (raras)	
> 1 ano	Fase pré-escolar	Asma Fibrose cística Discinesia ciliar primária Aspiração de corpo estranho Crupe Bronquiolite obliterante Bronquiolite viral (rara) Anomalia congênita (muito rara)	
	Escolares e adolescentes	Asma Bronquiolite obliterante Discinesia ciliar primária Aspiração de corpo estranho (rara) Fibrose cística (rara) Tumores endobrônquicos (muito raros)	

PARTE 2 Saúde da Criança e do Adolescente

A asma é a doença crônica infantil mais comum, que se inicia com certa frequência na primeira infância. Nessa faixa etária, os episódios de sibilâncias recorrentes são muito frequentes e muitas vezes associados a infecções de vias respiratórias superiores, o que torna o estabelecimento do diagnóstico de asma nessa população mais difícil, pois alguns vírus respiratórios estão associados a quadros de sibilância, como o vírus sincicial respiratório e o rinovírus, mesmo em pacientes não asmáticos. Além disso, nessa faixa etária não é possível realizar rotineiramente provas de função pulmonar, que auxiliaria no diagnóstico da asma.

Diante da dificuldade de estabelecimento do diagnóstico de asma nessa faixa etária, tem sido muito utilizado, até então, o índice preditor de asma (Tabela 42.5), com o objetivo de se predizer o risco de o lactente ou o pré-escolar sibilante ter asma no futuro, e, perante essa possibilidade, as condutas terapêuticas têm sido norteadas. A presença de sibilância frequente durante os primeiros 3 anos de vida associada a um fator de risco maior (história parental de asma ou pessoal de eczema) ou dois de três fatores de risco menores (eosinofilia [> 4%], sibilância na ausência de infecções de vias respiratórias superiores e rinite alérgica) apontam para um risco elevado de o lactente ser asmático. No entanto, esse índice tem maior valor preditivo negativo que positivo, ou seja, ele é mais valioso para afastar o diagnóstico de asma que para confirmá-lo. Entre as crianças com índice positivo, 76% tiveram sintomas de asma entre 6 e 13 anos de vida, e, entre as com índice negativo, 95% não apresentaram sintomas de asma nesta faixa etária.

Segundo o consenso da Global Initiative for Asthma (GINA) de 2017, um diagnóstico de asma em crianças com idade menor ou igual a 5 anos deve basear-se em (Tabela 42.6):

- Padrão de sintomas: chiado, tosse, dispneia (em geral, manifestada por limitação da atividade) e sintomas noturnos e ao despertar
- Presença de fatores de risco de desenvolvimento de asma
- Resposta terapêutica ao tratamento de controle.

O diagnóstico precoce de asma nessas crianças, seu tratamento, bem como as medidas objetivas de prevenção a exposições, melhoram a qualidade de vida destas crianças e o prognóstico da asma, pois têm implicações diretas sobre morbimortalidade, função pulmonar e incidência de comorbidades, como infecções respiratórias. Já foi bem estabelecido por consensos atuais sobre asma na infância que o tratamento do período entre as crises, com corticosteroide inalatório ou antileucotrienos, oferece controle adequado dos sintomas desta doença.

Alguns sinais são considerados "sinais de alerta" para o diagnóstico específico para outros diagnósticos com possível gravidade, em um quadro de SRLP (Tabela 42.7).

EXAMES COMPLEMENTARES

Embora seja necessária na SRLP, muitas vezes a realização de exames complementares não determina o diagnóstico etiológico.

Testes alérgicos

Como o sistema imunológico ainda está imaturo nessas crianças, a dosagem de IgE sérica específica ou os testes cutâneos (teste de puntura) para aeroalergênios são menos acurados em lactentes e pré-escolares, embora sejam indicados. A confirmação de atopia nos testes alérgicos ocorre na maioria dos pacientes asmáticos a partir dos 3 anos de idade, mas a ausência de atopia confirmada não exclui o diagnóstico de asma.

A maior frequência de positividade nos testes alérgicos cutâneos nos lactentes sibilantes sugere que a sensibilização precoce influencia a recorrência da sibilância. Estes achados sugerem que a realização do teste cutâneo de leitura imediata na avaliação do lactente sibilante apresenta boas sensibilidade, especificidade e segurança, em associação à aplicação do IPA.

Radiografia simples de tórax

A radiografia de tórax tem utilidade na detecção de malformações (p. ex., enfisema lobar congênito, anel vascular), de infecções crônicas (p. ex., tuberculose), de um corpo estranho inalado e de outras doenças menos comuns, sendo que somente deverá ser realizada para excluir essas afecções e não para confirmação de um quadro de asma.

Testes de função pulmonar

Os testes de função pulmonar classificam-se em:

1. Exames que não exigem cooperação ativa, como a técnica de diluição de hélio e a medida da resistência das vias respiratórias

---

Tabela 42.5 Índice preditivo de asma (IPA).

Critérios maiores	Critérios menores
1. Um dos pais com asma	1. Diagnóstico médico de rinite alérgica
2. Diagnóstico de dermatite atópica	2. Sibilância não associada a resfriado
	3. Eosinofilia maior ou igual a 4%

Adaptada da IV Diretriz Brasileira de Asma.

Tabela 42.6 Características que sugerem diagnóstico de asma em crianças com até 5 anos de idade.

Dados da história	Características sugestivas de asma
Tosse	Tosse não produtiva recorrente ou persistente que piora à noite ou acompanhada de algum chiado e dificuldade para respirar Tosse que ocorre com exercícios, rindo, chorando ou com exposição à fumaça de cigarro na ausência de uma infecção respiratória aparente
Chiado	Chiado recorrente, incluindo durante o sono ou com desencadeantes, tais como atividade física, riso, choro ou exposição à fumaça de cigarro ou poluição do ar
Dificuldade de respirar ou respiração pesada ou dispneia	Ocorrendo com exercício, rindo ou chorando
Atividade reduzida	Não corre, não brinca ou não ri com a mesma intensidade que outras crianças. Cansa-se enquanto caminha (quer ser carregada)
História anterior ou familiar	Outras doenças alérgicas (dermatite atópica ou rinite alérgica) Asma em parentes de primeiro grau
Teste terapêutico com baixa dose de corticosteroide inalado e necessidade de uso de beta-agonista de curta duração	Melhora clínica durante 2 a 3 meses de tratamento, controle e piora com a interrupção do tratamento

---

Tabela 42.7 Sinais de alerta para diagnóstico específico de lactente sibilante.

História clínica	Exame físico
Sintomas presentes no período neonatal	Ganho pôndero-estatural deficiente
Necessidade de ventilação mecânica	Desnutrição
Vômitos e relação dos sintomas com a alimentação	Sopro cardíaco
Tosse de início súbito; engasgo	Baqueteamento digital
Diarreia e/ou esteatorreia	Ausculta e expansibilidade pulmonar assimétricas
Estridor	
Posição dependente	

por técnica do interruptor, que estão disponíveis, em geral, para fins de pesquisa.

2. Testes convencionais, que são também possíveis de realizar em pré-escolares com algumas modificações de técnica.

Fração exalada de óxido nítrico

A fração exalada de óxido nítrico (FENO) é um método não invasivo que determina inflamação eosinofílica específica da asma, em crianças maiores e adultos. Todavia, seu uso em lactentes e crianças em fase pré-escolar ainda não está bem definido. Dois estudos com pré-escolares de países nórdicos revelaram resultados discordantes de acurácia. Contudo, um estudo com 422 crianças de 3 a 5 anos de creches do Recife, em Pernambuco, a FENO demonstrou ter bom poder discriminante entre não sibilantes, sibilantes não recorrentes e sibilantes recorrentes.

Parasitológico de fezes

O exame parasitológico de fezes pode ser importante para afastar a hipótese de parasitoses intestinais que podem realizar o ciclo de Loss (ciclo pulmonar) e causar sibilância recorrente.

Avaliação da doença de refluxo gastresofágico

As sociedades norte-americanas e a europeia de gastrenterologia, hepatologia e nutrição pediátricas desenvolveram uma diretriz de DRGE em pediatria especificamente para a asma, embora pareça racional extrapolar para a SRLP. Se houver queixas de pirose ou regurgitação, indica-se o teste terapêutico com inibidor de bomba de prótons (IBP). Se a criança for pequena para relatar os sintomas, ou tiver sintomas de início noturno e outras causas de sibilância tiverem sido afastadas, recomenda-se realizar pH-metria.

EXAMES COMPLEMENTARES MAIS INVASIVOS

Exames como tomografia computorizada de tórax de alta resolução, broncoscopia com lavado broncoalveolar e biopsia pulmonar podem ser úteis nos casos em que a avaliação inicial é inconclusiva e/ou as manifestações de doença são graves.

A diretriz recente da Sociedade Torácica Norte-Americana recomenda, embora respaldada em evidências de muito baixa qualidade, que lactentes com sibilância persistente que não melhoram com broncodilatadores, corticosteroides inalados ou sistêmicos, devam ser submetidos à broncoscopia flexível com lavado broncoalveolar, espirometria com compressão torácica, monitoramento de 24 h do pH esofágico e estudo videofluoroscópico da deglutição.

OUTROS EXAMES COMPLEMENTARES

Outros exames podem ser indicados de acordo com a suspeita diagnóstica: derivado proteico purificado (PPD), teste do suor, sorologia anti-HIV, nível sérico das imunoglobulinas etc.

Teste terapêutico

De acordo com as diretrizes da GINA de 2017, um teste terapêutico por, pelo menos, 2 a 3 meses com a indicação do uso de medicação beta$_2$-agonista de curta duração e doses baixas regulares de corticosteroides inalados deve orientar para o diagnóstico de asma. A ocorrência de melhora nítida dos sintomas diurnos e noturnos, com diminuição da frequência dos episódios de sibilos e exacerbações durante esse tratamento e piora quando o tratamento é interrompido, suporta um diagnóstico de asma.

Dada a natureza variável da asma nas crianças mais jovens, um teste terapêutico deve ser repetido para a definição do diagnóstico.

TRATAMENTO E PROGNÓSTICO

O tratamento deve ser objetivado para que o paciente tenha uma vida "normal", livre de qualquer sintoma (p. ex., tosse, chiado e falta de ar), com capacidade de ter um sono repousante, de crescer e se desenvolver normalmente, de frequentar a escola ou pré-escola regularmente e participar de todas as atividades escolares, incluindo desportos, com a diminuição do número de ataques de asma aguda, diminuição do prejuízo do desenvolvimento da função pulmonar (Figura 42.8) e dos efeitos colaterais das medicações, bem como para evitar a hospitalização.

A manutenção dos níveis de atividade dentro do normal é particularmente importante nas crianças pequenas, pois a disposição para brincar é muito valiosa para o desenvolvimento físico e social delas.

Como a SRLP pode resultar de um grande número de condições clínicas diferentes, o tratamento a ser instituído deverá ser o tratamento específico de cada condição, assim como o prognóstico esperado será particularizado para cada caso, também na dependência do diagnóstico etiológico. No entanto, o diagnóstico etiológico nem sempre é obtido prontamente, o que gera angústia aos pais dos pacientes e também aos médicos que os seguem. Os pais desejam saber se seus filhos sofrem de asma, se possuem alguma outra doença grave e se persistirão com os sintomas no futuro.

Todavia, diante de uma criança com SRLP, quando não se consegue um diagnóstico etiológico, há uma orientação para se fundamentar o tratamento do mesmo modo que na asma.

Os objetivos do tratamento deverão ser alcançados por meio do emprego de um ciclo que compreende:

- Avaliação: estabelecimento do diagnóstico, nível de controle dos sintomas, identificação dos fatores de risco, checagem da técnica de inalação, aderência ao tratamento medicamentoso e não medicamentoso, preferência dos pais)
- Ajuste do tratamento: quanto as medicações, estratégias não farmacológicas e tratamento dos fatores de risco modificáveis
- Revisão sistemática da resposta, incluindo efetividade das medicações e ocorrência de efeitos colaterais.

O estabelecimento de uma parceria entre pais ou cuidadores e equipe da saúde é um ponto fundamental para otimizar o seguimento clínico dessas crianças. A educação sobre a doença e a promoção da relação entre pais/cuidadores com a equipe de saúde facilitam a adesão ao tratamento e colaboram com o sucesso do mesmo.

As medidas profiláticas ambientais devem ser orientadas e reforçadas a cada encontro. Deve-se orientar para se evitarem os fatores desencadeantes e os alergênios específicos, adequando-se as medidas profiláticas às realidades de cada família.

Para fundamentar essa decisão, nas últimas décadas surgiram estudos epidemiológicos retrospectivos, com diferentes modos de abordagem, com o objetivo de identificar "fenótipos de asma", ou seja, subgrupos de crianças com características e fatores de risco em comum, associados a desfechos que variam desde a remissão completa até a persistência do quadro de asma na idade escolar ou acima dessa faixa etária.

Fenótipos de asma

As classificações fenotípicas variam entre os estudos, sendo principalmente baseadas em dados epidemiológicos relativos aos episódios agudos ou nos sintomas associados aos quadros de sibilância. O conhecimento desses fenótipos de sibilância auxiliará

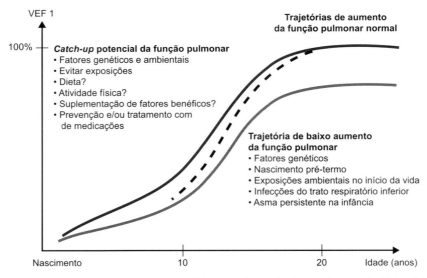

Figura 42.8 Fatores que influenciam o aumento da função pulmonar desde o nascimento até a idade adulta.

o médico na orientação dos pais e/ou responsáveis e também na sua decisão quanto ao plano terapêutico.

Inicialmente, quatro fenótipos epidemiológicos foram descritos em relação à ocorrência de episódios de chiado em pediatria:

1. Nunca sibilantes (51%): crianças que nunca sibilaram.
2. Sibilantes transitórios precoces (20%): início da sibilância antes de 3 anos de idade, com melhora até 6 anos.
3. Sibilantes persistentes (14%): início antes de 3 anos e persistência do quadro aos 6 anos.
4. Sibilantes de início tardio (15%): início entre 3 e 6 anos.

O consenso sobre sibilância em lactentes, elaborado pelas academias europeia e norte-americana de asma, alergia e imunologia, em 2008, descreve ainda quatro padrões distintos de sibilância durante a infância, assim como sua evolução:

- *Sibilância transitória* (sibilos durante os três primeiros anos de vida e não mais após essa idade)
- *Sibilância não atópica* (sibilância desencadeada principalmente por vírus que tende a desaparecer com o avançar da idade)
- *Asma persistente* (sibilância associada a manifestações clínicas de atopia; eosinofilia e/ou níveis séricos elevados de IgE total ou sensibilização comprovada a alimentos e/ou aeroalergênios, ou ter pai e/ou mãe com asma)
- *Sibilância intermitente grave* (episódios pouco frequentes de sibilância aguda associados a poucos sintomas fora dos quadros agudos, e com a presença de características de atopia).

A Sociedade Respiratória Europeia ainda propõe outra classificação, a qual define apenas dois fenótipos com base nos sintomas:

- Sibilantes episódicos: sibilância secundária a infecções virais, por períodos discretos
- Sibilantes multifatoriais: sibilância desencadeada por múltiplos fatores (vírus, alergênios, exercícios e tabagismo). Têm sibilância durante as exacerbações e no período entre elas e têm função pulmonar mais comprometida quando comparados com os sibilantes transitórios.

A aplicabilidade de utilização dos diferentes fenótipos de asma é apenas retrospectiva e ainda não está validada. Além disso, essas classificações não são estáticas, pois um lactente classificado inicialmente como pertencente a determinado fenótipo pode mudar para outro no decorrer do tempo.

As diretrizes da GINA de 2017 preconizam uma abordagem baseada na probabilidade de ser asma ou de responder ao tratamento como asma, considerando-se os padrões de sintomas durante e entre as infecções respiratórias virais, para respaldar a discussão que deve ser feita com os pais e cuidadores a respeito da instituição de medicações controladoras da asma. O gráfico da Figura 42.9 demonstra a probabilidade de um diagnóstico de asma ou a resposta positiva ao tratamento para asma em crianças com idade menor ou igual a 5 anos, que apresentam tosse, chiado ou dispneia, com base no padrão de sintomas.

A Figura 42.10 retrata a abordagem do tratamento medicamentoso para crianças menores de 5 anos de idade.

A Tabela 42.8 apresenta os corticosteroides inalatórios que podem ser utilizados nessa faixa etária, bem como as doses preconizadas.

No tratamento das exacerbações de sibilância em lactentes e pré-escolares, a ser realizado em unidade de atenção primária ou em pronto-atendimento, deve-se inicialmente avaliar a gravidade da crise enquanto se inicia o tratamento com beta$_2$-agonista de curta duração (2 a 6 *puffs* a cada 20 minutos na primeira hora) e oxigenoterapia para manter a saturação transcutânea de O$_2$ (satO$_2$) entre 94 e 98%. Recomenda-se encaminhar o paciente ao hospital, caso não apresente resposta ao beta$_2$ com 1 a 2 horas de tratamento, se o paciente apresentar manutenção dos sinais de gravidade da crise ou se mantiver satO$_2$ menor que 92% em ar ambiente. Deve-se também administrar prednisolona oral 1 a 2 mg/kg/dia durante 5 dias, até, no máximo, 20 mg/dia em crianças de 0 a 2 anos e 30 mg/dia para 3 a 5 anos de idade.

Tabela 42.8 "Dose baixa" dos corticosteroides inalatórios (mcg/dia) para crianças com 5 anos ou menos.

Corticosteroide inalatório	Dose baixa diária (mcg)
Dipropionato de beclometasona (HFA)	100
Budesonida (pMDI + espaçador)	200
Budesonida (nebulizador)	500
Propionato de fluticasona (HFA)	100
Ciclesonida	160
Furoato de mometasona	Não estudada em menores de 4 anos
Triancinolona acetonida	Não estudada nesse grupo

Esta não é uma tabela de equivalência de corticosteroides. Uma dose diária baixa é definida como a dose que não tem sido associada clinicamente a efeitos adversos em estudos que incluem medidas de segurança. HFA: propelente hidrofluoralcano; pMDI: inalador dosimetrado pressurizado.

Capítulo 42 Síndrome do Bebê Chiador: Abordagem da Sibilância Recorrente do Lactente e do Pré-Escolar

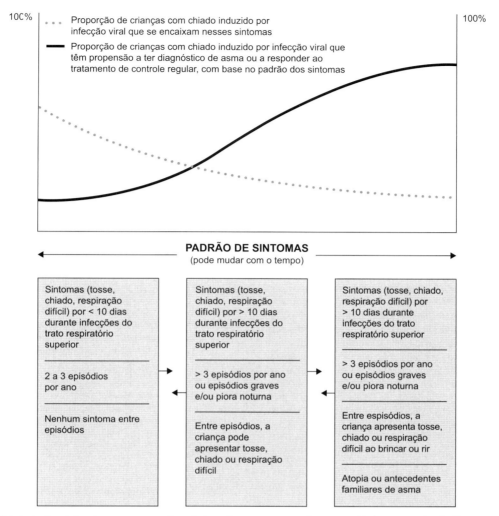

Figura 42.9 Probabilidade de diagnóstico de asma ou resposta ao tratamento para asma em crianças com idade menor ou igual a 5 anos, segundo a Global Initiative for Asthma (GINA) de 2017.

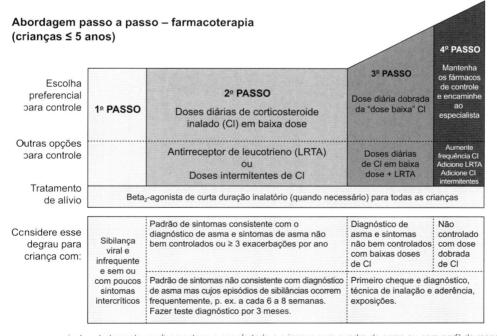

Figura 42.10 Passo a passo que orienta o tratamento medicamentoso a ser ofertado a crianças com quadro de asma ou com perfil de respondedores ao tratamento para asma.

CONSIDERAÇÕES DA PRÁTICA DA AUTORA

O atendimento a lactentes e pré-escolares com quadros respiratórios obstrutivos, tanto agudos quanto crônicos, é, sem dúvida, uma das situações mais frequentemente enfrentadas pelos médicos em todos os níveis de atenção à saúde, do primário ao terciário.

É de suma importância a compreensão das diferenças anatômicas e fisiológicas do aparelho respiratório das crianças mais jovens (recém-nascidos, lactentes e pré-escolares) em relação às crianças maiores (escolares e adolescentes), tanto para a elucidação diagnóstica, quanto para se oferecer um melhor aparato terapêutico, tanto nas crises agudas quanto no manejo crônico (importância do posicionamento adequado do bebê no leito, da desobstrução das vias respiratórias superiores, a fim de se promover uma ventilação adequada; da escolha adequada das medicações, de dispositivos inalatórios para administração de medicações e para otimização da oxigenoterapia). A técnica utilizada para administração dos fármacos deve ser treinada antes do início do uso e checada a cada encontro, com o intuito de se garantir seu melhor aproveitamento.

A etiologia viral ainda é a mais frequente, principalmente nos lactentes, que apresentam suas particularidades anatômicas e funcionais, conforme descritos anteriormente, as quais dificultam/atrasam a resolução do quadro. O uso inadvertido de antibioticoterapia ainda é uma prática muito comum atualmente e tende a aumentar os dias de internação e, por vezes, retardar a introdução da terapêutica mais adequada ao caso.

Muito embora a maioria dos casos de SRLP seja decorrente da hiper-reatividade pós-viral ou asma, há de se estar sempre atento para a possibilidade de outro diagnóstico etiológico, o qual deve ser prontamente investigado para que não haja atraso na definição diagnóstica, no estabelecimento da terapêutica adequada e, consequentemente, não haja prejuízo no prognóstico.

Bibliografia

Belhassen M, Blic JD, Laforest L *et al.* Recurrent wheezing in infants: a Population-Based Study. Medicine. 2016; 95(15):1-7.

Castro-Rodrigues JA, Custovic A, Ducharme FM. Treatment of asthma in young children: evidence-based recommendations. Asthma Research and Practice. 2016; 2(5).

Chong Neto HJ, Rosário NA. Sibilância no lactente: epidemiologia, investigação e tratamento. J Pediatr. 2010; 86(3)171-8.

Dela Bianca AC, Wandalsen GF, Miyagi K *et al.* Prevalência de sibilância em lactentes: proposta de protocolo internacional de estudo. Rev Bras Alerg Imunopatol. 2007; 30(3):94-100.

Dela Bianca AC, Wandalsen GF, Solé D. Lactente sibilante. Rev Bras Alerg Imunopatol. 2010; 33(2):43-50.

Devries A, Vercelli D. Early predictors of asthma and allergy in children: the role of epigenetics. Curr Opin Allergy Clin Immunol. 2015; 15(5):435-9.

Firmida MC. Abordagem clínica de lactentes sibilantes. Pulmão RJ. 2013; 22(3):3-8.

Global Initiative for Asthma – GINA 2017 Report Global Strategy for Asthma Management and Prevention [internet]. 2017 Disponível em: www.ginasthma.org. Acesso em: 12 dez 2018.

Huang Y. Boushey ha the microbiome in asthma. J Allergy Clin Immunol. 2015; 135(1):25-30.

Hossny E, Rosario N, Lee BW *et al.* The use of inhaled corticosteroids in pediatric asthma: update. World Allergy Organization Journal. 2016; 9:26.

Lynch S, Boushey H. The microbiome and development of allergic disease. Curr Opin Allergy Clin Immunol. 2016; 16(2):165-71.

Martinez FD, Wright AL, Lynn L *et al.* Asthma and wheezing in the first sex years of life. The New England Journal of Medicine. 1995; 332(3):133-8.

Melen E, Guerra S. Recent advances in understanding lung function development. F1000Research. 2017; 6(F1000 Faculty Rev):726.

Minor DMM, Proud D. Role of human rhinovirus in triggering human airway epithelial-mesenchymal transition. Respiratory Research. 2017; 18:110.

Potter PC. Current guidelines for the management of asthma in young children. Allergy Asthma Immunol Res. 2010; 2(1):1-13.

QI YY, Jiang GL, Wang LB *et al.* Lung function in wheezing infants after acute lower respiratory tract infection and its association with respiratory outcome. Chinese Medical Journal. 2017; 130(1)4-10.

Ribeiro JD. Sibilância recorrente do lactente e pré-escolar. Guia Prático de Atualização: Departamento Científico de Pneumologia. 2017; 1.

Silva ECF, Dias GAC. Patogenia da asma. Revista HUPE, Rio de Janeiro. 2013; 12(2):31-40.

Sonnenschein-Van Der Voort AMM, Kluizernaar Y, Jadooe VWV *et al.* Air pollution, fetal and infant tobacco smoke exposure, and wheezing in preschool children: a population-based prospective birth cohort. Environmental Health. 2012; 11:91.

PARTE 3

Saúde da Mulher

Capítulo 43 Anticoncepção na Adolescência: Métodos Contraceptivos Reversíveis de Curta Duração, 298

Capítulo 44 Diabetes na Gestação, 305

Capítulo 45 Hipertensão Arterial na Gestação, 309

Capítulo 46 Vulvovaginites, 313

43 Anticoncepção na Adolescência: Métodos Contraceptivos Reversíveis de Curta Duração

Maristela Carbol

INTRODUÇÃO: PANORAMA DA GRAVIDEZ NA ADOLESCÊNCIA

Segundo o Fundo de População das Nações Unidas (UNFPA), os adolescentes representam em torno de 18% da população mundial, sendo que 88% vivem em países em desenvolvimento. Ocorrem 7,3 milhões de partos em países em desenvolvimento a cada ano em adolescentes com menos de 18 anos de idade. Desses, 2 milhões de partos ocorrem em adolescentes com menos de 15 anos. Anualmente, ocorrem 3,2 milhões de abortos inseguros na faixa etária entre 15 e 19 anos. Estima-se que 70 mil adolescentes em países em desenvolvimento morrem a cada ano por complicações durante a gravidez ou o parto (UNFPA, 2013).

As estimativas mais atuais das Nações Unidas mostram que nascem aproximadamente 14 milhões de crianças filhas de mães adolescentes entre 15 e 19 anos no mundo, das quais quase 2 milhões na América Latina e no Caribe, representando 13% de todos os nascimentos. A América Latina e o Caribe compõem a região com maior proporção de nascimentos entre mães adolescentes, onde 18 em cada 100 nascimentos correspondem a mães entre 15 e 19 anos. No mundo, essa relação é de 10 em cada 100 nascimentos, e, em regiões como a Europa ou Ásia, é ainda mais baixa (entre 5 e 7 em cada 100), enquanto na África é de 15 em cada 100 nascimentos (UNFPA, 2016).

A taxa de gravidez não programada nos EUA ficou estacionada por várias décadas, variando em torno de 50 a 51% de todas as gravidezes, porém essa taxa finalmente vem apresentando declínio (Thaxton e Espey, 2017).

Em 2008, ocorreram cerca de 6,6 milhões de gravidezes nos EUA, sendo que metade dessas gestações não foi programada. Embora a taxa geral de gravidezes não tenha se modificado muito entre 2001 e 2008, a taxa de gravidez desejada diminuiu de 54 para 51 por 1.000 mulheres com idade entre 15 e 44 anos, enquanto a taxa de gravidez não programada aumentou de 49 para 54 por 1.000 mulheres (aumento de 10%). Entre as adolescentes de 15 a 19 anos, as taxas de gravidez declinaram de 66 para 57 por 1.000 mulheres (Finer e Zolna, 2014).

No último ciclo do National Survey of Family Growth (NSFG), a pesquisa realizada pelos Centros para Controle e Prevenção de Doenças (Centers for Disease Control and Prevention [CDC]) relatou que a taxa de gravidez não programada caiu de 51% em 2008 para 45% em 2011 (Finer e Zolna, 2016). Em 2016, Romero verificou que de 2006 a 2014 as taxas de nascimentos entre adolescentes de 15 a 19 anos de todas as etnias diminuíram 41% (de 41,1 para 24,2 por 1.000 adolescentes). Os adolescentes negros e hispânicos apresentaram maiores taxas de gravidez (93 e 74 por 1.000 adolescentes) que os adolescentes brancos não hispânicos (35 por 1.000 adolescentes). Em 2015, a taxa de natalidade entre adolescentes e adultos jovens atingiu uma baixa histórica em 22,3 por 1.000 mulheres (Committee Opinion, 2017).

Embora as taxas de gravidez não programada, gravidez na adolescência e aborto nos EUA tenham diminuído consideravelmente, ainda permanecem mais elevadas em comparação às de alguns países da Europa Ocidental. As taxas dos EUA são aproximadamente o dobro em relação a França e Suécia (Advocates for Youth, 2017).

A Pesquisa Nacional de Demografia e Saúde da Criança e da Mulher (PNDS), em sua terceira e última edição (2006), tendo as anteriores sido realizadas em 1986 e 1996, forneceu os dados em escala global no Brasil em relação à saúde sexual e reprodutiva de mulheres entre 15 e 49 anos de idade. Essa pesquisa mostrou que, em 1996, 11% das mulheres informaram ter tido a primeira relação sexual antes dos 15 anos. Dez anos depois, esse índice subiu para 32,6% das mulheres. O total de jovens entre 15 e 19 anos que se declararam virgens caiu de 67,2% em 1996 para 44,8% em 2006. A média de idade para o primeiro filho passou de 22,4 anos em 1996 para 21 anos em 2006. O percentual de meninas grávidas aos 15 anos subiu, passando de 3% para 5,8% (Brasil, 2008). Esses dados mostraram que, em um período de 10 anos, as adolescentes ficaram muito mais vulneráveis, pois iniciaram sua vida sexual mais precocemente, engravidaram e tiveram seu primeiro filho mais novas.

Em 2009, 2,8% das adolescentes brasileiras entre 12 e 17 anos possuíam um filho ou mais (Unicef, 2011). Ao longo dos anos, de acordo com as regiões do país, tem sido observado um decréscimo muito pequeno nas taxas de nascidos vivos de mães abaixo de 19 anos de idade, sendo que, de 2010 para 2015, as taxas passaram de 20% para 18% (Datasus, 2017). Os dados do Instituto Brasileiro de Geografia e Estatística (IBGE) mostraram que a gravidez entre 15 e 19 anos caiu de 20,4% em 2002 para 17,7% em 2012. De acordo com Platonow (2013), a região Sudeste detém o menor índice (15,2%), e a região Norte o maior índice (23,2%). Apesar dessas reduções, esses índices continuam elevados e bastante preocupantes, fazendo com que a gravidez na adolescência seja um problema de saúde pública no Brasil.

Essas taxas expressivas passam por questões de ordem cultural, social, política e econômica, sendo que notadamente a desvantagem social tem se mostrado um forte marcador para que esses índices se mantenham elevados, como pode ser verificado por Novellino (2011), que encontrou uma proporção maior de mães adolescentes entre 15 e 19 anos em domicílios com renda mensal mais baixa. Nessa mesma pesquisa, a autora observou que a proporção de mães adolescentes que frequentavam a escola foi significativamente menor, e a maioria ocupava a condição de não economicamente ativa em todas as classes de renda quando comparada às adolescentes sem filhos, concluindo-se que as mães adolescentes deixam de frequentar a escola e não se integram à força de trabalho, o que as torna um grupo extremamente vulnerável.

Em 2013, Rozenberg *et al.* analisaram 986 adolescentes sexualmente ativas do banco de dados do PNDS de 2006 para avaliar os fatores associados ao uso atual de métodos contraceptivos. Os autores encontraram quatro fatores com significância estatística associada ao uso: ensino fundamental completo (p = 0,03), união estável (p < 0,01), uso de método contraceptivo na primeira relação sexual (p < 0,01) e acesso a transporte para chegar ao serviço de saúde (p < 0,01). Portanto, adolescentes com maior vulnerabilidade social estão destinadas à menor utilização dos métodos contraceptivos.

No estudo de Pradhan *et al.* (2015), foi observado que menor escolaridade, desvantagem socioeconômica e dificuldade de acesso aos métodos contraceptivos são fatores de risco para gravidez na adolescência. Eles encontraram alguma evidência de que início precoce da vida sexual, casamento precoce, viver em área rural, pertencer a uma minoria étnica e religiosa elevam o risco. No entanto, ter ensino superior, acesso ao trabalho gerando renda e apoio familiar são fatores protetores da gravidez na adolescência.

USO DE MÉTODOS CONTRACEPTIVOS POR PARTE DOS ADOLESCENTES

Em 2010, Borges *et al.* verificaram que, de modo geral, os adolescentes e jovens utilizam algum tipo de método contraceptivo, porém seu uso muitas vezes é inconsistente, marcado por mudanças frequentes de tipos de métodos ou pela utilização de métodos sabidamente de baixa eficácia, resultando em gestações não programadas e taxas elevadas da gravidez nesta fase da vida.

Segundo a edição de 2006 da PNDS, a maioria das mulheres entre 15 e 49 anos já fez uso de algum método contraceptivo na vida, variando de 97,6 a 99,2% entre as mulheres atualmente unidas e não unidas sexualmente ativas, respectivamente. O preservativo masculino e os contraceptivos orais combinados (COC) são os métodos mais utilizados entre todas as mulheres, chegando a 70%. Cerca de 30% das mulheres atualmente unidas recorreram à esterilização feminina. Em torno de 20% das mulheres já usaram algum tipo de método injetável. No grupo das mulheres não unidas sexualmente ativas, a experiência com a pílula do dia seguinte alcançou índices de 23,2%, taxa considerada elevada, demonstrando o não uso dos métodos contraceptivos de forma regular. Entre as adolescentes de 15 a 19 anos, a taxa de uso de algum método contraceptivo foi de 36,7%, sendo o COC o método preferencial, seguido pelo preservativo masculino e pelos injetáveis. O uso de algum método entre as mulheres atualmente unidas e não unidas sexualmente ativas variou de 66 a 67%. O COC foi o método mais utilizado entre as adolescentes atualmente unidas (37,6%), ficando o preservativo masculino em segundo plano (17,5%). Já as adolescentes não unidas sexualmente ativas elegeram o preservativo masculino como método preferencial (32,6%), talvez por se sentirem menos protegidas contra as infecções sexualmente transmissíveis (Brasil, 2008).

No estudo de Martinez *et al.* (2011) sobre o uso de métodos contraceptivos entre adolescentes americanos de 15 a 19 anos no período de 2006 a 2010, os autores verificaram que 78% deles utilizaram alguma forma de contracepção na primeira relação sexual, e 86% relataram o uso no ato sexual mais recente. Outra pesquisa americana no mesmo período verificou que 58% dos adolescentes entre 15 e 19 anos usaram COC, 20% preservativo masculino e 16% outros tipos de métodos hormonais. Somente 3% deles utilizaram o dispositivo intrauterino (DIU) como forma de prevenção contra a gravidez (Jones *et al.*, 2012).

Para estimar prevalências de iniciação sexual e uso de métodos contraceptivos na última relação sexual de 74.589 adolescentes brasileiros, segundo características sociodemográficas, Borges *et al.* (2016) obtiveram os dados do Estudo de Riscos Cardiovasculares em Adolescentes (ERICA) e observaram que, entre adolescentes que haviam iniciado vida sexual, 82,3% mencionaram o emprego de métodos contraceptivos na última relação sexual, sendo a prevalência de uso maior entre adolescentes com 17 anos de idade, mulheres e residentes na região Sul. O preservativo masculino foi usado por 68,8% dos adolescentes. O COC foi utilizado por 13,4%, sendo mais frequente entre adolescentes com 17 anos de idade, da área urbana e da região Sul, e menos frequente na região Norte.

O estudo de Silva e Nunes (2017) mostrou que 61,9% das mulheres brasileiras entre 15 e 49 anos de idade conhecem sobre planejamento familiar, porém 43% utilizam este tipo de serviço. Os autores concluíram que as informações oferecidas à população ainda não são suficientes para a utilização dos métodos contraceptivos, uma vez que 38,5% das mulheres desse estudo não haviam planejado suas gravidezes.

Os tipos de métodos contraceptivos escolhidos por parte dos adolescentes, como o COC e o preservativo masculino (Brasil, 2008; Borges *et al.*, 2010; Jones *et al.*, 2012; Panneflex *et al.*, 2016; Silva e Nunes, 2017), são métodos que, na dependência do uso correto e consistente ou rotineiro, podem variar de muito eficaz a moderadamente eficaz, segundo a World Health Organization (WHO, 2011; 2016) (Tabela 43.1). Estes métodos preferenciais sofrem maior interferência do usuário, podendo ter sua eficácia reduzida e menor taxa de continuidade e satisfação quando comparados a outros métodos, o que corrobora as taxas elevadas da gravidez na adolescência (Truehart e Whitaker, 2015).

A escolha do tipo de método contraceptivo está em grande parte associada às taxas de continuação do seu uso, uma vez que estudos mais recentes têm mostrado menores taxas de gravidez quando a opção dos adolescentes é pelos métodos contraceptivos reversíveis de longa duração, denominados métodos LARC (*long-acting reversible contraception*), sigla em inglês já sedimentada na nossa linguagem.

No estudo de Rosenstock *et al.* (2012), os autores verificaram que adolescentes entre 14 e 19 anos que utilizaram métodos LARC tiveram uma taxa de continuação de 81% contra 44% com os métodos não LARC (injetável trimestral, COC, anel vaginal e adesivo). Além do tipo de método contraceptivo, LARC ou não LARC, alguns outros motivos podem justificar a descontinuação, a saber: dificuldade de acesso aos serviços de saúde, tanto para o atendimento do usuário como para o fornecimento dos métodos; efeitos colaterais ou secundários do método; falta de acompanhamento do usuário no serviço; ou até mesmo o desejo de engravidar na adolescência (Belo e Pinto e Silva, 2004; Alves e Brandão, 2009; Bahamondes *et al.*, 2011; Stuart *et al.*, 2013; Ferreira *et al.*, 2014; Bateson *et al.*, 2016).

Existem inúmeros aspectos que devem ser levados em consideração no aconselhamento contraceptivo para se conseguirem bons resultados na continuação e satisfação dos usuários no uso dos métodos contraceptivos e, por consequência, na prevenção da gravidez, como: a preferência do usuário, o contexto de vida do usuário e as características dos métodos. É importante que o aconselhamento proporcione escolha livre e informada e que a decisão do usuário seja tomada com base em informações corretas, atualizadas e completas. Quanto ao contexto de vida do usuário, devem-se levar em conta as condições econômicas, o estado de saúde, as características da personalidade, a fase da vida, o padrão de comportamento sexual, as aspirações reprodutivas, os fatores culturais e religiosos e outros fatores, como medo, dúvidas e vergonha. Em relação às características dos métodos contraceptivos, é importante informar e aconselhar os

Tabela 43.1 Taxa de gravidez por 100 mulheres no primeiro ano de uso dos principais métodos contraceptivos.

Método contraceptivo	Uso correto e consistente	Uso rotineiro
Implante	0,1*	0,1*
Vasectomia	0,1*	0,15*
Laqueadura tubária	0,5*	0,5*
DIU de levonorgestrel	0,5*	0,7*
DIU de cobre	0,6*	0,8*
Injetável mensal##	0,05*	3**
Injetável trimestral	0,2*	4**
COC/adesivo/anel vaginal/POP	0,3*	7**
Preservativo masculino	2**	13***
Preservativo feminino	5**	21#

DIU: dispositivo intrauterino; COC: contraceptivo oral combinado; POP: pílula oral somente com progestógeno. *Métodos muito efetivos (0 a 0,9 gravidez/100 mulheres). **Métodos efetivos (1 a 9 gravidezes/100 mulheres). ***Método moderadamente efetivo (10 a 19 gravidezes/100 mulheres). #Método pouco efetivo (20 ou mais gravidezes/100 mulheres). (Fonte: WHO, 2011,## 2018).

300 PARTE 3 Saúde da Mulher

usuários quanto a eficácia, efeitos secundários, aceitabilidade, disponibilidade, facilidade de uso, reversibilidade e padrão de proteção contra as infecções sexualmente transmissíveis (IST)/HIV/AIDS (Brasil, 2010a).

SAÚDE REPRODUTIVA DOS ADOLESCENTES

O cuidado integral à saúde de adolescentes e jovens é uma das prioridades nacionais. São várias ações, programas e políticas que têm sido desenvolvidos particularmente para esta população, como: promoção da saúde; prevenção aos agravos e enfermidades resultantes do uso abusivo de álcool e drogas e dos problemas resultantes das violências; prevenção das IST/HIV/AIDS, da gravidez na adolescência; ações voltadas ao planejamento sexual e reprodutivo e melhoria do atendimento ao crescimento e desenvolvimento (Brasil, 2010b).

Considerando as ações de promoção da saúde de adolescentes e jovens e a prevenção da gravidez na adolescência, é relevante identificar vários aspectos em relação à vida sexual e reprodutiva como: idade do início da vida sexual, número de parceiros sexuais, tipo de prática sexual, uso de medidas preventivas contra IST/HIV/AIDS, conhecimento e utilização dos métodos contraceptivos, modo de uso dos métodos, motivos de descontinuação dos métodos, idade da primeira gravidez, repetição da gravidez na adolescência, motivos que levam as adolescentes a engravidar, repercussões da gravidez em suas vidas, ou seja, há uma infinidade de tópicos a serem estudados e abordados para se estabelecerem estratégias eficientes de prevenção da gravidez nesta fase da vida.

Assim, medidas que proporcionem aconselhamento contraceptivo efetivo para adolescentes e jovens pautadas nos direitos sexuais e reprodutivos que resultem em redução nas taxas da gravidez na adolescência se mostram como estratégias de extrema relevância em âmbito nacional.

Critérios médicos de elegibilidade e tipos de métodos contraceptivos para adolescentes

Segundo os critérios médicos de elegibilidade, praticamente todos os métodos contraceptivos podem ser utilizados na adolescência, com ressalva para a esterilização cirúrgica indicada em situações muito especiais e para condições de saúde que possam contraindicar algum tipo de método. Dessa maneira, esses critérios utilizam a classificação de quatro categorias para garantir a segurança da mulher de acordo com suas características individuais e condições de saúde. Na Tabela 43.2, podem ser observadas as categorias dos métodos contraceptivos:

- Categoria 1: são aqueles que podem ser usados sem restrição
- Categoria 2: são aqueles em que os benefícios superam os riscos
- Categoria 3: são aqueles em que os riscos superam os benefícios
- Categoria 4: são aqueles em que o uso é inaceitável (WHO, 2015).

Os métodos contraceptivos são divididos em métodos reversíveis de longa duração (métodos LARC) e métodos de intermediária e curta duração (métodos não LARC). Os métodos LARC são: DIU de cobre (Cu), DIU de levonorgestrel (LNG) e implante (longa duração). Os métodos não LARC são: injetável trimestral (duração intermediária) e COC, injetável mensal, contraceptivo oral somente com progestógeno, adesivo transdérmico, anel vaginal e preservativo (curta duração). Nem todos esses métodos, no entanto, estão disponíveis no Brasil pelo Sistema Único de Saúde (SUS), principalmente, os métodos LARC como o DIU de LNG e implante. A contracepção de emergência é uma forma de se prevenir contra uma gravidez, porém não se deve considerar como método contraceptivo de uso regular.

Tabela 43.2 Categorias dos critérios médicos de elegibilidade dos métodos contraceptivos.

Categorias	Critério médico de elegibilidade
1	O método pode ser usado sem restrições
2	O método pode ser usado. As vantagens geralmente superam riscos possíveis ou comprovados
3	O método não deve ser usado. Os riscos possíveis e comprovados superam os benefícios do método. Se a mulher escolher este método, um acompanhamento rigoroso é necessário
4	O método não deve ser usado. O método apresenta um risco inaceitável

Fonte: WHO (2018).

Métodos contraceptivos reversíveis de longa duração

Os métodos reversíveis de longa duração (LARC) na adolescência representam os mais aconselháveis para essa população, pois mostram taxa de continuação maior que os de duração intermediária e, principalmente, que os de curta duração. São mais efetivos para evitar gravidezes não programadas e abortamentos provocados, além de apresentarem rápida reversibilidade e serem muito privativos.

Implante de etonogestrel

No Brasil existe somente um tipo de implante (Implanon®) composto por 68 mg de etonogestrel (metabólito ativo do desogestrel). O implante possui 4 cm de comprimento por 2 mm de diâmetro, a inserção deve ser subdérmica, na face interna do braço esquerdo (direito, no caso de paciente canhota), a cerca de 6 a 8 cm da dobra do cotovelo, no sulco entre o bíceps e o tríceps, e pode permanecer no corpo por 3 anos (Truehart e Whitaker, 2015). É altamente efetivo, com uma taxa de falha menor que 1% (Trussell, 2011).

Os implantes são excelentes opções para adolescentes, pois não necessitam adesão regular e têm um período de proteção longo (Ott e Sucato, 2014), diminuindo o risco de uma gravidez não programada, além de atrasar a segunda gestação entre mães adolescentes, como observado por Guazzelli et al. (2010). No estudo de Tocce et al. (2012), os autores verificaram que o implante foi mais escolhido para ser inserido antes de recomeçar atividade sexual pós-parto que o DIU, auxiliando na redução de nova gestação ainda na adolescência.

Segundo os critérios médicos de elegibilidade, os implantes para as mulheres na adolescência são de categoria 1, pois não há restrição de uso desde a menarca até abaixo de 20 anos e são seguros para mulheres com contraindicação para métodos com estrogênio (WHO, 2015).

Entre os efeitos colaterais do implante, o principal está relacionado com as mudanças do padrão de sangramento, que podem variar de amenorreia a sangramento prolongado, sendo que o padrão experimentado nos primeiros 3 meses após a inserção pode predizer como será o padrão futuro para a maioria das mulheres (Mansour et al., 2008), mas a experiência individual é muito variável. O padrão de sangramento mais comum na análise de 11 trials clínicos que incluíram 942 usuárias de implante de todas as idades foi o sangramento infrequente em 33,3% dos ciclos de 90 dias, seguido pela amenorreia em 21,4% dos ciclos. O sangramento prolongado e frequente ocorreu em 16,9% e 6,1% dos ciclos, respectivamente (Darney et al., 2009). É fundamental que o risco de sangramento irregular persistente seja bem compreendido pelas mulheres, pois essa é a causa mais comum de remoção prematura deste método (Mansour et al., 2008; Ott e Sucato, 2014).

Outros efeitos colaterais, como labilidade emocional, ganho ponderal, cefaleia e acne, foram relatados em estudos prospectivos. O ganho ponderal foi relatado por 12% das usuárias do implante e somente 2,3% descontinuaram por esse motivo (Darney *et al.*, 2009). Na análise do Contraceptive CHOICE Study (CHOICE), o ganho de peso no primeiro ano de uso foi de 2 kg, mas não foi estatisticamente significativo quando comparado às usuárias de DIU (Vickery *et al.*, 2013).

O implante apresenta benefícios não contraceptivos, pois, quando o padrão de sangramento é infrequente, a amenorreia eleva as taxas de hemoglobina. Além disso, reduz a dismenorreia e a dor abdominal (Shokeir *et al.*, 2009). Outro benefício foi mostrado em um estudo prospectivo em que as usuárias do implante não apresentaram nenhuma diferença na densidade mineral óssea comparada às usuárias de DIU de Cu após 2 anos de uso (Beerthuizen *et al.*, 2000).

DIU de cobre e levonorgestrel

No Brasil, existem dois modelos de DIU de cobre (Cu): T de Cu 380A e Multiload® 375; e um modelo de DIU de LNG: Mirena®.

O DIU T de Cu 380A apresenta um formato em T de polietileno radiopaco com 380 mm^2 de Cu em sua haste vertical e horizontal com 36 e 32 mm de comprimento, respectivamente, sendo indicado para úteros entre 6 e 9 cm e pode ser utilizado por 10 anos. O DIU Multiload® 375 apresenta ramificações laterais flexíveis de polietileno radiopaco com 375 mm^2 de Cu em sua haste vertical e está disponibilizado em dois tamanhos, o Standard, com uma haste vertical de 35 mm de comprimento, para úteros entre 6 e 9 cm; e o Slim (SL), com 30 mm, para úteros entre 5 e 8 cm. Qualquer um deles pode ser utilizado por 5 anos (Organon, 2008). O Mirena® apresenta um formato em T de polietileno radiopaco com um reservatório na haste vertical contendo 52 mg de LNG, liberando aproximadamente 20 mcg/dia. Ele é indicado para úteros entre 6 e 10 cm, podendo ser utilizado por 5 anos (Bayer, 2014).

A falha do DIU de Cu usado de forma correta e consistente é de 0,6 gravidez por 100 mulheres no primeiro ano de uso e de 0,8, considerando o uso típico ou rotineiro. Para o DIU de LNG, a falha é menor que para o DIU de Cu, sendo de 0,2 gravidez por 100 mulheres no primeiro ano de uso, independentemente do uso correto e consistente e do uso rotineiro. Quando apresenta um índice de falha menor que 1 gravidez por 100 mulheres, o método é considerado muito efetivo (WHO, 2015).

Apesar de o DIU ser um método bastante usado no mundo todo, no Brasil ele é pouco utilizado segundo a PNDS de 2006, em que o índice de uso entre todas as mulheres de 15 a 49 anos foi de 4,5%, e entre 15 e 19 anos, foi de 0,2% (Brasil, 2008). Nos EUA, seu uso também é baixo entre as adolescentes, porém recentemente vem se mostrando um aumento nessas taxas entre adolescentes mais velhas (Finer *et al.*, 2012).

Segundo os critérios médicos de elegibilidade, os DIU de Cu e LNG se classificam como de categoria 2 da menarca até abaixo de 20 anos, passando para categoria 1 a partir dos 20 anos de idade (WHO, 2015). A inserção do DIU em mulheres com alto risco para ter IST pode variar entre a categoria 2 ou a 3, de acordo com o órgão norte-americano Centers for Disease Control (CDC, 2013). No entanto, essa recomendação não é válida para aquelas que já têm o DIU inserido no útero. Casos de suspeita ou gravidez confirmada, anormalidades anatômicas que deformem a cavidade do útero, IST ativa ou doença inflamatória pélvica atual (DIP) são condições que contraindicam a inserção do DIU. Infecção pelo HIV e imunossupressão não são contraindicações para o uso do DIU (WHO, 2015; CDC, 2013).

O uso do DIU entre adolescentes apresenta uma série de preocupações que precisam ser desmistificadas para serem mais aceitos por essa população e pelos profissionais de saúde que fazem o aconselhamento e a inserção, uma vez que é um método considerado seguro para adolescentes (ACOG, 2012; Ott e Sucato, 2014). Uma das preocupações do uso do DIU está relacionada com o risco de DIP, porém existem boas evidências de que o risco relativo de DIP está aumentado nos primeiros 20 dias após a inserção do DIU, retornando ao basal após esse período, no qual o risco absoluto permanece baixo. A provável causa da infecção, está associada à contaminação bacteriana no processo de inserção e não pelo DIU propriamente dito. O risco de DIP com o DIU inserido é muito baixo, variando de 0 a 2% quando não há infeção cervical, passando para 0 a 5% quando existe uma infecção que não foi identificada (Mohllajee *et al.*, 2006). No caso do DIU de LNG o risco de DIP pode ser mais baixo em razão do muco cervical espesso e do endométrio fino (Suhonen *et al.*, 2004).

Uma vez que as mulheres entre 15 e 19 anos nos EUA apresentam a segunda taxa mais elevada de clamídia e a taxa mais elevada de gonorreia em relação a qualquer outro grupo etário, é interessante que todas as adolescentes sejam rastreadas para essas doenças antes ou no dia da inserção do DIU. O diagnóstico de clamídia e/ou de gonorreia com o DIU inserido não é indicação de remoção, podendo o tratamento ser feito com o DIU no útero. No entanto, DIP atual, ou que tenha ocorrido até 3 meses, e gonorreia, clamídia ou cervicite purulenta atual estão incluídas nas contraindicações de inserção do DIU (CDC, 2011; ACOG, 2011). A profilaxia com antibiótico rotineiramente antes da inserção do DIU não é recomendada (Grimes *et al.*, 1999).

O estudo de Hubacher *et al.* (2001) demostrou que a infertilidade em mulheres nulíparas usuárias de DIU esteve associada à presença de IST em vez do DIU. Vários estudos mostram que o retorno à fertilidade é imediato após a remoção do DIU (Penney *et al.*, 2004; Hov *et al.*, 2007).

Existem poucas evidências na literatura de que seja mais difícil inserir o DIU em adolescentes que em mulheres mais velhas. De modo geral, a dor para inserção do DIU em todas as mulheres, independentemente da paridade, é baixa (Hubacher *et al.*, 2006). Entretanto, mais da metade das mulheres jovens nulíparas relataram desconforto na inserção do DIU na pesquisa de Andersson *et al.* (1994). O estudo de Bayer *et al.* (2012) mostrou que 96,4% das adolescentes tiveram sucesso na inserção do DIU na primeira tentativa; os 11 casos de insucesso foram entre adolescentes nulíparas. Um método efetivo para controlar a dor ainda não foi estabelecido, sendo que existem vários tipos de medicamentos ou técnicas que podem ser utilizados previamente à inserção do DIU; como os anti-inflamatórios não esteroides (AINEs), narcóticos, ansiolíticos ou bloqueio paracervical com anestésico (Allen *et al.*, 2009). O uso do misoprostol antes da inserção do DIU para amolecer o colo do útero não parece reduzir a dor, além de serem comuns vários efeitos colaterais (Edelman *et al.*, 2011; Swenson *et al.*, 2012).

A taxa de expulsão do DIU em adolescentes é mais alta, variando entre 5 e 22%, enquanto em mulheres de todas as idades a taxa varia entre 3 e 5%. As pesquisas atuais são limitadas para predizer que a expulsão prévia de DIU, nuliparidade e ser jovem são causas que aumentam o risco de expulsão. De qualquer forma, uma expulsão prévia do DIU não é uma contraindicação para uma nova tentativa, desde que um aconselhamento apropriado tenha sido realizado (Thonneau *et al.*, 2006; Deans e Grimes, 2009; Lyus *et al.*, 2010).

Mudanças no padrão de sangramento são esperadas entre adolescentes usuárias do DIU de Cu ou LNG, principalmente nos primeiros meses de uso, mas essas mudanças não diferem das mulheres mais velhas. Nas usuárias do DIU de Cu os sangramentos menstruais são mais intensos, enquanto nas que usam o DIU de LNG é esperada uma diminuição do sangramento com o tempo, podendo chegar até a amenorreia (ACOG, 2012).

O DIU de LNG tem sido indicado como terapia medicamentosa para adolescentes que apresentam dismenorreia significativa e sangramentos menstruais intensos com resultados satisfatórios na melhoria desses sintomas (Paterson *et al.*, 2009). Além disso, é apropriado para adolescentes com condições médicas que precisam fazer supressão menstrual por tempo prolongado, nas quais o estrogênio esteja contraindicado ou exista um risco para o feto no caso de uma gravidez não programada (Hillard, 2012).

Taxa de continuação dos métodos LARC

A taxa de continuação para o uso de implante em 24 meses para todas as mulheres do estudo CHOICE foi de 69%; portanto, significativamente mais baixa quando comparada ao DIU de LNG e DIU de Cu, em que as taxas foram de 79 e 77%, respectivamente (O'Neil-Callahan *et al.*, 2013). Mais da metade das mulheres usuárias de implante que descontinuam o uso deste método antes de 24 meses apresenta como a causa mais comum o sangramento uterino anormal (Lakha e Glasier, 2006; Harvey *et al.*, 2009).

No estudo CHOICE, quando 4.167 mulheres entre 14 e 45 anos foram avaliadas, a taxa de continuação em 12 meses para os métodos LARC foi de 86 contra 55% para os métodos não LARC (Peipert *et al.*, 2011). Nesse estudo, a taxa de continuação para o DIU de LNG e o implante em mulheres mais novas que 20 anos (85%) foi semelhante às das mulheres mais velhas (80%). Por sua vez, a taxa de continuação para o DIU de Cu foi levemente mais baixa para as adolescentes que para as mulheres mais velhas. Em 2012, Bayer *et al.* relataram este mesmo achado, no qual a taxa de descontinuação foi mais elevada entre adolescentes que entre mulheres adultas, porém mais baixa quando comparada à das adolescentes usuárias de outras formas de contracepção. Outro dado encontrado por esses autores foi que a taxa de descontinuação entre adolescentes usuárias de DIU não foi significativamente diferente entre nulíparas e multíparas. Entre mulheres australianas, incluindo as adolescentes, a taxa geral de continuação do DIU de Cu foi de 79,1% no primeiro ano de uso e de 61,3% aos 3 anos (Bateson *et al.*, 2016).

Na análise de 7.472 mulheres em todas as faixas etárias do estudo CHOICE, a taxa de continuação em 12 meses dos métodos LARC foi acima de 75%. As adolescentes e mulheres jovens entre 14 e 19 anos que usaram os métodos LARC apresentaram uma taxa de continuação levemente mais baixa (81%) que as mulheres mais velhas (85 a 86%), mas isso não atingiu significância clínica ou estatística (Rosenstock *et al.*, 2012).

Em 2013, O'Neil-Callahan *et al.* verificaram a taxa de continuação dos métodos LARC e não LARC de 6.153 mulheres que completaram o estudo CHOICE em 24 meses. As taxas dos métodos LARC e não LARC foram de 77 e 41%, respectivamente, sendo que, na população de adolescentes entre 14 e 19 anos, a taxa de continuação para todos os métodos LARC nesse mesmo período foi de 67%, enquanto para os métodos não LARC foi de 37%.

Em uma revisão sistemática sobre a taxa de continuação do DIU em 12 meses comparada a outras formas de contracepção em mulheres abaixo de 25 anos, verificou-se que a taxa de continuação foi mais elevada para o DIU (86,5%), enquanto para o anel vaginal foi de 48,9%, COC (39,6%), injetável trimestral e adesivo (39,8%). Não houve diferença estatística significativa em 12 meses de continuação entre o DIU e o implante (85,3%) (Usinger *et al.*, 2016).

Redução de gravidez e aborto com os métodos LARC

De 2006 a 2014 as taxas de nascimentos entre adolescentes de 15 a 19 anos de todas as etnias diminuíram 41% nos EUA (Romero, 2016). Em 2015, a taxa de natalidade entre adolescentes e adultos jovens atingiu uma baixa histórica em 22,3 por 1.000 mulheres

(Committee Opinion, 2017). No estudo CHOICE, a redução significativa da gravidez não programada (6,3 por 1.000 adolescentes) se deveu à remoção do custo, à educação e à eliminação das barreiras aos métodos LARC (Peipert *et al.*, 2012).

Segundo Finer e Zolna (2014), a proporção de gravidezes não programada que terminou em aborto entre 2001 e 2008 declinou de 47 para 40%, sendo que em 2011 esta taxa foi de 42% (Finer e Zolna, 2016). Entre 2008 e 2010, a taxa de aborto entre as participantes do estudo CHOICE variou de 4,4 a 7,5 por 1.000 mulheres após ajustar para idade e etnia, consideravelmente mais baixa que as taxas do município de St. Louis e condado. Mesmo no período que variou de 13,4 a 17 por 1.000 mulheres, ainda foi mais baixa que a taxa nacional de 19,6 por 1.000 mulheres (Peipert *et al.*, 2012).

Em 2015, Birgisson *et al.* realizaram uma revisão do estudo CHOICE no período de 2006 a 2010 e observaram uma redução na porcentagem de aborto de repetição em St. Louis comparada à cidade de Kansas e à região não metropolitana de Missouri. Também verificaram redução significativa nas taxas de gravidez na adolescência, nascimento e aborto (34,0; 19,4 e 9,7 por 1.000 adolescentes, respectivamente) comparadas às taxas nacionais (158,5; 94,0 e 41,5 por 1.000 adolescentes, respectivamente).

Uma vez que a taxa de continuação dos métodos LARC para adolescentes mostra-se bastante promissora em relação aos métodos não LARC, essa evidência contribui consideravelmente para a redução das taxas de gravidez e aborto nesta faixa etária (Rosenstock *et al.*, 2012).

CONSIDERAÇÕES FINAIS

Dados recentes do National Center for Health Statistics (2015) mostraram que cerca de 90% dos adolescentes utilizaram algum método contraceptivo na última vez que tiveram relação sexual. Entretanto, menos de 5% deles usaram métodos LARC, apesar de esses métodos serem altamente aconselháveis para essa população pela elevada eficácia, elevada taxa de continuação, rápida reversibilidade e privacidade (Finer *et al.*, 2012). Como apontam os estudos de Romero *et al.* (2016), este perfil tem se modificado nos últimos anos, pois o uso dos métodos LARC aumentou de menos de 1% em 2005 para 7% em 2013, quando foram vencidas as barreiras que impedem a maior utilização desses métodos por parte dos adolescentes.

Uma das barreiras que podem desencorajar adolescentes a utilizar esses métodos é o pouco conhecimento que eles têm sobre estes ou por acreditarem que não poderiam utilizá-los por causa da sua idade. Outra pode estar relacionada com o próprio profissional que não conhece a segurança e a eficácia dos métodos LARC para adolescentes, considera que esses métodos não sejam apropriados para adolescentes ou mulheres que nunca engravidaram, não foram treinados para inserção e remoção desses métodos; e, ainda, a preocupação do elevado custo (Kavanaugh *et al.*, 2013).

Estudo realizado para avaliar custo-efetividade do SIU-DIU na prevenção de gravidez não programada em adolescentes entre 15 e 19 anos sob a perspectiva do mercado público de saúde do Brasil verificou que este método é capaz de trazer economia de recursos com ganho em efetividade, gravidez evitada, quando comparado aos métodos mais utilizados pelos adolescentes como anticoncepcional oral e injetável, de forma que o SIU-DIU deve ser considerado uma importante opção para evitar a gravidez não programada na adolescência e todas as suas consequências (Pepe *et al.*, 2017).

Assim, torna-se de extrema importância, na consulta com adolescentes sobre saúde sexual e reprodutiva, um aconselhamento contraceptivo que explore todas as opções de métodos, inclusive os métodos LARC, vantagens e desvantagens de cada

Capítulo 43 Anticoncepção na Adolescência: Métodos Contraceptivos Reversíveis de Curta Duração

um deles, além de mostrar os métodos contraceptivos mais eficazes (CDC, 2013). Vale salientar que, no primeiro ano de uso de qualquer método contraceptivo, 1% das usuárias dos métodos LARC poderiam engravidar em relação a 9% das usuárias de contraceptivo oral e 18% de usuários do preservativo (Trussell, 2011). Toda esta abordagem melhora consideravelmente as taxas de continuação do método escolhido por eles (O'Neil-Callahan *et al.*, 2013). Além disso, os adolescentes devem ser lembrados que os métodos LARC não protegem das IST/HIV/AIDS, de modo que o preservativo deve ser utilizado em todas as relações sexuais.

Bibliografia

Advocates for Youth. Adolescent sexual health in Europe and the United States: The case for a rights. Respect. Responsibility_Approach [internet]. 2017 [acesso em 12 dez 2017]. Disponível em: https://www.advocatesforyouth.org/storage/advfy/documents/adolescent_sexual_health_in_europe_and_the_united_states.pdf.

Allen RH *et al*. Interventions for pain with intrauterine device insertion. Cochrane Database of Systematic Reviews. 2009; 3(Art. CD007373). DOI: 10.1002/14651858.CD007373. pub2.

Alves CA, Brandão ER. Vulnerabilidades no uso de métodos contraceptivos entre adolescentes e jovens: interseções entre políticas públicas e atenção à saúde. Ciência & Saúde Coletiva. 2009. 14(2):661-70.

American College of Obstetricians and Gynecologists. ACOG Committee Opinion No. 539: Adolescents and Long-acting reversible contraception: implants and intrauterine devices. Obstet Gynecol. 2012; 120(4):983-8.

American College of Obstetricians and Gynecologists. ACOG Practice Bulletin No. 121: Long-acting reversible contraception: implants and intrauterine devices. Obstet Gynecol. 2011; 118(1):184-96.

Andersson K, Odlind V, Rybo G. Levonorgestrel-releasing and copper-releasing (Nova T) IUDs during five years of use: a randomized comparative trial. Contraception. 1994; 49(1):56-72.

Bahamondes L *et al*. Fatores associados à descontinuação do uso de anticoncepcionais orais combinados. Revista Brasileira de Ginecologia e Obstetrícia. 2011; 33(4):303-9.

Bateson D *et al*. User characteristics, experiences and continuation rates of copper intrauterine device use in a cohort of Australian women. Aust N Z J Obstet Gynaecol. 2016; 56(6):655-61.

Bayer LL *et al*. Adolescent experience with intrauterine device insertion and use: a retrospective cohort study. Contraception. 2012; 86(5):443-51.

Bayer. Mirena®. Full prescribing information: contents. NDA 21225 Mirena. 27 p. [internet]. 2014 [acesso em jun 2017]. Disponível em: http://labeling.bayerhealthcare.com/html/products/pi/Mirena_PI.pdf.

Beerthuizen R *et al*. Bone mineral density during long-term use of the progestogen contraceptive implant Implanon compared to a non-hormonal method of contraception. Hum Reprod. 2000; 15(1):118-22.

Belo MAV, Pinto e Silva, JL. Conhecimento, atitude e prática sobre métodos anticoncepcionais entre adolescentes gestantes. Revista de Saúde Pública. 2004; 38(4):478-87.

Birgisson NE, Zhao Q, Secura G et al. Preventing unintended pregnancy: the contraceptive choice project in review. Journal of women's health. 2002; 24(5):349-53.

Borges ALV *et al*. ERICA: início da vida sexual e contracepção em adolescentes brasileiros. Rev Saúde Pública. 2016; 50(supl 1:15 s).

Borges ALV *et al*. Práticas contraceptivas entre jovens universitários: o uso da anticoncepção de emergência. Caderno de Saúde Pública. 2010; 26(4):816-26.

Brasil. Ministério da Saúde. Centro Brasileiro de Análise e Planejamento. Pesquisa Nacional de Demografia e Saúde da Criança e da Mulher – PNDS 2006: dimensões do processo reprodutivo e da saúde da criança. Brasília; 2008. 300 p.

Brasil. Ministério da Saúde. Secretaria de Atenção em Saúde. Departamento de Ações Programáticas Estratégicas, Área Técnica de Saúde do Adolescente e do Jovem. Diretrizes nacionais para a atenção integral à saúde de adolescentes e jovens na promoção, proteção e recuperação da saúde. Brasília; 2010b. 132 p.

Brasil. Ministério da Saúde. Secretaria de Atenção à Saúde. Departamento de Atenção Básica. Saúde sexual e saúde reprodutiva. Brasília; 2010a. 300 p.

Centers for Disease Control and Prevention (CDC). Sexually transmitted disease surveillance 2010. Atlanta (GA): CDC [internet]. 2011 [acesso em jul de 2017]. Disponível em: http://www.cdc.gov/std/stats10/surv2010.pdf.

Centers for Disease Control and Prevention (CDC). U.S. Medical Eligibility Criteria for Contraceptive Use, 2013. MMWR Morb Mortal Wkly Rep 2013; 62(5):1-64 [internet]. 2013 [acesso em jun 2017]. Disponível em: http://www.cdc.gov/reproductivehealth/UnintendedPregnancy/eBook.html.

Committee Opinion No. 699: Adolescent pregnancy, contraception, and sexual activity. Obstet Gynecol. 2017; 129(5):965-66.

Darney P *et al*. Safety and efficacy of a singlerod etonogestrel implant (Implanon): results from 11 international clinical trials. Fertil Steril. 2009; 91(5):1646-53.

Datasus. Informações de saúde (TABNET). Estatísticas vitais. Nascidos vivos. Dados de 2017 [internet]. 2017 [acesso em jun de 2017]. Disponível em: http://www2.datasus.gov.br/DATASUS/index.php?area=0205&VObj=http://tabnet.datasus.gov.br/cgi/deftohtm.exe?sinasc/cnv/nv.

Deans EI, Grimes DA. Intrauterine devices for adolescents: a systematic review. Contraception. 2009; 79(6):418-23.

Edelman AB *et al*. Effects of prophylactic misoprostol administration prior to intrauterine device insertion in nulliparous women. Contraception. 2011; 84(3):234-9.

Ferreira JM *et al*. Reasons for Brazilian women to switch from different contraceptives to long-acting reversible contraceptives. Contraception. 2014; 89(1):17-21.

Finer LB, Jerman J, Kavanaugh ML. Changes in use of long-acting contraceptive methods in the United States, 2007-2009. Fertil Steril. 2012; 98(4):893-7.

Finer LB, Zolna MR. Declines in unintended pregnancy in the United States, 2008-2011. N Engl J Med. 2106; 374(9):843-52.

Finer LB, Zolna MR. Shifts in intended and unintended pregnancies in the United States, 2001-2008. Am J Public Health. 2014. 104(Suppl 1):S43-48.

Grimes DA, Lopez L M, Schulz KF. Antibiotic prophylaxis for intrauterine contraceptive device insertion. Cochrane Database of Systematic Reviews. 1999; 3(Art. CD001327). DOI: 10.1002/14651858.CD001327.

Guazzelli CA *et al*. Etonogestrel implant in postpartum adolescents: bleeding pattern, efficacy and discontinuation rate. Contraception. 2010; 82(3):256-9.

Harvey C, Seib C, Lucke J. Continuation rates and reasons for removal among Implanon users accessing two Family planning clinics in Queensland, Australia. Contraception. 2009; 80(6):527-32.

Hillard PJ. Menstrual suppression with the levonorgestrel intrauterine system in girls with developmental delay. J Pediatr Adolesc Gynecol. 2012; 25(5):308-13.

Hov GG, Skjeldestad FE, Hilstad T. Use of IUD and subsequent fertility – follow-up after participation in a randomized clinical trial. Contraception. 2007; 75(2):88-92.

Hubacher D *et al*. Pain from copper intrauterine device insertion: randomized trial of prophylactic ibuprofeno. Am J Obstet Gynecol. 2006;1 95(5):1272-7.

Hubacher D *et al*. Use of copper intrauterine devices and the risk of tubal infertility among nulligravid women. N Engl J Med. 2001; 345(8):561-7.

Jones J, Mosher W, Daniels K. Current contraceptive use in the United States, 2006-2010, and changes in the patterns of use since, 1995. National Health Statistics Report. 2012; 18(60):1-25.

Kavanaugh ML *et al*. Meeting the contraceptive needs of tens and young adults: youth-friendly and long-action reversible contraceptive services in the US Family planning facilities. J Adolesc Health. 2013; 52(3):284-92.

Lakha F, Glasier AF. Continuation rates of Implanon in the UK: data from an observational study in a clinical setting. Contraception. 2006; 74(4):287-9.

Lyus R, Lohr P, Prager S. Use of the Mirena LNG-IUS and Paragard CuT380A intrauterine devices in nulliparous women. Board of the Society of Family Planning. Contraception. 2010; 81(5):367-71.

Mansour D *et al*. The effects of Implanon on menstrual bleeding patterns. Eur J Contracept Reprod Health Care. 2008; 13(13, Suppl 1):13-28.

Martinez G, Copen, CE, Abma, JC. Teenagers in the United States: sexual activity, contraceptive use, and childbearing, 2006–2010 National Survey of Family Growth. Vital and Health Statistics, serie. 2011; 23(31):1-35.

Mohllajee AP, Curtis, KM, Peterson. HB. Does insertion and use of an intrauterine device increase the risk of pelvic inflammatory disease among women with sexually transmitted infection? A systematic review. Contraception. 2006; 73(2):145-53.

National Center for Health Statistics (US). Health, United States, 2014: With Special Feature on Adults Aged 55-64. Hyattsville (MD): National Center for Health Statistics (US); May 2015.

Novellino MSF. Um estudo sobre as mães adolescentes brasileiras. Revista de Saúde Coletiva. 2011; 21(1):299-318.

O'Neil-Callahan M *et al*. Twenty-four-month continuation of reversible contraception. Obstet Gynecol. 2013; 122(5):1083-91.

Organon. Multiload® Radiopaco CU375 Dispositivo Intra-Uterino (DIU). Informações para o médico. Rede Geral/Organon/Dep Médico/Rel Gov/Ordem de Protocolos/2008/OP 144-08, 2008. 19 p. [internet]. 2008 [acesso em jun 2017]. Disponível em: file:///C:/Users/User/Downloads/53-multiload.pdf.

Ott MA, Sucato GS. Committee of Adolescence. Contraception for Adolescents. Pediatrics. 2014; 134(4):1257-81.

Panneflex PL, Munive VM, Salazar AD. Conocimientos, creencias y prácticas de los adolescentes de la cultura Caribe en anticoncepción. Rev Cuid (Bucaramanga. 2010). 2016; 7(1):1204-09.

Paterson H, Ashton J, Harrison-Woolrych M. A nationwide cohort study of the use of the levonorgestrel intrauterine device in New Zealand adolescents. Contraception. 2009; 79(6):433-8.

Peipert JF et al. Continuation and satisfaction of reversible contraception. Obstet Gynecol. 2011; 117(5):110513.

Peipert JF et al. Preventing unintended pregnancies by providing no-cost contraception. Obstet Gynecol. 2012; 120(6):1291-7.

Penney G et al. Faculty of Family Planning and Reproductive Health Care Clinical Effectiveness Unit. FFPRHC Guidance (January 2004). The copper intrauterine device as long-term contraception. J Fam Plann Reprod Health Care. 2004; 30(1):29-41, quiz 42.

Pepe C et al. Custo-efetividade do uso do sistema intrauterino liberador de 52 mg de levonorgestrel (SIU-LNG) versus contraceptivos hormonais de curta duração na prevenção de gravidez não desejada em adolescentes entre 15 e 19 anos sob a perspectiva do Sistema Único de Saúde do Brasil (SUS). J Bras Econ Saúde. 2017; 9(1):100-8.

Platonow V. Mulheres estão tendo filhos mais tarde e gravidez na adolescência diminui, mostra IBGE. Agência Brasil. Empresa Brasileira de Comunicação, Brasília, 20 dez. 2013 [internet]. 2013 [acesso em jun 2017]. Disponível em: http://memoria.ebc.com.br/agenciabrasil/noticia/2013-12 a 20/mulheres-estao-tendo-filhos-mais-tarde-e-gravidez-na-adolescencia-diminui-mostra-ibge.

Pradhan R, Wynter K, Fisher J. Factors associated with pregnancy among adolescents in low-income and lower middle-income countries: a systematic review. J Epidemiol Community Health. 2015; 69(9):918-24.

Romero L. Reduced disparities in birth rates among teens aged 15-19 years. United States, 2006–2007 and 2013-2014. MMWR Morb Mortal Wkly Rep. 2016; 65(16):409-14 [internet]. 2016 [acesso em jun. 2017]. Disponível em: https://www.cdc.gov/mmwr/volumes/65/wr/mm6516a1.htm.

Rosenstock JR et al. Continuation of reversible contraception in teenagers and young women. Obstetric Gynecology. 2012; 120(6):1298-305.

Rozenberg R et al. Práticas contraceptivas de adolescentes brasileiras: vulnerabilidade social em questão. Ciênc Saúde Coletiva. 2013; 18(12):3645-52.

Silva JMB, Nunes MA. Planejamento familiar: uma base de dados/Planificación familiar: una base de datos/Family planning: a database. Rev Pesqui Cuid Fundam (Online). 2017; 9(2):510-9.

Shokeir T, Amr M, Abdelshaheed M. The efficacy of Implanon for the treatment of chronic pelvic pain associated with pelvic congestion: 1-year randomized controlled pilot study. Arch Gynecol Obstet. 2009; 280(3):437-43.

Stuart JE et al. Factors associated with 12-month discontinuation among contraceptive pill, patch, and ring users. Obstetrics and Gynecology. 2013; 121(2):330-6.

Suhonen S et al. Clinical performance of a levonorgestrel-releasing intrauterine system and oral contraceptives in young nulliparous women: a comparative study. Contraception. 2004; 69(5):407-12.

Swenson C et al. Self-administered misoprostol or placebo before intrauterine device insertion in nulliparous women: a randomized controlled trial. Obstet Gynecol. 2012; 120(2 Pt 1):341-7.

Thaxton L, Espey E. Family planning American style redux. Unintended pregnancy improves, barriers remain. Obstet Gynecol Clin N Am. 2017; 44:41-56.

Thonneau P et al. Risk factors for IUD failure: results of a large multicentre case-control study. Hum Reprod. 2006; 21(10):2612-6.

Tocce K et al. Long acting reversible contraception in postpartum adolescents: early initiation of etonogestrel implant is superior to IUDs in the outpatient setting. J Pediatr Adolesc Gynecol. 2012; 25(1):59-63.

Truehart A, Whitaker A. Contraception for the adolescent patient. Obstetrical and Gynecological Survey. 2015; 70(4):263-73.

Trussell J. Contraceptives failure in the United States. Contraception. 2011; 83(5):397-404.

Trussell J. Update on and correction to the cost-effectiveness of contraceptives in the United States. Contraception. 2012; 85(6):611.

UNFPA. Fundo de População das Nações Unidas. Situação da População Mundial 2013. Maternidade precoce: enfrentando o desafio da gravidez na adolescência [internet]. 2013 [acesso em jun 2017]. Disponível em: http://unfpa.org.br/Arquivos/swop2013.pdf.

UNFPA. Fundo de População das Nações Unidas. Fecundidade e maternidade adolescente no Cone Sul: Anotações para a construção de uma agenda comum [internet]. 2016 [acesso em jun 2017]. Disponível em: http://www.unfpa.org.br/Arquivos/fecundidade_maternidade_adolescente_conesul.pdf.

Unicef. O direito de ser adolescente: Oportunidade para reduzir vulnerabilidades e superar desigualdades/Fundo das Nações Unidas para a Infância. Brasília; 2011. 182 p.

Usinger KM et al. Intrauterine contraception continuation in adolescents and young women: a systematic review. J Pediatr Adolesc Gynecol. 2016; 29(6):659-67.

Vickery Z et al. Weight change at 12 months in users of three progestin-only contraceptive methods. Contraception. 2013; 88(4):503-8.

World Health Organization Department of Reproductive Health and Research (WHO/RHR) and Johns Hopkins Bloomberg School of Public Health/ Center for Communication Programs (CCP), Knowledge for Health Project. Family Planning: A Global Handbook for Providers (2011 update). Baltimore and Geneva: CCP and WHO; 2011. 374 p.

World Health Organization. Medical eligibility criteria for contraceptive use. 5. ed. Geneva; 2015. 276 p.

World Health Organization. Department of Reproductive Health and Research (WHO/RHR). Selected practice recommendations for contraceptive use. 3. ed. Geneva; 2016. 72 p.

44 Diabetes na Gestação

Carla Betina Andreucci Polido, Marcos Masaru Okido e Humberto Sadanabu Hirakawa

INTRODUÇÃO

Em geral, uma gestação é uma condição fisiológica que leva à hiperglicemia materna e à resistência à insulina. Para a nutrição e para o desenvolvimento embrionário/fetal, bem como para a manutenção do adequado estado nutricional da mulher durante a gestação, ocorre a produção de hormônios na placenta, como o lactogênio placentário, a progesterona, o hormônio do crescimento (GH), a prolactina e o hormônio liberador de corticotrofina. Todas essas substâncias neurotransmissoras, hormonais e contrarreguladoras elevam as taxas de glicemia na circulação materna. Qualquer dificuldade em regulação da euglicemia durante a gestação, controlada pelo pâncreas, por meio da liberação de insulina, é conhecida como diabetes.

A produção dos hormônios hiperglicemiantes e a resistência à insulina geralmente desenvolvem-se ao longo do segundo trimestre gestacional, marcadamente quando a placenta assumiu completamente sua função endócrina. Assim, chama-se de diabetes gestacional a condição desenvolvida, em geral, após a 20ª à 22ª semana de gestação, em mulheres previamente euglicêmicas, dentro dos parâmetros gestacionais normais. Mulheres com glicemias elevadas desde o início da gestação podem ser pacientes que já apresentam anteriormente resistência à insulina, ou são previamente diabéticas, ainda sem diagnóstico.

Tem sido cada vez mais frequente o achado de glicemias alteradas desde o início do pré-natal, provavelmente em razão de casos não diagnosticados de diabetes melito (DM) tipo 2 ou de resistência à insulina, situações cada vez mais prevalentes na população de mulheres que engravidam. No entanto, acredita-se que algumas mulheres possam apresentar manifestações de resistência insulínica antes mesmo do esperado na gestação, embora retornem às condições de euglicemia imediatamente após o fim do processo obstétrico. Dessa forma, mulheres com alterações glicêmicas provavelmente anteriores à segunda metade da gestação, mas que recebem o diagnóstico durante o período gestacional, são classificadas como portadoras de DM "diagnosticado na gestação" (do inglês, *overt diabetes*), e são diferenciadas das que desenvolvem "DM gestacional".

Gestantes que apresentam diabetes durante a gestação desenvolvem riscos aumentados para pré-eclâmpsia, macrossomia fetal, tocotraumatismo, distocia de ombros, sepse urinária e todas as complicações associadas a esses quadros. Além disso, uma porcentagem significativa delas desenvolverá DM do tipo 2 e distúrbios metabólicos futuramente. Adicionalmente, crianças nascidas de mães diabéticas apresentam maior risco de obesidade e distúrbios metabólicos na infância e na vida adulta.

A prevalência de diabetes durante a gestação tem aumentado nos últimos anos, seja por rediscussão dos critérios diagnósticos empregados, seja pela mudança comportamental da população de grávidas, incluindo maior peso corpóreo, hábitos nutricionais inadequados (comidas processadas e ricas em açúcares e gorduras insaturadas) e gestações mais tardias quanto à idade materna (quando há maior probabilidade de coexistência com outras endocrinopatias). A prevalência do diabetes durante a gestação varia enormemente em todo o mundo, a depender do critério diagnóstico utilizado e das características sociodemográficas e comportamentais da população. Estima-se que o diabetes afete cerca de 16% das gestações em todo o mundo e 18% das gestações no Brasil.

Recomenda-se o rastreamento universal do diabetes para todas as gestantes. No entanto, alguns fatores de risco devem desencadear maior atenção por parte das equipes de pré-natal, uma vez que mulheres que apresentam um único fator de risco estão mais sujeitas a desenvolverem a condição. São fatores de risco: idade materna superior a 35 anos (aumento progressivo do risco com o avançar da idade), sobrepeso (índice de massa corporal [IMC] > 25 kg/m^2) ou obesidade (IMC ≥ 30 kg/m^2) e antecedentes familiares de DM. Além disso, mulheres com antecedentes pessoais de resistência à insulina e/ou diabetes, durante ou fora da gestação, ou portadoras de síndrome dos ovários policísticos, hipertrigliceridemia, hipertensão arterial sistêmica, doença cardiovascular ou em uso de medicamentos hiperglicemiantes também têm risco relativo aumentado para desenvolvimento da condição. Embora todos os fatores citados sejam importantes, o rastreamento para a doença deve ser realizado em todas as gestantes.

Não raramente, um diagnóstico anterior de diabetes durante uma gestação prévia pode não ter sido adequadamente identificado. Tal situação é relativamente comum, mesmo porque os critérios de rastreamento e diagnóstico têm sofrido constantes mudanças nos últimos anos. Assim, é fundamental que uma anamnese completa pré-gestacional, ou mesmo inicialmente durante a gestação atual, inclua investigação de diabetes em gestações anteriores. Recomendamos a pormenorização detalhada dos antecedentes obstétricos que incluam possíveis efeitos adversos da doença, tais como duas ou mais perdas gestacionais de causa inexplicável, polidrâmnio, macrossomia (recém-nascido anterior com peso ≥ 4.000 g), óbito fetal/neonatal sem causa determinada e malformação fetal (especialmente cardíaca). Com frequência, antecedentes obstétricos são a única possibilidade de diagnóstico retrospectivo da doença como antecedente mórbido.

FISIOPATOLOGIA

As condições conhecidas como diabetes melito (DM) compreendem um conjunto de distúrbios metabólicos decorrentes tanto de condições de hiperglicemia como de graus variados de resistência periférica à ação do hormônio pancreático insulina, ou mesmo de sua produção deficiente.

Como dito anteriormente, na gestação ocorre a produção na placenta endócrina de hormônios hiperglicemiantes. Além disso, para melhor desenvolvimento do feto e adaptação do organismo materno à gestação, em geral, a condição metabólica da gestação implica resistência periférica à ação da insulina pancreática.

A classificação do DM durante a gestação foi debatida em consensos internacionais como os do International Association of Diabetes in Pregnancy Study Group (IADPSG), da American Diabetes Association (ADA), da Organização Mundial da Saúde (OMS) e da Federação Brasileira das Associações de Ginecologia e Obstetrícia (Febrasgo). Atualmente, o consenso mais aceito para a classificação da doença durante a gestação considera:

- DM do tipo 1: ocorre ausência ou destruição completa das células β das ilhotas pancreáticas, de origem autoimune ou idiopática
- DM do tipo 2: desenvolve-se, em geral, por produção insuficiente e progressivamente menor de insulina pelas células β,

seja por exaustão (hiperglicemia constante) ou por resistência periférica à sua ação
- DM gestacional (DMG): desenvolve-se durante a segunda metade da gestação, geralmente após a 20ª à 22ª semana de gravidez
- DM desenvolvido durante a gestação (*overt diabetes*): ocorre em mulheres previamente euglicêmicas, mas que apresentam glicemias anormais para os parâmetros gestacionais, desde o início da gestação.

Em resumo, na Tabela 44.1 consta a classificação dos tipos de DM associados à gestação.

A diferenciação da classificação dos tipos de DM pode auxiliar na programação do tratamento e no acompanhamento prognóstico das gestações. Assim, gestantes portadoras de DM há mais de 10 anos podem cursar com vasculopatias acometendo a placenta, enquanto DM de evolução mais recente, ou que ocorreu durante a gestação, geralmente apresenta repercussões associadas à hiperinsulinemia (macrossomia, polidrâmnio, entre outros).

Um importante marcador do entendimento da fisiopatologia do diabetes foi o estudo HAPO (*Hyperglycemia and Adverse Pregnancy Outcome*), realizado em 2008. Tratou-se de estudo prospectivo multicêntrico com cerca de 25 mil gestantes, avaliando a associação entre valores de glicemia materna e desfechos adversos da gestação. Segundo o HAPO, glicemias maternas iguais ou superiores a 75 mg/dℓ já podem associar-se a desfechos maternos e fetais adversos, sendo que, quanto maior a glicemia, maior será essa associação. Os desfechos observados incluíram incidência de pré-eclâmpsia, necessidade de cesariana, macrossomia fetal, hipoglicemia neonatal e elevação na concentração de peptídio C no sangue do cordão umbilical.

A admissão da associação de piora de desfechos obstétricos com glicemias a partir de 75 mg/dℓ levou a uma série de debates sobre critérios de rastreamento e diagnóstico. Em 2010, várias entidades de saúde e especialistas médicos em diabetes reuniram-se, formando o International Association of Diabetes in Pregnancy Study Group (IADPSG). Como resultado, padronizaram-se a nomenclatura e os valores de glicemia aleatória, de jejum, após sobrecarga com 75 g de dextrosol, e hemoglobina glicada, que indicariam o diagnóstico da doença. O consenso do IADPSG levou em conta a presença dos desfechos adversos em associação com os resultados específicos desses exames laboratoriais.

DIAGNÓSTICO

Os critérios diagnósticos do diabetes durante a gestação vêm sendo debatidos há vários anos. Mais recentemente, a OMS, a Organização Pan-Americana da Saúde (OPAS), a ADA e outras entidades internacionais, incluindo a Febrasgo, adotaram os mesmos critérios e valores de resultados de exames laboratoriais para diagnóstico da condição.

Acredita-se que todas as gestantes devam ser rastreadas para DM, logo na primeira consulta de pré-natal (rastreamento universal). Esse rastreamento inclui anamnese detalhada, com identificação de fatores de risco e antecedentes pessoais, familiares e obstétricos, porém obrigatoriamente deve ser realizada triagem laboratorial inicial. Recomenda-se no Brasil a realização de glicemia de jejum (GJ) imediatamente após a confirmação da gestação, independentemente da idade gestacional. Outros países têm por rotina a realização do rastreamento por meio da GJ e/ou glicemias aleatórias e/ou hemoglobina glicada (apenas um dos exames laboratoriais é necessário, confirmando-se o diagnóstico em uma segunda amostra no caso da GJ alterada). Seja qual for a escolha para o rastreamento do DM, vemos na Tabela 44.2 os pontos de corte dos resultados.

Quando os resultados laboratoriais indicam alterações, um teste confirmatório deve ser realizado, ou seja, recomenda-se a repetição do exame realizado inicialmente, para confirmação diagnóstica. É importante destacar que *não há indicação de teste de sobrecarga de glicose (TTGO 75 g) neste momento, independentemente da idade gestacional.*

O teste de tolerância à glicose oral (TTGO) 75 g é indicado para todas as gestantes entre 24 e 28 semanas de gestação, independentemente da presença de fatores de risco ou alterações do exame realizado no início do acompanhamento pré-natal (rastreamento universal). Destacamos que gestantes que apresentaram GJ de primeiro trimestre ≥ 92 mg/dℓ já devem ser consideradas portadoras de *overt diabetes* e não devem ser submetidas ao TTGO 75 g. No caso de resultado de GJ realizada no primeiro trimestre gestacional que revelou glicemia ≥ 85 mg/dℓ e ≥ 92 mg/dℓ, o TTGO 75 g deve ser realizado *entre 24 e 28 semanas de gestação*, em todas as gestantes que serão submetidas ao rastreamento universal.

É importante destacar que gestantes que apresentam GJ ≥ 92 mg/dℓ, glicemia aleatória ≥ 200 mg/dℓ ou hemoglobina glicada ≥ 6,5 *já devem ser consideradas portadoras de* overt diabetes, *independentemente da idade gestacional. Essas mulheres não devem ser submetidas a testes de sobrecarga em nenhum momento, e devem ser imediatamente tratadas.*

Os valores considerados normais para o TTGO 75 g durante a gestação para os consensos da ADA, da OMS e da Febrasgo encontram-se descritos na Tabela 44.3. Considera-se que o teste diagnóstico é positivo (ou seja, existe DM durante a gestação) quando *um* dos valores está alterado (*não é necessário mais de um valor alterado para o diagnóstico*). O exame não deve ser repetido.

Os critérios uniformizados para diagnóstico do diabetes durante a gestação estão resumidos na Figura 44.1.

TRATAMENTO E PROGNÓSTICO

A meta de tratamento do diabetes durante a gestação é a manutenção da euglicemia, com prevenção de grandes variações

Tabela 44. 1 Classificação dos tipos de diabetes melito associados à gestação.

Diagnóstico	Condição
DM tipo 1	Prévio à gestação. Ausência ou destruição completa das células β das ilhotas pancreáticas
DM tipo 2	Prévio à gestação. Produção insuficiente e progressivamente menor de insulina pelas células β
Overt diabetes	Diabetes diagnosticado durante a gestação
DM gestacional	Diabetes diagnosticado após a segunda metade da gestação

DM: diabetes melito.

Tabela 44.2 Pontos de corte dos resultados de rastreamento do diabetes melito.

Glicemia de jejum	Glicemia aleatória	Hemoglobina glicada
≤ 85 mg/dℓ	≤ 200 mg/dℓ	≤ 6,5%

Tabela 44.3 Valores normais para o TTGO 75 g durante a gestação para ADA, OMS e Febrasgo.

Jejum	≤ 95 mg/dℓ
1 h pós-prandial	≤ 180 mg/dℓ
2 h pós-prandial	≤ 155 mg/dℓ

TTGO: teste de tolerância à glicose oral.

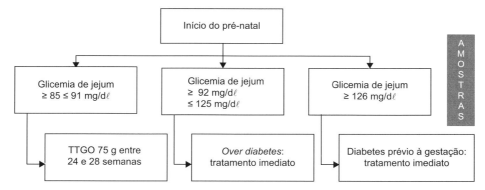

Figura 44.1 Critérios uniformizados para diagnóstico do diabetes durante a gestação. TTGO: teste de tolerância à glicose oral.

dos níveis glicêmicos ao longo do dia. O prognóstico gestacional quanto à ocorrência de complicações maternas, especialmente tocotraumatismo, necessidade de cesariana, ocorrência de pré-eclâmpsia e cetoacidose parece estar relacionado com a euglicemia. As complicações fetais, em especial a macrossomia e a morte fetal intrauterina, no entanto, têm prognóstico mais incerto em relação à euglicemia, uma vez que variações pequenas das taxas de glicemia podem provocar desfechos adversos.

Destaca-se que o tratamento do diabetes na gestação é baseado em três abordagens, que devem ser complementares e sequenciais: dieta, atividade física e medicamentos. Depois de instituído o tratamento com programa alimentar e exercícios físicos, o monitoramento rigoroso dos níveis glicêmicos determinará a necessidade da associação de tratamento farmacológico. Assim, recomenda-se que seja feito monitoramento da glicemia capilar da gestante em acompanhamento para diabetes durante a gestação por períodos diários, ou minimamente em duas avaliações semanais. É desejável que a própria gestante realize seu monitoramento glicêmico, por meio de glicosímetro de fita. Considera-se DM controlado quando os valores de GJ encontram-se ≤ 90 mg/dℓ e os valores de glicemia 1 hora após refeições (glicemia pós-prandial [GPP]) não sejam ≥ 140 mg/dℓ e 2 horas após refeições não sejam ≥ 120 mg/dℓ.

Mulheres diagnosticadas com diabetes durante a gestação devem imediatamente iniciar o tratamento nutricional, com adequação a um programa de dieta alimentar, independentemente da idade gestacional. O aporte calórico diário deve levar em conta o estado nutricional atual da mulher, baseado no IMC. Dentro das calorias totais diárias, 40% delas devem ser compostas por carboidratos, 40% por gordura e 20% por proteínas. Mulheres com obesidade não devem exceder 30 kcal/kg de peso ao dia.

A programação alimentar deve ser individualizada e fracionada ao longo do dia, objetivando a euglicemia constante. Recomendamos que o cardápio seja discutido com a mulher, observando suas preferências e condições financeiras para aquisição de itens do programa, além de suas necessidades nutricionais e restrições recomendadas. O aporte calórico deve ser dividido ao longo do dia, mantendo três refeições principais e entre dois e quatro "lanches". É de suma importância que se inclua a participação de nutricionistas para elaboração do cardápio e consultoria para modificações necessárias ao longo do tratamento.

As atividades físicas moderadas devem ser propostas como tratamento para gestantes sem restrições obstétricas ou clínicas para sua realização, orientadas e acompanhadas por equipes multiprofissionais. Recomendamos exercícios pós-prandiais (café da manhã, almoço e/ou jantar), com adequação individualizada para cada gestante, dependendo de sedentarismo prévio e condição cardiovascular e musculoesquelética. Há evidências de que a hidroginástica e a caminhada sejam benéficas, porém qualquer atividade deve ser incentivada. A caminhada é bastante acessível a todas as gestantes, mas a prática da hidroginástica depende de acesso local ou condições financeiras.

Gestantes que não conseguiram obter metas glicêmicas satisfatórias com dieta e atividade física deverão ser submetidas a tratamento farmacológico. No entanto, é importante ressaltar que o programa alimentar e as atividades físicas devem ser mantidos mesmo durante a terapêutica medicamentosa, e causam impacto positivo na manutenção dos melhores resultados gestacionais. Após 7 a 14 dias de tratamento com dieta e exercícios físicos, o tratamento farmacológico deve ser proposto para as mulheres que não obtiveram as metas glicêmicas desejadas.

A insulina é o fármaco mais utilizado quando existe necessidade de terapêutica medicamentosa para o DM durante a gestação. Preferimos o uso da insulina de ação intermediária, a NPH, com início de ação em 1 a 2 horas, pico entre 5 e 7 horas e duração máxima entre 12 e 18 horas. Preferimos o uso das insulinas humanas, que são menos imunogênicas quando comparadas às mistas ou às puramente de origem animal. Em alguns casos selecionados, a metformina (hipoglicemiante oral) pode ser empregada, em doses habituais (até 2.000 mg/dia), sem grandes diferenças em desfechos. Geralmente preferimos manter a metformina em gestantes que já a utilizavam (portadoras de DM tipo 2), ou em gestantes com síndrome metabólica e/ou obesidade. Algumas mulheres que recusam aplicações parenterais diárias de insulina podem também ser candidatas ao tratamento oral com hipoglicemiantes. Não há problemas do uso da metformina em associação à insulina, se necessário. Os demais hipoglicemiantes orais (sulfonilureias) não tiveram sua segurança estabelecida durante a gestação, e devem ser evitados.

A instituição da terapêutica medicamentosa deve ser considerada para gestantes que apresentam GJ ≥ 95 mg/dℓ, após 7 a 14 dias de tratamento com programa alimentar e de exercício físico, sem melhora significativa dos níveis glicêmicos (GJ ≤ 95 mg/dℓ e GPP 2 h ≤ 120 mg/dℓ). O cálculo da dose inicial da insulina pode ser baseado em 0,3 μg/kg de peso, inicialmente para administração matinal, antes do café da manhã. O fracionamento da dose deve ser considerado quando a necessidade de unidades de insulina ultrapassar 20 UI/dia. A insulina NPH pode ser aplicada em até três doses diárias, tendo em mente o perfil glicêmico de cada gestante e priorizando doses maiores durante o dia, quando o aporte calórico é maior. Geralmente, recomenda-se que dois terços da dose sejam administrados pela manhã, dividindo a administração inicialmente antes do jantar e, se necessário, antes do almoço e do jantar. Gestantes que ainda assim apresentem picos de hiperglicemia pós-prandiais podem receber doses de insulina de ação rápida ou regular, de acordo com a Tabela 44.4.

Internações clínicas para monitoramento de glicemia não são atualmente recomendadas, embora ainda possam ser consideradas

Tabela 44.4 Doses de insulina de ação rápida ou regular.	
Glicemia ≥ 150 mg/dℓ ≤ 200 mg/dℓ	2 UI
Glicemia ≥ 201 mg/dℓ ≤ 250 mg/dℓ	4 UI
Glicemia ≥ 251 mg/dℓ ≤ 300 mg/dℓ	6 UI
Glicemia ≥ 301 mg/dℓ ≤ 350 mg/dℓ	8 UI

Tabela 44.5 Acompanhamento e momento da interrupção da gestação.

Condição	Monitoramento	Interrupção da gestação
DM insulinodependente e/ou em uso de hipoglicemiantes orais	A partir da 32ª semana, realização de mobilograma diário, cardiotocografia anteparto semanal e ecografia mensal para monitoramento do líquido amniótico	Indução com 39 semanas
DM prévio à gestação sem insulinoterapia	Ecografia no terceiro trimestre para rastreamento de macrossomia	Indução a partir de 40 semanas
DM desenvolvido durante a gestação controlado com dieta/exercícios, sem outras complicações	Ecografia no terceiro trimestre para rastreamento de macrossomia	Indução a partir de 40 semanas

DM: diabetes melito.

em situações especiais (DM de difícil controle ou com intercorrências clínicas).

O seguimento clínico de gestantes diagnosticadas com diabetes gestacional deve ser rigoroso e frequente. As consultas de pré-natal devem ser quinzenais após o diagnóstico, para ajuste da dose de insulina e adequação de dieta/exercícios. No terceiro trimestre de gestação, a partir da 32ª semana, o seguimento deve ser minimamente semanal até o nascimento. O intervalo entre as consultas deve ser maleável, e sua frequência aumentada de acordo com particularidades de cada caso.

O cuidado pré-natal deve ser realizado em unidade de referência para gestação de alto risco, e um glicosímetro deve ser disponibilizado individualmente, para que cada gestante possa realizar seu monitoramento glicêmico diário, que deve ser informado à equipe multiprofissional em todas as oportunidades de consulta. Recomendam-se uma aferição em jejum e outra realizada 1 ou 2 horas após almoço ou jantar. Quando o dispositivo estiver inacessível, as unidades de saúde regionais devem ter disponibilidade para esse monitoramento, minimamente em duas ocasiões por semana. A hemoglobina glicada pode ser uma ferramenta útil se houver suspeita de equívocos no registro das glicemias capilares. Recomendamos sua solicitação mensal, uma vez que proporciona um retrato fiel da média glicêmica da gestante em período retrospectivo recente.

Mulheres diabéticas previamente à gestação devem ser examinadas para o rastreamento de vasculopatias. Recomendamos a realização da fundoscopia e avaliação laboratorial da função renal (dosagem de ureia, creatinina, *clearance* de creatinina e proteinúria de 24 horas) logo ao início do acompanhamento pré-natal.

Gestantes diabéticas têm risco relativo maior para desenvolvimento de pré-eclâmpsia; portanto, devem ser cuidadosamente rastreadas para a doença na rotina pré-natal. Sugerimos monitoramento rigoroso da pressão arterial em oportunidades além do momento das consultas e avaliação de proteinúria após 20 semanas de gestação.

A bacteriúria assintomática e suas complicações associadas também são mais prevalentes em gestantes diabéticas, quando comparadas às gestantes sem morbidades. Recomendamos a realização de uroculturas mensais em mulheres assintomáticas e a repetição do exame sempre que houver sintomatologia clínica (acompanhada, neste caso, de um exame de urina tipo I).

Recomendamos a vigilância constante da vitalidade fetal durante a gestação com DM, especialmente após a viabilidade fetal, geralmente em torno da 28ª semana de gestação. O esquema de acompanhamento e o momento da interrupção da gestação estão resumidos na Tabela 44.5.

Não há evidências de que ecografias com Doppler ou perfil biofísico fetal melhorem resultados perinatais, por isso não recomendamos sua realização de rotina durante a gestação. Do mesmo modo, a cesariana não melhora desfechos maternos ou fetais, devendo ser restrita para casos em que haja indicação obstétrica para sua realização. A indução do parto no termo apresenta os melhores resultados nesses casos, sendo, portanto, nossa escolha.

Durante admissão hospitalar para indução do parto, as gestantes devem receber um terço da dose habitual diária de insulina pela manhã, e a glicemia deve ser monitorada a cada 2 horas, para adequação de aporte nutricional e/ou terapia hipoglicemiante (insulina regular e glicose de acordo com glicemia capilar). O jejum deve ser evitado.

É preciso atenção para a ocorrência de hipoglicemia neonatal, especialmente em recém-nascidos de mulheres que usaram insulina durante a gestação e/ou parto. No puerpério imediato, deve-se reduzir a dose habitual de insulina em dois terços, sendo que grande parte das mulheres já se apresenta euglicêmica após o nascimento. Recomenda-se a prescrição de insulina de ação rápida (regular) conforme resultado de testes de glicemia capilar a cada 2 a 4 horas.

O DM pode recorrer em gestações futuras em cerca de metade das mulheres que apresentaram o quadro em uma gestação. Mulheres que desenvolveram DM durante a gravidez têm maior incidência de DM do tipo 2 e síndrome metabólica, tão cedo como após 5 anos após a incidência da condição gravídica. Dessa forma, é fundamental que o cuidado puerperal dessas mulheres inclua discussões sobre profilaxias secundária e terciária da doença, por meio de mudança de hábitos nutricionais, prática de exercícios físicos, adequação do peso corpóreo e vigilâncias clínica e laboratorial longitudinais.

Bibliografia

American Diabetes Association. 2. Classification and diagnosis of diabetes. Diabetes Care. 2017; 40:S11.

Committee on Practice Bulletins. Practice Bulletin no. 137: Gestational diabetes mellitus. Obstetrics Obstet Gynecol. 2013; 122(2 Pt 1):406-16.

Hod M, Kapur A, Sacks DA *et al.* The International Federation of Gynecology and Obstetrics (FIGO). Initiative on gestational diabetes mellitus: a pragmatic guide for diagnosis, management, and care. Int J Gynaecol Obstet. 2015; 131(Suppl 3):S173-211.

International Association of Diabetes and Pregnancy Study Groups Consensus Panel. International Association of Diabetes and Pregnancy Study Groups Recommendations on the Diagnosis and Classification of Hyperglycemia in Pregnancy. Diabetes Care. 2010; 33(3):676-82.

OPAS. Ministério da Saúde do Brasil. FEBRASGO. Rastreamento e diagnóstico de Diabetes mellitus gestacional no Brasil. Brasília; 2017.

The HAPO Study Cooperative Research Group. Hyperglycemia and Adverse Pregnancy Outcome (HAPO) study: associations with neonatal anthropometrics. Diabetes. 2009; 58(2):453-9.

Trujillo J, Vigo A, Reichelt A *et al.* Fasting plasma glucose to avoid a full OGTT in the diagnosis of gestational diabetes. Diabetes Res Clin Pract. 2016; 105(3):322-6.

World Health Organization. Diagnostic criteria and classification of hyperglycaemia first detected in pregnancy. Geneva: WHO; 2013.

45 Hipertensão Arterial na Gestação

Marcos Masaru Okido, Carla B. Andreucci Polido e *Humberto Sadanabu Hirakawa*

INTRODUÇÃO

A hipertensão arterial na gravidez caracteriza-se pelo aumento sustentado da pressão arterial (PA) sistêmica em níveis iguais ou superiores a 140 mmHg na pressão sistólica e/ou 90 mmHg na pressão diastólica. Considera-se pressão sistólica o primeiro som, e a pressão diastólica o quinto som de Korotkoff.

Cumpre salientar que a doença hipertensiva detectada na gravidez pode ter curso prévio a esta, sendo, nesse caso, considerada hipertensão arterial crônica, ou pode se manifestar pela primeira vez durante o período gravídico puerperal pelas formas de hipertensão arterial gestacional ou pré-eclâmpsia (Tabela 45.1).

Com uma prevalência de 6 a 8%, as doenças hipertensivas na gravidez têm importância que vai além daquela relacionada ao âmbito obstétrico, visto que é a maior causa de morte materna em nosso meio, refletindo-se negativamente em vários aspectos da saúde da população como um todo. Das causas de morte diretamente relacionadas com a gravidez, 19,7% se devem às complicações de doenças hipertensivas.

FISIOPATOLOGIA

Esta seção será reservada apenas à fisiopatologia da pré-eclâmpsia (PE). Um capítulo específico deste livro será destinado à hipertensão arterial crônica, incluindo o tópico sobre a sua fisiopatologia.

Apesar de se conhecerem os eventos que culminam com o aparecimento dos sinais e sintomas da doença, as suas bases moleculares ainda não estão totalmente esclarecidas. Provavelmente a interação de fatores imunológicos, inflamatórios, genéticos e ambientais interfere na adaptação dos tecidos embrionários ao organismo materno. A qualidade da adaptação da placenta ocupa papel central na gênese da PE. Em uma sequência de eventos complexos, intensas modificações vasculares da decídua materna são induzidas pela invasão trofoblástica. As células do trofoblasto têm a propriedade de destruir o endotélio e o revestimento muscular das artérias espiraladas de seu segmento decidual e parte daqueles de sua camada miometrial. Esse fenômeno converte vasos de pequeno calibre e com uma espessa camada musculoelástica em vasos de maior diâmetro, desprovidos da camada média e não responsivos aos estímulos vasoconstritores. O resultado dessa adaptação é a formação de um sistema vascular de baixa resistência ao fluxo sanguíneo uterino. O gradiente de pressão gerado entre as artérias radiais e o espaço interviloso permite que um grande volume sanguíneo permeie o espaço vilositário, proporcionando as trocas gasosas e a transferência de nutrientes para o adequado crescimento fetal. Nos casos em que se verifica a manutenção da camada muscular das artérias espiraladas, será gerado um sistema de alta resistência ao fluxo sanguíneo placentário, levando à redução da perfusão placentária com isquemia, lesão de endotélio, produção de substâncias vasoativas (prostaglandinas, endotelina, óxido nítrico), vasospasmo e nutrição fetal deficiente. A lesão do endotélio provoca, em vários setores do organismo materno, aumento da permeabilidade capilar, deposição de fibrina, trombose plaquetária e acentuação do tônus vascular (Tabela 45.2). O conjunto das disfunções orgânicas manifesta-se clinicamente pelo quadro de PE com aumento dos níveis de pressão arterial, edema e lesão renal com proteinúria.

Recentemente, alguns autores têm considerado, assim como nos casos de restrição de crescimento fetal, a existência de dois fenótipos distintos de PE. O de início precoce que surge com menos de 34 semanas e aquele de início tardio com 34 semanas ou mais. Diferem entre as duas, a maior gravidade, a maior velocidade de deterioração e, consequentemente, os piores resultados maternos e perinatais na forma de início precoce. Essa diferença suscitou alguns autores a postularem fisiopatologias distintas para as duas condições.

Tabela 45.1 Formas clínicas de hipertensão na gravidez e definições.

Classificação	Definições
PE	Elevação da PA após a 20ª semana de gravidez com proteinúria significativa e/ou sinais de gravidade (ver Tabela 45.3)
Hipertensão arterial gestacional (HAG)	Elevação da PA após a 20ª semana de gravidez sem proteinúria significativa e ausência de sinais de gravidade
	Obs.: em 12 semanas pós-parto, a HAG deve ser reclassificada como hipertensão transitória se ocorrer a normalização dos níveis pressóricos ou hipertensão crônica se a PA permanecer elevada
Hipertensão arterial crônica	Níveis elevados de PA prévios ou na primeira metade da gravidez ou Diagnóstico pela primeira vez na gravidez e persistência dos níveis pressóricos elevados após 12 semanas do parto
Hipertensão arterial crônica com PE sobreposta	Níveis elevados de PA prévios ou diagnóstico na primeira metade da gravidez com aparecimento de proteinúria significativa e/ou sintomas de gravidade na segunda metade da gravidez

PE: pré-eclâmpsia; PA: pressão arterial.

Tabela 45.2 Manifestações laboratoriais das lesões sistêmicas da pré-eclâmpsia e seus mecanismos envolvidos.

Sistema acometido	Alteração	Mecanismo
Renal	Proteinúria	Perda da integridade da membrana glomerular
	Hiperuricemia	Redução da filtração glomerular Provável redução da secreção e/ou aumento da reabsorção tubular
	Elevação de creatinina	Redução da taxa de filtração glomerular Em menor proporção, redução do fluxo renal
Sanguíneo	Plaquetopenia	Consumo acelerado de plaquetas em decorrência de lesão de endotélio com formação de trombos de fibrina na microvasculatura
	Hemólise	Lesão de endotélio com a formação de redes de fibrina levando à destruição de hemácias, aparecimento de esquizócitos na circulação, elevação de LDH e bilirrubinas
	Hemoconcentração	Extravasamento de plasma para o espaço intersticial, dado o aumento da permeabilidade capilar
Hepático	Elevação de enzimas hepáticas	Isquemia, lesão de hepatócitos e hemorragias periportais

LDH: lactato desidrogenase.

310 PARTE 3 Saúde da Mulher

Fatores de risco

- Antecedente pessoal de PE
- Nuliparidade
- Antecedente familiar de PE
- Diabetes pré-gestacional
- Hipertensão arterial crônica
- Síndrome do anticorpo antifosfolipídio
- Doença renal crônica
- Índice de massa corporal $\geq$ 26,1 kg/m^2
- Gestação múltipla
- Idade materna avançada.

DIAGNÓSTICO

A PE pode ter evolução insidiosa e assintomática ou instalar-se subitamente com manifestações clínicas exuberantes muito peculiares à gravidade da doença. Em aproximadamente 5% dos casos, a doença pode ser reconhecida no puerpério, mais frequentemente nas primeiras 48 horas. Tem importância o chamado quadro de iminência de eclâmpsia, que reúne sinais e sintomas que precedem transtorno convulsivo decorrente de lesão transitória do sistema nervoso central. Cefaleia, escotomas visuais e dor em andar superior do abdome são manifestações dessa emergência hipertensiva. O edema de membros inferiores, apesar de estar frequentemente relacionado, não é sinal exclusivo da doença, podendo ser encontrado em gestantes normais. O acesso aos exames laboratoriais é indispensável para a definição da forma clínica e a gravidade da doença, uma vez que frequentemente lesões iniciais de órgãos acometidos não se manifestam clinicamente. A avaliação laboratorial deve incluir hematócrito, contagem de plaquetas, quantificação da excreção de proteína na urina (proteinúria de 24 horas, relação proteína e creatinina em amostra urinária ou pela concentração de proteína em urina do tipo I), creatinina, ácido úrico e transaminases.

Os critérios diagnósticos da PE estão relacionados na Tabela 45.3. Cumpre salientar que a avaliação da PA deve obedecer a alguns preceitos técnicos importantes, como: manter a paciente sentada para a aferição, avaliar sempre após repouso e com manguito de tamanho adequado ajustado em nível do coração.

Tabela 45.3 Critérios diagnósticos de pré-eclâmpsia.

Pressão arterial sistólica $\geq$ 140 mmHg e/ou pressão arterial diastólica $\geq$ 90 mmHg em duas ocasiões, com, pelo menos, quatro horas de intervalo após 20 semanas de gestação em uma paciente previamente normotensa

Se a pressão arterial sistólica for $\geq$ 160 mmHg ou a pressão arterial diastólica for $\geq$ 110 mmHg, a confirmação em poucos minutos é suficiente

Proteinúria $\geq$ 300 mg em amostra de urina de 24 h ou razão proteína/creatinina $\geq$ 0,3 +1 ou mais em urina do tipo I se uma medida quantitativa não estiver disponível

OU

Hipertensão de início recente mais o aparecimento de qualquer um dos seguintes sinais de gravidade (com ou sem proteinúria):

Contagem de plaquetas < 100.000/mm^3

Creatinina sérica > 1,1 mg/dℓ

Transaminases hepáticas correspondentes a, pelo menos, duas vezes o limite superior dos níveis normais para o laboratório local

Edema pulmonar

Sintomas cerebrais ou visuais (cefaleia persistente que não responde às doses habituais de analgésicos, borramento visual, escotomas visuais)

Complicações

- Edema pulmonar
- Acidente vascular cerebral (AVC)
- Insuficiência renal aguda
- Descolamento de placenta (DPP)
- Ruptura de hematoma hepático subcapsular
- Coagulação intravascular disseminada (CIVD).

Complicações exclusivas da pré-eclâmpsia

- Síndrome HELLP (*Hemolysis, elevated liver enzymes, low platelets*): complicação grave da PE que inclui hemólise (lactato desidrogenase [LDH] $\geq$ 600 UI/ℓ e/ou bilirrubinas $\geq$ 1,2 mg/dℓ e/ou presença de esquizócitos no esfregaço de sangue periférico), elevação de enzimas hepáticas (trasaminase glutâmico-oxaloacética [TGO] $\geq$ 70 UI/ℓ) e queda na contagem de plaquetas (< 100.000/mm^3 [sobrescrito]). Geralmente, ocorre em gestantes portadoras de PE; entretanto, em aproximadamente 15 a 20% a síndrome HELLP pode abrir o quadro da doença em gestantes sem proteinúria e normotensas
- Eclâmpsia: convulsão tônico-clônica decorrente de comprometimento do sistema nervoso central em paciente com pré-eclâmpsia. O mecanismo envolvido não está completamente esclarecido, mas é provável que se deva a processos isquêmicos, edema cerebral, lesão endotelial e disfunção da autorregulação vascular cerebral. Não apresenta relação direta com os níveis pressóricos ou gravidade dos exames laboratoriais. O coma pode ser uma apresentação atípica da eclâmpsia. Algumas gestantes podem apresentar amaurose, geralmente transitória.

Complicações perinatais

- Parto pré-termo
- Restrição de crescimento fetal
- Hipoxia crônica
- Óbito fetal.

TRATAMENTO

A PE é, por essência, uma doença de gravidade progressiva, e o seu tratamento definitivo só pode ser efetivado com o término da gravidez. Entretanto, a depender da idade gestacional, o risco da prematuridade supera os riscos de complicações maternas ou perinatais. Por conseguinte, a manutenção da gravidez pode ser considerada opção razoável se as condições maternas e fetais permitirem. Nos casos de PE grave, o parto é compulsório (Tabela 45.4).

MANEJO CONSERVADOR

Dada a necessidade de exames laboratoriais e de ultrassonografia fetal especializada, as gestantes hipertensas são beneficiadas se encaminhadas para serviço especializado (Tabela 45.5) em gravidez de alto risco.

Tabela 45.4 Recomendação geral para manejo da pré-eclâmpsia.

Condição	Recomendação
PE grave	Resolução da gravidez
$\geq$ 37 semanas	Resolução da gravidez
34 a 36 semanas e 6 dias	Individualizar o caso
< 34 semanas	Manejo conservador (ver Tabela 45.5)

Tabela 45.5 Intervenções relacionadas ao manejo conservador da pré-eclâmpsia (PE).

Intervenção	Recomendações
Internação	Importante para afastar PE grave Indicada em situações em que exista risco potencial de intervenção de urgência (casos que mostram progressão rápida da doença) Em casos controlados de PE leve, o manejo ambulatorial pode ser adotado
Fornecimento de orientações	Toda paciente com PE deve ser orientada a retornar ao hospital se apresentar redução da movimentação fetal, cefaleia persistente, dor epigástrica ou alterações visuais
Repouso	O repouso relativo de algumas horas por dia em decúbito lateral esquerdo parece ser benéfico O repouso absoluto não deve ser recomendado pelo risco de tromboembolismo venoso
Seguimento laboratorial	Frequência: no mínimo 1 vezes/semana Exames mínimos: creatinina, contagem de plaquetas e enzimas hepáticas
Restrição de sódio	A restrição de sódio parece não melhorar os resultados da PE
Anti-hipertensivos	O uso de anti-hipertensivos para controle dos casos leves de PE (pressão arterial sistólica < 160 mmHg e pressão arterial diastólica < 110 mmHg) não altera o curso da doença ou diminui a morbimortalidade perinatal. No entanto, reduz a ocorrência de progressão para hipertensão grave
Avaliação fetal	Avaliar crescimento fetal no momento do diagnóstico e com frequência a cada 3 semanas Vitalidade fetal: perfil biofísico fetal diário a 2 vezes/semana Dopplervelocimetria da artéria umbilical Obs.: não há evidências suficientes para uma recomendação inequívoca em relação à frequência dos exames. Os casos devem ser individualizados
Corticosteroides	Os corticosteroides (betametasona) devem ser administrados às mulheres com menos de 34 semanas

TERAPIA ANTI-HIPERTENSIVA

O manejo farmacológico da hipertensão na gravidez pode ser dividido em controle da hipertensão aguda (Tabela 45.6) e terapia de manutenção (Tabela 45.7).

Tabela 45.6 Controle da hipertensão aguda na gravidez.

Medicação	Características
Hidralazina ampola 20 mg	Iniciar com 5 mg; se necessário, repetir 10 mg a cada 20 min até a dose máxima de 30 mg
Nifedipino 10 mg	Iniciar com 10 mg (deglutir), se necessário, repetir 10 mg a cada 20 min
Labetalol	Iniciar com 20 mg; se necessário, repetir 40 a 80 mg a cada 10 min. Dose máxima de 300 mg
Furosemida	20 a 40 mg/dia. Uso restrito às emergências como edema agudo de pulmão
Nitroprussiato de sódio	Iniciar com 0,25 µg/kg/min. O envenenamento cianídrico fetal pode ocorrer se usado por mais de 4 h Reservado para os casos de falha com outros fármacos, se houver sinais de encefalopatia hipertensiva Uso restrito aos centros de terapia intensiva

Tabela 45.7 Terapia anti-hipertensiva de manutenção na gravidez.

Medicação	Características
Alfametildopa	750 a 2.000 mg/dia dividida em até 4 vezes/dia
Nifedipino	20 a 120 mg/dia
Pindolol	Iniciar com 5 mg de 12/12 h. Máximo de 30 mg/dia

MANEJO E PROFILAXIA DE CONVULSÕES

O sulfato de magnésio é o fármaco de escolha para tratamento e prevenção de convulsões. O risco de intoxicação é pequeno quando administrado às mulheres com função renal normal. Entretanto, dado o fato de a dose tóxica ser muito próxima à dose terapêutica, o monitoramento materno e fetal deve ser rigoroso (no mínimo, a cada 1 ou 2 horas). Devem ser avaliados sinais de bloqueio neuromuscular como hiporresponsividade em reflexos tendíneos profundos e queda da frequência respiratória, além de registrar o volume urinário, já que o fármaco tem excreção renal (Tabela 45.8). As particularidades da administração do sulfato de magnésio são encontradas na Tabela 45.9.

PREVENÇÃO

Abordagens diversas foram testadas com o objetivo de prevenir a PE, porém nenhuma delas foi amplamente eficaz. Estudos de metanálise recentes têm mostrado que o uso do ácido acetilsalicílico em baixas doses (60 a 150 mg) parece resultar em modesta redução no risco de pré-eclâmpsia, quando administrado às mulheres com risco moderado a alto de desenvolver a doença (Tabela 45.10). Entretanto, ainda faltam estudos que possam definir qual a melhor dose, o melhor momento do início do fármaco e qual o grupo de mulheres que apresentaria melhor relação entre risco e benefício da intervenção.

Tabela 45.8 Efeitos tóxicos associados à hipermagnesemia.

Magnesemia	Efeitos tóxicos
8,5 a 12 mg/dℓ	Perda de reflexos tendíneos profundos
12 a 16 mg/dℓ	Paralisia respiratória
> 18 mg/dℓ	Distúrbios de condução cardíaca
> 30 mg/dℓ	Parada cardíaca

Tabela 45.9 Particularidades da administração do sulfato de magnésio.

Indicações	Cefaleia, dor epigástrica, borramento visual, pressão diastólica ≥ 120 mmHg em gestantes com PE
Contraindicação	*Miastenia gravis*
Via	Preferencialmente intravenosa Desvantagens da via intramuscular: dor local e maiores flutuações da magnesemia
Dose	Dose de ataque: 4 a 6 g Dose de manutenção: 1 a 3 g/h
Duração	Até 24 h após o parto
Efeitos colaterais	Rubor, calor, sudorese, náuseas, vômitos, cefaleia, fraqueza muscular, distúrbios visuais e palpitações
Antídoto	Gliconato de cálcio a 10%
Interação medicamentosa	Bloqueadores de canal de cálcio
Cuidados adicionais	Decúbito lateral esquerdo Cateter vesical de demora Cateter nasal com oxigênio Monitoramento da vitalidade fetal

PE: pré-eclâmpsia.

Tabela 45.10 Fatores de risco para o desenvolvimento de pré-eclâmpsia (PE).

- Antecedente de PE, principalmente naqueles casos de início precoce
- Hipertensão arterial crônica
- Diabetes do tipo 1 ou 2
- Gravidez múltipla
- Doença renal crônica
- Síndrome do anticorpo antifosfolipídio ou lúpus eritematoso sistêmico
- Outros: nuliparidade, antecedente familiar de PE, obesidade, idade ≥ 35 anos

PROGNÓSTICO

O prognóstico materno-fetal da PE depende da idade gestacional, da gravidade clínica e laboratorial e de eventuais comorbidades ou intercorrências associadas, como a coexistência de síndrome de anticorpo antifosfolipídio e restrição de crescimento fetal.

O risco de recorrência depende da gravidade e da idade gestacional do início do episódio anterior. As mulheres com PE grave e de início precoce têm maior risco de recidiva (entre 25 e 65%).

A relação entre a PE e o desenvolvimento de doença cardiovascular tem sido ilustrada em diversas revisões sistemáticas de estudos controlados que avaliaram o risco de eventos cardiovasculares tardios em mulheres com e sem antecedentes de pré-eclâmpsia. Outras complicações futuras provavelmente relacionadas com a PE incluem diabetes melito, hipotireoidismo subclínico e doença renal em estágio final.

CONSIDERAÇÕES DA PRÁTICA DOS AUTORES

Os inibidores da enzima de conversão da angiotensina e os antagonistas dos receptores da angiotensina II, muito utilizados para tratamento da hipertensão arterial crônica, são contraindicados na gravidez, dada a sua associação a restrição de crescimento fetal, oligoâmnio, insuficiência renal e morte neonatal. As mulheres em uso dessas medicações e que pretendem engravidar devem, portanto, ser orientadas a substituí-las pelos anti-hipertensivos considerados seguros na gestação.

Nas situações de urgência, a distinção de sintomas neurológicos, sobretudo a cefaleia, secundários à PE de outros não relacionados com a fisiopatologia da doença não é tarefa fácil, e a recomendação, nesses casos, é de não retardar a administração de sulfato de magnésio.

Apesar do baixo valor preditivo dos modelos que avaliaram o risco de desenvolvimento de PE, a maioria dos colegiados da especialidade recomenda o uso de ácido acetilsalicílico em baixa dose para o grupo de mulheres de alto risco.

Bibliografia

Alfirevic Z, Stampalija T, Gyte GM. Fetal and umbilical Doppler ultrasound in high-risk pregnancies. The Cochrane Library 2010.

American College of Obstetricians and Gynecologists *et al*. Hypertension in pregnancy. Report of the American College of Obstetricians and Gynecologists' task force on hypertension in pregnancy. Obstetrics and Gynecology. 2013; 122(5):1122.

Bartsch E *et al*. Clinical risk factors for pre-eclampsia determined in early pregnancy: systematic review and meta-analysis of large cohort studies. BMJ 2016; 353:i1753.

Baschat AA. Neurodevelopment after fetal growth restriction. Fetal Diagnosis and Therapy 2013; 36(2):136-142.

Bellamy L *et al*. Pre-eclampsia and risk of cardiovascular disease and cancer in later life: systematic review and meta-analysis. BMJ. 2007; 335(7627):974.

Bramham K *et al*. Adverse maternal and perinatal outcomes in women with previous pre-eclampsia: a prospective study. American Journal of Obstetrics and Gynecology. 2011; 204(6):512-e1.

Brasil. Ministério da Saúde. Gestação de alto risco: manual técnico; 2010.

Campbell S, Vyas S, Nicolaides KH. Doppler investigation of the fetal circulation. Journal of Perinatal Medicine-Official Journal of the WAPM. 1991; 19(1-2):21-6.

Committee on Obstetric Practice *et al*. Committee Opinion No. 623: Emergent therapy for acute-onset, severe hypertension during pregnancy and the postpartum period. Obstetrics and Gynecology. 2015; 125(2):521.

Engeland A *et al*. Risk of diabetes after gestational diabetes and preeclampsia. A registry-based study of 230,000 women in Norway. European Journal of Epidemiology. 2011; 26(2):157-63.

Koopmans CM *et al*. Induction of labour versus expectant monitoring for gestational hypertension or mild pre-eclampsia after 36 weeks' gestation (HYPITAT): a multicentre, open-label randomised controlled trial. The Lancet. 2009; 374(9694):979-88.

Lefevre ML. Low-dose aspirin use for the prevention of morbidity and mortality from pre-eclampsia: US Preventive Services Task Force recommendation statement low-dose Aspirin to prevent morbidity and mortality from pre-eclampsia. Annals of Internal Medicine. 2014; 161(11):819-26.

Lisonkova S, Joseph KS. Incidence of pre-eclampsia: risk factors and outcomes associated with early-versus late-onset disease. American Journal of Obstetrics and Gynecology. 2013; 209(6):544-e1.

Lyall F, Robson SC, Bulmer JN. Spiral artery remodeling and trophoblast invasion in pre-eclampsia and fetal growth restriction relationship to clinical outcome. Hypertension. 2013; 62(4):1046-54.

Meher S *et al*. Antiplatelet therapy before or after 16 weeks' gestation for preventing pre-eclampsia: an individual participant data meta-analysis. American Journal of Obstetrics and Gynecology. 2017; 216(2):121-8.

Mifsud W. Sebire NJ. Placental pathology in early-onset and late-onset fetal growth restriction. Fetal Diagnosis and Therapy 2014; 36(2):117-128.

Papageorghiou AT, Christina, KH, Nicolaides, KH. The role of uterine artery Doppler in predicting adverse pregnancy outcome. Best Practice & Research Clinical Obstetrics & Gynecology. 2004; 18(3):383-96.

Roberge S *et al*. The role of aspirin dose on the prevention of pre-eclampsia and fetal growth restriction: systematic review and meta-analysis. American Journal of Obstetrics and Gynecology. 2017; 216(2):110-20.

Van Rijn BB *et al*. Outcomes of subsequent pregnancy after first pregnancy with early-onset pre-eclampsia. American Journal of Obstetrics and Gynecology. 2006; 195(3):723-8.

Vikse BE *et al*. Pre-eclampsia and the risk of end-stage renal disease. New England Journal of Medicine. 2008; 359(8):800-9.

Wilson KL *et al*. Subclinical thyroid disease and the incidence of hypertension in pregnancy. Obstetrics & Gynecology. 2012; 119(2, part 1):315-20.

Wu P. *et al*. Pre-eclampsia and future cardiovascular health. Circulation: Cardiovascular Quality and Outcomes. 2017; 10(2):e003497.

46 Vulvovaginites

Rodrigo Alves Ferreira

INTRODUÇÃO

Vulvovaginites são definidas como qualquer processo inflamatório envolvendo a região vulvar e vaginal. Os principais sintomas que podem estar presentes na vulvovaginite são corrimento vaginal, prurido e ardência. O corrimento vaginal é toda secreção líquida ou semilíquida que sai pela vagina. A secreção vaginal é constituída de diferentes elementos: muco cervical, fluidos tubários e endometriais, células vaginais que se descamaram, além do transudato oriundo das paredes vaginais e de todas as glândulas presentes (sebáceas e apócrinas da vulva, de Skene e de Bartholin).

Os sintomas relacionados às vulvovaginites estão entre as queixas ginecológicas mais relatadas nos consultórios,[1] estimando-se que 10 milhões de mulheres procurem atendimento médico nos EUA por conta disso.[2] Além dos sintomas já relatados, pode haver ainda mau odor, dor e, eventualmente, sintomas urinários associados, como disúria e ardor miccional. Muitas mulheres têm prejuízo na sua qualidade de vida por causa desse quadro clínico, podendo levar ao absenteísmo no trabalho ou na escola, alterações na sua vida sexual, ansiedade, entre outros.

As vulvovaginites podem ocorrer em qualquer fase da vida, da pré-puberdade à senilidade, com etiologias mais prevalentes variáveis segundo a faixa etária.

É importante ressaltar que nem toda queixa de corrimento vaginal está relacionada com uma infecção. Existem corrimentos fisiológicos, normalmente caracterizados por apresentarem coloração transparente ou branca, sem odor fétido e sem outro sintoma (prurido, ardor ou dor), sendo geralmente observados no período ovulatório, logo após a menstruação ou durante a gravidez.[2]

VULVOVAGINITES NAS DIFERENTES FAIXAS ETÁRIAS

Nas meninas que não iniciaram o desenvolvimento dos seus caracteres sexuais secundários, os pequenos lábios ainda subdesenvolvidos e os grandes lábios com pequena quantidade de tecido adiposo mais a ausência dos pelos pubianos tornam a região vulvovaginal mais exposta às bactérias e também a agentes irritativos.[3] Além disso, nesta fase, a ausência da ação estrogênica deixa o pH vaginal alcalino, favorecendo o crescimento bacteriano, principalmente de bactérias oriundas da região anal e também oral. Nessa idade, a ausência de uma higiene adequada, principalmente após a micção e/ou evacuação, favorece a migração de bactérias para a região vaginal. O uso de determinados sabonetes, loções ou perfumes também pode levar à irritação desses locais.

Já em relação às adolescentes que já apresentaram a menarca, mas ainda não iniciaram atividade sexual, a queixa de corrimento vaginal está principalmente relacionada com a secreção fisiológica e irritação local já citada anteriormente, podendo ocorrer nessa fase também por causa dos absorventes íntimos. Entre as infecções, deve-se pensar na candidíase, principalmente na presença dos sintomas relacionados. É fundamental, porém, uma conversa franca a respeito da parte sexual, uma vez que, tendo ocorrido contato sexual, há de se avaliar a possibilidade de outras infecções vaginais. Outras situações raras incluem as malformações não mullerianas, como ureter ectópico ou fístula retovaginal.

Existe, ainda, a possibilidade de haver um corpo estranho na vagina, como pequenos alimentos em crianças, e também partes de absorventes internos ou de preservativos em jovens adultas.

Na menacme, dada a ocorrência de atividade sexual, além das possíveis causas citadas, as infecções vulvovaginais deverão ser sempre investigadas em razão de sua maior prevalência.

Por sua vez, após a menopausa, o evento principal é a diminuição dos níveis de estrogênio vivenciada pelas mulheres nessa etapa, levando à redução do trofismo, tornando a vagina novamente mais suscetível a infecções. Além disso, a simples atrofia vaginal pode levar a tal sintomatologia.

A VAGINA E SEU ECOSSISTEMA

Diferentes bactérias (Gram +, Gram – e anaeróbicas) estão presentes na vagina, junto com subprodutos originados da degradação de diferentes micróbios, em uma relação entre bactérias patogênicas e não patogênicas em 200:1.[4] Os lactobacilos são o gênero predominante, e a estes são atribuídas as funções protetoras às infecções vaginais, seja pela manutenção do pH vaginal em torno de 4,0 por meio da produção do ácido láctico,[5] mas também pela produção de substâncias bacteriostáticas e bactericidas ou pela eliminação por competição.[5-7]

O estrogênio tem papel fundamental nesse ecossistema. A sua ausência na pré-puberdade e na pós-menopausa diminui os lactobacilos, favorecendo a colonização vaginal por bactérias presentes na pele e no intestino.[8] A presença de níveis adequados de estrogênio garante a produção de glicogênio pelas células vaginais, substrato utilizado pelos lactobacilos para a produção do ácido láctico.

HISTÓRIA NATURAL E EXAME FÍSICO

Para a avaliação adequada das vulvovaginites, é fundamental a realização de uma detalhada anamnese, bem como de um exame físico cuidadoso.

Na história clínica (anamnese), além da idade da paciente, deve-se levar em conta também as seguintes informações:

- Corrimento vaginal: cor, odor, característica (líquido, viscoso, em grumos etc.), tempo do início, quantidade e se há relação com o período do ciclo menstrual
- Sintomas associados e localização: ardência, prurido, dor, disúria ou ardor miccional, dispareunia (se na introdução ou profunda)
- Presença de fatores desencadeantes: vestuário, sabonetes, perfumes, hábitos de higiene (utilização de ducha, por exemplo)
- Realização de tratamentos anteriores e uso atual de determinados medicamentos (antibióticos, corticosteroides etc.)
- Histórico sexual (uso de preservativos e de contraceptivos hormonais)
- Antecedentes pessoais: infecções sexualmente transmissíveis (ISTs), diabetes, ocorrência de outras infecções recentes.

No exame físico, uma avaliação criteriosa levará a uma acurácia maior na identificação do agente etiológico da vulvovaginite. Deverá ser pesquisada a presença de:

- Na vulva: lesões como úlceras, fissuras, pápulas, eritemas, nodulações ou sinais de atrofia ou de alteração da anatomia vulvar
- Na vagina: corrimento, sinais inflamatórios (hiperemia, edema), úlceras e outras lesões, aumento das glândulas (Bartholin e Skene)

- No colo uterino: lesões friáveis, secreção purulenta ou sanguinolenta
- No toque vaginal: dor à mobilização do colo uterino e ou das regiões anexiais.

TESTES DIAGNÓSTICOS

Testes simples podem ser realizados em consultório, necessitando apenas de um microscópio (com aumento de 10 a 100 vezes), lâminas de vidro, espátulas, solução fisiológica (NaCl a 0,9%) e solução de KOH a 10%. O pH vaginal também pode e deve ser avaliado, utilizando-se fitas indicadoras de pH.

A coleta da secreção vaginal é realizada usando-se uma espátula comum ou por meio da espátula de Ayre e colocada em duas lâminas. Na primeira, acrescenta-se a solução fisiológica para ser observada ao microscópio. Na segunda lâmina, pingam-se algumas gotas de KOH para a realização do teste das aminas (*whiff test*). Este teste é considerado positivo quando ocorrer a exalação de um odor caracterizado como "de peixe podre".

O pH vaginal pode ser avaliado com fitas específicas, que são colocadas diretamente em contato com a parede vaginal. Um pH vaginal normal varia de 3,5 a 4,5. A presença de sangue, sêmen ou o contato com produtos de higiene altera o resultado do teste.[9]

CARACTERÍSTICAS DAS PRINCIPAIS VULVOVAGINITES

Vaginose bacteriana, candidíase e tricomoníase são responsáveis pela maioria das vulvovaginites. A seguir, as principais características de cada uma delas.

Vaginose bacteriana

É caracterizada por redução de lactobacilos no ecossistema vaginal e proliferação de bactérias anaeróbias; dentre as principais encontradas temos: *Gardnerella vaginalis*, *Mycoplasma hominis*, *Bacteroides* sp. Sua prevalência é variável, atingindo até 37%,[10] e metade das pacientes com vaginose bacteriana (VB) pode ser assintomática.[11] É uma doença normalmente não encontrada em crianças e adolescentes antes da menarca. A VB é mais comum entre mulheres com múltiplos parceiros sexuais. O uso de antibióticos, ducha higiênica intravaginal e espermicidas pode alterar o ecossistema vaginal e favorecer a VB. A doença inflamatória pélvica, as infecções ginecológicas pós-operatórias e as contaminações pelos vírus HIV (vírus da imunodeficiência humana) e HSV (herpes-vírus simples) são condições associadas à VB.

Normalmente, os sintomas encontrados são corrimento vaginal branco ou cinza com odor de peixe podre.[12] O odor tende a piorar com o coito e com a menstruação, uma vez que tanto o sangue quanto o sêmen são alcalinos, possibilitando a volatização das aminas presentes no conteúdo vaginal. Em geral, não há prurido, ardência ou outro tipo de dor. Ao exame ginecológico, não são observadas alterações vulvares, vaginal ou no colo uterino, dada a ausência de processo inflamatório. O pH vaginal torna-se superior ou igual a 5,0, enquanto o teste das aminas encontra-se positivo. É possível ainda fazer o exame a fresco e identificar a presença de *clue cells* (células-alvo), células epiteliais vaginais cuja membrana celular encontra-se repleta de cocobacilos aderidas nela.[2] O diagnóstico presuntivo da VB seguindo esses critérios é bastante eficaz. Entretanto, a variação do aspecto do corrimento vaginal e a presença de outros sintomas, como o prurido, devem ser consideradas para se pensar na hipótese de outras infecções associadas à VB.

Em diversos países, como os EUA, recomenda-se a realização de testes sorológicos para HIV e outras ISTs.

Candidíase

Estima-se que três quartos das mulheres em todo o mundo apresentarão pelo menos um episódio dessa infecção na vida e, destas, 50% a apresentarão ao menos uma segunda vez. Depois da VB, é a vulvovaginite mais frequente no Brasil e nos EUA. Entre 80 e 90% das candidíases têm como agente etiológico *Candida albicans*, enquanto as demais infecções são causadas por *C. glabrata*, *C. tropicalis* e *Saccharomyces cerevisiae*.[13] Apesar de ser um fungo que pode estar presente no ecossistema vaginal em pequenas concentrações, tem como seu reservatório principal o trato gastrintestinal.

Por ser menos frequente na infância e no climatério e sua maior prevalência ser maior na menacme, na gestação e com o uso de contraceptivos hormonais de maior dosagem (maior disponibilidade de glicogênio no meio vaginal), sugere-se uma dependência hormonal dessa infecção. Em mulheres com diabetes melito descontrolado, o eventual aumento da concentração de açúcares no meio vaginal poderá favorecer o aparecimento da candidíase. O favorecimento ao aparecimento da candidíase também pode ser observado com o uso de antibióticos por causa da alteração da flora vaginal.

O quadro clínico é caracterizado, principalmente, pela presença do prurido (vulvar, vaginal ou ambos), acompanhado de irritabilidade vaginal, ardor vulvar e miccional, além de dispareunia. Corrimento vaginal pode estar presente, geralmente branco, semelhante a leite talhado, grumoso, mas podendo ser aquoso. Ao exame ginecológico, além do corrimento, podem ser observados edema e hiperemia vulvares, acompanhado de fissuras na vulva e no períneo, a mucosa da vagina poderá se encontrar hiperemiada e pode haver aumento da secreção vaginal. O pH comumente encontra-se inferior a 4,5. A avaliação do conteúdo vaginal a fresco poderá revelar a presença de hifas em cerca de 60% das vezes. A utilização da coloração de Gram é capaz de melhorar a detecção para até 90% dos casos. Para determinadas situações, em que a sintomatologia esteja presente sem a identificação dos fungos, pode-se realizar a cultura, utilizando-se meios específicos, como o de Sabouraud.

Há de se lembrar a candidíase de repetição. que é a ocorrência de quatro ou mais infecções no período de 1 ano, acometendo aproximadamente 5% das mulheres.

Tricomoníase

A tricomoníase tem como agente etiológico *Trichomonas vaginalis*, um protozoário com quatro flagelos, que mede entre 10 e 24 μm e se desenvolve melhor em situações de anaerobiose e com pH maior que 5,0. Sua prevalência é variável, dependendo do grupo estudado. Um importante dado em relação a este patógeno é o fato de ser responsável por veicular outras ISTs, como a gonorreia. Apesar de a transmissão sexual ser a principal forma de contágio, este patógeno foi encontrado em condições de ser transmissível em toalhas e em banheiros.[14] Entretanto, a maioria dos homens infectados é assintomática.

Estas infecções apresentam um quadro sintomático significativo para as mulheres. Há a presença de corrimento vaginal profuso, de aspecto variável, amarelado, esverdeado, branco ou até acinzentado, e de consistência também incerta entre espessa e aquosa, além de mau odor. Ardência vaginal e prurido são frequentes e a disúria e a dispareunia também podem estar presentes. Ao exame físico, os achados dependerão da gravidade da infecção. Na vulva, poderá haver hiperemia e edema. Aumento da secreção vaginal e hiperemia da mucosa podem ser observados na vagina. No colo uterino, um sinal característico da tricomoníase é o colo com "aspecto de morango", correspondente ao aumento da distensão dos vasos sanguíneos superficiais e por focos de hemorragia. Tais alterações podem levar a atipias citológicas, dificultando o diagnóstico de uma eventual neoplasia cervical. O

Tabela 46.1 Tratamentos para a vaginose bacteriana.

Tratamentos recomendados	Tratamentos alternativos	Tratamento para gestantes	Comentários
Metronidazol 500 mg VO 12/12 h por 7 dias ou Metronidazol 100 mg VV 1 vez/dia durante 5 dias ou Clindamicina 20 mg VV 1 vez/dia durante 5 dias	Clindamicina 300 mg VO 12/12 h por 7 dias ou Tinidazol 2 g VO 1 vez/dia durante 2 dias ou Tinidazol 1 g VO 1 vez/dia durante 5 dias	Primeiro trimestre: clindamicina 300 mg VO 12/12 h por 7 dias e Segundo e terceiro trimestres: metronidazol 250 mg VO 8/8 h por 7 dias	O tratamento do parceiro não é recomendado Puérperas devem receber o mesmo tratamento das gestantes

VO: via oral; VV: via vaginal.

Tabela 46.2 Tratamentos para candidíase.

Tratamentos recomendados	Tratamentos alternativos	Tratamento para gestantes	Comentários
Clotrimazol 2% VV 1 vez/dia durante 3 dias ou Miconazol 2% VV 1 vez/dia durante 7 dias ou Nistatina 100.000 UI VV 1 vez/dia durante 14 dias ou Terconazol 0,8% VV 1 vez/dia durante 5 d	Fluconazol 150 mg VO dose única ou Itraconazol 100 mg VO 2 comprimidos 2 vezes/dia durante 1 dia ou Tinidazol 1 g VO 1 vez/dia durante 5 dias	Somente tratamento por via vaginal	O tratamento do parceiro é recomendado se apresentar sintomas

VO: via oral; VV: via vaginal.

Tabela 46.3 Tratamentos para tricomoníase.

Tratamentos recomendados	Tratamento para gestantes	Comentários
Metronidazol 400 mg VO 5 comprimidos – dose única ou Metronidazol 250 mg VO 2 comprimidos por dia por 7 dias	Metronidazol 400 mg VO 5 comprimidos – dose única ou Metronidazol 400 mg VO 12/12 h por 7 dias Ou Metronidazol 250 mg VO 8/8 h por 7 dias	O tratamento do parceiro é recomendado Puérperas devem receber o mesmo tratamento das gestantes

VO: via oral; VV: via vaginal.

diagnóstico de tricomoníase também pode ser feito por presunção. Além disso, o protozoário pode ser identificado claramente no exame a fresco, dado seu movimento vibrátil.

TRATAMENTO DAS VULVOVAGINITES

Nas Tabelas 46.1 a 46.3, encontram-se os tratamentos recomendados pelo Ministério da Saúde[15] e pelo órgão norte-americano Centers for Disease Control and Prevention (CDC);[16] deste último foram adaptados os medicamentos segundo os correspondentes disponíveis nas farmácias brasileiras.

Para a candidíase de repetição, são preconizados os mesmos tratamentos por via vaginal demonstrados na Tabela 46.2, mas pelo período de 14 dias. Outra opção é o uso do 150 mg de fluconazol por dia, no primeiro, quarto e sétimo dias do tratamento, e após semanalmente durante 6 meses.

Recomenda-se evitar a ingestão de bebidas alcoólicas durante o tratamento com imidazólicos. A abstinência de álcool é recomendada até 24 horas após o término do tratamento com metronidazol e até 72 horas se for utilizado tinidazol.

Referências bibliográficas

1. Egan ME, Lipsky MS. Diagnosis of vaginitis. Am Fam Physician. 2000; 62(5):1095-104.
2. Quan M. Diagnosis and management of infectious vaginitis. J Am Board Fam Pract. 1990; 3(3):195-205.
3. Zuckerman A, Romano M. Clinical Recommendation: Vulvovaginitis. J Pediatr Adolesc Gynecol. 2016; 29(6):673-9.
4. Sumawong V et al. Identification of carbohydrates in the vaginal fluid of normal females. Fertil Steril. 1962; 13:270-80.
5. Boskey ER et al. Origins of vaginal acidity: high D/ℓ lactate ratio is consistent with bacteria being the primary source. Hum Reprod Sep. 2001; 16(9):1809-13.
6. Kaewsrichan J, Peeyananjarassri K, Kongprasertkit J. Selection and identification of anaerobic lactobacilli producing inhibitory compounds against vaginal pathogens. FEMS Immunol Med Microbiol. 2006; 48(1):75-83.
7. Voravuthikunchai SP, Bilasoi S, Supamala O. Antagonistic activity against pathogenic bacteria by human vaginal lactobacilli. Anaerobe. 2006; 12(5 a 6):221-6.
8. Nyirjesy P. Management of persistent vaginitis. Obstet Gynecol Dec. 2014; 124(6):1135-46.
9. Bulletins – Gynecology, ACOT. ACOG technical bulletin. Vaginitis. Number 221--March 1996 (replaces no. 135, November 1989). American College of Obstetricians and Gynecologists. Int J Gynaecol Obstet. 1996; 53(3):271-80.
10. Gutman RE et al. Evaluation of clinical methods for diagnosing bacterial vaginosis. Obstet Gynecol. 2005; 105(3):551-6.
11. Faro S. Bacterial vaginosis. In: Faro S (ed.). Vaginitis: differential diagnosis and treatment. New York: The Parthenon Publishing Group; 2004. p. 25-35.
12. Bulletins – Gynecology, ACOP. ACOG Practice Bulletin. Clinical management guidelines for obstetrician-gynecologists, Number 72, May 2006: Vaginitis. Obstet Gynecol. 2006; 107(5):1195-206.
13. Sobel JD. Vaginitis. N Engl J Med. 1997; 337(26):1896-903.
14. Hammill HA. Trichomonas vaginalis. Obstet Gynecol Clin North Am. 1989; 16(3):531-40.
15. Brasil. Protocolo Clínico e Diretrizes Terapêuticas para Atenção Integral às Pessoas com Infecções Sexualmente Transmissíveis. Ministério da Saúde. Secretaria de Vigilância em Saúde. Departamento de DST, AIDS e Hepatites Virais. Brasil: Ministério da Saúde; 2015. 120 p.
16. CDC. Centers for Disease Control and Prevention. Sexually Transmitted Diseases Treatment Guidelines, 2015. MMWR Recomm Rep U.S.A. 2015; 64(RR-3):1-137.

PARTE 4

Saúde Mental

Capítulo 47 Transtornos Mentais Comuns, 318

47 Transtornos Mentais Comuns

Jair Borges Barbosa Neto e *Mariana de Almeida Prado Fagá*

INTRODUÇÃO

Na atenção primária à saúde (APS), é comum as pessoas procurarem os serviços de saúde com algum sofrimento mental. Em geral, essas queixas são transitórias, leves e não chegam a comprometer a funcionalidade, necessitando apenas de uma escuta acolhedora e suporte. Os sintomas somáticos inespecíficos, irritação, cansaço, esquecimento, redução da capacidade de concentração, alteração do sono, ansiedade, depressão, uso de álcool e outras drogas são queixas que frequentemente estão relacionadas com sofrimento mental. Em algumas situações, esses estados ou queixas podem se prolongar e se intensificar, causando problemas intensos na vida da pessoa, sendo necessário tratamento medicamentoso e intervenções psicoterápicas mais especializadas.

É um grande desafio para as equipes de APS saber separar os casos mais leves, que podem ser acompanhados com mais calma, daqueles mais graves, que necessitam de intervenções mais precoces e intensas. Para isso, é imprescindível que a equipe seja capaz de fazer uma escuta qualificada, acolhedora e planejar o cuidado adequado. O uso do método clínico centrado na pessoa e a elaboração do projeto terapêutico singular podem ser ferramentas potentes para esta finalidade.

Transtornos mentais comuns (TMC) são altamente prevalentes, são associados a condições socioeconômicas precárias em diferentes países, inclusive no Brasil. As pessoas com TMC têm maior probabilidade de buscar atendimento em serviços de saúde. Em um estudo realizado por Maragno *et al.* (2006), estimou-se a prevalência de 24,95% de TMC em populações atendidas pelo Programa Saúde da Família (Qualis) no Município de São Paulo; prevalências semelhantes são encontradas em outros países.

O TMC é frequente em serviços de saúde de todo mundo, causam prejuízos e incapacidades funcionais comparáveis ou mais graves que os transtornos crônicos. Os usuários com TMC têm duas vezes mais queixas de doenças físicas que os usuários de serviços de saúde que não apresentam TMC, assim como taxas de mortalidade mais altas quando comparados com a população em geral, prejuízos significativos nas capacidades sociais e físicas, além de serem uma das mais importantes causas de morbidade na atenção primária.

O quadro clínico do TMC varia em torno de queixas difusas, expressas por meio de sintomas somáticos, depressivos, estados de ansiedade, irritabilidade, insônia, fadiga, dificuldade de memória e concentração. Os portadores de TMC costumam remeter suas demandas aos profissionais médicos do nível primário de atenção, sem que necessariamente daí se desloquem em direção aos serviços especializados.

É um conceito que considera não apenas a sintomatologia descrita anteriormente, como também o contexto em que esta ocorre, a saber, os serviços de atenção básica em saúde (incluindo-se os ambulatórios gerais e a assistência prestada pelo Programa de Saúde da Família). No entanto, é desejável que especialistas de outras áreas além da psiquiatria compreendam este conceito e carreguem para sua prática também.

Por se tratar de conjunto de sintomas de natureza inespecífica, o TMC não é um diagnóstico nosológico (como os diagnósticos da Classificação Internacional de Doenças, 10ª edição [CID-10] e do Manual Diagnóstico e Estatístico de Transtornos Mentais, 5ª edição [DSM-5]), porém, os sintomas de TMC guardam similaridades com classificações sindrômicas ansiosas, depressivas, transtornos dissociativos e somatoformes.

A CID-10 e o DSM-5 têm seu diagnóstico estruturado de maneira sindrômica categorial, definindo coleções de sintomas, e estabelecem um número mínimo de sintomas como ponto de corte para que o critério de uma categoria diagnóstica seja preenchido, além de privilegiar diferenças de qualidade em detrimento de um gradiente de gravidade entre os tipos similares de transtorno. Nesse sentido, esses modelos de classificação dificultam uma visão mais dinâmica e geram uma relevante comorbidade, também subvalorizando os quadros subsindrômicos, situações frequentemente observadas na clientela da atenção básica.

Em saúde mental, a abordagem dimensional (em oposição à categorial) leva naturalmente ao conceito de espectro de doença, o qual é utilizado para descrever uma continuidade entre entidades aparentemente distintas, que, de algum modo, se relacionam. Temos, assim, uma abordagem dimensional da patologia psiquiátrica, nomeadamente por um *continuum* de sintomas, que se distribuem de acordo com sua intensidade, ao longo deste espectro, cujas extremidades representam duas ou mais entidades clínicas diferentes.

O conceito de TMC pode ser considerado um espectro de doença, que se baseia no modelo dimensional, considerando as relações entre os sintomas individuais, e, dessa maneira, estabelece um *continuum* entre sintomatologias presentes em diferentes diagnósticos categoriais. Nesse espectro, considera-se também um conjunto de sintomas leves e inespecíficos, ou seja, pensando em um exemplo prático, uma pessoa que se apresenta há muito tempo triste, com sintomas leves de ansiedade e dores físicas sem uma base orgânica, pode ser considerada com TMC, mas não necessariamente preenche critérios diagnósticos da CID-10 ou do DSM-5 para transtornos psiquiátricos. Aquelas pessoas que têm um transtorno depressivo maior, sintomas de ansiedade e somáticos podem ser consideradas também com TMC. O *continuum* e a comorbidade entre essas três síndromes, assim como a indiferenciação entre alguns dos sintomas, fazem do conceito de transtornos mentais comuns uma chave para que os estudos epidemiológicos possam capturar a prevalência dessas manifestações de sofrimento na comunidade ou em unidades de atenção básica, sem que necessariamente esse tipo de queixa preencha todos os critérios diagnósticos para os transtornos depressivos, transtornos ansiosos ou transtornos somatoformes, de acordo com as classificações do DSM-5 e da CID-10.

Deve-se entender o TMC para além de uma perspectiva medicalizante do cuidado em saúde. Mais que isso, o TMC é um modo de apreender manifestações de sofrimento e sudbsidiar o cuidado, e, ainda, é uma categoria que possibilita a investigação, a pesquisa e as associações com variáveis sociodemográficas.

QUADRO CLÍNICO

Os transtornos mentais comuns apresentam-se por intermédio de múltiplos sintomas, a saber: queixas somáticas inespecíficas, irritabilidade, insônia, nervosismo, dores de cabeça, fadiga, esquecimento, falta de concentração. Assim como uma infinidade de manifestações que poderiam se caracterizar como sintomas depressivos, ansiosos ou somatoformes, podem ser queixas agudas ou crônicas, podendo causar graus diferentes de sofrimento psíquico e de prejuízo funcional ao longo do tempo. Sua gravidade pode variar com fatores protetores e de piora, sendo o exemplo mais comum de fator de piora os fatores estressores. Desse modo, os transtornos mentais comuns também englobam os quadros depressivos, ansiosos e somatoformes classificáveis nos manuais diagnósticos. Isso quer dizer que parte da população apontada como aquela que apresenta TMC pode precisar de tratamento medicamentoso e cuidados bem específicos em saúde mental. No entanto, o conceito de transtornos mentais comuns abrange uma gama mais ampla da população que necessita de cuidados, mas não necessariamente é portadora de um diagnóstico categorial encontrado nos manuais.

Para se considerar o transtorno mental comum grave o suficiente para se tomarem medidas de cuidados específicas em saúde mental, os sintomas devem gerar sofrimento importante e/ou prejuízo no funcionamento afetivo, cognitivo, comportamental, social, profissional, educacional ou em outras áreas importantes da vida do indivíduo e/ou ter uma duração prolongada (Figura 47.1).

O transtorno mental comum (TMC), como espectro de doença, leva em consideração diversas dimensões de sintomas. Nessa figura, escolhemos apenas tristeza, ansiedade e sintomas somáticos, as três dimensões fundamentais e mais corriqueiras encontradas no TMC. Para se decidir qual tratamento será instituído, precisamos levar em consideração o grau de sofrimento gerado pelos sintomas, o prejuízo funcional (limitações) e também sua duração. Nessa figura, estão representadas, ao centro, em cor mais escura, as intensidades mais graves dos eixos dessas três dimensões, situações que podemos considerar para o tratamento específico em saúde mental.

O fato de os TMC não serem graves o suficiente para se considerar tratamento específico em saúde mental não significa que não haja sofrimento e que o indivíduo não necessite de cuidados. Pelo contrário, estes indivíduos também estão com um grau de sofrimento, necessitam de atendimento e acolhimento. É preciso evitar o enfoque apenas na queixa somática imediata, impedindo, assim, medicalizações, exames e encaminhamentos desnecessários.

AVALIAÇÃO

O método clínico centrado na pessoa (MCCP) busca conhecer as razões que a levaram a buscar um atendimento, suas preocupações e sua necessidade de informação. O profissional deve procurar entender a pessoa como um todo, em suas necessidades emocionais e questões existenciais, chegando junto com ela a um consenso sobre qual é o problema e o plano terapêutico que será adotado, incorporando ações de prevenção e promoção da saúde, e melhorando o vínculo com a pessoa atendida (Tabela 47.1).

É importante que o profissional, durante a entrevista, esteja atento às seguintes regras:

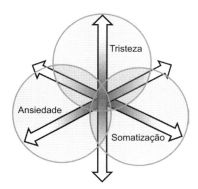

Figura 47.1 Espectro da doença: transtorno mental comum, um modelo dimensional.

Tabela 47.1 Seis componentes interativos do processo de atendimento centrado na pessoa.

1. **Explorar a doença e a experiência da doença:** história clínica, exame físico e de estado mental, exames laboratoriais, sentimentos, ideias, efeitos nas funções e expectativas
2. **Entender a pessoa como um todo:** história de vida, questões pessoais e de desenvolvimento, contexto familiar, trabalho, rede de apoio social
3. **Elaborar um plano conjunto de manejo dos problemas:** problemas e prioridades, objetivos do tratamento e/ou manejo da doença, papéis da pessoa atendida pelo médico
4. **Incorporar prevenção e promoção à saúde:** melhora da saúde, prevenção de riscos, redução de riscos, Identificação precoce, redução das complicações
5. **Intensificar o relacionamento entre a pessoa e o médico:** atuar com compaixão, estar consciente do poder do profissional sobre aspectos que podem ser mobilizados nessa relação para a cura, mantendo a consciência de si mesmo e a atenção à transferência e à contratransferência
6. **Ser realista:** atenção ao tempo disponível para o atendimento e ao momento adequado para realizar intervenções, interromper, usar humor, perceber as dicas verbais e as não verbais. Construir uma equipe e um processo de trabalho que permitam o atendimento adequado das pessoas com sofrimento mental e que consigam fazer uma administração sensata dos recursos

- Fazer perguntas mais abertas que fechadas e específicas
- Procurar compreender e reconhecer as respostas da pessoa
- Ser sensível às emoções da pessoa
- Prestar atenção à linguagem corporal e ao tom de voz
- Permitir à pessoa expressar livremente suas emoções
- Garantir a confidencialidade das informações
- Não ser preconceituoso
- Quando não souber o que dizer, aguardar em silêncio, escutando ativamente
- Perguntar mais que dar respostas ou explicações, pelo menos no início da entrevista
- Esmiuçar todas informações que pareçam relevantes, e as irrelevantes também
- Colocar as informações coletadas dentro de um contexto mais amplo, que envolva os sintomas, o tempo, as relações entre as pessoas etc.
- Quando quiser dizer algo, como um entendimento ou uma interpretação, e não tiver certeza de sua correção ou momento (*timing*), fazê-lo na forma de pergunta
- Ao dizer algo, fazer como quem oferece, não como quem impõe.

Após fazer a escuta dos sintomas e do contexto familiar e social em que a pessoa vive, o médico poderá fazer um exame do estado mental do paciente (Tabela 47.2) e avaliar a necessidade da aplicação de questionários de triagem para sofrimento mental e transtornos mentais comuns.

Muitas vezes, os sintomas que remetem ao sofrimento mental não podem ser agrupados em classificações diagnósticas como o DSM-V ou a CID-10, e o uso da Classificação Internacional de Atenção Primária (CIAP2) mostra-se mais adequado.

As classificações diagnósticas como o DSM-V ou a CID-10 são especialmente úteis para pessoas e situações que requeiram um nome que defina o problema, para fins jurídicos, de afastamento do trabalho ou ainda para a melhor comunicação entre pesquisadores de todo o mundo que utilizam essa classificação em suas pesquisas. Já o uso da CIAP2 restringe-se aos sintomas sem necessidade de ter requisitos mínimos para forjar uma entidade nosológica e pode evitar sobrediagnósticos, ou seja, evita diagnosticar excessivamente crises vitais ou existenciais como transtornos psiquiátricos e iniciar o uso de antidepressivos sem haver aprofundado minimamente o contexto de sofrimento da pessoa.

O profissional de atenção primária deve ser capaz de identificar o momento adequado para aplicação de questionários de triagem para o sofrimento mental como o SQR 20 – *Self-Report Questionnarie* (Tabela 47.3), bem como avaliar o benefício de

320 **PARTE 4** Saúde Mental

Tabela 47.2 Exame das funções psíquicas.

1. Apresentação e comportamento
- Observar e descrever atitude do paciente, vestes, reação ao contato, atividade psicomotora, movimentos involuntários, postura

2. Consciência e cognição
- Consciência: obnubilação, sonolência, estupor, coma, letargia, estado de fuga (esquece sua identidade, com tendência a sair vagueando)
- Orientação no tempo e no espaço (local, hora, dia e data)
- Atenção e concentração voluntária e espontânea (do meio ambiente)
- Memória imediata: poucos segundos até 1 a 3 min
- Memória recente: poucos minutos até algumas horas
- Memória remota: de meses até muitos anos
- Inteligência: cálculos, leitura

3. Afetividade, psicomotricidade
- Afeto (expressão, o que se observa, mais flutuante): exteriorização do estado afetivo, maneira como a pessoa demonstra estar se sentindo, como reage aos estímulos internos e externos – observável durante a consulta (expressões faciais, postura, contato visual, reatividade emocional, adequação)
- Humor (emoção predominante, mais constante): tonalidade de sentimento predominante, e mais constante, pode influenciar a percepção de si mesmo e do mundo ao redor – questiona-se sobre as emoções e sentimentos predominantes nas duas últimas semanas ou mês
- Psicomotricidade: atentar para diversas nuances do comportamento sob aspectos quantitativos – maior agitação ou alentecimento; e qualitativos – ato impulsivo ou obediência automática
- Registrar a reação e a sintonia afetiva entre discurso e conteúdo
- Observar tendência a choro, tristeza, euforia, desinibição
- Avaliar a vontade e o prazer nas atividades do dia a dia
- Variação do humor durante o dia, ânimo, libido
- Avaliar transtornos do sono, alteração de apetite e peso e ideação suicida

4. Pensamento (avalia-se por meio do discurso)
- Curso: como o pensamento flui, sua velocidade e seu ritmo ao longo do tempo (aceleração/alentecimento)
- Forma: estrutura básica, sua "arquitetura", preenchida pelo conteúdo (lógica entre as associações: desvia do assunto com lógica; desvia do assunto, mas não tem lógica; está desorganizado)

5. Conteúdo do pensamento
- Investigar preocupações, pensamentos recorrentes, dúvidas, motivos de ansiedade e medo, fobias e pensamentos obsessivos, atos compulsivos ou rituais ou estratégias para evitar ou aliviar ansiedade

6. Juízo de realidade – delírio
- Convicção extraordinária, certeza subjetiva praticamente absoluta
- Impossível a modificação do delírio pela experiência objetiva, por provas explícitas da realidade
- É um juízo falso, seu conteúdo é impossível
- Produção associal, idiossincrática em relação ao grupo cultural do doente

7. Sensopercepção
- Ilusão é a percepção sensorial alterada de um estímulo real
- Alucinação é a percepção clara e definida de um objeto (voz, ruído, imagem) sem a presença do objeto estimulante real
- As alucinações podem envolver os cinco sentidos
- As alucinações auditivas são as mais comuns
- Alucinações visuais sem ocorrência de alucinação auditiva sugerem causa não psiquiátrica
- Alucinações táteis podem acontecer em quadros de *delirium tremens* e psicoses tóxicas, mas não são exclusivas destas
- Distúrbios neurológicos podem levar a alterações da sensopercepção

8. Autocrítica
- Consciência da doença
- Modo de nomear ou renomear os sintomas
- Adesão a tratamentos propostos
- Para exame da autocrítica, usar perguntas como: "Você acha que tem uma doença física, mental ou nervosa?", "Você acha que pode estar precisando de tratamento?"

aplicar outros instrumentos de triagem para as principais doenças/síndromes psiquiátricas.

Alguns questionários baseados no DSM-V e na CID-10 podem auxiliar na avaliação e diagnóstico de pessoas com transtornos mentais, mesmo que sendo diagnósticos categoriais, como o questionário para avaliação da depressão (Tabela 47.4), do risco de suicídio (Tabela 47.5), da ansiedade (Tabela 47.6), do uso de álcool (Tabela 47.7) em situações clínicas nas quais esses transtornos são mais prevalentes: história pessoal ou familiar de transtornos mentais, estressores psicossociais importantes,

Tabela 47.3 *Self-Report Questionnarie* (SQR 20).

Instruções:

Estas questões são relacionadas a certas dores e problemas que podem ter lhe incomodado nos últimos 30 dias. Se você se acha que a questão se aplica a você e você teve o problema descrito nos últimos 30 dias, responda SIM.

Por outro lado, se a questão não se aplica a você e você não teve o problema nos últimos 30 dias, responda *não*.

1. Você tem dores de cabeça frequentemente?
2. Tem falta de apetite?
3. Dorme mal?
4. Assusta-se com facilidade?
5. Tem tremores nas mãos?
6. Sente-se nervoso(a), tenso(a) ou preocupado(a)?
7. Tem má digestão?
8. Tem dificuldades de pensar com clareza?
9. Tem se sentido triste?
10. Tem chorado mais do que de costume?
11. Encontra dificuldades para realizar com satisfação suas atividades diárias?
12. Tem dificuldades para tomar decisões?
13. Tem dificuldades no serviço (seu trabalho é penoso ou causa-lhe sofrimento?)
14. É incapaz de desempenhar um papel útil em sua vida?
15. Tem perdido o interesse pelas coisas?
16. Você se sente uma pessoa inútil, sem préstimo?
17. Tem tido ideia de acabar com a vida?
18. Sente-se cansado(a) o tempo todo?
19. Você se cansa com facilidade?
20. Tem sensações desagradáveis no estômago?

Se o resultado for igual ou maior que 7 respostas "Sim", está comprovado sofrimento mental.

Tabela 47.4 Instrumento de triagem para depressão.

1. Nas duas últimas semanas você sentiu-se triste, desanimado(a), deprimido(a), durante a maior parte do dia, quase todos os dias?
2. Nas duas últimas semanas você teve o sentimento de não ter mais gosto por nada, de ter perdido o interesse e prazer pelas coisas que lhe agradavam habitualmente?

Se houver ao menos uma resposta "Sim", faça as perguntas a seguir:

A Seu apetite mudou de forma significativa?
B Teve problemas de sono quase todas as noites (dificuldade para pegar no sono, acordar no meio da noite, dormir demais)?
C Falou ou movimentou-se mais lentamente que de costume ou, pelo contrário, sentiu-se mais agitado ou incapaz de ficar quieto?
D Sentiu-se a maior parte do tempo cansado, sem energia, quase todos os dias?
E Sentiu-se sem valor ou com culpa, quase todos os dias?
F Teve dificuldade em tomar decisões, de se concentrar ou problemas de memória quase todos os dias?
G Teve por várias vezes pensamentos ruins, como achar que seria melhor estar morto ou fazer mal a si mesmo?

Se "Sim" em 1 ou 2 + "Sim" em qualquer um de A a G, há grande risco de depressão:
3 e 4 respostas positivas: depressão leve
5 a 7 respostas positivas: depressão moderada
8 a 9 respostas positivas: depressão grave

Em caso de depressão:
Avaliar risco de suicídio (ver Tabela 47.5)

Considerar transtorno afetivo bipolar e investigar quadro pregresso de mania. Questionar sobre uso de drogas e álcool.

Adaptada de Amorim (2000).

uso frequente dos serviços de saúde; doença crônica; gestação e período pós-parto, sintoma físico sem explicação aparente, dor crônica, fadiga, insônia, ansiedade, abuso de substância, outro transtorno psiquiátrico.

Alguns desses instrumentos estão disponíveis para *download* gratuito na forma de aplicativos para telefones celulares desenvolvidos pelo telessaúdeRS da Universidade Federal do Rio Grande do Sul (UFRGS).

Como já mencionado, para os TMC é imprescindível que seja realizada uma escuta qualificada, no sentido de dar sentido ao sofrimento trazido pelo usuário, sem preconceitos ou desdém, evitando utilizar, mesmo que apenas com a equipe, termos pejorativos. Deve-se também evitar ao máximo dizer ao indivíduo que ele "não tem nada". Já que houve a procura pelo serviço de saúde, mesmo que não seja "orgânico", o indivíduo está em sofrimento, e muitas vezes este sofrimento vem representado em forma de uma queixa física, como dor nas costas, medo de estar doente, aperto no peito etc. Faz parte do papel da equipe que está assistindo este indivíduo (inclusive do médico) ressignificar esta dor.

Quando pertinente, pode-se problematizar com a pessoa que a situação por ela vivida provavelmente não apresenta um fundo de "doença orgânica", mas que está profundamente relacionada

Tabela 47.5 Triagem para risco de suicídio.

1. Você pensou que seria melhor estar morto? (1 ponto)
2. Você quer fazer mal a si mesmo? (2 pontos)
3. Você tem pensado em se suicidar? (6 pontos)
4. Você tem planejado uma maneira de se suicidar? (10 pontos)
5. Você tentou o suicídio (recentemente)? (10 pontos)
6. Você já fez alguma tentativa de suicídio (em sua vida)? (4 pontos)

Risco de suicídio (somar os pontos)

1 a 5: leve; 6 a 9: moderado; 10 a 33: elevado

Lembre-se: o melhor preditor de suicídio nos antecedentes pessoais é história prévia de tentativa de suicídio. Atentar para o uso de álcool e drogas, suporte social, sintomas depressivos, maniformes e psicóticos graves.

Adaptada de Amorim (2000); Ferreira *et al.* (2007).

Tabela 47.6 Triagem para ansiedade.

1. Você tem se preocupado(a) demais?
2. Você tem se sentido esgotado(a), tenso(a)?
3. Você tem se sentido muito irritado(a) ou com "problema nos nervos"?
4. Você tem tido dificuldade em relaxar?

Se houver pelo menos dois "sim", faça as perguntas a seguir.

5. Você tem dormido mal ou tido dificuldade para dormir?
6. Você tem sentido dor de cabeça, no pescoço ou mal-estar na cabeça?
7. Você sente tontura, suor frio, diarreia, formigamentos, desconforto no estômago, batedeira etc. (sintomas autonômicos)?
8. Você está preocupado(a) com sua saúde?
9. Estes problemas têm prejudicado sua qualidade de vida e suas relações com outras pessoas?

Respostas positivas em número de 5 ou mais, com, pelo menos, 6 meses de evolução, indicam forte risco para um diagnóstico de transtorno de ansiedade.

Adaptada de Goldberg *et al.* (2008).

Tabela 47.7 Questionário *CAGE* para triagem do uso abusivo de álcool.

C – Alguma vez você sentiu que deveria diminuir (*cut down*) a quantidade de bebida ou parar de beber?

A – As pessoas o(a) aborrecem (*annoyed*) ao criticar seu modo de beber?

G – Você sente-se culpado(a)/chateado(a) (*guilty*) pela maneira como costuma beber?

E – Você costuma beber pela manhã (*eye-opener*) para diminuir o nervosismo ou a ressaca?

Duas ou mais respostas positivas indicam abuso de álcool.

Adaptada de Masur *et al.* (1985).

com um sofrimento psíquico, como o estresse, por exemplo (pode-se relacionar a piora dos sintomas aos fatores de piora, bem como reforçar os fatores de melhora trazidos pelo usuário). Dessa maneira, não se deixa de reconhecer que existe um problema e, o mais importante, que esta pessoa poderá contar com a ajuda da equipe para cuidar desta situação de modo mais ampliado (e não apenas com o foco em sintomas, solicitação de exames, prescrição de medicamentos ou encaminhamentos ao especialista). É importante reforçar para os usuários com TMC que o local de cuidado deles será na atenção básica e que ele possui este acesso, que ele será acolhido e cuidado, dentro de suas necessidades de saúde e das possibilidades da equipe. Esta atitude, por si só, já é terapêutica. As consultas podem ser semanais em um primeiro momento, passando a bimensais, depois mensais e até bimestrais (no momento que o usuário estiver mais estável), devendo a equipe ficar disponível para que o usuário procure o serviço e, se necessário, volte intensificar as consultas em momentos de piora.

A certeza de que terá acesso ao cuidado da equipe leva o usuário a um estado de confiança e segurança que em si já é terapêutico. Muitas vezes essas pessoas não possuem outros espaços de escuta; isso também pode evitar peregrinações por outros serviços e procedimentos desnecessários. É importante manter o vínculo com este usuário mesmo que ele seja encaminhado para serviço especializado em saúde mental.

Assim, após a avaliação inicial dos transtornos mentais comuns, o médico de família e comunidade deverá pactuar o plano diagnóstico, terapêutico e educacional junto com a pessoa e manter o acompanhamento longitudinal. Algumas vezes poderá elaborar o projeto terapêutico singular com auxílio de uma equipe de matriciamento em saúde mental. Nos casos encaminhados para serviços especializados, o médico de família e comunidade deve fazer a coordenação do cuidado desse paciente na Rede de Atenção Psicossocial (RAPS). Para isso, é importante que os serviços contem com bons sistemas de informação que garantam o uso da referência e contrarreferência dentro da rede.

PROMOÇÃO DA SAÚDE MENTAL E PREVENÇÃO DOS TRANSTORNOS MENTAIS

A promoção da saúde se refere às ações sobre os determinantes sociais da saúde dirigidas a impactar favoravelmente a qualidade de vida dos indivíduos e populações. Tem como objetivo melhorar a saúde mental, o bem-estar, a qualidade de vida e definir metas de saúde mental para a população toda. Por isso, essas ações caracterizam-se por uma composição intersetorial e intrassetorial e não têm como foco uma doença específica, mas a saúde como um todo. Já as ações de prevenção definem-se como intervenções orientadas a evitar o surgimento de doenças específicas, reduzindo sua incidência e prevalência nas populações. Muitas vezes as ações de promoção à saúde e prevenção às doenças se sobrepõem.

Sabemos que algumas populações têm maior risco para transtornos mentais. Alguns fatores de risco podem ser trabalhados tanto no nível individual quanto coletivo, buscando prevenir ou modificar as chances de as pessoas adoecerem (Tabela 47.8 e Figura 47.2).

As ações de prevenção dos transtornos mentais podem ser agrupadas em medidas universais, dirigidas a toda população, ou seletivas, dirigidas a grupos específicos (Tabela 47.9).

As ações de prevenção às doenças se dividem em quatro níveis, a saber:

1. Prevenção primária: medidas ou ações especialmente destinadas ao período que antecede a ocorrência da doença, por exemplo, criar políticas de combate ao uso de álcool, drogas e tabagismo na adolescência, punir violência doméstica, abuso

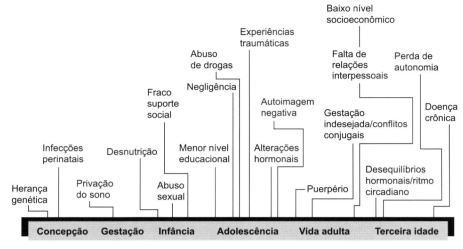

Figura 47.2 Principais fatores de risco de transtornos mentais de acordo com a linha de vida de um indivíduo. (Adaptada de Chiaverini, 2011.)

Tabela 47.8 Fatores de risco para depressão maior.

- História familiar de depressão ou suicídio
- Experiências traumáticas na infância
- Fraco suporte social
- Baixo nível socioeconômico
- Uso abusivo de drogas (lícitas ou ilícitas)
- Puerpério
- Residir em área urbana
- Ser portador de condição clínica grave/crônica, por exemplo: câncer, diabetes, cardiopatia, doença de Alzheimer, HIV
- Eventos de vida estressores, por exemplo: perda de um ente querido, desemprego

Tabela 47.9 Exemplos de ações de prevenção universal e ações de prevenção seletiva.

Prevenção universal	Prevenção seletiva
• Combater legalmente uso de álcool, drogas e tabagismo na adolescência • Punir violência doméstica, abuso físico e sexual, prostituição de menores • Articulação com o sistema educacional e de saúde (atenção primária) para identificação precoce de transtornos mentais • Buscar intervenções eficazes para reduzir incidência de gravidez precoce e/ou indesejada • Buscar intervenções para identificação e redução do *bullying* nas escolas • Evitar uso de álcool e drogas na gravidez	• Filhos de pacientes com transtornos mentais • Crianças nascidas com baixo peso • Perda precoce de pais • Famílias disfuncionais • Crianças vivendo nas ruas • Crianças com problemas de aprendizagem

Fonte: Comitê de prevenção de transtornos mentais e abuso de substâncias entre crianças, jovens e jovens adultos; 2009.

físico e sexual, prostituição de menores, melhorar a escolaridade, melhorar a segurança pública etc.
2. Prevenção secundária: medidas que visem impedir a evolução das doenças existentes e, em consequência, suas complicações, por exemplo, identificar precocemente transtornos mentais, adotar políticas de redução de danos para consumo de álcool e outras drogas.
3. Prevenção terciária: ações voltadas à reabilitação do indivíduo após o controle da doença, a fim de reajustá-lo a uma nova condição de vida, por exemplo, manutenção da abstinência em indivíduos dependentes de álcool e drogas, trabalhar com famílias para que possam desenvolver competências de cuidado em relação à pessoa com doença mental.

4. Prevenção quaternária (P4): é o conjunto de ações que visam evitar danos associados às intervenções médicas e de outros profissionais como excesso de medicação ou excesso de intervencionismo diagnóstico, terapêutico e medicalização desnecessária.

ELABORAÇÃO DO PROJETO TERAPÊUTICO SINGULAR

O projeto terapêutico singular (PTS) consiste na elaboração de um plano de cuidado amplo. Seu foco não está no indivíduo, mas na singularidade do contexto social que envolve o indivíduo, a família, a escola ou o território.

A primeira etapa para elaboração do PTS é a formulação diagnóstica multiaxial: a equipe deve avaliar quais os sintomas mentais ou transtornos mentais, qual o estilo de personalidade e transtornos de personalidade e do desenvolvimento, quais os problemas de saúde em geral, qual o grau de incapacidade e os problemas sociais que envolvem o caso. Para realizar essa formulação diagnóstica, muitas vezes é preciso conhecer e utilizar ferramentas de abordagem familiar, como o genograma ou a entrevista familiar, e também conhecer e elaborar o ecomapa ou o mapa de rede social.

Após a formulação diagnóstica, será possível pensar as abordagens biológicas e farmacológicas, as abordagens psicossocial e familiar, o apoio do sistema de saúde e da rede comunitária, bem como pactuar o trabalho em equipe.

Os TMC, como a depressão e a ansiedade, podem ser classificados quanto à gravidade dos sintomas, sendo que muitas vezes apresentam sintomatologia mista, e as abordagens não farmacológica e farmacológica são semelhantes.

Medidas não farmacológicas

1. Orientar medidas de higiene do sono: estabelecer horários regulares de sono e vigília, evitar alimentar-se em excesso, evitar fumar ou ingerir bebidas alcóolicas antes de dormir, criar um ambiente apropriado para o sono e fazer atividade física regular.
2. Discutir os problemas apresentados e preocupações que a pessoa tenha.
3. Fornecer informações sobre o quadro clínico – psicoeducação.
4. Organizar nova avaliação para breve e pactuar com a equipe o uso da abordagem psicossocial que consiste em ouvir a pessoa, explorar suas angústias, identificar focos a serem trabalhados pela equipe, priorizando aspectos mais fáceis no início

e deixando as questões mais delicadas para serem abordadas quando a pessoa estiver mais fortalecida.

5. Ajudar a pessoa a reformular seu modo de enxergar os acontecimentos e propor novas leituras, explorar o que ela sente em relação aos fatos narrados.

6. Propor abordagens terapêuticas breves como a terapia de resolução de problemas, terapia focada na solução, grupos de saúde mental e abordagens interpessoal.

7. Monitorar o processo terapêutico junto à pessoa e à equipe.

Medidas farmacológicas

As medidas farmacológicas são reservadas às pessoas com história de depressão moderada ou grave, quadros subliminares que persistem por pelo menos 2 anos, ou quadros subliminares e leves que persistem após outras intervenções.

A escolha do antidepressivo deverá ser discutida com a pessoa levando em conta possíveis reações adversas, interações medicamentosas, percepção da pessoa sobre a eficácia e tolerabilidade e sintomas de retirada. Nos casos de depressão, a medicação deve demorar de 2 a 4 semanas para atingir seu pleno efeito terapêutico; embora antidepressivos não causem dependência, podem ter sintomas de retirada se forem interrompidos abruptamente. Se o paciente apresenta sintomas de ansiedade, pode ser necessário associar benzodiazepínicos por 2 semanas a, no máximo, 4 semanas, sempre com cautela por causa do risco de dependência.

Para os pacientes com risco de suicídio, devem-se agendar reavaliações em, no máximo, 2 semanas no início do tratamento. Se o paciente for jovem, menos de 30 anos, sugere-se agendar reavaliações semanais.

Apesar de não haver diferenças na eficácia entre as classes de antidepressivos, devemos priorizar os inibidores de recaptação de serotonina (ISRS), pois estes estão associados a menos reações adversas que as demais classes. Entretanto, podem causar disfunção sexual como: diminuição da libido em homens e mulheres, anorgasmia em mulheres e aumento da latência para a ejaculação em homens em até 50% dos pacientes.

Ao iniciar o tratamento farmacológico, o paciente deve saber que o tratamento deve ser mantido por pelo menos 6 meses na mesma dose que alcançou resposta terapêutica, para evitar risco de recorrência. No entanto, se o paciente apresentou dois episódios prévios de depressão nos últimos 5 anos, associados a grande comprometimento funcional, sintomas residuais e episódio prévio grave, deve-se manter o tratamento por, no mínimo, 2 anos.

Ao retirar ou interromper a medicação, pode haver aparecimento ou piora de sintomas como alteração de humor, inquietação, insônia, sudorese, sintomas digestivos e dores musculares, os quais podem ocorrer e geralmente são passageiros e autolimitados, mas podem ser graves se a interrupção for abrupta. Por isso, sugerimos reduzir a dose ao longo de 4 semanas (menos com fluoxetina que tem meia-vida mais longa). Se o paciente apresentar sintomas na retirada, podemos trocar um antidepressivo de meia-vida curta (paroxetina) por um de meia-vida longa (fluoxetina) e reduzir gradualmente a dose durante o acompanhamento dos sintomas.

CONSIDERAÇÕES FINAIS

O TMC pode se apresentar de diversas formas e é muito frequente na prática clínica da atenção básica e também da especializada, pois é composto por queixas muito comuns na comunidade e se trata de um espectro de doenças. Muitas das pessoas com TMC poderão ser acolhidas com uma escuta qualificada, criando e mantendo um vínculo saudável, voltado para a promoção de saúde, mais do que para a doença. Explorar as potencialidades desses indivíduos, ficar próximo ao usuário em um primeiro momento e depois garantir sua autonomia, bem como estimular seu autocuidado podem ser a peça fundamental para um sucesso terapêutico.

Bibliografia

Albuquerque MAC, Dias LC. Abordagem em saúde mental pelo médico de família. In: Gusso G, Lopes JMC (orgs.). Tratado de medicina de família e comunidade: princípios, formação e prática. Porto Alegre: Artmed; 2012.

Amorim P. Mini International Neuropsychiatric Interview (MINI): validation of a short structured diagnostic psychiatric interview. Rev Bras Psiquiatr. 2000; 22(3):106-15.

Aroca S. Qualidade de vida: comparação entre o impacto de ter transtorno mental comum e a representação do sofrimento dos nervos em mulheres [Dissertação de Mestrado]. Rio de Janeiro: Escola Nacional de Saúde Pública Sergio Arouca, Fundação Oswaldo Cruz; 2009.

Araujo TM, Pinho PS, Almeida MMG. Prevalência de transtornos mentais comuns em mulheres e sua relação com as características sociodemográficas e o trabalho doméstico. Rev Bras Saude Mater Infant. 2005; 5(3):337-48.

Barcellos MT, Rocha TBM, Kieling C et al. Avaliação de Problemas de Saúde Mental. In: Duncan BB et al. Medicina ambulatorial: condutas de atenção primária baseadas em evidências. Porto Alegre: Artmed; 2013.

Comitê de prevenção de transtornos mentais e abuso de substâncias entre crianças, jovens e jovens adultos; 2009.

Chiaverini DH (org.). Guia prático de matriciamento em saúde mental. Centro de Estudo e Pesquisa em Saúde Coletiva. Brasília: Ministério da Saúde; 2011. 236 p.

Ferreira MHF et al. Suicide risk among inpatients at a university general hospital. Rev Bras Psiquiatr. 2007; 29:51-4.

Fleck MPA, Baeza FLC. Depressão. In: Duncan BB et al. Medicina ambulatorial: condutas de atenção primária baseadas em evidências. Porto Alegre: Artmed; 2013.

Fonseca MLG, Guimarães MBL, Vasconcelos EM. Sofrimento difuso e transtornos mentais comuns: uma revisão bibliográfica. Rev APS. 2008; 11(3):285-94.

Fortes S. Transtornos mentais na atenção primária: suas formas de apresentação, perfil nosológico e fatores associados em unidades do programa de saúde da família do município de Petrópolis/Rio de Janeiro, Brasil [tese]. Rio de Janeiro: Universidade do Estado do Rio de Janeiro; 2004.

Goldberg D et al. Psychiatry in medical practice. Routledge; 2008. p. 8.

Júnior GAS, Manfro GG, Cordioli AV. Transtornos de ansiedade. In: Duncan BB et al. Medicina ambulatorial: condutas de atenção primária baseadas em evidências. Porto Alegre: Artmed; 2013.

Lima MCP, Menezes PR, Carandina L et al. Transtornos mentais comuns e uso de psicofármacos: impacto das condições socioeconômicas. Rev Saúde Pública. 2008; 42(4):717-23.

Lopes JMC (orgs.). Tratado de medicina de família e comunidade: princípios, formação e prática. Porto Alegre: Artmed; 2012.

Maragno L, Goldbaum M, Gianini RJ et al. Prevalência de transtornos mentais comuns em populações atendidas pelo Programa Saúde da Família (QUALIS) no Município de São Paulo, Brasil. Cad Saúde Pública. 2006; 22:1639-48.

Masur J et al. Detecção precoce do alcoolismo em clínica médica através do questionário CAGE: utilidade e limitações. J Bras Psiquiatr. 1985; 34:31-4.

Neto PP, Freitas FL. Tristeza, sensação de depressão e perturbações depressivas. In: Gusso G, Patel V, Araya R et al. Women, poverty and common mental disorders in four restructuring societies. Soc Sci Med. 1999; 49:1461-71.

Rio de Janeiro. Secretaria Municipal de Saúde. Guia de referência rápida. Ansiedade generalizada e transtorno do pânico (com ou sem agorafobia) em adultos – manejo nos níveis primário e secundário de atenção. Versão Profissionais, Superintendência de Atenção Primária da Prefeitura do Rio de Janeiro; 2013.

Rio de Janeiro. Secretaria Municipal de Saúde. Guia de referência rápida. Depressão: tratamento e acompanhamento de adultos com depressão (incluindo pessoas portadoras de doenças crônicas). Versão Profissionais, Superintendência de Atenção Primária da Prefeitura do Rio de Janeiro; 2013.

Santos KOB, Araujo TM, Oliveira NF. Estrutura fatorial e consistência interna do Self-Reporting Questionnaire (SRQ-20) em população urbana. Cad Saúde Pública. 2009; 25(1):214-22.

Silva FD. Transtornos de ansiedade. In: Gusso G, Lopes JMC (orgs.). Tratado de medicina de família e comunidade: princípios, formação e prática. Porto Alegre: Artmed; 2012.

Sociedade Brasileira de Medicina de Família e Comunidade. Currículo baseado em competências para Medicina de Família e Comunidade. Rio de Janeiro: Ministério da Saúde; 2016.

Stewart M et al. Medicina centrada na pessoa: transformando o método clínico. Tradução de Anelise Teixeira Burmeister. Porto Alegre: Artmed; 2010.

Tófoli LF, Gonçalves DA, Fortes S. Somatização e sintomas sem explicação médica. In: Gusso G, Lopes JMC (orgs.). Tratado de medicina de família e comunidade: princípios, formação e prática. Porto Alegre: Artmed; 2012.

PARTE 5

Saúde da Família e da Comunidade

Capítulo 48 Abordagem Clínico-Nutrológica na Atenção Primária à Saúde, 326

Capítulo 49 Cuidado Centrado na Pessoa e Projeto Terapêutico Singular, 334

48 Abordagem Clínico-Nutrológica na Atenção Primária à Saúde

Washington Luiz Abreu de Jesus, Vivian Marques Miguel Suen, Roberta Ferracuti e *Willian Jackson Abreu de Jesus*

INTRODUÇÃO

A nutrição e o processo de digestão humana configuram-se como um conjunto de funções harmônicas e solidárias entre si, que condicionam o estado de saúde das pessoas. Delas são disponibilizados ao organismo os nutrientes e substratos necessários à manutenção da vida humana em todas as suas fases, do nascimento à senescência. Também contribuem para o melhor resultado no cuidado a diferentes enfermidades de natureza aguda ou crônica nos âmbitos de prevenção, tratamento e reabilitação, sendo de grande importância para o manejo clínico e as ações de vigilância e proteção da saúde dos indivíduos e da coletividade, em todos os níveis de atenção e âmbitos de intervenção do sistema (primário, secundário, terciário e quaternário).

Os problemas de caráter alimentar e nutricional, como processos decorrentes do desequilíbrio nutroneurometabólico do organismo, configuram-se como um conjunto de fatores de risco e situações clínicas de alta prevalência na atualidade, que se associam condições de adoecimento e morte cujo espectro abrange da desnutrição ao aporte energético-proteico excessivo, passando pelas doenças crônico-degenerativas, doenças infectocontagiosas, situações de violência e também outras condições de vulnerabilidade. Nesse ínterim, também se encontram os "erros" alimentares, hábitos de vida ou estados orgânicos que contribuem para os desajustes do quadro nutricional das pessoas e grupos populacionais, já que as inter-relações nutrientes-nutrientes, nutrientes-medicamentos e os mecanismos regulatórios orgânicos do processo nutricional são complexos.

De acordo com informações analisadas a partir de dados epidemiológicos estudados no período de 1974 a 2014, as mudanças no padrão de consumo alimentar da população brasileira vêm contribuindo para a elevação da prevalência de obesidade e de outras doenças não transmissíveis, tais como as dislipidemias, a hipertensão arterial, a síndrome metabólica e o diabetes não insulinodependente. Essas condições crônicas se potencializam como o aumento do consumo de açúcares, sal e alimentos processados e ultraprocessados. Soma-se a isso uma tendência de elevação da prevalência de inatividade física e do tabagismo como condições crônicas determinantes do processo de adoecimento dos distintos grupos populacionais. A modernização das relações sociais e do trabalho vêm contribuindo para essas mudanças e influenciando o estado nutricional e as condições de saúde, de modo bastante significativo.

Considerando-se a importância dessas questões, percebe-se certa centralidade dessa temática na abordagem clínica da atenção primária à saúde (APS) nas últimas décadas, exigindo dos profissionais de saúde, particularmente do médico, ampliar seus conhecimentos em relação ao modo como a nutrição interfere no processo de cuidado positiva ou negativamente. O manejo cotidiano de fatores de risco (tabagismo, alimentação inadequada, inatividade física, uso excessivo de álcool etc.) e situações clínicas, tais como estados de perda ponderal involuntária, diabetes, hipertensão, obesidade, AIDS, transtornos mentais; bem como o enfrentamento aos transtornos alimentares primários e secundários a essas condições e outras ainda de natureza aguda e crônica, impõe aos profissionais da APS o desafio de lançar mão, permanentemente, de ferramentas diagnósticas e terapêuticas adequadas a uma abordagem nutricional efetiva, que, segundo nosso entendimento, caracteriza o rol de contribuições da *Nutrologia Básica*.

Pretende-se, neste capítulo, elucidar algumas questões-chave para enfrentamento da problemática da alimentação e nutrição na APS, considerando-se os aspectos clínico-epidemiológicos essenciais para o desenvolvimento de ações de promoção e prevenção da saúde. Nesse sentido, são apresentadas as principais recomendações de manejo nutrológico na prática clínica da APS e um "passo a passo" para o diagnóstico nutrológico adequado em nível primário. Espera-se que o leitor possa compreender os aspectos conceituais e práticos mais relevantes sobre a temática, sensibilizando-se para contribuir com a execução dessas ações no dia a dia de sua atuação profissional.

CINCO RECOMENDAÇÕES ESSENCIAIS AO MANEJO NUTROLÓGICO NA APS

Considerando as interfaces e possibilidades de ação conjunta, constata-se que a equipe de APS pode atuar, levando em conta as particularidades de suas competências profissionais, desde o manejo nutricional básico até o acompanhamento de situações mais complexas em seus aspectos preventivos, curativos e de reabilitação funcional, sempre sob uma perspectiva multiprofissional e interdisciplinar. Cabe ao médico, no nosso entendimento, um papel importante de coordenação dos cuidados integrados, por meio da negociação de um projeto terapêutico singularizado, que seja permanentemente avaliado e revisado. Nesse sentido, apresentamos a seguir um conjunto de recomendações, que podem se constituir como síntese das possibilidades de manejo nutrológico básico.

Recomendação 1: realizar triagem de risco e diagnóstico nutricional das pessoas, famílias e comunidades

A triagem de risco e o diagnóstico do estado nutricional das pessoas, famílias e comunidades podem ser obtidos por meio do acompanhamento do desenvolvimento antropométrico, bem como das condições nutricionais nos diferentes ciclos de vida (da idade gestacional e infantil até a senescência), sendo importantes ações a serem desenvolvidas também na APS. Inclui-se nesse processo a identificação de situações de vulnerabilidade clínico-epidemiológica relativas à desregulação das condições nutroneurometabólicas.

Informações sobre o peso, superfície, massa e densidade corporal, bem como as medidas preditivas de composição corporal são índices importantes para a triagem nutricional e a construção do diagnóstico nutrológico. Para isso, o profissional de APS pode dispor, além da avaliação clínica, de ferramentas como a miniavaliação nutricional (MAN), a avaliação subjetiva global (ASG) e a triagem nutricional de desnutrição (MUST), utilizadas em larga escala na avaliação de crianças e idosos. Também podem ser utilizadas em situações específicas a triagem de risco nutricional (NRS 2002) e a avaliação subjetiva global produzida pela pessoa (ASG-PPP).

Uma das ferramentas de trabalho na APS úteis para avaliar a situação nutricional de uma família é a visita domiciliar (VD), amplamente realizada pelas equipes de saúde da família (EqSF) e que permite, entre outras coisas, analisar as condições de saúde e o contexto de vida das pessoas em suas famílias e comunidades. Do ponto de vista clínico, os profissionais de nível superior das EqSF e dos núcleos de apoio à saúde da família (NASF) podem aplicar as ferramentas de triagem nutricional nas VD, o que possibilitaria acessar informações sobre o estado nutricional de cada componente da família e, por conseguinte, construir um *Diagnóstico Nutrológico Familiar*. O agente comunitário de saúde (ACS), responsável pelo cadastramento e acompanhamento mensal das famílias assistidas pela APS, pode contribuir, se for capacitado, com o seguimento domiciliar dos casos mais importantes, monitorando situações de desregulação nutricional e encaminhando para reavaliação da equipe, sempre que se fizer necessário.

Recomendação 2: realizar acolhimento adequado às pessoas e famílias com necessidades nutricionais, considerando seus desejos e o contexto sociocultural e econômico

Acolher é receber, assistir, valorizar, dar acesso. Na APS vem se investindo cada vez mais na utilização de técnicas e procedimentos que possibilitem o adequado acolhimento às demandas individuais e coletivas, considerando-se as necessidades de saúde das pessoas, famílias e comunidades. É, portanto, uma atitude necessária ao processo de cuidado em saúde no Brasil e que tem suas bases na Política Nacional de Humanização do Sistema Único de Saúde (SUS), associado aos processos de estabelecimento de vínculo e responsabilização, e à perspectiva de uma clínica ampliada e multiprofissional. Trata-se de um estímulo a práticas humanistas de cuidado, privilegiando a relação dialógica entre os profissionais de saúde e os usuários nos serviços assistenciais.

O ato de acolher no processo de cuidado nutrológico deve considerar sempre o contexto sociocultural e econômico da pessoa assistida, valorizando suas necessidades e seus desejos. É importante considerar a comunicação como elemento central desse processo, uma vez que, no "encontro clínico", por exemplo, todos esses elementos aparecem e determinam, em certa medida, o delineamento das soluções aos problemas nutroneurometabólicos ali apresentados. Cabe ao profissional de saúde lançar mão de ferramentas adequadas de comunicação clínica, que lhe permitam perceber a medida das necessidades, dos desejos e as situações que a pessoa que lhe demanda cuidados nutrológicos requer.

O "modelo dos quatro hábitos" serve de base para demonstrar as ações mínimas necessárias a uma boa relação interprofissional, úteis nas situações de consulta ou de acolhimento durante uma abordagem nutrológica, que não envolvam risco iminente de morte: (a) construir com a pessoa uma atmosfera cordial e respeitosa de relação interpessoal no momento da introdução ao encontro clínico; (b) trazer a perspectiva da pessoa para o centro do encontro clínico, explorando sua percepção acerca de seu processo de saúde ou adoecimento e suas expectativas de cuidado em relação ao manejo nutricional; (c) demonstrar empatia às percepções, aos desejos e às expectativas da pessoa, de modo a estabelecer uma relação de confiança e de segurança para a construção de um planejamento nutrológico combinado; e (d) tomar as decisões nutroterápicas em conjunto com a pessoa ou seu representante legal, depois de esclarecidas todas as questões relativas aos riscos e benefícios do plano geral de cuidados estabelecido.

Recomendação 3: estimular mudanças no estilo de vida, com incentivo à prática de atividade física e à adoção de alimentação saudável adequada às necessidades e possibilidades

É necessário estimular as mudanças no estilo de vida e orientar, em parceria com equipes matriciais especializadas multiprofissionais, as propostas terapêuticas não medicamentosas específicas às condições sensíveis à APS e que considerem as particularidades da clínica neste nível de atenção. É sempre importante estar atento para o fato de que o trabalho em atenção primária deve estar pautado na promoção e prevenção em saúde, e que o profissional precisa adotar uma abordagem centrada na pessoa em seu contexto biopsicossocial.

É fundamental compreender que as intervenções relativas aos fatores de risco ligados aos comportamentos e aos estilos de vida podem ser feitas em diversos âmbitos. Ainda que haja outras condições também importantes, os fatores de risco vinculados aos comportamentos e aos estilos de vida mais significativos, que guardam relação com as condições crônicas de adoecimento e morte, e que interferem no equilíbrio nutroneurometabólico do organismo, são a dieta inadequada, o excesso de peso, a inatividade física e, em certa medida, também o estresse, o uso excessivo de álcool, o tabagismo e a desregulação do sono e da vida sexual.

A resposta a essas situações corresponde a uma abordagem de saúde que seja preventiva e que adote a perspectiva da promoção da saúde; tem, por isso, que incidir necessariamente de forma integrada nas dimensões da nutrição e dietética, do estímulo ao exercício e à atividade física, do combate às situações de estresse, da mudança de comportamento, da higiene do sono, da saúde sexual, da saúde ambiental, da cessação do tabagismo e da gestão de utilização de risco de bebidas alcoólicas. Essas intervenções demandam do profissional da APS uma boa compreensão dos mecanismos de comunicação clínica e relação interprofissional.

Recomendação 4: realizar o manejo clínico e o acompanhamento longitudinal das condições nutroneurometabólicas de saúde e doença das pessoas e suas famílias

É competência da APS e, particularmente, do médico, neste sentido, o manejo clínico de pessoas e famílias de condições nutroneurometabólicas crônicas, como hipertensão arterial, diabetes, obesidade e dislipidemias; e o acompanhamento longitudinal em níveis primário e secundário dos aspectos nutrológicos decorrentes de complicações agudas dessas condições clínicas, em parceria com os especialistas quando necessário.

Também faz parte dessas competências o seguimento de situações de má absorção de nutrientes, sensibilidade e intolerância a alimentos que demandem ações preventivas e de promoção da saúde nos âmbitos familiar e comunitário; bem como o acompanhamento domiciliar das situações clínicas relativas ao suporte nutricional terapêutico permanente, como nas indicações de terapia nutrológica assistida oral, enteral e parenteral, e nos cuidados paliativos.

Recomendação 5: realizar a vigilância nutrológica

A vigilância nutrológica se configura como um conceito-síntese por meio do qual se pode conceber a ideia de um modelo de atenção em nutrologia aplicado (Figura 48.1), com o objetivo de integrar as ações clínicas, de cuidado e de vigilância em saúde, incorporando os distintos níveis de prevenção da saúde para realizar o controle de causas, de condições de vulnerabilidade e das consequências relativas às condições nutroneurometabólicas das pessoas, famílias e comunidades. A APS é um espaço privilegiado

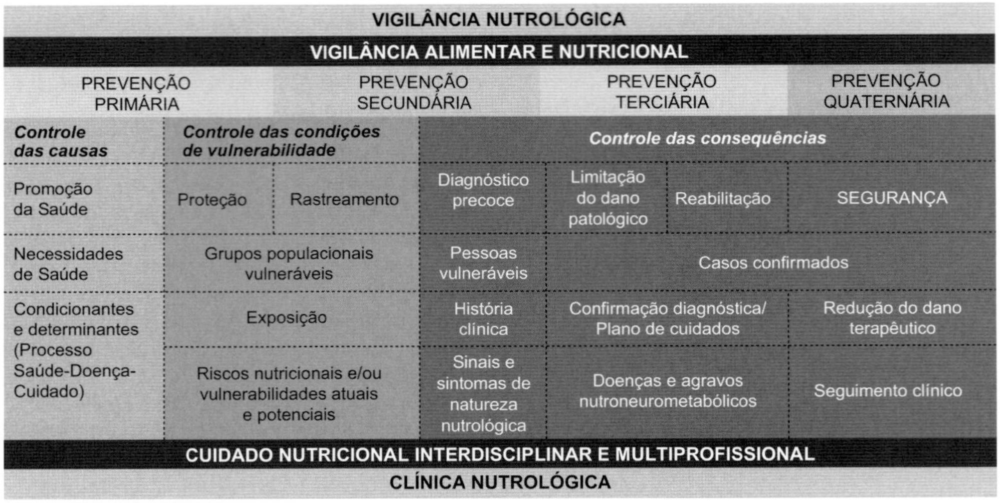

VIGILÂNCIA NUTROLÓGICA

VIGILÂNCIA ALIMENTAR E NUTRICIONAL						
PREVENÇÃO PRIMÁRIA		PREVENÇÃO SECUNDÁRIA		PREVENÇÃO TERCIÁRIA		PREVENÇÃO QUATERNÁRIA
Controle das causas	**Controle das condições de vulnerabilidade**		**Controle das consequências**			
Promoção da Saúde	Proteção	Rastreamento	Diagnóstico precoce	Limitação do dano patológico	Reabilitação	SEGURANÇA
Necessidades de Saúde	Grupos populacionais vulneráveis		Pessoas vulneráveis	Casos confirmados		
Condicionantes e determinantes (Processo Saúde-Doença-Cuidado)	Exposição		História clínica	Confirmação diagnóstica/ Plano de cuidados		Redução do dano terapêutico
	Riscos nutricionais e/ou vulnerabilidades atuais e potenciais		Sinais e sintomas de natureza nutrológica	Doenças e agravos nutroneurometabólicos		Seguimento clínico
CUIDADO NUTRICIONAL INTERDISCIPLINAR E MULTIPROFISSIONAL						
CLÍNICA NUTROLÓGICA						

Figura 48.1 Modelo clínico-epidemiológico de vigilância nutrológica. (Adaptada de Teixeira *et al.*, 1998; 2000.)

para a aplicação desse conceito, considerando suas características e a organização dos processos de trabalho nela ensejados.

A Clínica Nutrológica, compreendida sob a perspectiva do cuidado nutricional interdisciplinar e multiprofissional, ganha na APS concretude exatamente pela possibilidade de articular a vigilância alimentar e nutricional, nos distintos níveis de prevenção, aos processos de vigilância da saúde, explicitados dos controles das causas, das condições de vulnerabilidade e das consequências. O *controle das causas* se estabelece na identificação das necessidades de saúde, seus condicionantes e determinantes relativos aos processos de alimentação e nutrição. O *controle das condições de vulnerabilidade* se dá por meio do mapeamento das exposições e na ação sobre grupos de riscos nutricionais e/ou vulnerabilidades atuais e potenciais. O *controle das consequências* se concretiza na ação em favor dos indivíduos suscetíveis/vulneráveis cujos indícios clínicos, sinais e sintomas permitam a confirmação de um "diagnóstico nutrológico" e possibilitem ao profissional de APS estabelecer um "plano de cuidados" e um "seguimento clínico" adequado, com a "segurança" necessária que cada caso requer.

SETE PASSOS NECESSÁRIOS A UMA BOA AVALIAÇÃO NUTROLÓGICA NA APS

Primeiro passo: história clínica completa, incluindo a anamnese alimentar

A história clínica na avaliação nutrológica inclui a "anamnese alimentar" e deve ser direcionada para a detecção de situações que denunciem algum grau de desnutrição, com a finalidade de se instituir uma terapêutica nutricional adequada e eficaz. A pessoa deve ser interrogada sobre fatores que interferem direta ou indiretamente no seu estado nutricional, tais como: perda ou ganho ponderal recente; história funcional e laboral; padrão alimentar e história dietética; presença de fatores limitantes da ingestão alimentar (anorexia, lesões bucais, dificuldades de mastigação); sinais de comprometimento gastrintestinal (náuseas, vômitos e diarreia); uso de medicamentos que interfiram na absorção e utilização de nutrientes; antecedentes clínicos, doenças preexistentes e presença de doenças crônicas ou intervenções cirúrgicas; etilismo; tabagismo; e fatores psicossociais que possam interferir na ingestão alimentar.

Algumas ferramentas são importantes recursos semiotécnicos para auxiliar o profissional na realização da anamnese alimentar durante a entrevista clínica, principalmente quando se deseja a colaboração da pessoa e de sua família para esclarecer seu padrão alimentar e sua história dietética. Nesse sentido, destacam-se: o *recordatório alimentar*, utilizado para listar os tipos de alimentos e horários de ingestão destes pela pessoa e sua família no período de 24 horas; o *questionário de frequência alimentar*, cuja função é completar as informações do recordatório alimentar, quantificando e qualificando a ingestão alimentar da pessoa e de sua família no período requerido; e o *registro alimentar*, realizado pela própria pessoa ou por sua família, que anota as quantides e os horários de ingestão alimentar individualizados em dado período, disponibilizando-o ao profissional na entrevista subsequente.

Segundo passo: exame físico geral, incluindo a antropometria

Para completar a história clínica na avaliação nutrológica deve-se realizar o exame físico geral e específico, visando à caracterização do trofismo das pessoas em geral e à identificação de sinais clínicos de deficiências ou excessos nutricionais. Pode também ser realizada em grupos familiares ou instituições, quando se deseja estabelecer o estado nutrológico desses agrupamentos para construção de diagnósticos familiares ou institucionais. Deve ser um processo minucioso, que inclua a análise antropométrica, com a composição corporal preditiva complementar.

As medidas antropométricas fundamentais à avaliação nutrológica de pessoas adultas são o peso corporal (P), a estatura (E) e o índice de massa corporal (IMC), cujas análises permitem inferir sobre o trofismo da pessoa, como explicitado na Tabela 48.1.

Tabela 48.1 Classificação do estado nutricional de acordo com o índice de massa corporal (IMC), para uma população padrão adulta de ambos os sexos (masculino e feminino).

IMC (kg/m²)	Estado nutricional
> 40	Obesidade grau III
35 a 39,9	Obesidade grau II
30 a 34,9	Obesidade grau I
25,1 a 29,9	Sobrepeso
18,5 a 25	*Eutrofia (normal)*
17 a 18,4	Desnutrição grau I
16 a 17,9	Desnutrição grau II
< 16	Desnutrição grau III

Adaptada de OMS (1998).

A composição corporal preditiva, como avaliação antropométrica complementar, pode ser obtida por meio de medidas semiotécnicas das circunferências (abdominal, do braço, da cintura, do quadril e da panturrilha), com o uso de uma fita métrica; e das dobras cutâneas (bicipital, tricipital, subescapular, abdominal, peitoral, axilar média, suprailíaca e femoral média), com o uso de um instrumento padrão denominado "adipômetro" ou "plicômetro". Se disponível, pode ser solicitada a avaliação da composição corporal por "bioimpedância elétrica", um método simples, barato rápido e não invasivo, que pode ser realizado pelo profissional médico ou pelo nutricionista, devidamente capacitados.

O acompanhamento antropométrico das crianças pode ser feito por meio das medidas de peso por idade, estatura por idade, peso por estatura e IMC por idade, cujos resultados são obtidos com a utilização de curvas específicas para determinar o percentil e o escore Z de crescimento e desenvolvimento. Adolescentes são avaliados considerando-se o IMC por idade e a estatura por idade; os idosos são avaliados por meio do IMC ajustado para a idade e perímetro da panturrilha; e as gestantes pelo ganho de peso gestacional e pelo IMC por semana gestacional.

Durante o exame físico, é possível verificar, por meio da inspeção, sinais de depleção nutricional, que apurados durante a entrevista clínica se complementem com sintomas que possibilitem um diagnóstico nutrológico mais preciso. A Tabela 48.2 explicita alguns desses sinais e sintomas, associando-os às possíveis deficiências nutricionais relacionadas.

Terceiro passo: avaliação laboratorial nutrológica complementar

A avaliação laboratorial do estado nutricional não é uma tarefa simples, uma vez que a maioria dos exames disponíveis não foi constituída para este fim, mas, sim, para avaliar doenças. Entretanto, aliada a um processo adequado de investigação clínica, pode contribuir para a construção do diagnóstico nutrológico em APS, orientando, inclusive, os parâmetros de estimativa de necessidades energético-metabólicas a serem adotados. O contexto clínico e a avaliação do estado nutricional das pessoas e suas famílias são de grande valia para a adoção de medidas adequadas e harmônicas, na quantidade e qualidade adequadas a cada caso especificamente.

Uma boa avaliação laboratorial do estado nutricional de uma pessoa pode ser obtida por meio do estudo dos estados bioquímico-metabólicos dos diferentes nutrientes da dieta no organismo:

Tabela 48.2 Sinais do exame físico e sintomas associados às deficiências nutricionais mais comuns na população em geral, de interesse na APS.

Componente avaliado	Sinal clínico	Deficiência nutricional
Estado geral	Emagrecimento ou apatia	Carboidratos; lipídios
Pele	Pele ressecada, descamativa e com falhas de pigmentação	Ácidos graxos essenciais; vitamina A; zinco
	Hiperqueratose folicular	Vitaminas A e C
	Hemorragia perifolicular	Vitamina C
	Petéquias	Vitaminas C e K
	Rash psoriasiforme	Vitamina A; zinco
	Dermatite fotossensível	Niacina (B$_3$)
	Dificuldade de cicatrização	Vitamina C; zinco
	Dermatose escrotal	Riboflavina (B$_2$)
	Equimoses	Vitamina K
	Sangramento fácil	Vitaminas K e C

continua

Tabela 48.2 Sinais do exame físico e sintomas associados às deficiências nutricionais mais comuns na população em geral, de interesse na APS. (*Continuação*)

Componente avaliado	Sinal clínico	Deficiência nutricional
Cabelos	Finos, quebradiços e despigmentados (sinal da bandeira)	Proteínas
	Fáceis de arrancar (indolor)	Proteínas; zinco
	Alopecia	Proteínas; biotina (B$_7$)
Face	Seborreia nasolabial	Ácidos graxos essenciais; riboflavina (B$_2$)
	Palidez	Ferro
	Edema (face de lua cheia)	*Kwashiorkor*
Olhos	Cegueira noturna	Vitamina A; zinco
	Olho seco (xeroftalmia)	Vitamina A
	Fotofobia	Vitamina A
	Mancha de Bitot	Vitamina A
	Inflamação conjuntival	Vitamina A; riboflavina (B$_2$)
Boca	Sangramento gengival	Vitamina C; riboflavina (B$_2$)
	Glossite	Riboflavina (B$_2$); niacina (B$_3$); piridoxina (B$_6$); ácido fólico (B$_9$); ferro
	Atrofia de papila gustativa	Ferro
	Estomatite angular e queilite	Riboflavina (B$_2$); niacina (B$_3$); piridoxina (B$_6$)
	Redução do paladar (hipogeusia)	Vitamina A; zinco
Pescoço	Aumento da tireoide	Iodo
	Aumento das parótidas	Proteínas
Unhas	Despigmentação transversal	Albumina
	Unhas em forma de colher (coiloníquia)	Ferro
Tecido subcutâneo	Edema	*Kwashiorkor*
	Aparência de consumo tissular	Marasmo; inanição
Extremidades	Dor articular	Vitamina C
	Fragilidade óssea	Vitamina D
	Fraqueza muscular	Tiamina (B$_1$)
	Perda muscular	Proteico-energética; vitamina D; selênio;
	Edema	Proteínas
Cardíaco	Aumento do coração	Tiamina (B$_1$); selênio
	Insuficiência cardíaca	Tiamina (B$_1$)
Gastrointestinal	Hepatomegalia	Proteínas
	Diarreia	Niacina (B$_3$); ácido fólico (B$_9$); cobalamina (B$_{12}$)
Neurológico	Tetania	Cálcio; magnésio
	Parestesia	Tiamina (B$_1$); cobalamina (B$_{12}$)
	Ataxia	Cobalamina (B$_{12}$)
	Hiporreflexia	Tiamina (B$_1$)
	Demência	Tiamina (B$_1$); niacina (B$_3$); ácido fólico (B$_9$); cobalamina (B$_{12}$)

Adaptada de Machado *et al.* (2009)[3].

330 PARTE 5 Saúde da Família e da Comunidade

proteínas, carboidratos, lipídios, vitaminas e minerais; e ainda considerar condições metabólicas relacionadas com os estados inflamatórios e com a imunidade, bem como condições clínicas que interferem na absorção, na digestão e no metabolismo dos nutrientes, contribuindo para alterações na biodisponibilidade dos mesmos.

É verdade que, no sistema público de saúde, nem sempre estarão disponíveis métodos de medição laboratorial para todos os componentes bioquímicos necessários a uma boa avaliação nutrológica, o que impõe ao profissional da APS a necessidade de combinar todos os elementos disponíveis para realizá-la. A disponibilidade de métodos laboratoriais é uma situação que pode requerer negociação entre o serviço e o sistema de saúde (subsistema público ou privado), pois depende dos recursos existentes (financeiros, humanos e materiais) em alguns casos.

Cabe ao profissional de saúde realizar uma avaliação clínica que lhe permita arbitrar a real necessidade de solicitação de exames complementares, em um processo de coordenação de cuidados com os serviços de apoio diagnóstico e terapêutico (SADT). O bom senso é fundamental no momento de indicar a real necessidade de sua obtenção, que deve ser singularizada a cada caso. Devemos também estar atentos para o estabelecimento de medidas de segurança do paciente, evitando-se o uso desnecessário de medidas de rastreamento laboratorial e a excessiva medicalização.

A Tabela 48.3 apresenta um resumo das possibilidades de exames laboratoriais que podem ser solicitados pelos profissionais da APS e que são úteis na avaliação do estado nutricional, somados a outras informações clínicas colhidas até este momento.

Quarto passo: identificação dos estados de desregulação nutricional primários e secundários

Nesse momento, o profissional da APS deve registrar em lista os problemas nutricionais, de natureza nutroneurometabólica, caracterizados como estados de desregulação nutricional primários e secundários. Sua construção deve ser feita com base na conjugação das informações clínicas e laboratoriais, sob uma abordagem biopsicossocial e considerando-se a perspectiva do Registro Médico Orientado por Problemas (RMOP). A lista orientará a construção dos passos seguintes no tocante às estimativas energético-metabólicas necessárias à elaboração de um plano nutrológico de cuidados (Tabela 48.4).

Quinto passo: estimativa das necessidades energéticas, proteicas e de reposição hidreletrolítica mínimas diárias

O ponto de partida para estimar as necessidades nutricionais de uma pessoa será sempre uma boa indicação clínica. Para isso, calcula-se o gasto energético total (GET), de acordo com as necessidades energéticas diárias, e, em seguida, realiza-se a distribuição desse GET pelos macronutrientes (carboidratos, lipídios e proteínas), definindo-se, também, a oferta de micronutrientes, de água e de eletrólitos adequadas ao suporte nutricional proposto (oral, enteral ou parenteral). Esse processo encontra-se representado no diagrama da Figura 48.2.

O GET de uma pessoa pode ser definido como o valor calórico diário correspondente à energia utilizada pelo organismo em um período de 24 horas, representando o total das necessidades energéticas e proteicas. Seu cálculo leva em consideração vários fatores, tais como idade, peso corporal, atividade física, sexo, sono, vigília etc. O principal elemento do GET é a taxa metabólica, definida como sendo basal (TMB), ou de repouso, quando se trata da energia mínima necessária à manutenção da vida em situações de baixa demanda energética, relacionada principalmente com o funcionamento dos órgãos. Para a definição da TMB do GET de uma pessoa, indicam-se a *regra de bolso* (Boxe 48.1), a *equação de Harris e Benedict* (Boxe 48.2) e a *equação preditiva de requerimentos diários de ingesta (DRI)* (Boxe 48.3),

---

Tabela 48.3 Exames laboratoriais potencialmente necessários à avaliação do estado nutricional na APS.

Componente avaliado	Exames laboratoriais
Proteínas	Pré-albumina (transtirretina); proteínas totais; albumina; globulina; transferrina
Carboidratos	Glicemia (jejum e pós-prandial); hemoglobina glicada (HbA1c); insulinemia
Lipídios	Colesterol total; frações do colesterol (HDL; LDL; VLDL); triglicerídeos.
Vitaminas	Vitamina A (retinol); vitamina C (ácido ascórbico); vitamina D (colecalciferol); vitamina E (tocoferol); vitamina K (quinonas); vitamina B_1 (tiamina); vitamina B_2 (riboflavina); vitamina B_3 (niacina); vitamina B_6 (piridoxina); vitamina B_7 (biotina); vitamina B_9 (ácido fólico); vitamina B_{12} (cobalamina)
Eletrólitos e Minerais	Sódio; potássio; cálcio; magnésio; ferro; zinco; fósforo; selênio; iodo.
Estados inflamatórios	Proteína C reativa (PC-R); velocidade de hemossedimentação (VHS); fibrinogênio; ácido úrico; ferritina; fator de necrose tumoral alfa (TNF-α); relação albumina-globulina
Função hepática	Bilirrubinas (soro e urina); aminotransferases (ALT e AST); fosfatase alcalina (FA); gamaglutamiltransferase (GGT); fatores de coagulação
Função renal	Ureia; creatinina
Alterações ligadas à lesão muscular	Creatinoquinase (CK); AST

Fonte: elaborada pelos autores. HDL: lipoproteína de alta densidade; LDL: lipoproteína de baixa densidade; VLDL: lipoproteína de muito baixa densidade; ALT: alanina aminotransferase; AST: aspartato aminotransferase.

Tabela 48.4 Modelo de registro para lista de problemas nutricionais.

Problemas nutricionais	Situação	Análise SOAP	Registros clínicos
Problemas organizados de acordo com abordagem biopsicossocial, identificados em primários e secundários: P1; P2; P3...	Ativa, inativa ou potencial	Subjetivo Objetivo Avaliação Plano	(...) (...) (...) (...)

Fonte: elaborada pelos autores.

Boxe 48.1 Regra de bolso para o cálculo do gasto energético total (GET).

- 25 a 30 kcal/kg do peso corporal ideal ou ajustado/dia (kg), pelas recomendações europeias ou
- 20 a 25 kcal/kg do peso corporal ideal ou ajustado/dia (kg), pelas recomendações americanas e brasileiras.

Boxe 48.2 Equação de Harris e Benedict para cálculo do gasto energético total (GET).

- Para homem: 66,47 + (13,75 × peso corporal em kg) + (5,003 × altura em centímetros) − (6,775 × idade em anos completos)
- Para mulher: 655,09 + (9,563 × peso corporal em kg) + (1,85 × altura em centímetros) − (4,676 × idade em anos completos)

Boxe 48.3 Equação preditiva para cálculo do gasto energético total (GET) pelo requerimento diário de ingesta (DRI).

- Para homem: 662 − 9,53 × idade (anos) + FA × [15,91 × peso corporal (kg) + 539,6 × estatura (m)]
- Para mulher: 354 − 6,91 × idade (anos) + FA × [9,36 × peso corporal (kg) + 726 × estatura (m)]

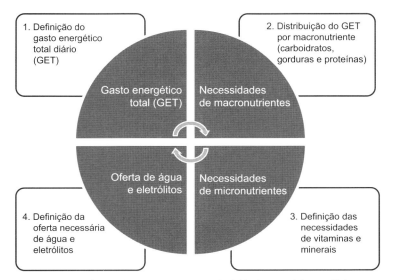

Figura 48.2 Quatro elementos do processo decisório da prescrição nutrológica.

como medidas preditivas, aplicando-se a estas fatores de correção para determinadas situações clínicas.

Na Tabela 48.5 demonstram-se cálculos relativos às quantidades requeridas diárias mínimas e o percentual energético estimado de carboidratos, gorduras e proteínas para composição alimentar e cuidado nutricional na clínica nutrológica.

Sempre que o cuidado nutricional é indicado, o profissional da APS deve sempre estar atento às necessidades de ingesta diárias recomendadas para cada nutriente, da água e dos principais eletrólitos das pessoas em processo de cuidado, considerando-se o ciclo de vida e as necessidades individuais, e adotando-se, preferencialmente, valores definidos pelas tabelas de DRI, internacionalmente reconhecidos e validados pela Agência Nacional de Vigilância Sanitária (Anvisa), uma vez que evitar o uso desnecessário de medidas terapêuticas é parte do processo de prevenção em saúde.

Deve-se destacar a questão da hidratação das pessoas. É sabido que a água representa 50 a 60% do peso corporal de uma pessoa saudável, adulta, do sexo masculino e pesando 70 kg. Basicamente toda a água corporal se encontra distribuída em dois grandes compartimentos (intracelular e extracelular), cujos mecanismos de regulação são bioquímico-metabólicos e dependem do estado trófico de cada indivíduo.

Os adultos, portanto, em seu estado de hidratação normal possuem uma necessidade diária de água de aproximadamente 35 mℓ/kg, que pode estar alterada em situações de estresse metabólico, como nos estados febris, nos quais uma elevação de 1 °C acima dos 37 °C da temperatura corporal normal impõe a necessidade de aumento da demanda corporal de água de 2,0 a 2,5 mℓ/kg em 24 horas. Na pediatria, os requerimentos diários de água em condições de saúde normais variam de 0,7 a 2,3 ℓ/dia. Pessoas com idade superior a 60 anos possuem uma necessidade diária reduzida, em torno de 30 mℓ/kg, uma vez que suas demandas metabólicas também são diminuídas.

A Tabela 48.6 apresenta os valores de referência das necessidades diárias de ingestão de água de acordo com a DRI, para crianças, adultos, gestantes e lactantes.

Atletas profissionais ou pessoas que praticam exercício físico regularmente possuem seus parâmetros de necessidades energéticas diferenciados, uma vez que seu perfil metabólico sofre a influência do fator atividade (FA) (Tabela 48.7) – um fator de ajuste aplicado ao GET, que considera a intensidade da atividade física diária de uma pessoa no seu cálculo.

As necessidades de hidratação (Tabela 48.8) e aporte proteico (Tabela 48.9) também devem ser ajustadas de acordo com o tipo de atividade física e sua intensidade, atentando-se para o cuidado com as perdas energéticas e hidreletrolíticas ocorridas antes, durante e depois dos exercícios.

Tabela 48.5 Quantidades diárias requeridas de macronutrientes e percentual energético estimado para terapia nutrológica.

Macronutriente	Quantidade requerida de nutriente (g/dia) – Q[r]	Percentual energético estimado (%)
Proteínas	Peso corporal (kg) × Q[i]Prot. (g)*	10 a 35
Carboidratos	Peso corporal (kg) × Q[i]Carb. (g)**	45 a 65
Lipídios	Peso corporal (kg) × Q[i]Lip. (g)***	20 a 35

*Q[r]Prot.: quantidade requerida de proteínas[(inicial/final)]. **Q[r]Carb.: quantidade requerida de carboidratos[(inicial/final)]. ***Q[r]Lip.: quantidade requerida de lipídios[(inicial/final)].
Fonte: elaborada pelos autores.

Tabela 48.6 Necessidades de ingestão diária de água de acordo com o requerimento diário de ingesta (DRI).

Crianças < 12 meses	0,7 a 0,8 ℓ/dia
Crianças de 1 a 8 anos	1,3 a 1,7 ℓ/dia
Homens de 9 a 70 anos	2,4 a 3,7 ℓ/dia
Mulheres de 9 a 70 anos	2,1 a 2,7 ℓ/dia
Gestantes	3 ℓ/dia
Lactantes	3,8 ℓ/dia

Tabela 48.7 Índice de ajuste do fator atividade (FA) para o exercício físico.

1 a 1,39	Sedentário
1,4 a 1,56	Atividade física moderada, 30 a 60 min/dia (caminhada 5 a 7 km/hora)
1,6 a 1,89	Atividade física moderada, > 60 min/dia
1,9 a 2,5	Atividade física moderada/intensa (60 min de atividade moderada + 60 min de atividade vigorosa ou 120 min de atividade moderada)

Adaptada de Waitzberg (2017).

Tabela 48.8 Necessidades de reposição hídrica no exercício físico de acordo com o requerimento diário de ingesta (DRI).

Período	Recomendação
Antes do exercício	A hidratação deve ser feita com um volume de 5 a 10 mℓ/kg de peso corporal, 2 a 4 horas antes do início do exercício
Durante o exercício	O volume de líquidos ingeridos deve ser de acordo com as perdas, alcançando uma ingestão de 0,4 a 0,8 ℓ/hora. Pode haver inclusão de sódio, caso o atleta tenha alta taxa de suor ou pratique exercícios com duração maior que 2 horas ininterruptas. O carboidrato deve ser utilizado em eventos acima de 60 min (30 a 60 g/h) Em eventos muito prolongados, acima de 2,5 h, uma adição 90 g/h de carboidratos está associada a melhor *performance*
Depois do exercício	A reidratação deve ser feita com 1 a 1,25 ℓ para cada 1 kg de peso corporal perdido

Adaptada de Lustosa (2016).

Tabela 48.9 Necessidades de reposição proteica no exercício físico de acordo com o requerimento diário de ingesta (DRI).

Treinamento	Proteína/dia	Objetivo
Pessoas com baixa atividade	0,8 a 1 g/kg	Manter *turnover* proteico
Pessoas com treino de moderada intensidade	1 a 1,5 g/kg	Manter balanço nitrogenado positivo, evitar catabolismo de proteínas e melhorar a recuperação
Pessoas com treino intenso	1,5 a 2 g/kg	Manter balanço nitrogenado positivo, evitar catabolismo de proteínas e melhorar a recuperação
Pessoas mais velhas, fisicamente ativas (condicionamento físico)	1 a 1,2 g/kg	Prevenir sarcopenia

Fonte: Adaptada de Waitzberg (2017).

Sexto passo: elaboração do plano nutrológico de cuidados

Como resultado de uma avaliação nutrológica adequada às necessidades energéticas e metabólicas das pessoas assistidas, famílias ou comunidades, obtém-se um plano nutrológico de cuidados, composto pelo diagnóstico nutrológico e pela prescrição clínico-nutrológica. Esses instrumentos devem ser construídos para atender às necessidades de uma pessoa, famílias ou comunidades [em situações especiais], considerando-se o estado de saúde diagnosticado.

O diagnóstico nutrológico se caracteriza pelo resgate do consolidado da lista de problemas nutricionais construída no momento da identificação dos estados de desregulação nutricional primários e secundários (quarto passo), sob uma abordagem biopsicossocial de modo interdisciplinar e multiprofissional, tendo como foco a pessoa no seu contexto individual, familiar e comunitário.

A prescrição clínico-nutrológica é constituída pelas orientações nutricionais e pela prescrição dietética, a qual é decorrente dos cálculos estimados de necessidades nutricionais de cada pessoa, família ou comunidade (no que couber), utilizando-se também como referência importante as tabelas de composição dos alimentos, disponíveis nos endereços eletrônicos oficiais do governo brasileiro. A orientação nutricional e a prescrição dietética, preferencialmente, devem ser construídas na interação multiprofissional com a área de Nutrição, legalmente habilitada para esta função.

As equipes de atenção básica dispõem do suporte de um núcleo de apoio à saúde da família (NASF), que tem em sua composição profissionais da área de nutrição, tendo como responsabilidades compartilhadas a promoção de práticas alimentares saudáveis em todas as fases do ciclo da vida e respostas às principais demandas assistenciais quanto aos transtornos alimentares, deficiências nutricionais e desnutrição, bem como aos planos terapêuticos, especialmente nas doenças e agravos não transmissíveis.

Sétimo passo: seguimento clínico seguro – prevenção quaternária, monitoramento e avaliação dos resultados terapêuticos

Por fim, uma abordagem nutrológica adequada na APS requer a adoção de medidas de prevenção quaternária e de segurança necessárias ao seguimento clínico das pessoas, famílias e comunidades, bem como uma sistemática de monitoramento e avaliação dos resultados terapêuticos.

A prevenção quaternária (P4) é definida de maneira direta e simples como a detecção de indivíduos em risco de tratamento excessivo para protegê-los de novas intervenções médicas inapropriadas e sugerir-lhes alternativas eticamente aceitáveis. Trata-se de uma ação que não se relaciona ao risco de doenças e sim ao risco de adoecimento iatrogênico diagnóstico e terapêutico e à medicalização desnecessária.

A segurança do paciente (SP), compreendida como um conjunto de ações e esforços complexos que ajudam na melhoria da segurança dos fatores de riscos a que as pessoas estão expostas no processo de cuidado, refere-se à redução, a um mínimo aceitável, ou à ausência do risco de um dano terapêutico à saúde – conceituado como prejuízo à estrutura ou função biopsicossocial decorrente de uma doença, lesão, disfunção, incapacidade, sofrimento ou morte.

O acompanhamento sistemático dos resultados clínicos protege as pessoas dos danos decorrentes do cuidado excessivo e de seus riscos, criando um ambiente de segurança terapêutica. Em outras palavras, a combinação de P4 com a SP, na prática, propicia um "seguimento clínico seguro" para profissionais e usuários dos serviços de saúde. A APS, como responsável pelo cuidado continuado e longitudinalidade, certamente se beneficiará com a adoção dessas medidas.

Bibliografia

Alfradique ME *et al*. Internações por condições sensíveis à atenção primária: a construção da lista brasileira como ferramenta para medir o desempenho do sistema de saúde (Projeto ICSAP – Brasil). Cad Saúde Pública, Rio de Janeiro. jun, 2009; 25(6):1337-1349.

Brasil. HumanizaSUS: Política Nacional de Humanização – a humanização como eixo norteador das práticas de atenção e gestão em todas as instâncias do SUS/Ministério da Saúde, Secretaria Executiva, Núcleo Técnico da Política Nacional de Humanização. – Brasília: Ministério da Saúde; 2004.

Brasil. Ministério da Saúde. Secretaria de Atenção à Saúde. Departamento de Atenção Básica. Orientações para a coleta e análise de dados antropométricos em serviços de saúde. Norma Técnica do Sistema de Vigilância Alimentar e Nutricional – SISVAN/Ministério da Saúde, Secretaria de Atenção à Saúde, Departamento de Atenção Básica. Brasília: Ministério da Saúde; 2011. 76 p.: il. (Série G. Estatística e Informação em Saúde) ISBN 978-85-334-1813-4.

Brasil. Ministério da Saúde. Secretaria de Atenção à Saúde. Departamento de Atenção Básica. Política Nacional de Alimentação e Nutrição/Ministério da Saúde, Secretaria de Atenção à Saúde. Departamento de Atenção Básica. Brasília: Ministério da Saúde; 2013.

Brasil. Ministério da Saúde. Secretaria de Atenção à Saúde. Departamento de Atenção Básica. Marco de referência da vigilância alimentar e nutricional na atenção básica/Ministério da Saúde, Secretaria de Atenção à Saúde, Departamento de Atenção Básica. – Brasília: Ministério da Saúde; 2015. 56 p.: il. ISBN 978-85-334-2250-6.

Brasil. Ministério da Saúde. Gabinete do Ministro. Portaria MS/GM nº 529, de 1º de abril de 2013 [internet]. 2013 [acesso em 15 dez 2018]. Disponível em: http://bvsms.saude.gov.br/bvs/saudelegis/gm/2013/prt0529_01_04_2013.html.

Brasil. Sociedade Brasileira de Medicina de Família e Comunidade. Currículo Baseado em Competências para a Medicina de Família e Comunidade. Rio de Janeiro: SBMFC; 2015. 68 p. ISBN: 978-85-63010-03-2.

Carvalho JDM, Silvestre SCM, Marchini S. Série Nutrição e Metabolismo – Manual de Procedimentos em Nutrologia. Guanabara Koogan, 03/2009. VitalBook file. ISBN 978-85-277-1501-0.

Dias MCG, van Aanholt DPJ, Catalani LA, Rey JSF, Gonzales MC, Coppini L, Franco Filho JW, Paes-Barbosa MR, Horie L, Abrahão V, Martins C. Triagem e Avaliação do Estado Nutricional. Projeto Diretrizes. Associação Brasileira de Nutrologia/Sociedade Brasileira de Nutrição Enteral e Parenteral. Associação Médica do Brasil/Conselho Federal de Medicina; 2011.

Egger G, Binns A, Rossner S. Lifestyle medicine: managing diseases of lifestyle in the 21st century. 2. ed. North Ryde, N.S.W: McGraw-Hill Australia; 2011.

Falk JW, Gusso G, Lopes JMC (Orgs.). Tratado de medicina de família e comunidade: princípios, formação e prática. Porto Alegre: Artmed; 2012.

Frankel RM, Stein TS. The four habits of highly effective clinicians: a practical guide. Kaiser Permanent Northern California Region: Physician Education & Development; 1996. Revised April, 2003 in partnership with the Institute for Culturally Competent Care.

Granja M, Outeirinho C. Registo médico orientado por problemas em medicina geral e familiar: atualização necessária. Rev Port Med Geral Fam 2018;34:40-4. ISSN: 2182-5173.

Houaiss A, Villar MS. Dicionário Houaiss de Língua Portuguesa. Elaborado pelo Instituto Antônio Houaiss de Lexicografia e Banco de Dados da Língua Portuguesa S/C Ltda. Rio de Janeiro: Objetiva; 2009.

Jamoulle M (Comitê de classificação Wonca), Roland M (Equip Wonca Europe). Prevenção quaternária e o glossário de medicina geral/medicina familiar, cartaz, processo de congresso de Hong Kong Wonca; 6/9 de junho de 1995 [internet]. 2013 [acesso em 15 dez 2018]. Disponível em: http://www.ph3c.org/PH3C/docs/27/000284/0000435.pdf.

Jamoulle M, Gomes LF. Prevenção Quaternária e limites em medicina. Rev Bras Med Fam Comunidade. 2014; 9(31):186-91. 2014 [acesso em 15 dez 2018] Disponível em: http://dx.doi.org/10.5712/rbmfc9(31)867.

Kavey R-E. How sweet it is: sugar-sweetened beverage consumption, obesity, and cardiovascular risk in childhood. Journal of the American Dietetic Association. 2010. DOI: 10.1016/j.jada.2010.07.028.

Loureiro E, Cavaco, AM, Ferreira MA. Competências de comunicação clínica: objetivos de ensino-aprendizagem para um currículo nuclear nas áreas da saúde. Revista Brasileira de Educação Médica. 2015; 39(4), 491-5 [internet]. Out/dez 2015 [acesso em 15 dez 2018]. Disponível em: https://dx.doi.org/10.1590/1981-52712015v39n4e01732015.

Lustosa AMA (Org.). Suplementação nutricional no esporte. Rio de Janeiro: Rubio, 2016. ISBN: 978-85-8411-062-9.

Macinko J, Starfield B. The contribution of primary health systems to health outcomes within OECD countries, 1970-1998. Health Serv Res. Jun 2003; 38(3):831-65 [internet]. 2003 [acesso em 15 dez 2018]. Disponível em: https://www.ncbi.nlm.nih.gov/pmc/articles/PMC1360919/pdf/hesr_149.pdf.

Maguire P, Pitceathly C. Key communication skills and how to acquire them. BMJ. 2000; 325:697-700 [internet]. 2002 [acesso em 15 dez 2018]. Disponível em: https://www.ncbi.nlm.nih.gov/pmc/articles/PMC1124224/.

Marchon SG, Mendes Junior WV. Segurança do paciente na atenção primária à saúde: revisão sistemática. Cad Saúde Pública [internet]. 2014 Sep; 30(9): 1815-35. 2014 [acesso em 15 dez 2018]. Disponível em: http://dx.doi.org/10.1590/0102-311X00114113.

McWhinney IR. Clinical method. In: McWhinney. A textbook of family medicine. New York: Oxford; 1997.

Mendes EV (Org.). O cuidado das condições crônicas na atenção primária à saúde: o imperativo da consolidação da estratégia de saúde da família. Brasília: Organização Pan-Americana de Saúde; 2012. ISBN 978-85-7967-078-7.

Miller O. Laboratório para o clínico/Otto Miller. 8. ed. São Paulo: Atheneu; 1999. ISBN: 8573790385

Monteiro CO, Levy RB (Org.). Velhos e novos males da saúde no Brasil: de Geisel a Dilma. São Paulo: HUCITEC/NUPENS/USP; 2015. ISBN 978-85-8404-046-9.

Nogueira-de-Almeida CA, Mello ED. Nutrologia Pediátrica: prática baseada em evidências. Barueri: Manole; 2016. ISBN: 978-85-204-4529-7.

Ribas Filho D, Suen VMM (Org.). Tratado de nutrologia. Barueri: Manole; 2013. ISBN: 978-85-20431-54-2.

Roncoletta AFT, Moreto G, Levites MR, Janaudis MA, Blasco PG, Leoto RF. Princípios da Medicina de Família. São Paulo: SOBRAMFA; 2003.

Ross AC, Caballero B, Cousins RJ, Tucker KL, Ziegler TR (Org.). Nutrição moderna de Shils na saúde e na doença. 11. ed. Barueri: Manole; 2016. ISBN: 978-85-204-3763-6.

Sheffer M, Taylor CL, Rapporteurs, Planning Committee for Dietary Reference Intakes Review Workshop. The Development of DRIs 1994-2004: Lessons Learned and New Challenges: Workshop Summary [internet]. 2008 [acesso em 15 dez 2018]. ISBN: 0-309-11563-9. Disponível em: http://www.nap.edu/catalog/12086.html.

Silva LE. Quantidade, qualidade, harmonia e adequação: princípios-guia da sociedade sem fome em Josué de Castro. Hist Cienc. Saúde-Manguinhos [internet]. 2009 Mar [acesso em 01 maio 2018]; 16(1):171-94. Disponível em: http://dx.doi.org/10.1590/S0104-59702009000100011.

Starfield B. Atenção primária: equilíbrio entre necessidades de saúde, serviços e tecnologia. Brasília: Ministério da Saúde/Unesco; 2004.

Teixeira CF, Paim JS, Vilasbôas AL. SUS, modelos assistenciais e vigilância da saúde. Inf Epidemiol SUS [internet]. 1998 Jun [acesso em 21 abr 2018]; 7(2):7-28. Disponível em: http://dx.doi.org/10.5123/S0104-16731998000200002.

Teixeira CF, Paim JS, Vilasbôas AL. SUS, modelos assistenciais e Vigilância da Saúde. In: Rozenfeld S (Org.). Fundamentos da Vigilância Sanitária [online]. Rio de Janeiro: Editora FIOCRUZ; 2000, p. 49-60. ISBN 978-85-7541-325-8 [internet]. 2000 [acesso em 15 dez 2018]. Disponível em: http://books.scielo.org/id/d63fk/pdf/rozenfeld-9788575413258-06.pdf.

Thacker SB, Stroup DF, Parrish RG, Anderson HA. Surveillance in environmental public health: issues, systems and sources. Am J Public Health. 1996; 86(5):633-38 [internet]. Maio 1995 [acesso em 15 dez 2018]. Disponível em: https://www.ncbi.nlm.nih.gov/pmc/articles/PMC1380469/pdf/amjph00516-0027.pdf.

Tirapegui J, Ribeiro SML (Org.). Avaliação nutricional – teoria e prática. [Reimpr] Rio de Janeiro: Guanabara Koogan; 2013. p. 191-209. ISBN: 978-85-277-1547-8.

US National Academy of Science (USA). Dietary reference intakes for energy, carbohydrates, fiber, fat, fatty acids, cholesterol, protein and amino acids. The National Academy Press: Washington – DC, 2002 [internet]. 2002 [acesso em 15 dez 2018]. Disponível em: https://www.nal.usda.gov/sites/default/files/fnic_uploads//energy_full_report.pdf.

Waitzberg DL. Nutrição Oral, enteral e parenteral na prática clínica/Dan L. Waitzberg. 5. ed. Rio de Janeiro: Atheneu; 2017. p. 419-40. ISBN: 978-85-388-0793-3.

Werustsky CA. Nutrologia esportiva. 2. ed. Porto Alegre: Edição do Autor; 2016. ISBN: 978-85-921973-0-8.

World Health Organization. Mental health: depression [Internet]. Washington: WHO; 2012. Disponível em: http://www.who.int/mental_health/management/depression/en/. Acesso em 14 set 2011.

49 Cuidado Centrado na Pessoa e Projeto Terapêutico Singular

Bernardino Geraldo Alves Souto

INTRODUÇÃO

Houve um tempo em que a expectativa de vida era muito curta. No Brasil, por exemplo, no início do século XX, nas sete maiores capitais o tempo médio de vida esperado a partir do nascimento era de 39 anos.

Essa contingência determinava duas funções básicas para o corpo que eram a de produção de bens e serviços (função social) e a de reprodução da espécie (função biológica). Essas funções serviam, respectivamente, para o sustento material da sociedade e para a constituição de descendentes. A morte advinha antes da degeneração do corpo, de modo que esse equipamento não demandava muito cuidado relativo às doenças crônico-degenerativas ou ao envelhecimento com qualidade de vida que existem hoje.

Naquele escopo limitado de demandas de atenção à saúde, a prioridade da clínica era tratar eventos agudos, sem muito planejamento longitudinal do cuidado com o corpo, com a mente e com a própria vida. A compreensão da influência do ambiente sociocultural no fenômeno do adoecimento também era limitada àquilo que implicava transtornos agudos.

Nos dias atuais, no entanto, o corpo ganhou outras funções como a de socialização, de meio para acesso ao prazer e ao lazer, funções ligadas à autoestima e à criatividade, entre outras, gerando novas demandas de cuidado que considerem o envelhecimento e suas implicações físicas, sociais e psicológicas em um ambiente cultural que valoriza significativamente a produtividade, a longevidade, a individualidade e a jovialidade. Ou seja, as demandas atuais de atenção à saúde vão além do cuidado imediato de problemas biológicos agudos e ainda incorporam as relações entre a pessoa, o meio em que vive, o modo como ela vive e seus projetos de vida.

Essa transformação exige uma atualização da prática clínica em relação àquela típica de uma época em que o envelhecimento não era uma preocupação, e as funções e o significado do corpo eram mais restritos. O antigo modelo fragmentado, focalizado em demandas transversais e na doença enquanto fenômeno citobioquímico, não consegue atender ao conjunto das necessidades de saúde que as pessoas têm na atualidade. O motivo é que esse novo conjunto contém elementos que extrapolam o campo biológico e, além disso, interconecta o problema biológico com questões psicossociais, culturais, políticas e outras, cuja interação determina o adoecimento como um fenômeno existencial que, ainda que ocasionalmente transversal, implica a longitudinalidade da vida.

Em síntese, é possível considerar que, no passado, a clínica comprometia-se, no máximo, em tentar acrescentar dias à vida da pessoa tratando eventos agudos que poderiam ameaçar a integridade física do corpo e dificultá-lo a cumprir suas funções produtivas e reprodutivas. Centrava-se, portanto, na doença; conhecer prioritariamente as doenças era tido como suficiente para ser um bom clínico. Essa limitação determinava um modelo de cuidado preocupado apenas com a definição de um diagnóstico nosológico para a formulação de uma prescrição objetiva, geralmente verticalizada do médico em direção à pessoa que o procurava com alguma queixa provinda do corpo.

Atualmente, além de acrescentar dias à vida da pessoa, a clínica tem o compromisso de acrescentar vida aos dias dela. É preciso, então, adotar um modelo de cuidado em saúde centrado na pessoa que considere a doença física, em sua disfunção celular, como a materialização de um problema que é apenas parte de um conjunto de contingências biológicas, psicológicas, culturais e sociais interativas entre si, ambiental e existencialmente mais ampla, e que se manifesta ao longo da experiência das pessoas com a vida. Assim, tornou-se necessário conhecer não apenas a doença que a pessoa tem em seus aspectos citobioquímicos e fisiopatogênicos, mas, também, a pessoa que tem a doença, o mundo em que ela vive e como se dá a interação objetiva e subjetiva entre a pessoa, a doença e seu mundo. Se antes um médico prestava atendimento, hoje ele tem que prestar cuidado, algo de uma dimensão muito maior.

É nesse ambiente que surge a proposta de substituir a clínica da doença pela clínica da pessoa; de substituir o antigo modelo sistematizado em anamnese, exame físico, diagnóstico e tratamento disparado por uma "queixa principal" por um modelo de livre associação objetiva e subjetiva entre necessidades de saúde e plano de cuidados disparado pela contingência biológica, psicológica, social ou cultural das pessoas. A segunda incorpora a primeira e amplia seu escopo de abordagem, de sorte a alcançar a doença no sujeito e não somente na célula; garante, assim, meios para o atendimento das demandas de atenção à saúde da atualidade, as quais fazem com que uma pessoa procure um médico não pelo problema biológico que se manifesta por meio de um conjunto de sintomas, mas, sim, pelo que esses sintomas representam existencialmente para esta pessoa em seu ambiente sociocultural. Por conseguinte, a clínica precisa identificar o problema fisiopatogenético que afeta o sujeito que sente algo, mas, tanto quanto, precisa identificar o que significa para a pessoa aquilo que ela está sentindo. Considerando que a função do médico não mais se restringe a salvar vidas sob ameaça aguda, mas, também, oferecer apoio para acesso a uma vida de qualidade, é fundamental que esse profissional do cuidado tenha sua competência ampliada para além da capacidade de fazer diagnósticos e tratamentos biológicos.

É nesse contexto que surge a necessidade de entendermos o que são, para que servem e como se dão na prática clínica o cuidado centrado na pessoa e o projeto terapêutico singular.

CONCEITOS E APLICAÇÕES DO CUIDADO CENTRADO NA PESSOA E DO PROJETO TERAPÊUTICO SINGULAR

O cuidado centrado na pessoa provido por médico, que parte de um encontro entre este e uma pessoa que o procura por causa de sintomas que a afetam, não tem como objetivo inicial a "queixa principal", mas a história clínica da vida da pessoa, na qual essa "queixa principal" surgirá ao longo da conversa e no momento cronológico da história do sujeito correspondente ao evento real em que essa queixa se encaixa. E quando surgir, já surgirá contextualizada em seu ambiente psicológico e sociocultural de crenças, valores, expectativas, medos etc., como um fenômeno existencial na vida dessa pessoa; portanto, já com seus significados e representações perante suas necessidades, suas possibilidades e seus desejos.

O motivo é que o paciente é, apenas, uma parte do sujeito, assim como a vida é uma parte da existência e a anamnese (história clínica, como a conhecemos tradicionalmente, é somente uma parte da história da pessoa.

Isso significa que a conversa clínica não deve começar por meio de uma identificação burocrática do sujeito (sexo, idade, religião etc.), mas por uma identificação de quem é a pessoa em seus aspectos psicológicos, culturais, sociais e de personalidade (do que ela gosta, o que lhe dá prazer, do que ela tem medo, quais são suas crenças, valores e escolhas de vida, como ela se relaciona consigo, com o mundo, com os outros e com seus próprios sintomas, quais são suas experiências com o adoecimento e com os cuidados de saúde etc.).

Esse modelo alternativo de identificação de uma pessoa é óbvio se compreendermos que o que desejamos é mais que uma entrevista técnica destinada a uma checagem de dados; é mais que uma consulta mediada por uma entrevista já que o que se pretende prestar não é um atendimento, mas, sim, um cuidado. Ou seja, é um encontro proporcionado por uma conversa entre duas pessoas interessadas em uma parceria horizontal e solidária, a interesse do bem-estar de ambas, ainda que com foco no alívio do desconforto daquela que se apresenta em busca de atenção; desconforto este que geralmente se manifesta no plano biológico ou psicológico, mas tem origem fenomenológica na experiência existencial do sujeito com seu próprio corpo e com suas relações internas e socioambientais, objetivas e subjetivas.

Por sua vez, a anamnese tradicional não tem alcance para uma abordagem dessa profundidade por concentrar-se em uma narrativa e uma citação de fatos relacionados com sintomas e sinais físicos, de modo que perde a oportunidade de contextualizar o adoecimento na história existencial do sujeito.

O início da conversa por meio da história de vida, caracterizado pelo interesse em compreender os sintomas que motivaram o sujeito a procurar o médico de modo ampliado, integral e existencialmente contextualizado, possibilita compreender não somente a doença em sua fisiopatologia orgânica, mas, também, o porquê e como a doença entrou na vida da pessoa, bem como suas potenciais causas e consequências biológicas, psicológicas e sociais. Ou seja, os sintomas e os sinais precisam ser comunicados, entendidos, interpretados e compartilhados; e não apenas decodificados à luz de um raciocínio fluxográfico. Portanto, é preciso corporificar uma história clínica capaz de decifrar o sujeito e, dentro dele, em sua existência, identificar suas necessidades de saúde. Nesse caso, toma-se como *necessidades de saúde* o conjunto formado por elementos que demandam aplicação, para que a pessoa ganhe qualidade de vida (necessidade de tratamento e reabilitação), tanto na esfera biológica quanto psicológica e social, e por elementos que demandam aplicação para que a pessoa não perca qualidade de vida (necessidade de promoção e prevenção) nas mesmas esferas.

Apoiada por um exame físico que, além da visão biológica do corpo, considere também seus significados e suas representações na percepção da pessoa examinada, a compreensão do sujeito em sua história e seus sintomas permitirá a providência de um cuidado que servirá prioritariamente ao bem-estar existencial do sujeito.

Entendendo-se por bem-estar existencial uma qualidade de vida biológica, psicológica e social suficiente para que a pessoa possa, em sua plenitude, bem interagir consigo mesma, com os outros e com o ambiente, esse bem-estar nem sempre depende de um diagnóstico nosológico ou da cura de uma doença, mas do modo como a pessoa enfrenta e convive com sua doença, e que significados, representações e efeitos essa doença tem sobre os desejos e os objetivos de vida da pessoa.

A intenção da conversa entre o médico e a pessoa com necessidades de cuidado, destinada ao delineamento da história clínica do sujeito contextualizada em sua história de vida, consiste, portanto, não apenas em encontrar um diagnóstico nosológico, mas, principalmente, em identificar em que degrau da escada da qualidade de vida a pessoa se encontra; não fazer apenas uma prescrição médica, mas oferecer um plano de cuidados ampliado e integral negociado com o sujeito, à luz da articulação entre as necessidades, as possibilidades e os desejos no ambiente existencial dessa pessoa.

FUNDAMENTOS PARA A COMPREENSÃO DAS NECESSIDADES DE SAÚDE

Imaginemos que todos nós vivemos em uma escada cujo degrau mais baixo representa uma posição em que estamos na pior qualidade de vida possível; no degrau mais alto, na melhor qualidade de vida possível. Na prática, nenhuma das duas condições existem. Nunca estaremos em uma qualidade de vida que não possa piorar, nem estaremos em uma qualidade de vida que não possa melhorar. Cada um de nós tem sua própria escada e se encontra em algum degrau entre o mais baixo e o mais alto (Figura 49.1).

Cada degrau da escada mostrada na Figura 49.1 é composto por um conjunto de elementos psicológicos, biológicos e sociais que caracterizam a condição da pessoa naquele momento, cuja percepção que ela tem sobre esses elementos os definirá como problemas que precisam ser resolvidos ou questões sem maior importância, na visão da mesma. Esse conjunto de elementos mediado pela percepção que o sujeito tem deles determina o quão próximo ele está da máxima ou da mínima qualidade de vida.

Dito de outro modo, a maneira como a pessoa percebe o fenômeno que a afeta, entre eles o adoecimento, à luz de suas expectativas sobre si, sobre a vida e sobre o mundo, é o que determina o degrau da escada em que ela se encontra. Esse, degrau, em última instância, representa o perfil de bem-estar ou de mal-estar da pessoa naquele momento específico da vida. Nesse sentido, contingências que para uns seriam desesperadoras podem não ser assim para outras que a estão vivenciando, e vice-versa. Ou seja, há pessoas nas quais uma mancha inocente na pele as faz sofrer mais que outras que não têm as duas pernas; há sujeitos que em uma condição socioeconômica prejudicada conseguem não sentir o mesmo mal-estar experimentado por alguém que teve um de seus carros roubados. Assim, o que é problema para uns, pode não ser para outros; a dimensão de um mesmo problema não é a mesma para pessoas diferentes. Desse modo, a mesma pneumonia em dois irmãos gêmeos univitelinos pode requerer abordagens diferentes, a depender de como cada um deles percebe, convive e reage subjetivamente ao fenômeno que representa para si aquela pneumonia. Esses fatores individuais podem influenciar a adesão terapêutica, a disposição física e psicológica que afetam o prognóstico da doença, a intensidade da dor que sentem na punção venosa para o hemograma etc. Nesse caso, mesmo que o problema biológico seja objetivamente o mesmo, cada um dos sujeitos está em um degrau diferente da sua escada da qualidade de vida em função desse problema.

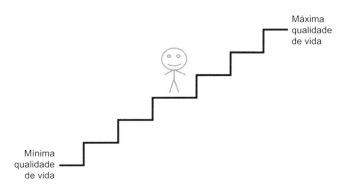

Figura 49.1 Localização de uma pessoa em sua escada de qualidade de vida. (Fonte: elaborada pelo autor.)

Portanto, ainda que os consensos, diretrizes e evidências científicas sobre pneumonia sejam bem-vindos, terão de ser ajustados à contingência existencial de cada um.

Esses aspectos determinam, inclusive, que diagnósticos biológicos idênticos se tornem diferentes por força de fatores ambientais, sociais, culturais ou até por questões ligadas à personalidade do sujeito, entre outros.

Duas pessoas com HIV, uma religiosa analfabeta e outra agnóstica escolarizada, por exemplo, exigem abordagens completamente diferentes para que se alcance sucesso terapêutico biológico, para que se evite a transmissão do HIV e para que se proporcione a cada uma delas uma convivência pacífica consigo mesma e com o mundo no contexto de sua condição médica; mesmo na vigência de uma diretriz de tratamento antirretroviral única, padronizada e baseada em evidência científica.

Nesse caso, a aplicação da diretriz farmacológica de tratamento antirretroviral de modo padronizado igualmente às duas pessoas poderá não beneficiar uma delas ou mesmo nenhuma. É necessário, pois, equidade no processo da decisão terapêutica, e a ferramenta que possibilita isso é o método clínico centrado na pessoa.

Um dos motivos é que os consensos, as diretrizes e as evidências científicas limitam-se à abordagem biológica. Portanto, são insuficientes à integralidade que o respectivo cuidado requer e não são igualmente aplicáveis a todas as pessoas. Assim, o profissional de saúde precisa operar por meio de um método que possibilite a negociação de um projeto terapêutico específico para a pessoa sob cuidados, capaz de tornar o conhecimento biomédico aplicável e efetivamente útil.

Esse profissional do cuidado precisa, pois, identificar claramente os problemas que as pessoas têm e como eles são percebidos, e reconhecer corretamente o degrau da escada da qualidade de vida em que a pessoa está para que a abordagem clínica seja de excelência. O motivo é que impor à pessoa algo que é visto pelo profissional como um problema, mas, do ponto de vista do sujeito não lhe afeta a qualidade de vida, ou vice-versa, ou impor a evidência científica de modo padronizado e descontextualizado, pode ser seriamente iatrogênico.

Há, porém, situações que, ao olhar do médico, significam grandes problemas, ainda que não percebidas do mesmo modo pela pessoa, bem como o contrário. Portanto, pode ser que uma pessoa procure atenção intensamente angustiada por causa de uma pequena acne inflamada, que para o médico é pouco significante diante da hipertensão arterial que a pessoa tem, com a qual ela não se preocupa por não sentir nada relacionado com isso.

Nesse caso, a pessoa tem um problema biológico menor (acne) que a está impedindo de subir um degrau na escada pelo que esse problema significa para ela, e um problema médico maior (hipertensão arterial) que poderá derrubá-la pela escada abaixo também pelo que esse problema representa para ela neste momento; que, neste caso, não ocupando as preocupações da pessoa, será por ela negligenciado e se complicará.

Assim, pensando no cuidado centrado na pessoa, o médico precisa trabalhar a agenda do sujeito, a qual compreende tanto a acne quanto a hipertensão arterial, ainda que a pessoa não esteja percebendo a importância da hipertensão arterial. Desprezar a acne em relação à hipertensão arterial também seria um erro porque a melhora da acne ajudaria o sujeito a alcançar o degrau de cima e até mesmo aceitar a oferta do médico relacionada à hipertensão arterial.

Outro exemplo é o de uma pessoa asmática e tabagista em que parar de fumar é imperioso para o sucesso terapêutico da asma. O problema surge no momento em que deixar o tabagismo passa a representar sofrimento subjetivo para a pessoa. É quando a necessidade de parar de fumar e o conjunto de possibilidades que há diante da suspensão desse hábito entram em conflito com os desejos da pessoa.

Nesse momento, o médico que pratica uma clínica centrada no sujeito entrará em negociação com a pessoa por uma escolha compartilhada entre as diversas possibilidades que se apresentam diante da necessidade do tratamento da asma e da suspensão do tabagismo, sob a mediação dos desejos e expectativas do sujeito em relação a si, à vida, à asma e ao cigarro. Ou seja, respeitará a autonomia da pessoa e não abandonará a parceria que tem com ela.

Diante desse último exemplo de conflito, entre a asma e o fumo, um médico afeito a uma clínica ultrapassada não consegue enxergar um meio de ajudar a pessoa e alguns até perdem o interesse por continuar o acompanhamento como se tivessem chegado ao fim do caminho, onde não há mais possibilidade terapêutica. Para um médico que trabalha com o método clínico centrado na pessoa, trata-se de uma encruzilhada que dá saída a diferentes caminhos mais ou menos pedregosos, mais ou menos longos, mais ou menos limitados. Alguns desses caminhos acrescentarão vida aos dias da pessoa, outros acrescentarão dias à vida dela, outros acrescentarão um pouco de cada um, outros sacrificarão um dos dois. A escolha é da pessoa e não do médico. Cabe ao médico apoiar a escolha do sujeito desde que esta seja livre, ou ajudá-lo a se libertar daquilo que o está impelindo a uma escolha improdutiva.

Utilizando outro exemplo sobre o mesmo assunto, não é raro encontrarmos gestantes optando por cesarianas sem indicação fundamentada na evidência científica por não saber que seu risco de morte nesse procedimento é significativamente maior que em um parto normal. Nesse caso, a desinformação é o elemento subtrator da liberdade de escolha e cabe ao profissional de saúde libertar a pessoa dessa ignorância para que a escolha dela seja realmente livre.

Em síntese, o que se pretende com o levantamento da história de vida na qual se apresentará em seu contexto a história clínica que afeta o sujeito é identificar em qual degrau de sua escada da qualidade de vida a pessoa se encontra. Deve-se identificar que elementos sobre os quais o investimento possibilitará a pessoa subir algum degrau na escada (demandas de tratamento e de reabilitação biológica, psicológica ou social) e que elementos sobre os quais o investimento impedirá a pessoa de descer algum degrau da escada (demandas de promoção de saúde física, psíquica e social).

A esse conjunto de elementos chamamos de *necessidades de saúde*. Assim, uma pessoa pode, por exemplo, apresentar-se angustiada pela perda do emprego, com a vacina antitetânica atrasada e com uma dor no joelho causada por uma artrose. Nesse caso, apoiá-la para o enfrentamento do desemprego (problema psicológico e social de tratamento) e tratar a artrose (problema biológico de reabilitação) ajudará essa pessoa a subir um degrau na escada. Vaciná-la contra o tétano (promoção de saúde) poderá impedir que um dia ela caia escada abaixo. No entanto, se ela chegar com uma "queixa principal" de dor no joelho e essa for a única preocupação objetiva do médico, perder-se-á a oportunidade de associar o sofrimento pelo desemprego à artrose, por exemplo, no sentido de observar que a artrose pode estar ampliando a angústia relacionada com o desemprego, por tratar-se de uma limitação física envolvida na capacidade produtiva da pessoa; tanto quanto a angústia pode estar ampliando o significado da artrose para as necessidades psicológicas e sociais do sujeito e interferindo em seus planos existenciais, piorando ainda mais sua qualidade de vida. A pessoa poderá até sentir algum alívio para sua dor no joelho, mas continuará em seu espectro de sofrimento, o qual poderá reverberar na recidiva da dor física pela influência do componente

ASPECTOS PRÁTICOS PARA O LEVANTAMENTO DAS NECESSIDADES DE SAÚDE

O ideal é evitarem-se as seguintes perguntas, comuns em uma anamnese tradicional: – *O que o senhor está sentindo? – Qual a sua queixa principal? – O que é que o senhor tem? – Qual o seu problema? – O que é que o trouxe aqui? – Por que veio me procurar?*

Um bom começo de conversa pode se dar com a seguinte pergunta: – *Desde que o senhor nasceu até hoje, com vem sendo sua saúde? – O que é que o senhor gostaria de me contar?* Em seguida, ficar calado, só ouvindo, detectando os sentidos e significados contidos nas palavras ditas pelo sujeito. Evitar, no início, perguntas dirigidas, também comuns na anamnese tradicional, como: – *Quando começou? – Como começou? – O que é que o senhor faz para melhorar?* O ideal é perguntar, se necessário: – *O que o senhor acha disso que lhe ocorreu? – Como foi que o senhor conduziu esse problema? – Como se deu tudo isso?* No próximo momento, demonstrar sensibilidade e apreço ao relato do sujeito e buscar um elo de identificação com a pessoa e sua história. A partir daí, dirigir perguntas aos sentidos e significados observados nos planos biológico, psicológico e sociocultural, articulando esses planos entre si no contexto existencial da pessoa, à luz das percepções dela mesma.

Esse movimento possibilita conhecer a pessoa em seu mundo e contextualizar as necessidades de saúde por ela percebidas em seu ambiente de possibilidades, necessidades e desejos. Ou seja, possibilita conhecer a escada da qualidade de vida daquela pessoa.

Apoiada por um exame físico que compreenda a semiotécnica aplicada às necessidades apontadas na história clínica e nas expectativas apontadas na história de vida, do mesmo modo contextualizado às necessidades percebidas pelo médico e, também pelo sujeito, identifica-se o degrau da sua escada da qualidade de vida em que o mesmo se encontra para, a partir daí, propor um projeto terapêutico singular a ser negociado com a pessoa.

Em uma anamnese tradicional, essa fase da construção da história médica limita-se a uma checagem de dados em busca de uma fisiopatogenia orgânica que leve à hipótese diagnóstica de alguma doença, com vistas à solicitação de algum exame complementar ou prescrição terapêutica de efeito biológico.

Não obstante, ao ampliar o escopo da abordagem dos problemas de uma pessoa por meio de uma história clínica centrada no sujeito, não é necessário nem possível levantar e compreender tudo em curto prazo ou simultaneamente. Vínculo, encontro, necessidades de saúde e plano de cuidado, contextualizados à existência, necessariamente são projetos longitudinais que pressupõem continuidade e acumulação ao longo do tempo. Portanto, há de se hierarquizar os problemas que afetam a qualidade e a segurança da vida da pessoa, de modo a definir, junto com ela, as prioridades do cuidado em uma linha cronológica de abordagem. Durante a conversa e o exame físico, sistematizar os problemas encontrados de modo a organizá-los em: transversais (agudos) ou longitudinais (crônicos), significação para o médico e para o sujeito, inserção na história da pessoa e possibilidades de abordagem.

Em termos práticos, substituir o roteiro da anamnese tradicional (queixa principal, história da moléstia atual, história patológica pregressa etc.) e do exame físico tradicional (exame físico geral e específico por órgãos ou sistemas), por uma conversa e um exame físico semiestruturados com os seguintes elementos: história de vida; histórias clínicas, pregressa e atual contextualizadas à história de vida; exame físico geral e conduzido por problemas,

significados e percepções.[1] identificação e hierarquização dos problemas biológicos, psicológicos e sociais; percepção do sujeito sobre sua situação e seus problemas; percepção do médico sobre o sujeito e seus problemas; possibilidades, necessidades e desejos relacionados com a abordagem dos problemas levantados.

Em vez de produzir um texto estruturado, estritamente objetivo como se fosse uma lista de checagem, crie uma narrativa comentada e reflexiva sobre a história da saúde e dos adoecimentos físicos, psicológicos e sociais do sujeito em seu contexto de enfrentamentos, de personalidade, de crenças, de valores e de expectativas.

Não obstante, facilita muito descrever, por meio de um quadro estruturado, o degrau da escada da qualidade de vida em que a pessoa se encontra, no qual se discriminam os problemas encontrados e os encaminhamentos propostos e negociados segundo sua hierarquia de abordagem (Tabela 49.1).

Montada a estrutura sugerida no modelo da Tabela 49.1, cada profissional respectivamente envolvido proporá a intervenção tecnicamente específica que lhe couber, segundo seu núcleo de competência. Nesse caso, o médico proporá o tratamento farmacológico da insuficiência cardíaca, o psicólogo proporá a estratégia para a abordagem do desajustamento familiar etc., de modo que cada um dos profissionais proporá a intervenção respectivamente pertinente segundo seu núcleo de competência, bem como compartilhará sua proposta específica com os demais e com a pessoa sob cuidados.

ASPECTOS PRÁTICOS PARA A ELABORAÇÃO DO PROJETO TERAPÊUTICO SINGULAR

Observa-se na Tabela 49.1 que, levantadas as necessidades de saúde, estas precisam ser completadas com o plano de cuidados. Contudo, antes da definição do plano de cuidados, há de se discutir com a pessoa as necessidades de saúde detectadas (o degrau da escada da qualidade de vida em que ela se encontra) e, junto com ela, definir as prioridades e estratégias de abordagem. Essa definição será estabelecida à luz da articulação entre o que é necessário e o que é factível segundo o entendimento acordado entre quem provê o cuidado e quem recebe o cuidado, e aquilo que é desejado pela pessoa.

O adequado é subordinar o possível ao necessário e mediar pelo que é desejado. Ou seja, deverá usar-se das possibilidades disponíveis e conquistar as possibilidades indisponíveis para fazer o que é necessário, considerar esse movimento na hierarquização das prioridades e negociar os desejos da pessoa em relação ao que é necessário e ao que é possível.

Tomando o exemplo da Tabela 49.1, o tratamento da insuficiência cardíaca é necessário e está disponível: propor iniciá-lo; a radiografia do tórax é uma necessidade e está indisponível: buscar um meio de alcançá-la; o tabagismo precisa ser suspenso, mas há de se avaliar a disposição da pessoa em fazer isso e os limites e as possibilidades diante dessa disposição.

Em suma, o conjunto formado pelas necessidades de saúde é a tradução objetiva do degrau da escada da qualidade de vida em que a pessoa se encontra. Esse conjunto contempla, por conseguinte, todos os elementos que direta ou indiretamente afetam

---

[1] O exame físico tem um significado subjetivo de grande relevância para a pessoa durante uma consulta médica. Portanto, é importante que, ao realizá-lo, médico leve em consideração as expectativas do sujeito em relação ao exame físico e não somente os aspectos técnicos deste. O modo como se toca o corpo da pessoa, o modo como se comunica com a pessoa ao longo do exame físico, o modo como lhe é explicado e demonstrado cada achado, a atenção que se dá aos movimentos e os desejos da pessoa por ter determinada parte do seu corpo examinada ou não são fundamentais para que o exame físico, além de diagnóstico, seja também terapêutico e estruturador de vínculo. As pessoas querem e precisam entender tecnicamente seu corpo, seus problemas físicos e os sintomas que sentem. Ao realizar o exame físico, o médico pode exercer também esse papel pedagógico, proporcionando segurança e bem-estar ao sujeito, com consequente repercussão psicossomática, bem como sobre adesão e vínculo terapêuticos.

PARTE 5 Saúde da Família e da Comunidade

Tabela 49.1 Modelo para estruturação de um projeto terapêutico singular (PTS).

Nome da pessoa: _____

Responsável por este PTS: _____

Gestor do cuidado: _____

Prioridade	Necessidades de saúde	Plano de cuidados	Gestão e governabilidade
1	Insuficiência cardíaca congestiva classe II	Tratamento dietético, farmacológico e comportamental	Médico e psicólogo
1	Parceiro sexual infectado pelo HIV	Abordagem sobre segurança sexual primeiro com o sujeito e, em seguida, com seu parceiro	Médico e psicólogo
3	Dificuldade em conseguir realizar a radiografia do tórax	Acionar a gestão do Sistema de Saúde	Gestor da Unidade de Saúde
4	Tabagismo	Dimensionamento do hábito e relação da pessoa com este	Enfermeiro
5	Desempregado	Avaliação social	Assistente social
2	Desajustamento familiar	Compreensão do fenômeno	Agente comunitário de saúde e psicólogo
2	Insônia, insegurança e medo em relação ao seu problema de saúde	Reforço à autonomia e compreensão da pessoa para a autogestão	Médico, enfermeiro, psicólogo e agente comunitário de saúde
3	Nunca fez avaliação ginecológica	Pactuar exame ginecológico	Enfermeiro
1	Há muito tempo o médico não atende alguém com insuficiência cardíaca	O médico deverá atualizar-se sobre insuficiência cardíaca	Médico e equipe de matriciamento*

*Equipe de matriciamento é aquele grupo de especialistas que apoia a educação permanente e a assistência ofertada a pessoas com problemas sobre os quais o responsável pelo cuidado necessita de aperfeiçoamento técnico para o seu trabalho, mediante consultorias, atividades pedagógicas, atendimentos compartilhados ou outras estratégias aplicadas no ambiente real e contemporâneo da prática em serviço. (Fonte: elaborada pelo autor.)

a qualidade do bem-estar da pessoa, sejam eles de natureza biológica, psicológica, social ou relacionados com a assistência de saúde. Feito assim, tem potência para abordar tanto questões de promoção de saúde quanto de tratamento e de reabilitação. Nesse sentido, um bom PTS gera um conjunto de demandas de cuidado individual, cuidado coletivo, gestão, trabalho em equipe e educação permanente, o qual é significativamente potente em oferecer às pessoas oportunidade de acesso a uma vida com qualidade. Essa oferta é exatamente o que caracteriza a demanda atual sobre a clínica.

No exemplo da Tabela 49.1, há demandas para cuidado do próprio sujeito que buscou pela atenção (cuidado individual), para cuidado em relação à transmissão do HIV (cuidado coletivo), para cobrar da gestão melhor condição estrutural de funcionamento do sistema de saúde (agilidade em realizar radiografias de tórax), demandas para qualificação do médico (educação permanente) e para ações transprofissionais que envolvem a participação compartilhada de diversos campos e núcleos de conhecimento aplicado.

É possível ainda esclarecer que *responsável pelo PTS* é quem o elabora junto com a pessoa que recebe cuidados, e o *gestor do cuidado* é aquele membro da equipe de saúde com quem essa pessoa tem o melhor vínculo e, ao mesmo tempo, é quem advogará em defesa da pessoa ao longo do processo de cuidado e do sistema de saúde, de modo a trafegar junto com ela pela garantia do alcance de todas as metas e recursos propostos no PTS. Além disso, todo PTS é dinâmico e longitudinal, bem como se ajusta a cada encontro às novas contingências impostas pelo curso da vida e pelas intervenções feitas sobre os problemas que se apresentam a cada momento.

Esse modelo oportuniza o respeito à autonomia da pessoa e a humanização do cuidado por considerar as contingências existenciais do sujeito, seus desejos e suas percepções; garante-lhe direitos ao impulsionar a qualificação do sistema de saúde para o atendimento de suas demandas; oportuniza a qualificação profissional da equipe responsável pelo provimento do cuidado; reduz custo assistencial por aumento da resolubilidade técnica; e promove educação permanente e qualificação contínua, acumulativa e progressiva dos provedores de cuidado.

CONSIDERAÇÕES FINAIS

Se antes um médico se aventurava a cuidar de uma pessoa sozinho, hoje isso não é mais possível. Há de se trabalhar em equipe transprofissional, de modo que cada um contribua com sua capacidade em favor do cuidado e ajude a qualificar continuamente o outro por meio do compartilhamento de conhecimentos e de habilidades. O que hoje ainda chamamos de consulta médica – quando um médico atende sozinho uma pessoa – não passa de uma consultoria.

No mundo moderno, as pessoas vivem por mais tempo e sob exigências sociais, culturais e circunstâncias ambientais significativamente influentes sobre sua saúde física e mental, a ponto de mobilizá-las em relação aos seus desejos e projetos de vida. É necessário compreender e contemplar essa longitudinalidade e essas exigências no processo de provimento de cuidado à saúde, para que se possa ofertar bem-estar e não somente sobrevivência.

A clínica do passado não consegue trabalhar sobre as demandas de saúde do presente e, por conseguinte, precisa apropriar-se de ferramentas que a atualizem e a qualifiquem para seu novo papel.

A coleta de uma história clínica centrada no sujeito permite que flua, automaticamente, ao fim desta, um rol de necessidades de saúde (conjunto de problemas que demandam intervenção em favor da qualidade de vida da pessoa), sobre o qual será elaborado o projeto terapêutico singular (PTS).

Há de se compreender, entretanto, que tudo isso é tão dinâmico e ajustável quanto a própria existência, fato que torna o cuidado um processo (providência). Diferente, pois, do que estamos acostumados a chamar de atendimento (meio de consumo) e mais amplo que uma consulta médica convencional (prestação de um serviço de consultoria).

Nesse sentido, um PTS pode ser desenvolvido por qualquer profissional de cuidado, e não somente por médicos, respeitada a participação e inserção de cada núcleo de competência conforme a necessidade do próprio PTS. Também pode ter como foco do cuidado não apenas uma pessoa, mas uma instituição ou uma comunidade (uma creche, um asilo, uma escola, um bairro etc.). Nesse caso, a escada da qualidade de vida é substituída pela escada do nível de qualificação e de desenvolvimento. Nesse tipo de PTS, a clínica pode colaborar por meio da competência que tem na área da vigilância em saúde.

Sinteticamente pode-se afirmar que o método clínico centrado na pessoa exige ampliação da competência de quem trabalha na área do cuidado em saúde em relação ao modelo tradicional de atendimento fragmentado. Além disso, não é necessário abandonar a anamnese convencional, mas é imperioso incorporar este modelo estruturado a um formato ampliado que contextualize os dados biomédicos à história de vida do sujeito e aos seus determinantes subjetivos, bem como às influências ambientais e socioculturais sobre a mente e o corpo da pessoa; a uma alternativa que conheça o sujeito e o fenômeno do adoecimento tanto quanto a doença biológica em si.

Quanto aos protocolos, consensos, diretrizes e evidências científicas, não cabe negligência a estes. Devem sempre ser considerados, porém, devem se ajustar ao contexto integral de cada pessoa segundo o princípio bioético fundamental da não maleficência.

Bibliografia

Carrillho LE, Gotardelo DR, Ferreira VL. Método clínico centrado na pessoa no contexto da Atenção Primária em Saúde. In: Congressso Brasileiro De Medicina de Família e Comunidade, 12; 2013. Anais eletrônicos do 12º Congresso Brasileiro de Medicina de Família e Comunidade. Belém: Sociedade Brasileira de Medicina de Família e Comunidade & Associação Paraense de Medicina de Família e Comunidade; 2013 [internet]. 2013 [acesso em 13 abr 2017]. Disponível em: https://www.cmfc.org.br/brasileiro/article/view/1210/1201.

Ceron M. Habilidades de comunicação: abordagem centrada na pessoa. UNA-SUS | Unifesp [internet]. [s.d.] [acesso em: 13 abr 2017] Disponível em: http://www.unasus.unifesp.br/biblioteca_virtual/esf/2/unidades_conteudos/unidade24/unidade24.pdf.

Côrtes Júnior JCS, Souza ERP, Souza MCA, Oliveira RVS, Almeida Júnior EHR. Otimização da resolutividade no cuidado em Medicina de Família e Comunidade por meio do apoio matricial: relato de experiência [internet]. Revista de Saúde. 2015; 6(2). 2015 [acesso em 13 abr 2017]. Disponível em: http://editorauss.uss.br/index.php/RS/article/view/57/31.

Cuba MAS. Medicina centrada en el paciente. Revista Medica de La Paz. 2012; 18(1) [internet]. 2012 [acesso em 13 abr 2017] Disponível em: http://www.scielo.org.bo/pdf/rmcmlp/v18n1/v18n1_a11.pdf.

Fonseca TMG, Kirst PG. O desejo de mundo: um olhar sobre a clínica. Psicologia & Sociedade. 2004; 16(3) [internet]. 2004 [acesso em 13 abr 2017]. Disponível em http://www.scielo.br/pdf/psoc/v16n3/a04v16n3.pdf.

Fuzikawa AK. O método clínico centrado na pessoa: um resumo [internet]. [s.d. [acesso em 13 abr 2017]. Disponível em: https://www.nescon.medicina.ufmg.br/biblioteca/imagem/3934.pdf.

Galassi CVG, Ramos DFH, Kinjo JYS, Souto BGA. Atenção domiciliar na atenção primária à saúde: uma síntese operacional. ABCS Health Science. 2014; 39(3) [internet]. 2014 [acesso em 13 abr 2017]. Disponível em: https://nepas.emnuvens.com.br/abcshs/article/view/653/652.

Gomes HG. O cuidado centrado no paciente (na pessoa?) nos serviços de saúde: as estratégias utilizadas pelos governos. 2016. 89 f. Dissertação (Mestrado) – Programa de Pós-Graduação em Saúde Pública, do Departamento de Administração e Planejamento em Saúde, da Escola Nacional de Saúde Pública Sérgio Arouca, na Fundação Oswaldo Cruz. Rio de Janeiro, 2016 [internet]. 2016 [acesso em 14 abr 2017. Disponível em: bvssp.icict.fiocruz.br/lildbi/docsonline/get.php?id=4593.

Instituto Brasileiro de Geografia e Estatística. Estatísticas do Século XX. Situação demográfica. Movimento da População. IV – Mortalidade e sobrevivência. 2. Tábuas de sobrevivência, calculadas conforme a mortalidade do período de 1939/41, para as sete maiores capitais brasileiras [internet]. [acesso em 14 abr 2017]. Disponível em: http://seculoxx.ibge.gov.br/populacionais-sociais-politicas-e-culturais/busca-por-palavra-chave/populacao.html.

Kováks MJ. Bioética nas questões da vida e da morte. Psicologia USP. 2003; 14(2) [internet]. 2003 [acesso em 14 abr 2017]. Disponível em: http://www.scielo.br/pdf/pusp/v14n2/a08v14n2.pdf.

Lopes JMC, Ribeiro JAR. A pessoa como centro do cuidado na prática do médico de família. Revista Brasileira de Medicina de Família e Comunidade. 2015;10(34) [internet]. 2015 [acesso em 13 abr 2017]. Disponível em: https://www.rbmfc.org.br/rbmfc/article/view/870/678.

McWhinney IR, Freeman T. Manual de medicina de família e comunidade. 3. ed. Porto Alegre: Artmed; 2010.

Miranda FAC, Coelho EBS, Moré. CLOO. Projeto terapêutico singular [internet]. Universidade Federal de Santa Catarina. Centro de Ciências da Saúde. Curso de Especialização Multiprofissional em Saúde da Família. Florianópolis, 2012. (Eixo 3 – A Assistência na Atenção Básica). 2012 [acesso em 14 abr 2017] Disponível em: https://ares.unasus.gov.br/acervo/handle/ARES/1089.

Nogueira MI. As mudanças na educação médica brasileira em perspectiva: reflexões sobre a emergência de um novo estilo de pensamento. Revista Brasileira de Educação Médica. 2009; 33(2):262-270 [internet]. [acesso em 14 abr 2017] Disponível em: http://www.scielo.br/pdf/rbem/v33n2/14.pdf.

Perestrello D. A medicina da pessoa. 5. ed. São Paulo: Atheneu; 2006.

Santos MA, Oliveira ACD. Atenção centrada na pessoa. Belo Horizonte: 2013 [internet]. 2013 [acesso em 13 abr 2017]. Disponível em: https://www.nescon.medicina.ufmg.br/biblioteca/imagem/4094.pdf.

Silva AI; Locchioni MFL, Orlandini RF, Rodrigues J, Peres GMA, Maftum MA. Projeto terapêutico singular para profissionais da estratégia de saúde da família. Cogitare Enfermagem. 2016; 21(3).

Silva EP, Melo FABP, Sousa MM, Gouveia RA, Tenório AA, Cabral AFF, Pacheco MCS, Andrade AFR, Pereira TM. Projeto Terapêutico Singular como Estratégia de Prática da Multiprofissionalidade nas Ações de Saúde. Revista Brasileira de Ciências da Saúde. 2003 17(2) [internet]. [acesso em 13 abr 2017]. Disponível em: http://www.observasmjc.uff.br/psm/uploads/Projeto_Terap%C3%AAutico_Singular_como_Estrat%C3%A9 gia_de_Pr%C3%A1tica_da_Multiprofissionalidade_nas_A%C3%A7%C3%B5es_de_Sa%C3%BAde.pdf.

Souto BGA, Pereira SMSF. História clínica centrada no sujeito: estratégia para um melhor cuidado em saúde. Arquivos Brasileiros de Ciências da Saúde. 2011; 36(3) [internet]. [acesso em 14 abr 2017. Disponível em: http://files.bvs.br/upload/S/1983-2451/2011/v36n3/a2663.pdf.

Stewart M, Brown JB, Weston WW, McWhinney I, McWilliam CL, Freeman TR. Medicina centrada na pessoa: transformando o método clínico. 2. ed. Porto Alegre: Artmed; 2010.

PARTE 6

Saúde Coletiva

Capítulo 50 Atenção às Doenças Crônico-Degenerativas: SUS e Saúde Suplementar, 342

50 Atenção às Doenças Crônico-Degenerativas: SUS e Saúde Suplementar

Geovani Gurgel Aciole

INTRODUÇÃO

Notas sobre a realidade demográfico-sanitária brasileira

Os processos de transição epidemiológica e demográfica ocasionaram mudança importante no perfil de morbimortalidade da população mundial, com predomínio de doenças crônicas não transmissíveis ou degenerativas (DCD), como os distúrbios cardiovasculares e neoplasias. Nos países em desenvolvimento presencia-se o mesmo fenômeno, com a diferença nos tempos e ritmos com que ocorrem estas mudanças. As alterações demográficas e a intensa urbanização das sociedades trouxeram como uma das suas consequências alterações no estilo de vida e nos hábitos das pessoas como o aumento do tabagismo e do estresse no trabalho, e, na vida cotidiana, as dietas com alimentos processados e a redução da atividade física.

No Brasil, atravessamos um processo de mudança da estrutura demográfica acentuado (Figura 50.1), como decorrência da queda da fertilidade, aumento da expectativa de vida, diminuição dos óbitos por causas infecciosas, em que aumenta a sobrecarga das patologias não transmissíveis que já constituem a principal causa de morte; sua projeção para os anos seguintes é desalentadora. De acordo com a Organização Mundial da Saúde (OMS), as doenças cardiovasculares são a primeira causa de morte no mundo, nas Américas e no Brasil e são responsáveis por um terço do total de mortes no mundo; embora sejam altamente passíveis de prevenção e suas complicações e sequelas possam se beneficiar de várias ações de promoção e prevenção. As principais explicações consistem no aumento da expectativa de vida e na mudança de certos fatores de riscos advindos do modo de vida das pessoas.

Essas mudanças no perfil têm contribuído para uma crescente elevação dos gastos em saúde, além de custos sociais importantes como invalidez precoce, demanda por ações e serviços continuados e custosos, exigindo abordagens que respondam de forma efetiva a esses problemas (Lessa, 2006; Monteiro, 2000).

O aumento da obesidade, do diabetes melito, da hipertensão arterial e das dislipidemias é reflexo desses hábitos contemporâneos e são reconhecidos fatores de risco para o desenvolvimento das doenças cardiovasculares (DCV). Ainda que tragam um viés reducionista das causas de adoecimento e morte, na medida em que focam o indivíduo como responsável pela modificação desse perfil de riscos, não é possível deixar de reconhecer que a mudança de comportamento e de hábitos, como ingestão maior de fibras, exercício físico e consumo moderado de álcool, tem impacto na redução da prevalência das DCV, enquanto tabagismo, estresse, sedentarismo e alimentação desbalanceada contribuem para seu aumento.

O perfil de morbimortalidade das doenças cardiológicas, observado e projetado, reforça a área de cardiologia como a especialidade que lida com a quinta causa de carga global de doença atualmente, que se projeta como a primeira nas próximas décadas. Além disso, essas patologias se constituem como a principal causa de morte no Brasil, desde 2007, e sua projeção para os anos seguintes, como se pode verificar na Tabela 50.1.

Observa-se também que em países em desenvolvimento há um excesso no número de óbitos por DCV quando comparados ao de países desenvolvidos (WHRO, 2002).

De concreto, as transformações verificadas no perfil de morbimortalidade da população brasileira acarretam consideráveis

Tabela 50.1 Carga global de doença: as 10 primeiras causas em 1990 e a projeção feita para 2020.

1990	2020
1. Infecções respiratórias baixas	1. Doença isquêmica do coração
2. Doenças diarreicas	2. Depressão unipolar
3. Condições do período perinatal	3. Acidentes de trânsito
4. Depressão unipolar	4. Doença cerebrovascular
5. Doença isquêmica do coração	5. Doença pulmonar obstrutiva crônica
6. Doença cerebrovascular	6. Infecções respiratórias baixas
7. Tuberculose	7. Tuberculose
8. Sarampo	8. Lesões e traumatismos derivados de guerra
9. Acidentes de trânsito	9. Doenças diarreicas
10. Anomalias congênitas	10. AIDS

Fonte: Informe Epidemiológico do SUS (IESUS). Goulart (1999).

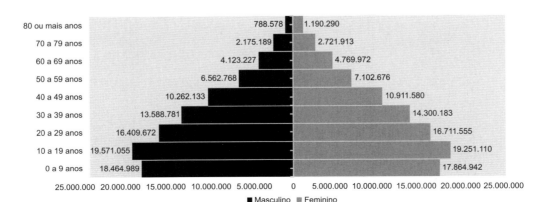

Figura 50.1 Pirâmide etária da população (Brasil, 2006).

alterações na agenda da saúde pública para esta e as próximas décadas, em que se impõe, ao lado das medidas de manutenção dos padrões assistenciais e sanitários alcançados, o empenho em outras formas de abordagem, controle e monitoramento das condições crônicas, que reclamam medidas inovadores e integrais de intervenção e cuidado. Esse aspecto diz respeito claramente à organização de uma estrutura técnica e assistencial específica capaz de acompanhar a evolução das doenças não transmissíveis, sem descuidar das infecciosas, ao mesmo tempo estendida às condições de nutrição/desnutrição, mortalidade materna e perinatal e seus fatores de risco (Monteiro *et al.*, 2000).

As medidas preventivas e a promoção da saúde, assim como a melhoria das condições de vida em geral, têm sido reconhecidas como as razões fundamentais dos avanços na melhora das condições de vida e saúde de maneira contínua e sustentada na maioria dos países, no último século. Afinal, tais medidas não estão voltadas para doenças específicas, embora orientem ação de detecção, controle e enfraquecimento dos riscos e seus fatores na ocorrência destas enfermidades, provendo mecanismos para seu controle e erradicação. Ao serem vistas como intervenções orientadas a evitar o surgimento de doenças específicas, reduzindo sua incidência e prevalência nas populações, baseiam-se no conhecimento epidemiológico de doenças e de outros agravos específicos (Czeresnia, 2003). Por estarem destinadas a aumentar a saúde e o bem-estar gerais, a prevenção/promoção de doenças crônicas não transmissíveis não se limita a indivíduos e suas famílias, mas atinge ambientes e estilos de vida, ganhando magnitude populacional (Buss, 2003; Buss *et al.*, 2000).

É neste cenário demográfico – envelhecimento acelerado da população brasileira – e sanitário – aumento das taxas de doenças crônico-degenerativas como causa de mortalidade geral – que precisamos discutir a relação entre as práticas médico-sanitárias disponibilizadas para o enfrentamento destas condições – de natureza interdisciplinar, multiprofissional e intersetorial – e a organização dos sistemas para permitir acesso e cuidado à população afetada.

CENÁRIO DA ASSISTÊNCIA À SAÚDE NO BRASIL: NOTAS EXPLANATÓRIAS

O tema do reordenamento dos sistemas de saúde no Brasil tem passado nos últimos anos pela implantação reformista de modelos assistenciais ou modelos de atenção à saúde. Este projeto de transformações tem consolidado uma agenda ético-política em torno da estruturação do Sistema Único de Saúde (SUS), responsável pela garantia do atendimento universal à saúde dos brasileiros como um direito de todos e dever do Estado (Aciole, 2006).

Apesar de todas as dificuldades, desafios e problemas a enfrentar, o SUS tem se consolidado como uma política social efetiva para milhões de brasileiros. Assim é que, em 2006, podemos registrar uma rede de serviços composta de 6 mil estabelecimentos hospitalares com mais de 44 mil leitos disponíveis, e cerca de 63 mil unidades ambulatoriais, responsável pela produção anual de aproximadamente 12 milhões de internações, 1 bilhão de procedimentos de atenção básica, 150 milhões de consultas médicas etc. Seu desempenho na área de transplantes faz do Brasil o segundo país no mundo neste tipo de procedimento, além de ser reconhecido internacionalmente pelo desempenho na atenção às ISTs/AIDS; pelos altos índices de cobertura vacinal e pelo atendimento relativo à atenção básica. Também constituem áreas de fundamental importância a realização de hemodiálise, de cirurgia cardíaca e de transplantes *in vivo*.

Com base neste cenário, os gestores das três esferas do SUS firmaram em 2006 um compromisso público e institucional de construção do Pacto pela Saúde, de revisão anual, respeitando os princípios constitucionais do SUS, as necessidades de saúde da população e alinhado com três eixos ordenadores: Pacto pela Vida, Pacto em Defesa do SUS e Pacto de Gestão do SUS. O Pacto pela Vida se constitui de um conjunto de compromissos ético-políticos derivado da situação epidemiológica e sanitária do país, consideradas suas disparidades regionais; significa uma priorização de ações focadas em resultados e com a explicitação dos compromissos orçamentários e financeiros para sua execução pelas três esferas de governo.

As prioridades firmadas para 2006 foram, entre outras: implantar a política nacional de atenção a saúde do idoso; reduzir a mortalidade por câncer de colo de útero e de mama; reduzir a mortalidade materna, neonatal e infantil por gastrenterites e pneumonias; fortalecer a capacidade do sistema em responder às doenças endêmicas e emergentes, com ênfase na dengue, malária, hanseníase, tuberculose e influenza; elaborar e implantar a política nacional de promoção da saúde, internalizando principalmente hábitos saudáveis de atividade física e redução do tabagismo; e consolidar e qualificar a estratégia da saúde da família como modelo de atenção básica e como ordenador das redes de atenção à saúde do SUS.

O Pacto em Defesa do SUS significa a ação organizada e concreta dos três níveis de governo para reforçá-lo como política pública de Estado, defendendo um projeto de mobilização social que internalize nos corações e mentes a saúde como direito de cidadania e dever do Estado, e o SUS como política garantidora universal desse direito; alcançar a regulamentação da Emenda 29, que estabelece a política de financiamento do sistema; garantir o incremento dos recursos orçamentários e financeiros em todos os níveis de governo; e aprovar o orçamento do SUS, com participação de todas as esferas e explicitação de compromissos de cada uma delas.

O Pacto de Gestão do SUS estabelece as responsabilidades de cada esfera de governo, visando diminuir, e até eliminar, as competências concorrentes e deixando mais claro o que é a tarefa de cada governo para uma gestão compartilhada e solidária do Sistema; reafirma a importância da participação e do controle social, e explicita as diretrizes para o financiamento tripartite, ao buscar critérios para alocação equitativa de recursos e reforçar os mecanismos de transferência de recursos, integrando o fundo federal; e estabelece relações contratuais entre os três níveis de governo com a inequívoca definição da responsabilidade sanitária de cada esfera de governo, bem como pontua as diretrizes de gestão com ênfase em descentralização, regionalização, financiamento compartilhado, programação pactuada e integrada, participação e controle social, planejamento integrado e gestão do trabalho e da educação na saúde.

A atenção especializada faz parte da pauta de prioridades dos gestores do SUS. Consideramos que o SUS durante as primeiras décadas e meia de existência concentrou esforços para ampliação da cobertura e na constituição de serviços de atenção básica. O sistema estatal vive hoje, no fim da sua segunda metade de vida, a necessidade de consolidar ações e serviços que tradicionalmente foram realizados pelo setor privado: parte importante do sistema de atenção à saúde no país. Abrange uma significativa parcela da população economicamente ativa, envolvendo uma complexa cadeia de elos produtivos, relações empresariais, comerciais e, principalmente, assistenciais, que reúnem quase 2 milhares de operadoras, centenas de milhares de médicos e serviços de saúde, e dezenas de milhões de usuários/beneficiários dos planos e seguros de saúde (Aciole, 2006).

A história recente da assistência à saúde no Brasil mostra que a consolidação do SUS carrega uma agenda de mudança do modelo assistencial para a Saúde Suplementar por meio de sua agência reguladora, a Agência Nacional de Saúde Suplementar (ANS). Esta mudança tem como um de seus focos a transição do modelo de atenção predominantemente biomédico e centrado no enfoque biológico para um modelo de atenção integral que caminhe na direção da síntese biopsicossocial. Assim, nos últimos anos, podemos verificar a ocorrência de ações e projetos que colocam em xeque o modelo biomédico ou tecnológico de atenção à saúde, tanto no âmbito do SUS como no da chamada Saúde Suplementar.

Alguns aspectos aproximam os dois sistemas na busca de construção de novos modos de organizar as ações de intervenção, em que o tema do acesso foi, e ainda é, questão central. É em torno das condições de oferta e consumo de procedimentos e da possibilidade de usufruto das ações e serviços que boa parte das discussões dos sistemas de saúde, de sua universalização ou expansão de cobertura tem alimentado a agenda de debates nos anos 1980 em diante (Cecílio, 2005; Pinheiro e Mattos, 2006; Ceccin, 2007).

As medidas preventivas e a promoção da saúde, assim como a melhoria das condições de vida em geral, têm sido reconhecidas como as razões fundamentais dos avanços na melhora das condições de vida e saúde de maneira contínua e sustentada na maioria dos países, no último século. Afinal, tais medidas não estão voltadas para doenças específicas, embora orientem ação de detecção, controle e enfraquecimento dos riscos e seus fatores na ocorrência destas enfermidades, provendo mecanismos para seu controle e erradicação. Ao serem vistas como intervenções orientadas a evitar o surgimento de doenças específicas, reduzindo sua incidência e prevalência nas populações, baseiam-se no conhecimento epidemiológico de doenças e de outros agravos específicos (Czeresnia, 2003). Por estar destinada a aumentar a saúde e o bem-estar gerais, a prevenção/promoção de doenças crônicas não transmissíveis não se limita a indivíduos e suas famílias, mas atinge ambientes e estilos de vida, ganhando magnitude populacional.

Os avanços na efetivação do SUS, sob a ótica da integralidade, têm influenciado a agenda de regulamentação do sistema privado, denominado Saúde Suplementar, considerando que os princípios do primeiro têm sido adotados pela agência reguladora do setor – a ANS – para nortear a melhoria do atendimento ao usuário. Esse órgão é uma autarquia do Ministério da Saúde, e a sua missão é promover a defesa do interesse público na assistência suplementar à saúde, regular as operadoras setoriais, inclusive quanto às suas relações com prestadores e consumidores, e contribuir para o desenvolvimento das ações de saúde no país.

Mesmo com as mudanças atingidas e esta influência de princípios, no setor privado ainda se observa um baixo número de projetos de promoção de saúde e prevenção de riscos e doenças. Neste ponto o modelo brasileiro difere do estadunidense, no qual se nota uma ênfase na prática de prevenção durante o processo de adoecimento tanto como forma de ampliar o leque de serviços ofertados quanto como diretriz para ações desenvolvidas, além de ser uma organização privada sem fins lucrativos. De comum, os dois sistemas percebem os usuários como "consumidores" com direito assegurado e regulamentado na órbita comercial (Silva *et al.*, 2008).

Apesar da interdependência e do ganho de influência do Estado em regulamentar o setor privado, tanto um sistema como o outro primam por se sustentar em duas lógicas racionalizadoras dos seus modos de atenção: por sua raiz mercantilista, o modelo de atenção à saúde está centrado na realização de procedimentos profissionais. O sistema público, ancorado na noção de cidadania e de direito social, persegue um *mix* médico-sanitário que discipline, racionalize, organize o acesso e consumo de procedimentos individuais com a integração de práticas de prevenção, promoção da saúde e ações sanitárias de cunho coletivo. No setor privado, da chamada Saúde Suplementar, vigora o modelo inspirado na prática liberal, centrado em médicos, hospitais e no consumo de tecnologia; as operadoras comportam-se como empresas fornecedoras de serviços, sem um compromisso prioritário com os níveis de saúde da população sob sua responsabilidade. Observam-se descontinuidade e fragmentação do cuidado.

Neste setor, a ANS tem assumido o papel de questionador do modelo assistencial hegemônico. Sua intervenção formal mais clara se estabelece a partir de 2006 com o lançamento do Programa de Qualificação de Assistência, em que, entre seus principais objetivos, encontra-se o deslocamento das operadoras de planos de saúde de provedores de procedimentos para gestoras da saúde dos seus beneficiários. No setor privado, este quadro é agravado pela utilização de uma tabela de pagamentos que privilegia os procedimentos médico-cirúrgicos. Essa conformação valoriza aqueles invasivos, com utilização de equipamentos e materiais de alto custo. Portanto, o conjunto das intervenções médicas ocupa um lugar central e estratégico entre os atos de cuidar, na modelagem assistencial que predomina atualmente no setor suplementar.

Sob quaisquer lógicas com que se estruturem os sistemas, estes comungam, todavia, do reconhecimento de que é em torno da categoria médica, e mais explicitamente de sua adesão ou rejeição, que se centra a disputa em torno da consolidação da assistência, tanto quanto dos mecanismos de regulação e gestão com que procuram 'administrar' seus processos de acesso organizado e a assistência médico/sanitária/hospitalar.

Acompanhando o modelo de atenção gerenciada desenvolvido no sistema de saúde americano, a implantação de diretrizes e sua tradução em protocolos clínicos ganham grande importância como estratégias fundamentais para o controle de custos, e especialmente para previsão de custos no setor de saúde suplementar. Dessa maneira, consolida-se uma pressão crescente sobre os profissionais de saúde para diminuição da utilização de recursos na assistência médica oferecida. Assim, impõe-se sobre os pacientes limitações no consumo de serviços e aumento, cada vez maior, das contribuições, especialmente para aquelas faixas etárias com potencial aumento de consumo dos serviços – idosos e pacientes com doenças crônicas.

Ocorre, ainda, o fator desequilíbrio no território da regulamentação. Por um lado, esta aumenta a visibilidade das práticas lesivas ao consumidor e amplia o debate em torno da padronização de cobertura; por outro, continua a manter frágeis os mecanismos estabelecidos entre os vários atores do setor, lembrando que princípios da livre escolha do consumidor e da autonomia do profissional médico apoiavam a defesa do consumidor. Bahia (2000; 2001), por exemplo, defende que a regulamentação dos planos e seguros, alicerçada na ampliação e padronização das coberturas, estimula mudanças nas relações entre provedores de serviços e empresas de planos e seguros-saúde, uma vez que provoca indiferenciação de produtos, concentrando a competição no que diz respeito a preços e nos modelos de regulação do acesso de clientes e médicos à utilização de procedimentos e não mais em padrões diferenciados de cobertura.

Para Almeida (1988), a mudança na proteção ao consumidor, bem como a garantia da estabilidade no mercado, e questões relativas ao subsídio e incentivos ainda estão em aberto. A autora sugere que, a partir do atual estágio da regulamentação no país, ocorrerá mudança no modelo de relacionamento que as empresas mantêm com os prestadores, centrado no corte de custos e na contenção de gastos, embora a adesão maciça ao *managed care* não tenha ocorrido com a velocidade e a magnitude que se esperava.

Podemos considerar, por fim, que a extensão da assistência médica no setor suplementar está relacionada com os benefícios oferecidos pelas empresas aos trabalhadores. Neste caso, o crescimento do mercado informal impacta o setor de forma significativa. Destarte, nos últimos anos, esse quadro só se agravou, de modo que a busca de alternativas de controle de custos para esse setor tornou-se uma questão de sobrevivência para os serviços de saúde privados.

Tais fatos impõem uma profunda reflexão sobre os efeitos que as chamadas reformas trabalhista e previdenciária provocarão neste mercado e no próprio sistema estatal, à medida que podem lançar à desassistência milhares e milhares de trabalhadores adultos e aposentados e idosos, ou comprometer a sustentabilidade do SUS, pelo estrangulamento de uma de suas fontes de financiamento.

Serão justamente os mais afetados e comprometidos em sua qualidade de vida e em seus agravos pelo aumento dos índices de DCD que mencionamos no início deste capítulo e o Sistema Estatal as principias vítimas das reformas?

CONSIDERAÇÕES FINAIS

No Brasil, um dos motivos propulsores da agenda de saúde é a superação da dicotomia entre as ações de promoção, proteção e prevenção, e as ações de diagnóstico, terapia e reabilitação. Esta situação vem sendo enfrentada pela política de saúde que é o SUS, por meio de um dos seus princípios mais importantes, a integralidade. Esse princípio vem sendo amplamente discutido e difundido com o objetivo de aprimorar e aperfeiçoar os serviços de saúde, em suas interfaces pública e privada. Esta discussão aponta que há muito que se avançar no aprimoramento da relação público/privado, nas mudanças do modelo assistencial, superando a fragmentação do cuidado e garantindo-se a sua integralidade e as práticas de promoção e prevenção.

O modelo de regulação da ANS está centrado no cuidado para o agravo de prevalência, vulnerabilidade e transcendência relevante na população brasileira. Entretanto, a avaliação está centrada nos órgãos regulados, as operadoras de saúde, e não nos prestadores de serviços. Os chamados "produtos", designação formal dos planos de saúde no Brasil, não são avaliados. Tal fato, no específico caso brasileiro, reduz a integralidade do cuidado a um conjunto de serviços discriminados em um contrato cuja garantia é o seu cumprimento desse contrato. A garantia da integralidade do cuidado ao usuário fica, pois, comprometida, dado que, em qualquer momento do seu processo de tratamento ou exames de alta complexidade, o procedimento porventura não previsto pode não ter sua realização permitida, ou a operadora não cobrir os custos da terapêutica ou exame específico; serão exigidos, nestas situações, dispêndios adicionais para sua obtenção pelo usuário.

Na regulação do setor privado pela ANS, uma estratégia tem sido a adoção de políticas indutoras para as operadoras de planos de saúde. Um de seus focos é a mudança do modelo de atenção centrado no médico para um modelo de atenção que caminhe na direção da integralidade. Esta indução é vista como necessária porque, apesar de as políticas de promoção e prevenção constituírem a centralidade do modelo assistencial do SUS, esses avanços não são percebidos claramente pela clientela usuária dos planos privados de saúde. Em outras palavras, a política de regulação da ANS tem se direcionado por ações de indução de uma política assistencial que tem como um de seus focos a mudança do modelo de atenção prestado aos usuários de planos de saúde.

Outra justificativa pela qual a ANS estabeleceu uma política de indução das práticas de promoção e prevenção para as operadoras de planos de saúde privados em 2007 visa estimular as operadoras a se assumirem como gestoras de saúde e não somente intermediárias entre prestadores e usuários, apontando que as operadoras, em geral, não se responsabilizam pela continuidade do cuidado.

Na política regulatória da ANS, uma iniciativa dos últimos anos foi a de induzir as operadoras para a incorporação de ações de promoção e prevenção compondo a integralidade da atenção, sob os argumentos de ganhos para a qualidade da atenção dos usuários e redução de custos. A respeito desta, Santos *et al.* (2011) destacam avanços, como a apresentação de grande número de projetos pelas operadoras, para aprovação junto à ANS, uma prática antes inexistente, mesmo com as ressalvas de que esta prática ainda não conseguiu se estabelecer como uma das principais dentro do modelo de atenção dessas empresas. Apontam, contudo, que as ações de promoção e prevenção passaram a ser incluídas no discurso, e no *marketing*, das diversas operadoras de saúde, difundindo o tema do cuidado à saúde, da responsabilidade da promoção da saúde do beneficiário.

Pode-se dizer que, no Brasil das últimas três décadas, têm predominado padronização e ampliação de cobertura, tanto no setor público quanto no privado. Este fato confere importância ao avanço e à continuidade da regulamentação da saúde suplementar no Brasil e, além disso, reforça a importância da política de qualificação criada pela ANS, que pretendeu instituir um marco no processo de regulação, com o reconhecimento da saúde suplementar como um cenário de transformação dos papéis dos atores envolvidos, ou seja, as operadoras de saúde se assumirem como gestoras de saúde, com vistas a produzir saúde, integral e de qualidade.

Persiste um baixo grau de conhecimento sobre a realidade do mercado de produção de saúde, de trabalho para os profissionais e de seus mecanismos de gestão e de regulação, que interferem na compreensão crítica e na adesão organizada ao mercado. Faz falta, além disso, uma análise dos efeitos normativos que contemplem grupos sociais, notadamente os mobilizados em torno da questão de defesa do consumidor, mas também em torno da defesa e garantia do direito de cidadania como um todo, e em especial, a todos os acometidos por doenças crônico-degenerativas que demandam ações e serviços aos sistemas de saúde, seja público, seja privado (Aciole, 2006).

Bibliografia

Aciole GG. A Saúde no Brasil: cartografias do público e do privado. São Paulo: Hucitec, 2006.

Aciole GG, Soeiro E, Oliveira JM. Itinerários terapêuticos na Saúde Suplementar e dinâmica das relações na área de cardiologia no interior do estado de São Paulo. In: Pereira RC, Silvestre RM (Orgs.). Regulação e modelos assistenciais em saúde suplementar: produção científica da Rede de Centros Colaboradores. Brasília: OPAS; 2009. p. 173-97.

Almeida C. Médicos e assistência médica: Estado, mercado ou regulação? Uma falsa questão. Cadernos de Saúde Pública. out-dez. 1997; 13(4):659-76.

Almeida C. O mercado privado de serviços de saúde no Brasil: Panorama atual e tendências da assistência médica suplementar. Brasília: IPEA/PNUD; 1988.

Bahia L. O mercado de planos e seguros de saúde no Brasil: tendências pós-regulamentação. Rio de Janeiro: ANS; 2000.

Bahia L. Os planos de saúde empresariais no Brasil: notas para a regulação governamental. Rio de Janeiro: ANS, Oficina de trabalho sobre regulação, 2001.

Bassan R. Unidades de dor torácica. Uma forma moderna de manejo de pacientes com dor torácica na sala de emergência. Arq Bras Cardiol. 2002; 79(2).

Buss PM. Uma introdução ao conceito de promoção da saúde. In: Czeresnia D, Freitas, CM (Orgs.). Promoção da saúde: conceitos, reflexões, tendências. Rio de Janeiro: Fiocruz; 2003. p. 15-38.

Brasil. Ministério da Saúde, Agência Nacional de Saúde Suplementar (ANS). Programa de Qualificação da Saúde Suplementar. Rio de Janeiro: ANS; 2009.

Brasil. Ministério da Saúde. Agência Nacional de Saúde Suplementar. Duas faces da mesma moeda: microrregulação e modelos assistenciais na saúde suplementar. Rio de Janeiro: Ministério da Saúde; 2005 (Série A. Normas e Manuais Técnicos).

Buss PM. Promoção da saúde e qualidade de vida. Ciência & Saúde Coletiva. 2000; 5(1):163-77.

Camargo Jr. KR. Apresentação. In: Pinheiro R, Mattos R (Orgs.). Os sentidos da integralidade na atenção e no cuidado a saúde. Rio de Janeiro: CEPESC/UERJ, IMS, ABRASCO; 2006. p. 11-15.

Campos GWS. Os médicos e a política de saúde: entre a estatização e o empresariamento, a defesa da prática liberal da medicina. São Paulo: Hucitec; 1988.

Carvalho EB. A regulamentação dos planos e seguros privados de assistência à saúde no Brasil: a reconstrução de uma história de disputas. Dissertação de Mestrado. Campinas: DMPS/FCM/Unicamp, 2003.

Cecilio LCO, Aciole GG, Meneses CS, Iriart CB. A Saúde Suplementar na perspectiva da microrregulação. In: Malta D, Cecilio LCO, Jorge A, Aciole GG (Orgs,) Duas faces da mesma moeda: microrregulação e modelos assistenciais na saúde suplementar. Agência Nacional de Saúde Suplementar. Rio de Janeiro: Ministério da Saúde, A2005. 270 p.(Série A. Normas e Manuais Técnicos).

Ceccim RB. Um sentido muito próximo ao que propõe a educação permanente em saúde! O devir da educação e a escuta pedagógica da saúde. Interface – Comunicação, Saúde, Educação. 2007; 11(22):358-61.

Czeresnia D, Freitas CM. (Orgs.). Promoção da saúde: conceitos, reflexões, tendências. Rio de Janeiro: Fiocruz; 2003.

Donnangelo MCF. Medicina e Sociedade: o médico e seu mercado de trabalho. São Paulo: Pioneira; 1975.

Goulart FAA. Cenários epidemiológicos, demográficos e institucionais para os modelos de atenção à saúde. Brasília-DF abr/jun,1999; 8(2):23.

Iriart CB, Merhy EE, Waitzkin H. La atención gerenciada en América Latina: transnacionalización del sector salud en el contexto de la reforma. Rio de Janeiro: Cadernos de Saúde Pública. 2000; 16:95-105.

Jatene FB, Cutait R (Èds.). Projeto Diretrizes: Associação Médica Brasileira. Conselho Federal de Medicina. São Paulo: Brasília: AMB/CFM; 2002.

Jatene FB, Bernardo WM, Monteiro-Bonfá R. O processo de implantação de diretrizes na prática médica. Rev Bras Cir Cardiovasc. 2001; 16(2):89-93.

Jouval Jr. HE. Políticas e estratégias governamentais de regulação. In: Santos NR, Amarante PDC. (org.). Gestão pública e relação público-privado na saúde. Rio de Janeiro: CEBES; 2011. p. 265-70.

Lessa I. O adulto brasileiro e as doenças da modernidade. 2. ed. São Paulo: Hucitec. Rio de Janeiro: Abrasco; 2006.

Luz MT. As instituições médicas no Brasil: instituição e estratégia de hegemonia. 2. ed. Rio de Janeiro: Graal; 1979. (Biblioteca de Saúde e Sociedade, v. 4)

Machado MH (Coord.); Perfil dos médicos no Brasil: análise preliminar. Rio de Janeiro: FIOCRUZ/CFM-MS/PNUD; 1996.

Matos R. Os sentidos da integralidade: algumas reflexões acerca de valores que merecem ser defendidos. In: Pinheiro R, Mattos R (Orgs.). Os sentidos da integralidade na atenção e no cuidado a saúde. Rio de Janeiro: EPESC/UERJ, IMS, ABRASCO; 2006. p. 39-64.

Merhy EE. Saúde: a cartografia do trabalho vivo. São Paulo: Hucitec, 2002.

Merhy EE, Iriart CB, Waitzkin H. Atenção gerenciada: da microdecisão clínica à administrativa, um caminho igualmente privatizante? São Paulo, Cad Prohasa. 1998; 3.

Monteiro CA (Org.). Velhos e novos males de saúde no Brasil. 2. ed. São Paulo: Hucitec/Nupens; 2000.

Monteiro CA; Iunes RF; Torres. AM. A evolução do país e de suas doenças: síntese, hipóteses e implicações. In: Monteiro CA (Org.). Velhos e novos males de saúde no Brasil. 2; ed. São Paulo: Hucitec/Nupens, 2000. p. 349-356.

Nicolau EJ. Diretrizes da Sociedade Brasileira de Cardiologia sobre angina instável e infarto agudo do miocárdio sem supradesnível de segmento S-T. Arq Bras Cardiol. 2001; 77(4).

Paganini JM. Nuevas modalidades de organización de los sistemas y servicios de salud en el contexto de la reforma sectorial: la atención gerenciada, bibliografia anotada. Washington, D.C.: OPAS/serie HSP/SILOS; 1995.

Pinheiro R, Mattos R (Orgs.). Os sentidos da integralidade na atenção e no cuidado a saúde. Rio de Janeiro: CEPESC/UERJ, IMS, ABRASCO; 2006.

São Paulo. Conselho Regional de Medicina. Mercado de Trabalho Médico no Estado de São Paulo. São Paulo: CREMESP/NESCON-UFMG; 2002.

Scanavacca MI. Diretrizes para avaliação e tratamento de pacientes com arritmia cardíaca. Arq Bras Cardiol. 2002; 79(Sup. V).

Schraiber LB. O médico e seu trabalho. Limites da liberdade. São Paulo: Hucitec; 1993.

Seade – Fundação Sistema Estadual de Análise de Dados. PCV – Pesquisa de Condições de Vida [internet], 1998 [acesso em 01 maio 2014]. Disponível em: http://www.seade.gov.br/cgi-bin/pcvv98.

Silva JRAG *et al*. Experiências de avaliação do setor suplementar de saúde: contribuições da integralidade. Ciênc Saúde Coletiva [internet]. 2008 out [acesso em 05 nov 2014]; 13(5):1489-500.

World Health Organization. The World Health Report 2002: reducing the risks, promoting healthy life. Disponível em: http://www.who.int/whr/2002/en/. Acesso em 10 jun 2005.

Índice Alfabético

A

Aberrações cromossômicas, 258
Aborto, 302
Acantose *nigricans*, 269
Acidente(s)
- isquêmico transitório, 135
- vascular cerebral, 2, 19, 87, 135, 148, 310
-- hemorrágico, 2, 6
-- isquêmico, 2, 150
--- classificação etiológica do, 3
--- tratamento agudo do, 6
- veiculares, 23
Ácido(s)
- acetilsalicílico, 92
- clorídrico, 122
- graxos
-- livres, 116
-- ômega-3, 271
- nicotínico, 270
- obeticólico, 119
- úrico, 178
- ursodesoxicólico, 119
Aconselhamento genético, 261
Acrofobia, 229
Adenocarcinoma de esôfago, 123
Adenomas, 52
Adenomegalias, 195
Adenovírus, 288
Adiposidade abdominal, 22
Aedes aegypti, 25, 32
Agência Nacional de Saúde Suplementar, 343
Agente(s)
- comunitário de saúde, 327
- de ação central, 154
- redutores dos lipídios, 119
Agonistas beta-3 adrenérgicos, 98
Agorafobia, 229
Agressão miocárdica, 171
Agressividade, 108
Alanina aminotransferase, 67, 142, 215
Albuminúria, 78
Aleitamento materno exclusivo, 288
Alfabloqueadores, 98, 154
Alterações
- comportamentais, 105
- glicêmicas, 19
Alucinações, 105
Amamentação, 266
Amigdalite(s)
- agudas, 272
- bacteriana, 213
- tradicional, 335
Amiodarona, 37
Amputação abdominoperineal do reto, 55
Anamnese
- alimentar, 328
- dirigida, 6
- reumatológica, 197
Anel
- de Schatzki, 123
- vascular, 43
Anemia, 10
- de doença inflamatória, 11, 15
- ferropriva, 11, 13, 51

- microcítica, 11
- sideroblástica, 11
Aneurisma de aorta, 179
Angina
- estável, 81
- incapacitante, 86
Angiografia, 52, 91, 93
Angiomatose bacilar, 202
Angioplastia, 94
- coronária percutânea com *stent*, 86
Angiorressonância magnética, 91
Angiotomografia, 91
Ângulo camerular, 139
Anorexia, 126, 210, 272
Anormalidades craniofaciais, 20
Ansiedade, 108, 126, 320
Antagonistas de receptores de leucotrienos, 45
Antiácidos, 122
Antiagregação plaquetária, 8
Antiagregantes plaquetários, 92
Antiarrítmicos classe III, 37
Anticoagulação na cardioversão, 39
Anticoagulante oral, 38
Anticorpos monoclonais, 57
Antidepressivos, 113
Antidiabéticos, 76
Antígeno
- carcinoembrionário, 52
- leucocitário humano, 165
- prostático específico, 100
Antiglutamatérgico, 113
Anti-hiperglicemiante, 76
Anti-histamínicos, 243
Anti-inflamatórios não esteroides, 301
Antimicrobianos, 216
Antimuscarínicos, 98
Antioxidantes, 119
Antropometria, 328
Aorta abdominal, 87
Aparelhos intraorais, 22
Apatia, 108
Apêndice atrial esquerdo, 39
Apendicite, 179
Aperto no tórax, 126
Apneia
- do sono, 116
-- obstrutiva, 19
Apoferritina, 14
Apoptose, 29
Apraxia, 105
Arboviroses, 25
Arco corneano, 268
Arreflexia vestibular bilateral, 238
Arritmias cardíacas, 138
Artralgia, 197
Artrite
- reativa, 211
- reumatoide, 210
Artropatia, 210
- de Charcot, 79
- gonocócica, 211
Asma, 288
- classificação da gravidade, 44

- em crianças, 48
- não relacionada à resposta imune tipo 2, 41
- relacionada à resposta imune tipo 2, 41
Aspartato aminotransferase, 67, 142, 215
Aspiração de corpo estranho, 43
Astigmatismo, 247
Ataque isquêmico transitório, 2
Ataxia, 240
Atenção primária à saúde, 318, 326
Aterosclerose, 87
- carotídea, 23
- de grandes artérias, 2
Atividade intelectual, 106
Atopia, 287
Atrofia
- cerebral, 105
- do nervo óptico, 139
Audiometria, 235
Avaliação
- cardiológica de rotina, 76
- subjetiva global, 326
Avanço mandibular, 22

B

Bacilo álcool-acidorresistente, 218
Baclofeno, 246
Bacterioscopia, 158
Bacteriúria assintomática, 160, 308
Bacteroides sp., 314
Baixa
- escolaridade, 106
- estatura, 251
Baixo peso ao nascimento, 288
Balonização hepatocitária, 117
Barreira endotelial, 213
Benzodiazepínicos, 113
Betabloqueadores, 37, 153
Betaistina, 243
Bevacizumabe, 57
Bexiga, 155
Bilirrubinas, 67
Biopsia
- de próstata, 100
- hepática, 118
- miocárdica, 173
Blastoconídeos, 196
Bloqueadores
- de canais de cálcio, 37, 153, 243
- dos receptores de angiotensina II, 153
Braquiterapia, 102
Broncodilatação, 44
Broncodilatadores, 130
Broncopneumonia, 280
Bronquite crônica, 124

C

Campylobacter, 264
Canais
- de Lambert, 286
- de Martin, 286
Câncer
- colorretal, 50
-- cirurgia do, 54
-- estadiamento de, 53

348 Índice Alfabético

-- rastreamento do, 51
- de colo de útero, 343
- de mama, 343
- de próstata, 99, 119
- retal, 51
Candidíase, 314
Candidose, 202
Capacidade
- pulmonar total, 127
- vesical esperada, 155
- vital forçada, 42, 126
Carbamazepina, 245
Carcinoma hepatocelular, 115
Cardiodesfibrilador implantável, 177
Cardioembolismo, 2
Cardiopatia congênita, 43
Cardioversão farmacológica, 37
Cartilagem hialina, 20
Cascata amiloide, 106
Catarro, 127
Cateterismo vesical, 158
Cefaleia, 196, 272
Cetoacidose diabética, 79
Cetuximabe, 57
Choque séptico, 212
Ciclo menstrual, 313
Cinetose, 237
Cininas, 149
Cintigrafia, 52
Cintilografia, 121
Circunferência abdominal, 276
- aumento da, 116
Cirrose hepática, 65, 115, 147
Cirurgia
- bariátrica, 21
- cardiovascular, 172
- com *laser*, 99
- de avanço maxilomandibular, 23
- do câncer colorretal, 54
Cistina, 178
Cistite, 157
Citocinas, 29
Citomegalovírus, 199
Citoprotetores, 119
Cistourografia miccional, 159
Clamídia, 301
Claudicação intermitente, 87
Coagulação intravascular
    disseminada, 214, 310
Coágulos de sangue, 179
Cocleossaculotomia, 236
Colapso da via aérea, 20
Colecistite, 179
Colesterol, 22
- total, 267
Cólica biliar, 179
Colonoscopia, 51
Coloração de Perls, 16
Coluna lombar, 187
Coma, 196
Complexo
- ferro/transferrina, 13
- nasomaxilar, 20
Complicações diabéticas, 78
Comprometimento cognitivo leve, 108
Condrócitos, 20
Confusão mental, 196
Conjuntivite, 289
- alérgica, 72
- bacteriana, 71
- viral, 72
Consumo de bebidas alcoólicas, 21
Contraceptivos orais combinados, 299
Controle

- esfincteriano, 156
- glicêmico, 22
- hormonal do crescimento, 250
Convulsões, 311
Cor pulmonale, 126, 172
Coriza, 272
Córnea, 139, 217
Corrimento vaginal, 313
Corticosteroides inalatórios, 131, 294
Crescimento fetal, 250, 310
Criptas aberrantes, 53
Criptococose, 203
Cristais de oxalato de cálcio, 178
Cristalino, 217
Critérios
- NIA-AA, 109
- NINCDS-ADRDA, 109
Cryptococcus sp., 196
Cultura de escarro, 221
Curva insulinêmica, 237

D

Débito cardíaco, 148
Deficiência
- de ferro, 10, 13
-- funcional, 15
-- intracelular, 14
- intelectual, 254
Delírios, 105
Demência
- vascular, 2
- senil, 105
Dengue, 25, 343
- período de incubação da, 26
Depósitos tumorais, 53
Depressão, 108, 126, 320
- miocárdica, 214
Derivado proteico purificado, 293
Dermatite
- atópica, 289
- seborreica, 204
Dermatofitoses, 202
Derrame pleural, 280
Descolamento da placenta, 310
Descompressão do saco endolinfático, 236
Desenvolvimento cerebral humano, 259
Desidratação, 265
Desidrogenase láctica, 11
Deslanosídeo C, 37
Desmopressina, 98
Desnutrição, 69, 240, 343
Desorientação
- espacial, 108
- temporal, 108
Diabetes, 8, 36, 178
- gestacional, 306
- melito, 81, 148, 276, 342
-- tipo 2, 19, 74, 106, 115
--- fatores de risco, 75
Diarreia
- aguda, 264
- infantil, 264
Diazepam, 246
Dieta do Mediterrâneo, 106
Dificuldade de linguagem, 105
Digoxina, 37
Disacusia ipsilateral, 234
Discalculia, 256
Discinesia ciliar primária, 43
Disco intervertebral, 187
Disenteria, 264
Disfunção
- cerebral focal, 2
- endotelial, 88, 213

- hepática, 214
- mitocondrial, 116
- tireoidiana, 215
Dislexia, 256
Dislipidemia, 81, 106, 116, 148, 267, 268, 276, 342
Dismenorreia, 179, 302
Displasia broncopulmonar, 43
Dispneia, 275
- paroxística noturna, 172
Dispositivo intrauterino, 299
- de cobre, 301
- de levonorgestrel, 301
Distensão do fundo gástrico, 120
Distúrbio(s)
- cardiovasculares, 342
- da força muscular, 138
- da linguagem, 108
- da marcha, 138
- da pressão arterial, 138
- de equilíbrio corporal, 228
- do peristaltismo, 120
- do sono, 109
- eletrolíticos, 265
- motores do esôfago, 120
- não cognitivos, 108
Diuréticos, 153
Diverticulite, 179
Doença(s)
- arterial
-- coronariana, 19, 76, 150, 267
-- obstrutiva periférica, 87
-- periférica, 148
- cardiovasculares, 115, 342
- cerebrovasculares, 2, 106
- crônicas degenerativas, 342
- de Alzheimer, 105
-- fatores de proteção da, 106
-- hipótese colinérgica da, 106
- de Cogan, 229
- de Kawasaki, 272
- de Ménière, 234
- do refluxo
-- gastresofágico, 43, 117, 272, 288, 293
-- vesicoureteral, 157
- hepática
-- crônica, 69
-- gordurosa não alcoólica, 115
- inflamatória pélvica, 301, 314
- metabólicas hereditárias, 258
- monogênicas, 258
- não transmissíveis, 343
- parenquimatosa, 223
- pulmonar obstrutiva crônica, 19, 36, 124
- renal crônica, 78, 148
Domínio conceitual, 255
Donepezila, 112
Dor
- abdominal, 51
- articular, 197
- lombar, 187
Dosagem de alfa-1-antitripsina, 128

E

Ecocardiograma, 128
Ecografia, 159
Edema, 125, 197
- de tornozelos, 126
- pulmonar, 310
- vulvar, 314
Elastina, 125
Elementos responsivos ao ferro, 14
Eletroencefalograma, 111, 235
Eletrovaporização transuretral da próstata, 99

Índice Alfabético 349

Emagrecimento, 51
Emetropia, 246
Encéfalo, 2
Encefalopatia
- hepática, 69
- hipertensiva, 2
Enchimento venoso, 90
Endarterectomia, 9, 93
Endocardite infecciosa, 210
Endoscopia digestiva alta, 121
Endotelina, 149, 171
Endotélio vascular, 88
Endotoxemia crônica, 116
Enema baritado, 52
Enfisema pulmonar, 124, 127
Ensaio imunoenzimático, 165
Entamoeba coli, 264
Enterovírus, 194
Enurese noturna, 157
Envelhecimento, 343
Enxaqueca, 229
Enzima conversora da angiotensina, 149
Eosinófilos, 128
Equipes de saúde da família, 327
Eritropoese, 10
Erros inatos do metabolismo, 258
Erupção variceliforme de Kaposi, 198
Escabiose, 204
Escala
- Alberta Score Program (ASPECTS), 5
- de coma de Glasgow, 7
- de dispneia, 126
- de ecografia abdominal, 117
- de Fisher, 7
- de Hunt & Hess, 7
- de queixa de memória, 108
- de Rankin, 5
Escarro induzido, 43
Esclerose múltipla, 241
Escopolamina, 243
Espirometria, 126
Esplenectomia, 192
Espondiloartropatia, 211
Esporotricose, 203
Estatinas, 93
Esteato-hepatite, 117
- não alcoólica, 115
Esteatose simples, 115
Estenose, 86
- carotídea, 9
- de esôfago, 123
- de uretra, 157
Estilo de vida, 152
Estimulação do nervo hipoglosso, 23
Estratificação de gravidade, 21
Estresse, 321
- do retículo endoplasmático, 116
- oxidativo, 125
-- hepático, 66
Estrogênio, 313
Estruvita, 178
Estudo genético, 111
Esvaziamento gástrico
- retardo do, 120
Etilismo, 192
Etiologia viral, 296
Exame(s)
- clínico, 6
- de ecografia abdominal, 117
- de imagem do cérebro, 6
- de sangue, 6
- digital retal, 100
- do sedimento urinário, 158
- hematológicos, 110

- neurológico e uso de escalas, 6
- parasitológico de fezes, 293
Exantema cutâneo, 195
Excesso de peso, 75
Exercício(s)
- de Brandt e Daroff, 233
- físico, 21, 92
Expiração prolongada, 126

F

Fadiga, 126, 172, 197
Falência ventricular, 171
Faringe, 21
Faringite, 272
Fator
- atividade, 331
- de crescimento
-- plaquetário, 65
-- semelhante à insulina 1, 250
- de necrose tumoral, 65, 74
-- alfa, 125, 171
- transformador do crescimento-beta 1, 65, 125
Febre, 210, 219, 266, 279
- amarela, 28
-- vacina contra, 30
- chikungunya, 30
- do Nilo Ocidental, 34
- Zika, 32
Fêmur proximal, 135
Fenômeno de Raynaud, 210
Ferritina, 14
Ferro, 13
- absorção do, 13
- homeostase do, 14
- intravenoso, 17
- oral, 17
- parenteral, 17
- transporte do, 13
Ferroportina, 14
Fibratos, 271
Fibrilação atrial, 8, 36
- ablação da, 39
- valvar, 39
Fibrogênese, 65
Fibrólise, 65
Fibronectina, 65
Fibrose
- cística, 43
- nas vias respiratórias, 125
- hepática, 65, 147
- intersticial miocárdica, 171
- progressiva, 116
Fígado hiperecogênico, 117
Filtrado renal, 155
Fístula(s)
- de orelha interna, 229
- labirínticas, 238
- liquóricas, 192
- retovaginal, 313
Fitosterol, 269
Fitoterapia, 97
Foco de Ghon, 218
Forame oval patente, 9
Fórmula de Friedewald, 267
Fosfodiesterase, 131
Fotossensibilidade, 210
Fração
- de ejeção do ventrículo esquerdo, 171
- de reticulócitos imaturos, 13
- exalada de óxido nítrico, 293
Fragilidade óssea, 135
Fraqueza muscular, 197
Frataxina, 14

Fratura(s)
- de fêmur proximal, 135
- transtrocanterianas, 135
Frequência
- cardíaca, 252
- respiratória, 252
Fumaça tóxica, 125

G

Gabapentina, 245
Galantamina, 112
Gardnerella vaginalis, 314
Gasometria arterial, 127
Gasto energético total, 330
Gastroparesia, 215
Gestação, 305
Glaucoma, 139
- primário de ângulo fechado, 140
Glicemia
- de jejum, 306
- pós-prandial, 307
Glicosúricos, 77
Gonorreia, 301
Gordura no fígado, 116
Gravidez
- ectópica, 179
- não programada, 302
Gripe, 272

H

Hábitos
- alimentares, 120
- de vida, 120
Haemophilus influenzae tipo b, 194
Hanseníase, 210, 343
Head Roll Test, 231
Hematócrito, 10
Hematúria, 179
Hemoconcentração, 309
Hemofilia, 211
Hemoglobina glicada, 22
Hemograma, 127, 272
Hemólise, 309
Hemorragia
- cerebelar, 241
- cerebral, 3
- intracerebral, 8
- intracraniana por malformação arteriovenosa, 3
- subaracnóidea, 3
Hemossiderina, 14
Hepatite
- A, 141
- B, 142, 211
-- e gestação, 145
- C, 145
Hepatoesplenomegalia, 195
Hepatoprotetores, 69, 119
Hepcidina, 14
Hérnia de hiato, 120
Herpes
- mucocutâneo, 198
- simples, 198
- zóster, 199
Hidratação, 265, 273
Hidropisia, 229
- endolinfática, 234
Hipercapnia, 20
Hipercoagulação, 213
Hipercolesterolemia, 270
- familiar, 268
- isolada, 267
Hiperemia
- conjuntival, 71

350 Índice Alfabético

- reativa, 90
- vulvar, 314
Hiperglicemia, 216, 237
Hipermagnesemia, 311
Hipermetropia, 246
Hiperplasia prostática, 157
- benigna, 95
Hipertensão
- arterial, 8, 106, 178, 277, 342
-- crônica, 309
-- na gravidez, 309
-- sistêmica, 19, 81, 116, 150
- do jaleco branco, 151
- intraocular, 139
- mascarada, 151
- portal, 66
- pulmonar, 126
- secundária, 154
Hipertrigliceridemia, 277
Hiperuricemia, 309
Hipnóticos, 113
Hipoacusia, 234
Hipocampos, 106
Hipoestesias, 187
Hipoglicemia, 76, 237
Hipogonadismo, 116
Hipopneia, 20
Hipoxemia, 19, 214
Hipoxia, 20
- crônica, 310
Histoplasmose, 203
Homeostase, 13
- da glicose, 116
- do ferro, 14
Hormônio do crescimento, 250, 305
Hormonoterapia, 103
Humor aquoso, 139

I
Icterícia, 29
Idade avançada, 105
Íleo adinâmico, 215
Implante(s)
- de etonogestrel, 300
- palatais, 23
Imunodeficiência, 43
Imunossupressão, 212
Imunoterapia, 45
Incisão transuretral da próstata, 99
Incretínicos, 76
Índice
- de anisocitose, 11
- de apneia e hipopneia, 21
- de massa corporal, 22, 69, 116, 251, 328
- de produção reticulocitário, 10
- de Schober, 188
- HOMA, 116
- tornozelo-braquial, 91
Infarto(s)
- agudo do miocárdio, 19, 148, 172
- cerebelar, 241
- de origem indeterminada, 3
- do tronco encefálico, 241
- lateral do bulbo, 240
- por outras etiologias, 3
- vertebrobasilar, 240
Infecção(ões)
- de vias respiratórias, 272
- do trato urinário, 155, 178
- por *Candida*, 202
- sexualmente transmissíveis, 300, 313
- viral, 43
Influenza, 288, 343
Inibidor(es)

- da 5-alfarredutase, 98
- da absorção de glicose, 76
- da bomba de prótons, 122
- da enzima conversora de angiotensina, 153, 173
- da fosfodiesterase-4, 132
- da fosfodiesterase-5, 98
- de acetilcolinesterase, 111
- de bomba de prótons, 293
- de recaptação de serotonina, 323
Insônia, 109
Instabilidade emocional, 229
Insuficiência
- aórtica, 171
- cardíaca, 148, 171, 214
-- congestiva, 19
-- hospitalização por, 22
- mitral, 171
- renal, 214
-- aguda, 310
- respiratória, 286
- suprarrenal, 215
- vertebrobasilar, 241
Insulina, 307
Insulinoterapia, 77
Interação Tf-TfR, 14
Interleucinas, 65
Intolerância à glicose, 148
Intoxicação pelo chumbo, 17
Íris, 139
Irritação
- meníngea, 195
- peritoneal, 179
Isquemia, 215, 240
- crítica, 89
- crônica dos membros, 89
- provocada, 90

J
Jato médio, 158

L
Labirintectomia, 236
Labirintites, 229
Lactato sérico, 215
Lactobacilos, 313
Laringe, 20
Laringite aguda, 272
Laringotraqueomalacia, 43
Lavagem nasal, 273
Lesão(ões)
- ateroscleróticas, 88
- cutâneas, 198
- de cólon, 51
- hepática, 29
- metacrônicas, 53
- miocárdica, 171
- neoplásicas sincrônicas, 53
Letargia, 196
Leucoplasia pilosa oral, 199
Linfangite, 218
Linfócitos T CD4, 165
Linfomas não Hodgkin, 50, 205
Linfopenia, 216
Lipídios, 8, 267
Lipoproteína de alta densidade, 267
Líquido
- cefalorraquidiano, 191, 242
- pleural, 223
Liquor, 111
Litíase urinária, 178
Litotripsia
- extracorpórea por ondas de choque, 184
- ureteroscópica, 184

Lombalgia, 186
Lúpus eritematoso sistêmico, 210

M
Macrófagos, 125
Malária, 343
Manchas algodonosas, 150
Manobra
- da marcha, 90
- de Dix-Hallpike, 230
- de Epley, 232
- de Lempert, 233
- de Semont, 232
- de Valsalva, 188
Manometria esofágica, 122
Marcadores
- de atividade inflamatória, 158
- de fibrose, 67
Mastoidite, 193
Medicações
- de alívio, 44
- miorrelaxantes, 21
Medição residencial da pressão arterial, 150
Medidas antropométricas, 251
Menacme, 313
Meningite(s), 191
- bacteriana, 193
- basal exsudativa, 223
- criptocócica, 196
- meningocócica, 193
- tuberculosa, 195
- virais, 195
Meningococcemia, 192
Meningoencefalite, 195
Menopausa, 20, 313
Metabolismo do ferro, 13
Metaplasia das células caliciformes, 125
Metformina, 119
Metilxantinas, 131
Método(s)
- clínico centrado na pessoa, 319
- contraceptivos, 300
- LARC, 299
- reversíveis de longa duração, 300
Mialgia, 272
Micoses
- profundas, 203
- superficiais, 202
Microbioma, 289
Microscopia do escarro, 221
Migração das células musculares lisas, 88
Miniavaliação nutricional, 326
Mioglobina, 13
Miopia, 246
Mitocôndria, 14
Modelo dos quatro hábitos, 327
Molusco contagioso, 200
Monitoramento ambulatorial da pressão arterial, 150
Morbidade cardiovascular e metabólica, 19
Mortalidade
- materna, 343
- perinatal, 343
Morte
- cardiovascular, 22
- celular, 117
- fetal intrauterina, 307
- neuronal, 105
- súbita, 148
Mucorreia, 51
Mudança de estilo de vida, 70
Mycobacterium
- *bovis*, 195
- *tuberculosis*, 195, 218
Mycoplasma hominis, 314

Índice Alfabético 351

N

Náuseas, 229
Necessidades de saúde, 336
Necrose hepatocelular, 215
Nefrolitíase, 178
Nefrolitotripsia percutânea, 184
Neisseria meningitidis, 192
Neocórtex, 106
Neoplasia(s), 342
- cutâneas, 205
- prostática intraepitelial, 101
Nervo óptico, 139
Neurectomia vestibular, 236
Neurite vestibular, 229, 237
Neuroimagem
- estrutural, 110
- molecular e funcional, 111
Neurolépticos, 113
Neuropatia, 78
- óptica
-- crônica, 139
-- glucomatosa, 139
- periférica, 210
Neurossífilis, 197
Neutrófilos, 125
Niacina, 270
Nistagmo, 228, 240
Nó atrioventricular, 37
Novos anticoagulantes orais, 9
Núcleo(s)
- de apoio à saúde da família, 327
- vestibular, 243
Nutrologia Básica, 326

O

Obesidade, 20, 36, 81, 115, 120, 149, 178, 342
- abdominal, 148
- infantil, 240
Óbito fetal, 310
Obstrução
- das vias respiratórias, 126
- do conduto auditivo externo, 228
- intestinal aguda, 179
- nasal, 272
-- tópica, 289
Oclusão de pequenas artérias, 2
Oftalmia neonatal, 72
Osteoporose, 136
Otite, 193
- média aguda, 272
Ovário policístico, 116
Óxido nítrico exalado, 43
Oxigenoterapia, 132
Oximetria de pulso, 127

P

Padrão de crescimento, 251
Palatoplastia, 23
Panitumumabe, 57
Papilomavírus humano, 200
Parainfluenza, 288
Paralisia(s), 187
- cerebral, 258
Paresias, 187, 209
Parestesias, 187
Parto pré-termo, 310
Pé diabético, 79
Peptídio(s)
- Aβ, 107
- natriuréticos, 150
Perda
- auditiva, 241
- de memória, 105
- de peso, 210

Perímetro cefálico, 251
Pesadelos, 109
pH vaginal, 314
pH-metria esofágica prolongada sem cateter, 121
Pico de fluxo expiratório, 43
Pielonefrite, 158, 179
Pirose, 120
Placa
- aterosclerótica, 88
- de crescimento, 250
Plano nutrológico de cuidados, 332
Plaquetopenia, 309
Plegia, 209
Pneumatocele, 281
Pneumonia, 272, 279
- atípica, 280
- comunitária, 280
- intersticial, 280
- lobar, 280
Poliartrite, 211
Pólipo(s), 52
- de Peutz-Jeghers, 53
- juvenil, 53
Polipose adenomatosa familiar, 50
Polissonografia, 20
Poluição atmosférica, 288
Poros de Kohn, 286
Posição supina, 23
Potenciais miogênicos vestibulares evocados, 235
Pré-diabetes, 75, 276
Pré-eclâmpsia, 309
Pré-natal, 308
Prematuridade, 288
Presbivertigem, 229
Presbivestibulia, 239
Preservativo masculino, 299
Pressão
- arterial, 148, 252
- intraocular, 139
- abdominal
-- aumento da, 120
Prevenção
- de quedas, 137
- quaternária, 332
Privação de sono, 20
Probióticos, 266
Procalcitonina, 215
Pródromos infecciosos, 273
Projeto terapêutico singular, 322, 334
Proliferação atípica de células acinares, 101
Próstata, 95
Prostatectomia
- aberta, 99
- radical, 102
Prostração, 272
Proteína(s)
- C reativa, 215, 272
- reguladoras do ferro, 14
- transferidora de ésteres de colesterol, 270
Proteinúria, 309
Proteoglicanos, 20
Psoríase, 204
Pulso arterial, 89
Punção suprapúbica, 158

Q

Queixa principal, 334
Quimioprofilaxia, 160
Quociente de inteligência, 254

R

Radicais livres, 125

Radiografia
- contrastada do esôfago, 121
- de tórax, 127, 272, 292
- simples do abdome, 179
Razão normalizada internacional, 39
Reação em cadeia por polimerase, 165
Receptor(es)
- de GABA, 244
- de histamina, 243
- solúvel de Tf, 11
Refluxo
- do ácido pós-prandial, 122
- gastroesofágico, 120
Regulação sistêmica, 14
Regurgitação, 120
Relaxamento do esfíncter inferior do esôfago, 120
Reposição volêmica, 216
Requerimento diário de ingesta, 331
Resfriado comum, 272
Resistência
- insulínica, 22, 74, 115, 149, 305
- vascular periférica, 149
Resposta vasoconstritora, 150
Ressecção transuretral da próstata, 99
Ressonância magnética, 52
- de encéfalo, 260
Retentor lingual, 22
Retina, 246
Retinopatia
- diabética, 78
- hipertensiva, 150
Reumatologia, 197
Revascularização miocárdica, 86
Rigidez
- de nuca, 197
- matinal, 197
Rinite alérgica, 272
Rinoconjuntivite alérgica, 289
Rinossinusite
- aguda, 272
- crônica, 48
Rinovírus, 288
Risco
- cardiovascular, 150
- de quedas, 135
Rivastigmina, 112
Ronco, 22, 289
Rotavírus, 264
Ruptura de hematoma hepático subcapsular, 310

S

Salmonella, 264
Sangramento
- colorretal, 51
- gastrintestinal, 216
- menstrual, 302
- retal, 51
Sarcoma de Kaposi, 205
Saturação
- da ferritina, 11
- da transferrina, 11
Saúde mental, 318
Secreção
- de muco, 125
- vaginal, 313
Secretagogos de insulina, 76
Sedentarismo, 75, 81, 274, 342
Segurança do paciente, 332
Sensibilidade ao sódio, 149
Sensibilização alérgica, 289
Sensibilizador da insulina, 76
Sepse, 212

352   Índice Alfabético

Sequenciamento completo do exoma, 261
Sequestradores de ácidos biliares, 301
Sexo, 288
Shigella, 264
Sibilância, 126, 283
- recorrente do lactente e do pré-escolar, 283
Sífilis, 197, 200, 202, 210
- otológica, 229
Sigmoidoscopia, 52
Simpatectomia lombar, 93
Sinaptogênese, 106
Síndrome
- coronariana aguda, 22
- da imunodeficiência adquirida, 162, 300
- da resposta inflamatória sistêmica, 213
- de Alstrom, 275
- de Bardet-Biedl, 275
- de Down, 261
- de Noonan, 251
- de Prader-Willi, 275
- de Rett, 260
- de Sjögren, 210
- de Turner, 251
- do anticorpo antifosfolipídio, 211
- do lactente sibilante, 283
- do X frágil, 258, 260
- ipsilateral de Horner, 241
- metabólica, 19, 115, 276
- pontomedular lateral, 241
- retroviral aguda, 198
- WAGR, 275
Sintomas do trato urinário inferior, 95
Sinusite, 193
Sistema
- de oscilometria de impulso, 43
- nervoso simpático, 171
- renina-angiotensina-aldosterona, 149, 171
- Único de Saúde, 343
Sobrepeso, 240
Sofrimento
- mental, 255, 318
- psíquico, 321
Solução de reidratação oral, 265
Sono agitado, 108
Sonolência excessiva, 22
Sorologia anti-HIV, 293
Sotalol, 37
Status nutricional, 69
Stents, 94
Streptococcus pneumoniae, 192
Substrato do receptor de insulina, 75
Suicídio, 320
Sulfato de magnésio, 311
Suplementação
- com probiótico, 70
- multivitamínica, 70
Suporte
- avançado ao traumatismo, 135
- hemodinâmico, 216
Supressão de proteínas sinalizadoras de citocinas, 75

T

Tabagismo, 81, 92, 106, 124, 288, 326, 342
Taquipneia, 126, 214, 279
Taxa
- de gravidez, 298
- de natalidade, 298
- metabólica basal, 330
Tecido adiposo, 74
Terapia
- anti-hipertensiva, 152

- antirretroviral, 166, 206
- com pressão positiva contínua, 21
- de anticoagulação, 9
- de reidratação oral, 265
- médica expulsiva, 183
- nutricional, 76
Teste(s)
- de alergia, 43, 292
- de broncoprovocação, 43
- de caminhada de 6 minutos, 128
- de esforço em esteira, 91
- de função pulmonar, 292
- de quociente de inteligência, 254
- de suor, 293
- de tolerância à glicose oral, 306
- do nitrito, 158
- imunoquímico, 51
- moleculares, 193
- rápido molecular para tuberculose, 221
Tetrodotoxina, 245
Tomografia computadorizada, 52
- de dupla energia, 181
- de encéfalo, 193
- de seios da face, 272
- de tórax, 127
- helicoidal, 180
Tontura, 228
- crônica subjetiva, 239
Torpor, 196
Tosse, 127, 272
- noturna, 172
Transfusão de plaquetas, 216
Transporte mitocondrial, 14
Transtorno(s)
- cognitivo/comportamental, 110, 210
- de comunicação, 257
- de déficit de atenção e hiperatividade, 256
- do desenvolvimento da coordenação motora, 257
- do espectro
-- alcoólico fetal, 261
-- autista, 256
- específico de aprendizagem, 256
- mentais
-- comuns, 318
-- psiquiátricos, 255
Traqueostomia, 23
Tratamento com aparelhos de pressão positiva, 22
Traumatismo cranioencefálico, 106
Treponema pallidum, 210
Triagem nutricional de desnutrição, 326
Tricomoníase, 314
Tromboembolismo periférico, 36
Tuberculose, 43, 195, 210, 218, 343
- ativa pulmonar e extrapulmonar, 225
- extrapulmonar, 221
- ganglionar, 221
- latente, 224, 226
- meningoencefálica, 223, 225
- pleural, 223
- pulmonar ativa, 219
- urogenital, 222
Tumor(es), 229
- do sistema nervoso central, 192
- estromais gastrintestinais, 50
- resistente à castração, 103
- vesicais, 157

U

Úlcera
- de Cameron, 123

- gástrica, 216
Ultrassom intraoperatório, 52
Ultrassonografia
- do trato urinário, 179
- dúplex, 91
- renal e de vias urinárias, 159
Uretrite, 158
Uretrocistografia miccional, 159
Urina, 155
Urocultura, 158
Urografia excretora, 181
Urolitíase, 179
Uvulopalatofaringoplastia, 23
Uvuloplastia a *laser*, 23

V

Vacinação contra a gripe, 45
Vaginose bacteriana, 314
Varfarina, 38
Vasculites, 210
Vasodilatadores diretos, 154
Vectoeletronistagmografia, 231
Velocidade de crescimento, 251
Vertigem, 228, 234
- postural paroxística benigna, 229
Vestibulopatia(s)
- periféricas, 228
- recorrente, 229
Vias respiratórias superiores, 284
- tratamento com pressão positiva das, 21
Vigilância
- ativa, 97, 102
- nutrológica, 328
Vírus
- Chikungunya, 31
- da dengue, 25
- da encefalite de Saint Louis, 34
- da febre amarela, 28
- da hepatite A, 141
- da hepatite B, 142
- da imunodeficiência humana, 162, 198, 300, 314
- da imunodeficiência símia, 162
- do oeste do Nilo, 34
- Epstein-Barr, 194
- Mayaro, 34
- Oropouche, 35
- Rocio, 34
- sincicial respiratório, 288
- varicela-zóster, 194
- Zika, 32
Visita domiciliar, 327
Volume
- corpuscular médio, 10
- expiratório forçado no primeiro segundo, 42, 126
- pulmonar, 20, 127
Vômitos, 229
Vulvovaginites, 313

W

Watchful waiting, 102

X

Xantelasma, 268
Xantomas tendíneos, 268
Xeroftalmia, 210
Xerostomia, 211

Z

Zinco, 266
Zumbido, 234